Curtis D. Klaassen | John B. Watkins III

Casarett & Doull's

Essentials of Toxicology

독성학 요론

대표역자 조준형 | 윤효인

강환구 | 성하정 | 오구택 | 이영재
정상희 | 조명행 | 홍충만 공 역

Mc Graw Hill

도서출판 MIP

독성학 요론

Casarett & Doull's **Essentials of Toxicology**

■ 지은이

Curtis D. Klaassen
John B. Watkins III

■ 옮긴이

대표역자	조준형	국립수의과학검역원
	윤효인	충남대학교 수의과대학
공역자	강환구	국립수의과학검역원
	성하정	한국화학시험연구원
	오구택	이화여자대학교 분자생명과학부
	이영재	제주대학교 수의학과
	정상희	국립수의과학검역원
	조명행	서울대학교 수의과대학
	홍충만	식품의약품안전청

(가나다 순)

McGraw Hill

도서출판 **MIP**

A Division of The McGraw-Hill Companies

Casarett & Doull's Essentials of Toxicology

1 2 3 4 5 6 7 8 9 10 MIP 20 09 08 07 06

Original: Casarett & Doull's Essentials of Toxicology
By Curtis D.Klaassen, John B.Watkins
ISBN 007-138914-8

This book is exclusively distributed in Medical Information Provider Publishing Co.

When ordering this title, please use ISBN 89-953603-6-4

Printed in Korea

독성학 요론

Casarett & Doull's **Essentials of Toxicology**

저　자　Curtis D. Klaassen, John B. Watkins III
역　자　조준형 · 윤효인 외 공역

초판 1쇄 인쇄　2006년 2월 20일
초판 1쇄 발행　2006년 2월 28일

발 행 인　노영기
발 행 처　도서출판 MIP
121-865 서울시 마포구 연남동 252-1
전화 (02)322-4466 / 팩스 (02)322-4476
E-mail: mipmedical@hananet.net
Homepage: www.mippub.com
편　집　우일미디어
서울시 중구 을지로 3가 296-10 장양 B/D 2F
전화 (02)2277-9634 / 팩스 (02)2265-9632

ISBN　89-953603-6-4

저자 머리말

「독성학 요론」은 「카사렛트와 둘의 독성학: 독성물질의 기초과학」(원서명: Casarett and Doull's Toxicology: The Basic Science of Poisons) 6판에 상세하게 기술되어 있는 독성학의 주요 원리와 개념을 뽑아서 요약한 책이다. 우리 두 사람은 「독성학 요론」을 구성하고 있는 각 장의 토대 역할을 한 원전인 「카사렛트와 둘의 독성학: 독성물질의 기초과학」에 기고하여 주신 동료 독성학자에게 감사를 표하고자 한다.

「독성학 요론」은 학부 및 대학원의 독성학 강좌를 수강하는 학생들에게 독성학이라는 넓은 학문을 간결하게 제시하기 위하여 만들어졌다. 독성물질이 특정 기관계에 미치는 작용의 원리와 기전을 보다 잘 이해하기 위하여 해부학, 생리학, 생화학의 중요한 기본 개념도 포함하였다. 덧붙여, 이 책이 독성학적 개념과 원리의 굳건한 기초를 갖기 원하는 다른 전공 학생들에게도 유용하게 사용되길 희망한다.

이 책은 제1부 독성학의 일반원리, 제2부 독성물질의 체내동태, 제3부 장기-지향성이 아닌 독성, 제4부 표적 장기 독성, 제5부 독성물질, 제6부 환경독성학, 제7부 독성학의 응용 등 총 7 부로 구성되어 있다. 각 장의 첫머리에 요점이 요약되어 있으며, 책 말미에는 연습문제를 제시하였다. 우리는 독자들이 이 책을 개선시킬 수 있는 방안을 제안하여 줄 것을 희망한다

우리는 이 책을 만드는 데 관여한 모든 사람에게 고마움을 보낸다. 특히 마음으로부터 우리나는 고마움을 우리들의 가족들에게 보내고자 한다. 가족들의 사랑과 인내, 지원은 우리가 이 책을 완성시킬 수 있는 버팀목이었다. 이 책을 만드는 데 매우 귀중한 도움을 주신 애비 베리맨(Abbie Berryman) 씨에게 특별한 감사를 드린다. 맥그로 힐(McGraw-Hill) 출판사 직원들-특히 안드리아 씨일(Andrea Seils), 카트린 맥컬로(Kathleen McCullough), 레스터 시니스(Lester Sheinis) 씨-의 전문적인 조언, 지도 및 지원에 대해서도 감사를 드린다. 마지막으로 학습에 대한 열정을 보여주었고 같이 시간을 보내면서 우리에게 많은 것을 느끼게 한 학생들에게 감사를 표하고자 한다.

커티스 D. 클라센 *Curtis D. Klaassen*
존 B. 윗킨스 3세 *John B. Watkins III*

역자 머리말

사회가 복잡해지고 생활소득이 높아질수록 안전과 참살이(웰빙)에 대한 관심이 높아진다. 독성학은 우리 전생애에 걸쳐 안전성에 연관된 부분을 관심을 갖고 그 안전성을 보장하는 학문이다. 우리가 매일 접하고 있는 식품, 의약품, 화장품, 농약, 화학물질 등 어떤 것일지라도 독성학적 기법이 관여됨으로써 비로소 인류가 이용할 수 있게 된다. 따라서 독성학에 대한 사회적 요구는 매우 넓다. 독성학은 다양한 인접학문의 발전에 힘입어 그 깊이를 더하여 왔는데, 사람들의 안전성에 대한 보다 엄격한 요구도를 충족시키기 위하여 당연한 귀결이라고 생각된다. 향후 생물공학의 발전에 힘입어 대두될 다양한 제품에 대한 독성학적 평가는 매우 높은 수준에서 이루어질 수밖에 없다.

독성학에 대한 넓은 요구도를 가진 특성 때문에 다양한 전공에서 독성학이 교수되고 있다. 따라서 독성학의 깊이를 경시하고 교수될 가능성이 항상 있어 대학의 독성학 관련 강좌에 표준적 교재가 오래 전부터 요구되어 왔다. 이 책의 탄생에 관여한 사람들은 독성학을 전공한 학도로서 이에 부합한 책을 만들고자 오랫 동안 염원하였으나, 학문의 깊이가 깊지 않고 또 재주가 뒷받침되지 않아 고심만 하고 있었다.

독성학 교과서 중 가장 대표적이고 방대한 분량의 「카사렛트와 둘의 독성학: 독성물질의 기초과학」(원서명: Casarett and Doull's Toxicology: The Basic Science of Poisons) 6판의 대표 저자인 커티스 D. 클라센(Curtis D. Klaassen)이 죤 B. 윗킨스 3세(John B. Watkins III)와 함께 이 책에 담긴 가장 핵심점인 부문만 추출하여 재구성하여 만든 요약서인 「독성학 요론」(원서명: Essentials of Toxicology)이 근간에 출판되었다. 역자들은 국내에서도 이에 대한 번역서가 있었으면 좋겠다는 생각을 하던 차에, 마침 도서출판 MIP사 노영기 사장님이 번역을 제의하였기에 뜻을 모아 한글로 된 책을 만들게 되었다. 독성학 전공자는 물론 이 책을 공부하는 대학생 및 관련 과학자 모두에게 작은 도움이 된다면 우리들의 그간의 노력이 보답이 될 것이다. 이번에 만들어진 책 중 오류가 있다면 전적으로 우리들의 책임이다. 잘못된 곳을 독자 여러분이 지적하여 주신다면 다음 기회에 교정하도록 하겠다. 마지막으로 이 책의 탄생을 위하여 보이지 않는 곳에서 애써 주신 MIP출판사 직원 여러분에게 우리들의 감사를 표하고자 한다.

2006년 2월 역자를 대표하여

윤 효 인

목 차

UNIT 1 독성학의 일반원리 *General Principles of Toxicology*

UNIT 2 독성물질의 체내동태 *Disposition of Toxicants*

UNIT 3 장기-지향성이 아닌 독성 *Nonorgan-Directed Toxicity*

UNIT 4 표적 장기 독성 *Target Organ Toxicity*

UNIT 5 독성물질 *Toxic Agents*

UNIT 7 독성학의 응용 *Applications of Toxicology*

독성학의 일반원리

General Principles of Toxicology

1 UNIT

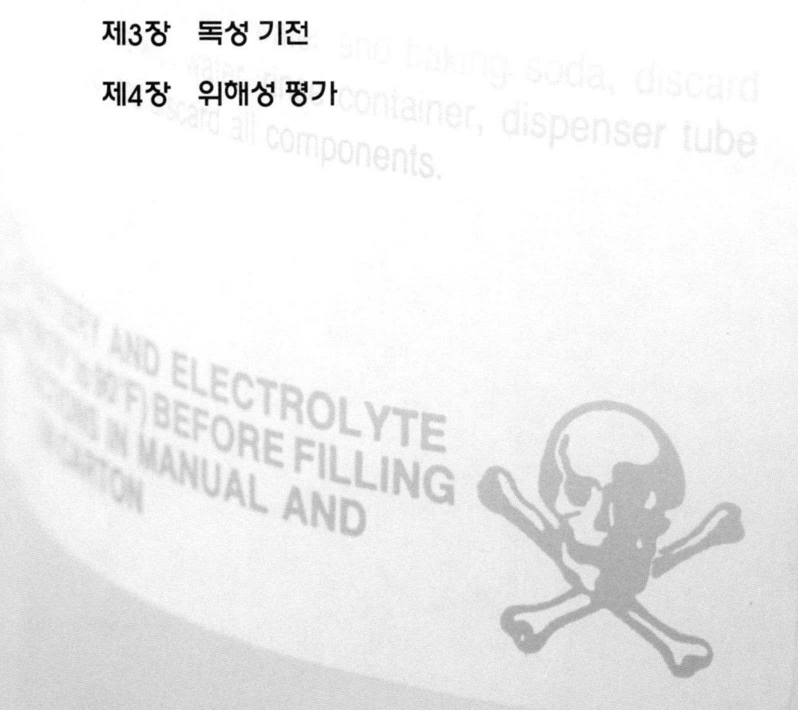

제1장 독성학의 역사와 범위

Michael A. Gallo

CHAPTER 1

요 점

- 독성학은 생체조직에 대한 외인성 물질의 유해 작용을 연구하는 학문이다.
- 독성학은 생화학 · 생물학 · 화학 · 유전학 · 수학 · 의학 · 수의학 · 약리학 · 생리학 및 물리학으로부터의 지식과 기술을 융합한다.
- 독성학은 안전성 평가와 위해성 평가를 학문분야에 적용한다.

독성학의 역사

독성학은 생화학 · 생물학 · 화학 · 유전학 · 수학 · 의학 · 수의학 · 약리학 · 생리학 및 물리학등 여러 학문의 지식과 기술을 융합하여 외인성 물질의 유해 작용을 연구할 뿐 아니라 안전성 평가와 위해성 평가를 포함하고 있다. 독성학의 모든 분야에서 과학자들은 생체에서 화학물질이 일으키는 유해 작용의 기전을 탐색한다.

고대

사냥, 전쟁 및 암살 등에 동물독과 식물 추출물을 이용하는 지식은 기록된 역사보다 이전일 것이 거의 확실하다. 가장 오래된 문서 중의 하나로 알려진 Ebers papyrus(기원전 1500년경)는 독당근, 초오, 아편 그리고 납, 구리 및 안티모니와 같은 금속들을 포함하는 다수의 알려진 독물에 관한 정보를 포함하고 있다. 욥기(기원전 1400년경)는 독화살에 대하여 이야기하고 있으며(욥기 6장4절), 히포크라테스(기원전 400년경)는 수많은 독물과 치료 및 과용량에서의 생물이용성에 관한 임상독성학적 원리를 추가하였다. 아리스토텔레스의 제자인 테오프라스투스(기원전 370~286년)는 *De Historia Plantarum* 에 유독성 식물에 관한 여러 가지의 참조기사를 실었다. 로마 네로 황제의 궁정 의사인 그리스인 Dioscorides는 처음으로 독물을 동물독, 식물독 및 광물독으로 분류하였다.

전설에 의하면 Pontus의 왕 Mithridates 6세는 독물을 무척 두려워하여 암살로부터 자신을 보호하기 위하여 36가지 성분의 혼합물을 규칙적으로 섭취하였다고 한다. 적에게 포로가 될 상황에서 그는 독물로 자살하려고 하였으나 이 해독음료의 내독성 때문에 실패하고 부하가 가진 칼을 이용하여 자살하였다. Sulla는 *Lex Cornelia*(기원전 82년경)를 발행하였는데 이것이 최초의 독물규제법으로서 후에 약제사들을 감독하는 규제법이 되었다.

중세

오라, 쓰디쓴 독약이여, 오라 불쾌한 안내자여.
절망의 뱃사공아, 이제 즉시 나의 배를 암석에 부딪혀,
배멀미에 지쳐 나의 여행을 끝내다오!
내 사랑을 위하여! 오 진정한 약제사여!
당신이 주신 약은 빠르기도 하지. 한 번 입맞춤하니 죽어가는구나.

– *Romeo and Juliet*, act 5, scene 3.

Maimonides(Moses ben Maimon, 1135~1204)의 기록은 곤충, 뱀 및 미친개로부터의 중독 치료에 대한 논문을 포함하고 있다(독물과 그들의 해독제, *Poisons and Their Antidotes*, 1198). Maimonides는 젖, 버터 및 크림은 장내 흡수를 지연시킬 수 있다는 것을 주목하면서, 생체이용률 이라는 주제를 기술하였다. 르네상스 초기에 병자와 가난한 사람에게 음식을 공급한다는 구실 하에 Catherine de Medici는 독성음료를 시험하여 독성반응의 신속성(작용개시), 화합물의 효과(역가), 신체의 다른 부위에서의 반응정도(특이성, 작용부위) 및 희생자의 불평(임상소견 및 증상)을 주의 깊게 주목하였다.

개화기

모든 물질은 독물이다. 즉, 독물이 아닌 것은 아무 것도 없다.
올바른 투여량이 치료약으로부터 독물을 구별한다.

– *Paracelsus*

Philippus Aureolus Theophrastus Bombastus von Hohenheim-Paracelsus는 고대의 마술 및 철학과 숫자로 대변되는 17 · 8세기의 과학 및 철학 사이에 위치한다는 점에서, 중요한 역할을 수행하고 있다. 의사이자 연금술사인 Paracelsus는 오늘날 독성학, 약리학 및 치료학에 응용되는 많은 획기적인 견해를 제공하였다. 그는 화학적 본체로서 본래의 독성물질에 초점을 맞추었으며, (1) 화학물질에 대한 반응의 조사에는 실험이 요점이며, (2) 화학물질의 치료적 및 독성의 특성을 구별하여야 하며, (3) 이러한 특성들은 언제나 그렇지는 않지만 종종 투여량에 의해서만 구별할 수 있고, (4) 화학물질의 특이성의 정도와 화학물질의 치료적 또는 독성 효과를 확실히 할 수 있어야 한다고 생각하였다. 이러한 원리들이 Paracelsus가 용량-반응 상관성을 독성학의 보루로서 표현하게 하였다. Ellenbog(1480년경)가 금세공으로부터의 수은과 납의 독성을 경고하였고 Agricola가 1556년에 광부병에 대한 짧은 논문을 발표하기는 하였지만, 그 주제에 대한 주요한

연구인 '광부병과 광부들의 다른 질병, *On the Miners' Sickness and Other Diseases of Miners*(1567)'는 Paracelsus에 의하여 발표되었다. 이 논문은 광부병의 치료 및 예방 전략과 함께 병인론을 기술하였다. 직업독성학은 1700년에 Bernardino Ramazzini가 인쇄공, 직공 및 도공을 포함하여 광부로부터 산파에 이르는 직업을 고찰한 '노동자의 질병에 대한 강의, *Discourse on the Diseases of Workers*' 라는 연구논문의 발표에 의하여 발전하였다. 굴뚝청소부들 중의 음낭암에서 검댕의 역할에 대한 Percival Pott(1775)의 인식이 다환방향족 탄화수소 polyaromatic hydrocarbon의 발암성에 관한 최초의 보고이었다. 그러한 발견들이 의료 행위, 특히 예방을 증진시켰다.

실험독성학이 유기화학의 성장에 힘입어 19세기에 급속히 발달하였다. Magendie(1783~1885), Orfila(1787~1853) 및 Bernard(1813~1878) 등은 실험독성학에서의 근본 연구를 수행하여 약리학, 실험치료학 및 직업독성학의 기초를 쌓았다. Orfila는 프랑스 궁정의 스페인 의사로서 중독에 대한 법적 증거 제공을 위하여 부검물과 화학적 분석을 체계적으로 이용하였다. 그의 이러한 자세한 형태의 분석의 도입은 법독성학의 지주로서 살아 있다. 1815년에 Orfila는 천연물의 독성에 특별히 몰두한 주요 연구를 발표하였다. 의사이자 실험독성학자인 Magendie는 에메틴(emetine)과 스트리키닌의 작용기전을 연구하여 그들 화합물의 체내 흡수 및 분포를 측정하였다. Magendie의 보다 유명한 제자 중의 한 사람인 Claude Bernard는 '실험의학연구입문, *An Introduction to the Study of Experimental Medicine*' 이라는 유명한 논문을 기고하였다.

독일의 과학자인 Oswald Schmeideberg(1838~1921)와 Louis Lewin(1850~1929)은 독성학에 많은 기여를 하였다. Schmeideberg는 120여 명의 제자들을 훈련시켰으며 그들은 후에 전세계에 걸쳐 가장 중요한 약리학 및 독성학 실험실들을 만들었다. Lewin은 마취제, 메탄올, 글리세롤, 아크롤레인 및 클로로포름에 대한 많은 초기 연구를 발표하였다.

근대 독성학

독성학은 20세기에 급속히 진전하였다. 독성학은 그의 가설을 시험하기 위하여 거의 모든 기초과학들을 섭렵한다. 이러한 사실은 1900년 이래 독성학 연구를 추진시켜 온 건강과 직업 규정과 연결하여 과학의 역사에서 보기 드문 학문 분야를 이루었다.

근대 독성학은 다른 학문을 차용하는 경향으로부터 장점과 다양성을 끌어내었다. 1850년대 후반 마취제와 소독제의 출현으로 독성학은 현재처럼 인식되기 시작하였다. "특허" 의약품의 많은 사용으로 몇몇의 약물 중독사고가 발생하였다. Upton Sinclair가 정육산업에서 나타날 수 있는 위해성에 대해 *The jungle*이라는 책에서 자세히 서술함에 따라 촉발점 사회적 반향으로 1960년에 미국 순수식품 및 의약품 관련법중의 최초인 Wiley 법안이 통과됨으로써 최고조에 달하였다.

1890년대와 1900년대 초에 방사능과 "생명 아민(vital amine)" 즉 비타민의 발견은 "그들 새로운" 화학물질이 실험동물에 이로운가 아니면 해로운가를 결정하기 위하여 최초의 대규모 생물학적 분석(복수동물연구)을 이용하게 되었다.

실험독성학에 특히 헌신한 초기 학술잡지 중의 하나인 *Archiv für Toxikologie*가 1930년에 유럽에서 출판되기 시작하였다. 같은 해에 미국에 국립보건원이 설립되었다. 글리콜 용액의 설파닐라마이드를 섭취한 후 급성 신부전증의 비극적 결과에 대한 반응으로서 1938년에 Copeland 법안이 통과되었다. 이 법안은 미국 식품의약품청의 설립과 관련하여 두 번째의 주요 법안이었다. 1947년에는 미국 최초의 주요한 살충제법이 제정되었다. 최초의 연방 살충제, 살균제 및 살서제법(Federal Insecticide, Fungicide, and Rodenticide Act)의 중요성은 미국 역사상 최초로 약물이나 식품이 아닌 물질이 안전하고 효능이 있음이 밝혀져야만 한다는 것이었다.

제2차 세계대전 후

당신도 두 가지 쉬운 중독사례에 대해 각각 10년씩 관심을 가진다면 독성학자가 될 수 있다.

– *Arnold Lehman* (1955년경)

1950년대 중반에 독성학에 대한 FDA의 위임이 강화되었다. 식품, 의약품 및 화장품법에 첨가물을 추가시키는 개정안을 미국 의회가 통과시키고 대통령이 서명하였다. 이 개정안의 Delaney 조항(1958)은 실험동물이나 사람에서 발암성이라고 밝혀진 어떠한 물질도 식품으로서 공급될 수 없다고 넓게 기술하였다. Delaney는 많은 집단을 위한 표어가 되었고 결과적으로 독성학 분야에 새로운 수준을 가진 생물통계학자와 수학적 설계자가 포함되게 되었다. Delaney 조항이 추가된 후 곧바로 독성학에 헌신한 최초의 미국 학술잡지인 *Toxicology and Applied Pharmacology*가 발간되었고, 곧이어 독성학회(the Society of Toxicology)가 창설되었다.

1960년대는 수천 명의 어린이들이 심한 기형으로 태어난 비극적인 탈리도마이드 사건과 Rachel Carson의 침묵의 봄 '*Silent Spring*'(1962)의 발간으로 시작되었다. 화학물질의 배아 및 태아 그리고 환경에 대한 영향을 총괄적으로 이해하기 위한 시도가 힘을 얻게 되었다. 세포 및 분자 독성학이 부학문 분야로 발달하였고 위해성 평가가 독성학 연구의 주요 산물이 되었다.

현재 수천 명의 회원을 가진 수많은 전문가, 정부 그리고 다른 과학적 기구들과 120종이 넘는 학술잡지들이 독성학과 관련 학문분야에 헌신하고 있다. 게다가 유럽, 남아메리카, 아시아, 아프리카 및 오스트레일리아로부터의 독성학회들로 구성된 국제독성학회 'International Congress of Toxicology'가 가장 광범위한 독성학자들의 대표자들을 모은다.

독성학은 재미있고 다양한 역사를 가지고 있다. 아마도 많은 학문에서의 차용하여 성장하고 번창해 온 하나의 과학으로서의 독성학은 하나의 목표가 없어 어려움이 있었으나, 독성학의 다양성은 대학, 산업체 그리고 정부로부터 견해와 개념을 수용하도록 하였다. 이는 흥분되며, 혁신적이고 그리고 다양화하는 분야로서 과학과 사회에 널리 봉사하는 분야로 귀착되었다. 기초과학과 직접적 적용 모두를 동시에 가리킬 수 있는 학문은 거의 없다. 독성학–외인성 물질의 유해 작용 연구–이 이 점에 관한 한 유일한 학문일 것이다.

참고문헌

Bryan CP: *The Papyrus Ebers*. London: Geofferey Bales, 1930.

Carson R: *Silent Spring*. Boston: Houghton Mifflin, 1962.

Gunther RT: *The Greek Herbal of Dioscorides*. New York: Oxford University Press, 1934.

Guthrue DA: *A History Medicine* Philadelphia:Lippincott, 1946

Hays HW: *Society of Toxicology History, 1961~1986*. Wash-ingoton, DC: Society of Toxicology,1986

Munter S(ed): *Treatise on Poisons and Theif Antidots*. Vol. II of *the Medical of Writings of Moses Maimonides*. Philadelphia: Lippincott, 1966.

Pagel W: *paracelsus*: *An Introduction to Philosophical Medicine in the Era of the Renaissance*. New Yord: Karger, 1958.

Thompos CJS: *Poisons and Poisoners: With Historical Accounts of Some Famous Mysteries in ancint and Modern Tines*. Londin: Shaylor, 1931.

제2장 독성학의 원리

David L. Eaton and Curtis D. Klaassen

CHAPTER 2

요 점

- *독물*은 생체계에서 해로운 반응을 일으킬 수 있는 원인물질이다.
- *기전적 독성학자*는 화학물질이 생물체에 대해 독성작용을 나타내게 하는 세포학적, 생화학적 및 분자학적 기전을 구명한다.
- *독성유전체학*은 기전적 독성학자들이 유전적으로 감수성이 있는 개체를 유해한 환경노출로부터 확인하고 보호하도록 하며 개체의 유전적 구성을 기초로 하여 약물치료를 맞추도록 한다.
- *기술적 독성학자*는 안전성 평가와 규제 요건에 대한 정보를 제공하는 독성시험에 직접적으로 참여한다.
- *규제적 독성학자*는 화학물질이 기술된 목적으로 판매하기에 위험성이 충분히 낮은지 여부를 결정하고 대기, 산업환경 및 음수 중의 화학물질의 허용량을 위한 기준을 설정한다.

- *선택 독성*은 하나의 화학물질이 두 가지 형태의 생물체가 근접해 있더라도 다른 생물체에는 해를 끼침이 없이 한 가지 종류의 생물체에 해를 끼치는 것을 의미한다.
- 개체 또는 "단계형" 용량-반응 상관성은 하나의 화학물질의 여러 가지 용량에 대한 *개체*의 반응을 기술한다.
- 실무형 용량-반응 상관성은 한 개체군에서 여러 가지 용량에 대한 반응들의 분포의 특성을 나타낸다.
- Homesis는 "U-shaped" 용량-반응 곡선으로 낮은 용량에서는 유익하거나 자극적인 효과를 주나 높은 용량에서는 부작용을 갖는 어떠한 외인성 물질로 초래된다.
- 기술적 동물독성시험은 실험동물에서 화학물질에 의해 발생하는 효과들이 적절히 검증되었을 때 사람에게 적용 가능한가 그리고 실험동물이 독성물질에 고용량으로 노출되는 것이 사람에서의 위해를 발견할 수 있는 필수적이고 타당한 방법인가를 가정한다.

독성학 입문

*독성학*은 생물체에 대한 화학물질들의 유해 작용을 연구하는 학문이다. *독성학자*는 그 효과들(세포학적, 생화학적 및 분자학적 작용기전을 포함)의 성질을 조사하고 발생 가능성을 평가하도록 훈련받는다.

독성학의 여러 분야

*기전적 독성학자*는 화학물질이 생물체에 대해 독성작용을 나타내게 되는 세포학적, 생화학적 및 분자학적 기전을 동일시한다(독성기전의 자세한 고찰은 제 3 장 참조). 기전적 자료는 보다 안전한 화학물질의 설계와 생산 그리고 화학물질 중독증과 질병처치를 위하여 합리적인 치료에 유용할 것이다. 독성유전체학은 기전적 독성학자들이 유전적으로 감수성이 있는 개체를 유해한 환경노출로부터 확인하고 보호하도록 하며 개체의 유전적 구성을 기초로 하여 약물치료를 맞추도록 한다.

*기술적 독성학자*는 안전성 평가와 규제 요건에 대한 정보를 제공하는 독성시험에 직접적으로 참여한다. 실험동물에서의 독성실험들(이 장에서 뒷부분에 기술되어 있음)은 특정의 화학물질에의 노출에 의해 사람과 환경에서 나타날 수 있는 위해성을 평가하는 데 쓰일 수 있는 정보를 얻을 수 있도록 설계된다.

*규제적 독성학자*는 기술적 및 기전적 독성학자들에 의해 제공되는 자료를 기초로 하여 약물이나 화학물질이 기술된 목적으로 판매되는 데에 위험성이 충분히 낮게 나타날 것인지 여부를 결정할 책임이 있으며, 또한 대기, 산업환경 및 음수 중의 화학물질의 허용량을 위한 기준의 설정에 참여한다(제 4 장 참조).

*법독성학*은 사람 및 동물에 대한 화학물질의 해로운 작용의 의료법률적 측면에 초점을 맞추는 분석화학과 기초독성학적 원리의 혼성물이다(제 31 장 참조).

*임상독성학*은 독성물질에 의하여 유발되거나 독성물질과 독특하게 관련되는 질병과 관계된다(제 32 장 참조).

*환경독성학*은 환경 중의 화학적 오염물질의 생물체에 대한 영향, 특히 물고기, 조류 및 육서 동물과 같은 인간 외의 동물에 대한 영향에 초점을 맞춘다. *생태독성학*은 환경독성학의 특화된 분야로서 생태계에서의 집단역학에 대한 독성물질의 영향에 대하여 주로 초점을 맞춘다(제 29 장 참조).

*발생독성학*은 생물체의 생활환 동안에 언제든지 일어나는, 발생 중의 생물체에 대한 유해 작용을 연구하는 학문이다. 임신 전(부모 양쪽), 태아기 발달 기간 동안 또는 출생 후 발정기까지의 기간 동안에 화학적 또는 물리적 원인체에의 노출로부터 기인하는 생물체에 대한 유해 작용을 연구하는 학문이다. *기형학*은 임신과 출생 사이의 발달 기간 동안에 유발되는 결함을 연구하는 학문이다(제 10 장 참조).

*생식독성학*은 화학적 또는 물리적 원인체에의 노출로부터 기인할 수 있는 암컷 또는 수컷의 생식기계에 대한 유해 작용을 연구하는 학문이다(제 20 장 참조).

독성용량의 스펙트럼

*독물*은 생물계에서 해로운 반응을 일으킬 수 있는 어떠한 원인체라고 정의할 수 있다. 사실상 알려진 모든 화학물질은 충분한 양으로 존재한다면 해나 죽음을 일으킬 수 있는 가능성을 갖고 있다. 표 2-1은 처치한 동물의 50%를 죽이는 데 필요한 화학물질의 용량(LD_{50})을 나타내고 있다. LD_{50}와 같은 급성 치사율의 측정은 화학물질에의 노출과 관련된 독성이나 위해성의 모든 스펙트럼을 정확하게 반영하지 않을 수도 있다. 예를 들면 급성독성이 낮은 어떠한 화학물질들이 아무런 급성독성의 증거를 나타내지 않는 용량에서 발암성이나 기형발생 작용을 가질 수 있다.

표 2-1 몇몇 대표적 화학물질들의 개략적 급성반수치사량(LD_{50})

화학물질	반수치사량(LD50 mg/kg*)
에틸 알코올	10,000
염화나트륨	4,000
황산제일철	1,500
황산모르핀	900
페노바르비탈 나트륨	150
피크로톡신	5
황산스트리키닌	2
니코틴	1
d-투보쿠라린	0.5
헤미콜리니엄-3	0.2
테트로도톡신	0.10
다이옥신(TCDD)	0.001
보툴리눔 독소	0.00001

*LD_{50}는 노출된 동물의 50%에서 사망을 일으키는 용량(mg/kg body weight).

독성물질의 분류

독성물질은 분류자의 관심과 필요에 따라 분류된다. 독성물질은 그들의 표적 장기, 용도, 근원 및 효과에 의하여 고찰될 수 있다. *독소(toxin)*라는 용어는 일반적으로 식물, 동물, 곰팡이 그리고 세균과 같은 생물체에 의해 산생되는 독성물질을 말한다. *독물(toxicant)*이라는 용어는 인간의 활동에 의해 산생되거나 부산물인 독성물질을 말할 때 사용된다. 또한 독성물질은 그들의 물리적 상태, 화학적 안정성 또는 반응성, 일반적 화학적 구조 또는 중독 가능성에 의하여 분류될 수 있다.

노출의 특성

생체계에서의 독성작용은 화학물질 또는 그 대사분해(생체내변화) 산물이 독성을 발현시키기에 충분한 농도와 기간 동안 체내에서 적절한 부위에 다다르지 않는 한 화학물질에 의해 일어나지 않는다. 독성반응이 일어나는지 아닌지는 원인물질의 화학적 및 물리적 성질, 노출 상황, 원인물질이 생물계에 의해 어떻게 대사되는가 그리고 생물계 또는 환자의 전반적 감수성 등에 따른다.

노출 경로 및 부위

독성물질이 신체에 접근하는 주요 경로는 위장관(섭취), 폐(흡입), 피부(국소, 경피 또는 진피) 그리고 기타 비경구(장관 intestinal cannal은 제외)이다. 독성물질은 일반적으로 혈류내(정맥내 경로)로 투입될 때 가장 큰 효과와 가장 빠른 반응을 나타낸다. 다른 경로들에 대한 효과는 흡입, 복강내, 피하, 근육내, 피내, 경구 그리고 피부 순(내림차순)이다. "용매"(화학물질을 녹이는 물질)와 다른 조성인자가 흡수를 크게 변화시킬 수 있다. 또한 투여 경로가 원인물질의 독성에 영향을 줄 수 있다.

노출 기간 및 빈도

독성학자들은 일반적으로 화학물질에 대한 실험동물의 노출을 급성, 아급성, 아만성 및 만성 노출 등 네 가지 범주로 나눈다. *급성* 노출은 화학물질에 24시간 이하의 노출로 정의한다. 일반적으로 급성 노출은 단회 투여를 말하지만 독성이 가볍거나 실제로 무독성인 화학물질에 대하여는 24시간 이내에 반복 노출될 수 있다. 흡입에 의한 급성 노출은 24시간 이내의 연속 노출을 말하나 4시간 동안의 노출이 가장 흔하다. 반복 노출은 아급성, 아만성 및 만성 노출 등 3가지 범주로 나눈다. *아급성* 노출은 화학물질에 1개월 이하의 반복 노출, *아만성*은 1～3개월 그리고 *만성* 노출은 3개월 이상의 반복 노출을 말한다.

사람의 노출 상황에서 노출 빈도 및 노출 기간은 일반적으로 실험동물에서의 노출 빈도 및 노출 기간처럼 그렇게 명확하게 정의되지는 않는다. 그런고로 작업장이나 환경에서의 노출은 *급성*(한 가지 사건에서 기인), *아만성*(수주 또는 수개월 이상 반복하여 발생) 또는 *만성*(수개월 또는 수년 동안 반복하여 발생)으로 기술된다.

많은 원인물질에 대하여 단회 노출 후 일어나는 독성작용은 반복 노출에 의해 일어나는 독성작용과는 아주 다르다. 신속히 흡수되는 원인물질에 대한 급성 노출은 즉시 독성작용을 일으킬 수 있을 뿐만 아니라 만성 노출의 독성작용과 유사하거나 유사하지 않을 수 있는 지연독성을 일으킬 수도 있다. 반대로 독성물질에 대한 만성 노출은 독성물질의 장기간, 낮은 수준 또는 만성효과에 더하여 각각의 투여 후에 급성효과를 즉시 일으킬 수 있다. 반복 노출의 임시적 특성표시에서 중요한 다른 시간관련 인자는 노출 빈도이다. 배출률과 노출 빈도 간의 상관관계를 그림 2-1에 나타내었다. 단회 용량으로 심한 효과를 나타내는 화학물질은 몇 번의 다른 시간에 똑같은 총용량이 투여되면 효과가 없을 수도 있다. 그림 2-1에서 선 B에 묘사된 화학물질은 배출반감기(화학물질의 50%가 혈류로부터 제거되는 데 필요한 시간)는 투여 빈도와 대충 같다. 이론적 독성농도인 2U는 네 번째 투여까지 다다르지 않는다. 반면에 배출률이 투여간격(반복 투여 사이의 시간)보다 훨씬 느린 화학물질 A는 단지 두 번의 투여로 그 농도에 다다른다. 반면에 배출률이 투여간격보다 훨씬 짧은 화학물질 C는 얼마나 많은 용량이 투여되었는가에 상관없이 독성작용이 나타날 부위에서 독성농도가 결코 다다르지 못할 것이다. 물론 화학물질이 축적되지는 않지만 각각의 투여로 잔류 세포나 조직에 손상을 줄 가능성은 있다. 다음으로 중요한 고려사항은 투여간격이 조직의 손상이 완전히 수복되기에 충분한가이다. 그러므로 화학물질이 생물계에서 축적된다면(흡수율이 생체내변화 또는 배출률을 초과한다면), 화학물질이 비가역적 독성작용을 일으킨다면 또는 생물계가 노출 빈도 간격 내에서 독성 손상을 회복하기에 시간이 불충분하다면 만성 독성작용이 일어날 수 있다. 이러한 상관관계에 대한 추가적 고려사항은 제 5 장 및 제 7 장을 참고하라.

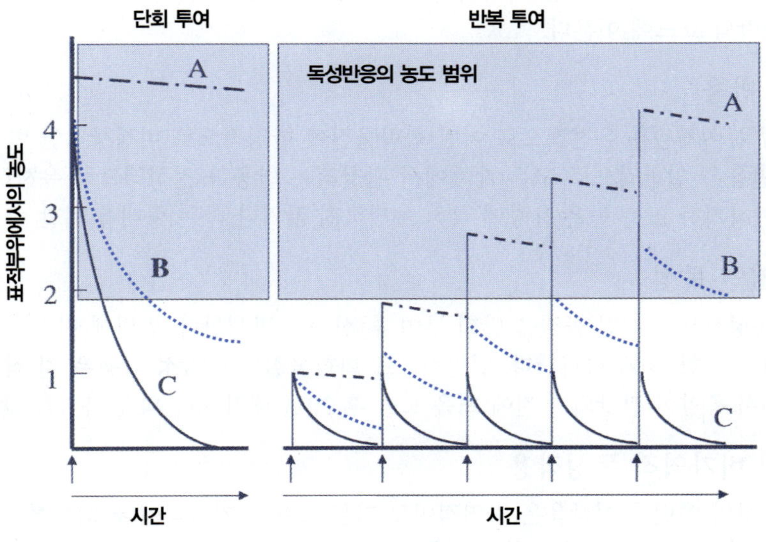

[그림 2-1] ***투여 빈도와 배출률이 다른 조건 하에서 표적부위에서의 투여량과 농도 간의 상관관계의 도식.*** *선 A.* 배출이 매우 느린 화학물질(예: 반감기 1년). *선 B.* 배출률이 투여 빈도와 같은 물질(예: 1일). *선 C.* 배출률이 투여 빈도보다 빠른 화학물질(예: 5시간). 청색 음영 부분은 표적부위에서 독성반응을 일으키는 데 필요한 화학물질 농도를 나타낸다.

부작용의 스펙트럼

화학물질의 바람직하지 않은 작용의 스펙트럼은 넓다. 예를 들면 치료학에서 각각의 약물은 수많은 작용을 나타낼 수 있으나 일반적으로 오직 한 가지의 작용만이 치료의 본래 목적과 관계가 있다. 모든 다른 작용은 *바람직하지 않은 작용* 또는 *유해 작용*이라고 부른다. 그러나 이러한 부작용 중의 어떤 작용은 다른 적응증의 치료에 바람직할 수도 있다. 약물의 어떤 부작용은 언제나 사람의 안녕(well-being)에 해롭다. 그것들을 약물의 *유해 작용*, *해로운 작용* 또는 *독성작용*이라고 부른다.

알레르기 반응

*화학적 알레르기*는 그 화학물질 또는 유사화학물질에 이미 감작되어 있음으로 해서 어떤 화학물질에 대해 면역학적으로 조정되는 유해 작용이다. *과민반응*, *알레르기 반응* 및 *감작반응*이라는 용어들이 이 상황을 기술하는 데 사용된다(제 12 장 참조). 한 번 감작이 일어나면 알레르기 반응은 매우 낮은 용량의 화학물질에 대한 노출로 일어날 수 있다. 그러므로 알레르기 반응에 대한 집단을 기초로 한 용량-반응 곡선은 거의 얻을 수 없다. 그러나 기존의 알레르기 개체에 대해서는 알레르기 반응은 용량-상관성이다. 감작반응은 때때로 매우 심각하며 치명적일 수 있다.

대부분의 화학물질과 그 대사산물은 면역계에 의해서 외인성 물질이라고 인식될 수 있을 정도로 충분히 크지 않기 때문에 항원(또는 면역원)을 형성하기 위해서는 내인성 단백질과 먼저 결합하여야만 한다. 이러한 형태의 분자를 *합텐*(*hapten*)이라 부른다. 그러면 합텐-단백질 복합체(항원)는 항체를 형성할 수 있게 된다. 그 다음에 화학물질에 노출되면 항원-항체 반응을 일으켜 전형적인 알레르기 발현을 자극하며 그 심한 정도의 범위는 경미한 피부장해로부터 치명적인 아나필락틱 쇼크에 이른다.

특이체질 반응

*화학적 특이체질*은 유전적으로 어떤 화학물질에 한정적으로 비정상적인 반응성을 말한다. 관찰되는 반응은 일반적으로 모든 개체에서 관찰되는 반응과 정성적으로 유사하나 낮은 용량에 극히 예민하거나 또는 높은 용량에 극히 예민하지 않거나 하는 형태를 취할 수 있다.

즉시 대 지연 독성

즉시 독성작용은 어떤 물질을 단회 투여 후 신속히 발생한다. 반면에 지연 독성작용은 어느 정도 기간이 경과한 후에 나타난다. 일반적으로 화학물질의 발암성 작용은 긴 잠복기를 갖는데 종종 사람에서 종양이 관찰되기 전에 처음 노출 후 20년 내지 30년의 잠복기를 갖는다.

가역적 대 비가역적 독성작용

화학물질의 어떤 독성작용은 가역적이고 다른 것은 비가역적이다. 화학물질이 조직에 병리학적 손상을 일으키면 그 조직의 재생능력은 그 작용이 가역적인지 아니면 비가역적인지를 결정한다. 간장은 재생능력이 높아 대부분의 손상은 가역적이며, 반면에 중추신경계의 손상은 중추신경계의 분화된 세포들이 대체될 수 없기 때문에 대부분 비가역적이다. 화학물질의 발암성 및 최기형성 작용은 한번 발생하면 일반적으로 비가역적 작용으로 간주된다.

국소적 대 전신적 독성

효과의 형태 간의 또 다른 구별은 일반적 작용부위를 기초로 이루어진다. 국소 작용은 생물계와 독성물질 간의 처음 접촉부위에서 일어난다. 대조적으로 전신적 작용은 침입점으로부터 해로운 작용이 일어나는 떨어진 부위까지 독성물질의 흡수와 분포가 요구된다. 고도로 반응하는 물질을 제외하고 대부분의 물질들은 전신적 작용을 나타낸다. 어떠한 물질들은 두 가지 작용을 모두 나타낼 수 있다.

전신적 독성을 나타내는 대부분의 화학물질들은 그의 주요 독성이 단지 한두 기관에 나타나며 그 기관은 특수 화학물질의 독성의 *표적기관*이라 한다. 독성의 표적기관은 종종 그 화학물질의 농도가 가장 높은 부위가 아니다.

표적기관의 전신적 독성에 관계되는 빈도순서는 중추신경계, 순환기계, 혈액 및 조혈기계, 간장, 신장 및 폐 등 내장기관 그리고 피부 순이다. 근육과 뼈는 거의 전신적 작용의 표적기관이 아니다.

화학물질의 상호작용

개인이 주어진 시간(작업장, 투약, 식사, 취미 등)에 접촉할 수 있는 수많은 여러 가지 화학물질 때문에 다른 화학물질들이 어떻게 서로 상호작용을 하는지 고려할 필요가 있다. 상호작용은 상호작용하는 화학물질의 하나 또는 양쪽 모두의 흡수, 단백질결합, 생체내변화 및 배출에서의 변화와 같은 여러 가지 기전을 통하여 일어난다. 이 상호작용의 양상에 더하여 독성물질의 결합에 대한 생물체의 반응은 작용부위에서의 독성학적 반응 때문에 증가할 수도 있고 감소할 수도 있다.

상가효과(additive effect)는 두 가지 화학물질의 결합효과가 화학물질이 각각 단독으로 주어졌을 때의 효과의 합과 같을 때 일어난다(예:2+3=5). 두 가지 화학물질이 함께 투여될 때 가장 일반적으로 관찰되는 효과는 상가효과이다. *협동효과*(synergistic effect)는 두 가지 화학물질의 결합된 효과가 각각의 화학물질이 단독으로 투여되었을 때의 효과의 합보다 훨씬 클 때 일어난다(예:2+2=20). 예를 들면 사염화탄소와 에탄올 모두 간독성 화합물인데 함께 투여되면 간에 대한 효과는 그들 각각의 투여된 양에서의 효과의 산술적 합보다 훨씬 더 큰 간 손상을 일으킬 것이다. *상승효과(potentiation)*은 한 가지 물질이 어떠한 기관이나 계통에 대하여 독성작용을 가지지 않으나 다른 화학물질에 추가될 때에는 그 화학물질이 더욱 독성이 있게 만들 때 일어난다(예:0+2=10). 예를 들면 이소프로파놀은 간독성이 아니나 사염화탄소에 추가하여 투여될 때 사염화탄소의 간독성은 사염화탄소가 단독으로 투여될 때의 독성보다 훨씬 커진다. *길항작용(antagonism)*은 두 가지 화학물질이 함께 투여될 때 서로 다른 화학물질의 작용을 방해하거나 한 가지 화학물질이 다른 화학물질의 작용을 방해할 때 일어난다(예:4+6=8; 4+(−4)=0; 4+0=1). 길항작용에는 기능적, 화학적, 체내동태적 및 수용체 길항작용 등 네 가지 형태가 있다. *기능적 길항작용*은 두 가지 화학물질이 똑같은 생리학적 기능에 대하여 상반된 작용을 일으켜 서로를 견제한다. 예를 들면 심한 바르비투르산염 중독 시에 혈압이 크게 떨어지는 것은 norepinephrine이나 metaraminol과 같은 혈관 수축제를 정맥내로 투여하면 효과적으로 중화될 수 있다. *화학적 길항작용* 또는 *불활화*는 보다 낮은 독성산물을 산출하는 두 가지 화학물질 간의 단

순한 화학적 반응이다. 예를 들면 금속 이온의 착화물은 금속독성을 감소시키며 항독소는 여러 가지 동물 독소의 작용을 중화한다. *체내동태적 길항작용*(*dispositional antagonism*)은 화학물질의 흡수, 생체내변화, 분포 또는 배설이 변화하여 표적기관에서의 화학물질의 농도와 기간이 감소할 때 일어난다. 그러므로 토근이나 활성탄에 의한 독성물질의 흡수방지, 효소유발인자로 대사효소의 활성 증가 및 이뇨제 투여에 의한 화학물질의 배출 증가 등이 체내동태적 길항작용이다. *수용체 길항작용*은 똑같은 수용체에 결합하는 두 가지 화학물질이 함께 투여될 때 그들 각각의 효과의 합보다 적은 작용을 일으킬 때 일어나거나(예:4+6=8) 한 가지 화학물질이 다른 화학물질의 작용을 길항할 때(예:0+4=1) 일어난다. 수용체 길항제는 종종 *차단제*라 부른다.

내성

내성은 화학물질이나 구조적으로 관련이 있는 화학물질에 전에 노출됨으로 해서 그 화학물질에 대한 반응성이 감소하는 상태이다. 두 가지 주요 기전이 내성의 원인이 된다. 하나는 독성작용가 나타나는 부위에 다다르는 독성물질의 양의 감소(*체내동태적 내성*) 때문이며 다른 하나는 화학물질에 대한 조직의 반응성 감소 때문이다.

용량반응

노출의 특성과 작용의 스펙트럼은 보통 *용량-반응 상관성*이라고 하는 상관관계 내에서 동시에 생긴다. 측정을 위해 선택되는 반응은 무엇이든지 생물체의 반응 정도와 투여된 독성물질의 양 간의 상관성은 일정하게 나타나는 형태를 가정하며 그것이 독성학에서 가장 기본적이고 널리 미치는 개념이다.

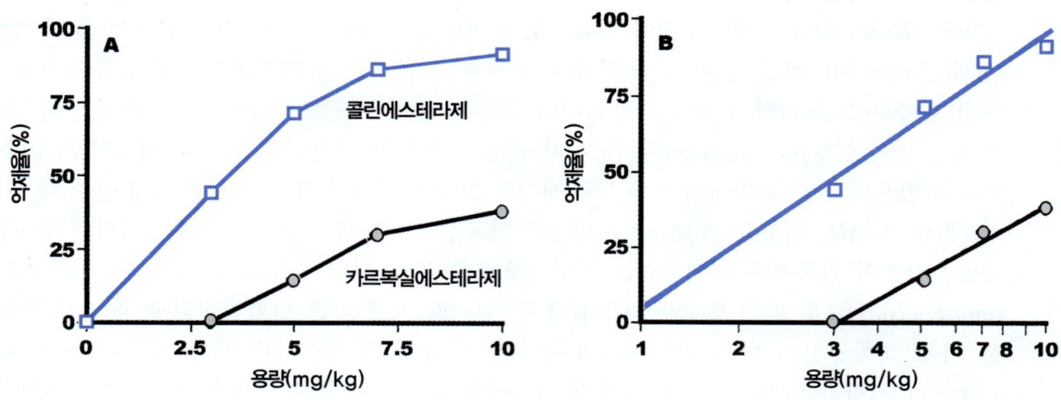

[그림 2-2] ***뇌에서 유기인계 살충제 클로르피리포스의 여러 용량과 에스테라제 효소 억제용량 사이의 용량-반응 상관성.*** 클로르피리포스 1일 용량을 5번 투여한 임신 암컷 롱-에반스 랫드의 뇌에서 열린 네모와 청색선은 아세틸콜린에스테라제 활성을 나타내고 막힌 원은 카르복실에스테라제의 활성을 나타낸다. *A.* 용량-반응 곡선의 산술자 그림. *B.* 똑같은 자료의 반대수자 그림(자료는 Lassiter 등으로부터 유래하였음 : 클로르피리포스에 임신기간 노출: 콜린에스테라제 및 카르복실에스테라제 활성에 대한 용량반응 양상.Toxicol Sci 52:92-100, 1999, 허가).

실제적 관점에서 용량-반응 상관성에는 두 가지 형태가 있다. (1) *개체*의 화학물질의 여러 가지 용량에 대한 개체의 반응을 기술하는 개체 용량-반응 상관성으로 측정된 효과가 용량의 범위를 넘어서 지속적이기 때문에 종종 "단계형" 반응이라 부른다. (2) 실무형 용량-반응 상관성은 한 개체 모*집단*에서 여러 가지 용량에 대한 반응의 분포의 특징을 나타낸다.

개체 또는 단계형 용량-반응 상관성

개체 용량-반응 상관성은 용량에 관계되어 반응의 심한 정도가 증가하는 것이 특징이다. 예를 들면 그림 2-2는 유기인계 살충제인 클로르피리포스의 식품 중의 여러 농도와 뇌에서의 두 가지 다른 효소 아세틸콜린에스테라제 및 카르복시에스테라제의 억제 정도 사이의 상관성을 보여준다. 뇌에서 두 가지 효소의 억제정도는 비록 단위용량당 억제량이 두 가지 효소에 대하여 다르기는 하지만 확실히 용량-상관성이며 넓은 범위에 미친다. 이 두 가지 용량-반응 곡선으로부터 뇌에서 콜린에스테라제가 카르복시에스테라제보다 쉽게 억제되는 것이 확실하다. 뇌에서 일어나는 독성학적 반응은 콜린에스테라제 억제 정도와 직접적으로 관련이 있다. 대부분의 독성물질은 고유의 "용량-반응" 상관성과 속발성 부작용을 가진 복수의 부위 또는 독성기전을 갖고 있다.

실무형 용량-반응 상관성

개체에서 일어나는 "단계형" 또는 연속단계 용량-반응 상관성과는 대조적으로 한 *집단*에서의 용량-반응 상관성은 정의면에서 사실상 실무형("모두 또는 아무 것도 아닌")이다. 즉, 주어진 용량에서 개체는 "반응자" 또는 "비반응자" 어느 쪽으로 분류된다. "실무형 집단"과 "단계형 개체"의 용량-반응 상관성 간의 구분이 유용하기는 하나 이 두 가지 형태의 반응은 개념적으로 동일하다. 두 가지 경우 모두 종축은 반응하는 개체 또는 집단의 반응 정도 또는 반응하는 집단의 반응 분율을 반응이라고 단순히 표지하고 횡축은 투여용량의 범위이다.

반수치사량(LD_{50})은 실험된 동물의 50%에 사망을 일으키는 것이 예상될 수 있는 통계학적으로 유도된 물질의 단회 용량이다. 그림 2-3의 맨 위 그림은 치사율과 같은 실무형 용량반응은 정규 또는 가우스 분포한다는 것을 보여준다. 또한 이 그림에서 도수막대그림은 용량과 효과 사이의 상관성을 나타낸다. 막대는 각 용량에서 죽은 동물의 백분율에서 바로 낮은 용량에서 죽은 백분율을 뺀 백분율을 나타낸다. 오직 적은 동물만이 최저용량에서 반응하는 것을 볼 수 있다. 대부분의 동물들이 양끝 사이의 중간용량에 대하여 반응하며 반응의 최대빈도는 용량범위의 중간부위에서 일어났다. 그러므로 우리는 *정규도수분포*라고 알려진 종모양의 곡선을 얻는다. 이러한 정규분포는 개체 간에 화학물질에 대한 감수성에 차이가 있기 때문이다. 곡선의 왼쪽 끝에서 반응하는 동물은 *과감수성*이라 하며 곡선의 오른쪽 끝에서 반응하는 동물은 *저항성*이라 부른다. 각각의 연속되는 용량에서 반응하는 동물의 수를 합하면 축적, 실무형 용량-반응 상관성이 얻어진다. 충분히 많은 용량군이 용량마다 충분히 많은 수의 동물을 사용할 때 S자 모양의 곡선이 관찰되며 그림 2-3의 중간 그림에 묘사되어 있다. 최저용량(6 mg/kg)으로 동물의 1%가 죽는다. 이와 같은 S자형의 정규분포곡선은 용량이 감소하면 0%의 반응으로 접근하고 용량이 증가하면 100%의 반응으로 접근한다. 그러나 이론적으로 0%와 100%를 결코 통과할 수 없다. 그러나 실험적으로 결정할 수 없을지라도 모두 또는 아무것도 아닌 반응을 일으키는 화학물질의 최소작용 용량을 *역치용량*(*threshold dose*)이라 부른다.

S자형 곡선은 16% 및 84% 사이에 비교적 직선 부분을 갖는다. 이 수치는 진실로 정규 또는 가우스 분포를 가진 한 집단에서의 평균값(및 중앙값)의 한 표준편차(SD)의 한계를 나타낸다. 정규분포하는 집단에서 평균값 ±1 SD는 집단의 68.3%를 나타내며, 평균값 ±2 SD는 집단의 95.5%를 그리고 평균값 ±3 SD는 집단의 99.7%를 나타낸다. 일반적으로 실무형 용량-반응 현상은 정규분포하기 때문에 평균값이나 정상등가편차(normal equivalent deviations, NEDs)로부터 편차의 단위에 대한 반응률을 환산할 수 있다. 그러므로 50% 반응에 대한 NED는 0이며 +1의 NED는 84.1% 반응과 같다. NED의 단위는 음의 숫자를 피하기 위하여 수치에 5를 더하여

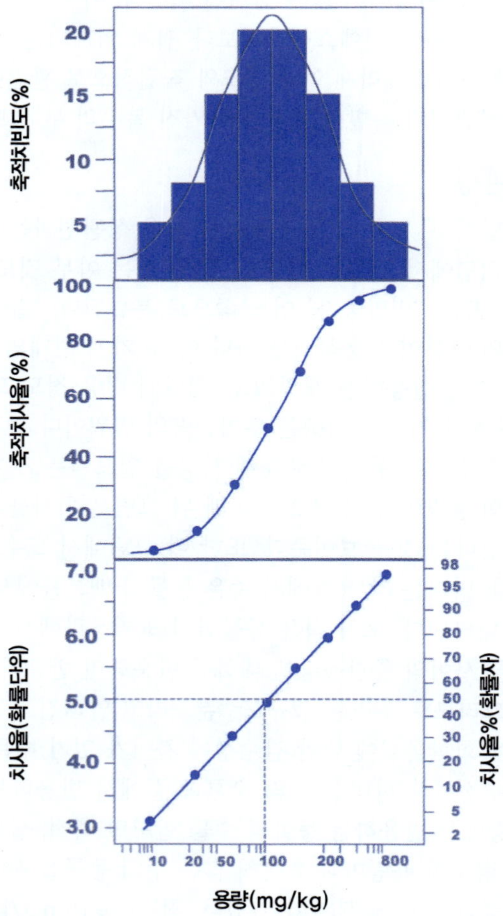

[그림 2-3] ***실무형 용량-반응 상관성 도해.*** 횡축은 화학물질의 대수용량이다. 위쪽 그림에서 종축은 치사율 빈도, 가운데 그림에서 종축은 치사율 % 그리고 아래쪽 그림에서 치사율은 확률단위로 주어졌다(본문 참조).

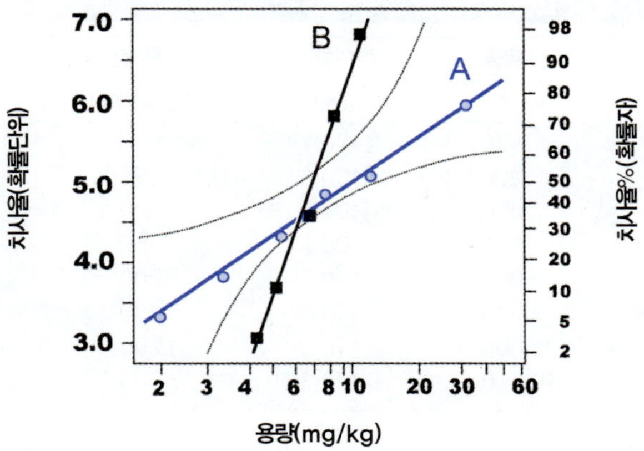

[그림 2-4] ***대수 용량–확률자 위에 그린 두 가지 화학물질에 대한 용량-반응 상관성 비교.*** 용량-반응 상관성의 기울기는 화학물질 B가 화학물질 A보다 가파른 것에 주목. 점선은 화학물질 A에 대한 신뢰한계를 나타낸다.

환산될 수 있으며 *확률단위 probit units*(*probability unit*의 축약)라 부른다. 이 변환에서 50% 반응은 5의 확률로 +1의 편차는 6의 확률 그리고 −1의 편차는 4의 확률로 된다.

그림 2-3의 위쪽 2개 그림의 자료는 직선을 형성하기 위하여 확률단위로 구성한 치사율로 아래의 그림에 재구성된다. 본질에 있어서 확률변환에서 이루어지는 것은 가정된 정규집단분포에 대하여 직선을 얻는 치사율 또는 다른 양적자료의 조정이다. LD_{50}는 용량-효과 선에 대하여 50% 치사율 점인 확률단위 5로부터 수평선을 그어 얻어진다. 교차점에서 수직선을 그리면 이 선은 횡축에서 LD_{50}점과 교차한다. LD_{50}에 대하여 용량-반응 곡선의 기울기가 얻어진다.

그림 2-4는 두 가지 화합물의 치사율에 대한 용량-반응 곡선을 나타낸다. 화합물 A는 "평탄한" 용량-반응 곡선을 나타내어 반응에서 유의한 변화가 관찰되기 전에 용량에서 큰 변화가 요구됨을 가리킨다. 그러나 화합물 B는 "가파른" 용량-반응 곡선을 나타내어 비교적 적은 용량변화가 큰 반응변화를 일으킬 것이다. 두 가지 화합물에 대한 LD_{50}는 8 mg/kg으로 같으나 용량-반응 곡선의 기울기는 아주 다르다. 두 가지 화합물의 LD_{50}의 반(4 mg/kg)에서 화합물 B에 노출된 동물의 1% 미만이 죽으나 화합물 A를 투여한 동물은 20%가 죽을 것이다.

대체로 (체중)$^{2/3}$에 비례하는 표면적과 같은 기준보다 덜 적절하기는 하지만 체중을 기준하여 용량을 생각할 수 있다. 표 2-2는 두 가지 기준에 의한 용량이 차이가 있음을 보여주고 있다. 체중 kg당 100 mg의 용량을 줄 경우 전체 용량(동물당 mg)은 체중에 의해 투여되는 용량에 비례한다. 표면적은 체중에 비례하지 않는다. 사람의 체중은 마우스의 체중보다 3,500배 무거우나 사람의 표면적은 마우스의 표면적보다 겨우 390배 가량 크다. 체중을 기초(mg/kg)로 사람과 마우스에 투여되는 똑같은 용량은 그 용량이 표면적당으로(mg/cm^2) 나타낸다면 마우스에서보다 사람에서 거의 10배 정도 많다.

표 2-2 체중과 표면적에 의한 용량 비교

	체중 g	투여량 mg/kg	용량 mg/animal	표면적 cm^2	투여량 mg/cm^2
마우스	20	100	2	46	0.043
랫드	200	100	20	325	0.061
기니 픽	400	100	40	565	0.071
토끼	500	100	150	1,270	0.118
고양이	2,000	100	200	1,380	0.145
원숭이	4,000	100	400	2,980	0.134
개	12,000	100	1,200	5,770	0.207
사람	70,000	100	7,000	18,000	0.388

용량-반응 곡선의 형태

필수영양소

용량-반응 상관성의 형태는 독성평가에서 많은 중요한 함축을 갖는다. 예를 들면 정상적 생리적 기능과 생존을 위하여 요구되는 물질(비타민과 크롬, 코발트 및 셀레늄과 같은 필수 미량원소 등)에 대해서는 한 개체에서 전체 용량에 걸쳐 "단계형" 용량-반응 상관성의 형태는 실제로 U자형이다(그림 2-5). 즉, 매우 낮은 용량(또는 결핍)에서는 높은 수준의 유해 작용이 있는데 용량이 증가하면 감소한다. 그 용량이 더 이상 결핍되지 않는 점까지 용량이 증가하면 유해 작용이 검출되지 않고 생물체는 항상성 상태가 된다. 그러나 용량이 비정상적으로 높은 수준으로 증가하면 유해 작용(일반적으로 부족한 용량에서 관찰되는 것과는 질적으로 다른)이 나타나고 증가하는 용량의 크기에 따라 증가한다.

Hormesis

몇몇의 비영양적 독성물질도 또한 낮은 용량에서는 이롭거나 자극적인 작용을 나누어줄 수 있으나 그들은 높은 용량에서는 유해 작용을 일으킨다. 이러한 "hormesis" 개념 또한 U자형 용량-반응 곡선을 일으킬 수 있다. 예를 들면 만성 알코올 섭취는 비교적 높은 용량에서 식도암, 간암 및 지방간을 일으킬 위험성을 증가시킨다고 잘 알려져 있으며 이 반응은 용량-상관성이다(그림 2-6에서 곡선 A). 그러나 소량에서 중간 정도의 알코올의 섭취는 관상심장 질병 및 발작의 발생을 감소한다는 가치 있는 임상적 및 역학적 증거가 있다(그림 2-6에서 곡선 B). 그러므로 모든 반응이 종축에 표시될 때 U자형 용량-반응 곡선이 얻어진다(그림 2-6에서 곡선 C).

낮은 용량에서의 용량-반응 상관성의 또 다른 중요한 관점은 개체 반응의 가능성이 0 이하인 용량인 역치 개념이다. 개체 용량-반응 상관성에 대하여 개체 간의 변화성 및 용량에 따른 반응 양상에서의 질적인 변화가 어떠한 화학물질에 대한 정확한 "무효과" 역치를 설정하는 것을 어렵게 만들기는 하지만 대부분의 독작용에 대하여 역치가 확실히 존재한다.

집단에서의 용량-반응 상관성을 평가함에 있어 절대적 역치보다는 용량-반응 곡선의 형태에서 굴곡을 고려하는 것이 보다 더 사실적이다. 즉, 고용량에서의 용량-반응 상관성의 기울기는

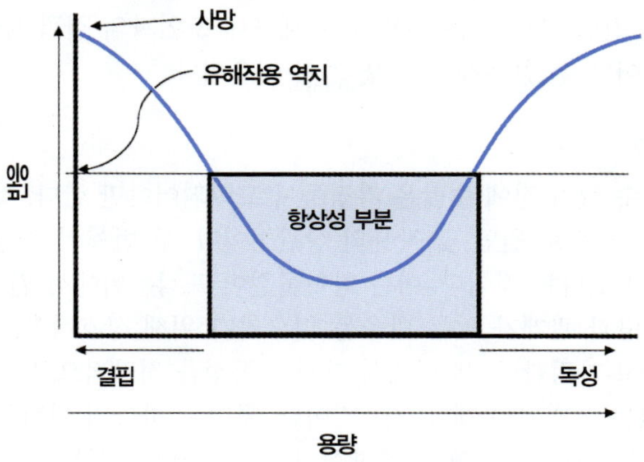

[그림 2-5] ***비타민 또는 미량원소와 같은 필수 물질에 대한 개체 용량-반응 상관성.*** 일반적으로 독작용의 대부분의 형태에 대하여 역치 이하의 용량에서는 어떠한 독성도 확실하지 않은 역치가 존재한다고 인식되고 있다. 필수물질에 대하여는 최소일일요구량 이하의 용량뿐만 아니라 안전성에 대한 역치 이상의 용량도 독성작용와 관련이 있을 수 있다. 청색음영 부분은 결핍이나 독성을 일으키지 않는 용량 범위인 "항상성 부분"을 나타낸다.

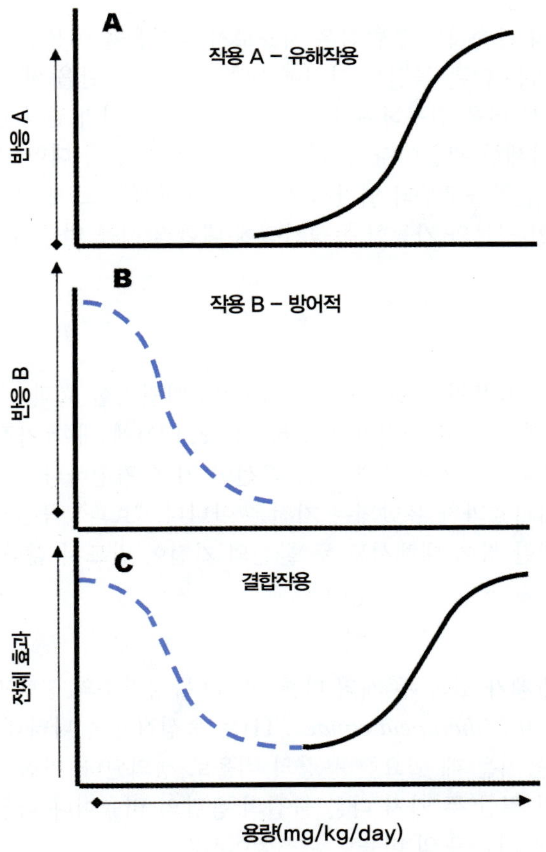

[그림 2-6] ***Hormesis의 특성을 묘사하는 가정의 용량-반응 상관성.*** 어느 물질의 호르메시스적 효과는 비교적 낮은 용량이 산화적 손상을 방어하는 효소적 과정과 같은 이롭거나 방어적 반응의 촉진을 일으킬 때 일어날 수 있다고 가정된다(*B*). 낮은 용량이 잠재적으로 이로운 작용을 줄 수 있을지라도 용량이 증가하면 역치를 초과하여 결과적으로 순수효과는 해롭게 되어 독성의 전형적인 용량관련성 증가를 일으킨다(*A*). 완전한 용량-반응 곡선(*C*)은 그림 2-5에서 보여준 필수영양소에 대한 개체 용량-반응 상관성과 개념적으로 유사하다.

저용량에서의 기울기와는 아주 다를 수 있는데 일반적으로 화학물질에서의 소인적 차이 때문이다. 생체내변화 과정의 포화, 단백질 결합 부위 또는 수용체 및 세포내 조인자의 결핍 등이 용량-반응 상관성에서 왜 급한 굴곡이 일어날 수 있는가 하는 몇 가지 이유이다.

용량-반응 상관성 유도에서의 가정

용량-반응 상관성이 적절히 사용될 수 있기 전에 수많은 가정들이 고려되어야만 한다. 첫 번째로 반응이 투여된 화학물질에 기인하는 것으로 원인 및 작용의 상관성이다. 두 번째의 가정은 반응의 크기가 실제적으로 용량과 관계가 있다는 것이다. 이는 화학물질이 표적부위에서 원인물질의 농도와 관련되고 차례로 투여된 용량과 관계가 있는 반응을 일으키기 위해 상호작용하는 분자학적 표적부위(또는 부위들)가 있다고 가정한다. 세 번째의 가정은 독성을 정량적으로 측정할 수 있는 방법과 명확하게 나타낼 수 있는 방법이 존재한다는 것이다. 투여된 하나의 화학물질은 독성 종말점마다 하나씩인 용량-반응 상관성이 여러 개 존재한다. 예를 들면 유전독성 작용을 통하여 암을, 특이 효소의 억제를 통하여 간장의 손상을 그리고 다른 기전을 통하여 중추신경계 작용을 나타내는 어떤 화학물질은 각각의 종말점마다 하나씩 세 가지의 뚜렷한 용량-반응 상관성을 가질 수 있다.

새로운 물질에 대한 독성학적 평가의 관습적인 출발점은 지표로서 치사율을 이용한다. 치사율은 작용기전과 부위가 크게 다를 수 있는 많은 물질들 사이에 명확한 비교 수단을 제공한다. 이러한 연구로부터 두 가지 중요한 점에서 더욱 연구하여야 할 방향에 대한 단서가 발생한다. 첫째는 살아 있는 동안에 온전한 동물의 자세한 관찰이다. 둘째는 죽은 후에 이상에 대한 주요 조직 및 기관의 독성학적 실험이다. 이러한 관찰들로부터 일반적으로 치사작용에 이르게 하는 사건과 관여된 표적기관에 대한 보다 특이적인 정보와 가능한 독성기전에 대한 암시를 얻을 수 있다.

용량-반응 상관성의 평가

용량-반응의 비교

그림 2-7은 마취와 같은 화학물질의 유효용량(effective dose, ED)의 바람직한 효과, 간장 손상과 같은 독성용량(toxic dose, TD) 효과 그리고 치사용량(lethal dose, LD)에 대한 가정적 실무형 용량반응 곡선을 도해한다. 유효용량과 치사용량에 대한 곡선이 거의 평행하다고 하더라도 그 약물이 작용하는 기전은 반드시 치사효과가 유발되는 기전은 아니다. "효과" 곡선이 평행한 쌍이나 독성 또는 치사율 곡선이 평행한 쌍에 대해서도 두 물질의 기전이 반드시 같다고 할 수 없다.

치료지수

그림 2-7에서 가정적 곡선들은 상호관계가 있는 두 개의 다른 점, 즉 독성기준의 선택과 비교효과의 해석의 중요성을 설명한다. *치료지수*(*therapeutic index*, TI)는 독성작용을 나타내는 데 요구되는 용량과 바람직한 치료반응을 높이는 데 필요한 용량의 비율로 정의된다. 마찬가지로 비교독성지수는 동일한 반응을 일으키기 위한 두 가지 다른 물질의 용량의 비율이나 다른 독성작용을 나타내기 위하여 필요한 같은 물질의 용량의 비율로부터 얻어진다.

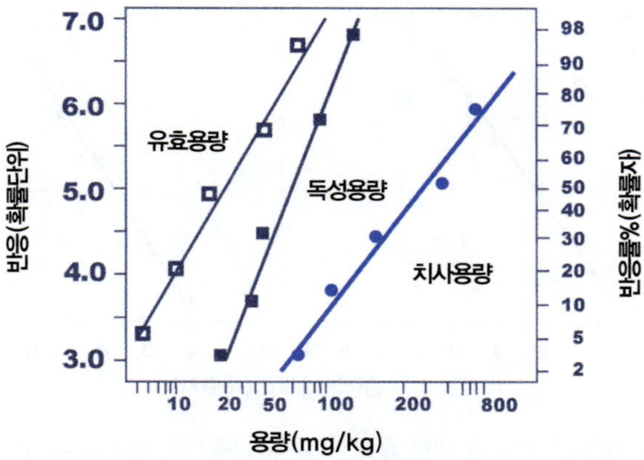

[그림 2-7] ***유효용량(ED), 독성용량(TD) 및 치사용량(LD)의 비교.*** 확률단위에서 대수용량 대 반응하는 집단의 백분율을 그린 것이다.

가장 일반적으로 사용되는 효과지수는 바람직하거나 독성이거나 간에 중간용량(median dose)이다. 즉, 한 집단의 50%에서 반응(또는 최대반응의 50%)을 일으키는 데 요구되는 용량이다. 약물의 치료지수는 치료용량에 대한 치사 또는 독성용량의 비율로 표현되는 약물의 상대적 안전성에 대한 개략적 기술이다. 즉,

$$\text{치료지수(TI)} = \text{반수치사량}(LD_{50}) / \text{중간유효용량}(ED_{50})$$

그림 2-7로부터 중간용량을 사용하여 치료지수를 구할 수 있다. 비율이 크면 클수록 상대적 안전성은 크다. 중간유효용량이 대략 20이고 반수치사량이 약 200이라면 치료지수는 10으로 그 수치는 상대적으로 안전한 약물임을 표시한다. 그러나 중간용량은 치료 및 독성 작용에 대한 용량반응 곡선의 기울기에 대하여 아무것도 가리키지 않는다.

안전 및 노출의 한계

이러한 결함을 극복하기 위한 한 가지 방법은 바람직한 효과에 대하여 99% 유효용량과 바람직하지 않은 효과에 대하여 1% 치사량을 사용하는 것이다. 이 매개변수는 안전한계를 산출하기 위하여 사용된다. 즉,

$$\text{안전한계(Margin of safety)} = 1\%\ \text{치사용량}(LD_1) / 99\%\ \text{유효용량}(ED_{99})$$

약물이 아닌 화학물질에 대하여 *안전한계*라는 용어는 사람의 집단에 대해 산출된 "노출용량"과 실험동물에서 결정된 **무독성량**(no observable adverse effect level, NOAEL) 간의 차이의 크기를 나타내는 지표이다.

효력 대 효능

두 가지 이상의 화학물질의 독성작용을 비교하기 위해서는 각각의 화학물질에 대한 독성작용에 대한 용량반응이 확립되어야만 한다. 독성작용을 일으키기 위한 두 가지 화학물질의 효력과 최

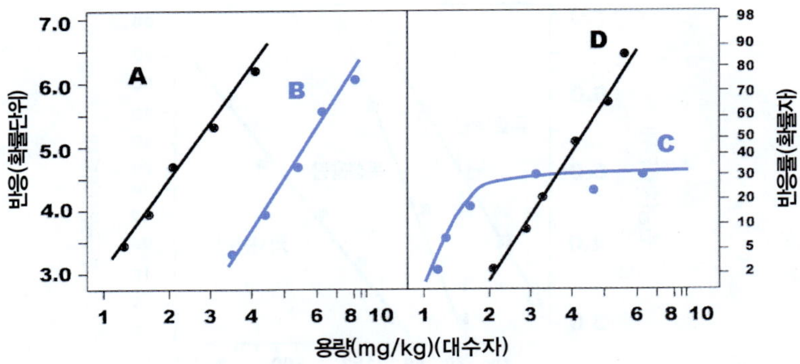

[그림 2-8] *4가지 화학물질(A-D)에 대한 용량-반응 곡선에서의 차이의 도식표현으로 효력과 효능(본문 참조) 간의 차이를 도해하고 있다.*

대효능이 그림 2-8을 참고로 설명될 수 있다. 화학물질 A는 화학물질 B보다 효력이 있고 화학물질 C는 화학물질 D보다 효력이 있다고 하는데 그들의 상대적 위치가 용량축을 따라서 앞에 있기 때문이다. 그러므로 효력은 화학물질이 증가하는 반응을 일으키는 용량범위를 말한다. 최대효능은 어떤 화학물질에 대한 반응축 위의 용량-반응 상관성의 한계를 말한다. 화학물질 A와 B는 똑같은 최대효능을 갖는 반면 C의 최대효능은 D의 최대효능보다 적다.

독성반응에서의 편차

선택독성

*선택독성*은 화학물질이 두 가지의 생명체가 가까이 접촉하여 존재할 수 있음에도 불구하고 다른 생물체에는 해를 가하지 않고 한 종류의 생물체에 손상을 일으키는 것을 의미한다. 생물학적 다양성의 이점을 취함으로써 바람직하지 않은 종에 대해서는 치명적이고 다른 종에 대해서는 해가 없는 물질을 개발하는 것이 가능하다. 그러한 선택독성은 다른 생물체에 의한 독성물질의 분포(흡수, 생체내변화 또는 배설)의 차이 또는 생화학적 과정의 차이 때문일 수 있다.

종간 차이

독성학의 기본적 명제가 "동물에서의 실험결과가 사람에 적용될 수 있다"는 것이기는 하지만 독성물질에 대한 반응에서의 정량적 및 정성적 차이가 다른 동물 종 사이에서 일어날 수 있다는 것을 인식하는 것이 중요하다. 화학물질에 대한 반응에서 종간 차이에 대한 기전적 근거를 확인하는 것이 동물의 자료를 사람의 반응에로의 적용성을 확립하는 것이다.

반응에서의 개체 차이

동일 종 내에서조차 *유전적 다형성*(*genetic polymorphism*)이라 하는 유전적 차이 때문에 화학물질에 대한 반응에 있어 개체 간에 커다란 차이가 있을 수 있다. 이러한 차이들이 화학물질에 대한 특이(체질)반응 및 독성반응에서의 개체 간 차이의 원인이 된다.

기술적 동물독성실험

두 가지 주요 원칙이 모든 동물독성시험의 기초가 된다. 첫 번째는 실험동물에서 일어나는 작용은 적절히 자격을 갖추었을 때 사람에게 적용 가능하다는 것이다. 두 번째 원칙은 집단에서의 작용은 용량이나 노출이 증가하면 더욱 크기 때문에 고용량의 독성물질에 대한 실험동물의 노출은 사람에서 가능성이 있는 위해의 발견에 필수의 유력한 방법이다. 독성시험에 사용된 적은 군의 동물로부터 통계학적으로 유력한 결과를 얻기 위해서는 관심이 있는 작용이 충분히 자주 검출될 수 있도록 비교적 많은 용량의 사용이 요구된다. 그러나 고용량을 사용하는 것은 고용량에서 얻어지는 반응이 저용량에서는 일어나지 않는다면 해석에 문제점을 일으킬 수 있다.

독성시험은 화학물질이 안전하다는 것을 증명하기 위하여 설계되는 것이 아니고 화학물질이 일으킬 수 있는 독성작용을 특성화하기 위하여 설계된다. 상업용의 모든 화학물질에 대하여 수행되어야만 하는 일련의 독성시험은 없다. 화학물질의 궁극적 용도에 따라, 화학물질의 구조적 유사체에 의해 일어나는 독성작용 그리고 화학물질 자체에 의해 일어나는 독성작용들이 반드시 수행되어야 할 독성시험의 결정에 도움이 된다.

급성 치사율

새로운 화학물질에 대하여 첫 번째로 수행되는 독성시험은 급성독성이다. 1종 이상의 동물종에 한 가지 이상의 경로(한 가지 경로는 경구이거나 노출을 의도하는 경로)로 투여한 후 반수치사량과 다른 급성독성작용가 결정된다. 동물종은 일반적으로 마우스와 랫드가 사용되나 종종 토끼와 개가 사용되기도 한다. 단회 투여 후 14일 기간 동안에 매일 동물을 조사하고 죽는 동물을 표로 작성한다. 급성독성시험은 (1) 급성독성(반수치사량)의 정량적 평가를 제공하고, (2) 표적기관 및 급성독성의 다른 임상적 증후를 확인하며, (3) 독성반응의 가역성을 확립하고 그리고 (4) 다른 연구를 위한 용량범위 지침을 제공한다.

피부나 흡입 노출에 의하여 물질에 실제로 노출될 합리적인 가능성이 있다면 급성피부 및 급성흡입 시험이 수행된다. 동물(물고기)이 호흡하고 있는 공기 중 또는 생활하고 있는 물 중에서 화학물질에 급성으로 노출될 때 일반적으로 반수치사농도 lethal concentration 50(LC_{50})는 알려진 노출 시간 동안에 동물의 50%에 죽음을 일으키는 공기 또는 물 중의 화학물질의 농도로 결정된다. 급성피부독성시험은 일반적으로 토끼에서 수행된다. 적용부위를 면도하고 물질을 적용해 24시간 동안 덮개를 한 후 제거한다. 피부를 세척하고 반수치사량을 산출하기 위하여 14일 동안 관찰한다. 급성흡입독성시험은 4시간 동안 노출 경로가 흡입인 것을 제하고는 다른 급성독성시험과 유사하게 수행된다. 급성치사율시험은 화학물질들의 독성작용과 그들의 사람에 대한 위해성의 특성화를 위해 필수적이다. 급성치사율시험으로부터 유래되는 가장 의미 있는 과학적 정보는 특이한 반수치사량으로부터보다는 동물의 임상적 관찰과 사후 조사로부터 나온다.

피부 및 안 자극성

피부자극시험(Draize test)을 위하여 토끼의 피부를 면도하고 화학물질을 온전한 부위 한 곳과 찰과상 부위 두 곳에 적용해 4시간 동안 덮개를 한다. 피부자극성 정도를 홍반(발적), 가피(딱지) 및 부종(종창) 형성 그리고 부식작용으로 점수를 계산한다. 이 피부자극성 관찰은 덮개를 제거한 후 여러 간격으로 반복한다.

안자극성의 정도를 결정하기 위하여 화학물질을 실험 토끼마다 한쪽 눈에 점적한다. 반대측 눈은 대조로 사용한다. 적용 후 여러 시간에 토끼의 눈을 조사한다.

물질의 피부 및 안 독성을 평가하기 위하여 표피 각질세포 및 각막 상피세포 배양 모델을 포함하여 시험관내 대체시험법 모델이 개발되어 있다.

감작성

자극성시험에 더하여 화학물질의 피부를 감작하는 가능성에 대한 정보가 반복적으로 피부와 접촉할 수 있는 모든 물질에 대하여 요구된다. 일반적으로 시험화학물질을 면도된 기니픽의 피부에 국소적으로, 피내로 또는 두 경로 모두로 2～4주 동안 투여한다. 최종 투여 후 약 2～3주에 동물에 비자극성 농도의 시험물질을 공격 투여하여 홍반의 발생을 평가한다.

아급성(반복-투여시험)

아급성독성시험은 전형적으로 14일간 반복 투여 후 화학물질의 독성에 관한 정보를 얻기 위하여 그리고 아만성시험을 위한 용량설정의 보조로서 수행한다.

아만성

일반적으로 아만성 노출은 90일 동안 지속된다. 아만성 시험의 주요 목표는 최소독성량 “lowest observed adverse effect level(LOAEL)” 및 무독성량 no observed adverse effect level(NOAEL)을 설정하고 더 나아가 반복 투여 후에 시험물질에 의해 영향을 받는 특이 장기 또는 장기들을 확인하고 특성화하는 것이다.

일반적으로 아만성 시험은 예정되는 노출경로에 따라 2종(미국 식품의약청은 랫드 및 개, 미국 환경보호청은 마우스와 랫드)에서 수행된다. 적어도 세 용량을 채용하는데 독성을 일으키나 10% 이하의 치사율을 일으키는 고용량, 어떤 명확한 독성작용을 나타내지 않는 저용량 그리고 중간용량이다. 동물은 독성징후에 대하여 적어도 하루에 한두 번 관찰하여야 한다. 조기에 사망한 모든 동물은 기록하고 부검하여야 한다. 심하게 병적 상태인 동물은 조직을 보존하고 불필요한 고통을 줄이기 위하여 즉시 희생시켜야 한다. 90일 시험의 종료 시에 나머지 모든 동물을 희생시키고 더 이상의 분석을 위하여 혈액 및 조직을 채취하여야 한다. 기관과 조직의 육안적 및 현미경적 상태를 기록하고 평가하여야 한다. 일반적으로 혈액학치, 혈액화학치 및 요분석을 노출의 전, 중간 및 종료 시에 측정한다. 일반적으로 혈액학치 측정에는 혈색소 농도, hematocrit, 적혈구 수, 총 및 감별 백혈구 수, 혈소판 수, 응고 시간 그리고 prothrombin time 등이 포함된다. 임상 화학적 측정에는 포도당, calcium, potassium, urea nitrogen, alanine aminotransferase(ALT), serum aspartate aminotransferase(AST), gamma-glutamypeptidase(GGT), sorbitol dehydrogenase, lactic dehydrogenase, alkaline phosphatase, creatine, bilirubin, triglyceride, cholesterol, albumin, globulin 및 총 단백질 등이 포함된다. 요분석에는 비중 또는 삼투압, pH, 단백질, 포도당, 케톤, bilirubin 및 urobilinogen 등의 측정이 포함되며 또한 고형성분에 대한 현미경적 검사가 포함된다.

사람이 피부접촉이나 흡입을 통하여 충분히 노출될 수 있다면 아만성 피부 및(또는) 흡입시험도 요구된다.

만성

장기간 또는 만성 노출시험은 노출기간이 일반적으로 6개월에서 2년이라는 점을 제하고는 아만성시험과 유사하게 수행된다. 만성독성시험은 종종 축적독성과 발암 가능성을 평가하기 위하여 설계된다. 육안적 및 현미경적 병리학적 조사 모두가 만성 노출에 생존한 동물뿐만 아니라 조기에 사망한 동물들에 대해서도 이루어진다.

용량선정이 만성독성으로부터의 조기 사망률이 정상적 생활의 기대치로 생존하는 동물 수를 벗어난다는 것을 확실히 하는 데 결정적이다. 대부분의 규제적 지침은 가장 높은 투여용량은 산출된 최대내용량(MTD)일 것, 즉 90일 아만성시험에서 가볍게 체중증가가 억제되는 용량으로 할 것을 요구한다. 일반적으로 보통 MTD의 반 또는 1/4인 하나 또는 두 개의 추가용량과 대조군이 시험된다.

통상적으로 만성독성시험은 시험물질의 잠재적 종양원성을 평가한다. 양성 및 악성종양 모두 보고되어야 한다. 적절히 설계된 만성종양성시험은 나이, 사료 및 사육조건과 같은 변수에 맞춘 동시의 대조군을 요구한다.

기타 실험

변이발생은 세포분열 동안에 유전되는 변화라고 생각하는 사항 중에서 세포의 핵 내에서 유전물질의 변화를 일으키는 화학물질의 능력이다. 변이원성은 제 9 장에서 자세히 검토된다.

흡입독성학과 관련된 방법, 개념 및 문제점은 제 15 및 28 장에 제공된다. 행동독성학은 제 16 장에서 볼 수 있다.

참고문헌

Calabrese EJ, Baldwin LA: Chemical hormesis: Its historical foundations as a biological hypothesis. *Toxicol Pathol* 27: 195–216, 1999.

Davila JC, Rodriguez RJ, Melchert RB, et al: Predictive value of in vitro model systems in toxicology. *Annu Rev Pharmacol Toxicol* 38: 63–96, 1998.

Derelanko MJ, Hollinger MA(eds): CRC *Handbook of Toxicology*. New York: CRC Press, 1995.

Hayes AW(ed): *Principles and Methods of Toxicology*, 4th ed. New York: Taylor and Francis, 2001.

Kitchin KT(ed): *Carcinogenicity Testing*: Predicting and Interpreting Chemical Effects. New York: Marcel Dekker, 1999.

Levine RR: *Pharmacology*: *Drug Actions and Reactions*. New York: Parthenon, 1996.

Tennant RW, Stasiewicz S, Mennear J, et al: Genetically altered mouse models for identifying carcinogens. *IARC Sci Publ* 146:123–150, 1999.

Williams PD, Hottendorf GH(eds): *Toxicological Testing and Evaluation*. Volume 2 in Sipes GI, McQueen CA, Gandolfi AJ(eds): *Comprehensive Toxicology*. New York: Pergamon Press, 1997.

제3장 독성 기전

Zoltán Gregus and Curtis D. Klaassen

CHAPTER 3

요 점

- 독성은 독성물질이 표적(들)에 운반된 후 내인성 표적분자와 결합하여, 세포의 기능과 구조에 이상을 일으키든가 분자 · 세포 · 조직 수준에서 수복 기전을 개시하는 과정에 발생한다.
- 유해 산물을 생산하는 생체내변화를 *독성화* 또는 *대사적 활성화*라고 부른다.
- 최종 독성물질을 제거하든지 그것의 생성을 막는 생체내변화를 *해독화*라고 부른다.
- 세포자멸사(세포예정사)는 개체 세포가 작은 단편으로 쪼개져서 인근의 세포 또는 대식세포에 의해 염증반응을 일으키지 않으면서 탐식되는 정교하게 통제되고 조직화된 과정을 말한다.

- 세포내 Ca^{2+}의 지속적 상승은 유해한데, 그 이유는 (1) 산화적 인산화에 관여하는 ATPase의 작용을 방해함으로써 에너지 보유를 고갈시키고, (2) 미세섬유의 기능 장애를 일으키고, (3) 가수분해효소를 활성화시키고, (4) 반응성 산소종과 반응성 질소종을 생성시킬 수 있기 때문이다.
- 분자 수복 기전이 비효율적이거나 분자 손상이 가역적이 아니면 세포 손상은 세포 괴사(사멸)에 이르게 된다.
- 화학적 발암화는 다양한 수복 기전이 제대로 기능하지 않을 때 일어나는데, 그 예로 (1) DNA 수복 과정의 이상, (2) 세포자멸사(세포예정사) 과정의 이상, (3) 세포증식 종결 이상을 들 수 있다.

독성 기전의 이해는 기술독성학적 성적 자료를 해석하는 데 있어 합리적인 기초 지식을 제공하여 준다. 생체가 독성물질에 노출되고 이 독성물질과 생체가 다양하게 상호작용함으로써 궁극적으로 독작용을 나타내는 일련의 과정을 연관시키면 독성 발현에 기여하는 세포 기전을 알 수 있다.

잠재적 독성물질이 매우 많이 있는데다, 손상을 받을 수 있는 생물학적 구조와 과정이 다양하므로, 매우 많은 경로가 독성과 연관되어 있음을 알 수 있다(그림 3-1). 대체로 표적에 운반된 독성물질은 표적과 반응하여 세포의 기능 장애 형태로 독성이 나타난다. 때로는 외래물질이 특이 표적 분자와 반응하지 않고 그 대신 생물학적 환경을 좋지 않는 방향으로 진행시켜 분자 · 세포 소기관 · 세포 · 기관의 기능 장애를 야기하여 유해 반응이 나타나기도 한다.

가장 복잡한 독성경로는 여러 단계를 포함하고 있다(그림 3-1). 첫째, 독성물질이 표적 또는 표적들에 수송된 후(제1단계), 내인성 표적 분자와 상호작용을 하고(제2a단계), 세포의 기능 · 구조에 변화를 일으키며(제3단계), 분자 · 세포 · 조직 수준에서 수복 기전을 개시한다(제4단계). 독성물질에 의한 교란이 수복능을 초과하거나 수복의 기능이 저하될 때 독성은 일어나게 된다. 예를 들어 조직괴사 · 암 · 섬유화는 위의 네 개의 단계를 갖는 화학적으로 유도된 독성이다.

제1단계-노출 부위로부터 표적으로 수송

이론적으로 독작용의 강도는 최종 독성물질의 작용 지점에서의 농도와 지속시간에 좌우된다. 최종 독성물질은 내인성 표적 분자와 반응을 하거나 생물학적 환경을 크게 변동시켜, 독성을 일으키는 구조 및 기능 변화를 나타내는 화학종이다. 최종 독성물질은 생체가 첫번째 노출되는 화학물질(어미 화합물)일 수 있으며, 독성물질의 생체내변화 과정에서 생성되는 대사산물이나 반응성 산소종(ROS) 또는 반응성 질소종(RNS)일 수도 있으며 내인성 분자일 수도 있다.

표적 분자에서의 최종 독성물질의 농도는 표적 부위에서 농도를 증가 또는 감소시키는 과정의 상대적 유효성에 의해 결정된다(그림 3-2). 표적에서의 최종 독성물질의 축적은 이 물질의 흡수 · 작용지점에로의 분포 · 재흡수 · 독성화(대사적 활성화)에 의해 촉진된다. 전신 흡수전 소실 · 작용지점부터의 분포 · 배설 · 해독화는 이 과정에 상반되게 작용함으로써 표적 분자에서의 최종 독성물질의 축적을 막아준다.

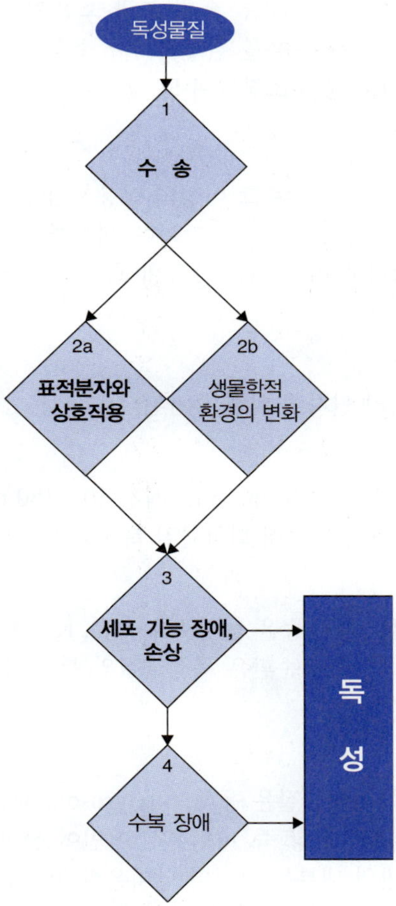

[그림 3-1] ***화학물질 노출 후 독성 진행의 가능한 단계.***

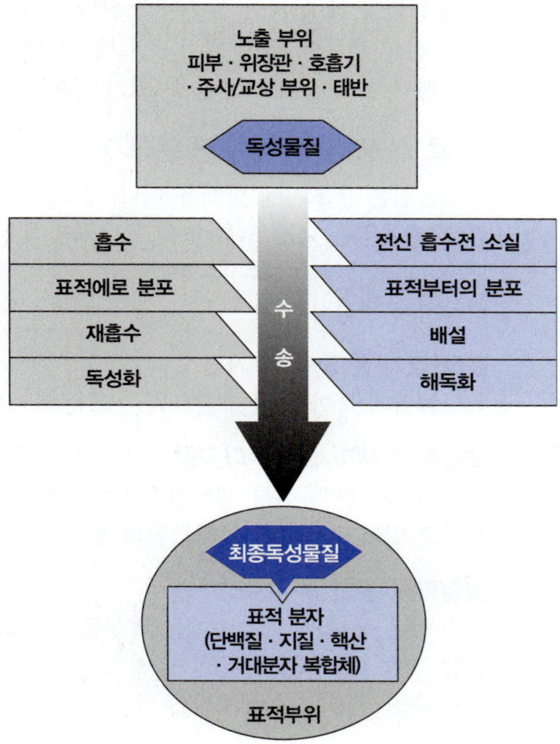

[그림 3-2] ***독성 발현의 첫번째 단계로서의 독성물질의 수송 과정.*** 노출 부위로부터 활성 형태로 작용 부위에 독성물질이이동되는 수송과정은 좌측에 표시된 과정에 의해서 촉진되며 우측에 표시된 과정에 의해 억제된다.

흡수와 전신 흡수전 소실

흡수

흡수는 어떤 화학물질이 노출부위(대개 외부 체표면적 또는 내부 체표면적)로부터 전신 혈류로 이동하는 것을 말한다. 흡수에 영향을 주는 인자는 농도 · 노출 표면적 · 독성물질이 흡수되는 상피층의 특성 등을 들 수 있으나, 통상적으로 가장 중요한 인자는 지용성으로, 지용성 물질이 세포 내로 가장 용이하게 이동할 수 있기 때문이다.

전신 흡수전 소실(Presystemic elimination)

독성물질은 노출 부위로부터 전신혈류로 이동하는 과정 중에 소실이 일어날 수 있다. 위장관에서 흡수되는 화학물질에서 흔히 관찰되는데 그 화학물질이 위장관 점막세포 · 간 · 폐를 통과한 후 혈류에 의해 생체의 다른 부위로 분포하기 때문이다. 위장관 점막과 간은 독성물질이 이들 조직을 통과할 때 현저한 분율이 소실되게 된다. 전신 흡수전 소실(또는 일차 통과 소실)은 일반적으로 전신 혈류에 의해 표적 부위에 도달하는 화학물질의 독작용을 감소시키나 소화관 점막 · 간 · 폐에 더욱 많이 도달될 수 있기 때문에 이들 기관의 손상이 조장될 수도 있다.

표적으로 분포 및 표적부터 분포

독성물질은 분포기에 혈액을 떠나 세포외 공간을 거쳐 하나 또는 그 이상의 작용지점에 도달한다. 작용지점은 대체로 특정 세포의 표면 또는 내부에 존재하는 거대 분자이다. 화학물질은 하나 또는 그 이상의 독성화 부위에도 분포할 수 있는데 대체로 이 부위는 세포내 효소로서 최종 독성물질을 생성시킨다.

표적 장기 분포 촉진 기전

독성물질의 특이 표적 부위로의 분포는 아래와 같은 여러 인자에 의해 증가된다.

모세혈관 내피세포의 다공성

간 굴모양혈관과 신장 세뇨관주위모세혈관의 내피세포는 큰 창(fenestrae, 직경 50~150 nm)을 가지고 있어 단백결합 외래물질의 통과도 가능하다. 간과 신장에서 화학물질 축적을 도와준다.

형질막을 통한 특수 수송

특수 이온 통로와 막 수송계는 독성물질 세포내 표적에로의 수송을 높여준다. Na^+, K^+-ATPase, 전압-작동 Ca^{2+} 통로, 운반체-매개 흡수, 세포내 이입과 막 재순환은 독성물질의 특이 세포 통과를 촉진시키며, 이 세포들을 표적화한다.

세포소기관내 축적

양이온성 아민기와 지용성을 함께 가지고 있는 친양쪽 외래물질은 용해소체(lysosome)과 사립체(mitochondria)에 축적된다. 용해소체내 축적은 pH 포획 현상 즉, 비이온성 아민이 산성 조건의 세포 소기관의 내부에 축적하게 되는데, 세포 소기관의 내부는 아민이 양이온화되어 있어 용해소체 밖으로 유출되지 않아 인지질 분해를 방해한다. 사립체내 축적은 전기영동학적으로 일어난다. 아민이 막간 공간에서 양이온화되면 강력한 음성 전위차(−220 mV)를 보이고 있는 기질 공간에 진입되어 β-산화와 산화적 인산화를 억제한다.

가역적 세포내 결합

유기 또는 무기 양이온과 다환성 방향족 탄화수소는 멜라닌에 결합하므로 멜라닌 함유세포에 축적된다.

표적 장기 분포 억제 기전

독성물질의 특이 부위 분포는 아래에 기술된 바와같이 몇 가지 과정에 의해 억제될 수 있다.

혈장단백 결합

대부분의 외래물질은 혈액으로부터 세포에 이동하기 위해서는 먼저 혈장단백으로부터 해리되어야 한다. 따라서 혈장단백에 강력하게 결합하게 되면 독성물질의 작용과 소실이 지연되고 연장된다.

특수 장벽

뇌내 모세혈관은 창(fenestrde)이 결핍되어 있고 치밀 이음부(tight junctions)를 가지고 있어 수용성 화학물질의 경우 능동적 수송을 제외하고는 뇌에 이동될 수 없다. 정자발생세포(spermatogenic cells)는 혈액-정낭 장벽을 형성할 수 있게 조밀하게 연결되어 있는 버팀세포(sertoli cell)에 의해 둘러싸여 있다. 수용성 독성물질의 태반 통과도 제한되어 있다. 그러나 위 장벽들은 지용성 물질에 대해서는 완벽한 장벽 역할을 하지 못한다.

저장 부위에로의 분포

어떤 화학물질은 뚜렷한 작용을 나타내지 않는 조직(저장 부위)에 축적된다. 이러한 저장은 표적 부위내 독성물질 이용을 저하시킨다.

세포내 결합 단백질과의 회합

금속티오네인(metallothionein)과같이 세포내 비표적 부위에 결합하면 표적 부위에서의 독성물질의 농도를 일시적으로 감소시킬 수 있다.

세포로부터 유출

세포내 독성물질은 세포외 공간으로 되돌려질 수 있다. mdr(multidrug resistance, 다제 내성) 단백질로 알려진 ATP-의존성 막 수송계는 세포로부터 화학물질을 유출시킨다.

배설 및 재흡수

배설

배설은 혈류로부터 외래물질을 제거하여 외부 환경으로 내보내는 것이다. 생체내변화는 독성물질을 소실시키는 화학적 장치인데 비하여, 배설은 물리적 장치이다.

배설 경로와 속도는 주로 독성물질의 물리화학적 성상에 따라 달라진다. 가장 주요한 배설 기관은 신장과 간인데 유기 산 및 염기와 같은 고도의 수용성 화학물질을 효율적으로 제거한다.

비휘발성의 고도 지용성 화학물질을 효율적으로 제거하는 기전은 없다. 생체내변화를 받지 않는 화학물질은 소실이 매우 완만하게 일어나므로 반복 노출시 축적될 가능성이 높다. 이러한 화학물질에 대해 효율이 떨어지는 세 개의 과정이 있는데, 유선으로부터 유즙을 통한 배설, 담즙을 통한 배설, 혈액으로부터 장관 내강으로의 배설이다. 기체와 휘발성 액체와 같은 휘발성 · 비반응성 독성물질은 폐 모세혈관으로부터 폐포로 확산되어 호기로 배설된다.

재흡수

신 세뇨관으로 이송된 독성물질은 세뇨관 세포를 가로질러 세뇨관주위모세혈관(peritubular capill)에 역확산될 수 있다. 세뇨관 액의 재흡수는 요량을 저하시켜 화학물질의 생체내 정체 시간과 세뇨관내 농도를 증가시킨다. 확산에 의한 재흡수는 이 화학물질의 지용성에 비례하며 이온화 정도에 반비례한다. 담즙 · 위 · 장관 배설이나 타액선 · 췌장 분비에 의해 위장관에 도달된 독성물질도 장관 점막을 통하여 역확산되어 재흡수될 수 있다. 담즙에 배설된 화합물의 재흡수는 지용성이 충분히 높거나 장관 내에서 보다 높은 지용성 물질로 변화될 경우에 재흡수된다.

독성화와 해독화

독성화

유해한 물질로 생체내변화가 일어날 때 *독성화* 또는 *대사적 활성화*라고 부른다. 외래물질에 따라 독성화는 생물학적 과정 또는 구조에 유해하게 작용하는 미세환경을 갖게 하는 물리화학적 특성을 부여한다. 이보다 흔한 것으로 화학물질은 대사 과정을 통하여 특이 수용체 또는 효소와 용이하게 결합할 수 있는 구조적 특성과 반응성을 획득하게 된다. 가장 자주 관찰되는 것으로 독성화에 의해 내인성 물질 및 외래성 물질이 아래에 기술한 것 중 하나의 화학종 형태로 바꾸어 짐으로써 민감한 작용기를 가진 내인성 물질과 반응을 용이하게 하는 것이다. 이들 화학종은 (1) 친전자물질(친핵물질과 용이하게 반응하는 양전하성의 전자결핍성 화학종), (2) 자유기(고도의 반응성 고립 전자의 화학종, 예. 과산화물 음이온 superoxide anion($O_2^{\bullet-}$) · 수산 라디칼 ($HO^{\bullet}$), (3) 친핵물질(친전자물질과 반응하는 음전하성 분자), (4) 산화-환원성이 높은 반응물질의 생성(전자를 공여 내지 수용하는 분자)이다. 가장 반응성이 높은 대사산물은 전자결핍성 분자 또는 분자 절편으로서 친전자물질 또는 중성 · 양이온성 자유기가 이에 속한다. 친핵물질 중에서도 반응성이 높은 것이 있다(예, 청산, 일산화탄소).

해독화

최종 독성물질을 제거하든가 생성을 억제하는 생체내변화를 *해독화*라고 부른다. 약간의 예에서 해독화는 독성화와 경쟁관계를 가질 수 있다.

작용기가 없는 독성물질의 해독화

일반적으로 벤젠 · 톨루엔과 같은 작용기(functional groups)를 갖지 않는 화학물질의 해독화는 두 단계에 걸쳐 이루어진다. 첫단계에서는 수산기 또는 카르복실기와 같은 작용기가 이 화학물질에 도입되는 단계이며, 뒤이어 글루쿠론산 · 황산 · 아미노산과 같은 내인성 산이 전달효소에 의해 작용기에 첨가된다. 약간의 예외는 있지만 대체로 산물은 활성을 잃게 되고 배설이 용이한 매우 높은 친수성 유기산이 된다.

친핵물질 해독화

친핵물질은 일반적으로 친핵성 작용기가 포합됨으로써 해독화가 일어나게 된다.

친전자물질 해독화

일반적으로 친전자물질의 해독은 친핵성 글루타티온과 포합하여 해독이 일어난다. 이 반응은 자발적으로 일어날 수도 있지만 글루타티온 *S*-전이효소에 의해 촉진된다.

자유기 해독화

$O_2^{\bullet-}$가 더욱 반응성이 큰 화합물로 바뀔 수 있으므로(그림 3-3), 빨리 제거하는 것이 해독 기전에서 중요하다. 세포질에 있는 여러 과산소디스뮤타제(superoxide dismutase, Cu, Zn-SOD)와 사립체에 있는 과산소디스뮤타제(Mn-SOD)는 $O_2^{\bullet-}$를 HOOH로 전환시킨다(그림 3-4). 뒤이어 HOOH는 세포질의 글루타티온과산화효소(glutathione peroxidase)또는 과산화소체의 카탈라아제(peroxisomal catalase)에 의해 물로 환원되게 된다.

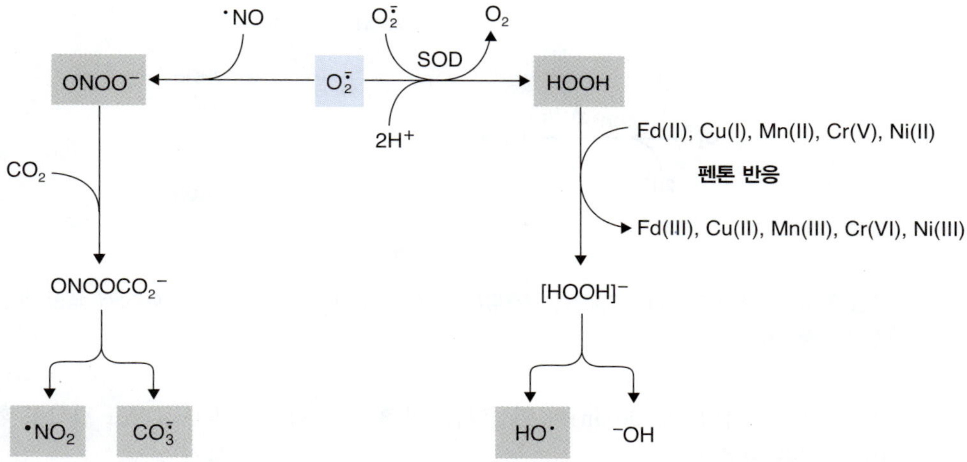

[그림 3-3] ***과산소음이온 라디칼($O_2^{\bar{\bullet}}$)이 비라디칼 산물($ONOO^-$와 HOOH)을 거쳐 라디칼 산물(•NO_2, $CO_3^{\bar{\bullet}}$ 및 HO•)을 생성하는 독성화의 두 경로.*** 한 경로에서는 $O_2^{\bar{\bullet}}$의 HOOH에로의 전환이 효소 도움 없이 자발적으로 일어나거나 과산소디스뮤타제(SOD)에 의해 효소적으로 일어날 수 있다. HOOH가 동종 분해 절단에 의해 수산 라디칼과 수산 이온이 생성되는 펜톤 반응은 그림에 나타낸 전이금속에 의해 촉매된다. 수산 라디칼 생성은 $O_2^{\bar{\bullet}}$를 생성시키는 외래물질의 최종적인 독성화 과정이거나, HOOH와 그림에 나타낸 전이금속 이온 또는 이들 전이금속과 복합체를 이루는 화학물질 등의 최종적인 독성화 과정이다. 또 다른 경로에서는 $O_2^{\bar{\bullet}}$가 •NO 합성효소(NOS) 산물인 질소산화물(•NO)과 매우 강력하게 반응하여 과산화아질산 이온($ONOO^-$)을 생성시킨다. $ONOO^-$는 이산화탄소와 비효소적으로 반응하여 니트로소퍼옥시탄산 이온($ONOOCO_2^-$)을 생성시키는데, $ONOOCO_2^-$는 동종 분해되어 이산화질소 라디칼(•NO_2)과 탄소 음이온 라디칼($CO_3^{\bar{\bullet}}$)로 절단된다. 그림에 보이고 있는 이 세 가지 라디칼 생산물은 모두 산화제이나, •NO_2는 질산화제이기도 하다.

HO•는 반감기가 매우 짧기 때문에(10^{-9}초) 어떤 효소도 제거시킬 수 없다. HO•에 대한 효과적인 유일한 보호 작용은 전구물질 HOOH를 물로 전환시킴으로써 HO•의 형성을 방해하는 것이다.

과산화아질산기[$ONOO^-$, 자유기 산화제(oxidant)는 아님]는 HO•보다 안정하며 이산화탄소(CO_2)와 신속하게 반응하여 반응성 자유기를 형성하게 된다(그림 3-3). 글루타티온 과산화효소는 $ONOO^-$를 아질산기(ONO^-)로 환원시킨다. 이에 덧붙여, $ONOO^-$는 옥시헤모글로빈, 헴 함유 과산화효소와 알부민과 반응하는데, 이것들은 $ONOO^-$를 제거하는 중요한 역할을 갖고 있다. 나아가, 옥시헤모글로빈과의 반응에 의해 생성되는 •NO와 SOD에 의해 생성되는 $O_2^{\bar{\bullet}}$는 $ONOO^-$의 두 개의 전구물질인데, ONOO의 제거는 $ONOO^-$ 증가를 막아주는 중요한 기전이다.

과산화효소에 의해 생성되는 자유기는 글루타티온으로부터의 전자 전달에 의해 제거된다. 이 결과 글루타티온은 산화되고, NADPH-의존성 글루타티온 환원효소에 의해 역전된다(그림 3-5). 따라서 글루타티온은 친전자성 물질과 자유기의 해독 모두에 중요한 역할을 가지고 있다.

단백질 독소의 해독화

세포내 및 세포외 단백분해효소(proteases)가 독성 폴리펩티드의 불활화에 관여한다. 독액 독소[(venom toxins) 예, α 및 β 붕가로독소(bungarotoxin), 에라부톡신(erabutoxin), 인지질분해효소

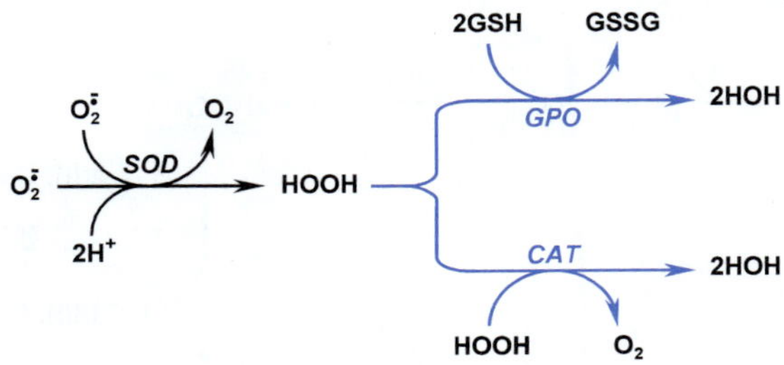

[그림 3-4] ***과산소디스뮤타제(SOD), 글루타티온 과산화효소(GPO)와 카탈라아제효소에 의한 과산소음이온 라디칼 ($O_2^{\bar{\cdot}}$)의 해독화.***

등]는 티오레독신(thioredoxin)이 이들 독소의 활성에 필수적인 디설피드 결합을 환원하여 끊게 되면 활성을 잃게 된다.

해독화 실패

독성물질의 양이 많아 해독과정을 압도하든가, 반응성 독성물질이 해독성 효소를 불활화시키든가, 다른 기관에 이동되어 해독화 반응이 역전되든가, 해독화 과정에서 유해 산물이 생성될 경우 등은 해독화가 충분하지 않는 경우를 열거한 것이다.

제2단계–최종 독성물질과 표적 분자의 반응

독성은 전형적으로 최종 독성물질과 표적 분자(그림 3-1의 제2a단계)의 반응에 의해 매개된다. 그 이후 일련의 이차적 생화학적 반응이 일어나, 표적 분자 · 세포소기관 · 세포 · 조직 · 기관 · 개체 등 생체의 여러 단계에서 기능 장애 또는 손상을 일으킨다.

표적 분자의 특성

실제적으로 모든 내인성 화합물은 독성물질의 잠재적 표적이다. 수적으로 가장 많으면서 독성학적 연관을 가진 표적은 핵산(특히 DNA) · 단백질 · 막이다. 반응성 대사산물의 제일 표적은 대

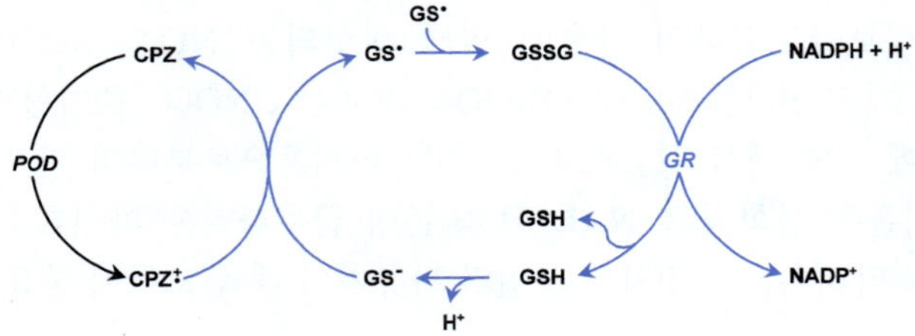

[그림 3-5] ***클로로프로마진 자유기($CPZ^{\dot{+}}$)와 같은 과산화효소(POD)에 의해 생성되는 자유기에 대한 글루타티온의 해독작용.*** 부산물은 글루타티온 티일라디칼($GS^{\bullet}$)과 글루타티온 이황화물(GSSG)이며 GSSG로부터 글루타티온 환원효소(GR)에 의해 GSH가 재생된다.

사산물의 생산에 관여하는 효소이거나 인근의 세포내 구조물이다. 화학물질의 표적이라고 해서 모두 유해 반응에 관여하는 것은 아니다. 유해 반응을 나타내지 않는 단백질 공유결합은 독성학적 유관 표적에 결합하지 않기 때문에 해독의 한 형태로 간주된다.

반응의 종류

최종 독성물질은 표적 분자를 공유적 또는 비공유적으로 결합할 수 있으며 수소 분리 · 전자 이동 · 효소 등에 의해 최종 독성물질이 변화될 수 있다.

비공유 결합

막 수용체 · 세포내 수용체 · 이온 통로 · 효소와 같은 표적과 독성물질의 결합은 비극성 상호 반응, 수소 결합, 이온 결합이 있다. 비공유 결합은 결합 에너지가 비교적 낮으므로 보통 가역적이다.

공유 결합

공유 결합은 실제적으로 비가역적이기 때문에 내인성 분자를 영속적으로 변화시킨다. 공유 부가물 생성은 비이온성과 양이온성 친전자 물질과 같은 친전자성 독성물질 및 라디칼 양이온에서 흔히 관찰된다. 이러한 독성물질은 단백질 핵산과 같은 생물학적 거대분자에 풍부히 존재하는 친핵성 원자와 반응한다. $HO^{\bullet}$, $^{\bullet}NO_2$, $Cl_3C^{\bullet}$와 같은 중성 자유기는 생분자와 결합할 수 있다.

수소 분리

중성 자유기는 내인성 화합물로부터 수소 원자를 용이하게 분리(abstration)하여, 이 화합물을 라디칼로 전환시킨다. 라디칼은 유리 아미노산 또는 단백질의 아미노산 잔기의 CH_2기로부터 수소를 제거하여 카르보닐로 전환시켜 DNA 또는 다른 단백질과 교차 연결을 형성시킨다.

전자 전달

화학물질은 전자를 교환함으로써 다른 분자를 산화 또는 환원시켜 유해 산물을 만들 수 있다. 한 예를 들면 화학물질이 혈색소의 이가철을 삼가철로 산화시켜 메트헤모글로빈혈증을 만드는 것이다.

효소 반응

독소 중 어떤 것은 특이 표적 단백질에 효소적으로 작용할 수 있다. 그 예로 디프테리아 독소는 단백질 합성 과정 중 연장 인자 2의 기능을 차단하며, 콜레라 독소는 G-단백을 효소적으로 활성화한다.

요약하면, 대부분의 최종 독성물질은 각자가 가지고 있는 화학적 반응성에 따라 내인성 분자에 작용하게 된다. 하나 이상의 반응성을 가진 화학물질은 여러 표적 분자에 상이한 작용기전을 동원하여 반응을 나타내게 된다.

독성물질의 표적 분자에 대한 효과

표적 분자의 기능 장애

어떤 독성물질은 단백 표적 분자를 활성화시켜 마치 내인성 리간드인 것처럼 작용한다. 그러나 대개 화학물질은 신경전달물질 수용체 또는 이온 통로를 봉쇄하거나 관련 효소를 억제하여 표적분자의 기능을 억제한다.

독성물질과 결합함에 따라 단백질의 형태와 구조가 변화됨으로써 단백질 기능은 억제된다. 많은 단백질은 촉매기능에 필수적인 부위를 가지거나 거대분자 복합체의 집합 부위를 가지고 있다. 외래물질에 의해 이 부위들이 공유 결합되거나 산화적 변화를 갖게 되면 신호전달 이상을 초래하거나 세포 에너지 유지와 대사적 항상성의 조화가 깨어지게 된다. 독성물질은 DNA 주형 기능을 방해할 수 있다. 화학물질이 DNA와 공유 결합하게 되면 복제 과정 중 뉴클레오티드 상보 이상을 초래하게 된다.

표적 분자 파괴

독성물질은 부가물 형성뿐만 아니라 교차 연결과 절편화를 통하여 내인성 분자의 일차 구조를 변화시킨다. 교차 연결은 연결된 분자에 구조적 및 기능적 제한 모두를 나타내게 한다.

일부 표적 분자는 화학적 공격을 받게 되면 자발적 분해를 보인다. $Cl_3COO^•$과 $HO^•$과 같은 자유기는 지방산의 수소를 분리시켜 과산화시킴으로써 세포막의 지질을 파괴하거나 내인성 지질 자유기와 친전자물질을 생성시켜 DNA 구조를 손상시킬 수 있다.

신생항원의 생성

외래물질 또는 그 대사산물이 단백질과 공유 결합하면 면역반응을 일으킬 수 있다. 어떤 화합물질들(예, 디니트로클로로벤젠 · 페니실린 · 니켈)은 단백질들과 자발적으로 결합한다. 또 다른 단백질은 퀴논(예, 담쟁이덩굴에 있는 알레르겐인 우루시올)으로 자가 산화되든지 효소적으로 생체내변화되어 반응성을 획득하게 된다.

표적 분자와의 반응이 아닌 독성

어떤 외래물질은 생물학적 미세환경을 변화시켜(그림 3-1의 2b 참조) 독성반응을 나타낸다. 여기에 포함되는 외래물질은 (1) 수성 생체상(aqueous biophase)에서 H^+ 이온 농도를 변화시키는 화학물질, (2) 세포막의 지질층을 물리화학적으로 변화시켜 세포막을 통한 용질의 경사를 깨트리는 용매 또는 세정제, (3) 어떤 부위 또는 공간을 차지하는 것만으로도 유해 작용을 나타내는 외래물질 등이 있다.

제3단계-세포성 기능 장애 및 연관된 독성

독성물질과 표적 분자가 반응하게 되면 독성 발현의 제3단계로 세포의 기능 장애가 나타난다(그림 3-1과 3-6). 다세포 유기체의 각 단일 세포들은 세포 기능에 필수적인 특정 과정을 수행하고 있다. 어떤 세포 프로그램은 세포가 분열 · 분화 또는 세포자멸사할 것인지를 결정한다. 다른 프로그램은 분화세포의 현행의(일시적) 활동을 조절한다. 이러한 세포 프로그램을 조절하기 위하여 외부의 신호전달물질에 의해 활성화 또는 불활화되는 신호망을 갖고 있다.

그림 3-6에서 설명한 바와 같이 최종적 세포 기능 장애는 아니라 하더라도 일차적 세포 기능 장애는 영향을 받은 표적 분자의 역할과 깊은 관계를 가지고 있다. 세포 조절(신호전달)에 표적

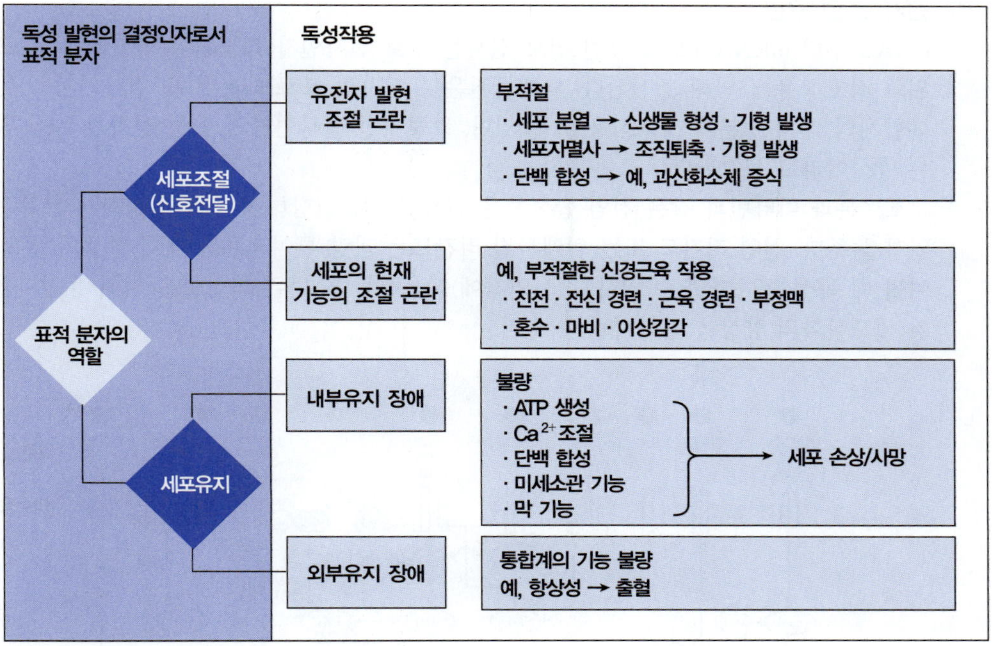

[그림 3-6] *독성 발현의 제3단계: 세포의 조절 및 유지 기능의 변화*

분자가 관여한다면, 유전자 발현의 조절 곤란과 세포기능의 일시적 조절 곤란이 주로 나타나게 된다. 그러나 표적 분자가 세포 내부의 기능의 유지에 주로 관여할 때 나타나는 기능 장애는 세포의 생존에 최종적으로 영향을 주게 된다. 외부 기능에 관여하는 표적과 독성물질이 반응하게 되면 다른 세포와 이 세포에 연계된 기관계의 작용에 영향을 주게 된다.

독성물질 유도성 세포 조절 곤란

세포는 유전자와 기능성 단백질의 조절 부위에 신호를 전달하는 신호 변환망에 연계된 특정 세포 수용체를 활성화시키는 신호전달 분자에 의해 조절되고 있다. 수용체 활성화는 전형적으로 인산화에 의해 최종적으로 유전자 발현의 변화 또는 특정 단백질의 화학적 변화를 야기할 수 있다. 세포의 운명을 조절하는 프로그램은 주로 유전자 발현에 영향을 주고 세포의 현재 기능을 조절하는 프로그램은 주로 기능성 단백질 작용에 영향을 주게 되지만, 신호전달망이 분지되고 또 상호 연결되어 있으므로 단일 신호가 위에 언급한 두 반응을 모두 나타나게 할 수 있다.

유전자 발현 조절 곤란

유전자 발현의 조절 곤란은 전사에 직접적으로 관여하는 성분, 그리고 세포내 신호전달 경로 부위를 비롯하여 세포외 신호전달 물질의 합성 · 저장 및 방출 과정에 일어날 수 있다.

전사 조절 곤란

DNA로부터 mRNA에로의 유전 정보 전사는 주로 전사인자(TF)와 유전자 조절 및 프로모터 부위와 상호작용에 의해 조절된다. 외래물질은 유전자의 프로모터 부위, 전사인자 또는 전사개시 복합체의 다른 성분과 상호작용할 수 있다. 그렇지만 전사인자의 활성 변화가 가장 많이 나타나는 방식이라고 생각된다.

호르몬과 비타민과 같은 천연 합성물은 전사인자에 결합하여 이를 활성화시켜 유전자 발현에 영향을 준다. 천연 리간드 또는 외래물질 리간드는 과량 투여되든가 개체 발생의 주요 기간에 투여될 때 독성을 나타낼 수 있다. 전사인자에 작용하는 또 다른 화합물은 여러 유전자를 과발현시켜 세포분화의 양상을 변화시킬 수 있다.

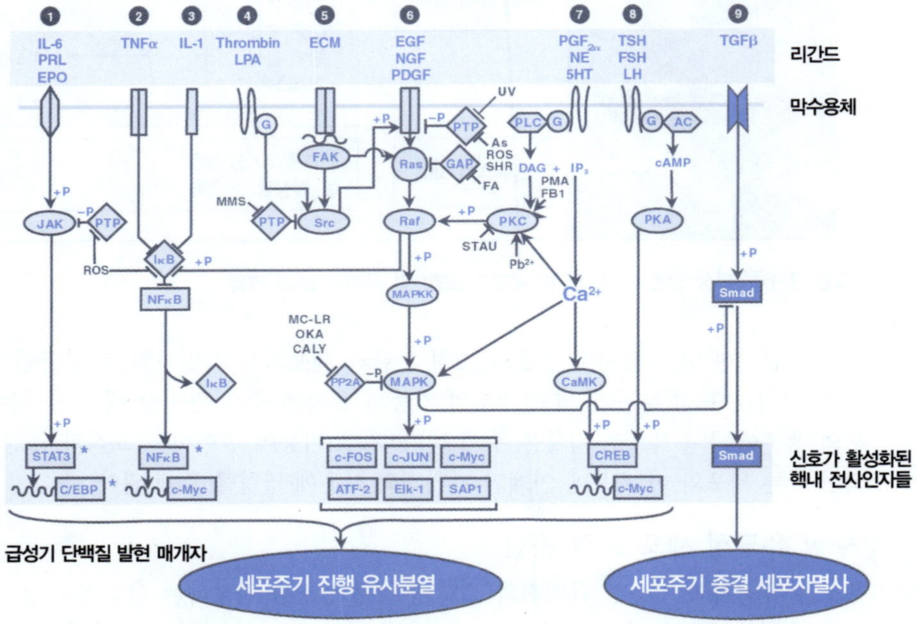

[그림 3-7] ***세포막 수용체로부터 세포주기 조절에 연관된 유전자 전사에 영향을 주는 신호 활성 핵내 전사인자에로의 신호전달 경로.*** 세포막 수용체의 표시는 1~9로 표시하였으며, 이들의 활성화 리간드 몇 가지를 기재하였다. 원은 G-단백을, 타원형은 단백질 키나아제를, 사각형은 전사인자를, 물결선은 유전자를 그리고 마름모꼴은 단백질 인산분해효소(PTP, PP2A), GTPase 활성화 단백질인 GAP, 억제성 결합단백질 IκB 등과 같은 억제성 단백질들을 나타내고 있다. 화살의 선단은 이차전령물질(예, DAG, IP_3, cAMP, Ca^{2+})의 자극 또는 생성을 의미하고 있으며, 끝이 둔탁한 화살(I-로 표시)로 억제를 나타내었다. 인산화와 탈인산화는 +P와 -P로 각각 표시하였다. 방해 화학물질의 약어는 검은 색으로 나타내었다(As = 비소; CALY = 칼리쿨린 A; FA = 지방산; FB1 = 푸모니신 B; MC-LR = 마이크로시스틴-LR; OKA = 오카다인산; MMS = 메틸메탄 설폰산; PMA = 포르볼 미리스틴산 아세트산염; ROS = 반응성 산소종; SHR = 요드아세타미드와 같은 티올-반응성 화학물질; STAU = 스타우로스포린).

위에 묘사된 연결로의 중간에 티로신 키나아제 수용체에 작용하는(#6) EGF와 같은 성장인자에 의해 활성화되는 경로가 있다. 이 경로는 접합 단백질(Shc, Grb2 및 SOS; 표시하지 않았음)을 이용하여 불활성 GDP-결합 Ras를

(continued)

활성 GTP-결합형으로 전환시킨다. GTP-결합형 Ras는 뒤이어 MAP-키나아제에 의한 인산화 연속단계(Raf, MAPKK, MAPK)를 활성화시킨다. 인산화된 MAPK는 핵내로 이동하여 전사인자들을 인산화시켜 이들을 유전자의 프로모터 부위의 동족 서열 부위에 결합시킴으로써 전사를 촉진한다. 신호전달 경로에는 수많은 상호 연결이 이루어지고 있다. 이들 중 약간의 연결은 다른 수용체(예, 4, 5, 7)가 유사분열 신호를 보내기 위해 성장인자(#6)-MAPK '고속도로'를 이용할 수 있게 한다. 예를 들면, 수용체#4는 G-단백 β/γ 하부단위와 티로신 키나아제인 Src를 연결하여 참여하게 된다. 또 리간드가 세포외 기질(ECM)의 구성 성분인 인테그린 수용체(#5)는 G-단백인 Rho(표시하지 않았음)와 국부 접합 키나아제(FAK)를 경유하여 연계될 가능성이 있다. G-단백 연결 수용체(#7)는 인지질분해효소 C(PLC)에 의해 촉매되는 이차전령의 생성과 단백질 키나아제 C(PKC) 활성화를 경유하여 연계된다. 성장인자 수용체(#6)-MAPK 축에 따라 연계된 유사분열 자극은 예를 들어 Raf-촉매에 의한 IκB의 인산화와 MAPK-촉매에 의한 Smad의 억제성 인산화에 의해 증폭될 수 있다. IκB의 인산화는 억제성 단백질인 IκB로부터 NF-κB를 방출시키며 Smad의 인산화는 TGF-β수용체(#9)로부터의 세포주기 종결 신호를 차단한다. Ca^{2+}에 의한 단백키나아제(예, PKC, CaMK, MAPK)의 활성화는 유사분열 신호를 개시시킬 수 있다. 이 그림에 표시된 여러 외래물질은 신호망의 조절을 방해할 수 있다. 어떤 외래물질은 유사분열성 단백키나아제(예, PKC)를 활성화시키든지 또는 단백질 인산분해효소(PTP, PP2A), GAP 또는 IκB와 같은 억제성 단백질을 억제함으로써 세포증식을 유도할 수도 있다. PKC 억제제와 같은 다른 외래물질은 유사분열을 막고 세포자멸사를 촉진시킨다.

이 모식도는 매우 단순화되어 있으며, 자세히 설명된 내용도 가설 수준이다. 실제적으로 신호전달망의 모든 구성성분(예, G-단백, PKCs, MAPKs)은 복수의 기능적 상이형이 존재하고 있으며 각각의 분포는 세포 특이성을 갖고 있다. 묘사된 경로는 모든 세포에 동일하게 적용되지 않는다. 덧붙여, 유전자 발현을 조절하는 이 경로들은 세포의 운명을 결정할 뿐 아니라 진행 중인 세포 작용의 특정 측면을 통제하기도 한다. 예를 들어 NF-κB는 급성기 단백질의 합성을 유도한다.

신호전달 조절 곤란

성장인자 · 시토카인 · 호르몬 · 신경전달물질과 같은 세포외 신호전달 분자는 세포 표면 수용체와 세포내 신호 변환망을 이용하여 전사인자를 최종적으로 활성화시킬 수 있다. 그림 3-7은 이러한 망을 도시하고 있는데, 세포주기 진행을 조절하고 이에 따라 세포의 운명을 결정하는 유전자 전사 작용을 조절하는 신호활성 전사인자 중 중요한 몇개를 설명하고 있다. 그 하나의 예로 c-Myc 단백은 Max 단백과 이합체를 이루어 이것의 동족 뉴클레오타이드 서열에 결합하여 사이클린 D와 E 유전자를 변환 활성시킨다. 사이클린은 세포주기 조절에 관여하는 사이클린 의존성 단백질 키나아제를 활성화시켜 세포 분열주기를 순차적으로 촉진시킨다. 따라서 유사분열 촉진 신호전달분자는 세포증식을 유발한다.

세포 표면 수용체로부터 전사인자로의 신호전달은 연속적인 단백-단백 상호작용과 단백인산화에 의해 연계된다. 즉, 하나의 신호전달 분자는 분열제활성키나아제(mitogen-activated kinase, MAPK)와 같은 다른 단백질을 인산화시키는데, MAPK는 그 단백질을 인산화시키며 또 다른 단백질을 활성화시킨다. 예를 들어, 리간드는 모든 세포의 표면 성장인자 수용체(그림 3-7의 6번)를 자가인산화시키는데, 인산화된 수용체는 접합 단백에 결합하고 이를 통해 Ras를 활성화시킨다. 활성 Ras는 여러 단백키나아제의 순차적 인산화를 포함하는 MAPK 연속단계를 개시하는데 최종적으로 전사인자들을 인산화한다. 이러한 신호변환물질은 항상이라고 볼 수 없지만 전형적으로는 단백키나아제에 의해 인산화됨으로써 활성화되며, 대개 단백인산분해효소에 의해 탈인산화됨으로써 대체로 불활화된다.

화학물질에 의한 신호전달 이상은 주로 단백 인산화 상태의 변화에 의해 일어나게 되는데 드물게는 정상 단백-단백 결합의 해리 또는 이상 결합에 의하든가 신호전달 단백질의 합성과 분해가 변화됨에 따라 G-단백의 GTPase 활성이 방해되어서도 일어나게 된다. 화학물질에 의하여 위에서 본 바와 같이 여러 단계에서의 개입은 궁극적으로 세포주기 진행에 영향을 줄 수 있다.

화학물질에 의한 증식효과를 동반한 신호전달 변화

신호전달계의 인산화를 촉진하는 외래물질은 가끔 세포 분열과 종양 형성을 증대시킨다. 포르볼에스테르와 푸모니신 B는 단백키나아제 C(PKC)를 활성화시켜 생리적 PKC 활성화제의 하나인 다이아실글리세롤(DAG)의 작용을 모방한다(그림 3-7). 또 다른 PKC 활성화제인 Ca^{2+}은 이가 납 이온에 의해 모방을 받는다. 활성화된 PKC는 다른 키나아제를 활성화시키고 특정 전사인자를 DNA에 결합시키는 일련의 반응을 개시하여 유사분열신호를 증폭시킨다. 단백키나아제는 외래물질에 의해 변화를 받은 단백질과 결합함으로써 활성화될 수도 있다.

단백질의 인산화 이상은 인산분해효소에 의한 탈인산화가 저해되었을 때도 나타날 수 있다. 인산분해효소 억제는 여러 화학물질에 의한 유사분열, 산화성 스트레스 · 자외선 조사 시 나타나는 독성의 근본 기전으로 생각된다. 세포의 용해성 단백인산화분해효소 2A(PP2A)는 아마도 MAPK에 대한 성장인자 유도 자극을 역전시킬 수 있을 것으로 생각되므로 MAPK의 작용의 크기와 기간을 조절할 수 있다. PP2A는 유사분열에 의해 촉발되는 단백키나아제로부터 활성화된 인산을 제거하기도 한다.

인산분해효소 이외에 다른 억제성 결합단백질도 신호전달을 조절할 수 있다. 그 중 하나는 NF-κB에 결합하는 IκB인데 NF-κB의 핵으로의 전이와 전사인자로서의 작용을 방해한다. 인산화되면 IκB는 분해되고 NF-κB는 유리된다. NF-κB는 염증 · 급성기 반응뿐 아니라 증식 및 생명현상에 관여하는 신호전달에 중요한 역할을 수행한다. IκB의 분해와 NF-κB의 활성화는 산화성 스트레스에 의해서도 유도될 수 있다.

화학물질에 의한 항증식효과를 동반한 신호전달 변화

세포상해 후 증가된 증식성 신호전달의 반전은 손상된 세포의 보충을 억제한다(그림 3-7의 경로 참조. Raf 억제 → IkB 분해 저하 → DNA에 NF-kB 결합 저하 → c-Myc mRNA의 발현 저하). 정상적 유사분열 신호의 억제는 세포생존으로부터 세포자멸사에 이르는 단계의 하나이다.

세포외 신호 생성의 조절 곤란

뇌하수체 전엽 호르몬은 세포 표면 수용체에 작용함으로써 말초 내분비기관에 유사분열 효과를 나타낸다. 뇌하수체호르몬 생산은 말초 샘기관의 호르몬에 의해 음성 되먹이기 조절을 받고 있다. 이 회로가 방해를 받게 되면 뇌하수체 호르몬의 분비에 악영향을 미치며 그 결과 말초 샘기관에도 악영향을 미치게 된다. 뇌하수체호르몬 분비의 저하는 세포자멸사를 일으키고 뒤이어 말초 샘기관의 퇴축을 야기한다.

진행 중인 세포 조절 곤란

독성물질은 신호전달 연계를 깨트림으로써 특수 세포에서 일어나고 있는 세포 작용에 나쁜 방향으로 영향을 미친다.

전기적 흥분세포의 조절곤란

많은 외래물질은 신경 · 골격근 · 심장근 및 평활근 세포와 같은 흥분성 세포의 세포작용에 영향을 준다. 신경전달물질의 방출과 근육수축은 인근 신경세포에서 합성되고 방출되는 전달물질과 변조물질에 의해 조절된다. 이러한 기전을 방해하는 화학물질은 표 3-1에 적혀져 있다.

화학물질에 의한 진행 중인 세포작용의 방해는 (1) 신경전달물질의 농도, (2) 수용체의 기능, (3) 세포내 신호전달 또는 (4) 신호종결 과정의 변화에 의해 일어날 수 있다.

신경전달물질 수준의 변화

화학물질은 신경전달물질의 신경 연접부에서의 수준을 변화시킬 수 있는데 주로 수용체 인접부위에서 이들의 생성 · 저장 · 방출 및 제거를 방해함으로써 일어나게 된다.

독성물질-신경전달물질 수용체 결합

약간의 화학물질은 신경전달물질 수용체와 직접 결합을 하는데, (1) 수용체 표면에 있는 리간드 결합부위와 회합하는 작동제, (2) 리간드 결합부위를 점유하나 수용체를 활성화시키지 못하는 길항제, (3) 활성화제 및 (4) 리간드 결합에 직접 관여하지 않는 수용체 표면의 어떤 부위에 결합하는 억제제가 이들의 예이다. 다른 작용이 나타나지 않으면 작동제와 활성화제는 내인성 리간드의 특성을 보이는 생리적 반응과 유사한 작용을 나타내며 길항제와 억제제는 이러한 작용을 봉쇄한다.

독성물질-신호변환제 결합

많은 화학물질은 신호전달 과정에 작용함으로써 신경과 근육의 작용을 변화시킨다. 리간드-조절 양이온 통로에 의하여 흥분성 신호를 변환시키고 증폭시키는 전압-조절 Na^+ 통로는 여러 독소에 의해 활성화 또는 불활화된다.

독성물질-신호종결물질 결합

양이온 유입에 의한 세포 신호 전달은 통로 또는 수송계를 통한 양이온의 제거에 의해 종결된다. 양이온의 유출 방해는 흥분을 지속시킬 수 있다.

다른 세포 작용의 조절 곤란

외분배선 세포 · 쿠퍼 세포 · 췌장 베타 세포 등과 같은 비흥분성 세포에서도 많은 신호전달 기전이 작용하고 있지만 이 과정의 곤란가 있더라도 일반적으로 크게 문제가 되지 않는다.

내부 유지 손상: 세포사 독성의 기전

모든 세포는 생존을 위해 내인성 분자를 생성하고 거대분자 복합체 · 막 · 세포소기관을 조립하고, 세포내 환경을 유지하고 세포작동을 위한 에너지를 생산하여야 한다. 이러한 기능을 방해하는 물질은 생존을 어렵게 만든다. 세포사를 일으키는 화학물질이 유도하는 세 가지의 중요한 생화학적 이상은 ATP 결핍, 세포내 Ca^{2+}의 지속적 상승과 반응성 산소종(ROS)과 반응성 질소종(RNS)의 과잉생산이다.

표 3-1 신경전달물질의 신호전달계에 작용하여 신경세포와 근육세포*와 같은 전기 흥분성 세포의 일시 작용의 조절 곤란를 일으키는 물질

Receptor/Channel/Pump		Agonist/Activator		Antagonist/Inhibitor	
NAME	LOCATION	AGENT	EFFECT	AGENT	EFFECT
1. Acetylcholine nicotinic receptor	Sckeletal muscle	Nicotine Anatoxin-a Cytisine *Ind:* ChE inhibitors	Muscle fibrillation, then paralysis	Tubocurarine, lophotoxin α-Bungarotoxin α-Cobrotoxin α-Conotoxin Erabutoxin b *Ind:* botulinum toxin	Muscle paralysis
	Neurons	See above	Neuronal activation	Pb^{2+}, geneeral anesthetics	Neuronal inhibition
2. Glutamate receptor	CNS neurons	*N*-methyl-*D*-aspartate Kainate, domoate Quinolinate Quisqualate *Ind:* hypoxia, HCN →gluramate release	Neuronal activation → convulsion, neuronal injury ("excitotoxicity")	Pheucyclidine Ketamine General anesthetics	Neuronal inhibition → anesthesia Protection against "excitotoxicity"
3. $GABA_A$ receptor	CNS neurons	Muscimol, avermectins sedatives(barbiturates, benzodiazepines) General anesthetics (halothane) Alcohols(ethanol)	Neurronal inhibition → sedation, general anesthesia, coma, depression of vital centers	Bicuculline Picrotoxin Pentylenetetrazole Cyclodiene insecticides Lindane *Ind:* isoniazid	Neuronal activation → tremor, convulsion
4. Glycine receptor	CNS neurons, motor neurons	Avermectins(?) General anesthetics	Inhibition of motor neurons → paralysis	Strychnine *Ind:* tetanus toxin	Disinhibition of motor neurons → tetanic convulsion
5. Acetylcholine M_2 muscarinic receptor	Cardiac muscle	*Ind:* ChE inhibitors	Decreased heart rate nad contractility	Belladonna alkaloids (e.g., atropine) atropinelike drugs (e.g., TCAD)	Increased heart rate
6. Opioid receptor	CNS neurons, visceral neurons	Morphine and congeners (e.g., heroin, meperidine)	Neuronal inhibition → analgesia, central respiratory depression, constipation, urine retention	Naloxone	Antidotal effects in opiate intoxication

(continued)

Receptor/Channel/Pump		Agonist/Activator		Antagonist/Inhibitor	
NAME	LOCATION	AGENT	EFFECT	AGENT	EFFECT
7. Voltage-gated Na+ channel	Neurons, muscle cells, etc.	Aconitine, veratridine Grayanotoxin Batrachotoxin Scorpion toxins Ciguatoxin DDT, pyrethroids	Neuronal activation → convulsion	Tetrodotoxin, saxitoxin μ-Conotoxin Lacal anesthetics Phenytoin Quindine	Neuronal inhibition → paralysis, anesthesia Anticonvulsive action
8. Voltage-gated Ca^{2+} channel	Neurons, muscle cell,etc.	Maitotoxin(?) Atrotoxin(?) Latrotoxin(?)	Neuronal/muscular activation, cell injury	ω-Conotoxin Pb^2	Neuronal inhibition → paralysis
9. Voltage/Ca^{2+}-activated K^+ Channel	Neurons, muscle cells	Pb^{2+}	Neuronal/muscular inhibition	Ba^{2+} Apamin(bee venom) Dendrotoxin	Neuronal/muscular activation → convulsion/spasm
10. Na^+ ,K^+ -ATPpase	Universal			Digitalis glycosides Oleandrin Chlordecone	Increased cardiac contractility, excitability increased neuronal excitability →tremor
11. Acetylcholine M_3 muscarinic receptor	Smooth muscle, glands	*Ind:* ChE inhibitors	Smooth muscle spasm Salivation, lacrimation	Belladonna alkaloids (e.g, atropine) Atropine-like drugs(e.g, TCAD)	Smooth muscle relaxtion → intestinal paralysis, decreased salivation, decreased perspiration
Acetylcholine M_1 muscarinic receptor	CNS neurons	Oxotremorine *Ind:* ChE inhibitors	Neuronal activation → convulsion	See above	
12. Adrenergic $alpha_1$, receptor	Vascular smooth muscle	(Nor)epinephrine *ind:* cocaine, tyramine amphetamine, TCAD	Vasoconstriction → ischemia, hypertension	Prazosin	Antidotal effects in intoxication with $alpha_1$-receptor agonists
13. 5-HT_2 receptor	Smooth muscle	Ergot alkaloids (ergotamine, ergonovine)	Vasoconstriction → ischemia, hypertension	Ketanserine	Antidotal effects in ergot intoxication
14. Adrenergic $beta_1$ receptor	Cardiac muscle	(Nor)epinephrine *Ind:* cocaine, tyramine amphetamine, TCAD	Increased cradiac contractility and excitability	Atenolol, metoprolol	Antidotal effects in intoxication with $beta_1$-receptor agonists

* 이 표는 단순화되어 있으며 완벽하지 않다. 실제적으로 기재된 모든 수용체와 통로는 화학물질에 대해 상이한 감수성을 보이는 다양한 형태로 존재한다. 보다 자세한 정보가 필요하면 관련된 적절한 문헌을 참고하기 바란다. ChE = 콜린에스테라제; *간접적*=신경전달물질 수준을 변동시켜 간접적으로 작용하는 것을 의미함.

ATP의 결핍

ATP는 생합성에 필요한 화학물질로서 그리고 에너지 주요 원천으로서 세포 유지에 중요한 역할을 수행하고 있다. ATP는 수많은 생합성 반응에 이용되며 핵산과 조효소에 합입된다. ATP는 근육수축, 세포골격의 중합 · 세포운동에 필요한 연료 · 세포분열 · 수포의 이동과 세포형태의 유지에 필요하다. ATP는 여러 세포의 기능에 필수적인 조건을 유지시키는 이온 전달계를 작동시킨다.

화학에너지는 ATP가 ADP 또는 AMP로 가수분해될 때 방출된다. ADP는 사립체에서 수소를 산화시켜 물로 만들기 때문에 *산화적 인산화*라고 불리어지는 과정을 통하여 ADP 합성효소에 의해 재인산화된다(그림 3-8). 산화적 인산화는 여러 단계를 필요로 하는데, 각 단계는 표 3-2에서 기재된 독소들에 의해 방해받을 수 있다.

A종에 속하는 물질은 전자전달계에 수소가 이송되는 것을 방해한다. B종 화학물질은 최종적 산소가 생성되는 전자전달계의 각 부위에 전자 이송을 방해한다. C종 물질은 최종 전자전달계인 시토크롬 산화효소에 산소의 이송을 방해한다. D종의 화학물질은 산화적 인산화의 필수 효소인 ATP 합성효소의 작용을 억제한다. 이 부위에서 ATP 생성의 억제는 다음의 4가지 방식 중 하나에 의한다. (1) ATP 합성효소의 직접적 억제, (2) ADP 수송의 방해, (3) 무기 인산 수송의 방해와 (4) 양성자의 사립체 기질 공간 유입을 조절하는 추진력을 공급하는 ATP 합성효소의 박탈이다. 최종적으로 사립체 DNA 손상을 야기하여 사립체 유전체에 코딩된 특수 단백질의 합성을 방해하는 화학물질은 E군에 속한다.

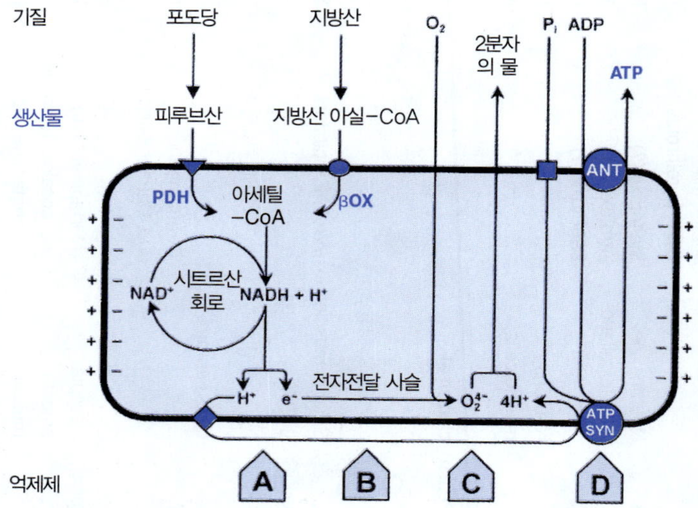

[그림 3-8] ***사립체에서 ATP 합성(산화적 인산화).*** 로마 숫자를 가진 화살표는 산화적 인산화를 방해하는 4개 군의 물질(표 3-2)의 마지막 작용 부위를 나타낸다. 모식도의 단순화를 위해 사립체 외막을 그리지 않았으며 전자전달사슬에 연이어진 기질 공간으로부터 양성자가 배출되는 세 개의 부위도 나타내지 않았다. βOX=지방산의 β-산화; e^-=전자; P_i=무기 인산; ANT=아데닌 뉴클레오티드 전위자(translocator); ATP SYN=ATP 합성효소 (F_0F_1ATPase).

세포내 Ca^{2+}의 지속적 상승

세포내 Ca^{2+}수준은 Ca^{2+}에 대한 형질막의 비투과성과 세포질에서 Ca^{2+}를 제거하는 수송 기전에 의해 고도로 조절되고 유지된다. Ca^{2+}은 세포질에서 형질막을 통하여 능동적으로 배출되며 세포질그물(endoplasmic reticulum)과 사립체에 숨는다.

독성물질은 세포질 내로의 Ca^{2+}의 유입을 촉진시키고 세포질 밖으로 유출을 억제시켜 세포질 내 Ca^{2+}수준의 증가를 유도한다(표 3-3). 리간드-조절 또는 전압-조절 칼슘 통로의 개구와 형질막의 손상은 Ca^{2+}을 세포외액으로부터 세포질로 농도 경사에 의해 이동하게 한다. 독성물질은 사립체나 세포질그물로부터 유출시켜 세포질 Ca^{2+}을 증가시킨다. 독성물질은 Ca^{2+} 수송계를 억제하거나 추진력을 고갈시킴으로써 Ca^{2+}유출을 저하시킬 수도 있다. 세포내 Ca^{2+}의 지속적 상승은 (1) 산화적 인산화(oxidative phosphorylation)에 사용되는 ATPase를 억제함으로써 에너지 보유분을 고갈시키고, (2) 미세섬유(microfilaments)의 기능곤란, (3) 가수분해 효소의 활성화 및 (4) ROS와 RNS을 생성시키기 때문에 유해하다.

첫째, 세포질의 높은 Ca^{2+}수준은 ATP 합성효소처럼 사립체 내부의 음전하 막전압을 추진력으로 사용하는 Ca^{2+} "uniporter"에 의해 사립체의 Ca^{2+}의 섭취를 증대시킨다. 따라서 사립체의 Ca^{2+}섭취는 막전압을 해소시키고 ATP 생성을 억제한다. 더구나 사립체 NADH를 산화하는 물질은 Ca^{2+}을 기질 공간으로부터 추출하는 수송계를 활성화시킨다. 뒤이어 사립체에 의한 Ca^{2+}의 계속적인 섭취와 배출(Ca^{2+} 회전)은 산화적 인산화를 더욱 억압하게 된다.

둘째로 세포질내의 비통제된 Ca^{2+}의 증가는 미세섬유의 해리에 의한 세포 상해를 일으킨다. 세포질 Ca^{2+}의 증가는 필라멘트 형질막 부착을 도와주는 단백질인 α-액틴과 포드린으로부터 액틴 필라멘트를 해리시켜 막을 파괴시키기 용이하게 한다.

셋째, 높은 수준의 Ca^{2+}은 단백질 · 인지질 · 핵산을 분해하는 가수분해효소를 활성화시킨다. 많은 구성 막 단백은 Ca^{2+}에 의해 활성화되는 중성 단백분해효소의 표적이다. Ca^{2+}에 의한 인지질분해효소의 무분별한 활성화는 직접적으로 또는 세정제의 생성을 통하여 막파괴를 일으킨다. Ca^{2+}-Mg^{2+}-의존성 엔도뉴클레아제는 염색질를 절편화시킨다.

*ROS*와 *RNS*의 과잉 생산

수많은 외래물질은 산화환원변환제와 전이성 금속과 같은 ROS와 RNS를 직접 생성시킨다(그림 3-3). Ca^{2+}이 TCA 회로의 탈수소효소를 활성화시켜 전자전달계를 효율이 증대되고 $O_2^{\cdot-}$와 HOOH 생성이 증가함과 아울러 산화질소합성효소를 활성화와 $ONOO^-$ 생성이 유도하기 때문에 ROS와 RNS의 과잉 생산은 세포내 고칼슘증에 속발적으로 나타날 수 있다.

일차적 대사 곤란 상호작용에 의한 세포 재앙

위에 논의한 세포생화학의 일차적 곤란는 여러 방법에 의해 상호 영향을 주고 증폭시킬 수 있다.:

1. 세포의 ATP 여분의 고갈은 세포질그물과 형질막 Ca^{2+}펌프에 사용할 에너지를 박탈하여 세포질내의 Ca^{2+}을 증대시킨다. 사립체 안으로 Ca^{2+}이 유입되면 사립체 막전압인 $\Delta\Psi m$이 감소하게 되고 ATP 합성효소는 방해된다.

표 3-2 사립체 ATP 합성을 방해하는 인자

A. 전자 전달사슬에로의 수소 운반 억제제 작용부위 또는 역할

1. 해당(신경세포에서 중요): 저혈당증; GADPH에서의 요드아세트산과 NO^+
2. 당신생(신장 세관세포에서 중요): 조효소 A 고갈제(아래 참조)
3. 지방산 산화(심장근에서 중요) 하이포글리신, 4-펜테노인산
4. 피루브산 탈수소효소: 아비산염, DCVC, *p*-벤조퀴논
5. 시트르산 회로
   (a) 아코니타제: 플루오로아세트산, $ONOO^-$
   (b) 이소시트르산 탈수소효소: DCVC
   (c) 호박산 탈수소효소: 말론산, DCVC, PCBD-cys, 2-브로모히드로퀴논, 3-니트로프로피온산, *cis*-크로토날리드 항진균제
6. TPP 고갈제(TPP-의존성 PDH와 α-KGDH를 억제): 에탄올
7. 조효소 A 고갈제: 4-(디메틸아미노)페놀, *p*-벤조퀴논
8. NADH 고갈제
   (a) 표 3-3의 A.V.1. 참조
   (b) poly (ADP-ribose) polymerase 활성화제: DNA 상해를 일으키는 물질 (예, MNNG, 과산화수소, $ONOO^-$)

B. 전자전달 억제제 작용부위 또는 역할

1. 전자전달 복합체 억제제
   (a) NADH-조효소 Q 환원효소(복합체 I): 로테논, 아미탈, MPP^+, 파라콰트
   (b) 시토크롬 Q-시토크롬 c 환원효소(복합체 III): 안티마이신-A, 믹소티아졸
   (c) 시토크롬 산화효소(복합체 IV): 청산, 황화수소, 아지드, 포름산, $^{\bullet}NO$, 포스핀 (PH_3)
   (d) 복합 부위 억제제: 디니트로아닐린, 디페닐에테르 제초제, $ONOO^-$
2. 전자 수납체: 사염화탄소, 독소루비신, 메난디온, MPP^+

C. 전자 전달사슬계 산소 운반 억제제

1. 호흡마비를 일으키는 화학물질: 중추신경 억제제, 중추신경 흥분제
2. 허혈을 일으키는 화학물질: 맥각 알칼로이드, 코카인
3. 헤모글린빈의 산소화를 억제하는 화학물질: 일산화탄소, 메트헤모글로빈 형성 화학물질

D. ADP 인산화 억제제 작용부위 또는 역할

1. ATP 합성효소: 올리고마이신, 사이헥사틴, DDT, 클로르데콘
2. 아데닌 뉴클레오티드 변위자: 아트락틸로시드, DDT, 유리 지방산, 리소인지질
3. 인산 수송계: *N*-에틸말레이미드, 메르살릴. *p*-벤조퀴논
4. 사립체 막전압 분산제(결합제거제)
   (a) 양이온 통로 생성제: 펜타클로로페놀, 디니트로페놀, 벤조니트릴, 티아디아졸 제초제, 살릴산염, 양이온성 2-이온 친화성 약물(아미오다론, 페르헥실린), 발리노마이신, 그라미시딘, 칼시마이신(A23187)
   (b) 사립체 내막 투과성 화학물질: PCBD-cys, 클로르데콘

E. 주요 사립체 단백질 전사 방해와 사립체 DNA 손상을 일으키는 화학물질

1. 항바이러스제: 지도부딘, 잘시타빈, 디다노신, 피알루리딘
2. 에탄올(만성적 투여시)

* 이들 물질의 마지막 작용 부위는 그림 3-8에 나타내었다. DCVC=디클로비닐-시스테인; GAPDH=글리세르알데히드-3-인산 탈수소효소; α-KGDH=α-케토글루타르산 탈수소효소; MNNG=*N*-메틸-*N'*-니트로-*N*-니트로소구아니딘; MPP^+ =1-메틸-4-페닐피리디늄; PCBD-cys=펜타클로로부타디에닐-시스테인; PDH=피루브산 탈수소효소; TPP=티아민피로인산.

2. 세포내 고칼슘증은 ROS와 RNS의 생성을 촉진시켜 Ca^{2+}펌프를 산화적으로 불활화시켜 고칼슘증을 악화시킨다.
3. ROS와 RNS는 ATP 여분도 감소시킨다. $^{\bullet}NO$는 시토크롬 산화효소의 가역적 억제제이며, NO^{+}(니트로소늄 양이온, $^{\bullet}NO$ 산물의 하나)는 글리세르알데히드 3-인산 탈수소효소를 불활화시키고 해당작용을 저하시키며 $ONOO^{-}$는 전자전달계의 여러 구성성분을 비가역적으로 불활화시켜 ATP 생성을 억제한다.
4. 더구나 $ONOO^{-}$는 DNA 가닥 하나를 분쇄시켜 폴리(ADP-리보스) 중합효소 (PARP)를 활성화시킨다. 수복 전략으로서, 활성화된 PARP는 NAD^{+}로부터 여러 ADP-리보스 부위를 핵단백과 PARP 자체에 이동시킨다. NAD^{+}의 소모는 ATP 합성을 크게 억제하고 NAD^{+}의 재합성은 ATP를 소모하기 때문에(그림 3-8 참조), 세포의 에너지 결핍은 $ONOO^{-}$에 의한 DNA 손상의 주요 결과로 나타난다.

표 3-3 세포질 Ca^{2+}의 지속적 상승을 야기하는 인자

A. 세포질에로의 Ca^{2+}의 유입을 유도하는 화학물질

I. 신경세포에 있는 리간드-조절 통로를 통하여
  1. 글루탐산 수용체 작동제("흥분독소"): 글루탐산, 카인산, 도모산
  2. "캅사이신 수용체" 작동제: 캅사이신, 레시니페라톡신

II. 전압-조절 통로를 통하여: 마이톡신 (?), $HO^{\bullet}$

III. "새롭게 형성되는 통로"를 통하여: 마이톡신, 암포테리신 B, 클로르데콘, 메틸수은, 알킬주석

IV. 손상된 세포막을 통하여
  1. 세정제: 외인성 세정제, 리소인지질, 유리 지방산
  2. 가수분해 효소: 사독의 인지질분해효소, 내인성 인지질분해효소 A_2
  3. 지질 과산화제: 사염화탄소
  4. 세포골격 독소(세포막 수포 형성에 의해): 사이토칼라신, 팔로이딘

V. 사립체로부터
  1. 사립체 내부의 NADH 산화제: 알록산, *t*-BHP, NAPBQI, 디비신, 지방산 수소과산화물, 메난디온, MPP^{+}
  2. 기타: 페닐아르신산화물, 글리오톡신, $^{\bullet}NO$, $ONOO^{-}$

VI. 내형질세망으로부터
  1. IP_3 수용체 활성화제: γ-HCH(린덴), "흥분성독성" 시에 생성되는 IP_3
  2. 리아노딘 수용체 활성화제: δ-HCH

B. 세포질로부터 Ca^{2+} 유출을 억제하는 화학물질(세포막과 내혈질세망에서의 Ca^{2+}- ATPase 억제제)

I. 공유 결합제: 아세트아미노펜, 브로모벤젠, 사염화탄소, 클로로포름, DCE

II. 티올 산화제: 시스타민(복합 디설피드 결합에 의해), 디아미드, *t*-BHP 메나디온, 다이쿼트

III. 기타: 바나듐산염, Cd^{2+}

IV. 사립체의 ATP 합성을 억제하는 화학물질(표 3-2 참조)

주요용어 해설: DCE = 1,1-디클로로에틸렌; *t*-BHP=*t*-부틸 히드로퍼옥시드; HCH=헥사클로로시클로헥산; MPP^{+}=1-메틸-4-페닐피리듐; NAPBQI=*N′*-아세틸-*p*-벤조퀴논이민.

사립체 투과성 전이(MPT)와 최악의 결과: 괴사

사립체 Ca^{2+}흡수, 사립체 막전압 저하, ROS와 RNS 생성, ATP 고갈과 일차성 대사 곤란(예, 무기 인산 · 유리 지방산 · 리소포스파티드의 축적)는 모두 MPT라고 부르는 사립체 내막 투과성의 급작한 증가를 일으키는 원인인자로 고려되는데, MPT는 사립체 막에 가로질러 있는 단백성 세공(1,500 Da의 용질 투과 가능)이 열려 발생한다. 이러한 세공의 열림은 기질 공간으로 양성자 유입을 자유롭게 하여 막전압의 신속하며 완전한 소실, ATP 생성 정지, 물의 삼투압성 유입을 일으켜 사립체를 종창시킨다. 기질 공간에 축적된 Ca^{2+}는 세공을 통하여 유출되어 세포질 내용물을 쓸어내게 한다. 이러한 사립체는 ATP 합성을 하지 못할 뿐 아니라 남아 있는 ATP를 소모하기도 한다. 내막의 탈분극은 ATP 합성효소를 합성의 반대쪽으로 작용하게 하여 마치 ATPase와 같이 ATP를 가수분해하게 한다. 이때 ATP를 요구하는 해당효소(헥소키나아제, 포스포프룩토키나아제)에 충분한 ATP를 공급하지 못하므로 해당작용도 억제된다. 독성물질(표 3-2와 표 3-3)에 의한 대사곤란가 매우 현저하여 세포에 있는 대부분 또는 모든 사립체에서 MPT가 일어난다면, 세포의 생체 에너지 생성의 완전한 황폐가 뒤따르고 세포내 ATP를 고갈되고 세포융해 또는 괴사에 이르게 된다(그림 3-9).

MPT의 다른 결과: 세포자멸사

세포 에너지 대사 · Ca^{2+}항상성 · 산화-환원 상태에 유해하게 작용하고 궁극적으로 괴사를 일으키는 화학물질은 세포자멸사를 일으킬 수 있다. 괴사 세포는 종창하고 융해하는 데 비하여 세포

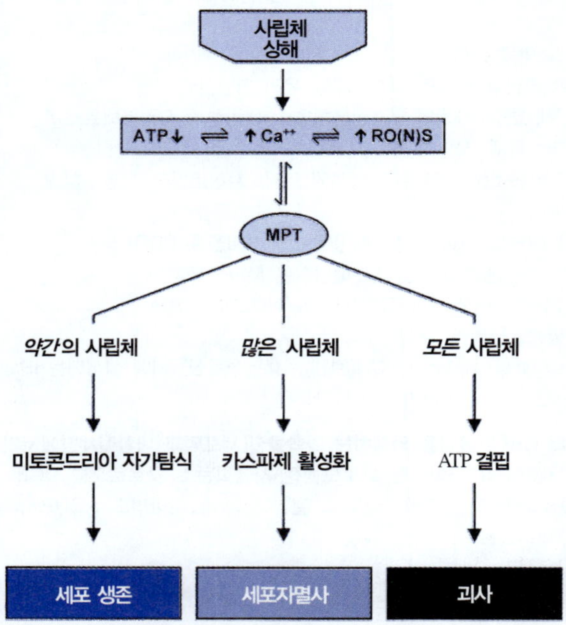

[그림 3-9] ***손상 세포의 운명 "결정 경로". 자세한 내용은 본문 참조.*** MPT=사립체 투과 전이; RO(N)S=반응성 산소 또는 질소종.

자멸사는 위축되며 핵과 세포질 물질이 농축되고 탐식될 수 있는 막-결합 절편(세포자멸사)을 형성한다.

위에서 논의한 바와같이 세포가 괴사될 때까지 겪는 다중적 대사 결함은 일정하지 않은 순서를 가지고 있다. 이와 대조적으로 세포자멸사에 이르는 경로는 질서가 정연하여 궁극적으로 세포를 해체하는 이화 과정이 순차적 활성화된다. 세포자멸사 경로의 상세한 설명을 그림 3-10에 도시하였다.

전부는 아니지만 대부분의 화학물질 유도성 세포 사멸은 사립체를 포함하며 MPT가 중요한 경과인 것으로 여겨진다. 정상적으로 사립체의 내막에 부착되어 있는 막간 공간에 존재하는 작은 헴단백인 시토크롬 *c*(cyt *c*)를 세포질로 방출시키는 것이 다른 경과이다.

cyt *c*는 사립체 전자전달계의 마지막 두번째에 연결되어 있는 것으로 cyt *c*의 소실은 ATP 합성을 봉쇄하고 $O_2^{\bar{\cdot}}$의 생성을 증대시키고 세포를 괴사 방향으로 놓이게 할 가능성을 가지고 있다. 이와 동시에 방출되지 않은 cyt *c*는 그 자체로 신호를 나타내거나 세포가 세포자멸사 경로에 들어가는 첫 연결점 역할을 한다. cyt *c*는 ATP와 함께 접합 단백에 결합하게 되면 세포질 단백질을 절편으로 절단하는 카스파제 또는 시스테인 단백분해효소라고 불리는 단백질을 단백분해성 절단을 유도하여 세포자멸사를 개시한다.

약간의 카스파제(예, 2, 8, 9)는 프로카스파제를 활성화한다. 이러한 신호전달성 카스파제는 소위 효과기 카스파제(예, 3, 6, 7)에 활성파를 전달시켜 특정 세포성 단백질을 잘라내어 활성화 또는 불활화시킨다.

세포 사멸과 관련하여 사립체에서의 결정적 경과는 MPT와 cyt *c* 방출로서 단백질의 Bcl-2계에 의해 조절되는데, 여기에는 촉진성(예, Bax, Bad, Bid) 및 억제성(Bcl-2, Bcl-XL) 인자가 있다. 상호 길항적 단백질의 상대적 비율이 세포 생존과 세포자멸사 사이의 조절적 개폐기 역할을 한다.

친세포자멸사 단백질인 Bax와 Bid 단백질은 핵의 DNA 손상 또는 세포 표면 Fas 수용체의 자극 등과 같은 사립체 이외의 부위에서 개시된 사멸 프로그램이 사립체를 세포자멸사 과정에 참여시킬 수 있는 연결고리 역할을 한다(그림 3-10). DNA 손상은 p53 단백질의 안정화 및 활성화를 유도하는데 Bcl-2계의 세포자멸사 유도 인자인 Bax 단백질 발현을 증대시킨다. 아래에 살펴보겠지만, DNA 손상은 돌연변이 및 발암의 가능성이 높다. 따라서 DNA 손상을 가진 세포의 세포자멸사는 발암에 대한 생체의 중요한 자기 방어 기전이다. Fas 수용체의 자극은 카스파제를 직접 활성화하고, 사립체를 Bcl-2계의 다른 인자인 Bid의 카스파제 매개성 활성화를 통하여 사멸 프로그램에 참여하게 한다(그림 3-10).

따라서 세포자멸사는 다중 경로를 통하여 수행되는데 모든 경로는 카스파제 활성화 과정을 가지고 있다. 선호되는 경로는 세포의 종류 및 상태뿐 아니라 초기 손상에 따라 달라진다.

ATP 이용성에 따른 세포사의 형태

많은 외래물질은 세포자멸사와 괴사를 모두 일으킬 수 있다. 독성물질은 낮은 수준이거나 높은 수준 노출 초기에 세포자멸사를 유도하는 경향이 있지만, 높은 수준의 노출 말기에는 괴사가 일어난다. 최근의 지견에 따르면 ATP 이용성이 세포 사멸의 형태를 결정하는 데 중요한 역할을 한

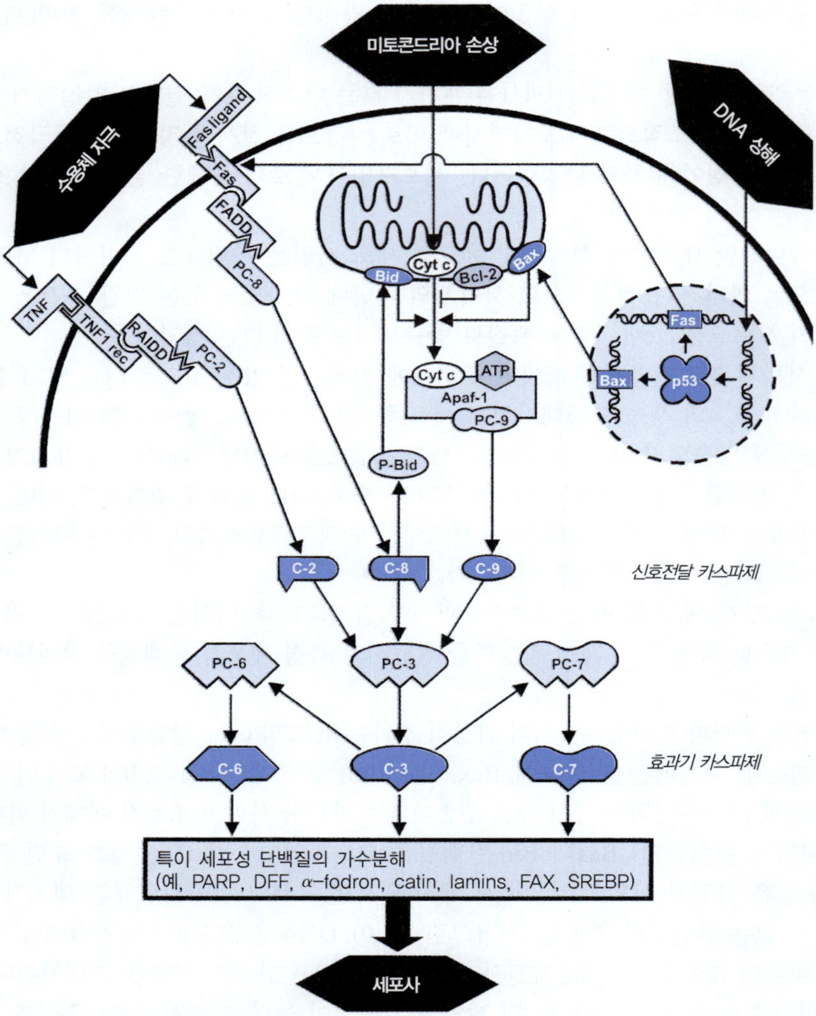

[그림 3-10] *사립체 상해, 핵 DNA 상해, Fas 또는 TNF 수용체 자극에 의해 개시되는 세포자멸사 경로.*
이 그림은 세포자멸사의 세 가지 경로의 단순 모식도이다. (1) 사립체 상해(본문 참조)는 최종적으로 사립체 막에 가로질러 있는 투과 전이 세공을 열어 사립체로부터 시토크롬 *c*(Cyt *c*)를 방출시킨다. Cyt *c*의 방출은 Bax 또는 Bid 단백질에 의해 촉진되며 Bcl-2 단백질에 의해 억제된다. (2) DNA 상해 특히 이중나선 분쇄는 p53 단백질을 활성화 시키는데, 이는 Bax(Cyt *c* 방출 매개)와 막수용체 단백질인 Fas의 발현을 증가시킨다. (3) Fas 리간드 또는 종양괴사인자는 각각의 수용체 즉 Fas 수용체와 TNF1 수용체에 결합하여 이들 수용체를 활성화시킨다. 이 리간드가 결합된 수용체와 방출된 Cyt *c*는 특이 접합 단백질(즉, FADD, RAIDD와 Apaf-1)과 결합하여 단백분해 작용에 의해 프로카스카제(PC)를 활성의 카스파제(C)로 활성화시킨다. 카스파제는 뒤이어 다른 단백질(Bid 전구체인 P-Bid)과 주요 효과기 카스파제인 PC-3를 절단하고 활성화시킨다. 활성의 효과기 카스파제-3은 다른 효과기 프로카스파제(PC-6와 PC-7)를 활성화시킨다. 마지막으로 C-3, C-6과 C-7은 세포자멸사를 일으키는 특이 세포성 단백질을 절단한다. 이러한 경로들은 모든 세포에서 동일하지는 않으며, 세포외 신호전달 분자로 TGF-β를 사용하는 경로와 세포내 신호전달 분자로 세라미드를 사용하는 경로도 있다. DFF=DNA 절편 인자; FAK=국소 접착 키나아제, PARP=poly(ADP-ribose) polymerase; SREBP=스테롤 조절 성분 결합 단백질.

다고 한다. 소수의 사립체만이 MPT를 일으킬 때, 이 사립체와 이들의 친세포자멸사 관련 신호(예, 외전된 cyt *c*)는 용해소체의 자가탐식에 의해 제거된다. MPT가 많은 사립체에서 일어날 때, 자가탐식 기전이 과도하여 방출되는 cyt *c*가 카스파제를 활성화시키고 세포자멸사를 일으킨다(그림 3-10). MPT가 실제적으로 모든 사립체에서 일어날 때, ATP는 심하게 고갈되어 ATP 요구성 세포자멸사 프로그램 수행을 방해하여 세포분해가 일어난다.

제4단계 – 수복 또는 수복곤란

독성의 네번째 단계는 부적절한 수복이다(그림 3-1). 많은 독성물질은 거대분자를 변형시키는데, 수복이 되지 않을 경우 개체의 생물학적 단계의 높은 수준에 손상을 일으켜 독성 진행에 영향을 주게 된다.

분자 수복

손상된 분자는 여러 방법에 의해 수복될 수 있다. 단백질 내 티올의 산화와 DNA의 메틸화 같은 화학적 변형은 간단하게 역전된다. 이들 분자의 손상된 단위의 가수분해성 제거와 신생 단위의 첨가는 화학적으로 손상된 DNA와 과산화된 지질에서 자주 보여진다. 어떤 경우에는 손상된 분자가 모두 분해되고 재합성된다.

단백질 수복

티올기는 여러 단백질의 기능에 필수적이다. 단백질 내 티올의 산화는 티오레독신(thioredoxin)과 글루타레독신(glutaredoxin)에 의해 촉매되는 효소적 환원으로 역전된다. 이들 단백질이 산화된다면 단백질에 있는 촉매성 티올기가 NADPH에 의해 환원되어 재순환되게 된다.

산화된 헤모글로빈(메트헤모글로빈)의 수복은 시토크롬 b_5로부터의 전자 수송에 의하는데, 시토크롬 b_5는 다시 NADPH-의존성 시토크롬 b_5 환원효소에 의해 재생성된다. 열쇼크 단백질(heat-shock protein)과 같은 분자적 보호자는 단백 변성에 의해 다량 생성되며 변형된 단백질의 재접합에 중요한 역할을 수행한다. 손상된 단백질은 단백분해성 분해에 의해 제거되기도 한다. ATP/유비퀴틴 의존성 단백분해계도 역시 조절 단백(예, p53, IκB, 사이클린)의 수준을 조절하는 데 특수한 역할을 갖고 있다. 이들 조절 단백은 손상 또는 돌연변이된 세포내 단백질을 제거한다.

지질 수복

과산화된 지질은 환원제, 글루타티온 과산화효소, 글루타티온 환원효소를 순차적으로 포함하는 복잡한 과정에 의해 수복된다. NADPH는 이 과정에서 산화된 환원제를 재순환시키는 데 필요하다.

DNA 수복

핵 내 DNA는 친전자물질과 자유기와 반응성이 매우 높지만 큰 안정성을 나타내는 것은 DNA가 염색질 내부에 존재하고 있을 뿐 아니라 여러 변형을 교정할 수 있는 수복 기전을 가지고 있기 때문이다. 그러나 사립체 DNA는 히스톤과 효율적인 수복 기전이 결핍되어 있기 때문에 손상되기 쉽다.

직접 수복

어떤 DNA 공유결합은 DNA 포톨리아제(photolyase)와 같은 효소에 의해 직접적으로 해리될 수 있는데, 이 효소는 자외선에 의해 이량화된 인접 피리미딘을 절단시킨다. 이러한 발색단 효소는 광-노출 세포에서만 기능을 가지고 있다. 구아닌의 O^6 위치에 부착되는 메틸기과 같은 작은 부가물은 O^6-알킬구아닌-DNA-알킬전달효소에 의해 제거된다.

절단 수복

염기 절단과 뉴클레오티드 절단은 DNA로부터 손상된 염기를 제거하는 두 개의 기전이다(제8장 및 제9장). 큰 나선 염좌를 일으키지 않는 병변은 전형적으로 염기 절단에 의해 제거되는데, 변형된 염기는 기질-특이성이 상대적으로 높은 글리코실라제(glycosylase)에 의해 인식되어 *N*-글리코시드 결합이 가수분해된다. 이 결과에 의해 변형된 염기는 방출되고 DNA 비퓨린 또는 비피리미딘(양자 모두 AP라고 부름) 부위가 생성되게 된다. AP 부위는 비염기 부위 인접에 위치한 포스포디에스테르(phosphodiester) 결합을 가수분해하는 AP 엔도뉴클레아제에 의해 인식된다. 이들이 제거된 후 비염기 당은 DNA 중합효소에 의해 정확한 뉴클레오티드로 치환되며 DNA 리가제에 의해 제자리로 봉인된다.

부피가 큰 부가물은 뉴클레오티드-절단 수복에 의해 제거된다. ATP-의존성 뉴클레아제는 변형 이중나선을 인식하고 부가물을 포함하는 뉴클레오티드와 병변 부위 양단의 수많은 비손상 뉴클레오티드를 절단한다. 가닥의 절단 부위는 DNA 중합효소와 리가제가 상보가닥을 주형으로 이용하여 해당 뉴클레오티드를 간극에 삽입시켜 원상을 회복한다.

폴리(ADP-리보스)중합효소(PARP)는 절단 수복에 중요한 기여를 한다. 염기 손상 또는 한 가닥 파손이 있을 경우, PARP는 손상 DNA에 결합되고 활성화된다. 활성화된 PARP는 NAD^+를 절단하여 이 조인자의 ADP-리보스 부위를 중합 ADP-리보스의 장쇄를 핵단백에 부착하는 데 이용한다. 하나의 ADP-리보스 단위는 두 개의 음전하를 가지기 때문에 폴리(ADP-리보실)된 단백질은 전기적 음성을 획득함에 따라 음전하성 단백질과 DNA 사이에 전기적 척력이 나타나므로 염색질 구조의 응축이 해제되게 된다. 치밀하게 채우진 염색질의 PARP-매개성 열림은 수복 효소가 파손된 DNA에 접근하게 하여 이를 수복하게 한다는 가설이 있다.

재조합(복제후) 수복

재조합 수복은 DNA 복제가 일어나기 전에 부피가 큰 부가물이나 사슬 내 피리미딘 이량체의 절단이 일어나지 않을 때 발생한다. 복제 과정에 이러한 병변이 있으면, DNA 중합효소는 손상을 가지고 있는 어미사슬의 넓은 범위에 걸쳐 딸사슬을 중합할 수 없게 한다. 복제는 동종("자매")이나 상이한 두 개의 DNA 이중나선을 만든다. 즉 딸사슬에 큰 복제 후 세극(gap)을 가지는 이중나선과 복제 포크의 반대 레그에서 생성되는 비손상 이중나선이 이들이다. 이 비손상 이중나선은 손상된 자매 이중나선에 두 개의 동종 이중나선의 적합한 사슬의 복제 ("교차")에 의하여 복제 후 세극을 완성시킨다. 분리 후 원래 세극을 함유한 자매 이중나선은 비손상 자매의 모사슬로부터 기인된 절단을 딸사슬에 전달하게 된다. 절단과 재조합 수복 모두 사슬 간 교차-연결을 갖는 DNA의 수복시에 일어난다.

세포 수복: 말초신경에서의 전략

손상된 신경세포의 수복은 성장된 신경세포는 증식능을 소실하였기 때문에 세포 손상은 제한적으로 극복된다. 축삭 손상을 갖는 말초 신경세포는 수복이 일어나지만 대식세포와 슈반세포의 도움이 필요하다. 대식세포는 탐식작용에 의해 잔괴를 제거하고 시토카인과 성장인자를 생산하여 슈반세포가 증식하고 성장-지지형으로 분화하게 한다. 재성장 축삭과 함께 이동하면서 슈반세포는 표적 세포에 축삭이 분지될 수 있도록 물리적 및 화학적으로 인도한다.

포유동물의 중추신경계에서 희소돌기아교세포에 의해 생성되는 성장억제성 당단백과 황산콘드로이틴 프로테오글리칸과 별아교세포에 의해 생성된 반흔에 의해 축삭 재성장은 방해를 받는다. 중추 신경세포의 손상은 비가역적이라고 하지만, 여분의 신경세포가 많이 있기 때문에 소실된 신경세포의 기능을 부분적으로 보충할 수 있다.

조직 수복

증식능을 가진 세포로 이루어진 조직 손상은 손상된 세포의 세포자멸사와 괴사와 증식에 의한 조직 재생에 의해 역전된다.

세포자멸사 : 손상 세포의 적극적 삭제

세포 손상에 의해 개시되는 세포자멸사는 조직 수복이라고 간주될 수 있다. 세포자멸사를 하고 있는 세포의 핵과 세포질 물질은 농축되고 막결합 절편(세포자멸사체)으로 쪼개어짐에 따라 위축된다. 세포 사체는 염증을 야기하지 않고 탐식된다. 또한 세포자멸사는 돌연변이성 DNA 손상을 가진 세포를 제거함으로써 신생물에 이르는 과정을 방해한다.

손상된 세포의 세포자멸사는 지속적으로 재생되는 세포(예, 골수, 호흡기 및 위장관 상피세포, 피부의 상피)나 어떤 조건에서 분열하는 세포(예, 간 및 신장의 실질세포)로 이루어져 있는 조직에 대해서만 조직 수복으로서 충분한 가치를 가지고 있다. 이들 조직의 세포자멸사 세포는 쉽게 보충될 수 있기 때문이다. 조직 수복 전략으로서의 세포자멸사의 가치는 신경세포, 심장근세포 및 여성의 생식세포과 같은 비복제 세포 또는 비대체성 세포를 함유하고 있는 기관에서는 현저히 감소된다.

증식: 조직 재생

조직은 여러 세포와 세포외 기질로 구성되어 있다. 카드헤린은 인접 세포를 서로 부착하게 하고 코넥신은 세극결합(gap junction)과 결합함에 의해 인접세포를 세포 내부에 연결시켜준다. 인테그린은 세포를 세포외 기질과 연계시킨다. 따라서 손상된 조직의 수복은 소실세포와 세포외 기질의 재생과 신생 성분의 조직 및 기관에로의 재편입을 포함하고 있다.

유사 분열에 의한 소실 세포의 보충

손상이 일어나면 곧 손상부위 인접 세포는 세포분열주기에 들어간다. G_0기의 휴지기 세포는 G_1에 들어가 분열기(M)로 진행된다.

분열이 예정된 세포에서 유전자 발현의 순차적 변화가 일어난다. 손상 초기에는 세포내 신호전달이 커져 여러 유전자의 발현이 증대된다. 이와 같은 소위 즉시형 초기 유전자에 속하는 것으로는 다른 세포를 직접 자극하든지 세포 표면 수용체 또는 연계된 전달망을 통하여 초기 유전자 활성화 과정을 증폭시키는 전사인자를 코딩하는 유전자들이다. 두세 시간이 지난 후 소위 지연형 초기 유전자에 의해 발현되는 산물에 의해 세포분열주기는 조절된다.

세포주기 촉진 단백질에 관련된 유전자와 세포주기를 억제하는 단백질에 관련된 유전자는 일시적으로 과잉 발현되는데 이는 이러한 이중 작용은 세포 재생을 정확하게 조절하기 위함이라고 생각된다. 따라서 유전자 발현은 이러한 형식으로 다시 프로그램되어 DNA 합성과 유사분열이 세포의 고유 작용보다 우선하여 일어나게 한다.

재생 과정은 아마도 손상시 세포로부터 방출되는 화학적 전달물질에 의해 개시되는 것으로 여겨진다. 상재 대식세포와 내피세포와 같은 비실질세포는 이들 화학적 신호전달에 반응하여 재생 과정을 증진하고 전파시키는 여러 신호전달 분자를 생산한다. 종양괴사인자-α(TNF-α)와 인터루킨-6 (IL-6)과 같은 시토카인들은 휴지기 세포를 세포주기에로의 전이를 개시시키며("priming"), 간 성장인자(HGF)와 변환성장인자-α(TGF-α)와 같은 성장인자들은 활성화된("primed") 세포를 유사분열 방향으로 진행시키는 목적을 가지고 있다.

유사분열 이외에도 세포의 이동은 특정 조직의 재편성에 크게 기여하고 있다. 위장관 점막에서는 세포 복제에 의해 표면의 연속성이 이루어지기 이전에도 이러한 연속성을 재확립하기 위하여 잔류되어 있는 상피 세포는 늘어지고 가늘게 될 뿐 아니라 손상부위에 신속하게 이동한다. 점막 수복은 다른 부위의 조직 수복에 관여하는 성장인자와 시토카인과 함께 점막 손상 부위에 과발현되는 위장관 점막층과 연관된 특이 펩티드에 의해 수행된다.

세포외 기질의 보충

세포외 기질은 단백질, 당아미노글리칸과 당단백 및 프로테오글리칸으로 구성되어 있다. 휴지 별아교세포의 활성화는 주로 두 개의 성장인자에 의해 매개된다. 즉, 혈소판유래성장인자(PDGF)와 변환성장인자-β(TGF-β)인데 이들은 손상부위에 축적되고 탈과립된 혈소판에서 방출되며 시간이 지난 후에는 활성화 별아교세포 자체에서 방출되기도 한다. 별아교세포의 증식은 강력한 유사분열물질인 PDGF에 의해서 유도되며, TGF-β는 별아교세포에 작용하여 콜라겐(아교질), 피브로넥틴, 테나신과 프로테오글리칸과 같은 세포외 기질 성분의 합성을 자극한다.

조직 손상의 부작용

소실 세포와 세포외 기질의 보충을 도우는 매개물질 이외에도 세포손상에 의해 활성화되는 상재 대식세포와 내피세포는 염증 · 급성기 단백질 및 발열과 같은 일반 반응을 일으킨다.

염증

세포와 매개물질

미세순환의 변환과 염증세포의 축적은 조직 손상에 반응하여 생성되는 TNF-α와 IL-1과 같은 시토카인을 분비하는 상재 대식세포에 의해 주로 개시된다. 이러한 시토카인들은 차례로 인접에 있는 내피세포와 섬유아세포와 같은 기질 세포를 자극하여 국소 미세혈관의 확장을 일으키고 모세혈관의 투과성을 증대시키는 매개물질을 방출시킨다. 활성화된 내피세포는 화학주성인자와 세포-접착 단백질을 방출하여 순환 백혈구를 손상조직에로의 운반을 촉진시킨다. 이어서 일어나는 보다 강력한 결합(접착)은 세포내 접착 분자(예, ICAM-1)의 참여에 의해 내피세포와 백혈구 사이에 성립된다. 백혈구는 내피세포층을 통과하여 조직에 도달할 수 있는 능력을 가지고 있다. 이러한 과정은 백혈구 인테그린(integrins)을 발현시키는 화학주성인자(chemoattractants)의 농도 경사에 의해 촉진된다. 화학주성인자는 여러 기질 세포에 의해 생성되는데 혈소판활성인자(PAF)와 류코트리엔 B_4(LTB_4)와 같은 지질 유래 화합물 뿐만아니라 화학주화성 시토카인(케모카인이라고도 부름)이 여기에 포함된다. 궁극적으로 손상 인접부위의 모든 형태의 세포는 ICAM-1을 발현하여 백혈구 침습을 촉진시키고 침습 백혈구도 매개물질들을 합성함으로써 염증반응을 전파하게 된다.

염증에 의한 반응성 산소종 및 반응성 질소종의 생산

손상 부위에 동원된 백혈구와 마찬가지로 대식세포도 호흡 폭발 과정을 거쳐 자유기를 생성하고 효소를 활성화한다. 대식세포와 과립구에서 의해 활성화된 막결합 NAD(P)H 산화효소는 산소분자로부터 과산화물 음이온 라디칼($O_2^{\bar{\cdot}}$)을 생성한다. $O_2^{\bar{\cdot}}$는 수산 라디칼($HO^{\bullet}$)을 생성시킬 수 있다.

대식세포는 산화질소 합성효소에 의해 아르기닌으로부터 다른 세포독성 자유기인 산화질소($^{\bullet}NO$) 라디칼을 생성시킨다 :

$$\text{L-arginine} + O_2 \rightarrow \text{L-citruline} + {}^{\bullet}NO$$

이어서, 활성대식세포에서 생성된 $O_2^{\bar{\cdot}}$와 $^{\bullet}NO$는 상호 반응하여 과산화아질산 음이온을 생성시키고, 이산화탄소와 반응하여 다른 두 개의 라디칼인 이산화질소 라디칼과 탄산 음이온 라디칼로 분해된다.

$$O_2^{\bar{\cdot}} + {}^{\bullet}NO \rightarrow ONOO^-$$
$$ONOO^- + CO_2 \rightarrow ONOOCO_2^-$$
$$ONOOCO_2^- \rightarrow {}^{\bullet}NO_2 + CO_3^{\bar{\cdot}}$$

과립구는 용해소체(lysosome) 효소인 골수과산화효소(myeloperoxidase)를 탐식 공포인 탐식된 세포외 공간에 방출시킨다. 골수과산화효소는 과산화수소(HOOH)와 염소 이온으로부터 차아염소산(HOCl)을 생성시키는 촉매작용을 한다 :

$$HOOH + H^+ + Cl^- \rightarrow HOH + HOCl$$

HOCl은 Fe^{2+} 또는 $O_2^{\bar{\cdot}}$로부터 HOCl에로의 전자이동에 의하여 $HO^{\bullet}$를 생성시킬 수 있다.

$$HOCl + O_2^{\bar{\cdot}} \rightarrow O_2 + Cl^- + HO^{\bullet}$$

방출된 용해소체 단백분해효소와 마찬가지로 이러한 모든 반응성 화학물질은 염증세포의 파괴 종산물이다. 이러한 화학물질이 미생물 침입 부위에서 항미생물작용을 나타내긴 하지만, 독성 손상부위에서는 인접 건강 조직을 손상시켜 조직손상을 전파시키는 작용을 한다.

변형 단백질 합성: 급성기 단백질

손상 조직의 대식세포와 내피세포에서 방출되는 시토카인인 IL-6, IL-1과 TNF는 세포표면 수용체에 작용하여 양성 및 음성 급성기 단백질이라고 불리어지는 특정 단백질을 코딩하는 유전자의 전사 작용을 증가 또는 감소시킨다.

양성 급성기-단백질은 조직 손상을 최소화하고 수복을 촉진시키는 역할을 할 수 있다. 예를 들어 많은 양성 급성기 단백질은 손상세포 및 동원 백혈구로부터 방출된 용해소체 단백분해효소의 작용을 억제한다.

음성 급성기단백질은 알부민, 트랜스티레틴과 트랜스페린, 여러 형의 시토크롬 P450, 글루타티온 *S*-전달효소와 같은 혈장단백이다. 특히 시토크롬 P450과 글루타티온 *S*-전달효소는 외래물질의 독성화와 해독화에 중요한 역할을 수행하고 있기 때문에 조직손상의 급성기에 화학물질의 독성 및 체내동태가 현저하게 변화될 수 있다.

일반 반응

손상부위의 활성 거대세포와 내피세포로부터 방출되는 시토카인은 또한 신경액소성 반응을 일으킬 수도 있다. 따라서 IL-1, TNF와 IL-6은 시상하부의 체온 조절점을 변동시켜 발열을 야기한다. 그 밖에 IL-1과 IL-6은 뇌하수체에 작용하여 ACTH의 방출을 유도하여 부신으로부터 코르티솔의 분비를 자극시킨다. 코르티코스테로이드는 시토카인 유전자 발현을 억제하기 때문에 음성 되먹이 고리가 나타난다.

수복 실패

수복 기전은 절대적이지 않아 어떤 병변에서는 간과될 수 있어 경우에 따라 손상에 대한 방어가 나타나지 않을 수 있다. 손상이 너무 커 수복 기전을 압도할 때에 일반적으로 수복이 이루어지지 않는다. 이러한 경우의 예로 필요한 효소와 조인자가 소진되었을 때를 들 수 있다. 때때로 독성물질 유도 손상은 수복과정 자체에 유해하게 작용할 수도 있다. 마지막으로 외래물질이 단백질에 공유 결합할 때 어떤 독성 손상은 효율적으로 수복되지 않을 수 있다.

수복이 오히려 독성을 나타내게 하는데, PARP가 파손 DNA 사슬의 수복에 도움을 줄 때와 단백질 및 내인성 환원물질의 산화형을 수복시키기 위하여 NAD(P)H가 과량 소모될 때처럼 PARP가 과량의 NAD^+를 절단시키는 경우에 독성이 일어난다. 두 가지 경과는 모두 산화성인산화를 억압하는데 이 경과는 환원성 조인자(그림 3-8)의 공급이 필요하기 때문에 결국 세포 손상을 가져오게 하는 ATP 고갈을 일으키거나 악화시킨다. 그러나 수복 역시 독성에 적극적인 역할을 가질 수 있다. 이러한 예는 만성 조직 손상 후 수복 과정이 방향을 잃고 조직 재구성 대신에 통제되지 않는 증식이 계속될 때 보여진다. 세포의 이러한 증식은 신생물을 생성시키고 세포외기질의 과잉생산은 섬유화를 일으킨다.

수복 장애로 인한 독성

수복 장애는 분자, 세포 및 조직 수준에서 일어난다. 약간의 독성은 특이 효소 또는 특이 과정과 같은 격리된 단일 수준에서 일어나거나 조직 괴사, 섬유화, 화학적 발암과 같은 여러 다른 수준에서 일어난다.

조직 괴사

세포 사멸을 가져오는 여러 기전은 수복 기전에 의해 가역적으로 될 수 있는 분자 손상을 포함하고 있다. 세포 손상은 분자 수복 기전이 효율적이지 않거나 분자 손상이 용이하게 역전되지 않으면 세포 괴사로 나아간다.

세포 손상이 조직 괴사로 진행되는 것은 두개의 수복 기전인 세포자멸사와 세포 증식의 상호협력에 의해 방해되어질 수 있다. 손상 세포는 세포자멸사를 개시하는데, 세포자멸사는 손상 세포의 괴사와 이에 뒤이은 염증 반응을 방해함으로써 독성 손상에로의 진행을 막아준다.

독성 손상의 전파를 제어하는 또 다른 중요한 수복 과정은 손상 세포의 인접에 있는 세포의 증식이다. 세포 손상이 일어난 후 개시되는 이 초기 세포분열은 손상 조직의 신속하고 완전한 회복과 괴사 예방에 중요하다고 생각되어지고 있다. 손상에 대한 조직의 감수성과 수복능은 명백히 다른 독립 변수이나, 이 두 변수 모두 생존하여 조직이 재편되거나 사멸하여 조직이 괴사되는 데에 영향을 주고 있다.

수복의 효율은 조직 괴사를 일으키는 독성물질에 대한 용량-반응 상관성에 중요한 결정인자로 작용한다. 조직 괴사는 독성물질의 용량에 따르는데, 그 이유는 높은 용량이 표적 부위에 충분한 농도에 이르게 할 수 있고, 많은 양은 수복을 억제할 수 있는 손상을 일으켜 손상 과정을 진행시키기 때문이다. 조직 괴사는 손상이 수복 기전을 압도하고 무력화시킬 때 일어나는데, 여기에는 (1) 손상 분자의 수복, (2) 세포사멸사에 의한 손상 세포의 제거와 (3) 세포분열에 의한 소실 세포의 보충이 있다.

섬유화

이상 조성의 세포외 기질의 과다한 침착을 특징으로 하는 병리 상태인 섬유화는 손상 조직의 수복 곤란의 특이적 발현이다. 위에서 논의된 바와같이 세포 손상은 세포증식과 세포외 기질 생산의 초기 급증을 일으키는데 이러한 급증은 손상조직이 교정되면 정상적으로 정지하게 된다. 증가된 세포외 기질의 생산이 정지되지 않는다면 섬유화가 일어나게 된다.

TGF-β는 섬유화의 주요 매개물질로 보인다. TGF-β의 과잉 발현은 급성 손상 후의 세포외 기질의 재생을 매개하는 공통 반응이다. 보통 수복이 종결되면 TGF-β 생산은 정지된다. TGF-β 과잉생산 정지를 억제하지 못하게 되면 섬유화가 일어나는데, 연속적 상해나 TGF-β의 조절결함에 의해 촉발된다.

TGF-β의 섬유화 작용은 (1) 특이 표적 세포에 의한 개별 기질 성분의 합성 자극, (2) 기질 분해 억제에 의해 일어난다. 흥미롭게도 TGF-β는 표적 세포에서 그 자신의 유전자의 전사를 유도하는데, 이는 이들 세포에서 생산되는 TGF-β는 자가분비 방식으로 세포외 기질의 생산을 증폭시킬 수 있다. 이러한 양성 되먹이기 작용은 섬유화를 촉진시킨다.

섬유화는 세포외 기질의 과잉 축적뿐 아니라 이것의 조성 변화까지 영향준다. 콜라겐, 라미닌과 같은 기저막 성분은 섬유화에서 현저하게 증가한다.

발암화

화학적 발암화는 여러 수복 기전의 불충분한 기능에 의해 일어난다. 여기에는 (1) DNA 수복 실패, (2) 세포자멸사 실패와 (3) 세포 증식 종결 실패가 있다.

DNA 수복의 실패: 발암화 초기 변화로서의 돌연변이

화학적 및 물리적 상해는 유전독성과 비유전독성 기전에 의하여 세포의 신생물 변환을 야기할 수 있다. DNA와 반응하는 화학물질은 부가물 형성, 산화성 변화 및 사슬 파손과 같은 손상을 야기할 수 있다. 이러한 병변이 수복되지 않거나 손상 세포가 제거되지 않으면, 어미 DNA 사슬의 병변이 유전적 변형(또는 돌연변이)을 유도한다. 개체로서 가장 불행한 극본은 변형된 유전자가 세포의 증식을 다시 프로그램하는 돌연변이성 단백질을 발현하는 것이다. 이러한 세포는 유사분열을 하며 그 딸세포도 역시 비슷한 증식성을 가지고 있다. 더구나 증가된 세포 분열은 돌연변이의 가능성을 증가시키기 때문에, 이런 세포는 정상세포에 비하여 성장적 이점을 더욱 증가시키는 부가의 돌연변이를 최종적으로 획득하게 된다. 이 과정의 제일 마지막 결과는 변형되어 있으나 신속하게 증식하는 세포로 구성된 종양 형성이다.

원발암유전자의 돌연변이

원발암유전자는 세포주기를 통하여 세포의 진행을 자극하는 단백질을 코딩하는 고도로 보존된 유전자이다. 원발암유전자 산물은 (1) 성장인자, (2) 성장인자 수용체, (3) G 단백, 단백키나아제, 사이클린, 사이클린-의존성 단백키나아제와 같은 세포내 신호전달계와 (4) 핵 전사인자이다. 원발암유전자 단백질의 생산 및 활성의 일시적 증가는 배아 발생, 조직 재생과 성장인자 또는 호르몬에 의한 세포의 자극 등과 같은 과정에서 조절성장에 필요하다. 대조적으로 이들 단백질의 영구적 활성화와 과잉 발현은 신생물 변환에 유리하게 한다. 유전독성 발암원이 신생물세포 변환을 유도시키는 기전의 하나는 원발암유전자의 활성 돌연변이를 일으키는 것이다. 변형된 유전자(*발암유전자*라고도 부름)는 영구적으로 세포 분열주기로 내모는 활성 단백질을 코딩한다.

발암유전자 단백질의 돌연변이성 활성화의 예 하나는 Ras 단백질의 활성화이다. Ras 단백질은 형질막의 내막에 국재되어 있으며 성장인자에 의해 유도되는 반응의 중요 매개물질로 작용하고 있다(그림 3-7). Ras는 분자 개폐기 역할을 하여, GTP-결합형은 활성을 그리고 GDP-결합형은 불활성을 나타낸다. *Ras* 유전자의 돌연변이의 약간은 단백질의 GTPase 활성을 현저하게 저하시켜 영구 활성 GTP-결합형인 Ras로 만든다. 신호-의존성 Ras 활성화에 비하여 지속적 Ras 활성화는 종국적으로 비통제성 증식과 변환을 유도한다.

종양억제유전자의 돌연변이

종양억제유전자는 분열주기에 있는 세포의 진행을 억제하는 단백질을 코딩하는데, 여기에는 사이클린-종속성 단백질 인산화효소 억제제, 사이클린-종속성 단백키나아제 억제제를 코딩하는 전사인자와 DNA 합성과 세포분열에 관여하는 전사인자를 차단하는 단백질이 있다.

p53 종양 억제 유전자는 복합기능을 가진 53,000-Da의 단백질을 코딩한다. 전사인자로 작용하는 p53 단백질은 산물이 세포주기를 억제하고 세포자멸사를 증강시키는 유전자를 활성화하고

항세포자멸사 단백질을 코딩하는 유전자를 억제시킨다. DNA 손상과 발암유전자의 불합리한 발현은 p53 단백질을 안정화시켜 축적시키고 세포주기의 억제하며(DNA 수복 허용) 심지어 영향받은 세포의 세포자멸사를 유도시킨다.

발암에서의 원발암유전자와 종양억제유전자의 협력

(1) 돌연변이성 원발암유전자(활성 단백질을 코딩함), (2) 돌연변이성 종양 억제 유전자(불활성 단백질을 코딩함) 형태의 유전자 손상의 축적은 통제성 증식능을 가진 정상세포가 비통제성 증식능을 가진 악성종양세포로 변형되는 가장 주된 추진력이라고 보여진다. 조직의 세포 수는 유사분열과 세포자멸사 사이의 균형에 의해 조절되기 때문에 비통제성 증식은 이러한 균형이 깨어져 나타난다.

세포자멸사의 실패: 돌연변이 및 클론성 성장의 촉진

신생물생성전세포 즉 돌연변이 세포는 정상세포보다 세포자멸사 작용이 훨씬 높다. 따라서 세포자멸사는 초기세포와 종양세포의 클론성 확장을 상쇄시킨다. 세포자멸사의 촉진은 종양의 퇴축을 가져오나, 세포자멸사의 억제는 돌연변이와 신생물생성전세포의 클론성 확장이 촉진되므로 유해하다.

증식 종식 실패: 돌연변이, 원발암유전자 발현, 클론성 성장의 촉진

유사분열 작용의 증가는 많은 이유에 의해 발암화를 촉진시킨다.

1. 유사분열 작용의 증가는 돌연변이 확률을 높인다. 세포분열주기 활성화에 수반하여 G_1기의 현저한 단축이 일어나며 복제가 일어나기 전에 손상 DNA의 수복에 소요되는 시간이 짧아진다.
2. 과잉 생산된 원발암세포유전자 단백질은 세포의 신생물 변환을 촉진시키기 위하여 발암유전자 단백질과 협력하여 DNA 메틸화에 소요되는 시간을 단축시키는데, 이는 전사인자와 프로모터 부위의 결합을 억제하여 유전자 전사를 저하시킨다. 발현되지 않은 유전자는 완전하게 메틸화되어 있다.
3. 세극결합을 통한 세포-세포 전달과 카드헤린을 통한 세포간 접착은 증식 중에 일시적으로 방해되는데 이로 인하여 종양세포는 침입하게 된다.

비유전독성 발암원: 유사분열 촉진자와 세포자멸사 억제자

많은 화학물질은 만성적으로 투여하면 DNA를 변화시키지 않거나 돌연변이를 일으키지 않고도 발암을 유도한다. *비유전독성* 또는 *후성 발암원*이라고 불리어지는 이런 화학물질에 의한 발암화는 유전독성 물질이나 자연발생적 DNA 손상에 의해 개시되는 발암화를 증강시킴으로써 암을 발생시킨다. 자연발생적 DNA 손상은 사람의 정상세포에서 염기쌍 기준으로 $1/10^{10}$에서 $1/10^{8}$의 비율로 나타난다. 비유전독성 발암원은 유사분열 작용과 세포자멸사 억제에 의해 이 비율을 증대시켜 DNA 손상과 돌연변이를 가진 세포 수를 증대시킨다.

세포 손상은 조직 거대세포와 내피세포로부터 HGF와 TGF-α와 같은 유사분열성 성장인자를 방출시킨다. 따라서 만성적 손상 조직 세포는 내인성 유사분열 촉진물질에 지속적으로 노출되어 있다고 볼 수 있다. 이러한 성장 세포는 급성 세포 손상 후의 조직 수복에 중요한 역할을 수행하고 있지만, 이들의 지속적 존재는 영향을 받은 세포가 궁극적으로 신생물 세포로 변환될 수 있기 때문에 잠재적으로 유해하다. 후성 발암물질이라도 간접적이긴 하지만 유전독성을 나타낼 수 있음을 인식하는 것은 중요하다.

결론

선택 독성 또는 변화된 독성은 아래 여섯 가지 요인이 달라지거나 변화되었을 때 일어날 수 있다. 즉, (1) 독성물질의 노출, (2) 표적 부위에 최종 독성물질의 운반과 그에 따른 농도 변화, (3) 표적 분자, (4) 독성물질-표적 분자 상호작용에 의한 생화학적 과정, (5) 분자 · 세포 · 조직 수준별 수복기능, (6) 영향을 받는 개체의 독작용 적응에 관여하는 순환 · 체온조절 반사작용과 같은 기전 등이 독성의 발현에 깊은 연관을 갖고 있다. 독성 전개의 개요를 단순도식으로 설명할 수 있지만(그림 3-1), 독성에 이르는 경로는 매우 다양하고 복잡하다. 개체는 (1) 해독화에서 보는 바와 같이 독성물질이 운반되는 것을 막을 수 있으며, (2) 수복 기전에서 보는 바와 같이 독성 손상을 역전시킬 수 있으며, (3) 적응반응에서 보는 바와 같이 기능곤란를 상쇄시킬 수 있다. 위에 열거한 기전에 의하여 독성은 예방 · 역전 · 보상될 수 있으므로 독성물질에 노출되었다 해서 반드시 독성이 나타나는 것을 아니다. 독성은 독성물질에 대한 생체의 보호기전을 소진 내지 저해시키거나 생체의 적응력이 벗어났을 때 일어난다고 볼 수 있다.

참고문헌

Dalton TP, Shertzer HG, Puga A: Regulation of gene expression by reactive oxygen. *Annu Rev Pharmacol Toxicol* 39:67–101, 1999.

Green DR : Apoptotic pathways: The roads to ruin. Cell 94:695–698, 1998.

Hershko A, Ciechanover A: The ubiquitin system. *Annu Rev Biochem* 67:425–479, 1998.

Jäättelä M : Escaping cell death: Survival proteins in cancer. *Exp Cell Res* 248 : 30–43, 1999.

Johnson DG, Walker CL: Cyclins and cell cycle checkpoints. *Annu Rev Pharmacol Toxicol* 39:295–312, 1999.

Kroemer G, Dallaporta B, Resche-Rigon M: The mitochondrial death/life regulator in apoptosis and necrosis. *Annu Rev Physiol* 60:619–642, 1998.

Lee JI, Burckart GJ: Nuclear factor kappa B: Important transcription factor and therapeutic target. *J Clin Pharmacol* 38:981–993, 1998.

Murphy MP: Nitric oxide and cell death. *Biochim Biophys Acta* 1411 : 401–414, 1999.

Nicholson DW, Thornberry NA: Caspases: Killer proteases. *Trends Biochem Sci* 22:299–306, 1997.

Podolsky DK: Mucosal immunity and inflammation : V. Innate mechanisms of mucosal defense and repair: The best offense is a good defense. *Am J Physiol* 277 : G495–G499, 1999.

Puga A, Wallace KB(eds): *Molecular Biology of the Toxic Response*. Philadelphia: Taylor & Francis, 1999.

Pumford NR, Halmes NC: Protein targets of xenobiotic reactive intermediates. *Annu Rev Pharmacol Toxicol* 37:91–117, 1997.

Reed JC, Jurgensmeier JM, Matsuyama S: Bcl-2 family proteins and mitochondria. *Biochim Biophys Acta* 1366:127–137, 1998.

Toivola DM, Eriksson JE : Toxins affecting cell signalling and alteration of cytoskeletal structure. *Tox In Vitro* 13:521–530, 1999.

Wallace KB, Starkov AA: Mitochondrial targets of drug toxicity. *Annu Rev Pharmacol Toxicol* 40:353–388, 2000.

제4장 위해성 평가

Elaine M. Faustman and Gilbert S. Omenn

CHAPTER 4

요 점

- *위해성 평가*는 위험성 물질 또는 상황에 의한 인체노출로부터 초래되는 잠재적 유해 건강효과에 대한 체계적이고 과학적인 서술이다.
- *위해성*은 유해한 결과의 확률로서 정의된다.
- *위해성 관리*는 정책조치가 위험성을 관리할 수 있도록 선택하는 과정을 말한다.

서론 및 역사적 배경

화학물질 노출에 대한 *위해성 평가*의 중요한 활동의 과학적인 핵심에는 독성학적 연구, 독성시험의 수행 및 독성학자에 의한 해석 등이 포함된다. "The Red Book"으로 알려져 있는 *"미연방정부: 그 과정의 관리"*에서 국립연구위원회는 위해성 평가를 위험성 확인, 용량-반응 평가, 노출분석 및 위해성 결정 등의 단계로 설명하고 있다. 그림 4-1에서는 위해성 평가에 대한 일관성 있는 체계를 나타내고 있다. 양방향 화살표는, 기전적 연구가 직접적으로 위해성 평가에 제공되고, 결정적 자료의 불확실성은 연구를 추진하는 이상적인 상황을 나타내고 있다. 종종 공공정책 목적에는, 논쟁을 일으킬 수 있는, 위해성에 대한 다른 허용치를 반영하거나, 실제 영향의 관찰을 충분히 넘어서는 외삽이 요구된다.

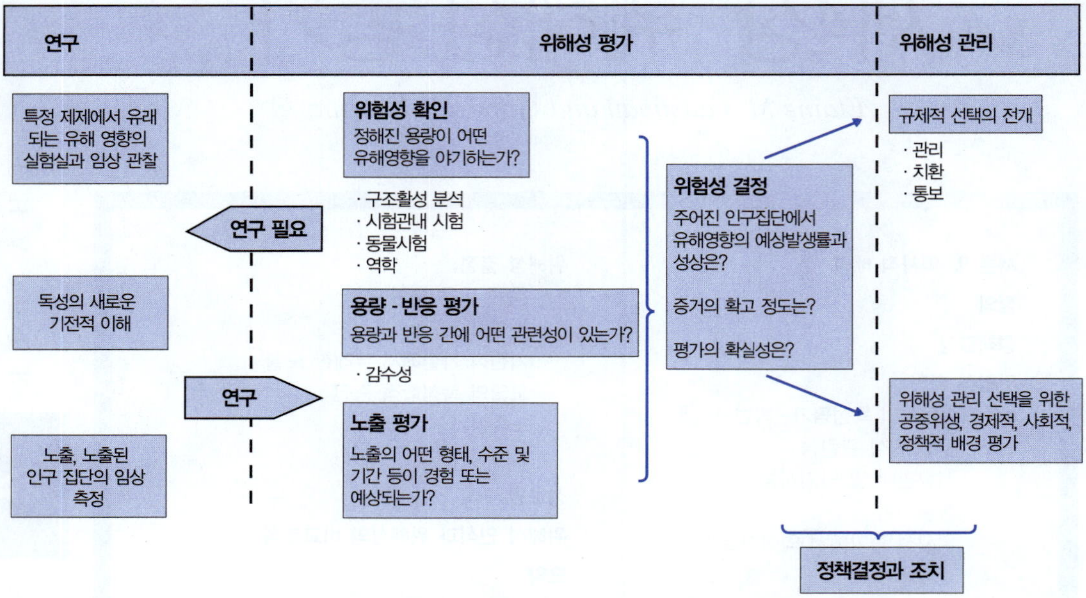

[그림 4-1] ***위해성 평가/위해성 관리 체계.*** 이 그림에서는 위해성 평가의 4개 해결 단계를 굵은 글자로 표시하고 있다 : 위험성 확인, 용량-반응 평가, 노출 평가 및 위해성 결정. 위해성 평가는 그 과정에서 필요성이 제기되어 새로운 연구가 추진되고, 새로운 연구소견으로 위해성 평가결과가 수정되는 상호작용하는 양방향의 과정이다.

위해성 평가와 위해성 관리에 관한 대통령/의회 위원회에서는 두 가지 결정적 개념을 적용하는 포괄적인 체계를 공식화하였다: (1) 환경적 문제 또는 쟁점을 공중보건 및/또는 생태학적 문맥으로 설명, 그리고 (2) 그림 4-2에서 보여주는 6단계 과정의 초기부터 관련 이익단체 영향을 받는 또는 잠재적으로 영향을 받는 공동체-사전 관계. 특정 노출과 잠재적 건강영향은 정보원, 노출경로 및 동시에 한 건강영향에 대해 한 환경매체(공기, 물, 토양, 식품, 상품)내 한 화학물질을 평가하는 현 일반적인 접근법과는 반대로, 다중 종말점의 관점으로 평가되어야만 한다.

정의

위해성 평가(*risk assessment*)는 유해한 제제 또는 상황에 인체노출로 기인되는 잠재적 유해건강영향의 체계적 과학적인 결정이다. *위해성*은 유해한 결과의 확률로서 정의된다. *위험성*이란 단어는 미국과 캐나다에서는 내재적 독성특성으로 언급되는 반면에, 세계적으로는 유해한 결과의 확률로서 정의된다. 위해성 평가에는 결과의 성상과 증거의 강도에 관한 정량적인 정보뿐만 아니라 노출, 숙주감수성인자 및 위해성의 잠재적 크기 등의 정량적인 평가-그리고 결과와 결론내 불확실성의 서술도 필요하다. 위해성 평가의 목적은 표 4-1에 설명되어 있다.

위해성 결정(*characterization of risk*)에는 정량적 분석과 정성적 분석의 조합이 잘 반영되어 있다. 불행하게도 많은 독성학자, 공중보건의, 환경학자 및 관리들은 위해성 평가와 정량적인 위

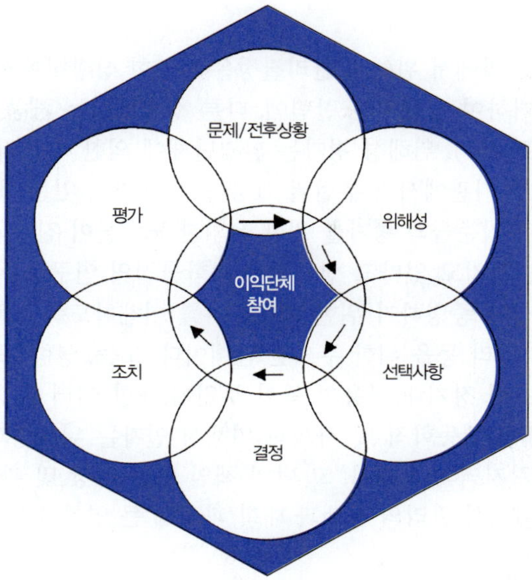

[그림 4-2] ***위해성 평가와 위해성 관리에 관한 미 상임위원회의 환경건강을 위한 위해성 관리체계.*** 본 체계에는 6단계가 포함된다 : (1) 광범위한 공중보건상황에서 문제의 공식화, (2) 위해성의 분석, (3) 선택사항의 정의, (4) 위해성 저감 결정, (5) 조치의 이행, 그리고 (6) 취해진 조치의 유효성 평가. 이익단체와의 상호작용이 절대적으로 필요하여, 체계의 중앙에 위치하고 있다.

해성 평가와 동일시하여서, 과도하게 세밀한 위해성 평가를 위한 숫자를 발생하여, 종간 영향의 기전, 연구 간의 불일치 소견, 다중변이 건강영향 및 노출영향을 뒤집거나 또는 피하는 수단 등에 관련된 결정적인 정보를 무시하는 경향이 있다.

*위해성 관리(risk management)*는 6단계 체계(그림 4-2)의 위해성 평가/위해성 결정에서 확인된 위험성을 관리하기 위하여 정책적인 조치를 선택하는 과정이다. 위해성 관리자는 여러 조건 간의 선택과 대체 조건들 평가에서 법적, 기술적, 경제적, 사회적 및 정책적 요인들과 함께－과학적 증명과 위해성 평가를 고려한다.

*위해성 정보전달(risk communication)*는 공동체집단, 법률가, 지역공무원, 심사원, 사업가, 노동자 및 환경학자 등이 이해할 수 있는 위해성 평가와 위해성 관리에 관한 정보를 형성하도록 설명하는 과정이다. 대화에 대해 심각하고, 지나치게 자주 요구를 무시한다면 이들 이익단체의 제안된 대책, 우선권, 인식 및 공포 등에 귀 기울이게 만들수도 있다.

표 4-1 위해성 평가의 목적

1. 위해성과 이익의 균형 의약품, 농약	3. 예정된 활동들의 우선권 설정 규제기관, 제조자, 환경/소비자단체
2. 위해성의 목표수준 설정 식품첨가물, 수질오염물질	4. 위해성을 저감하기 위한 조치가 취해진 후 위해성 저감의 정도와 잔류 위해성의 예측

정책결정

미국과 많은 다른 나라에서 위해성 관리결정은 다양한 상황하에서 이루어진다. 특정 상황에서는 위해성 단독에 의거하여 정해지는 반면에, 다른 상황에서는 제품 또는 활동의 이익과 위해성의 균형이 요구된다(표 4-1). 위해성 평가는 환경단체에 의한 수단의 할당, 회사에서의 화학물질개발공정 및 규제/위생 기관에서의 우선권 설정을 위한 가치 있는 체계를 제공한다. 최근에 시험법의 조화와 위해성과 기준들의 평가를 위한 유의한 노력들이 진행되고 있다.

잠재 유해영향을 가지고 있다고 생각되는 화학물질의 연구로부터 얻은 결론의 임상적 유의성과 생물학적 신뢰성을 증명하기 위한 학문분야를 이해하도록 노력하는 것이 위해성 평가, 위해성 대화 및 위해성 관리 등을 위한 주요한 난제이다. 노출, 영향 또는 개별 감수성 등의 바이오마커는 숙주반응과 표적 장기내 작용의 특이 부위에 대한 여러 환경적 구획내 화학물질의 존재와 연결될 수 있다. 개별 행동학적 및 사회적 위해성 인자는 위해성과 위해성 저감 양쪽에 아주 중요하다. 최종적으로 지역의 오염자, 그 밖의 책임 있는 정당 및 관련정부기관 등에 대한 대중 및 대중매체 태도는 위해성 관리의 선택과 대화 과정에 큰 영향을 미친다.

위험성 확인(Hazard identification)

화학물질의 독성평가-방법

구조/활성 관련성

단일 화학물질의 설치류 발암성시험에는 1~2백만 달러의 비용과 3~5년의 기간이 소요되기 때문에, 화학물질개발의 계속여부의 초기결정, 제조 전 통지서의 제출, 또는 추가적인 시험의 요구 등은 구조/활성 관련성과 제한된 단기시험에 폭넓게 근거를 두고 있다. 한 화학물질의 구조, 용해도, 안정성, pH 감수성, 전자친화도, 휘발성 및 화학적 반응성 등은 위험성 확인에 중요한 정보이다.

구조/활성 관련성은 복합 혼합물의 평가에 사용되어 왔다. 그러나 단일생물학적 반응을 사용하여 다중 독성종말점과 화학물질 분류 간의 활성을 예견한다는 것은 어렵다. 컴퓨터화된 구조활성관련성 방법은 제한된 결과를 제공해온 반면에, 약물작용발생단, 삼차원구조 탐색 및 분자설계 등에 사용되는 삼차원 분자모델링과 삼차원 정량적 구조/활성 관련성을 사용하게 됨으로써 더 좋은 결과를 얻을 수 있었다.

시험관내 및 단기시험

위험성 확인을 위한 다음 단계의 접근법에는 전적으로 시험관에서 수행되는 세균돌연변이시험에서부터 마우스 피부염색시험과 생체 내에서 이루어지는 변형된 랫드 간장-병소시험 등과 같은 더욱 정교한 단기시험까지의 시험관내 또는 단기시험 등을 포함한다(제8장, 및 9장 참조). 그 밖의 시험들로 발생 및 생식독성, 신경독성 및 면역독성 등을 평가할 수 있다(제12장). 발생독성 위해성에 대한 분자발생 생물학에서 유래한 새로운 시험방법들로 비발암성 위해성 평가를 위한 폭넓은 모델생물과 시험접근법의 사용이 가속화되었다.

동물시험

동물시험에서 얻은 자료는 위험성 확인과정의 중요 요소이다. 동물에서 종양을 야기하는 화학물질은 사람에서도 종양을 일으킬 수 있다는 것이 위해성 평가의 기본 전제이다. 동물에서 적절하게 시험된 적이 있는 모든 사람발암원은 최소 한 가지 동물모델에서 양성결과를 나타내었다. 비록 실험동물에서 암을 일으키는 모든 제제와 복합물들이 사람에서 암을 야기한다는 연관성을, 사람에 대한 적절한 자료가 빈약한 관계로, 설정하지는 못할지라도, 실험동물에서 발암성의 충분한 증거 있는 제제와 복합물들을, 예방원리의 반영으로 사람에게 발암위해성을 나타내는 것처럼 간주하는 것은 생물학적으로 신뢰할 만하고 분별 있는 것이다. 일반적으로 가장 적절한 설치류생체시험은 예측 또는 알려진 인체노출 경로에 가장 관련된 노출 경로로 시험된다. 번식독성과 발생독성에 대한 생체시험과 그 밖의 비발암성 종말점은 유사한 이론적 근거를 가지고 있다.

발암성표준생체시험의 설계에서 두 동물종, 두 가지 성 모두를 사용, 용량군당 50마리 및 전생애 노출 등으로 시험하는 것은 일관성 있는 특징이다. 랫드와 마우스의 계통, 용량수, 용량수준(전형적으로는 최대내성용량의 10, 25, 50 및 90%) 및 요구되는 병리조직학검사의 세목(조사 장기의 수, 중간도살군병리의 선택 등) 등의 선택이 중요하다. 화학물질 발암성의 양성증거에는 특정 장기부위에서의 종양수, 드물게 보는 종양의 유도 및 일반적으로 관찰되는 종양의 초기 유도(단기 잠복) 등의 증가, 그리고/또는 관찰된 총종양수의 증가 등을 포함한다.

정량적 위해성 평가를 위해 설치류생체시험에서 얻은 위험성 확인자료를 사용할 때에 중대한 문제가 발생할 수 있다. 이것은 이들 설치류생체시험으로부터 얻은 용량-반응 자료가 제한적이고, 환경적 적절한 노출에 대한 반응정보가 존재하지 않는 경우가 있기 때문이다. 따라서 결과를 사용하여 10~100%의 생물학적 관찰종양반응의 용량반응곡선을 10^{-6} 위해성판단치(신뢰도상한치) 또는 위해성과 관련된 benchmark 또는 대조용량의 아래로 정렬하는 전통적인 외삽을 하였다. 생체시험계획 내로 다중비발암종말점의 평가와 기전연구를 추가하면 평생생체시험은 중요한 향상이 이루어진다. 명백하게 종양발생을 초래하는 용량 이하에서 기전을 밝히는 단기시험과 바이오마커 및 유전적 시험 등이 동반되어 이들 생체시험과 결합되는 것 그리고 환경적으로 적절한 용량으로 반응을 예측할 수 있는 크기의 배수 차수를 초과하는 외삽의 문제를 중점적으로 다루는 것은 적당하고 바람직하다.

위해성 평가에서 역학자료의 사용

인체위해성에 대한 증거의 가장 납득할 만한 방법은 관찰되어 온 노출과 질병 간의 양성적 관련성을 나타내는 잘 수행된 역학적 조사이다. 표 4-2에서는 평가된 노출과 결과의 형태에 관한 단서를 제공하는 역학적 조사설계의 예를 보여주고 있다. 여기에는 중대한 제한성이 있다. 조사가 탐험적일 경우, 가설은 종종 근거가 약하게 된다. 간혹, 특히 임상적으로 나타나기 전 오랜 잠복기를 가지는 조건에서의 노출판단은 미숙하고 회고적이다. 일반적으로 1주 전체근무 또는 생애를 고려할 때는 다중노출이 있게 된다. 상대적으로 적은 사람에 관한 상세한 정보와 다수의 사람에 대한 아주 제한된 정보 간에는 항상 서로 번갈아 써야 한다. 흡연과 식이와 같은 생활양식 인자로부터의 기여도를 가려내기 위하여 논의가 되어야 한다. 사람은 거의 대부분 족외결혼을 하기 때문에, 노출된 사람들 간의 감수성 변이를 고려할 수 있는 방법이 사용되어야 한다.

그럼에도 불구하고, 사람역학조사에서는 위험성 확인과 때때로 자료 특성서술을 위한 정량적 정보에 대한 아주 유용한 정보를 제공하여 준다. 역학조사 설계에서는 3가지 주요 방법이 사용된다: 횡단 조사, 코호트 조사 및 환자-대조군 조사(표 4-2). 횡단 조사에서는 위해성인자(노출)와 질병을 확인하기 위해 사람집단을 분석하지만, 원인과 영향을 입증하기에는 유용하지 않다. 코호트 조사는 조사되는 물질에 의해 노출되었다는 근거로 선택된 개체들을 평가한다. 이들 전향성 조사들은 최초에는 질병이 없었던 개체들에게 질병이 전개되는 비율을 확정하는 시간을 추적한다. 환자-대조군 조사에서는, 질병상태라는 근거로 대상이 선택된다 : 질병 환자와 조화된 무질병개체. 두 집단 간의 노출력이 노출력 중 일관성 있는 특징의 실마리를 결정하기 위하여 비교된다. 모든 환자-대조군 조사는 후향성 조사이다.

역학 소견은 다음의 기준으로 판단된다: 연관성의 강도, 관찰의 일관성(시기와 장소의 재현성), 특이성(반응의 질 또는 양의 독특성), 잠정 관련성의 적절성(노출이 반응에 선행되는가?), 용량반응성, 생물학적 신뢰성과 일관성, 증명 및 유추(생물학적 외삽). 덧붙여 역학적 조사 설계에서는 검출력, 결과의 적절성, 노출평가의 증명, 혼동되는 인자에 대한 평가의 완벽성, 그리고 위해성의 다른 집단으로 결과의 종합적인 적용성 등이 평가되어야 한다. 검출력은 사용된 조사 크기, 변이성, 조사 종말점에 대한 허가된 검출한계, 그리고 특정 유의수준 등으로 계산된다.

사람게놈연구에 의한 최근의 진전에 의한, 역학적 가설에 대한 지적수준의 증가와 분자적 바이오마커, 그리고 기전적 기초의 증진 등으로 역학자들은 임상적 적절성과 생물학적 신뢰성에 대한 우리의 이해를 증진시킬 수 있었다. "분자적 역학"으로 인체연구에 새롭게 주의가 집중되고 있는데, 노출, 영향 및 감수성 등에 대한 증진된 분자바이오마커로 역학자들이 좀 더 효과적으로 원인적 질병경로에서 분자적 사건을 연결시킬 수 있게 되었다.

표 4-2 역학 조사 설계의 3가지 형태의 예

방법론적 기여도	조사 형태		
	코호트	환자-대조군	횡단
초기분류	노출-비노출	질병-무질병	양쪽 중 하나
시간순서	전향성	후향성	현재
구성원	무질병 개체	환자와 대조군	생존자
비교	질병에 노출된 비율	노출된 환자의 비율	양쪽 중 하나
비율	발병률	분수(%)	이환율
위해성 지수	상대 위해성-기여 위해성	상대나머지	이환율
장점	노출에 대한 편견 적음; 발병률과 위해성 비율 산출	저렴, 적은 대상, 빠른 결과, 희귀질병에 적절, 마찰 없음	빠른 결과
단점	많은 대상, 장기적 수행, 마찰, 기준과 방법의 시기에 따라 변화, 비용이 많이 소모, 희귀 질병에 부적절	불완전한 정보, 잘못된 회수, 대조군 및 상대군 선택의 문제점, 상대위해성만 산출-인과관계를 확인 못함, 생존자의 인구수	인과관계를 확인 못함 (선행 결과); 생존자의 인구수; 희귀질병에 부적절

위해성 결정

위해성 평가에서 정량적인 고찰에는 용량-반응 평가, 노출평가, 감수성의 변이 및 불확실성의 서술 등이 포함된다. 용량-반응 평가에서는, 여러 가지 접근법이 역치 대 비역치 종말점을 위해 제안되고 있다. 전통적으로 역치 접근법은 비발암성 종말점의 평가에 적용되고, 비역치 접근법은 발암종말점을 위해 사용된다.

용량-반응 평가

유해 반응의 발생률과 한 물질의 노출 간의 정량적 관련성의 기본적인 기초는 용량-반응 평가이다. 용량-반응 평가의 분석은 정량적으로 평가될 수 있는 임계영향을 결정하는 것으로부터 시작되어야 한다. 최저수준의 노출에서 발생하는 유해영향을 가진 자료세트를 선택하는 것이 관례이다; 임계 유해영향은 최저노출수준에서 발생하는 유의하게 유해한 생물학적 영향으로 정의된다. 역치 용량-반응 관련성을 서술하기 위한 접근법에는 무독성량 또는 최저독성량(no 또는 lowest observed adverse effect levels, NOAELs 또는 LOAELs)의 확인을 포함한다. 그림 4-3에 묘사된 용량-반응 관련성에서, T로 나타나는 역치는 반응이 추가적으로 증가하지 않는 아래의 용량을 나타낸다. 무독성량은 통계적으로 유의성이 없는 반응을 나타내는 최고시험용량이다. 여기서는 점 E 2 mg/kg체중이다. 점 F(2.5 mg/kg체중)는 최저영향수준으로, 통계적으로 유의한 영향을 보이는 최저시험용량이다.

일반적으로 동물생체시험은 10% 반응범위에서 낮은 수준의 생물학적 반응을 검출할 수 있도록 충분한 수의 동물로 구성되어 있다. 통상, 유의성은 생물학적 및 통계적인 기준으로 언급되는데, 시험된 용량수준의 수, 각 용량에서 시험된 동물수 그리고 비노출 대조군에서 유해반응의 기초발생률 등에 따라 달라진다. 독성량은 위해성이 없는 것으로 이해되어서는 안 된다.

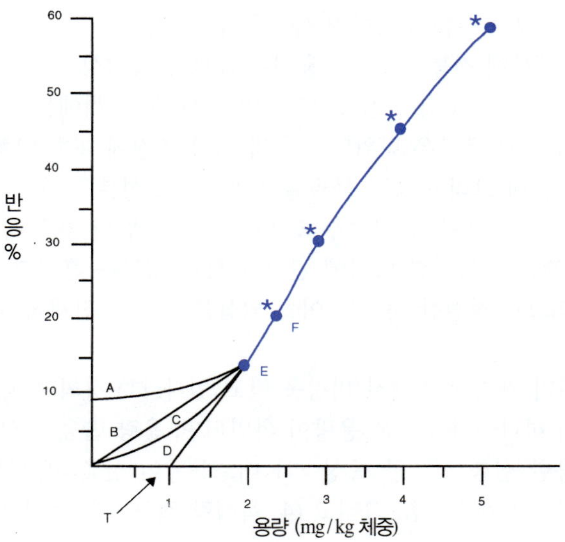

[그림 4-3] ***용량-반응 곡선.*** 본 그림은 생물학적으로 결정된 반응을 나타내는 점을 가진 전형적인 용량-반응선을 설명하도록 기안되었다. 이들 반응의 통계적인 유의성은 *표로 나타내었다. 역치용량은 생물학적인 반응이 나타내지 않는 이하의 용량으로, T로 표시되었다. 점 E는 통계적으로 유의성이 없는 반응을 나타내는 최고수준을 나타낸다; 그러므로 독성량이다. 점 F는 "최저영향수준"이다. 곡선 A에서 D는 생물학적 최소관찰 자료점, E 이하로 용량-반응 관련성을 외삽하기 위한 가능한 옵션을 보여준다.

제2장에서 서술된 바와 같이, 용량-반응 관련성을 서술하기 위한 접근법에는 LD_{50}(50%치사율을 나타내는 용량), LC_{50}(50%치사율을 나타내는 농도), 그리고 ED_{10}(10% 반응을 나타내는 용량)뿐만 아니라 독성량 등과 같은 영향수준의 확인을 포함한다.

통상적으로 독성량은 대조용량과 일일섭취허용량 같은 위해성 평가계산을 위한 기초로 여겨지고 있다. 대조용량(reference dose, RfD)과 대조농도(reference concentration, RfC)는 인구집단에서 유해건강영향 없는 것으로 추정되는 한 물질에 대한 매일노출의 판단치이다. 일일섭취허용량(acceptable daily intake, ADI)은 한 시기에서 모든 알려진 요인을 기초로 전생애 동안 화학물질을 매일 섭취하여도 인지할 만한 위해성이 없는 용량으로서 정의된다. 전형적으로 대조용량과 일일섭취허용량은 독성량을 불확실성 계수(uncertainty factor, UF) 및/또는 보정 계수(modifying factor)로 나누는 것으로 계산된다.

대조용량 = 독성량/(불확실성 계수 × 보정 계수)

일일섭취허용량 = 독성량/(불확실성 계수 × 보정 계수)

원리적으로 이들 계수로 나누는 것은 각 10의 결합값으로 종간(동물에서 사람) 및 종내(사람에서 사람) 변이를 참작하는 것이다. 추가적인 불확실성 계수가 실험적 부적절성을 고려하기 위해 사용될 수 있다; 예를 들면 단기노출시험에서 만성시험을 위한 좀 더 적절한 상황으로 외삽하기 위해, 부적절한 동물수를 고려하기 위해, 또는 기타 실험적 제한을 나타내기 위해. 만일 최저영향수준만이 사용될 수 있다면, 일반적으로 추가적인 10배 계수가 독성량과 비교할 만한 값으로 도달하도록 사용된다. 전통적으로 100의 안전계수가 잘 수행된 동물생체시험(동물에서 사람으로 10배 계수)으로부터의 외삽과 사람 간의 반응변이성(사람과 사람 간의 변이성계수 10배)을 참작하기 위하여 대조용량계산에 사용된다.

보정 계수는 기전, 약동학 또는 사람위해성에 대한 동물반응의 적절성 등에 관한 자료에서 그러한 보정을 정당화하기 위하여 불확실성 계수를 조정하여 사용될 수 있다.

최근 대조용량과 1일섭취허용량의 계산에 전통적으로 사용되는 10배 불확실성 계수를 대치하기 위해 자료에서 유래된 계수를 사용하려는 노력이 집중되고 있다. 그러한 노력에는 출간된 임상시험에서 인체약리학적 논문의 재검토와 폭넓은 범위의 노출과 임상 조건에 대한 인체변이성 데이터베이스의 발전 등을 포함한다. 종내 그리고 종간 불확실성 계수는 2 성분을 가진다 : 독성동태학과 독성역학. 그림 4-4에서는 이들의 특성을 보여주고 있다. 이 접근법의 주요 장점은 대조용량계산으로 전체적인 독성학적 경로의 특이한 양상에 관한 과학적 정보를 혼입할 수 있는 체계를 제공하여 준다는 것이다; 그러므로 적절한 자료는 이들 외삽을 포함한 전체적 불확실성의 일부로 대치할 수 있다.

독성량 접근법은 다음을 포함한 여러 가지 측면에서 비평을 받고 있다: (1) 정의에 따르면 독성량은 실험적으로 시험된 용량 중의 하나이다, (2) 본 용량이 확인되면, 용량-반응 곡선의 나머지는 무시된다, (3) 적은 동물을 사용한 실험으로 큰 독성량과 대조용량이 산출되었다면, 보다 적은 독성량이 생산되도록 시험절차를 보정해야 함, 그리고 (4) 독성량 접근법은 독성량에서 실

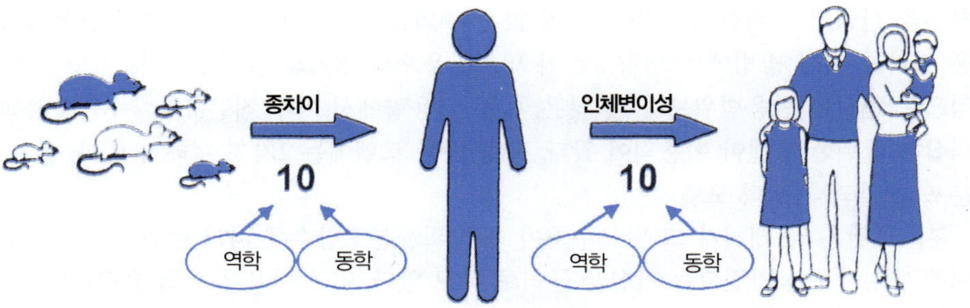

[그림 4-4] ***종간과 개체간 외삽에서 내재적인 독역학적 및 독동학적 고찰.*** 독역학은 독성물질의 흡수, 분포, 배설 및 대사 등의 과정과 관련된다. 독동학은 생물 내에서 독성물의 작용과 상호반응 등과 관련되고, 분자 수준, 세포, 조직 및 장기 등에서의 경과를 설명한다. 본 그림에서는 종간 및 종내의 외삽에서 불확실성이 2가지 주요 인자(역학 성분과 동학 성분)에 기인하여 어떻게 참작될 수 있는지를 보여준다. 책에 자세한 설명이 되어 있다.

제 반응을 확인할 수 없으며, 변화되는 수준의 위해성에서 규제한계를 결정할 수 있도록 실험설계에 따라 변화된다. 이들 제한성 때문에, 독성량에 대한 대체법인 benchmark법이 제안되었다. 이 접근법에서는, 용량-반응은 모델화되고, benchmark response(BMR)에서의 용량을 제한하는 낮은 신뢰도가 계산된다. 통상적으로 BMR은 1, 5, 또는 10%로 정해진다. BMDx("x"는 % benchmark response를 나타냄)는 대조용량계산을 위한 독성량값의 대체법으로서 사용된다. 따라서 대조용량은 다음과 같이 계산된다:

$$\text{대조용량} = \text{BMDx}/\text{불확실성 계수} \times \text{보정 계수}$$

BMD를 위한 불확실성 계수와 보정 계수에 사용되는 제안된 값은 무독성량에 사용한 동일한 계수에서부터 반응농도의 신뢰성을 높이고 실험간의 다양성에 대한 인지를 증가시키거나 용량 경계의 낮은 신뢰성을 사용함으로써 야기되는 낮은 수치까지의 범위이다.

Benchmark 용량접근법의 장점은 다음을 포함한다 : (1) 완전한 용량–반응 곡선을 참작하는 능력, 독성량접근법에서 이루어지는 것과 같이 단일시험용량에 집중하는 것과는 반대로서, (2) 일정량의 변이(신뢰도 한계) 삽입, (3) 실험적으로 시험되지 않은 낮은 용량으로 반응의 외삽과 대비한 실험적 범위내 반응의 사용, 그리고 (4) 시험간의 대조용량계산을 위해 일정한 benchmark 반응수준의 사용. 명백한 평가를 위해 최소한시험용량을 고려한 동물생체시험의 제한성은 용량반응을 얕게 하고, 넓은 간격을 둔 시험용량으로 설계된 시험의 사용은, 독성량 또는 BMD에 근거한 어느 접근법이든 간에, 정량적 평가를 위한 이들 시험의 이용성을 제한한다.

비역치 접근법

그림 4-3에서 보는 바와 같이, 다수의 용량-반응 곡선이, 만일 역치가정이 되어 있지 않다면, 용량-반응 곡선의 저용량 지역에서 제안될 수 있다. 일반적으로 위해성 평가자는 실험적으로 관찰된 자료를 이용한 용량-반응 곡선의 지역에서 벗어나 외삽할 필요가 있기 때문에, 이 지역 내로

곡선을 산출하기 위한 방법의 선택에 많은 주의를 기울여야 한다. 비역치 반응을 위해, 용량-반응 평가를 위한 방법에는 영향수준이 역치반응으로 평가되는 것보다 훨씬 낮은 그리고 생물학적으로 관찰된 반응범위보다 더 낮은, 아주 저용량에서 아주 작은(10^{-4}~10^{-6}) 위해성 수준으로 외삽하기 위한 모델이 이용되어 왔다. 용량-반응 모델에는 2가지 형태가 있다: 통계적(또는 확률분포) 모델과 기전적 모델.

분포모델은 각 개체가 그 반응수준이 특정 확률분포함수에 따라 변화하는 그리고 시험물질에 대해 내성수준을 가진다는 가설을 근거로 하고 있다. 이들 반응은 누적 용량-반응 함수를 사용하여 모델화될 수 있다. 그러나 50% 반응수준으로부터 "안전한", "허용되는" 또는 "아주 작은" 노출수준으로의 실험자료 외삽은 – 예를 들면 기초이상의 10^{-6}위해성 – 과학적 관찰과 고도의 방어적 위해성 한계(때때로 *실질적으로 안전한 용량*으로 불리는, 또는 유해반응률에서 95% 상위신뢰한계값에 상응하는) 간에 커다란 격차를 설명한다.

기전적 가설에서 유래한 모델

본 모델화 접근법은 반응에 대한 가정된 생물학적 기전과 일치하는 용량-반응 관련성을 설명하기 위한 수학적 방정식으로 설계되었다. 이들 모델은 특정 생물학적 단위(동물 또는 사람)내 반응(독성영향)은 한 가지 또는 그 이상의 생물학적 사건(확률론적 사건)의 무작위적 발생의 결과라는 개념을 근거로 하고 있다.

발암 모델을 위한 일련의 "가격 모델(hit model)"에서, 가격은 독성영향이 일어나기 전에 발생해야만 하는 임계 세포 사건으로 정의되고, 다음이 추정된다 : (1) 무한히 큰 수의 표적이 존재한다, 예를 들면 DNA내, (2) 생물은 최소한의 표적이 변경된 후에 독성반응에 반응한다, (3) 만일, 충분한 수의 가격이 발생한다면, 임계표적은 변조된다, 그리고 (4) 용량-반응 곡선의 저용량범위내 가격의 확률은 독성용량과 비례적이다. 가장 간단한 모델은 1회 가격(1단계) 선형 모델로서, 1회 가격 또는 임계세포 반응으로 세포가 변조될 수 있다. 발암이론이 복잡화됨에 따라서 다중가격 모델이 발암성에서 다중표적, 다중가격 사건뿐만 아니라 가정된 단일-표적 다중가격 사건을 설명할 수 있도록 발전되었다.

모델의 독성학적 강화

위해성 외삽에서 사용된 모델을 강화시키는 연구의 모범적인 분야는 종양형성까지 시기, 생리적인 기초의 독역학적 모델(7장에서 서술), 그리고 생물학적인 기초의 용량-반응 모델 등이다. 생물학적인 기초 용량-반응 모델은 특정 생물학적 과정을 더욱 명확하게 반영하는 이전 단락에서 설명된 보편화된 기전적 모델을 만들도록 의도되었다. 측정된 비율은 결함 또는 컴퓨터-산출된 값을 대치하기 위한 기전적 방정식으로 혼입된다.

암 이외의 종말점에 대한 생물학적 기초의 용량-반응모델의 발전은 제한되었다; 그러나 여러 가지 접근법이 발생독성에서 임계종말점으로서 세포독성, 한배새끼수 영향, 효소활성 및 세포주기역학 등을 사용하는 것으로 연구되고 있다. 불행하게도 대부분 독성물질과 종말점에 대한 특이하고 정량적인 생물학적 정보가 결핍되어 이들 모델의 이용과 연구가 제한된다.

위해성 평가를 수행하는 독성학자를 위한 중요한 난제는 독성의 전체 경과에서 고감도 분자 및 게놈에 기초한 방법으로 얻은 관찰의 관련성과 해석을 하는 것이다. 관찰의 연결에 대한 기본적 필요는 초기 바이오마커 작업에서 두드러진다. 명백한 임상병리와 같은 초기 영향의 바이오마커는 노출, 반응 및 시기의 작용으로서 나타난다. 일반적으로 초기의, 미세한 그리고 가역적인 영향은 비가역적인 질병상태와 구별될 수 있다.

초기 그리고 고감도 반응(바이오마커)의 해석에 대한 문제는 유전자 발현 배열법에서 얻은 자료의 분석으로 해결되었다. 유전자반응을 추적하는 상대적 일상적인 작업능력이 – 동시에 만 배까지 – 지난 5년 동안 기하급수적으로 성장하였기 때문에, 독성의 전체 경과 그리고 위해성 평가에 대한 그러한 관찰을 해석하기 위한 독성학자를 위한 요구는 같은 정도로 또는 더욱 극심하게 증폭되었다. 유전자미세배열에서, 각 유전자반응 또는 유전자 집단은 고유한 형태의 반응(반응의 최고점과 전체 지속기)을 가질 수 있다.

위해성 평가를 위한 미세 배열법 분석에는 정교한 분석을 필요로 한다. 유전자 발현 배열과 함께 막대한 수의 측정된 반응 때문에, 형태분석기법이 사용된다. 이들 분석에 필수적인 화학물질 분류, 병리적 상태와 질병진행의 시기 등에 대한 광범위한 데이터베이스가 개발되고 있다.

노출평가

노출평가의 1차적인 목적은 관심물질에 대한 접촉기간, 정도, 형태 및 근원 등을 결정하는 것이다. 노출평가 과정의 명백한 중요 원리는, 위험성은 노출 없이는 발생하지 않는다는 것이다. 그러나 종종 노출자료는 전체 위해성 결정에서 불확실성의 해결 분야로서 확인되었다. 정량적 위해성 평가에서 노출정보를 사용하는 1차적 목적은 전체 노출의 양과 형태를 결정할 뿐만 아니라 얼마나 표적 장기에 도달하는지의 특이성을 이해하기 위해서이다. 노출평가에서 실마리 단계는 노출경로가 개발 중인 위해성 시나리오에 적절한가를 결정하는 것이다. 다음 단계는 잠재적으로 적절한 노출로서 확인된 각 경로의 정량화와 전체 노출의 계산을 위해 경로-특이적 노출의 합산을 수반한다.

노출평가를 위한 추가적인 고려에는 노출의 시기와 기간이 위해성 평가에서 어떻게 평가되는지를 포함한다. 일반적으로 발암위해성에 대한 판단에는 전 생애의 평균을 사용한다. 드문 예에서는, 단기노출한계(short-term exposure limit, STEL)가 요구되고, 최고 수준의 노출이 아닌 간략한 특징서술을 필요로 한다. 이들 예에서는, 노출은 전생애의 평균을 사용하지 않는다. 발생독성에서는, 단일 노출이 유해한 발생영향을 충분히 산출할 수 있다; 그러므로 생애평균보다는 매일 용량이 사용된다.

감수성 변이

독성학에서는 사람 간의 현저한 변이가 점차 인식되고 있다. 일반적으로 시험결과와 독성역학 모델에서는 변이를 측정하기 위하여 평균과 표준편차를, 또는 가능한 작은 범위를 만들기 위하여 표준오차를 사용한다. 국외자(outlier)는 거의 조사되지 않는다. 그러므로 환자가 다른 사람보다 높은 위해성을 얼마나 가질 가능성이 있는지 그리고 가졌는지 가지지 않았는지를 아는 것이 중요하다. 조사자는 가장 감수성이 높은 개체에 초점을 맞춘다면, 근원적인 기전을 인지하고 밝힐 수 있는 좋은 기회를 얻을 수 있다.

환경노출에 대한 감수성에 영향을 주는 숙주인자는 유전적 특성, 성별과 나이, 존재하는 질병, 행동적 특성(가장 중요한 것은 흡연과 만성적 음주), 동시 노출, 투약, 비타민 및 방어 수단 등을 포함한다. 유전적 연구에는 다음의 두 가지 종류가 있다: (1) 유전자와 염색체에 화학물질과 방사선의 영향의 조사(9장) 그리고 (2) 특이한 노출, 약제학과 교차되는 범위("약리유전학"), 농약, 흡입된 오염물, 식품, 식품첨가물, 감각적 자극, 알레르기성 및 감작성 물질 및 감염성 물질 등에 대한 감수성(전소인 및 저항성)에서 내재된 변이를 확인하는 생태유전적 연구. 내재된 변이의 감수성은 이 모든 종류의 외부 물질에 대해 증명되었다.

정보원

미국의약도서관(http://sis.nlm.nih.gov/sisl/)의 독성학자료네트웍(TOXNET)에서 독성학, 유해화학물질 및 관련 분야에 대한 테이터베이스를 제공한다. 이들 정보원은 광범위한 자세한 재검토된 위해성 평가정보에 대한 설명 없이 과학적 참고문헌의 목록을 정리한 평가의 포함된 수준에 따라 변화된다.

세계보건기구(http://www.who.int)는 화학물질안전성에 관한 세계프로그램(http://www.who.int/pcs/IPCS/index.htm)의 표준문서와 공중보건 및 안전성 문서를 통하여 특정 화학물질정보를 제공한다. 세계암연구학회(the International Agency for Research on Cancer, IARC)는 발암물질의 특정 분류와 개개 물질에 대한 정보를 제공한다. 국립환경보건과학연구소(the National Institutes for Environmental Health Sciences, NIEHS)의 국가독성프로그램(National Toxicology Program)에서는 본 국가프로그램의 일부로서 시험된 물질에 관한 기술보고서를 제공하고, 또한 발암물질에 관한 보고서에서는 발암물질-특별 정보를 제공한다(http://ehis.hiehs.hih.-gov/roc/toc9/html).

위해성 인식과 위해성의 비교분석

개개인은 공동체와 전체 사회와 마찬가지로 유해성 상황과 상품에 대한 정보에 대해 아주 다르게 반응한다. 이들 반응을 이해하는 것은 건설적 위해성 대화를 북돋우고, 잠재적 위해성 관리옵션을 평가하는 데에 결정적이다. 전형적 연구에서 학생, 여성선거인연맹 회원, 활동성동호회 회원 및 과학전문가에게 죽음에 매년 기여하는 30가지 활동과 물질에 대해 질문하였다. 동호회 회원은 농약, 스프레이캔 및 원자력을 기타 사람들보다 안전한 것으로 평가하였다. 학생들은 다른 사람들보다 안전한 것으로 등산을, 위험한 것으로 피임약과 식품방부제를 분류하였다. 전문가들은 전기, 외과수술, 수영, X선 촬영 등은 더 위험한 것에 원자력과 경찰활동은 문외한들과는 달리 덜 위험한 것으로 분류하였다.

또한 독성학자 간에도 산업계, 학계 또는 정부 등 업무에 따라서 화학물질의 위해성에 대한 인식에 차이가 있다. 두려움, 제어할 수 없음의 인식, 및 무의식적인 노출 등과 같은 심리적인 요인은 일상생활에서 친숙하고 관찰되어지며, 필수적인 위험의 정도를 나타내는 요인과 상호반응한다. 그림 4-5에서는 많은 수의 위해성 활동에 대해 제어할 수 있는/제어할 수 없는 그리고 관찰되는/관찰되지 않는 변수에 관한 그림을 보여주고 있다; 두 쌍의 주요 인자의 각각에 대해, 높은 관련 인자가 상자 내에 서술되었다.

종종 정부규제에 대한 대중의 요구가 방사성 폐기물, 전자기장, 석면절연체 및 유전자변형작물과 식품 등과 같은 잘 알지 못하는 위험성 그리고 비계획적인 노출(특히 식품, 음수 및 공기내)로 집중되고 있다. 많은 사람들은 보고된 위험성이 제조자(유전자변형식품) 또는 정부관청(1980년대 에이즈오염혈액 수혈, 화학물질 또는 방사능 폐기물의 유해성 범위)에 의해 알려지지 않은 새로운 기술 또는 위험성에 관한 정보를 인식했을 때 아주 부정적으로 반응한다.

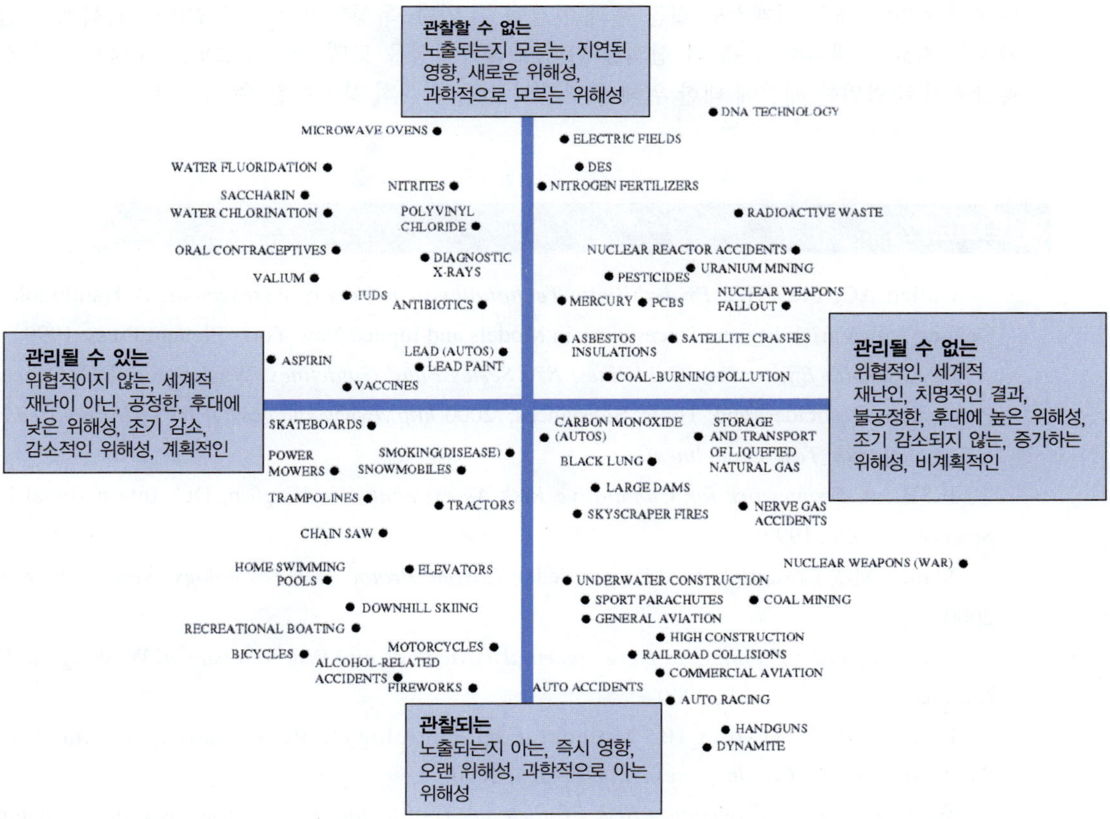

[그림 4-5] ***위해성 공간인 축 그림을 사용하여 설명한 위해성 인식.*** 위해성 공간에는 위험성의 인식된 두려움에 대해 그리고 알고 있거나 관찰될 수 있는 정도에 대해 대략적으로 대응하는 축이 있다. 이 공간의 상부 우측 4분의 1내 위해성은 정부규제를 가장 불러일으킬 수 있다.

정기적으로 대부분의 사람들은 직업, 휴양 작업, 사람 간의 상호작용 그리고 투자 등에서 대안 활동의 위해성을 비교한다. 아주 다양한 공중보건과 환경적 이익, 이익과 지출의 금전계산의 엄청난 불확실성, 그리고 인구집단 간의 이익과 지출의 다른 분포 등 때문에, 가장 좋은 비교위해성분석을 결정하는 것은 어렵다고 증명되었다.

요약

위해성 평가와 위해성 관리를 위한 국립연구이사회와 위해성집행위 체제는 위해성을 평가하고, 위해성을 감소시키는 행위를 하기 위한 지속적인 자료에 근거한 접근법을 제공한다. 위해성 평가의 목적은 문제점, 위해성 관리 필요, 그리고 법적 요구 등에 따라 달라진다. 그러나 앞의 체제는 이들 여러 가지 목적을 처리하고, 산업계, 정부조직 그리고 정부관청과 공중보건관청 등에서 우선권 설정에 대한 지침을 제공하는 새로운 지식을 조화시키기에 충분한 유연성을 가지고 있다. 독성학, 역학, 노출평가 및 임상관찰 등은 바이오마커, 영향에 대한 기전의 종간 연구 그리고 위해성 평가에 대한 체계적인 접근 등과 연결될 수 있다. 독성학의 진보로 인하여 과학적 소견이 가설을 자료로 대치하고, 좀 더 신뢰할 만하게 불확실성을 모델화하고, 설명을 도움으로써 건강 종말점의 광범위한 배열에 대한 위해성 평가의 질을 확실히 향상시킬 수 있었다.

참고문헌

Cullen AC, Frey HC: *Probabilistic Techniques in Exposure Assessment*: A Handbook for Dealing with Variability and Uncertainty in Models and Inputs. New York: Plenum Press, 1999.

EPA: *Health Effects Test Guidelines: 870 Series Final Guidelines*. Washington, DC: Office of Prevention, Pesticides and Toxic Substances, 2000(*http://www.epa.gov/OPPTS_Harmonized/870_Health_Test_Guidelines*).

ILSIL: A *Framework for Cumulative Risk Assessment*. Washington, DC: International Life Science Institute, 1999.

Maines MD, Costa LG, Reed DJ, et al(eds): *Current Protocols in Toxicology*. New York: Wiley, 2000.

NRC: *Scientific Frontiers in Developmental Toxicology and Risk Assessment*. Washington, DC: National Research Council, 2000.

Perera FP, Weinstein IB: Molecular epidemiology : Recent advances and future directions(review). *Carcinogenesis* 21:517-524, 2000.

Wernick IK(ed) : *Community Risk Profiles : A Tool to Improve Environment and Community Health*. New York : Rockefeller University, 1995.

WHO : *International Programme on Chemical Safety(IPCS)/OECD Joint Project on Harmonization of Chemical Hazard : Risk Assessment Terminology*, Geneva: WHO, 2000(http://www.who.-int/pes/rsk_term/term_des.htm).

독성물질의 체내동태

Disposition of Toxicants

2 UNIT

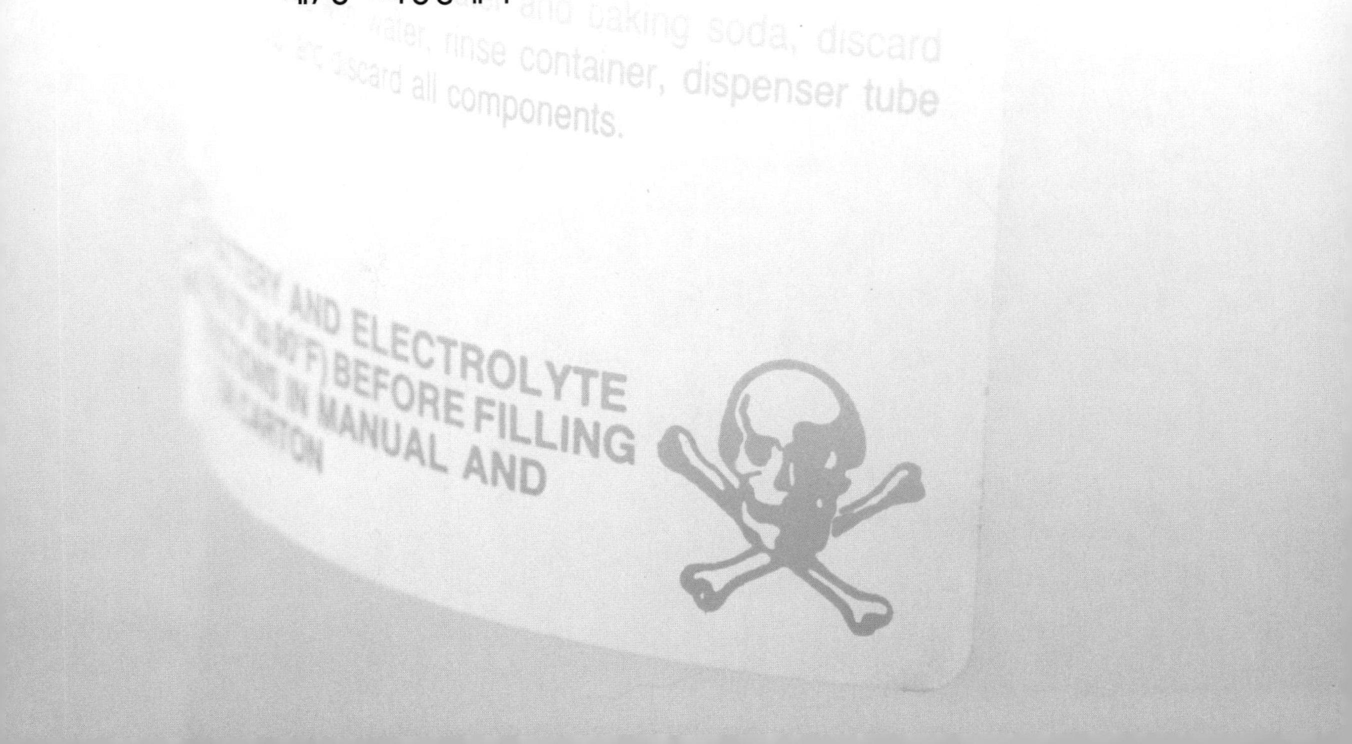

제5장 독성물질의 흡수, 분포, 배설

Karl K. Rozman Curtis D. Klaassen

CHAPTER 5

요 점

- 흡수는 주로 외부 또는 내부 체표면적인 노출 부위로부터 전신 순환으로 화학물질이 이동하는 것이다.
- 독성물질은 생체의 여러 부위에서 생체내변화 · 배설 · 저장 등에 의해 전신 순환으로부터 제거된다.
- 배설은 외래물질이 혈액으로부터 제거되어 요 · 분변 · 호기를 통하여 외부 환경으로 돌아가는 것이다.

서론

물질의 독성에는 용량이 밀접하게 관여하고 있다. 작용 부위에서의 화학물질의 농도는 대체로 용량에 비례하고 있으나, 두 개 또는 그 이상의 화학물질을 같은 용량을 투여하더라도 이 물질들의 체내 동태가 다르기 때문에 독성을 나타내는 특정 표적 기관의 농도는 현저하게 다르다.

체내 동태는 흡수 · 분포 · 생체내변화 · 배설로 구성되어 있다고 개념지울 수 있다. 체내 동태에 영향을 주는 여러 인자를 그림 5-1에 도시하였다. 예를 들어 (1) 어떤 화학물질의 흡수분율이나 흡수 속도가 낮으면, 독성을 일으킬 수 있는 작용 부위에 충분히 높은 농도에 도달되지 않든가, (2) 독성물질이 표적 장기 이외의 조직에 농축되게 분포됨으로써 독성이 저하되든지, (3) 화학물질의 생체내변화가 독성이 높거나 낮은 대사산물로 빠르게 또는 느리게 생성시킴으로써 표적 장기에서의 농도와 이에 따른 독성이 현저하게 달라질 수 있으며, (4) 화학물질이 생체로부터 빨리 소실되면 될수록 표적 조직에서의 농도와 이에 따른 독성은 낮아지게 된다. 어떤 화학물질이 지방조직에 분포되어 저장된다면 이 화학물질의 혈장농도는 낮아지게 되므로 신장 클리어런스 및 다른 클리어런스가 신속하게 이루어지지 않으므로 소실이 매우 낮아질 가능성이 높다.

화학물질의 흡수 · 분포 · 생체내변화 · 배설의 경시적 변화를 수량화하고 동태 파라미터를 구하는 것을 *약물동태학* 또는 *독성동태학*이라고 부른다(제 7 장).

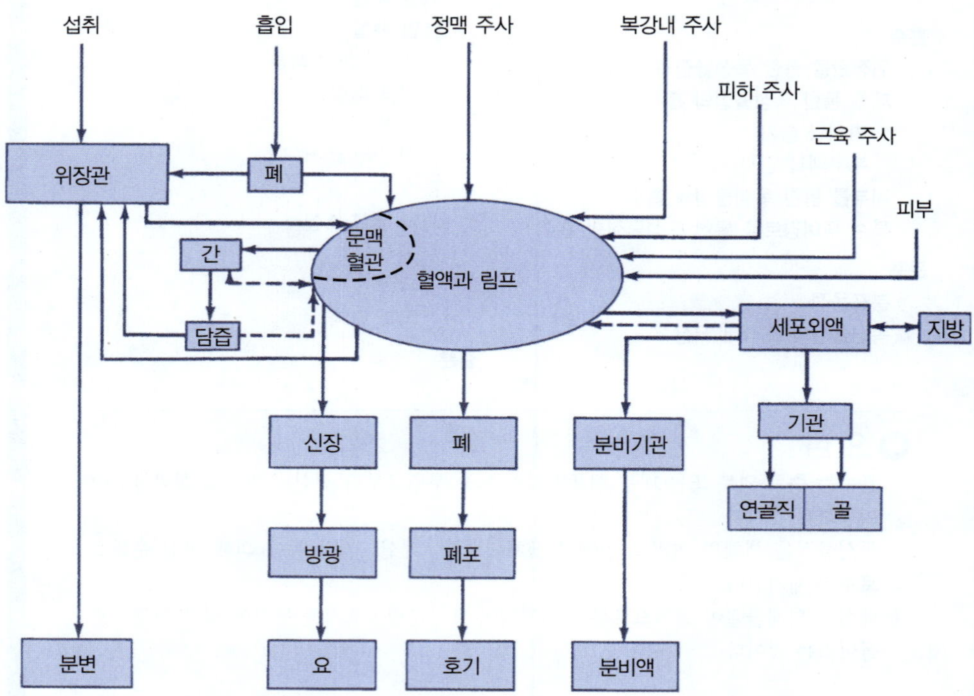

[그림 5-1] *독성물질의 생체 흡수, 분포, 분포 및 배설.*

피부 · 폐 · 소화관은 여러 종류의 화학물질을 함유하고 있는 환경과 고등동물을 격리시키는 주요 장벽이다. 화학물질 중에서도 부식성 물질(산 · 염기 · 염 · 산화제 등)은 국소적으로 작용하기 때문에 위의 기관이 장벽 역할을 하지 못하게 되는 예가 된다. 위의 세 개의 장벽의 어떤 것을 통하여 혈류에 흡수된 화학물질은 전신에 분포하게 되는 바, 그 중에서 흡수된 화학물질이 손상을 주는 부위에도 분포하게 되는데 이 부위를 *표적 장기* 또는 *표적 조직*이라고 부른다. 화학물질의 표적 장기는 하나 또는 그 이상일 수 있다. 농도 이외의 여러 인자가 독성물질에 대한 기관의 감수성에 영향을 주므로 가장 높은 농도의 기관 또는 조직이 반드시 독성 부위라고 할 수 없다.

독성물질은 생체내변화, 배설과 생체 내 여러 부위의 저장에 의해 전신 순환으로부터 제거된다. 독성물질의 생체 밖으로의 총 소실에 대한 위의 각 과정의 상대적 기여는 그 물질의 물리화학적 성상에 따라 다르다. 대부분의 독성물질의 소실에는 폐, 간장과 더불어 신장이 주요한 역할을 하고 있다. 간은 독성물질의 생체내변화에 가장 주요한 기관이다. 생체내변화는 많은 독성물질이 지용성이므로 신장을 통하여 배설되기 위해서는 수용성 형태를 변화되어야 하므로 신장배설이 필수적 조건이 되고 있다.

세포막

독성물질은 대개 피부의 중층상피, 폐와 위장관의 박층의 세포층 · 모세뇨관의 내피세포와 표적 장기 또는 조직의 세포와 같은 많은 세포의 막을 통과한다. 단백질이 이중층에 함몰되어 있으며 약간의 단백질은 이중층을 가로질러 존재하여 수성 세공을 형성하게 한다. 독성물질은 (1) 세포가 에너지를 소모하지 않는 수동 수송과 (2) 세포가 독성물질의 세포막 통과를 위해 에너지를 공급하는 특수 수송이 있다.

수동 수송

단순 확산

대부분의 독성물질은 단순 확산에 의해 세포막을 통과한다. 저분자 수용성 물질(분자량 600 이하)은 수용성 세공을 통하여 세포막을 통과하나, 소수성 분자는 세포막의 지질층을 통하여 확산된다. 대부분의 독성물질은 지용성이 다른 분자량이 높은 유기성 분자이다. 이들의 세포막 통과속도는 지용성과 관계가 있다. 유기 약산 또는 약염기는 이온형은 보통 낮은 지용성을 가지고 있어 세포막의 지질층을 통하여 통과하기가 어렵다. 한편, 비이온형은 지용성이 더 높아 세포막을 통한 확산이 이루어지며 지용성에 비례하여 증가한다. 유기 약산 또는 약염기가 50% 이온화되는 pH를 pK_a 또는 pK_b라고 부른다. pH와 동일하게 pK_a와 pK_b는 유기 약산과 유기 약염기의 이온화 상수의 역수의 대수치로 정의되고 있다. $pK_a = 14 - pK_b$라는 방정식을 이용하여 유기 약염기의 pK_a를 계산할 수 있다. 낮은 pK_a를 가진 유기산은 상대적으로 강산이며, 높은 pK_a를 가진 유기산은 약산이다. 염기는 반대의 경우이다. 이러한 화학적 구조에 관한 지식은 유기산과 유기염기를 구별하기 위하여 필요하다.

어떤 화학물질의 이온화 정도는 이 물질의 pK_a와 용액의 pH에 따라 달라진다. pK_a와 pH의 관계는 Henderson-Hasselbalch 방정식에 의해 설명할 수 있다.

$$산의\ 경우:\ pK_a - pH = \log \frac{[비이온형]}{[이온형]}$$

$$염기의\ 경우:\ pK_a - pH = \log \frac{[이온형]}{[비이온형]}$$

여과

물이 세공을 가진 막을 통해서 대량으로 흘러들어 올 때, 이 세공을 통과할 수 있는 작은 용질은 물과 함께 들어올 수 있다. 이 통로를 통한 통과를 *여과*라고 부른다. 여러 세포막은 이러한 통로의 크기가 다르다. 신장의 사구체에서는 알부민(분자량 60,000)보다 적은 분자는 세공을 통과할 수 있다. 대부분의 세포 통로의 크기는 훨씬 작아 분자량이 200~300 이하의 분자만이 충분하게 통과할 수 있다.

특수 수송

능동 수송

다음은 능동 수송계의 특성이다. (1) 화학물질은 전기화학적 또는 농도 경사에 역행하여 이동하며, (2) 수송계는 매질의 농도에 의해 포화되어 있으므로 최대 수송치 (T_m)가 있으며, (3) 수송계는 어떤 구조적 특성을 가진 화학물질에 선택적이며 같은 수송계에 의해 운반되는 화합물간에 서로 경쟁적 억제 가능성이 있으며, (4) 에너지를 요구하며 따라서 대사적 억제제는 이 수송과정을 봉쇄할 수 있다.

내인성 물질과 외래물질에 대한 많은 능동 수송계가 알려져 있다. 다제약물내성(mdr) 단백질(또는 p-glycoprotein이라고 불리어짐)은 많은 세포로부터 화학물질을 세포 밖으로 퍼내게 한다. 다내성 약물 단백질(mrp) 또한 세포로부터 화학물질을 세포 밖으로 퍼내게 하나 II단계 대사물질(글루쿠론산 및 글루타티온 포합물)이 가장 선호하는 매질이다. *유기 음이온 수송펩티드(oatp)*는 음이온의 신장흡수에 특히 중요하며, 유기 양이온 수송계(oct)는 외래물질의 신장 및 간장 흡수에 모두 주요한 역할을 수행한다.

뉴클레오티드 수송계(nt), 이가금속이온계(dmt)와 펩티드수송계(pept)는 뉴클레오티드, 금속 및 디펩티드/트리펩티드의 위장관 흡수에 도움을 준다.

촉진성 확산

촉진성 확산은 능동 수송과 마찬가지로 운반체 매개 수송이나 매질이 전기화학적 또는 농도 경사에 역행하여 운반되지 않으며 수송과정에 에너지가 필요하지 않다.

기타의 수송과정

특수 수송의 다른 형태로 식작용과 음작용이 있는데 세포막이 입자를 유동적으로 둘러싸 포식하는 기전을 가지고 있다.

흡수

독성물질이 생체의 세포막을 통과하여 혈류에 도달하는 과정을 흡수라고 부른다. 흡수의 주요 부위는 위장관(GI), 폐와 피부이다. 소화관 투여는 소화관(설하 · 구강 · 직장) 모두를 포함하는 데 반하여 비소화관 투여는 그 밖의 경로(정맥내 · 복강 · 근육 · 피하 등)를 포함하고 있다.

위장관을 통한 독성물질의 흡수

위장관은 독성물질 흡수의 가장 중요한 부위이다. 많은 환경성 독성물질은 먹이사슬에 들어가게 되므로 음식물과 함께 위장관으로부터 흡수되게 된다.

위장관은 생체를 관통하는 관으로 볼 수 있다. 비록 위장관이 생체 내에 있지만 그 안에 있는 내용물은 생체의 외부에 존재한다고 간주된다. 따라서 유해물질이 부식성이나 자극성을 가지고 있지 않다면, 위장관에 있는 독성물질은 흡수되지 않고서는 대체로 개체의 전신 상해를 일으키지 않는다.

독성물질의 흡수는 전체 위장관의 모든 부위에서 일어나며, 심지어 구강과 직장에서도 일어남에 유의하여야 한다. 독성물질이 유기산이나 염기일 경우 이것들이 높은 지용성 형태(비이온화형)로 존재하게 되는 위장관 부위에서 단순 확산으로 흡수된다. 질량-작용법칙, 표면적, 혈류속도와 같은 인자도 유기 약산과 약염기의 흡수에 영향을 주게 된다.

포유류의 위장관은 영양소와 전해질을 흡수하기 위한 특수 수송계(운반체-매개)를 가지고 있다(표 5-1). 위장관은 외래물질의 흡수를 감소시키는 능동 수송계를 적어도 하나 이상 가지고 있

표 5-1 사람과 동물에서의 위장관 특수 수송계의 부위 분포

	흡수능을 가진 부위			
	소장			
기질	상부	중간	하부	결장
당류(글루코스, 갈락토스 등)	+ +	+ + +	+ +	0
중성 아미노산	+ +	+ + +	+ +	0
염기성 아미노산	+ +	+ +	+ +	?
감마 글로불린(신생 동물)	+	+ +	+ + +	?
피리미딘류(티민과 우라실)	+	+	?	?
트리글리세라이드	+ +	+ +	+	?
지방산 흡수와 트리글리세라이드로 전환	+ + +	+ +	+	0
담즙염	0	+	+ + +	
비타민 B_{12}	0	+	+ + +	0
Na^+	+ + +	+ +	+ + +	+ + +
H^+ (HCO_3^- 분비)	0	+	+ +	+ +
Ca^{2+}	+ + +	+ +	+	?
Fe^{2+}	+ + +	+ +	+	?
Cl^-	+ + +	+ +	+	0

원천: Wilson TH: *흡수 기전*, 필라델피아, 사운더스, 1962, pp. 40-68.

다. mdr 수송계(p-glycoprotein이라고도 부름)는 장세포에 국재되어 있다. 즉, mdr의 기질인 화학물질이 장세포로 유입되더라도 다시 장관 내강으로 유출되게 된다.

장관으로부터 능동적으로 흡수되는 독성물질의 숫자는 많지 않다. 대부분은 단순 확산으로 생체내로 들어온다. 지용성 물질은 수용성 물질보다 이 과정에서 보다 신속하고 완전하게 흡수된다.

위 산도, 위장관 효소 또는 장관 균총에 대한 화학물질의 저항성의 유무는 중요하게 생각된다. 단순 확산은 융모와 미세융모의 표면적, 투과성뿐만 아니라 소화관의 각 부분에 머무는 시간에 비례한다. 따라서 장관에 오래 머무는 독성물질의 흡수속도는 증가하게 되며 머무는 시간이 짧은 독성물질의 흡수속도는 감소하게 된다. 장관에서의 화학물질의 머무는 시간은 장관의 운동성에 따른다.

약간의 화학물질의 경구 독성은 희석하여 투여할 때 증가하였다는 실험결과가 있다. 이러한 현상은 투여 용량의 체적을 증가하였을 때 위 공복이 빨리 일어나게 되므로 표면적이 넓은 십이지장에 빨리 도달하게 함으로써 흡수가 신속하게 일어난다고 설명할 수 있다.

독성물질의 위장관 흡수는 이 화합물의 지용성과 용해도 같은 물리적 성상에 의해서도 영향을 받는다. 일반적으로 용해도가 높으면 화학물질의 흡수가 증가되며, 용해도는 입자 크기에 반비례한다.

경구 투여 후 전신 혈류에 도달하는 화학물질의 양은 위장관 세포에로의 흡수된 양, 위장관 세포에 의한 생체내변화, 간에 의한 담즙에로의 이동에 의해 영향을 받는다. 전신혈류 진입 이전의 화학물의 제거 현상을 *전신 흡수전 소실*(*presystemic elimination*) 또는 *일차-통과 효과*(*first-pass effect*)라고 부른다.

종차에 따른 흡수의 차이는 동물종 간의 흡수능 차이, 위장관의 상대적 표면적 차이와 같은 해부학적 특성과 장관내 균총의 다름에 의해 나타난다. 위장관 세균에 의하여 화학물질이 먼저 생체내변화를 받았다면 흡수가 달라질 수 있기 때문이다.

폐를 통한 독성물질의 흡수

폐로부터 흡수되는 독성물질은 대개 기체, 휘발성 또는 휘발 가능한 액체의 증기와 분무액이다.

기체와 증기

흡입된 기체의 흡수는 주로 폐에서 이루어진다. 그러나 기체가 폐에 도달하기 이전에 비강을 통과하게 되는데 비장은 표면적이 넓은 비갑개를 가지고 있다. 비강 점막은 액층을 가지고 있기 때문에 기체 분자가 수용성이 매우 높거나 세포 표면 성분과 반응을 한다면 폐에 도달하지 않고 비강에 머물 수 있다. 따라서 비강은 수용성 기체와 고도의 반응성 기체에 대하여 "청소부" 역할을 수행한다.

기체가 폐에 흡입되면 기체 분자는 폐포강으로부터 혈류로 확산되며, 혈중 기체 분자가 폐포강의 기체 분자와 평형에 도달할 때까지 혈액에 용해된다. 평형에 도달되면 화학물질의 혈액과 기체상에서의 농도의 비율이 일정하게 된다. 이 용해도의 비율을 *혈액-기체 분배계수*(*blood-to-gas partition coefficient*)라고 부른다. 각 기체는 일정한 상수를 가지고 있다. 평행에 도달하면 기체 분자의 폐포강으로부터 혈액으로의 수송속도는 폐포강으로부터 혈액에로의 제거속도와 동일하게 된다.

폐의 기체 흡수속도는 기체에 따라 다른데 평형상태에서의 용해도 비율(포화 및 포화 전의 혈액/기체 농도비)에 따른다. 용해도가 매우 낮은 기체의 수송속도는 주로 폐의 혈류(관류-제한성)에 따르며 높은 용해도 비율을 가진 기체의 수송속도는 주로 호흡수와 깊이에 따른다(호흡-제한성).

혈액은 용해된 기체 분자를 전신의 다른 부위로 운송한다. 각 조직에서의 기체 분자는 혈액으로부터 해당 조직에 평형에 도달될 때까지 수송이 진행된다. 조직에 일정량의 기체를 수송한 후 혈액은 폐로 돌아와 더 많은 기체를 흡수하게 된다. 혈액과 각 조직에서 기체 평행에 도달할 때까지 이러한 과정은 계속 진행된다. 평형 도달 시 기체에 대한 노출이 일정하다면 정상상태에 도달하였기 때문에 기체의 순흡수량은 일어나지 않는다. 물론 생체내변화와 배설이 있을 경우, 폐포 흡수는 새로운 정상상태가 도달할 때까지 계속된다.

분무액과 입자

분무액에 노출된 후의 흡수에 영향을 미치는 주요 특성은 분무액 입자의 크기와 분무액 중의 화학물질의 수용성이다. 분무액의 침착 부위는 주로 입자의 크기에 달려 있다. 5 μm 이상의 직경을 가진 비인후부에 침착되어(그림 5-2) 비강 청소 · 코풂 · 재채기에 의해 제거된다. 비강의 섬모 표면을 가진 점액층은 섬모 운동에 의해 비용해성 입자를 분출한다. 비강에 남아 있는 입자와 구강을 통하여 들어온 입자는 수분 이내에 연하될 수 있다. 용해성 입자는 점액에 용해되어 인두에 수송되든지 비강 상피를 통하여 혈액에 흡수될 수 있다.

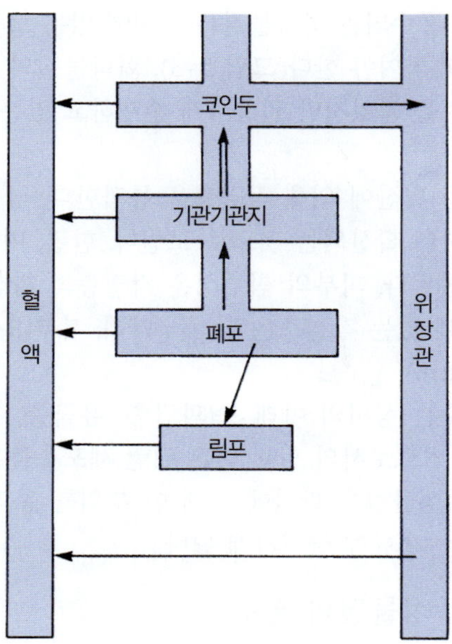

[그림 5-2] *폐를 통한 화학물질의 흡수와 이동.*

직경이 2~5 μm의 입자는 주로 폐의 기관-기관지 부위에 침착되어 섬모부위를 가지고 있는 호흡기의 점액층을 통하여 역방향으로 제거된다. 입자는 결국 연하되어 소화관에서 흡수되게 된다.

1 μm 이하의 직경의 입자는 폐의 폐포강을 통과하여 혈액에 흡수되든지 폐포의 거대세포에 의해 포집된 후 림프관을 통하여 청소된다.

폐포로부터 입자성 물질의 제거 또는 흡수는 세 가지의 중요한 기전에 의해 일어나는 것으로 보인다. 첫째, 입자가 물리적 과정에 의해 폐포로부터 제거될 수 있다. 폐포의 액층에 침착된 입자가 기관-기관지 부위의 상승성 점액섬모세포에 흡인된다. 흡인된 입자는 여기로부터 구강으로 수송되어 연하될 수 있다. 둘째, 폐포로부터 입자는 단일핵 탐식세포 즉 거대세포에 의해 탐식작용에 의해 제거된다. 이 세포들은 정상 폐에서 다량 발견되며 외인성 및 내인성의 탐식 입자를 가지고 있다. 이들은 상승성 점액섬모세포의 원위단에 수송되어 제거된 후 연하된다. 셋째, 비록 입자가 오랫동안 림프조직에 머물 수 있지만, 림프관을 통한 제거가 있다.

폐포로부터 입자의 전체적 제거는 상대적으로 비효율적이라고 생각된다. 첫날에 입자의 20%만이 청소되며, 24시간 이상 머물고 있는 입자는 매우 천천히 청소가 된다. 폐를 통한 청소율은 화합물의 폐액에서의 용해도에 의해 예측할 수 있다. 용해도가 낮으면 낮을수록 제거율은 낮다.

피부를 통한 독성물질의 흡수

인간의 피부는 많은 독성 기체와 접촉을 하고 있다. 다행스러운 것은 피부가 이들에 대하여 침투성이 낮기 때문에 주위 환경으로부터 개체를 격리하기에 상대적으로 좋은 장벽 역할을 하고 있다. 그러나 약간의 화학물질은 충분한 양이 흡수되어 전신 반응을 나타낼 수 있다.

독성물질이 피부를 통하여 흡수되기 위하여 상피와 부속기관(한선, 피지선, 모낭)을 통과하여야 한다. 피부를 통하여 흡수되는 화학물질은 진피에 있는 모세 혈관과 림프관 내로 진입하기 이전에 여러 세포층을 통과하여야 한다(그림 5-3). 화학물질의 진피 흡수의 속도결정 장벽은 핵이 소실되어 생물학적 활성을 잃었지만 밀집하게 존재하고 있는 각화세포와 함께 상피의 최외층인 각질층이다.

모든 독성물질은 수동 확산에 의해 각질층을 통과한다. 극성의 물질은 수화된 각질층의 단백 필라멘트의 외층을 통하여 확산되는 것으로 보인다. 한편, 비극성 분자는 단백 필라멘트 사이의 지질층에 용해되어 확산된다. 피부의 침투성은 각질층의 확산성과 두께에 의해 결정된다. 예를 들면, 손바닥과 발바닥에 있는 각질층은 팔, 등, 다리, 복부(8~15 μm)보다 훨씬 두껍다(피부 경결 부위에서 400~600 μm).

독성물질의 경피 흡수는 상피의 아래 층(과립층, 유극층, 기저층)과 진피를 통해서도 일어날 수 있다. 각질층보다 장벽으로서의 훨씬 나쁜 이런 세포층들은 세공을 통한 비선택적 수성 확산 수단을 가지고 있다. 독성물질은 확산에 의해 이 부위를 통과하여 진피에 있는 여러 모세 정맥 및 림프관을 통하여 전신 혈류에 들어가게 된다.

특수 투여경로를 통한 독성물질의 흡수

피부, 폐, 위장관 통한 흡수 이외에도 화학물질은 특수경로 즉, (1) 복강, (2) 피하, (3) 근육, (4) 정맥을 통하여 실험동물에 투여할 수 있다. 정맥투여는 독성물질이 직접 혈류에 들어가므로 흡수

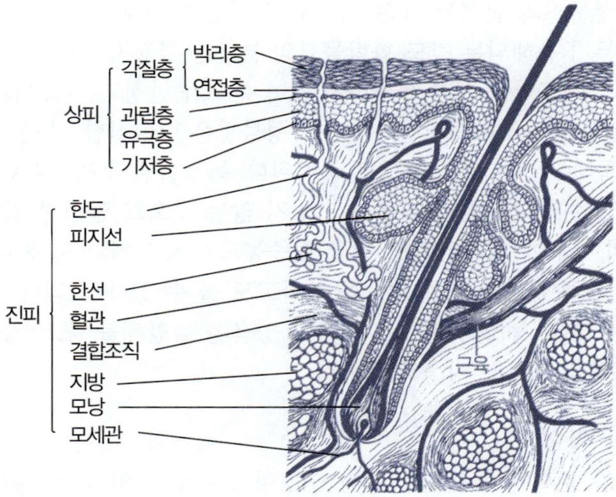

[그림 5-3] *사람 피부의 단면적.*

과정이 생략된다. 복강주사는 복강이 혈액공급이 풍부하고 상대적으로 넓은 표면적을 가지므로 독성물질이 신속하게 흡수된다. 복강으로 투여된 화합물은 주로 문맥순환을 하므로 다른 장기에 도달하기 전에 반드시 간을 통과한다. 피하 및 근육 주사의 경우, 독성물질이 보통 천천히 흡수되긴 하지만 전신 혈류에 직접 들어가게 된다.

화학물질의 독성은 투여 경로에 의존하는 경우도 있고 의존하지 않을 수도 있다. 독성물질이 복강 내로 주사될 경우, 대부분의 화학물질은 문맥을 통하여 간으로 진입한 후에 전신순환하게 된다. 따라서 복강투여한 화합물은 간에서 완전히 추출되고 생체내변화되어 담즙에 배설되는 경우 전신혈류에 도달하지 않을 수 있다.

간과 위장관을 제외한 기관에 대하여 선택적 독성을 가지는 독성물질이 일차-통과효과를 가진다면 복강주사 정맥, 근육 또는 피하 주사보다 독성이 낮게 나타날 수 있다.

분포

독성물질이 혈류에 진입한 후 전신에 분포하게 된다. 기관과 조직에 대한 분포속도는 주로 혈류와 모세혈관상으로부터 특정 장기와 조직에로의 확산속도에 따른다. 최종적인 분포는 외래물질이 각종 조직에 대한 친화도에 의해 주로 결정된다.

분포용적

전신 체액은 세 가지의 뚜렷한 구획으로 나누어진다. (1) 혈장 수분, (2) 조직 간질액, (3) 세포내액이 이들이다. 세포외액은 혈장 수분과 조직 간질액으로 이루어진다. 독성물질의 혈중 농도는 주로 이 물질의 분포용적에 달라진다. 화학물질이 혈장에만 분포된다면 혈중 농도가 높게 나타나며, 전신 수분처럼 분포할 곳이 많으면 혈중 농도는 낮아지게 된다.

일반적으로 독성물질의 분포는 매우 복잡한 양상을 나타내는데, 지방 · 간 · 골 등 체내 여러 저장소에 결합하든지 용해되는 것도 화학물질의 분포를 결정지우는 주요 인자이다.

어떤 독성물질은 세포막을 쉽게 통과하지 않아 분포가 한정되는데, 다른 독성물질은 세포막을 쉽게 통과하여 전신에 분포하게 된다. 어떤 독성물질은 단백결합 · 능동 수송 또는 높은 지용성에 의해 생체의 특정부위에 높은 농도로 축적된다. 독성물질의 축적부위는 주요 독작용을 나타내는 부위일 수 있는데, 대부분의 경우는 그렇지 않는 것으로 알려져 있다. 독성물질이 표적 장기나 조직 이외의 부위에 축적된다면 결국 혈중농도가 낮아지고 이에 따라 작용부위의 농도도 낮아지기 때문에 생체에 대해 보호 기능을 한다고도 볼 수 있다. 그러나 저장소에 있는 화학물질이 혈장의 유리(비결합) 농도와 평형을 이루고 있음을 감안해볼 때, 혈중 비결합 농도가 감소하게 되면 저장소로부터 혈류로 방출되게 된다.

독성물질의 조직내 저장

화학물질의 비결합 분획만이 전신을 통하여 평형을 이루고 있기 때문에 생체의 특정 구성성분에 결합을 하든지 용해되게 되면, 이 화학물질의 분포는 변동되게 된다. 독성물질은 어떤 특수 조직에 농축될 수도 있는데 이 부위가 독작용을 나타낼 수도 있고 그렇지 않을 수도 있다. 화학물질이 생체내변화되든지 체외로 배설되기 때문에 저장소로부터 많은 양이 방출되게 된다. 결과적으로 저장 화합물의 생물학적 반감기는 매우 길어질 수 있다.

저장소로서의 혈장단백

여러 혈장단백질은 생체의 정상 생리물질뿐 아니라 외래물질과 결합할 수 있다. 그림 5-4에 도시한 바와 같이, 알부민, 트랜스페린, 글로불린과 지단백은 여러 다양한 화합물과 결합할 수 있다.

단백질-리간드 결합은 주로 소수성 결합 · 수소 결합 · 판데어발스력에 의한다. 혈장단백은 분자량이 크기 때문에 독성물질이 결합하게 되면 쉽게 모세혈관을 통과할 수 없게 된다. 따라서 독성물질이 결합된 혈장단백 분획은 혈관외 공간 분포와 신장을 통한 배설에 직접 이용되지 않는다. 그러나 화학물질과 혈장단백 결합은 가역적 과정이다. 비결합 화학물질이 모세관으로부터 확산되어 나옴에 따라 혈장단백에 결합된 화학물질이 해리되는데 이때 생성된 유리분획이 혈관 내 및 혈관 외 공간에서 평형에 도달할 때까지 계속 해리된다. 혈관외 공간에서 보다 멀리 떨어진 부위에로의 확산도 계속되는데, 이때 생성되는 농도 경사가 혈장 결합형의 해리를 계속되게 한다.

혈장단백 결합형이 다른 물질에 의해 유리되게 되면 여러 독작용이 나타날 수 있는데, 이것은 독성물질의 혈장 유리형의 증대에 의한 것으로 간주된다. 즉, 표적 장기에서의 독성물질의 평형 농도가 증가되므로 독성 가능성이 높게 된다. 외래물질은 혈장단백에 결합된 내인성 물질과도 경쟁하여 혈장단백으로부터 이들을 해리시킬 수도 있다.

저장소로서의 간과 신장

간과 지방은 여러 화학물질과 결합할 수 있는 높은 능력을 가지고 있다. 이 두 기관은 다른 모든 기관을 합친 것보다 독성물질을 더 많이 농축시킬 수 있다고 간주된다. 리간딘(ligandin)과 금속티오네인(metallothionein)과 같은 단백질은 각각 유기화합물과 금속에 대한 높은 친화력을 가지고 있다.

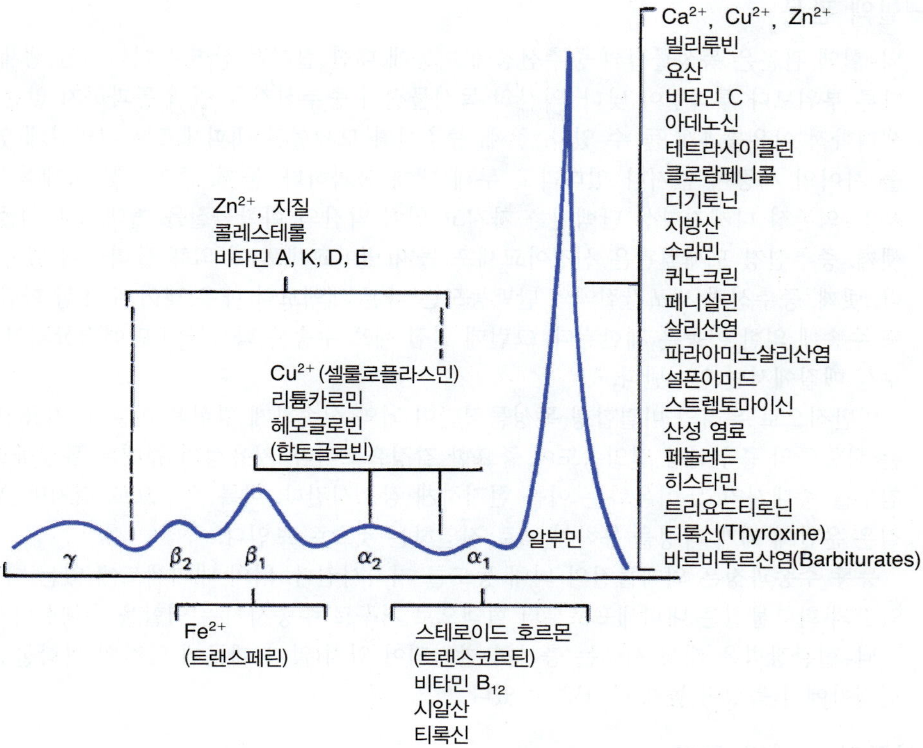

[그림 5-4] *혈장단백의 리간드 결합.*

저장소로서의 지방

많은 고지용성 독성물질은 체내 지방에 분포하고 농축된다. 따라서 높은 지방/수 분배계수를 가진 독성물질은 많은 양이 체내 지방에 저장된다. 독성물질의 이러한 저장은 표적 장기에서의 농도를 저하시킴으로 이 화합물의 독성은 마른 사람에서보다 비만의 사람에서 낮다. 그러나 갑작스럽게 지방 동원이 일어날 경우, 화학물질의 혈액 농도가 상승하게 되고 그 결과 표적기관의 농도도 상승될 수 있다.

저장소로서의 뼈

골격근으로 화학물질의 흡수는 근본적으로 표면화학 현상인데, 수산화인회석(hydroxyapatite) 결정의 골 표면과 이와 접촉하고 있는 세포외액의 교환을 가리킨다. 골에서의 독성물질의 침착과 가역적 저장은 동적 반응이며 유해할 수도 있으며 유해하지 않을 수도 있다. 납은 골에는 독성을 나타내지 않지만, 불소 침착 만성 작용(골격근 불소 침착)과 방사능 스트론티움 만성 작용(골육종 및 다른 암종)은 독성을 나타내는 경우이다.

뇌-혈액 관문

뇌-혈액 관문은 독성물질의 중추신경계 이동에 대한 절대적 장벽은 아니지만 생체 내 대부분의 다른 부위보다 투과성이 낮다. 약간의 독성물질이 중추신경을 쉽게 통과하지 않는 해부학적 및 생리학적 이유를 4개 들 수 있다. 첫째, 중추신경 모세혈관 내피세포는 치밀하게 연결되어 세포들 사이의 세공이 없거나 있더라도 두세 개에 불과하다. 둘째, 중추신경 모세혈관 내피세포는 ATP-의존성 다제저항성 단백질을 가지고 있어 약간의 화학물질을 혈액으로 되돌아가게 한다. 셋째, 중추신경 모세혈관은 신경아교세포 돌기(별아교세포)에 의해 둘러싸여 있는 정도가 심하다. 넷째, 중추신경 세포간질액의 단백농도는 다른 체액보다 매우 낮아 수용성 화합물을 인접 세포 수송에 의한 이동은 제한된다. 그런데 인접 세포 수송은 화합물이 단백결합되어 있을 때 높은 수성 매질에서만 일어난다.

일반적으로 유리의 비결합형 독성물질만이 뇌와 신속하게 평형을 이룬다. 지용성과 이완 정도는 화합물의 중추신경 진입속도에 중요한 결정요소이다. 지용성의 증대는 독성물질의 중추신경 침투를 증대시키고, 이온화는 이를 현저하게 감소시킨다. 비록 수적으로 적지만 약간의 외래물질은 운반체 매개 과정을 통하여 뇌로 진입하는 것으로 보인다.

능동 수송과정은 외래물질의 뇌내 농도를 저하시킨다. 뇌의 내피세포에 있는 다제저항단백은 약간의 화학물질은 내피세포로부터 혈액으로 거꾸로 수송시키는 역할을 수행한다.

뇌-혈관장벽은 태생 시에는 충분히 발전되어 있지 않기 때문에 약간의 화학물질이 성인보다 신생아에서 독성이 높게 나타날 수 있다.

독성물질의 태반 통과

많은 외래물질은 태반을 통과할 수 있다. 화학물질뿐 아니라 바이러스(홍역 바이러스), 세포성 병원체(매독 나선균), 글로불린 항체, 적혈구는 태반을 횡단한다. 해부학적으로 태반 장벽은 여러(최대 6개) 세포층으로 구성되어 있는데 태아와 모체의 순환계 사이에 위치한다. 태반은 외래물질로부터 태아를 보호하는 능동 수송계와 생체내변화 효소를 가지고 있다.

수동 확산을 통한 태반 통과 물질 중, 고지용성 물질은 보다 쉽게 모체-태아 평형을 형성하게 된다. 정상 상태에서 모체와 태아의 혈장 독성물질 농도는 대부분 동일하다. 태아의 여러 조직에서 독성물질 농도의 차이는 각 태아 조직의 농축능 차이에 의해 나타나게 된다. 모체와 태아의 생체 조성 차이도 태반 장벽의 명백한 존재를 설명할 수 있다. 예를 들어, 태아는 거의 지방을 가지고 있지 않기 때문에 고지용성 화학물질의 축적은 일어나지 않게 된다.

독성물질의 재분포

외래물질의 분포에 영향을 주는 가장 중요한 인자는 기관 또는 조직에서의 혈류와 친화도이다. 화학물질은 결합부위 또는 세포구성성분에 친화력을 가질 수 있다. 분포의 초기 단계는 주로 생체 여러 부위의 혈류가 관여한다. 따라서 간과 같은 혈액관류가 좋은 기관은 외래물질의 초기 농도가 높게 형성된다. 그러나 혈액관류가 좋지 않은 기관 또는 조직도 어떤 외래물질에 대하여 친화도가 높을 수 있는데, 시간이 지나면 재분포된다.

배설

독성물질은 여러 경로를 통하여 소실된다. 많은 외래물질은 요중 배설되기 위하여 생체내변화되어 수용성이 높은 대사산물을 생성하여야 한다. 생체의 모든 분비액은 화학물질을 배설시키는 것으로 보이는데, 땀 · 타액 · 눈물 · 유즙에 독성물질이 발견되고 있다.

요중 배설

독성물질의 요중 배설은 신장이 대사 과정에서 생긴 산물을 제거하는 기전과 동일하게 이루어진다. 즉, 사구체 여과, 수동 확산에 의한 신세뇨관 배설과 능동적 세뇨관 분비가 이들이다. 분자량이 약 60,000 이하의 화합물은 사구체에서 여과된다. 단백-외래물질 복합체는 너무 크기 때문에 사구체의 세공을 통과할 수 없기에 혈장단백 결합 정도는 사구체 여과율에 영향을 준다.

사구체에서 여과된 독성물질은 세뇨관 관강에 머물게 되어 요와 함께 배설되든가 네프론의 사구체 세포를 통과하여 혈류에 재흡수된다. 높은 지/수 분배계수를 가진 독성물질은 재흡수가 효율적으로 이루어지나 극성 화합물이나 이온은 요와 함께 배설된다.

외래물질은 능동 분비에 의해 요로 배설될 수 있다. 그림 5-5는 신장에 있는 여러 수송계를 설명하고 있다. oat(organic anion transporter)계는 근위 세뇨관의 기저외측막에 국재되어 있다. oct계는 약간의 양이온의 신장 흡수에 관여하고 있다. 외래물질이 세뇨관 세포에 존재하면 다제약물내성(multi-resistant drug protein, mdr) 단백질과 다내성 약물 단백(mrp)에 의해 관강으로 배출된다. 이와는 달리 유기 양이온 수송계[organic cation transporter(octn2)]와 펩티드 수송계[peptide transporter(PEP2)]는 관강으로부터 화학물질을 재흡수한다. 극성이 낮은 약간의 외래물질은 관강으로 확산될 수 있다. 여과와 대조적으로 단백결합 독성물질은 단백-결합 독성물질은 능동 수송된다.

신장의 태생 시에는 충분한 기능이 발달되어 있지 않아 어떤 외래물질은 성인보다 신생아에서 매우 늦게 제거되기 때문에 신생아에서 더욱 독성이 높다. 신생아에서 유기산 수송계의 발달은

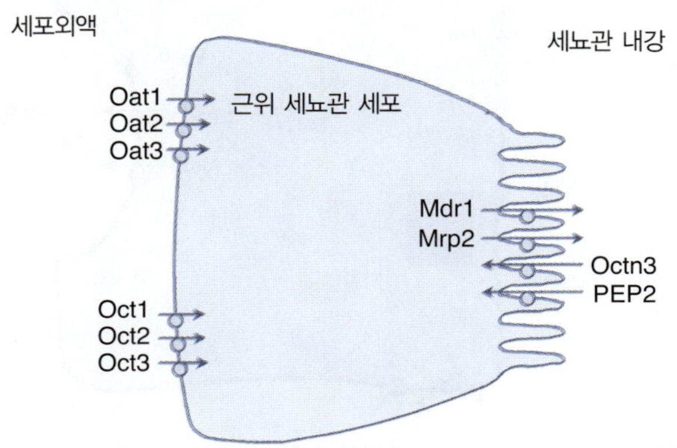

[그림 5-5] ***신장 근위세뇨관에서의 수송계를 나타내는 도식적 모형.*** 수송계에는 유기 음이온 수송계(oat), 유기 양이온 수송계(oct), 다제내성 단백질(mdr), 다내성 약물 단백(mrp)과 펩티드 수송계(PEP)가 있다.

이 수송계로 정상적으로 배설되는 물질의 투여에 의해 자극되어질 수 있다.

신장의 원위세뇨관은 사구체에서 여과되는 혈장단백을 재흡수한다. 작은 단백질에 결합된 독성물질은 근위세뇨관에 운반되어 독성을 나타낼 수 있다.

분변 배설

분변 배설은 체내로부터 외래물질이 소실되는 또 하나의 주요한 경로이다.

비흡수성 소화물

비소화성 물질뿐 아니라 식품에 있는 다양한 영양소와 외래물질을 사람이 자발적으로 섭취하는데(약 포함), 흡수되지 않는 부분은 소화관 내부를 통과하여 분변 배설되게 된다.

담즙 배설

소실경로 중 담즙은 아마도 외래물질과 그 대사산물의 분변 배설에 있어 가장 주요한 경로이다. 위장관의 혈액은 전신 혈류에 도달하기 이전에 간을 통과하여야 하기 때문에 간은 위장관에서 흡수된 독성물질을 혈액으로부터 제거한다. 따라서 간은 혈액으로부터 화합물을 추출하고 생체의 다른 부위에 분포하는 것을 방해한다. 나아가 간은 독성물질의 생체내변화의 가장 중요한 부위이며 생성된 대사산물은 담즙에 직접적으로 배설된다. 담즙과 함께 장관에 들어온 외래물질과 그 대사산물은 분변과 같이 배설되든가 장간재순환을 거치게 된다.

그림 5-6은 혈장에서 간으로 그리고 간에서 담즙으로 외래물질을 이동시키는 간실질세포에 국재되어 있는 여러 수송계를 설명하고 있다. 실질세포의 굴모양혈관측에 존재하는 나트륨-의존성 타우로콜산 펩티드(natrium-dependenc taurocholate peptide, ntcp)는 타우로콜산과 같은 담즙을 간으로 이동시키나, 담즙염 배설 단백(bile salt excretory portein, bsep)은 담즙산을 간세

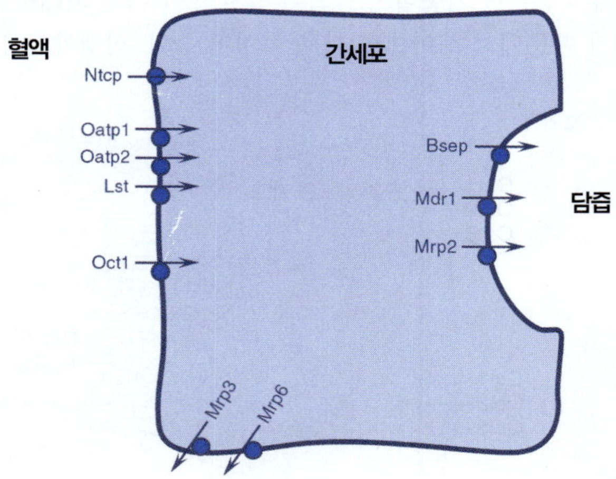

[그림 5-6] ***간에 있는 수송계를 도시하는 모식적 모형.*** ntcp =나트륨-의존성 타우로콜산 펩티드; oatp= 유기-음이온 수송 폴리펩티드; lst=간 특이 수송계; oct=유기-양이온 수송계; bsep=담즙산 배설 단백질; mdr=다제 내성 단백질; mrp=다내성 약물 단백질.

포로부터 담즙 소관에 이동시킨다. 간세포의 굴모양혈관막은 외래물질을 간으로 이동시키는 oatp 1, oatp 2, 간 특이 수송계(lst), 유기-양이온(oct) 수송계와 같은 수많은 수송계를 가지고 있다. 간세포 내에 있게 되면 외래물질 자체는 혈액이나 담즙으로 이동되거나, 제1단계 및 제2단계 약물대사효소에 의해 보다 높은 수용성 산물로 생체내변화되어 담즙이나 또는 역방향인 혈액으로 이동될 수 있다. 다제내성 단백 1(mdr1)과 다내성 약물 단백질 2(mrp2)는 외래물질을 담즙으로 수송시키는 데 관여하지만, mrp3와 mrp6는 외래물질을 다시 혈액으로 수송시킨다.

화합물이 담즙으로 배설되어 장관으로 진입하면, 재흡수되거나 분변과 함께 배설된다. 많은 유기 화합물은 담즙에 배설되기 전에 포합된다. 이러한 극성 대사산물은 지용성이 충분하지 않기 때문에 재흡수될 수 없다. 그러나 장관내의 세균총은 글루쿠론산 포합물과 황산 포합물을 가수분해시켜 매우 높은 지용성을 획득시킴으로 재흡수를 가능하게 하여 장간재순환 현상을 보이게 한다.

장관 배설

분변 중의 많은 화학물질은 수동 확산에 의해 혈액으로부터 장관으로 직접 수송된다. 몇 경우에서 장관 세포의 신속한 탈락이 화합물의 분변 배설을 돕기도 한다. 장관 배설은 생체내변화가 낮거나 신장 또는 담즙 청소가 낮은 화합물에 대하여는 주요한 소실 경로이기 때문에 일반적으로 그 과정이 느리게 일어난다.

장관벽 및 세균총

많은 화합물은 점막에서 생체내변화되거나 장관 관강으로 재배설된다. 분변의 고형분 중 세균에서 유래된 것이 약 30~42%에 달하는 것으로 추정된다. 그뿐 아니라 분변배설 외래물질의 상당량이 함께 배설되는 세균과 연관되어 있다. 그러나 화학물질은 분변과 함께 배설되기 이전에 세균에 의해 상당한 변화를 받게 된다. 장관 균총에 의한 생체내변화는 화학물질의 배설보다는 재흡수를 더욱 용이하게 한다. 그럼에도 불구하고 많은 경우 분변에 발견되어지는 외래물질은 세균의 생체내변화에 의해 유래되고 있다는 증거가 있다.

호기

체온에 의해 주로 기체상으로 존재하는 물질과 휘발성 액체는 주로 폐를 통해 소실된다. 이러한 원리는 체내 에탄올 측정 시 호기 분석기를 이용하는 데 실제적으로 응용되고 있다.

폐에는 독성물질의 배설을 위한 특별한 수송계가 존재하지 않는 것으로 알려져 있다. 이러한 물질은 단순 확산에 의해 소실되는 것으로 생각된다. 기체의 소실흡수속도는 대체로 반비례한다. 혈액에 낮은 용해도의 기체의 소실속도는 관류에 의해 지배를 받으나, 혈액에 높은 기체 소실흡수속도는 호흡수에 의해 지배받는다.

기타 소실 경로

뇌척수액

모든 화합물은 뇌척수액의 다량 흐름과 함께 중추신경계를 벗어난다. 이와는 달리, 지용성 독성물질은 뇌-혈관 관문 부위에서 배출될 수도 있다.

유즙

독성물질의 유즙 분비는 (1) 독성물질이 유즙과 함께 모체로부터 수유 자손으로 이동되며, (2) 화합물이 암소로부터 사람에게 낙농제품을 통하여 전달된다는 점에서 매우 중요하게 간주된다. 독성물질은 단순 확산에 의해 유즙으로 배설된다. 유즙은 혈장에 비해 산도가 높기(pH는 약 6.5) 때문에 염기성 화합물은 유즙에 농축되나 산성 화합물은 혈장보다 유즙 농도가 낮을 수 있다. 유즙의 3~4%가 지질로 구성되어 있으며 분만 후 초유의 지질도는 이보다 더 높기 때문에 지용성 외래물질은 혈장으로부터 유선에 지질과 함께 확산되며 비유 시 유즙으로 배설된다.

땀과 타액

독성물질의 땀과 타액 배설은 양적으로는 중요하지 않다. 땀으로 배설되는 독성 화합물은 피부염을 일으킬 수 있다. 타액으로 배설되는 물질은 구강으로 가서 대개 연하되므로 위장관 흡수가 가능하다.

결론

사람은 독성물질과 끊임없이 접촉하고 있다. 화학물질의 물리화학적 특성에 따라 위장관, 폐, 피부로부터 흡수될 수 있다. 생체는 이러한 화합물을 생체내변화시켜 요, 분변, 공기중으로 배설시키는 능력을 가지고 있다. 그러나 흡수속도가 소실속도를 초과하게 되면 독성물질은 축적되어 표적 기관에 위험한 농도에 도달하게 되어 독성이 나타내게 된다(그림 5-7). 화학물질이 독성을 나타내기 위하여 이 물질의 내인성 독력과 부위 특이성, 독성동태학에 따라 달라진다.

많은 화학물질은 매우 낮은 내인성 독성을 가지고 있지만 생체내변화되어 독성대사산물로 활성화된다. 독성작용은 독성대사산물의 생성 속도에 좌우된다. 한편, 매우 독력이 높은 독성물질이라도 생체내변화 과정에 의해 신속하게 해독화될 수도 있다. 독성작용은 "독성 화학물질"의 작용부위(표적 장기)에서의 농도와 연관이 있다. 표적 장기 또는 이와는 멀리 떨어져 있는 장소에서의 화학물질의 농도는 투여에 의하든지 생체내변화에 의해 생성될 수 있다.

따라서 화학물질의 독성작용은 흡수 · 분포 · 생체내변화 및 배설 속도에 따라 크게 영향을 받는다.

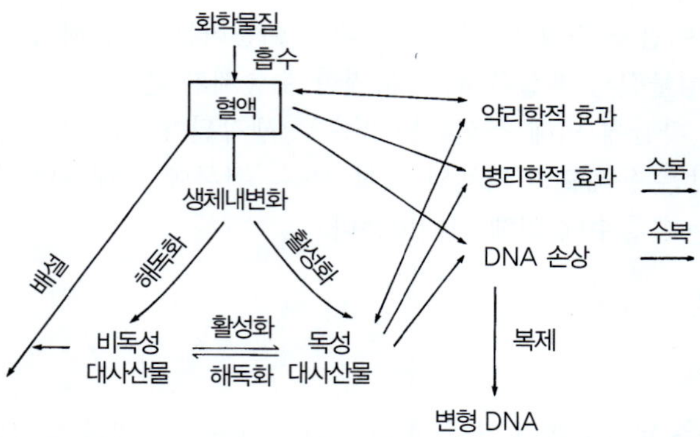

[그림 5-7] *화학물질의 체내동태와 독작용의 도식적 설명.*

참고문헌

Friedman G, Jacobson ED: *Gastrointestinal Pharmacology and Therapeutics*. Philadelphia: Lippincott-Raven, 1997.

Goodman LS, Hardman JG, Limbird LL, Gilman AG: *Goodman and Gilman's the Pharmacological Basis of Therapeutics,* 10th ed. New York : McGraw-Hill, 2002.

Maibach HI(eds): *Toxicology of the Skin*, New York: Taylor & Francis, 2000.

제6장 외래물질의 생체내변화

Andrew Parkinson

CHAPTER 6

요 점

- *생체내변화*는 내인성 화학물질과 외래성 화학물질을 보다 높은 수용성 화합물로 대사적 전환을 일으킨다.
- 외래물질의 생체내변화는 넓은 기질 특이성을 가지고 있는 한정된 숫자의 효소에 의해 이루어진다.
- 제1단계 반응은 가수분해 · 환원 · 산화를 포함하며 이 과정에서 작용기($-OH$, $-NH_2$, $-SH$, $-COOH$)가 노출되거나 도입된다. 일반적으로 이 과정에서 수용성의 미세한 증가만이 이루어진다.
- 제2단계 반응은 글루쿠론산화 · 설폰화(일반적으로 황산화로 불리어짐) · 아세틸화 · 메틸화 · 글루타티온 포합(메르갑투르산 합성)이 있는데 보통 수용성이 증대되어 배설이 이루어지게 된다.

*생체내변화*는 내인성 또는 외래성 화학물질을 보다 수용성이 높은 화합물로 대사적으로 변환시키는 것이다. 일반적으로 어떤 외래물질의 물리적 특성이 흡수가 용이한 형태(지용성)로부터 요 또는 분변으로 배설이 용이한 형태(수용성)로 변화시킨다. 이러한 일반적 법칙의 예외로는 휘발성 화합물이 호기에 의해 소실되는 것을 들 수 있다.

생체내변화에 의해 외래물질의 화학적 변화는 이것의 생물학적 작용을 변화시킬 수 있다. 약간의 약물은 생체내변화를 받아 약력학적 또는 독성 작용을 나타내는 활성의 대사산물로 변화된다. 그러나 대부분의 경우, 생체내변화는 약물의 약리효과를 종결시키며 외래물질의 독작용을 경감한다. 생체내변화 작용을 촉매하는 효소가 약물 작용의 강도와 지속시간을 대부분 결정하며 화학물의 독성 및 화학적 종양발생에 주요한 역할을 수행하고 있다.

일반 원리

외래물질 생체내변화 효소의 기본 특성

외래물질의 생체내변화는 넓은 매질 특이성을 가지는 한정된 숫자의 효소에 의해 수행되고 있다. 이들 효소의 약간은 외래물질에 의해 합성이 촉진되나(효소유도의 과정을 통해), 대부분의 경우 자체적으로 발현된다(외부의 뚜렷한 자극이 없이도 합성됨). 스테로이드 호르몬의 합성은 스테로이드 생성 조직에 있는 시토크롬 P450에 의해 촉매되지만, 간에 있는 이 계열의 효소는 스테로이드 호르몬을 수용성 대사산물로 전환시켜 배설되게 한다.

생체내변화 효소의 구조(즉, 아미노산 서열)는 각각 상이하나 이 상이점이 외래물질 생체내변화의 속도의 차이를 나타내게 한다. 외래물질 생체내변화 효소의 유전적 차이의 원인 · 분포 정도 · 영향에 대해 연구하는 학문을 *약리유전학*이라고 한다.

생체내변화와 대사

*생체내변화*와 *대사*라는 용어는 특히 약물에 적용할 때에 동의어로 사용된다. *대사*라는 용어는 가끔 외래물질의 전체적 운명, 즉 흡수, 분포, 생체내변화와 배설을 모두 포함하기도 한다. 그러나 *대사*는 보통 생체내변화를 의미하는 데에 사용하는데, 이는 외래물질의 생체내변화의 산물이 *대사산물*로 알려져 있는 관점에서 이해할 만하다. 나아가, 외래물질 생체내변화 장애를 나타내는 효소의 유전적 결핍을 가진 개체를 생체내변화 불량자라고 하기보다는 대사 불량자라고 부른다.

생체내변화의 입체화학적 측면

약물을 포함한 많은 외래물질은 하나 또는 그 이상의 부제탄소 중심(카이럴 중심)을 가지고 있으며 두 개의 경상 입체이성체(stereoisomer), 즉 경상이성체(enantiomer)로 존재한다. 약간의 카이럴 외래물질의 생체내변화는 입체선택적으로 일어나, 하나의 경상이성체(입체이성체)가 다른 정반체(antipode)보다 신속하게 생체내변화된다.

제1단계 및 제2단계 생체내변화

외래물질 생체내변화 효소에 의해 촉매되는 반응은 일반적으로 두 단계, 즉 표 6-1에서 나타낸 바와 같이 제1단계와 제2단계로 나눈다. 제1단계 반응은 가수분해 · 환원과 산화를 포함한다. 이러한 반응은 작용기(−OH, $-NH_2$, −SH, −COOH)를 노출시키거나 도입시키며, 보통 수용성을 조금 증가시킨다. 제2단계 생체내변화 반응에는 글루쿠론산화, 설폰화(보통 황산화라고 불림), 아세틸화, 메틸화, 글루타티온 포합(메르캅투르산 합성)과 글리신, 타우린과 글루탐산과 같은 아미노산 포합이 있다. 대부분의 생체내변화 반응은 외래물질의 수용성을 크게 증가시킨다. 그 결과 제2단계 대사는 외래 화학물질의 배설을 크게 증가시킨다.

외래물질 생체내변화 효소의 분포

외래물질 생체내변화 효소는 생체에 널리 분포하고 있으며 여러 세포하 구획에 존재한다. 척추동물에서 간은 생체내변화 반응을 촉매하는 효소의 가장 풍부한 원천이다. 이 효소들은 피부 · 폐 · 비점막 · 신장 · 눈 · 위장관 및 여러 다른 조직에도 존재하고 있다. 장관의 균총도 특정 외래물질의 생체내변화에 중요한 역할을 수행하고 있다. 생체내변화 효소는 주로 세포질그물(미세소체)에 존재하고 있는데 세포질의 용해성 분획에 많이 있으며 소량은 사립체 · 핵 · 용해소체에도 있다(표 6-1).

표 6-1 외래물질 생체내변화의 일반적 경로 및 주요 세포하 부위

반응	효소	부위
	제1단계	
가수분해	에스테르 분해효소	미세소체, 세포질, 용해소체, 혈액
	펩티드 분해효소	혈액, 용해소체
	에폭시드 가수분해효소	미세소체, 세포질
환원	아조-및 니트로-환원	균총, 미세소체, 세포질
	카르보닐 환원	세포질, 혈액, 미세소체
	디설피드 환원	세포질
	설폭시드 환원	세포질
	퀴논 환원	세포질, 미세소체
	환원성 탈할로겐화	미세소체
산화	알코올 탈수소효소	세포질
	알데히드 탈수소효소	사립체, 세포질
	알데히드 산화효소	세포질
	크산틴 산화효소	세포질
	모노아민 산화효소	사립체
	디아민 산화효소	세포질
	프로스타글란딘 H 합성효소 미세소체	미세소체
	플라빈-일산소화효소	미세소체
	시토크롬 P450	미세소체
	제2단계	
	글루쿠론산 포합	미세소체
	황산 포합	세포질
	글루타티온 포합	세포질, 미세소체
	아미노산 포합	사립체, 미세소체
	아세틸화	사립체, 세포질
	메틸화	세포질, 미세소체, 혈액

제1단계 효소에 의한 외래물질 생체내변화

가수분해

카르복시에스테라제, 슈도콜린에스테라제와 파라옥손아제

카르복실산 에스테르염, 아미드, 티오에스테르는 주로 카르복시에스테라제와 두 개의 에스테라제에 의해 촉매된다. 적혈구막에 있는 진성 아세틸콜린에스테라제와 혈청에 존재하며 부티콜린에스테라제라고도 불리는 가성 에스테라제가 두 개의 에스테라제이다. 포스포르산 에스테르염은 아릴디알킬포스파타제라고도 불리워지며 혈청 효소인 파라옥손아제에 의해 가수분해된다. 포스포르산 무수물은 관련 유기인산분해효소에 의해 가수분해된다.

혈청과 조직에 존재하는 카르복시에스테라제와 혈청 콜린에스테라제는 모두 특정 약물의 지속시간과 작용부위를 결정하게 한다. 일반적으로 아미드의 효소적 가수분해는 에스테르보다 늦게 일어난다.

에스테라제는 유기인제의 독성을 억제하는 데 중요한 역할을 수행하고 있는데, 유기인제는 아세틸콜린에스테라제의 작용을 억제하여 신경전달물질인 아세틸콜린의 작용이 종결되는 것을 억제하게 한다. 에스테라제의 작용을 억제하는 인자는 유기인제의 독성을 증대시킨다.

카르복시에스테라제는 혈청과 대부분의 조직에 존재하는 당단백이다. 카르복시에스테라제는 수많은 내인성 지질 화합물을 가수분해하며 여러 에스테르 또는 아미드 형의 전구약물로부터 약리학적으로 활성인 대사산물을 생성시킨다. 덧붙여, 카르복시에스테라제는 외래물질을 독성 및 종양생성 대사산물로 전환시킬 수 있다.

펩티다제

수많은 인체의 펩티드와 여러 재조합성 펩티드 호르몬, 성장인자, 시토카인, 용해성 수용체, 단클론성 항체는 치료에 응용되고 있다. 이러한 펩티드들은 여러 펩티드 분해효소에 의해 혈액과 조직에서 가수분해된다. 펩티드 분해효소는 인접한 아미노산 사이에 있는 아미드 결합을 끊는다.

에폭시드 가수분해효소

에폭시드 가수분해효소는 알켄에폭시드와 아렌옥사이드에 물의 트랜스 첨가를 촉매하는데 실제적으로 모든 세포에 존재하고 있다. 에폭시드 가수분해효소는 포유동물에 5개의 명백하게 다른 형이 존재하는데, 미세소체 에폭시드 가수분해효소(mEH) · 용해성 에폭시드 가수분해효소(sEH) · 콜레스테롤 에폭시드 가수분해효소 · LTA4 가수분해효소 · 헤폭실린 가수분해효소가 이들 5개 효소이다. 마지막 3개의 효소는 전적으로 내인성 에폭시드를 가수분해하나 외래물질 산화물을 해독하는 능력은 실제적으로 가지고 있지 않는 것으로 보인다.

콜레스테롤 · LTA4 · 헤폭실린 에폭시드 가수분해효소는 매우 높은 기질 특이성을 가지고 있는 데 비하여, 미세소체 용해성 에폭시드 가수분해효소(mEH와 sEH)는 많은 알켄에폭시드 및 아렌 산화물을 가수분해한다. 일반적으로 이 두 개의 에폭시드 가수분해효소와 때때로 독성 에폭시드를 생성시키는 시토크롬 P-450 효소는 세포내 비슷한 곳에 위치하는데, 이 부위가 외래물질의 산화적 생체내변화 시에 생성되는 알켄에폭시드와 아렌 산화물을 신속하게 해독시킬 수 있게 보장하는 것으로 생각된다.

에폭시드 가수분해효소는 간 미세소체의 여러 유도성 효소 중 하나이다. 에폭시드 가수분해효소의 유도는 항상 시토크롬 P450과 연관이 있다.

환원

알데히드, 케톤, 디설피드, 설폭시드, 퀴논, *N*-옥시드, 알켄, 아조, 니트로 기들을 가진 외래물질과 특정 금속은 생체 내에서 때때로 환원된다. 환원반응은 효소적 또는 글루타티온, FAD, FMN, NADP의 환원형과 같은 환원성 인자와 반응처럼 비효소적으로 일어날 수 있다.

아조- 및 니트로-환원

아조 환원과 니트로 환원은 장관 균총과 시토크롬 P450 및 NADPH-퀴논 산화환원효소(DT-디아모라제라고도 불림) 2개의 간 효소에 의해 촉매된다.

이 반응에는 NADPH가 필요하며 산소에 의해 억제된다. 하부 소화관과 같은 혐기성 환경은 아조 환원 및 니트로 환원에 적합하다.

카르보닐 환원

특정 알데히드를 일차성 알코올로 그리고 케톤을 이차성 알코올에로의 환원은 알코올 탈수소효소와 카르보닐 환원효소계에 의해 촉매된다. 카르보닐 환원효소는 여러 조직의 혈액과 세포질 분획에 존재하는 단량체의 NADPH-의존성 효소이다. 간 카르보닐 환원효소의 활성은 미세소체에 존재하는 여러 카르보닐 환원효소와 함께 주로 세포질 분획에 있다.

디설피드 환원

글루타티온에 의한 디설피드의 환원은 3단계의 과정을 가지는데, 맨 마지막 단계는 글루타티온 환원효소에 의해 촉매된다. 첫 단계는 글루타티온 S-전달효소에 의해 일어나든지 비효소적으로 일어날 수 있다.

설폭시드 및 *N*-산화물 환원

간과 신장의 세포질에 있는 티오레독신 의존성 효소는 시토크롬 P450에 의해 생성된 설폭시드를 환원한다. 감소된 산소분압 아래서 간 미세소체에서 *N*-산화물의 NADPH 의존성 환원은 시토크롬 P450 또는 NADPH-시토크롬 P450 환원효소에 의해 촉매될 수 있다.

퀴논 환원

퀴논은 산소를 소모하지 않고 세포질 플라보 단백질인 NADPH-퀴논 산화환원효소(DT-디아포라제)에 의해 히드로퀴논으로 환원될 수 있다. 퀴논의 이전자 환원은 카르보닐 환원효소에 의해서도 촉매되어질 수 있다. 퀴논 환원의 이 경로는 본질적으로 무독성으로서 산화성 스트레스와 관련이 없다.

미세소체 NADPH-시토크롬 P450 환원효소에 의해 촉매되는 퀴논 환원의 두번째 경로는 퀴논의 일전자 환원에 의해 세미퀴논 자유기가 생성되게 된다. 세미퀴논 자유기의 자가산화는 수

퍼옥시드 음이온, 과산화수소 및 다른 활성 산소종을 생성시키며 산화성 스트레스와 관련이 있어 세포독성이 매우 높다.

탈할로겐화

지방족 외래물질로부터의 할로겐(F, Cl, Br, I) 제거는 세 가지의 주요한 기전에 따른다. 즉 (1) *환원성 탈할로겐화*는 할로겐을 수소로 치환시키는 것과, (2) *산화성 탈할로겐화*는 할로겐과 할로겐이 있는 같은 탄소에 붙어 있는 수소를 산소로 치환시키는 것과 (3) *이중 탈할로겐화*는 하나의 탄소에 붙어 있는 할로겐과 그 인접에 있는 탄소의 할로겐을 제거하여 탄소-탄소 이중 결합을 만드는 것이다. 이 세 번째 기전이 약간 변화된 것이 *탈수소할로겐화*로서 인접된 두 개의 탄소에 각각 있는 할로겐과 수소가 제거되어 탄소-탄소 이중결합을 만드는 것이다.

산화

알코올 탈수소효소

알코올 탈수소효소(ADH)는 가장 많이 있는 간을 위시하여 신장 · 폐 · 위점막을 포함하는 여러 조직에 있는 세포질 효소이다. ADH에는 네 가지 군이 있다. 제1군 ADH 동위효소(α-ADH, β-ADH, γ- ADH)는 에탄올과 짧은 길이의 지방족 알코올의 산화를 담당하고 있다(그림 6-1). 제2

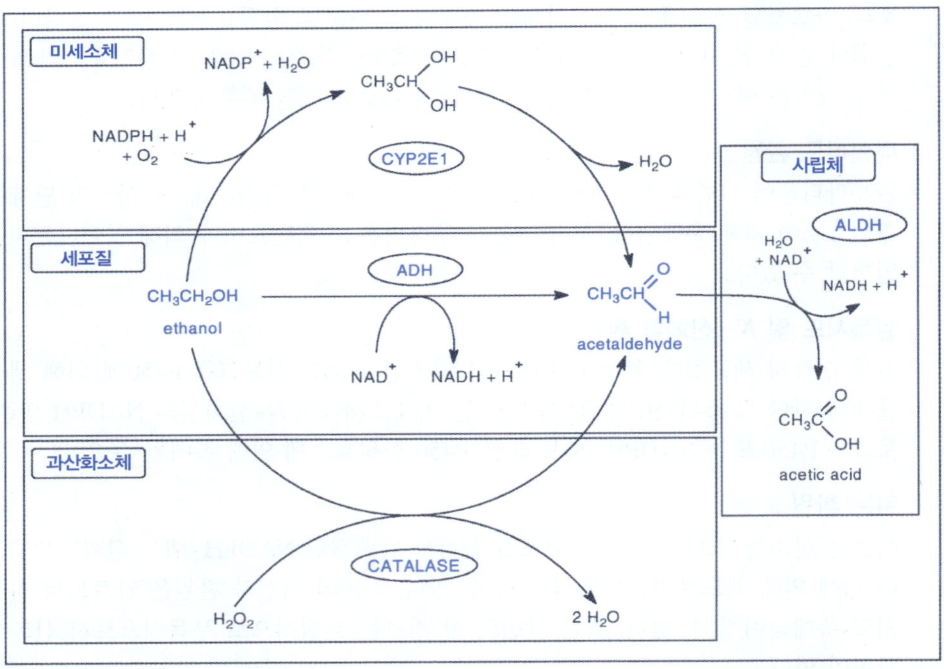

[그림 6-1] ***에탄올탈수소효소(ADH), 시토크롬 P450, 과산화수소분해효소(카탈라제?)에 의한 에탄올의 아세트알데히드에로의 산화.*** 에탄올의 아세트산에로의 산화에는 여러 세포소기관이 관여함에 유의하라.

군 ADH(π- ADH)는 주로 간에서 발현되는데 긴 지방족 알코올과 방향적 알코올을 주로 산화시킨다. 긴 사슬 알코올(펜탄올과 이보다 긴 사슬의 알코올)과 방향족 알코올은 제3군 알코올(χ-ADH)의 좋은 기질이다. 제4군 ADH(σ-ADH, μ-ADH)는 간에서 발현되며 레틴올을 산화하는 가장 활성이 높은 중간 길이의 ADH이다.

알데히드 탈수소효소

알데히드탈수소효소(ALDH)는 NAD^+를 조인자로 이용하여 알데히드를 카르복실산으로 산화시킨다. 이 효소는 에스테라제 작용도 가지고 있다. 여러 ALDH는 일차 아미노산 서열과 사차 구조가 각각 다르다. NAD^+를 환원하는 ALDH1과 ALDH2와는 달리 ALDH3는 NAD^+와 $NADP^+$ 모두를 환원시킨다.

그림 6-1에 보는 바와 같이 ALDH2는 사립체 효소로서 높은 친화성에 의해 주로 아세트알데히드 같은 단순 알데히드를 산화한다. 다른 ALDH의 유전적 결함은 다른 알데히드의 대사를 저해한다.

디하이드로디올 탈수소효소

알도-케토 환원효소(AKR) 대계는 세포질에 있는 디하이드로디올탈수소효소의 여러 형을 가지고 있으며 여러 다환성 방향족 탄화수소를 산화하는 NADPH 요구성 산화 · 환원효소이다.

몰리브덴 수산화효소

두 개의 주요한 몰리브덴 수산화효소(몰리브덴 효소라고도 불리어짐)가 외래물질을 생체내변화하는데, 알데히드 산화효소와 크산틴 탈수소효소/크산틴 산화효소(XD/XO)가 이들이다. 설파이트산화효소는 세번째의 몰리브덴 효소로서 자극성 대기오염물질인 아황산을 상대적으로 무해한 황산으로 산화한다. 이들 세 개의 몰리브덴 효소는 플라보 단백이다. 기질이 산화될 때 알데히드 산화효소와 크산틴 산화효소는 환원된 후 분자산소에 의해 재산화된다. 외래물질에 들어간 산소는 산소가 아닌 물로부터 유래되는데 이것이 산소화효소와 산화효소를 구별시키는 점이다.

크산틴 탈수소효소-크산틴 산화효소

크산틴 탈수소효소(XD)와 크산틴 산화효소(XO)는 촉매과정의 마지막 단계에 사용되는 전자수용체가 서로 다르다. XD의 마지막 전자수용체(acceptor)가 NAD^+이나 XO의 그것은 산소이다. XD는 시스테인의 잔기의 산화와 단백 분해에 의해 XO로 전환된다. 생체내에서 XD가 XO로 산화되는 것은 허혈 부위의 재관류성 상해, 지다당류 매개성 조직 상해 및 알코올 유도성 간독성에 주요한 역할을 수행한다. XO의 산화효소 작용은 분자산소의 환원을 포함하고 있어 반응성 산소종을 생성시킬 수 있기 때문에 XO는 산화성 스트레스와 지질과산화를 일으킨다.

알데히드 산화효소

몰리브덴 효소인 알데히드 산화효소는 산화효소 형태로만 존재한다. 세포질 알데히드산화효소는 전자를 분자 산소에 전달하여 반응성 산소종을 생성시키고 지질과산화를 유도한다. 알데히드 산화효소는 생체 형성 아민과 카테콜아민의 이화에 주요한 역할을 가진다.

모노아민 산화효소

모노아민산화효소(MAO)는 세로토닌을 포함하는 일차, 이차 및 삼차 아민과 수많은 외래물질의의 산화성 탈아민화 작용을 가진다. 일차아민의 산화성 탈아민은 암모니아와 알데히드를 생성시키나 이차아민의 산화성 탈아민화는 일차아민과 알데히드를 생성시킨다. MAO에 의해 생성된 알데히드는 대개 다른 효소에 의해 더욱 산화되어 해당되는 카르복실산으로 만들어진다. 모노아민 산화효소는 뇌의 모든 부위와 간, 신장, 장관 및 혈소판의 사립체 내막에 존재하고 있다. 기질은 모노아민 산화효소에 의해 산화되며, 모노아민 산화효소 자체는 FAD를 이용하여 환원된다. 기질에 들어가는 산소는 분자산소가 아니라 물로부터 얻는다. 촉매성 주기는 산소에 의한 환원형 효소의 재산화($FADH_2 \rightarrow FAD$)에 의해 완성되는데, 이때 과산화수소가 발생한다.

과산화효소-의존형 공산화

과산화효소에 의한 외래물질의 산화성 생체내변화는 과산화수소와 지질 수소과산화물의 환원을 *공산화*라고 알려져 있는 과정을 통한 다른 기질의 산화와 짝지어져 있다. 가장 중요한 과산화효소는 프로스타글란딘 H 합성효소(PHS)인데, 이 효소는 두 개의 작용 즉, 아라키돈산을 프로스타글란딘으로 전환시키는 *시클로옥시게나제* 작용과 수소과산화물을 알코올로 전환시키는 *과산화효소* 작용을 가지고 있다. 과산화효소는 외래물질을 독성 또는 종양생성성 대사산물로 활성화시키는데 특히 시토크롬 P450이 적게 있는 간 이외의 조직에서 중요한 역할을 가지고 있다.

경우에 따라 과산화효소에 의한 외래물질의 산화는 그림 6-2와 같이 기질 X가 종산물 XO로 전환되는 것에서 설명한 것과 같이 과산화물의 산소를 직접 외래물질로 전달할 수도 있다. 아민과 페놀처럼 전자 공여체 작용을 갖는 외래물질은 과산화효소에 의한 수소과산화물의 환원 시 자유기로 산화될 수 있다. 이 경우 수소과산화물은 해당되는 알코올로 전환되나, 과산화물 산소는 외래물질에 삽입되지 않고 물로 환원된다. 환원된 수소과산화물의 각각의 분자(2-전자 과정임)에 대해 외래물질 두 분자가 산화된다(각각의 분자는 1-전자 과정). 생성된 많은 대사산물은 조직손상을 일으키는 반응성 친전자물질이다.

시클로옥시게나제는 종양 생성에 적어도 두 개의 뚜렷한 역할을 가지고 있다. 시클로옥시게나제는 외래물질을 DNA 반응성 대사산물로 전환하여 종양 생성을 *개시하는 것*이 그 하나고, 이 종양을 성장촉진 에이코사노이드의 생성을 통하여 *성장시키는 것*이 그 둘이다.

PHS(prostaglandin H synthase)는 그림 6-2에서 보는 바와같이 수소과산화물을 생성시키고 과산화수소-의존성 반응을 촉매하기 때문에 과산화효소들 중에서도 특이하다. PHS에 의한 외래물질의 생체내변화는 아라키돈산의 이용성에 의해 조절되나 다른 과산화효소에 의한 전환은 수소과산화물 기질의 이용성에 의해 조절된다.

플라빈 일산소화효소

간, 신장, 폐는 하나 또는 그 이상의 FAD 함유 일산소화효소(FMO)를 함유하고 있다. 이 효소는 여러 외래물질의 친핵성 질소, 유황, 인과 같은 헤테로 원자를 산화시킨다. 포유동물의 FMO 유전자계에는 NADPH와 산소를 요구하는 다섯 개의 미세소체 효소를 가지고 있으며, FMO에 의해 촉매되는 많은 반응도 시토크롬 P450에 의해 촉매될 수 있다.

FMO에 의한 촉매의 기전은 그림 6-3에 묘사되어 있다. FAD 부위가 NADPH에 의해 $FADH_2$로 환원되며 산화된 조효소인 $NADP^+$는 효소에 그대로 결합되어 있다. $FADH_2$는 산소와 결합하여 상대적으로 안정된 형태의 과산화물을 생성한다. 외래물질의 산소화시 플라빈 과산화물 산소는 기질에 전달된다(그림 6-3의 X → XO). 이 촉매 주기의 마지막 단계는 FAD가 산화형태로 복귀되고 $NADP^+$를 방출한다. 이 마지막 단계는 속도조절적이며 기질 산소화 이후에 보여진다.

시토크롬 P450

제1단계 생체내변화 효소 중에서 시토크롬 P450 계는 촉매다양성의 관점과 외래물질의 해독 및 활성화의 관점에서 제일 중요하다. 외래물질 생체내변화에 관여하는 P450 효소의 가장 높은 농

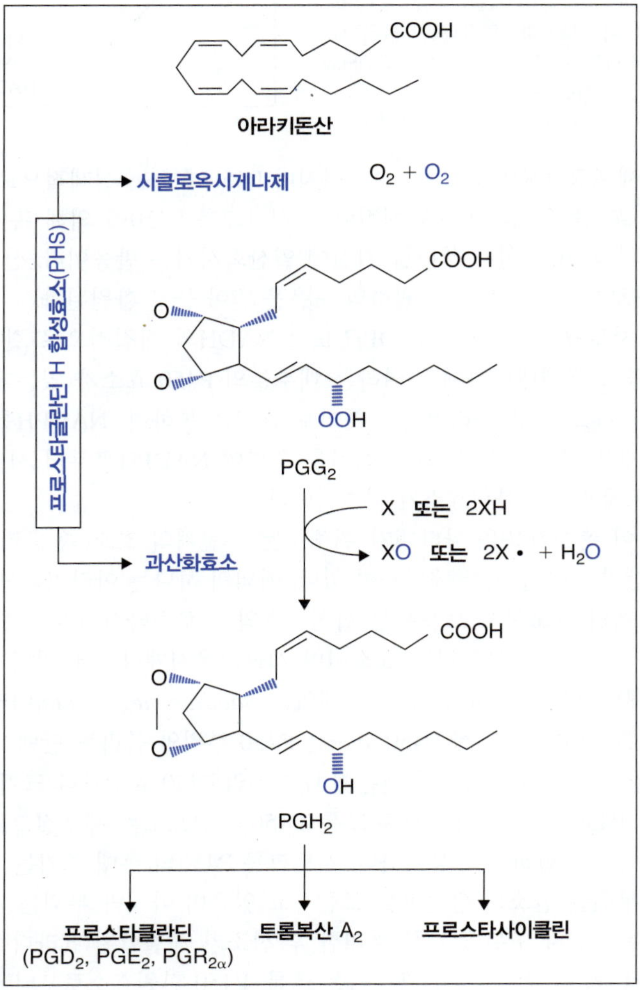

[그림 6-2] *프로스타글란딘 H 합성효소에 의한 아라키돈산의 PGH_2에로의 전환시 외래물질(X)의 공산화.*

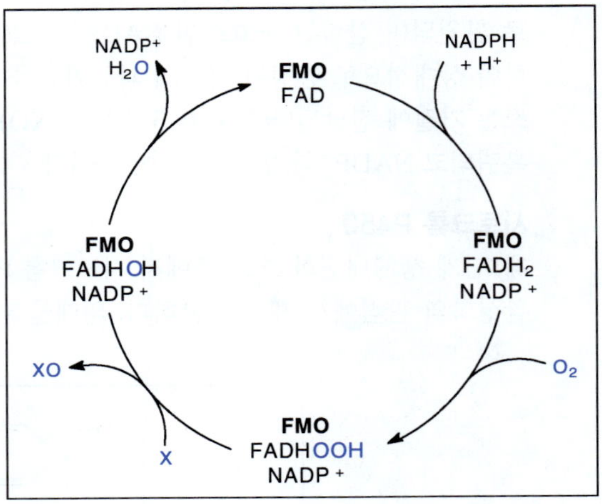

[그림 6-3] ***플라빈 일산소화효소(FMO)의 촉매성 주기.*** X는 외래물질 기질이며 XO는 산소화된 생산물이다. 4a-하이드로퍼옥시플라빈과 4a-하이드록시플라빈은 각가 FADHOOH와 FADHOH로 표시하였다.

도는 간의 세포질그물(미세소체)에 보여지나 P450 효소는 실제적으로 모든 조직에 다 존재한다. 모든 P450 효소들은 헴 함유 단백질이다. 시토크롬 P450에 의해 촉매되는 가장 기본적인 반응은 산소 분자의 산소 원자 하나를 기질에 일산화시키는 반응이다. 산소 분자 중 다른 산소 원자는 NADPH로부터 유래되는 환원력의 도움을 받아 물로 환원된다.

촉매 시, 시토크롬 P450은 NADPH 또는 NADH와 직접적으로 결합하지는 않는다. 세포질그물은 외래물질 생체내변화에 관여하는 대부분의 P450 효소가 있는데 전자는 NADPH-시토크롬 P450 환원효소라고 불리어지는 플라보 단백을 통하여 NADPH를 시토크롬 P450에 전달한다. 사립체에서 전자는 두 개의 단백질을 통하여 NADPH로부터 시토크롬 P450에 전달되는데 페레독신과 페레독신 환원효소가 이것들이다.

시토크롬이 촉매작용을 나타내기 위해서는 두번째의 효소(즉 플라보 단백)가 필요하다는 일반론에 약간의 주목할 만한 예외들이 있다. 예외의 하나는 아라키돈산을 에이코사노이드로 전환시키는 두 개의 효소로서 트롬복산 합성효소와 프로스타사이클린 합성효소이다. 두 효소 모두 시토크롬 P450의 기능은 이성화효소이며 시클로옥시게나제에 의해 아라키돈산에 도입되는 산소원자의 재배열을 촉매한다. 두번째 예외는 *Bacillus megatrrium*이라는 세균에 발현되는 시토크롬 P450 효소이다. 이러한 P450 효소는 P450 부위와 플라보 단백이 하나의 유전자에 의해 코딩되는 단일 단백에서 발현되기 때문에 대부분의 P450 효소보다 크기가 현저히 크다.

시토크롬 P450과 NADPH-시토크롬 P450 환원효소는 세포질그물의 인지질 이중층에 함몰되어 있어 상호 결합하기가 용이하다. 시토크롬 P450의 촉매 주기는 그림 6-4에 나타내었다. 주기의 시작 부위는 산소의 활성화를 포함하고 있으며 마지막 부위는 기질 산화를 포함하는데 기질로부터 수소 원자 또는 전자를 분리한 후 산소가 재결합된다(라디칼 재조합). 기질이 P450 효소에 결합된 후 헴 철은 NADPH-시토크롬 P450 환원효소로부터 단일전자를 첨가함에 의해 삼가철 상태에서 이가철 상태로 환원된다. 산화 기질의 방출은 시토크롬 P450을 초기 상태로 되돌린다. 촉매 주기가 방해되면 산소는 과산화물 음이온($O_2^{\cdot-}$) 또는 과산화수소(H_2O_2)의 형태로 방출된다. 시토크롬 P450은 산화 반응의 다음 과정을 촉매한다.

1. 지방족 또는 방향족 탄소의 수산화
2. 이중결합의 에폭시화
3. 헤테로 원자(*S*-, *N*-, *I*-) 산소화와 수산화
4. 헤테로 원자(*O*-, *S*-, *N*, *Si*-) 탈알킬화
5. 산화군의 전이
6. 에스테르 분해
7. 탈수소화

모든 포유류의 간 미세소체는 수많은 P450 효소를 함유하고 있는데, 그림 6-5에서 6-12까지에서 나타낸 바와같이 여러 반응을 촉매하는 단백질을 가지고 있다. P450 효소는 아미노산 서열에 기초하여 아과(subfamily)로 나누어진다.

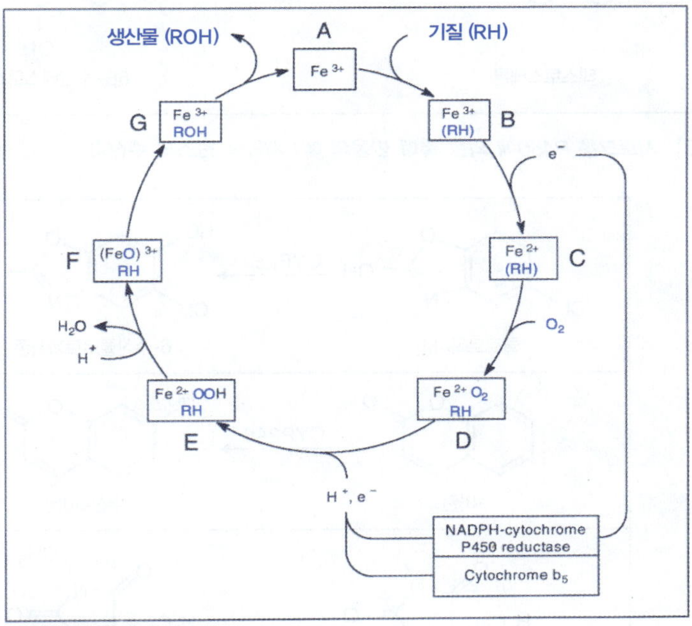

다른 반응

일전자 – 환원	**C** (Fe^{2+} RH)	→	**A** (Fe^{3+}) + $RH^{\cdot-}$
과산화물 생산	**D** (Fe^{2+} O_2 RH)	→	**B** (Fe^{3+} RH) + $O_2^{\cdot-}$
과산화수소생산	**E** (Fe^{2+}OOH RH) + H^+	→	**B** (Fe^{3+}RH) + H_2O_2
과산화물 분로	**B** (Fe^{3+} RH) + XOOH	→	**F** $(FeO)^{3+}$ RH + XOH

[그림 6-4] *시토크롬 P450의 촉매 주기.*

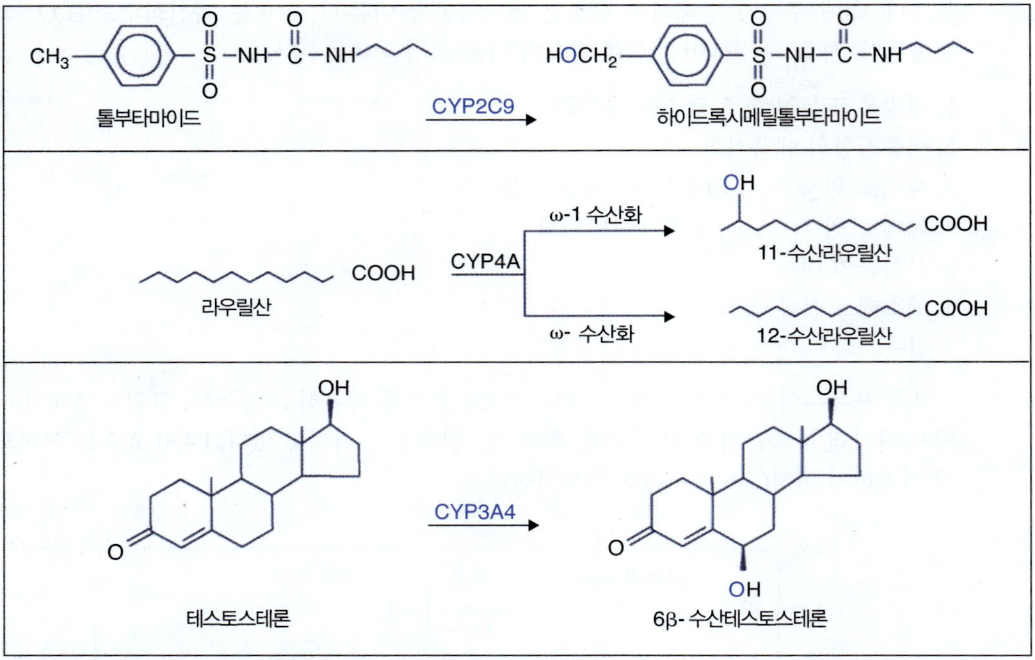

[그림 6-5] *시토크롬 P450에 의한 촉매 반응의 예: 지방족 탄소의 수산화.*

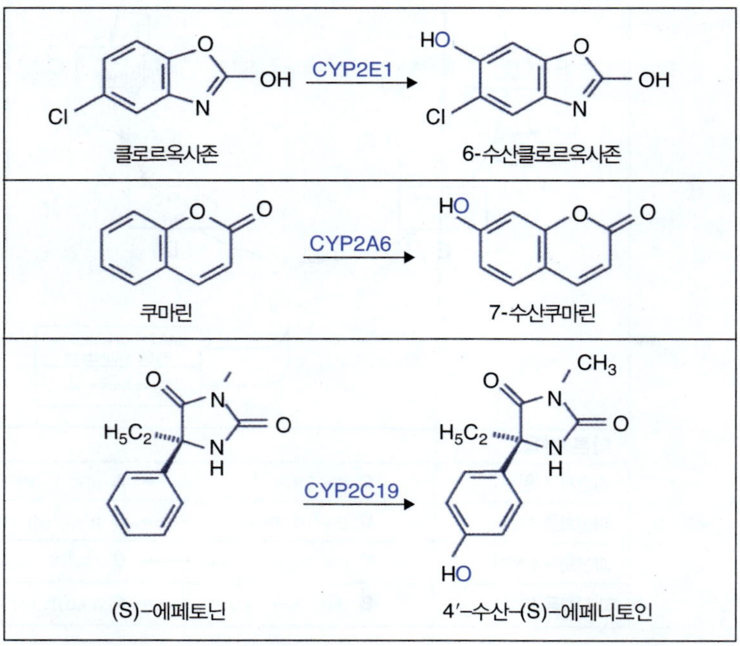

[그림 6-6] *시토크롬 P450에 의한 촉매 반응의 예: 방향족 탄소의 수산화.*

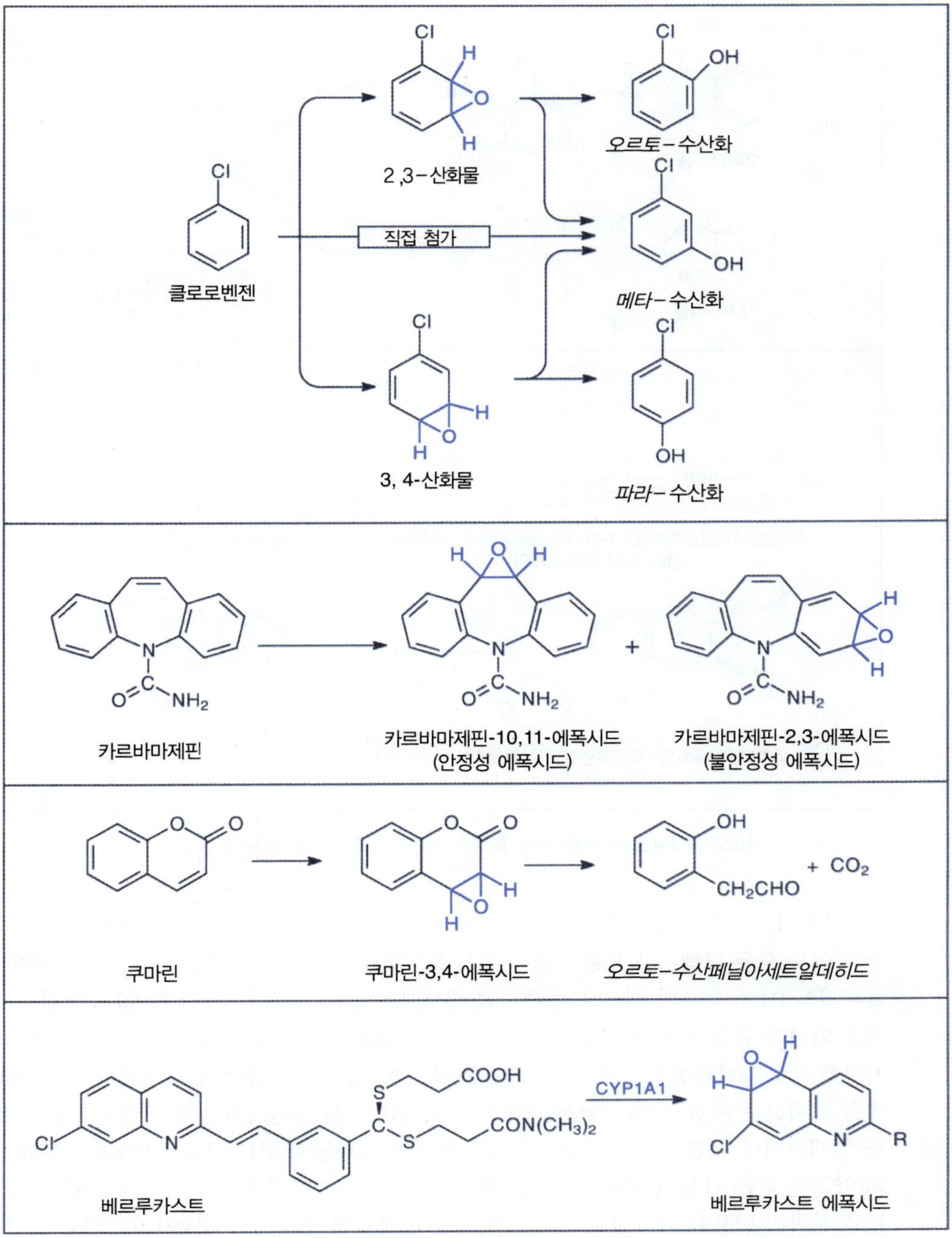

[그림 6-7] *시토크롬 P450에 의한 촉매 반응의 예: 에폭시화.*

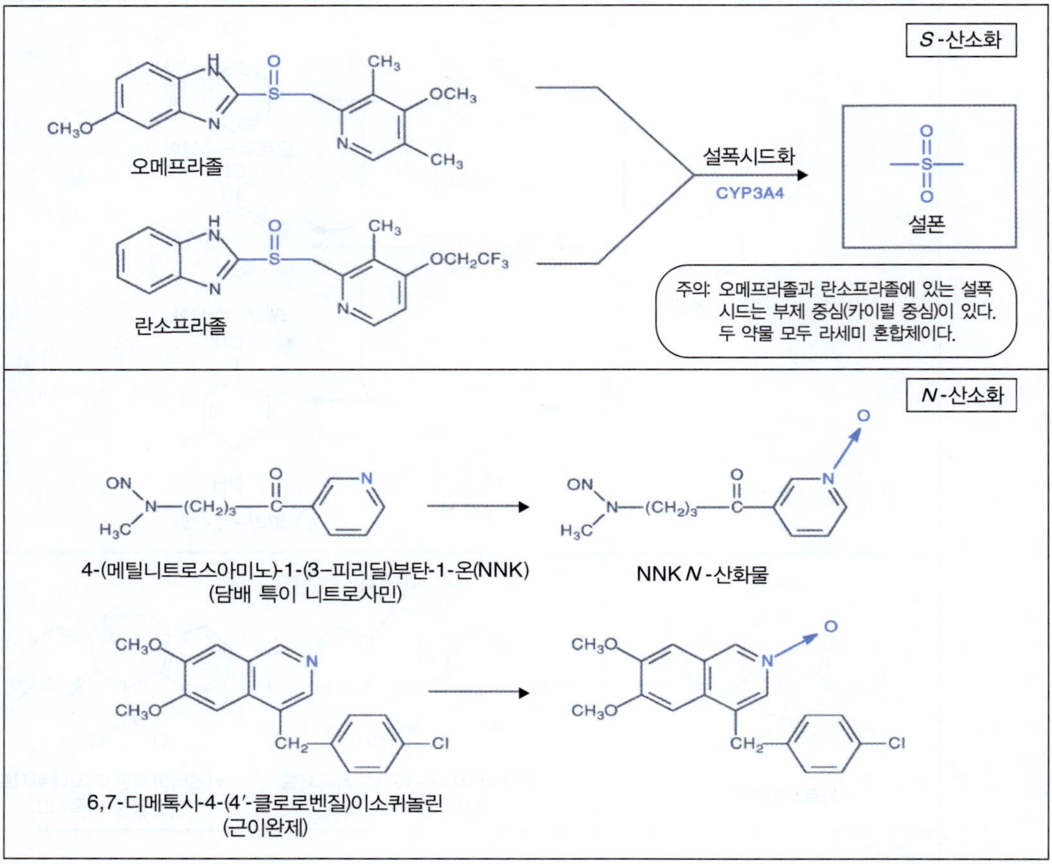

[그림 6-8] *시토크롬 P450에 의한 촉매 반응의 예: 헤테로 화합물 원자의 산소화.*

CYP1A1, CYP1A2, CYP1B1과 CYP2E1의 기능과 조절은 포유류에 매우 높게 보존되어 있으며 이들 모든 단백질은 모든 포유류에서 동일한 이름을 가지고 있다. 위의 것을 제외한 시토크롬에서의 P450 효소의 이름은 종특이적 방법으로 명명되고 있다. 각 P450 단백질의 수준과 활성은 환경과 유전적 요인에 따라 서로 다르다. P450 효소 활성의 저하는 (1) P450 효소의 합성을 차단하거나 촉매활성이 저하 또는 억제된 효소를 합성하는 유전적 돌연변이, (2) P450 효소 발현을 억제하는 환경 요인(감염성 질환이나 외래물질)에 노출, (3) 이미 존재하고 있는 P450 효소를 억제하거나 불활화하는 외래물질 노출로부터 일어난다. 시토크롬 P450의 억제에 의해 하나의 약물은 다른 약물의 생체내변화를 저하할 수 있으며 다른 약물에 대하여 과장된 약리학적 또는 독성학적 반응을 나타낼 수 있다. P450 효소 작용의 증가는 (1) P450 효소의 과발현을 유도하는 유전자 복제, (2) 시토크롬 P450의 합성을 유도하는 외래물질과 같은 환경요인에 노출, (3) 외래물질에 의한 이미 존재하는 효소의 자극으로부터 일어난다.

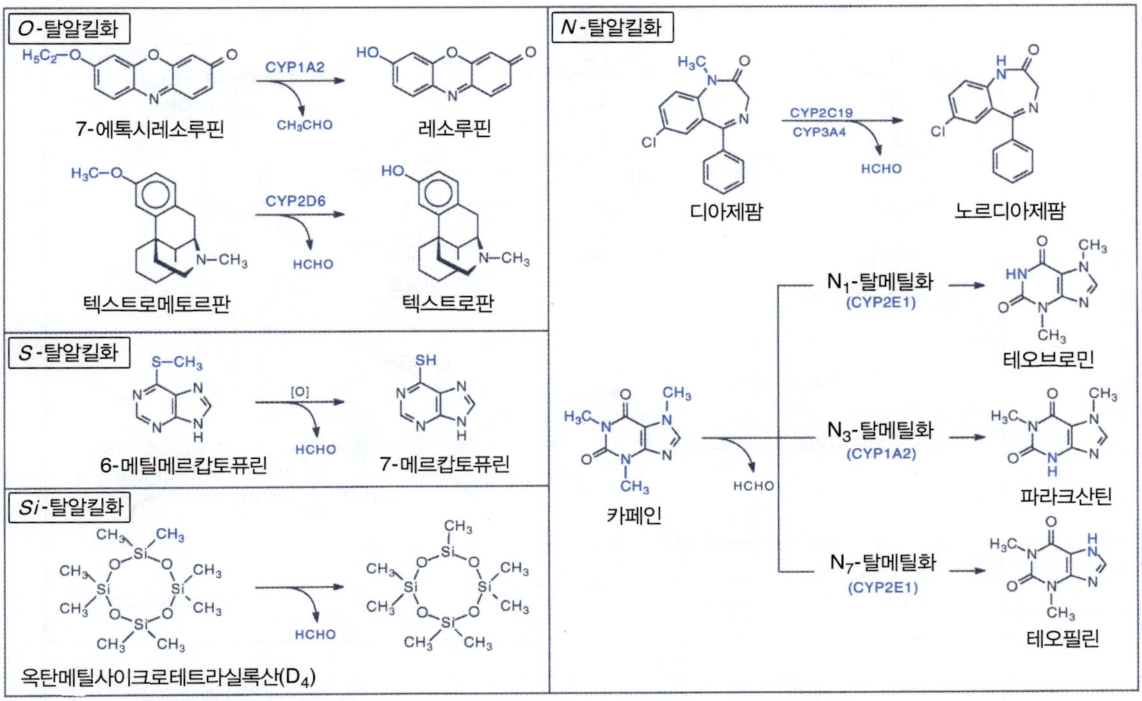

[그림 6-9] *시토크롬 P450에 의한 촉매 반응의 예: 헤테로 화합물 원자의 탈알킬화.*

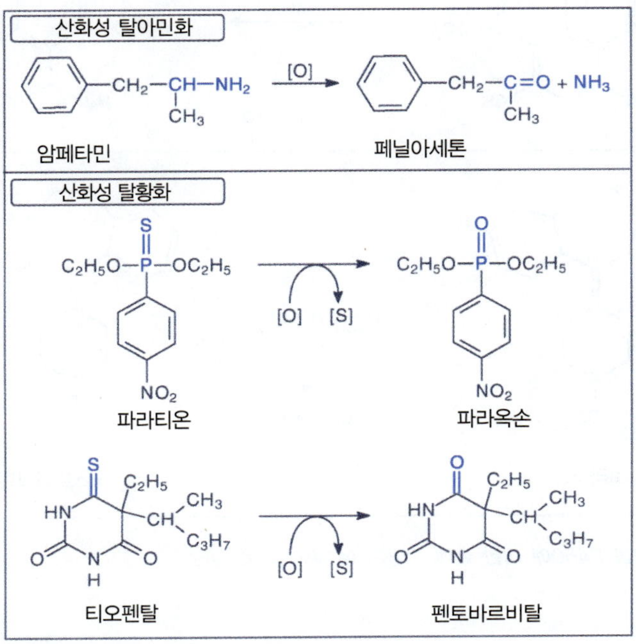

[그림 6-10] *시토크롬 P450에 의한 촉매 반응의 예: 산화성 기 전달.*

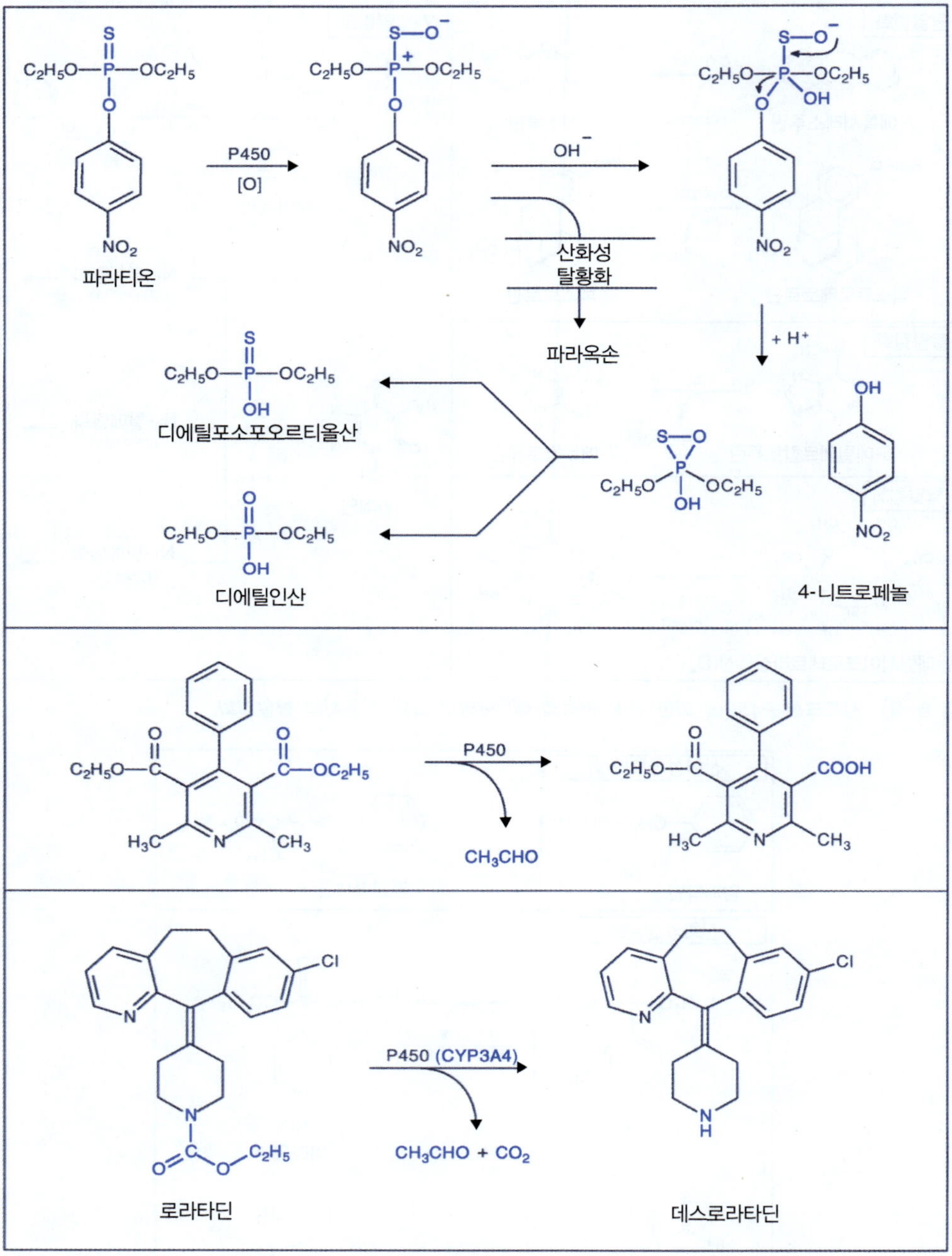

[그림 6-11] *시토크롬 P450에 의한 촉매 반응의 예: 에스테르 절단.*

외래물질에 의한 시토크롬 P450의 유도는 P450 효소 작용을 증대시킨다. 시토크롬 P450을 유도함에 의해 하나의 약물은 다른 약물의 대사를 촉진시켜 이것의 치료효과를 저하 또는 감약시킨다. 정상 유전자의 점돌연변이로부터 발생하는 다른 자리 변이는 P450 활성의 개체 간 변이의 다른 원천이다. P450 수준을 변화시키는 것으로 알려진 환경요인에는 약물, 음식, 사회적 습관(음주 및 흡연)과 질병 상태(당뇨병, 염증, 바이러스 및 세균 감염, 갑상선 항진증, 갑상선 저하증)가 있다. 환경인자가 P450 효소 수준에 영향을 준다면 같은 개체에서 외래물질을 반복 투여할 때 생체내변화(예, 약물대사)은 현저한 차이를 나타낸다. 넓은 기질 특이성을 가지기 때문에 하나의 화합물에 두 개 또는 그 이상의 P450 효소가 작용한다.

특정 약물의 약리학적 및 독성학적 작용은 P450의 유전적 결핍에 의해 많은 비율의 사람에서 과장되어 나타날 수 있다. 사람에서 외래물질의 생체내변화가 P450 효소에 의해 크게 지배되기 때문에 보통 *반응 표현형* 또는 *효소 지도*라고 불리어지 과정을 통한 사람 간 미세소체에서 표현되는 P450 효소의 기질 특이성을 알아보는 데 세심한 주의를 기울어야 한다. 반응 표현형은 아래와 같이 3개의 접근법에 의해 알아볼 수 있다.

1. *상관분석*은 사람 간 미세소체의 여러 시료와 같은 미세소체 시료의 개별 P450 효소의 수준과 활성은 다르나 연관된 반응에 의해 나타나는 외래물질의 대사 속도를 측정하는 것에 알아볼 수 있다.
2. *화학적 및 항체 억제*는 사람 간 미세소체에 의한 외래물질의 대사에 대한 기지의 P450 효소 억제제 또는 억제성 항체의 효과를 평가함에 의해 알아볼 수 있다. 시토크롬 P450 억제제는 하나 이상의 P450 효소를 억제할 수 있으므로 신중하게 사용하여야 한다.
3. *정제 및 재조합 사람 P450 효소에 의한 생체내변화*는 특정 P450 효소가 외래물질의 생체내변화에 관여하는가는 알 수 있으나 이 P450 효소가 사람 간 미세소체에 의한 촉매 반응에 얼마만큼 기여하는가에 대해서는 알 수 없다.

사람 간 미세소체의 각 P450 효소에 대한 기질, 억제제, 유도제는 표 6-2에 나타내었다. 시험관적 실험에 의해 나타나는 반응 표현형이 반드시 독성학적 연관 기질 농도로 나타나는 것은 아니기 때문에 시험관적 생체내변화에 역할을 하는 P450 효소가 생체내 약물의 생체내변화을 담당하는 P450이 아닐 수 있다.

시토크롬 P450에 의한 외래물질의 활성화

전발암원과 전독성물질의 활성화에 관여하는 사람 P450의 역할과 P450 의존성 반응을 표 6-3에 요약하였다.

표 6-3에 기재된 많은 화학물질은 시토크롬 P450에 의해 독성이 낮은 대사산물로 생체내변화된다. 약간의 경우에서는 같은 P450 효소가 활성화와 무독화 반응을 모두 촉매한다. CYP3A4는 아플라톡신 B_1을 간독성과 종양형성성의 8,9-에폭시드로 활성화시키나 아플라톡신 B_1을 3-수산화하여 아플라톡신 Q_1으로 무독화시킨다. 이것은 복합 인자들이 외래물질의 활성화와 무독화의 균형에 결정하고 있음을 가리키고 있다.

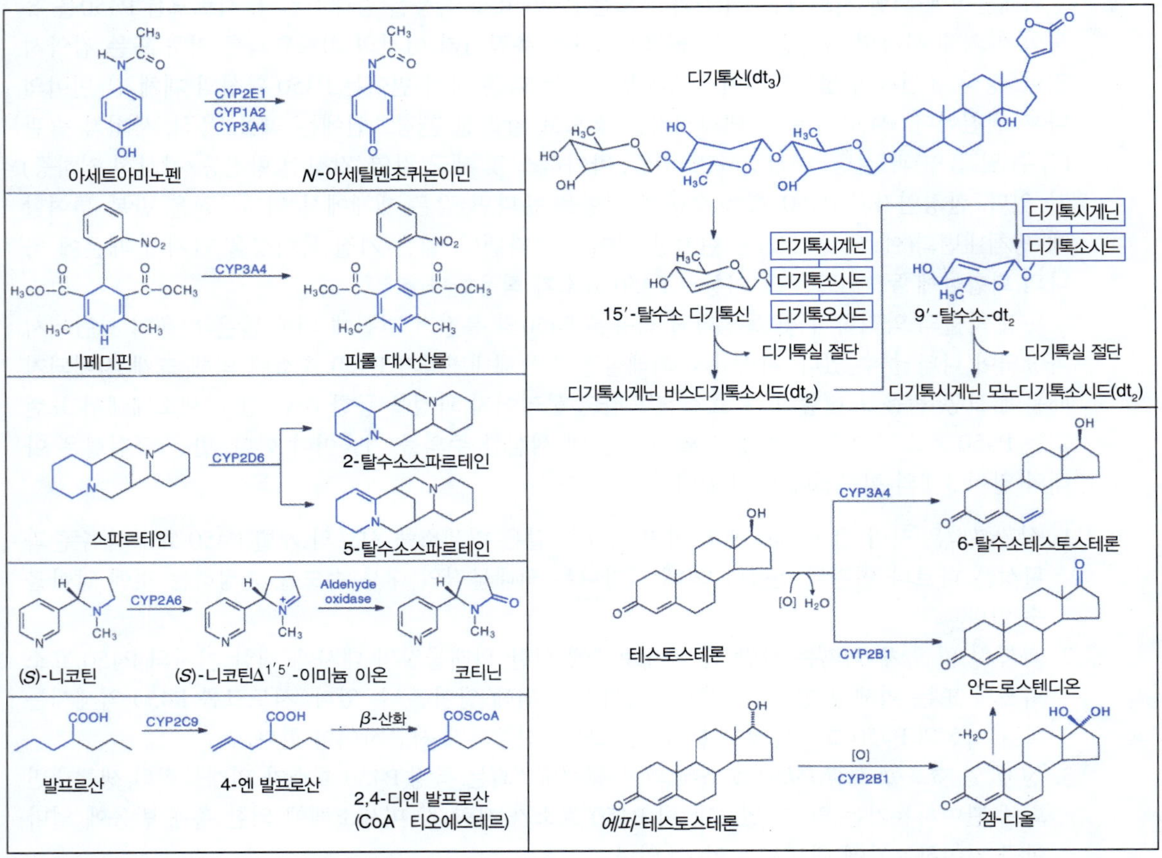

[그림 6-12] 시토크롬 P450에 의한 촉매 반응의 예: 탈수소화.

P450 결손 마우스

하나 또는 그 이상의 P450 효소를 결핍하고 있는 형질전환 마우스는 외래물질 활성화에 특정 P450 효소의 역할을 평가하는 데에 사용되고 있다. 특정 P450 효소 또는 다른 외래물질 생체내 변화 효소가 결핍된 개체가 존재하고 있기 때문에 결손 마우스를 이용하여 연구하는 것은 사람 개체에서 연구하는 것에 상당하다고 볼 수 있다. 결손 마우스 실험은 사람 모집단의 유전적 다형성이 화학적 유도 질환으로 발전될 위험성이 있을 수 있음을 알려주고 있다.

시토크롬 P450의 억제

어떤 사람 P450 효소가 어떤 약물을 대사하는가를 아는 것은 P450 발현의 유전적 결함 결과로 불량 대사자가 된 개체를 예측할 수 있을 뿐 아니라 약물 상호작용을 예측하고 설명할 수도 있다. 억제성 약물 상호작용은 일반적으로 3개의 범주로 나누는데, 그 첫번째는 동일 P450 효소에

표 6-2 외래물질 대사에 관여하는 사람 간 미세소체 P450 주요 효소의 기질, 억제제 및 유도제

	CYP2A6	CYP2B6	CYP2C8	CYP2C9	CYP2C19	CYP2E1
Substrates	Coumarin Butadiene Nicotine	Benzphetamine 7-Benzyloxyresorufin Bupropion Cyclophosphamide 7-Ethoxy-4-trifluoro-methylcoumarin Ifosphamide S-Mephenytoin	Arachidonic acid Carbamazepine Paclitaxel (Taxol)	Celecoxib Diclofenac Phenacetin Phenobarbital Phenytoin Piroxicam Tenoxicam Tetrahydrocannabinol Tienilic acid Tolbutamide Torsemide S-Warfarin	Citalopram Diazepam Diphenylhydantoin Hexobarbital Imipramine Lansoprazole S-Mephenytoin Mephobarbital Omeprazole Pentamidine Phenobarbital Proguanil Propranolol	Acetaminophen Alcohols Aniline Benzene Caffeine Chlorzoxazone Dapsone Enflurane Halogenated alkanes Isoflurane Methylformamide 4-Nitrophenol Nitrosamines Styrene Theophylline
Inhibitors	Diethyldithiocarbamate Letrozole 8-Methoxypsoralen* Pilocarpine Tranylcypromine	9-Ethynylphenathrene Methoxychlor Orphenadrine*	Etoposide Nicardipine Quercetin Tamoxifen R-Verapamil	Sulfaphenazole Sulfinpyrazone	Fluconazole Teniposide Tranylcypromine	3-Amino-1,2,4-triazole* Diethyldithiocarbamate Dihydrocapsaicin Dimethyl sulfoxide Disulfiram 4-Methylpyrazole Phenethylisothiocyanate*
Inducers	Barbiturates?	Phenobarbital Phenytoin Rifampin Troglitazone	Not known	Rifampin	Artemisinin? Rifampin	Ethanol Isoniazid

*대사-의존성(기전에 기초한) 억제제.

(continued)

	CYP1A2	CYP2D6			CYP3A4		
기질	Acetaminophen	Amiflamine	Dolasetron	Miniaprine	Acetaminophen	Erythromycin	Rapamycin
	Acetanilide	Amitriptyline	Encainide	Nortriptyline	Aldrin	Ethinylestradiol	Retinoic acid
	Aminopyrine	Aprindine	Flecainide	Ondansetron	Alfentanil	Etoposide	Saquinavir
	Antipyrine	Brofaromine	Fluoxetine	Paroxetine	Amiodarone	Flutamide	Steroids (e.g., cortisol)
	Aromatic amines	Bufurolol	Flunarizine	Perhexiline	Aminopyrine	Hydroxyarginine	Tacrolimus (FK 506)
	Caffeine	Captopril	Fluphenazine	Perphenazine	Amprenavir	Ifosphamide	Tamoxifen
	Estradiol	Chlorpromazine	Guanoxan	Propafenone	Antipyrine	Imipramine	Taxol
	Ethoxyresorufin	Cinnarizine	Haloperidol	Propranolol	Astemizole	Indinavir	Teniposide
	Imipramine	Citalopram	(reduced)	*N*-Propylajmaline	Benzphetamine	Lansoprazole	Terfenadine
	Methoxyresorufin	Clonipramine	Hydrocodone	Remoxipride	Budesonide	Lidocaine	Tetrahydrocannabinol
	Phenacetin	Clozapine	Imipramine	Sparteine	Carbamazepine	Loratadine	Theophylline
	Tacrine	Codeine	Indoramin	Tamoxifen	Celecoxib	Losartan	Toremifene
	Theophylline	Debrisoquine	Methoxyamphetamine	Thioridazine	Cisapride	Lovastatin	Triazolam
	Trimethadone	Deprenyl	Methoxyphenamine	Timolol	Cyclophosphamide	Midazolam	Trimethadone
	Warfarin	Desmethylcitalopram	Metoprolol	Tomoxetine	Cyclosporine	Nelfinavir	Troleandomycin
		Despiramine	Mexiletine	Trifluperidol	Dapsone	Nicardipine	Verapamil
		Dextromethorphan	Mianserin	Tropisetron	Delavirdine	Nifedipine	Warfarin
					Diazepam	Omeprazole	Zatosetron
					Digitoxin	Quinidine	Zonisamide
					Diltiazem		
억제제	Ciprofloxacin	Ajmalicine	Fluoxetine	Quinidine	Amprenavir	Indinavir	Ritonavir
	Fluvoxamine	Celecoxib	Lobelin	Trifluperidol	Clotrimazole	Itraconazole	Saquinavir
	Furafylline*	Chinidin	Propidin	Yohimbine	Delavirdine	Ketoconazole	Troleandomycin*
	α-Naphthoflavone	Corynanthine			Ethinylestradiol*	Miconazole	Verapamil
					Fluoxetine	Nelfinavir	*Activator:*
					Gestodene*	Nicardipine	α-Naphthoflavone
유도체	Charcoal-broiled beef	None known			Carbamazepine	Phenytoin	Sulfadimidine
	Cigarette smoke				Dexamethasone	Rifabutin	Sulfinpyrazone
	Cruciferous vegetables				Glutethimide	Rifampin	Troglitazone
	Omeprazole				Nevirapine	Ritonavir?	Troleandomycin
					Phenobarbital	St. John's wort	

* 대사-의존성(기전에 기초한) 억제제.

의해 대사되는 두 개의 약물 사이의 경쟁작용이며, 그 두번째는 본질적으로는 경쟁작용이나 억제제가 관여하고 있는 P450 효소의 기질이 아닌 경우이며, 그 세 번째는 약물 상호작용이 P450 공유결합으로 시토크롬 P450이 비경쟁적으로 억제되는 경우이다.

시토크롬 P450의 유도

시토크롬 P450 유도제는 외래물질의 생체내변화 속도를 증가시킨다. 사람 간 미세소체의 약간의 P450 효소는 유도될 수 있다(표 6-2). 심각한 유해 작용의 기저 원인의 하나로서 P450 유도는 혈중 수준을 저하시켜 약물요법의 치료 목표를 방해하지만 약물에 대한 과잉반응을 나타내지 않는다.

시토크롬 P450의 유도는 전발암물질을 DNA-반응성 대사산물에로의 활성화를 증대시켜 종양생성을 증가시킨다. 사람의 역학적 연구와 동물실험에 의하면, P450 유도는 기지의 화학적 발

표 6-3 사람 P450 효소에 의해 활성화되는 외래물질의 예

CYP1A1	CYP2E1
벤졸[a]피렌과 그 이외의 다환성	아세트아미노펜
방향족 탄화수소	아크릴로니트릴
CYP1A2	벤젠
아세트아미노펜	사염화탄소
2-아세틸 아미노플루오렌	클로로포름
4-아미노비페닐	디클로로메탄
2-아미노플루오렌	1,2-디클로로프로판
2-나프탈아민	에틸렌디브로미드
NNK*	이염화에틸렌
아미노 열분해산물	에틸카마민산
(DiMeQx, MelQ, MelQx, Glu P-1,	할로탄
Glu P-2, IQ, Ph1P, Trp P-1, Trp P-2)	N-니트로소디메틸아민
타크린	스티렌
CYP2A6	트리클로르에틸렌
N-니트로소디에틸아민	염화비닐
NNK*	CYP3A4
CYP2B6	아세트아미노펜
6-아미노크리센	아플라톡신B1과 G1
시클로포스파미드	6-아미노크리센
이포스파미드	벤졸[a]피렌 7,8-디히드로디올
CYP2C8, 9, 18, 19	시클로포스파미드
티에닐산	이포스파미드
발프로산	1-니트로피렌
CYP2D6	스테리그마토시스틴
NNK*	세네시오닌
	트리스(2,3-딥로모프로필) 인산
	CYP4A9/11
	알려진것 없음

* NNK는 (4-9메틸니트로사아미노)-1-부타논으로서 담배-특이 니트로사민임.

암물질에 의한 종양의 빈도와 복합도를 증가시킨다는 증거는 없다. 사실 대부분의 증거는 화학물질 유도 신생물에 대하여 보호적 역할에 초점을 맞추고 있다. 시토크롬 P450 유도는 약물의 생체내변화가 증가되어 있기 때문에 많은 약물 용량을 투여하여야만 치료 혈중 수준에 이르게 되는 약물동태학적 내약성이 야기된다.

제2단계 효소 반응

제2단계 생체내변화 반응에는 글루쿠론산화, 설폰화(보통 황산화라고 불리어짐), 아세틸화, 메틸화, 글루타티온 포합(메르캅투르산 합성), 글리신, 타우린 및 글루탐산과 같은 아미노산 포합이 있

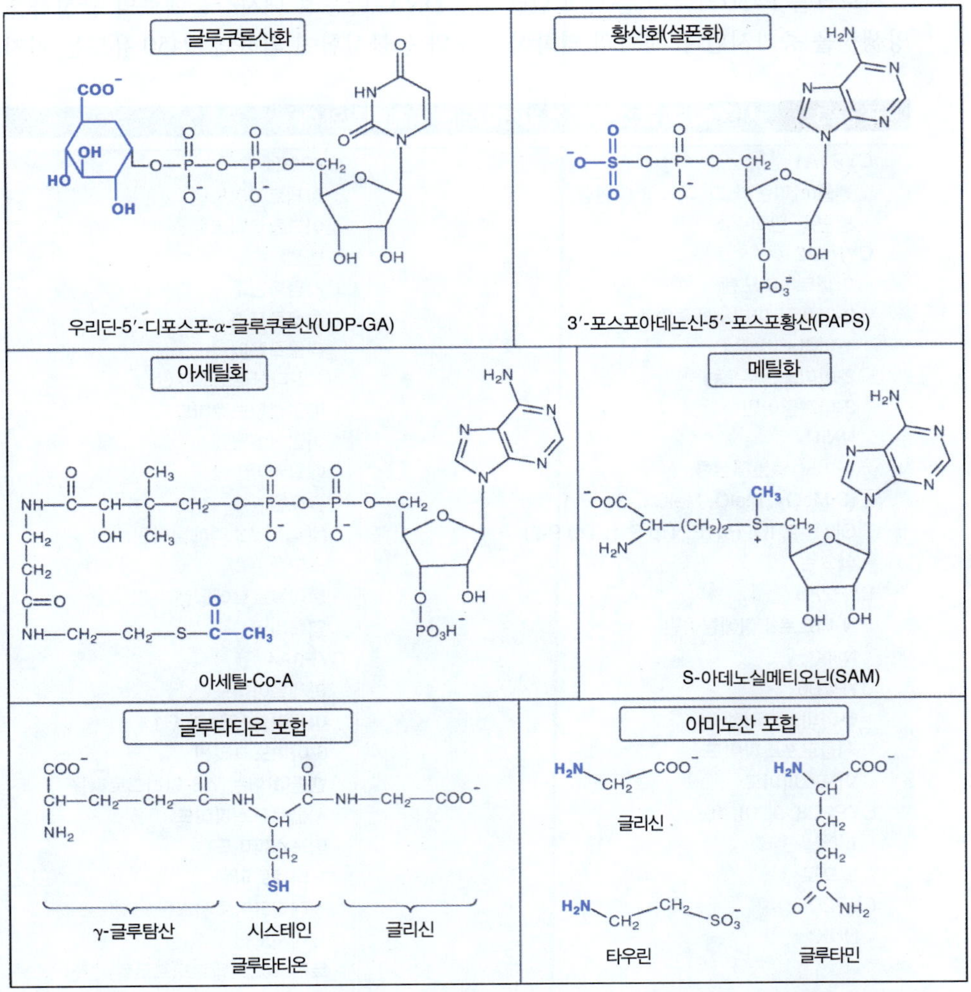

[그림 6-13] 제2단계 생체내변화에 필요한 조인자의 구조. 외래물질과 반응하거나 외래물질에 전달되는 작용기는 청색으로 나타내었음.

다. 그림 6-13에서 보이는 이러한 반응에 대한 공기질은 외래물질 자체에 있거나 제1단계 생체내변화에 의해 도입된 작용기와 반응한다. 메틸화와 아세틸화는 예외이지만 제2단계 생체내변화 반응은 외래물질의 수용성을 크게 증가시켜 외래 화학물질의 배설에 크게 이바지한다. 글루쿠론산화, 황산화, 아세틸화와 메틸화는 활성화 또는 "고에너지" 공기질(cosubstrate)과 반응하는 데 비하여 아미노산이나 글루타티온 포합은 활성화된 외래물질과 반응한다. 대부분의 제2단계 생체내변화 효소는 일반적으로 제1단계 반응보다 훨씬 빨리 진행된다. 따라서 시토크롬 P450에 의해 생체내변화되고 제2단계 포합에 의해 배설되는 외래물질의 소실 속도는 일반적으로 첫번째 반응에 의해 결정된다.

글루쿠론산화

글루쿠론산화는 공기질인 우리딘이인산-글루쿠론산(UDP-글루쿠론산)이 필요한데, 이 반응은 UDP-글루쿠론산전달효소(UGT)에 의해 촉매된다. 글루쿠론산화되는 외래물질의 예를 그림 6-14에 나타내었다. 글루쿠론산 부위는 일반적으로 지방족 알코올과 페놀, 카르복실산, 일차 및 이차 방향족 또는 지방족 아민과 유리 설프히드릴 화합물과 같은 전자가 풍부한 친핵성 헤테로 원자(O, N, S)이다. 글루쿠론산화되는 내인성 기질에는 빌리루빈, 스테로이드 호르몬, 갑상선 호르몬이 있다.

외래물질과 내인성 화합물의 글루쿠론산 포합물은 극성이며 수용성을 나타낸다. 글루쿠론산 포합물이 요 또는 답즙을 통하여 배설되는 것을 결정하는 것은 아글리콘(어미 화합물 또는 제1단계 대사산물)의 크기에 달려 있다. 글루쿠론산의 카르복실산 부위는 생리적 pH에서 이온화되는데 (1) 외래물질의 수용성을 증대시키고, (2) 답즙 및 신장 유기 음이온 수송계에 의해 인식되기 때문에 글루쿠론산 포합물을 요와 답즙에 분비되게 함으로 외래물질의 배설을 촉진시킨다.

외래물질의 글루쿠론산 포합물은 장관 세균총의 β-글루쿠론산 분해효소의 기질이다. 장관 효소는 아글리콘을 방출시키는데, 아글리콘은 *장관순환*을 거쳐 외래물질의 소실을 지연시킨다.

아스피린과 아세트아미노펜과 같은 약물을 다량 투여하여 광범위하게 포합되어 있을 때 조인자의 이용도가 글루쿠론산화의 속도 제한 요소이다.

랫드 간 미세소체에 발현되는 UDP-글루쿠론산 전달효소는 UGT1과 UGT2 유전자계에 속하는데, 이 두 유전자계에는 여러 유사 글루쿠론산 효소로 이루어진 세계(subfamily)를 가지고 있다. 제2유전자계 속하는 글루쿠론산 전달효소들은 전부 명백히 다른 유전자들의 산물이다(즉, 각 효소는 독립된 유전자에 의해 코딩됨). 그러나 제1유전자계에 속하는 글루쿠론산 전달효소들은 첫번째 엑손이 여러 단백질을 발현하는 단일 유전자에 의해 생성되는데, 전부 공통 엑손 세트와 카세트 방식으로 연결되어 있다.

황산화

많은 외래물질과 내인성 기질은 황산과 포합한다. 황산 포합은 세포질 효소인 복합 유전자 발현 황산전달효소들에 의해 촉매되며 일반적으로 높은 수용성 황산 에스테르를 생성시킨다. 이 반응의 공기질은 3′-인산아데노신-5′-황산(PAPS)이다(그림 6-13).

표 6-4 황산 포합을 받는 외래물질 및 내인성 화합물의 예

작용기	예
일차 알코올	클로람페니콜, 에탄올, 하이드록시메틸 다환성 방향족 탄화수소, 폴리에틸렌 글리콜
이차 알코올	담즙산, 2-부탄올, 콜레스테롤, 탈수소에티안드로스테론, 독사미놀
페놀	아세트아미노펜, 에스트론, 에티닐에스트라디올, 나프톨, 펜타클로로페놀 석탄산, 피세나톨, 살리실아미드, 트리메트렉세이트
카테콜	도파민, 엘라그산, α-메틸도파
N-산화물	미녹시딜
지방족 아민	2-아미노-3,8-디메틸이미다조[4,5-f]-퀴녹살린(MeIQx)* 2-아미노-3-메틸이미다조[4,5-f]-퀴놀린 (IQ)* 2-시아노에틸-*N*-히드록시티오아세타미드, 테스프라민
방향족 아민	2-아미노나프탈렌, 아닐린
방향족 하이드록실아민	*N*-하이드로-2-아미노나프탈렌
방향족 하이드록실아미드	*N*-하이드로-2-아세틸아미노플로렌

* 아미노산 열분해 산물.

황산 포합은 PAPS로부터 외래물질에 황산이 아닌 설폰산을 전달한다(SO_4^-가 아닌 SO_3^-). (*설폰화* 또는 *설폰산 포합*이 적절한 용어이나 이 책에서는 널리 쓰이는 용어인 *황산화*나 *황산 포합*을 사용하겠다.) 표 6-4는 제1단계 생체내변화를 받지 않고 황산화되는 외래물질과 내인성 화합물의 예를 기재하고 있다. 그러나 보다 많은 숫자의 외래물질은 제1단계 생체내변화에 의해 수산기를 노출시키든지 획득한 후 황산화된다.

외래물질의 황산 포합은 주로 요중으로 배설된다. 황산분해효소는 세포질그물과 용해소체에도 존재하는데, 이 효소는 주로 내인성 화합물의 황산을 가수분해한다. 약간의 황산 포합물은 다른 생체내변화의 기질이 될 수 있다.

황산 공여체인 PAPS는 무기 황산과 ATP로부터 두-단계를 거쳐 합성된다. 이 PAPS의 합성에 요구되는 황산의 주요 원천은 복잡한 산화 과정을 통하여 시스테인으로부터 유래된 것으로 보인다. PAPS의 세포내 농도(~75 μM)는 UDP-글루쿠론산 농도(~350 μM)와 글루타티온 농도(~10 mM)보다 훨씬 낮다. 이와 같이 상대적으로 낮은 PAPS의 농도는 외래물질 황산화를 제한하는 요인이 된다.

모든 포유류에는 여러 종의 황산전달효소가 확인되어 있다. 황산전달효소는 40% 이하의 아미노산 서열의 상동성을 가져 여러 아과(subfamily)로 다시 나누어질 수 있는 유전자계(SULT1~SULT5)에 배열되어 있다. 각 계는 특이 작용기(즉, 페놀, 알코올, 아민)에 작용하는 것으로 보인다.

일반적으로 황산화는 외래물질의 약리작용 및 독성작용을 저하시키는 효과적인 수단이다. 그러나 그림 6-15에서 보인 바와 같이 항산화는 방향족 아민, 메틸 치환 다환성 방향족 탄화수소, 사프롤을 종양 형성 대사산물로 활성화시키는 데 중요한 역할을 수행한다.

메틸화

생체내변화 중 주요 경로가 아닌 메틸화는 일반적으로 외래물질의 수용성을 저하시키는데 메틸화가 되지 않을 경우 다른 제2단계 효소에 의해 포합될 수 있는 작용기를 은폐시킨다. 메틸화에 필요한 공기질의 구조인 S-아데노신메티오닌(SAM)을 그림 6-13에 나타내었다. SAM에 있는 설포늄에 결합된 메틸기는 전자풍부 헤테로 원자(*O*, *N*, *S*)로부터 친핵공격에 의해 외래물질에 전달된다. *O*-, *N*-, *S*-메틸화를 받는 외래물질과 내인성 기질의 예는 그림 6-16에 나타내었다. 이러한 메틸화 반응이 일어날 때 SAM은 *S*-아데노실호모시스테인으로 전환된다.

페놀과 카테콜의 *O*-메틸화는 미세소체에 있는 페놀 *O*-메틸전달효소(POMT)와 세포질과 미세소체에 있는 카테콜-*O*-메틸전달효소(COMT)로 알려진 두 개의 다른 효소에 의해 촉매된다. 랫드와 사람에서 COMT는 두 개의 상이한 전자 개시 부위를 가진 단일 유전자에 의해 코딩된다. 한 부위의 전사에 의해 세포질형 COMT가 생성되고 다른 부위의 전사에 의해 세포질그물에 COMT를 표적으로 하는 50개의 아미노산 절편을 첨가하여 막결합형 COMT가 생성된다. COMT의 기질은 카테콜아민 신경전달물질과 L-도파와 메틸도파와 같은 카테콜 약물을 포함하고 있다.

여러 *N*-메틸전달효소는 사람과 여러 포유류에서 발견되고 있다. 페닐에탄올아민 *N*-메틸전달효소는 신경전달물질인 노르에피네프린을 *N*-메틸화하여 에피네프린으로 만드는 데에 촉매 작용을 한다. 이 효소는 부신수질과 뇌의 특정 부위에 발현되는데 외래물질의 생체내변화에 중요성이 크지 않다. 그러나, 간, 장관 및 신장에 발현되는 히스타민과 니코틴 *N*-메틸전달효소는 외래물질을 메틸화한다.

S-메틸화는 티올 함유 외래물질의 생체내변화에 중요한 경로이다. 사람에서 *S*-메틸화는 두 개의 효소 즉, 세포질에 있는 티오퓨린 메틸전달효소와 미세소체에 있는 티올 메틸전달효소에 의해 촉매된다.

아세틸화

N-아세틸화는 방향족 아민($R-NH_2$), 방향족 아미드($R-NH-COCH_3$)로 전환되는 히드라진기($R-NH-NH_2$)와 히드라지드($R-NH-NH-COCH_3$)를 각각 함유하는 외래물질의 생체내변화에 중요한 경로이다. 메틸화처럼 *N*-아세틸화는 비이온화기를 가진 아민을 은폐시켜, 많은 수의 *N*-아세틸화 대사산물은 어미 화합물보다 수용성이 좋지 않다. 그럼에도 불구하고 이소니아지드와 같은 어떤 외래물질의 *N*-아세틸화는 요중 배설을 촉진시킨다.

외래물질의 *N*-아세틸화는 세포질 *N*-아세틸전달효소에 의해 촉매되며 그림 6-13에 보이는 아세틸 조효소 A를 공기질로 요구한다. 이 반응은 두 단계로 나누어지는데, (1) 아세틸 조효소 A의 아세틸기가 *N*-아세틸 전달효소 내의 활성부위인 시스테인 잔기에 전달되어 조효소 A를 방출하고, (2) 아세틸기는 아실화된 효소로부터 기질의 아미노기에 전달되면서 효소를 재생시킨다.

NAT1과 NAT2는 사람에 존재하는 두 개의 아세틸 전달효소로서 상호 연관된 단백질(아미노산 서열의 79~95% 상동성을 가짐)이며 활성부위는 *N*-종말 부위의 시스테인 잔기이다. 비록 같은 염색체상의 유전자에 의해 코딩되지만, NAT1과 NAT2는 독립적으로 조절되는 단백질이다. NAT1은 생체의 대부분의 조직에 발현되나 NAT2는 주로 간과 장관에서 발현된다. 그러나 NAT1을 발현시키는 대부분의(모두는 아니지만) 조직은 적어도 mRNA 수준에서 보면 낮은 수

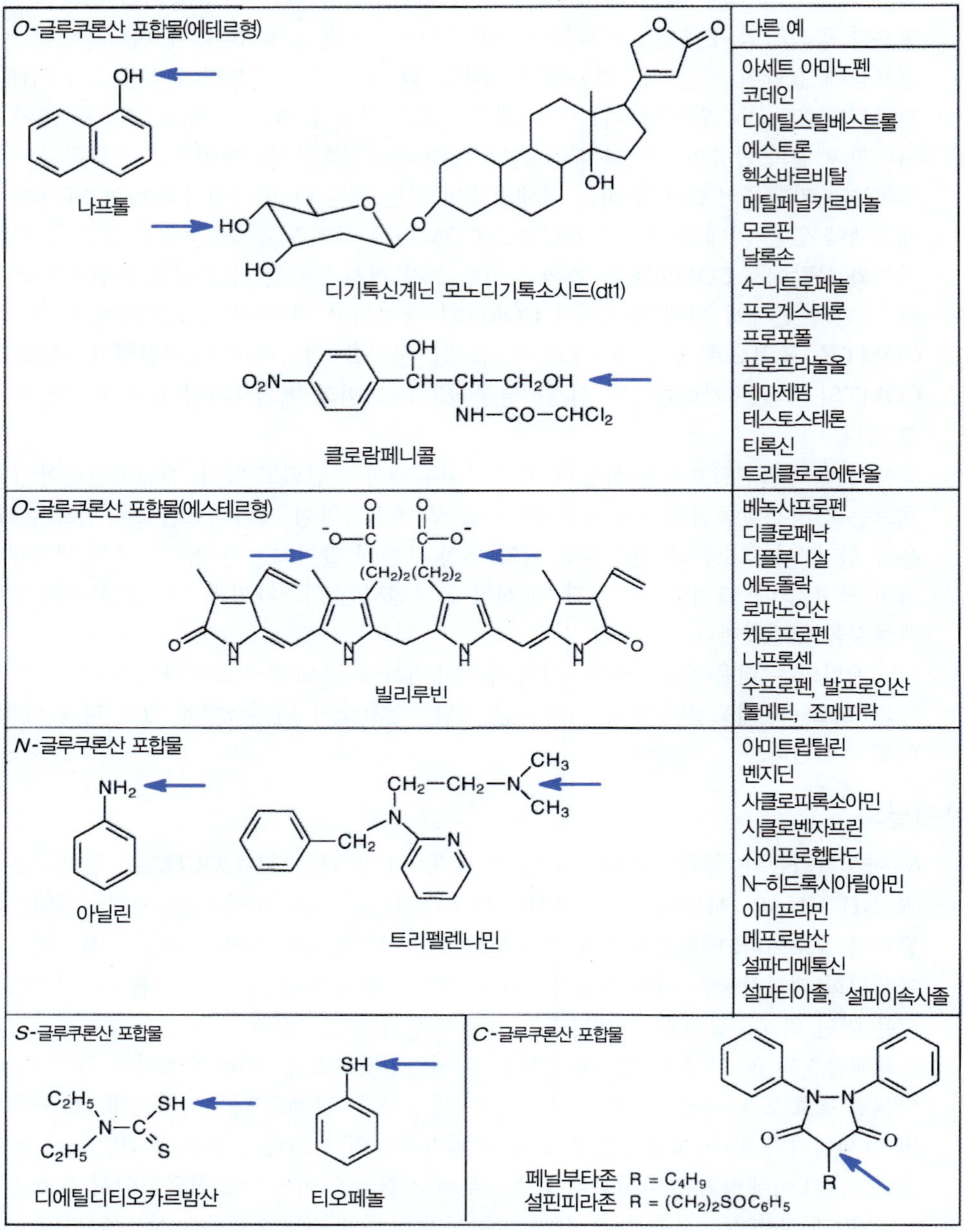

[그림 6-14] ***글루쿠론산 포합되는 외래물질과 내인성 기질의 예.*** 화살은 글루쿠론산 포합되는 부위를 가리킨다.

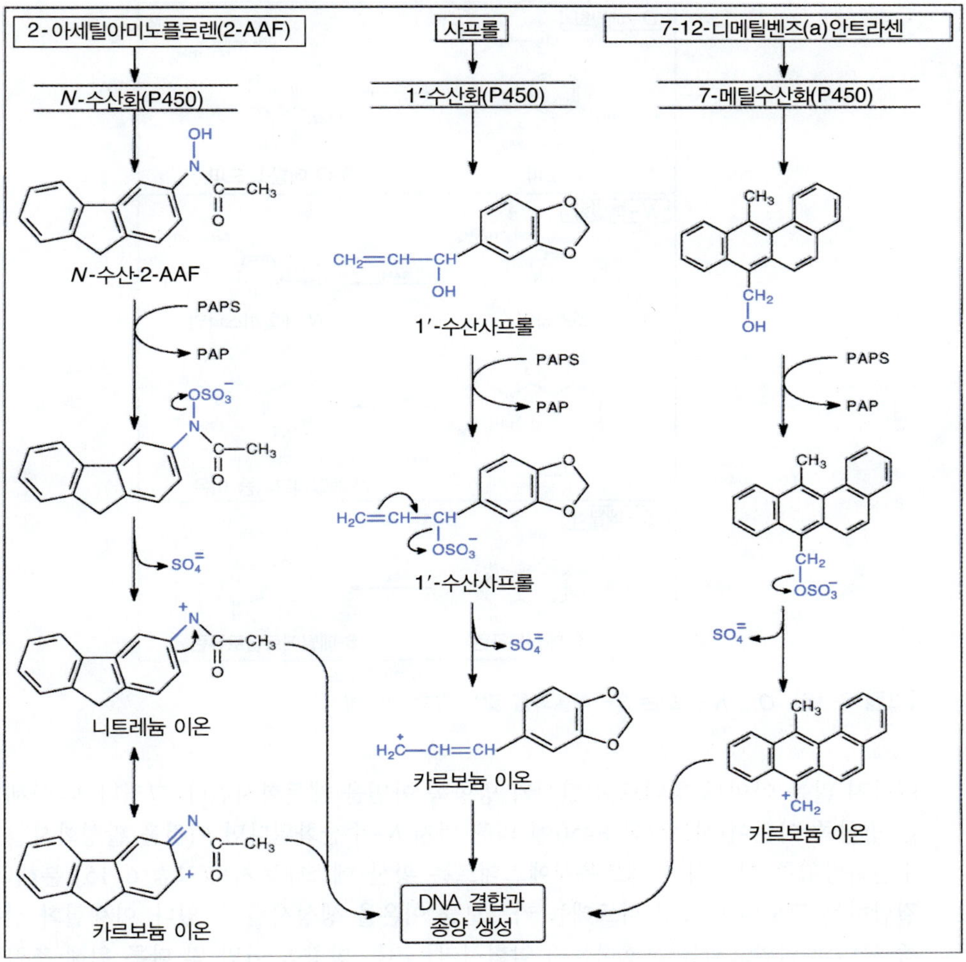

[그림 6-15] *2-아세틸아미노플로렌, 사프롤과 7,12-디메틸벤즈(a)안트라센 (DMBA)의 종양 생성 대사산물(니트레늄 또는 카르보늄 이온) 발생에서의 황산화의 역할.*

준의 NAT2를 발현시키는 것으로 보인다. NAT1과 NAT2는 상이하나 중첩되는 기질 특이성도 가지고 있다. NAT1과 NAT2에 의해 *N*-아세틸화되는 약물의 예를 그림 6-17에 나타내었다.

N-아세틸화의 유전적 다형성은 사람, 햄스터, 토끼와 마우스에서 확인되어 있다. *NAT2*의 유전적 다형성에 의해 수많은 약리학적 또는 독성학적 작용의 차이를 나타낸다. *N*-아세틸화 지연자는 고혈압치료제인 히드라진에 대한 과잉적 반응, 이소니아지드와 답손의 말초신경병증, 히드라진과 프로카인아미드의 전신성 홍반성낭창, 항전간제인 페니토인과 이소니아지드 병용시의 독작용과 같은 약물독성을 쉽게 일으킨다.

N-아세틸 전달효소는 일반적으로 방향족 아민을 DNA 반응성 대사산물로 활성화가 쉽게 일

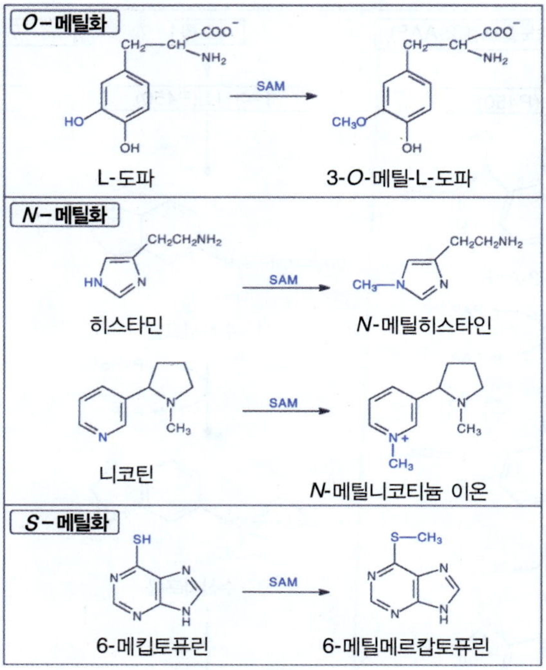

[그림 6-16] *O-, N-, 또는 S- 메틸화를 갖는 화합물의 예.*

어나지 않는 아미드 형태로 전환시켜 방향족 아민을 제독화시킨다. 그러나 *N*-아세틸 전달효소는 방향족 아민이 시토크롬 P450에 의해 먼저 *N*-수산화된다면 이것을 활성화시킬 수 있다. N-수산화방향족 아민의 아세트옥시에스테르는 황산 에스테르처럼(그림 6-15) 분해되어 DNA에 결합하는 고도의 반응성 니트레늄 카르보늄 이온을 생성시킬 수 있다. 아세틸화 신속자가 방향족 아민의 발암효과를 보호하는지 악화시키는지는 방향족 아민 및 다른 위해 조절물질의 성질에 달려져 있다.

아미노산 포합

외래물질의 아미노산 포합의 주요 경로 두 개를 그림 6-18에서 설명하였다. 첫번째 경로는 글리신, 글루타민, 타우린과 같이 카르복실기와 아미노기를 가진 아미노산을 함유하는 외래물질의 포합이다. 조효소 A에 포합된 외래물질의 활성화에 이어 아실-조효소 A 티오에스테르는 아미노산의 *아미노기*와 반응하여 아미드 결합을 만든다. 두번째 경로는 방향족 히드록실아민을 가진 외래물질과 세린, 프롤린과 같은 아미노산의 *카르복실기*와 포합하는 경로이다. 이 경로는 아미노아실-tRNA-합성효소에 의한 아미노산의 활성화를 포함하고 있는데 방향족 히드록실아민과 반응하여 반응성 *N*-에스테르를 생성시킨다.

아미노산 포합의 기질은 지방족, 방향족, 헤테로 고리(복소환), 시남산 및 아릴아세트 산에 국한된다. 외래물질의 아미노산 포합능은 카르복실기 주변의 입체적 방해와 방향환 또는 지방족의 측쇄의 치환물에 의해 달라진다. 외래물질의 아미노산 포합물은 주로 요로 통하여 배설된다. 포합에 이용되는 수용기 아미노산은 종- 및 외래물질-의존적이다.

N-수산 방향족 아민(히드록실아민)의 아미노산 포합은 분해되어 친핵성 니트리에늄과 카르보늄 이온을 형성시킬 수 있는 *N*-에스테르를 생성시키므로 활성 반응에 속한다. 아미노산과 히드록실아민의 포합은 세포질 아미노아실-tRNA 합성효소에 의해 촉매되며 ATP를 필요로 한다(그림 6-18).

글루타티온 포합

외래물질의 글루타티온 포합은 다양한 친핵성 외래물질 또는 친핵성 물질로 생체내변화될 수 있는 많은 외래물질에서 보여진다. 삼-펩티드 물질인 글루타티온은 글리신, 시스테인과 글루탐산으로 구성되어 있다(그림 6-13). 글루타티온 포합물은 티오에스테르인데 외래물질의 친전자성 탄소, 산소, 질소 및 유황 원자에 의한 티올산 음이온(GS^-)의 친핵성 공격에 의해 생성된다. 이러한 포합 반응은 대부분의 조직의 세포질(95% 이상)과 세포질그물(5% 이하)에 존재하는 글루타티온 *S*-전달효소계에 의해 촉매된다.

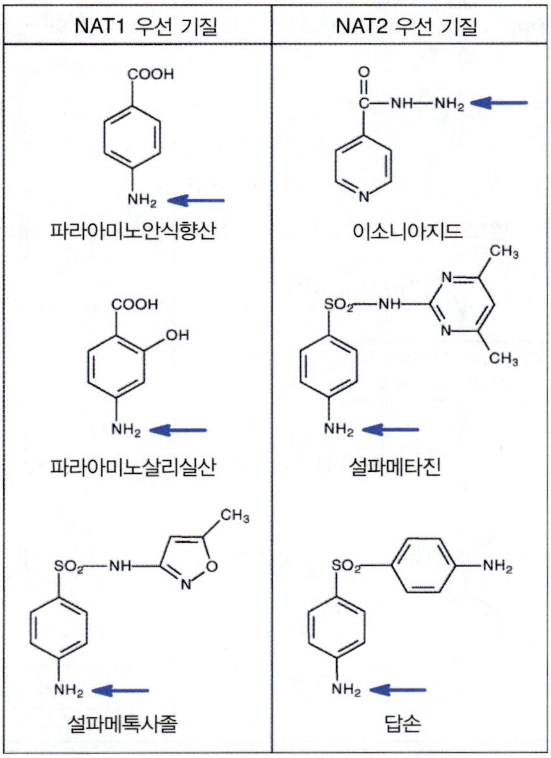

[그림 6-17] *사람 N-아세틸전달효소인 NAT1과 유전적 다형성이 높은 NAT2의 기질의 예.*

글루타티온 S-전달효소의 기질은 세 가지의 특징을 공유하고 있다. 즉, 소수성이며, 친전자성 원자를 함유하고 있으며, 글루타티온과 비효소적으로 빠르게 반응한다는 점이다. 글루타티온 S-전달효소가 글루타티온 포합을 증대시키는 기전은 GSH의 탈양성자화에 의한 GS^-의 생성에 의

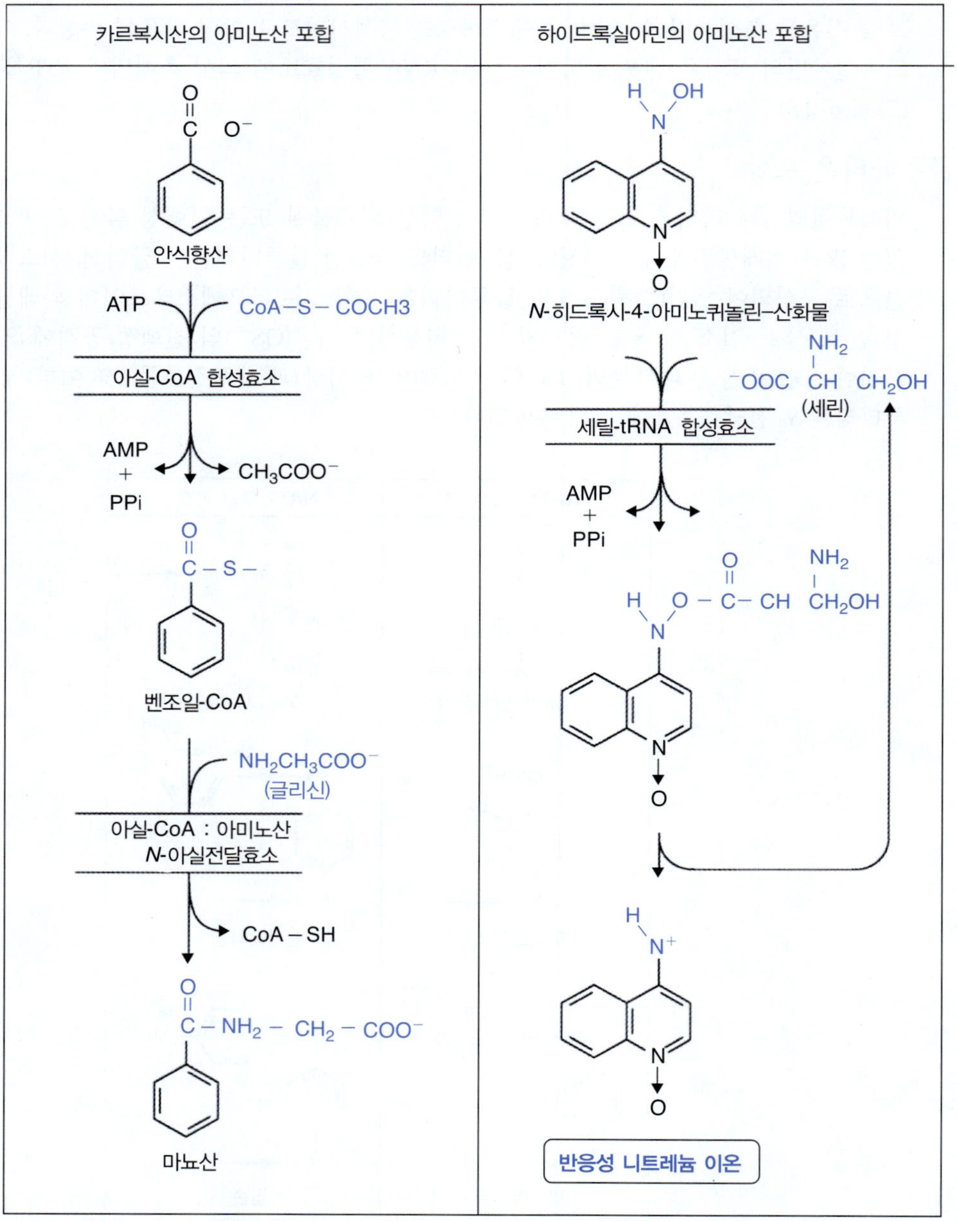

[그림 6-18] *외래물질의 아미노산 포합.*

한 것이다. 간에서 글루타티온의 농도는 매우 높아(~10 mM), 특정 외래물질의 비효소적 글루타티온 포합은 현저하게 일어난다. 그러나, 약간의 외래물질은 입체선택적으로 글로타티온 포합이 이루어지는데 이것은 이 반응이 주로 글루타티온 *S*-전달효소에 의해 촉매된다는 것을 의미하고 있다. 글루타티온과 마찬가지로 글루타티온 *S*-전달효소는 세포성분 중 차지하는 비율이 커, 전 세포 단백질의 10%까지 점하고 있다. 글라타티온 *S*-전달효소는 이 효소의 기질이 아닌 여러 화합물을 결합하고, 저장하고 수송시킨다. 헴, 빌리루빈, 스테로이드, 아조 색소 및 다환성 방향족 탄화수소와 결합하는 이전에 리그단으로 알려진 세포질 단백질은 글루타티온 *S*-전달효소의 하나이다.

그림 6-19에서 나타낸 바와같이 글루타티온 포합의 기질은 두 개의 군으로 나눌 수 있는데, 직접 포합될 수 있을 정도로 충분한 친전자성인 물질과 포합이 일어나기 전에 생체내변화되어

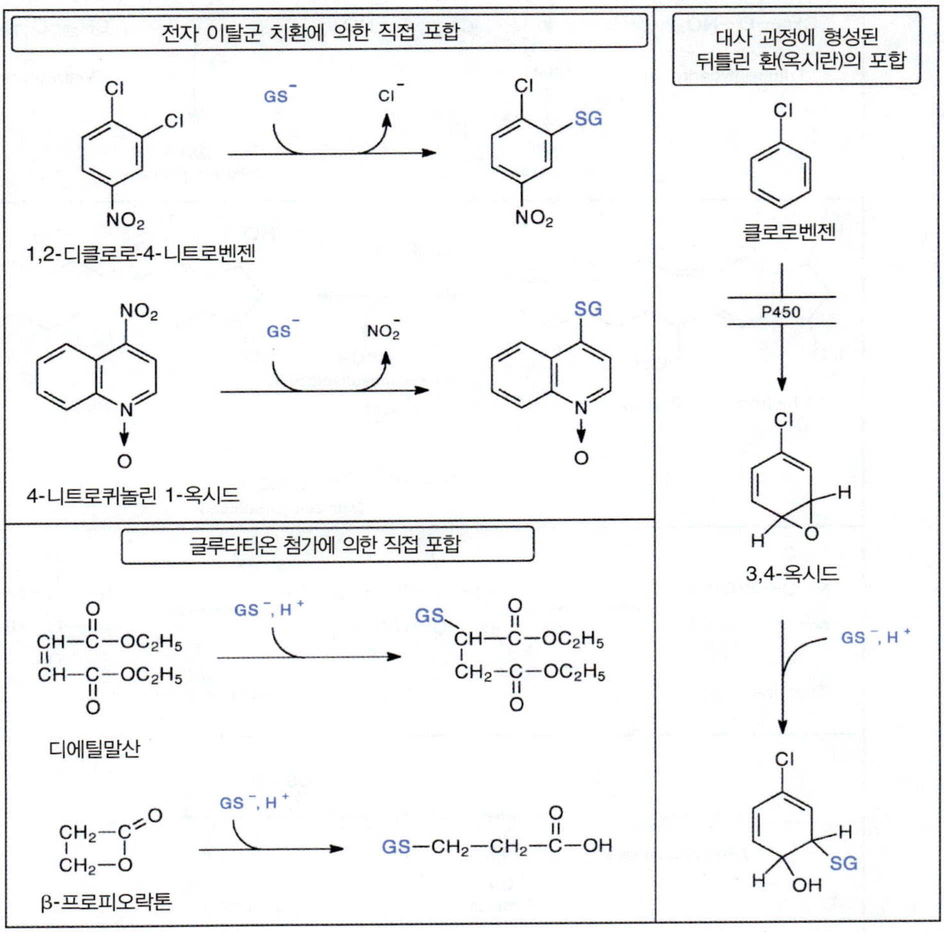

[그림 6-19] ***외래물질과 친전자성 탄소의 글루타티온 포합의 예.*** GS^-는 글루타티온의 음이온형을 나타내고 있다.

친전자성 대사산물로 되는 물질이다. 포합 반응은 두 형태로 나눌 수 있다. 즉, 글루타티온이 전자 이탈기를 치환하는 *치환반응*과 활성화된 이중결합이나 뒤틀린 환 구조에 글루타티온이 첨가되는 *첨가반응*을 말한다.

글루타티온에 의한 전자 이탈군의 치환은 기질이 알릴 또는 벤질 탄소 원자에 할로겐, 황산, 설폰산, 인산 또는 니트로기(즉, 양호한 *이탈군*)를 부착하고 있을 때 잘 일어난다.

탄소-탄소 이중결합의 글루타티온 첨가는 인근에 전자 이탈군이 있으면 촉진된다. 따라서 이 반응의 기질은 전형적으로 −CN, −CHO, −COOR 또는 −COR에 부착되어 있는 이중결합을 가지고 있다.

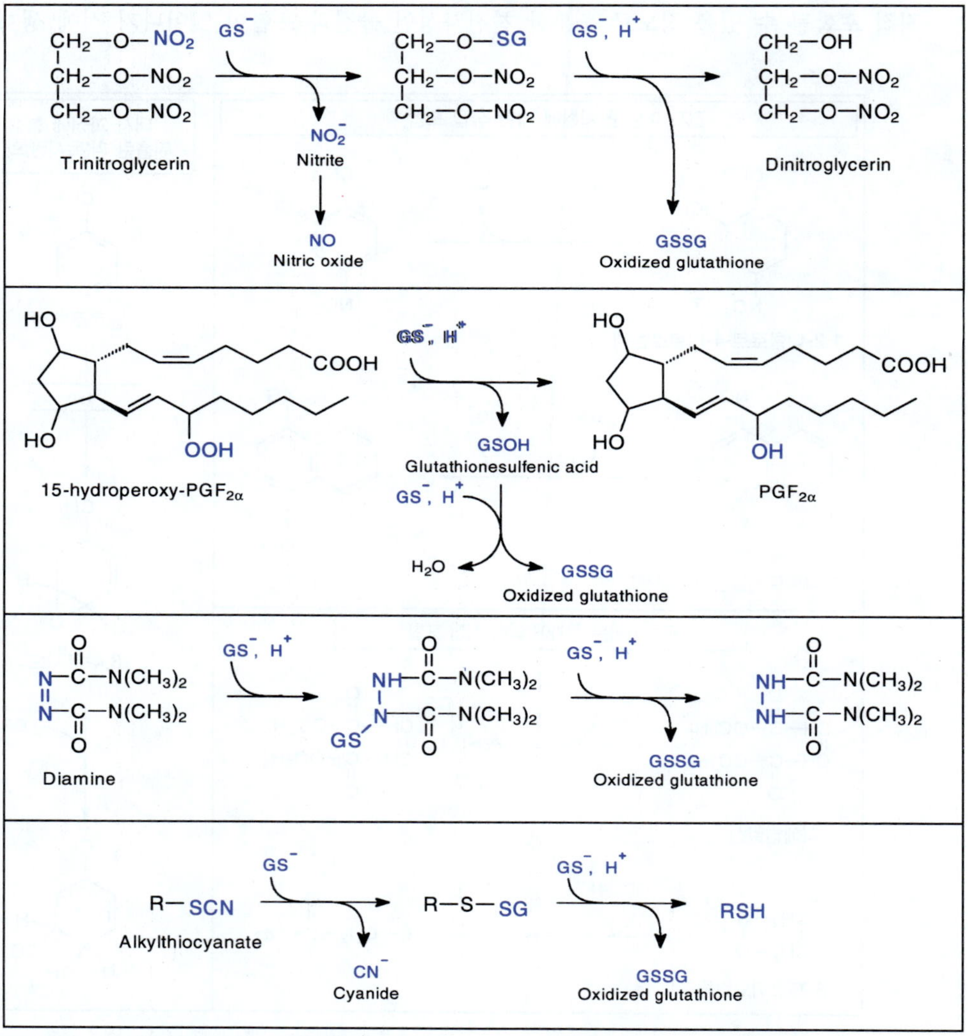

[그림 6-20] *외래물질과 헤테로 화합물의 친전자성 헤테로 원자와 글루타티온 포합의 예.*

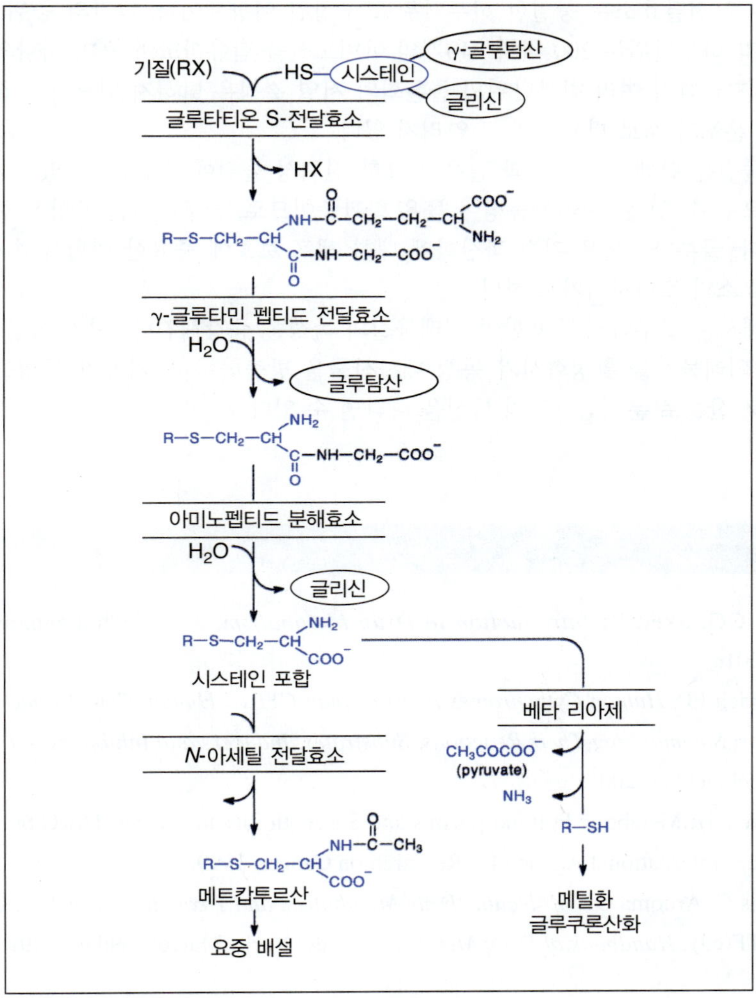

[그림 6-21] ***글루타티온 포합과 메르캅투르산 생합성.***

글루타티온은 친전자성 헤테로 원자(*O*, *N*, *S*)를 가진 외래물질도 포합할 수 있다. 그림 6-20에 보이는 각 예는 글루타티온과 헤테로 원자로 이루어진 초기 포합물은 글루타티온의 두 번째 분자에 의해 절단되어 산화성 글루타티온(GSSG)을 생성시킨다. 첫번째 반응은 글루타티온 *S*-전달효소에 의해 촉매되나 두 번째 반응(GSSG 생성 유도)은 일반적으로 비효소적으로 일어난다.

간에서 생성되는 글루타티온 포합물은 변화되지 않는 채로 답즙에 배설되든가 신장에서 메르캅투르산으로 전화되어 요중으로 배설된다. 그림 6-21에 보이는 바와 같이 글루타티온 포합물의 메르캅투르산 전환은 글루타티온 부위로부터의 글루탐산, 글리신이 순차적으로 절단된 후 나타나는 시스테인 포합물의 *N*-아세틸화 과정을 포함하고 있다.

글루타티온 *S*-전달효소는 동일한 하부단위로 구성된 이량체이나, 약간의 동위원소는 헤테로 이량체이다. 각 하부단위는 200 내지 240개의 아미노산을 함유하고 있으며 하나의 촉매 부위를 가지고 있다. 지금까지 여러 하부단위의 클론화와 서열 결정은 밝혀져 있으나 기질 특이성과 조직 및 세포내 분포가 서로 다른 것으로 알려져 있다.

친전자성 물질은 단백질과 핵산과 같은 중요한 친핵성 물질에 결합할 수 있어 세포손상과 돌연변이를 일으킬 수 있는 독성 가능성이 높은 화학종이므로, 글루타티온 포합은 중요한 해독 반응을 나타낸다. 글루타티온은 지질 과산화에 대한 세포 보호에 중요한 역할을 수행하는 글루타티온 과산화효소의 조인자이기도 하다.

어떤 경우에서는 글루타티온 포합이 외래물질의 독성을 증강시킨다. 여러 화합물의 글루타티온 포합물은 외래물질을 활성화시켜 독성 대사산물을 방출하든지, 자체가 독성을 띠게 되든지 또는 독성 대사산물로 분해됨으로써 독성을 나타낼 수 있다.

참고문헌

Gibson GG, Skett P: *Introduction to Drug Metabolism*, 3d ed. Cheltenham, UK: Nelson Thornes, 2001.

Guengerich FP: *Human Cytochromes P450(Human CYPs): Human Cytochrome P450 Enzymes, Status Report Summarizing Their Reactions, Substrates, Inducers and Inhibitors—1st Update*. New York: Marcel Dekker, 2002.

Ryder W(ed): Metabolic Polymorphisms and Susceptibility to Cancer. IARC Sci. Pub. No. 148. Lyon, France: International Agency for Research on Cancer, 1999.

Williams G, Aruoma OI: *Molecular Drug Metabolism and Toxicology*. London: OICA, 2000.

Woolf TF(ed): *Handbook of Drug Metabolism*. New York: Marcel Dekker, 1999.

제7장 독성동태학

Michele A. Medinsky and John L. Valenite

CHAPTER 7

요 점

- *독성동태학*은 생체에서 외래물질의 생체내 거동(흡수, 분포, 생체내변화, 배설)의 시간적 변화를 모형화하고 수학적으로 기술하는 학문이다.
- 겉보기분포용적(V_d)은 일정 용량의 화학물질이 생체에 분포하여 특정 혈장농도를 이루게 하는 겉보기의 용적이다.
- 클리어런스는 단위시간당 청소되는 화학물질을 함유하는 체액의 용적을 이용하여 생체에서 화학물질의 소실속도를 표현하는 것이다.
- 소실반감기($T_{1/2}$)는 화학물질의 혈중 또는 혈장 농도가 반으로 감소되는 데에 요구되는 시간이다.

서론

*독성동태학*은 생체에서 외래물질의 생체내 거동(흡수, 분포, 생체내변화, 배설)의 시간적 변화를 모형화하고 수학적으로 기술하는 학문이다. *고전적 모형*에서 화학물질이 생체를 마치 한 개 또는 두 개의 체액 분구로 이루어진 것처럼 생체 내에서 거동하는 것으로 간주하는데, 체액분구는 생리학적 및 해부학적 실체와 무관하다.

생리학적 독성동태학 모형은 생체를 생리학적 고려에 기반하여 각 장기 또는 조직을 기술함에 있어 일련의 질량 평형 출납 방정식에 의해 표현하고 있다. 고전적 및 생리학적 독성동태학은 서로 내재적 모순은 없으며 다만 두 모형 사이에는 추정이 다를 뿐이다. 이상적으로 생각한다면, 생리학적 독성동태학 모형이 조직 농도를 예측할 수 있는 데 반하여 고전적 모형은 조직 농도를 예측할 수 없다.

고전적 독성동태학

어떤 화합물의 흡수, 분포, 대사, 소실에 관한 정보를 얻기 위한 가장 비침습적이고 간편한 방법은 일정 시간을 걸쳐 혈액 또는 혈장을 채취하는 것이다. 어떤 화학물질의 혈중 또는 혈장 농도가 조직 농도와 평형을 이루고 있다고 추정한다면, 그 화학물질의 혈중 농도의 변화는 조직 농도의 변화를 반영하고 있다고 볼 수 있다. 체액분구 약물동태학 모형은 혈장과 화학물질과 신속하게 평형을 이루는 조직을 가리키는 중앙 분구가 화학물질과 보다 늦게 평형을 이루는 조직을 의미하는 하나 또는 그 이상의 말초 분구가 연결되어 있다. 화학물질은 중앙 분구에 투여하여 중앙과 말초 분구에 분포하게 된다. 화학물질의 소실은 중앙 분구에서 일어나는데, 중앙 분구는 간과 신장과같이 화학물질을 소실시키는 능력을 갖고 있는 신속하게 관류가 되는 조직을 포함하고 있다고 생각하고 있다. 체액분구 약물동태학 모형은 조직 생리학이나 해부학적 구조에 관한 정보를 요구하지 않으며, 여러 투여 용량에서 혈장농도를 예측하는 데 가치가 있으며, 혈장과 조직에서의 화학물질의 시간적 변화를 파악하고 연속투여 시 체내 축적 정도에 관한 정보를 얻게 하며 독성시험에서 유효 용량과 용법을 결정할 수 있게 한다.

1-체액분구 모형

가장 단순한 독성동태학 분석은 외래물질을 대량 정맥주사한 후, 여러 시점에서의 혈장 농도를 측정하는 것이다. 수집된 데이터를 이용하여 시간에 대해 혈장 농도의 대수치로 그림을 그릴 때 직선의 형태를 보이면, 외래물질의 동태학은 1-체액분구 모형으로 표현할 수 있다. 1-체액분구

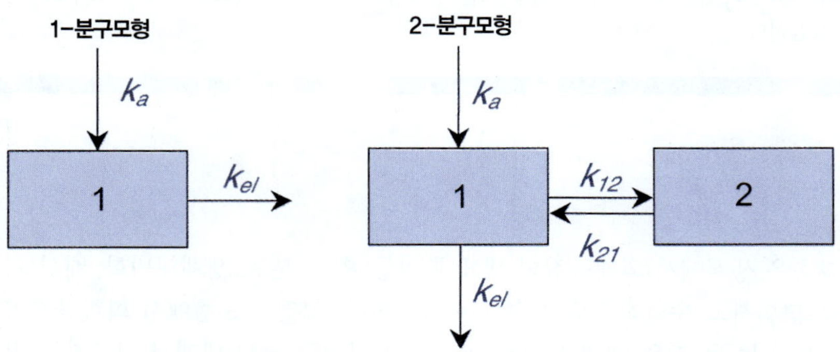

[그림 7-1] *체액분구 약물동태학 모형. ka는 혈관 외에서 중앙 분구 (1)로 분포하는 일차지수적 흡수속도상수이며, kel은 중앙 분구 (1)로부터의 소실되는 일차지수적 소실속도상수이며, k_{12}는 화학물질의 말초 분구 (2)에 분포되는 일차지수적 소실속도상수이며, k_{21}은 말초혈관 (2)로부터 분포되어 나오는 일차지수적 소실속도상수이다.*

모형의 독성동태학을 가진 것으로 기술되는 화합물은 혈액과 소실속도에 관계하고 있는 여러 조직과 신속하게 평형을 이루며 일정하게 혼합하게 된다. 1-체액분구 모형은 생체를 하나의 균질화된 단위로 표현하고 있다. 그러나 이러한 표현이 그 화합물의 농도가 생체 전체에 모두 동일하다는 것을 의미하고 있지 않으며, 다만 혈중 농도의 변화는 조직 농도의 비례적 변화를 반영하고 있다고 추정한다.

단순한 경우에 있어, 이 형태의 곡선은 다음 식으로 표시할 수 있다.

$$C = C_0 \times e^{-k_{el} \times t}$$

여기에서 C는 t 시간의 화학물질의 혈중 또는 혈장농도이며, C_0는 $t = 0$일 때의 최초 혈중농도이며 k_{el}는 일차지수 소실속도상수로서 단위는 시간의 역수(t^{-1})이다.

2-체액분구 모형

약간의 화학물질을 신속하게 정맥주사한 후 시간에 따른 혈장농도를 편대수 그래프로 그릴 때 직선이 아니고 곡선의 형태를 나타내게 되면 하나 이상의 체내 거동기가 있다는 것을 의미하고 있다. 이 경우, 화학물질의 조직농도가 혈장농도와 평형을 이루기 위하여 많은 시간이 소요되며 다-체액분구 모형 분석이 필요하다. 다차지수형 수학 방정식이 이 외래물질의 혈장으로부터의 소실을 가장 잘 설명할 수 있다.

일반적으로 이 형태의 곡선은 두 개의 일차지수항(2-체액분구 모형)으로 분해되며 다음과 같은 식으로 나타낼 수 있다.

$$C = A \times e^{-\alpha \times t} + B \times e^{-\beta \times t}$$

여기에서 A와 B는 비례상수이며 α와 β는 일차지수형 분포 및 소실 속도상수이다. 분포기에는 혈장 농도가 분포후기에 비하여 보다 신속하게 감소된다. 분포기는 단지 수 분일 수도 있고 수 시간 또는 수 일일 수도 있다. 1-체액분구모형에서의 k_{el}에 상당하는 것은 2-체액분구에서 β이다.

소실

소실은 생체내변화 · 호기 · 배설을 포함한다. 체내 거동이 1-체액분구 모형으로 설명이 가능한 화학물질의 생체로부터의 소실은 보통 일차 지수과정을 통하여 일어난다. 즉, 어떤 특정시간에 있어 소실속도는 그 시간에서의 생체내 화학물질의 양에 비례하게 된다. 일차지수형 반응은 소실과정을 포화시키지 않는 화학물질의 농도에서 일어나게 된다.

1-체액분구의 방정식 $C = C_0 \times e^{-k_{el} \times t}$을 대수방정식으로 전환하면 $y = mx + b$ 형태의 직선의 일반식을 얻게 된다.

$$\log C = (-k_{el}/2.303) \times t + \log C_0$$

여기에서 $\log C_0$는 y의 절편 및 초기농도를 가리키고, $(-k_{el}/2.303)$은 직선의 기울기를 나타낸다. 일차지수형 소실속도 상수(k_{el})는 $\log C$를 시간에 대하여 그릴 때의 기울기로부터 구한다(즉,

k_{el} = 2.303 × 기울기). 일차지수형 속도상수 k_{el}과 β는 시간의 역수의 단위를 가지고 있으며 용량에 무관하다. 수학적으로 특정 시간에 남아 있는 용량의 분율(C/C_0)은 1-체액분구 함수에 대한 방정식을 재배열하여 소실속도상수를 이용하는데 안티로그를 취하면 다음과 같은 식을 얻을 수 있다.

$$C/C_0 = \text{antilog}\,[(-k_{el}/2.303) \times t]$$

겉보기 분포용적

1-체액분구 모형에서는 모든 화학물질이 혈장과 조직에 순간적으로 분포하는 것으로 가정하고 있다. 겉보기 분포용적(V_d)은 생체의 화학물질의 총량과 혈장농도의 관계를 설명하는 비례상수이며, 전형적으로 L 또는 L/kg로 표현하고 있다. V_d는 일정 용량의 화학물질이 생체에 분포하여 특정 혈장농도를 이루게 하는 겉보기의 용적이다. 예를 들면, 생체내의 어떤 화학물질의 겉보기 분포용적은 다량을 정맥주사하여 구하는데, 생체내 화학물질의 용량을 혈장농도로 나눈 것이다.

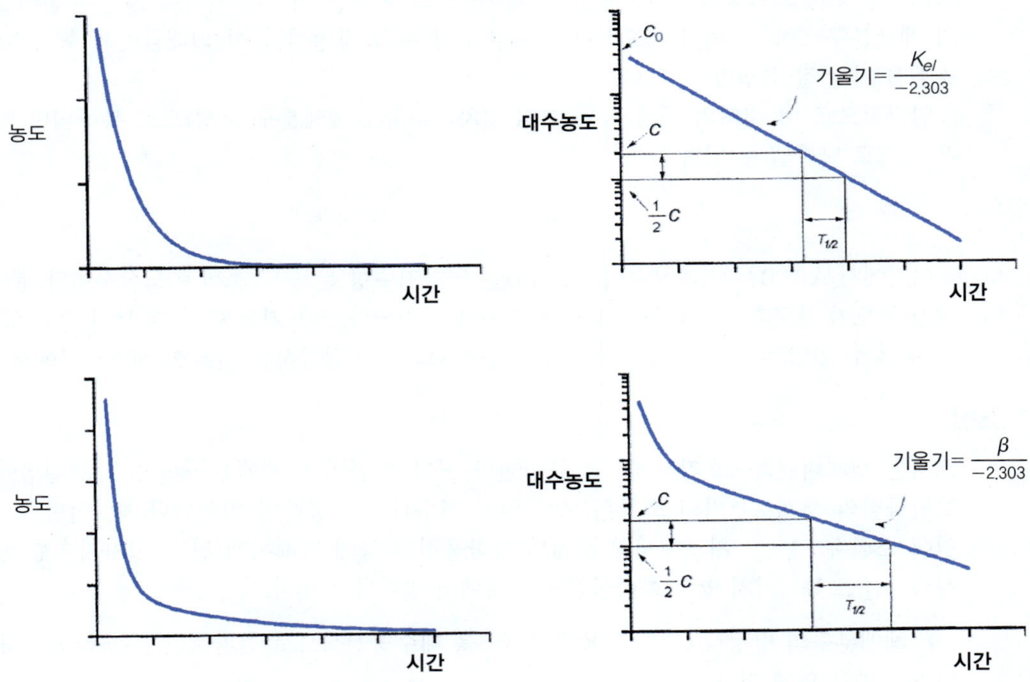

[그림 7-2] ***화학물질의 시간-농도 곡선. 위의 그림은 1-분구 체내동태의 거동을 보이고 아래 그림은 2-분구 체내동태를 나타낸다. 위아래 모두에서 왼쪽은 보통 척도이며 오른쪽은 반대수 척도이다.*** k_{el}과 β는 소실속도상수로서 대수농도-시간 관계선의 기울기로부터 구할 수 있다. 반감기($T_{1/2}$)는 화학물질의 혈중 또는 혈장 농도가 반으로 감소되는 데에 소요되는 시간이다. C_0는 대수농도-시간 관계선을 연장하여 Y-축과 만나는 점 즉 t=0일 때의 농도이다.

V_d는 아래의 식에 의해서 구할 수 있다.

$$V_d = Dose_{iv}/(\beta \times AUC_0^\infty)$$

여기에서 $Dose_{iv}$는 정맥주사 용량 또는 0시간 때의 알고 있는 용량이며, β는 소실속도상수이며 AUC_0^∞는 0시간에서 무한대까지의 곡선하면적을 가리킨다. $\beta \times AUC_0^\infty$는 혈장에서의 화학물질의 농도이다.

1-체액분구 모형에서 V_d는 $Dose_{iv}/C_0$의 방정식으로 간편화된다(여기에서 C_0는 초기 혈장농도임). C_0는 정맥주사한 후 얻어진 혈장소실곡선에서 0시간 때에 외삽하여 구할 수 있다. V_d는 겉보기 분포용적이라고 부른다. 용어 V_d의 크기는 화학물질-특이적인데 화학물질의 혈장으로부터 다른 체조직에로의 분포 정도를 가리키고 있다. 따라서 조직에 높은 친화력을 가지고 있는 화학물질은 큰 분포용적을 가지고 있다. 역으로 혈장에 주로 머물러 있는 화학물질은 혈장용적에 상당하는 낮은 V_d를 가지고 있다. 어떤 화학물질의 V_d를 알고 어떤 시간에서의 혈장농도를 안다면 생체에 잔존하는 화학물질의 양을 $X_c = V_d \times C_p$(여기에서 X_c 는 생체에 존재하는 화학물질의 양이며, C_p는 혈장 농도이다)을 이용하여 추정할 수 있다.

클리어런스

클리어런스는 단위시간당 청소되는 화학물질 함유 체액의 용적을 이용하여 생체로부터 소실되는 화학물질의 속도를 설명한다. 따라서 클리어런스는 흐름의 단위를 가지고 있다(분당 mL). 100 mL/min의 클리어런스는 화학물질을 함유하고 있는 혈액 또는 혈장 100 mL가 매분 완전히 청소됨을 의미하고 있다.

화학물질이 생체로부터 제거되는 전체적 효율성은 클리어런스로 파악할 수 있다. 클리어런스가 크면 효율성이 높아 일반적으로 화학물질이 생체로부터 신속하게 제거됨을 의미하고 있으며, 클리어런스가 낮으면 화학물질이 생체로부터의 완만하고 비효율적으로 제거된다고 볼 수 있다. *전체 생체 클리어런스*는 각각의 소실 기관에 의한 클리어런스의 합으로 정의된다.

$$Cl = Cl_r + Cl_h + Cl_i + \cdots$$

여기에서 Cl_r은 신장 클리어런스를, Cl_h는 간장 클리어런스를, Cl_i 장관 클리어런스를 각각 나타내고 있다. 다량을 1회 정맥주사하고 난 후 전체 생체 클리어런스는 다음과 같이 정의되고 있다.

$$Cl = Dose_{iv}/AUC_0^\infty$$

클리어런스는 분포용적과 소실속도상수를 알 때, 1-체액분구 모형의 경우 $Cl = V_d \times k_{el}$을 이용하여 구하고 2-체액분구의 경우 $Cl = V_d \times \beta$를 이용하여 구할 수 있다.

반감기

소실반감기는 화학물질의 혈중 또는 혈장 농도가 반으로 감소되는 데에 소요되는 시간이며 분포용적과 클리어런스 양자 모두에 비례한다. $T_{1/2}$은 V_d와 Cl을 알면 다음 식으로부터 구할 수 있다.

$$T_{1/2} = (0.693 \times V_d)/Cl$$

$T_{1/2} = 0.693 / k_{el}$의 관계식을 가지고 있기 때문에 어떤 화합물의 반감기는 log C와 시간의 관계 그래프 중의 소실기에 해당하는 직선부위의 기울기로부터 k_{el}(또는 β)을 구한 후 계산할 수 있다. $T_{1/2}$은 그림 7-2에서 보는 바와 같은 log C와 시간 그래프를 목측하여 구할 수도 있다. 일차지수적으로 소실하는 화합물의 경우, 혈장농도가 반으로 감소하는 시간은 일정하다. 일곱 번의 반감기가 지나면 99.2%가 소실되며, 이것은 실제적으로 완전 소실되었다고 간주할 수 있다. 일차지수 소실 동태를 취하는 어떤 화학물질의 반감기는 용량에 무관하다. 따라서 용량을 증대시키더라도 반감기가 변동하지 않는다.

포화 독성동태학

화합물의 용량을 증대시켰을 때 포화 동태에 의하여 분포용적과 소실속도의 변화가 일어날 수 있다. 생체내변화 · 능동성 수송 · 단백결합 등은 유한한 능력을 가지고 있으므로 포화될 수 있다. 어떤 화학물의 생체 내 농도가 K_M(1/2 V_{max}를 나타내는 화학물질의 농도, V_{max}는 최대 대사능을 가리킴)을 상회할 경우, 소실속도는 더 이상 용량에 비례하지 않게 된다. 일차지수 동태로부터 포화 동태에로의 전이는 독성학에서는 매우 중요하게 간주되는데, 포화동태 상태에서는 화합물의 생체내 잔류시간이 연장이 되며 작용 표적 지점에서의 농도가 증가됨으로써 독성을 증대시킬 수 있기 때문이다.

비선형 독성동태는 아래와 같은 여러 경우에 관찰된다. 즉, (1) 화학물질의 생체내 수준이 지수적으로 저하하지 않을 때, (2) 용량에 따라 AUC_0^∞가 비례하지 않을 때, (3) 용량의 증대에 따라 V_d, Cl, k_{el} (또는 β), $T_{1/2}$의 값이 변화할 때, (4) 배설형의 조성이 용량에 정성적 또는 정량적으로 비례할 때, (5) 동일한 효소계에 의해 생체내변화 또는 능동수송되는 화학물질과 상호 경쟁적 억제를 할 때, (6) 포화 효과가 명백하게 나타나는 용량으로부터 시작하여 용량을 증대시킬 때 용량-반응곡선이 비례적 변화를 보이지 않을 때 등을 들 수 있다.

어떤 화학물질은 체외 소실 과정이 쉽게 포화될 수 있다. 영차 동태과정의 주요 특성은 다음과 같다. (1) 혈장농도-시간 그림이 직선형을 나타낸다. (2) 특정 시간에 소실되는 화학물질의 속도 또는 양은 체내 양과 무관하다. (3) $T_{1/2}$ 또는 k_{el}의 진정치는 존재하지 않고 용량에 따라 변동된다.

한편, 일차지수형 소실의 주요 특성은 다음과 같다. (1) 특정시간의 화학물질의 소실 속도는 그 시간에 체내에 존재하는 그 화학물질의 용량에 직접적으로 비례한다. (2) 혈장농도-시간 반대수 그래프는 직선형을 나타낸다. (3) 소실속도상수(k_{el} 또는 β), 외관상 분포용적(V_d), 클리어런스(Cl), 반감기($T_{1/2}$)는 용량에 무관하다. (4) 혈장 및 다른 조직에서의 화학물질의 농도는 단위시간당 일정 분율 즉 소실속도상수(k_{el} 또는 β)에 의해 비슷하게 감소된다.

생체이용률

외래물질의 흡수 정도는 정맥과 정맥 외로 각각 투여하여 나타난 혈장 AUC_0^∞를 상호 비교함으로써 구할 수 있다. 이 때 나타난 수치는 투여 용량에 대한 전신 흡수 분율을 나타내며 *생체이용률*

(F)이라고 부른다. 생체이용률은 이 화학물질이 용량의존성 또는 포화 동태를 보이지 않을 경우 다른 용량을 투여하더라도 구할 수 있다. 정맥주사 투여 후의 약물동태학적 지표를 기준으로 하여 정맥 외 투여 후의 흡수를 비교하는데, 그 이유는 정맥주사는 전량이 전신혈류에 도달하기(100%의 생체이용률을 가지기) 때문이다. 예를 들어 경구투여시의 생체이용률은 다음과같이 구한다.

$$\mathrm{F} = (AUC_{po}/Dose_{po}) \times (Dose_{iv}/AUC_{iv})$$

여기에서 AUC_{po}, AUC_{iv}, $Dose_{po}$, $Dose_{iv}$는 경구 및 정맥내 투여하였을 때의 혈장농도-시간 곡선하면적과 용량을 각각 가리킨다. 여러 화학물질의 생체이용률은 0에서 1까지의 범위를 가지고 있다. F=1일 때 이 화학물질은 완전 흡수된다. F<1일 때 불완전 흡수를 나타낸다. 독성을 결정함에 있어 전신혈류에 도달하는 분율을 아는 것은 매우 주요하다. 전신 이용률에 크게 영향을 주는 인자는 (1) 경구투여 시 흡수 제한, (2) 장관 내 일차 통과 효과, (3) 간 일차-통과 효과, (4) 용해율 또는 미셀 형성(지용성 물질의 경우)에 영향을 주는 제형의 변화 등을 들 수 있다.

생리학적 독성동태학

고전적인 약물동태학에서 속도상수는 실험성적에 의해 구해지므로, 고전 약물동태학 모형을 *실험성적 의존성 모형*이라고도 부른다. *생리학적 의존성 모형*에서의 속도상수는 이미 알려져 있는 것을 이용하거나 수치를 가정한다. 생리학적 의존성 동태학의 이점은 (1) 어떤 기관 또는 조직에로의 외래물질 분포의 경시별 변화를 알 수 있으며, (2) 생리학적 부변수(파라미터)의 변화에 따른 조직 농도에 미치는 영향을 추정할 수 있으며, (3) 같은 독성동태 모형을 적용할 경우 알로메트리에 의해 종간에 존재하는 상이한 독성동태학적 특성을 예측할 수 있고, (4) 복잡한 용법 및 대사와 결합 등에서 보이는 포화 과정 등을 쉽게 수용할 수 있다.

기본 모형 구조

생리학적 모형은 가끔 고전적 1-분구 모형의 여러 개가 연결되어 있는 형태를 가지고 있는 것처럼 보인다. 실제적인 모형의 *구조* 즉 분구가 *어떻게* 서로 연결되어 있는가는 연구하고 있는 화학물질과 생체 모두에 영향을 받는다. 일반적으로 모두 통용되는 생리학적 모형이 존재하지 않다는 것을 인식하는 것은 매우 중요하다. 모형은 실체의 단순화인데 화학물질의 체내동태를 이상적으로 설명하는 데 중요하다고 믿어지는 여러 요소를 포함하고 있어야 한다.

생리학적 모형은 예측력이 매우 크다. 생리학적 모형의 동태학적 상수는 측정할 수 있는 생물학적 또는 화학적 과정을 나타내므로 구해진 생리학적 모형은 관찰된 성적으로부터 실제 경우에 외삽할 수 있는 가능성을 가지고 있다.

생리학적 모형의 예측력을 잘 설명하는 예의 하나는 실험동물에서 얻어진 동태학적 거동을 사람에 외삽시킬 수 있는 능력이다. *모의실험(simulations)*이라 함은 일련의 초기 상태(정맥주사 투여량과 같은)와 파라미터 값(기관 중량과 같은)을 이용하여 시뮬레이션 기간 동안의 수치적 통합 모형 방정식을 만들어 얻어지는 결과(혈중 또는 조직내 화학물질의 농도)를 말한다. 랫드와 사람에서의 화학물질의 체내동태에 대한 모형 구조는 동일할 수도 있지만, 랫드와 사람의 기관 중량, 심박수와 호흡수 같은 파라미터의 값은 다르다. 서로 다른 종일지라도 조직에서의 용해도는 비슷하기 때문에 조직에서의 용해도와 같은 조직 용해도와 같은 파라미터는 비슷하다. 모형 구조의 기초가 되는 파라미터는 측정할 수 있는 생물학적 및 화학적 결정인자를 나타나고 있기 때문에 각종 동물에 있어서 이들 파라미터의 적절한 값을 선정하여 성공적인 종간 외삽의 기초로 삼아야 한다.

체액분구

생리학적 모형의 기초 단위는 덩어리로 된 *체액분구*로서(그림 7-3), 외래물질의 균일한 농도를 가진 생체 내 단일 부위를 나타내고 있다. 체액분구는 기관, 주변조직을 포함하는 단일 혈관, 간과 신장과 같은 독립된 기관, 지방 및 피부와 같은 널리 분포된 조직에서의 특별한 기능적 또는 해부적 부위를 가리킬 수 있다. 체액분구는 세 개의 개별적 잘 혼합된 상 즉 *하부분구*로 이루어져 있다. 이 하부분구는 (1) 분구가 혈액으로 관류되는 *혈관* 공간, (2) 세포의 기질을 형성하는 *세포간질* 공간, (3) 조직에 존재하는 세포로 구성되어 있는 *세포내* 공간을 말한다.

그림 7-3에서 나타낸 바와 같이 외래물질은 시간 단위당 질량의 특정 속도(예, 시간당 밀리그램)로 혈관 하부분구에 진입한다. 진입속도는 조직에 공급되는 혈류속도(시간당 리터로 표시되는 Q_t)와 외래물질의 조직 진입 혈중 농도(리터당 밀리그램으로 표시되는 C_{in})를 곱한 값이다. 분구 내에서 외래물질은 혈간 공간에서 세포간질 공간으로 어떤 특정 순속도($Flux_1$)로 이동하며 세포간질 공간에서 세포내 공간에 다른 순속도($Flux_2$)로 이동한다. 약간의 외래물질은 세포 구성성분과 결합하므로 체액분구 내에서 유리형 또는 결합형으로 존재할 수 있다. 외래물질은 혈관 공간을 일정 정맥 농도(C_{out})로 떠난다. C_{out}는 혈관 공간에서의 외래물질의 농도와 동일하다.

파라미터

생리학적 모형에서의 파라미터의 가장 공통적인 형태로서 요구되는 정보는 *해부학적*, *생리학적* 및 *열역학적* 및 *수송*에 관한 정보이다.

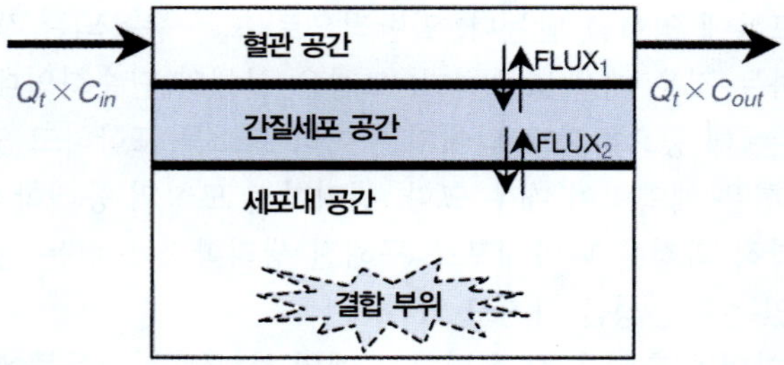

[그림 7-3] ***생리학적 모형에서 덩어리진 체액분구의 모식적 설명.*** 혈관 · 간질세포 · 세포내 하부분구를 분리하는 세포막과 모세혈관은 검은 색으로 나타내고 있다. 혈관과 세포간질 하부분구는 종종 통합되어 단일한 세포외 하부분구를 이룬다. Q_t는 혈류이며, C_{in}은 분구에 들어가는 화학물질 농도이며, C_{out}는 분구로부터 나오는 화학물질 농도이다.

해부학적

해부학적 파라미터는 물리적으로 여러 분구를 설명하는 데 사용된다. 생리학적 모형에서의 각 분구의 *크기*를 알아야 한다. 실험적으로는 대개 중량을 얻을 수 있지만 단위의 밀도가 일정하다고 간주할 수 있기 때문에 크기는 일반적으로 체적으로 표시된다(밀리리터 또는 리터). 분구가 그림 7-3에 나타낸 하부분구를 함유한다면 하부분구의 체적도 알아야 한다. 분구의 체적은 가끔 문헌이나 개별 독성실험에 의해 얻을 수 있다.

생리학적

생리학적 파라미터는 혈류, 호흡수와 소실을 포함하는 여러 과정을 포함하고 있다. 개별 분구에 대한 혈류속도(mL/min 또는 L/h와같이 단위시간당 체적으로 표시되는 Q_t)를 알아야 한다. 그 밖에 전체 혈류량 즉 *심박출량*(Q_c)도 필요하다. 만약에 흡입이 외래물질의 노출 경로이거나 소실 경로라면, 폐포 호흡 속도 (Q_p)도 알아야 한다. 혈류 속도와 호흡 속도는 문헌이나 실험을 통하여 얻을 수 있다. 신장 청소율과 생체내변화 속도에 관련된 파라미터도 외래물질의 소실의 설명에 중요한 과정이라면 구하여야 한다.

열역학적

열역학적 파라미터는 외래물질의 조직 *전체* 농도(C)와 외래물질의 조직 *유리* 농도(C_f)의 상관관계를 나타낸다. 두 가지의 주요한 가정을 할 수 있는데, (1) 전체 및 유리농도는 서로 평형상태를 이루고 있다는 점과, (2) 유리 농도만이 조직에 들어가고 나올 수 있다는 점이다. 전체 농도는 실험적으로 구해질 수 있지만, 결합, 대사 또는 혈액에 의한 조직으로부터의 제거는 유리형이라는 점이다. 외래물질이 조직에로의 분배 정도는 직접적으로 조직의 조성에 의존하고 있으나 외래물질의 농도에는 무관하다. 따라서 유리 및 전체 농도 사이의 상관식은 비례 관계를 가지고 있으며 전체농도 = 유리농도 × 분배계수 즉 $C = C_f \times P$이다. *분배계수* 또는 *분포계수*인 P의 값을 앎으로써 외래물질의 유리농도인 C_f를 간접적으로 계산할 수 있다($C_f = C/P$).

조직에서의 화학물질 유리 농도와 전체 농도 사이의 보다 복잡한 관계식은 화학물질이 조직 구성성분에 있는 결합부위와 포화적으로 결합할 때 일어난다. 이 경우에는 조직의 유리농도와 전체 농도의 관계는 비선형적 함수에 의해 설명할 필요가 있다.

수송

생물학적 막을 통한 외래물질의 통과는 복잡하며 수동 확산, 운반체 매개성 수송, 촉진성 수송 또는 이러한 과정의 조합에 의해 일어날 수 있다. 이 과정 중 가장 단순한 과정인 수동 확산은 일차지수적 과정이다. 외래물질의 확산은 모세혈관막(그림 7-3의 $Flux_1$)이나 세포막(그림 7-3의 $Flux_2$)을 통하여 일어날 수 있다. 이동속도(Flux)는 경계를 통한 외래물질의 수송 속도를 가리키고 있다. 단순 확산에서는 막의 한편으로부터 다른 편으로의 순이동속도(시간당 밀리그램)는 순이동속도 = 투과계수 × 추진력 즉,

$$Flux = [PA] \times (C_1 - C_2) = [PA] \times C_1 - [PA] \times C_2$$

투과계수 $[PA]$는 막에 대해서는 가끔 *투과-면적통과-적*(시간당 리터의 단위)이라고 불리어지며 외래물질에 대한 세포막투과계수(시간당 마이크로미터로 표시되는 P)와 전체 막 표면적(평방마이크로미터로 표시되는 A)의 곱한 값이다. 세포막 투과상수는 특정 외래물질의 확산 속도와 세포막의 두께를 고려하고 있다. C_1과 C_2는 외래물질의 막 내외의 *유리* 농도이다. 어떤 특정 외래물질에 대해 막이 얇고, 표면적이 넓고 농도차가 크다면 확산은 증대된다.

막을 통한 외래물질의 수송의 *제한 조건*은 *관류-제한성*과 *확산-제한성* 두 개가 있다.

관류-제한성 분구

관류-제한성 분구는 *혈류-제한성* 또는 단순하게 *유동-제한성*이라고도 불리어진다. 특정 외래물질에 대한 세포막 투과계수 $[PA]$가 조직의 혈류(Q_t)보다 매우 크면 혈류-제한성 분구로 발전될 수 있다. 이 경우, 조직 하부분구에로의 외래물질의 흡취 속도는 외래물질의 세포막 통과속도가 아니라 외래물질을 함유한 혈액이 조직에 도달하는 속도에 의하여 제한을 받는다. 대부분의 경우, 혈관세포막을 통한 수송은 관류-제한성이다. 그림 7-3에 보이고 있는 일반적 조직 분구에서 이러한 사실은 외래물질의 혈액에 의한 수송보다도, 대부분 조직에서 느슨하게 짜여져 있는 모세혈관벽을 통해 외래물질이 신속하게 수송됨을 의미하고 있다. 그 결과 혈관의 혈액은 세포간질 하부분구와 평형을 이루고 있으며, 이 두 하부분구는 종종 *세포외 공간*이라고 불리어지는 단일 분구로 통합된다.

그림 7-3에서 나타낸 바와같이, 세포막은 세포외 분구를 세포내 분구로부터 격리한다. 세포막은 조직에서 가장 중요한 확산 장벽이다. 그럼에도 불구하고 매우 작거나(분자량이 100 이하), 지용성인 분자에 대해서는 세포투과성이 일반적으로 분자의 세포막 통과 속도에 제한적으로 작용하지 않는다. 이러한 분자에 대해서 세포막 통과 이동속도는 조직 관류속도($[PA]\ Q_t$)에 비하여 빠르며, 세포내 분구는 세포외 분구와 평형을 이루고 이 조직 하부분구는 대개 하나의 분구로 뭉쳐져 있다. 이러한 혈류-제한성 조직 분구는 그림 7-4에 보이고 있다. 전체 조직 분구부터나 전체 조직 분구에로의 이동은 다음과 같은 하나의 방정식에 의해 설명할 수 있다:

$$V_t \times \ dC/\mathrm{dt} = Q_t \times (C_{in} - C_{out})$$

여기에서 V_t는 조직분구의 체적이며, C는 이 분구의 외래물질 유리 농도이고($V_t \times C$는 이 분구에 존재하는 외래물질의 양과 동일함), $V_t \times \mathrm{d}C/\mathrm{dt}$는 시간에 따른 외래물질의 변화분으로서 시간단위당 질량으로 표시되며, Q_t는 조직에로의 혈류이며 C_{in}은 분구에 들어오는 외래물질의 농도이며 C_{out}는 분구를 나가는 외래물질의 농도이다. 이러한 질량 출납 미분방정식은 생리학적 모형에서 한 방정식의 유입분이 다른 방정식의 유출분과 균형을 이루어야 함을 요구하고 있다.

관류-제한성 경우에 C_{out} 또는 조직을 떠나는 외래물질의 정맥 농도는 조직 유리 농도(C_f)와 동일하다. 위에서 언급한 바와 같이 C_f(또는 C_{out})는 하나의 선형분배계수에 의해 외래물질의 전체 조직농도와 연관될 수 있는데, 즉 $C_{out} = C_f = C/P$의 관계식을 갖게 된다. 이 경우, 조직에서의 외래물질의 양의 변화속도를 설명하는 미분방정식은 $V_t \times \mathrm{d}C/\mathrm{dt} = Q_t \times (C_{in} - C/P)$로 된다.

혈류-제한성 분구에서는 조직의 모든 부위에서의 외래물질 농도는 평형되고 있다고 추정할

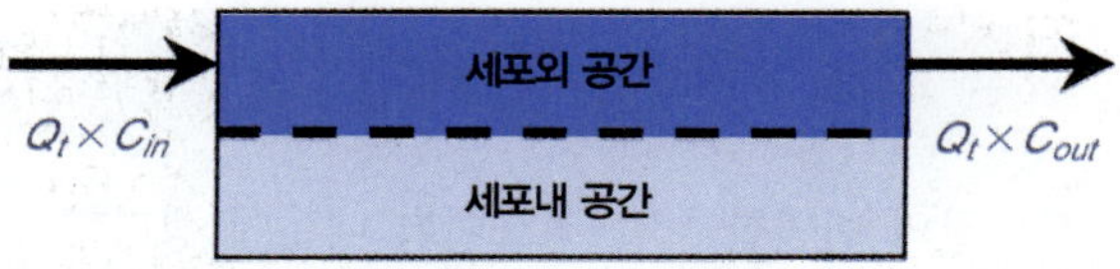

[그림 7-4] ***혈류-제한성 분구의 모식도.*** 세포외 공간(*청색*)과 세포내 공간(*엷은 청색*) 사이의 신속한 교환은 이 공간들 사이의 평형을 유지하게 하는데 굵은 점선으로 나타내었다. Q_t는 혈류이며, C_{in}은 분구에 들어가는 화학물질 농도이며, C_{out}는 분구로부터 나오는 화학물질 농도이다.

수 있다. 덧붙여 이러한 분구에서 질량 출납 미분방정식을 개발하기 위하여 이동속도를 추정할 필요가 없다. 이동속도를 추정하는 데 필요한 정보를 갖게 되면 위와 같은 단순 추정이 생리학적 모형에 요구되는 파라미터 수를 현저하게 감소시킬 수 있다.

확산-제한성 분구

어떤 분구에로의 섭취가 세포막 투과성과 전체 막면적에 의해 지배받게 되면, 이러한 모형을 *확산-제한성* 또는 *막-제한성*이라고 부른다. 확산-제한성 수송은 이동속도 또는 외래물질의 세포막을 통한 수송은 이 조직에로의 혈류에 비교하여 늦게 이루어진다. 이 경우, 투과성-막통과-적([PA])은 혈류인 Q_t에 비하여 적은데, $PA \ll Q_t$로 표시할 수 있다. 그림 7-5는 이러한 형의 분구의 구조를 설명하고 있다. 세포간질 및 혈관 공간에서의 외래물질의 농도는 평형을 이루고 있으며, 유입되는 혈액으로부터의 섭취가 혈류-제한성인 세포외 하부분구를 구성한다. 세포막을 통한 외래물질의 섭취 속도(세포외 공간으로부터 세포내 공간에 이동)는 세포막 투과성에 의해 제한적이며 따라서 확산-제한성이다. 이러한 분구를 설명하기 위하여 두 개의 질량 출납 미분방정식이 필요하다:

$$\text{세포외 공간}: V_{t1} \times dC_1/dt = Q_t \times (C_{in} - C_{out}) - [PA] \times C_1 + [PA] \times C_2$$

$$\text{세포내 공간}: V_{t2} \times dC_2/dt = [PA] \times C_1 - [PA] \times C_2$$

Q_t는 혈류이며, C는 들어오는 혈액(in)과 나가는 혈액(out)의 유리 외래물질의 농도이고, 세포외 공간(1)과 세포내 공간(2)이다. 두 개의 방정식 모두 이동속도 또는 세포막을 통한 수송에 대한 항인 $[PA] \times (C_1 - C_2)$를 가지고 있다.

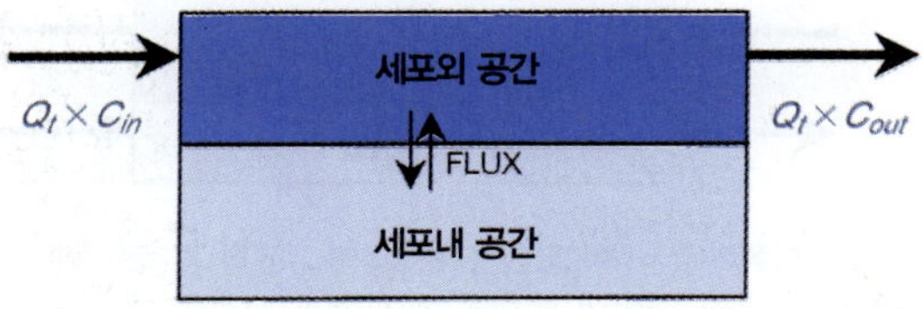

[그림 7-5] ***막-제한성 분구의 모식도.*** 세포외 분구에 들어가거나 이 분구로부터 나오는 혈액 관류는 두꺼운 화살표로 표시하고 있다. 세포외 하부분구로부터 세포내 하부분구로 이동하는 막통과 이동(flux)은 가는 이중 화살표로 표시되어 있다. Q_t는 혈류이며, C_{in}은 분구에 들어가는 화학물질 농도이며, C_{out}는 분구로부터 나오는 화학물질 농도이다.

특수 분구

폐

흡입이 많은 독성물질의 빈번한 노출 경로이기 때문에 생리학적 모형에서 폐를 포함하는 것은 매우 중요하다. 폐 분구에서의 내재된 추정은 다음과 같다. (1) 호흡은 주기적이 아니고 지속적으로 일어나며, (2) 기도는 불활성의 관의 기능을 가지고 있어 기체 교환 부위에서 증기를 운반하며, (3) 폐세포와 모세혈관벽 사이의 증기 확산은 관류-제한성이며, (4) 흡기로부터 모든 외래물질은 사라져 동맥혈에 나타나며(즉, 외래물질의 폐조직 저장은 없음), (5) 폐 분구 내의 폐포 공기와 동맥혈의 증기는 신속하게 평형을 이룬다.

그림 7-6에 묘사한 폐 분구에서 외래물질의 흡입속도는 호흡수(Q_p)와 흡입농도 (C_{inh})에 의해 조절된다. 외래물질의 호출속도는 호흡수와 폐포 내 외래물질 농도를 곱한 값이다. 외래물질은 심장으로부터 돌아오는 정맥혈에 의해서도 폐분구에 들어갈 수도 있는데 심박출량(Q_c)과 정맥혈의 외래물질 농도(C_{ven})를 곱한 값이다. 폐를 떠나 혈액 중에 있는 외래물질은 심박출량과 동맥혈의 외래물질 농도(C_{art})의 함수관계를 갖는다. 이 네 가지 과정을 함께 통합하여 질량출납 미분방정식을 폐 분구(L)에서의 양적 변화속도에 대하여 적으면,

$$dL/dt = Q_p \times (C_{inh} - C_{alv}) + Q_c \times (C_{ven} - C_{art})$$이 된다.

이러한 추정 때문에 폐 분구에서의 외래물질의 변화속도는 0이 된다($dL/dt = 0$). C_{alv}는 C_{art}/P_b에 의해 대치될 수 있으며 동맥혈 농도에 대해서 미분방정식의 해를 구할 수 있다.

$$C_{art} = (Q_p \times C_{inh} + Q_c \times C_{ven})/(Q_c + Q_p/P_b)$$

여기에서 폐는 표적 장기가 아닌 진입 관문으로 간주하며, 혈액에 의한 다른 조직에로의 운반된 외래물질의 농도 즉 이 외래물질의 동맥혈 농도는 가장 중요하다.

간

간의 생체내변화는 많은 외래물질의 독성동태학에 매우 중요한 측면을 갖고 있으므로 간은 생리학적 모형에서 분구로 작용한다. 간의 가장 간단한 분구 구조는 혈류-제한성으로 간주되며, 간

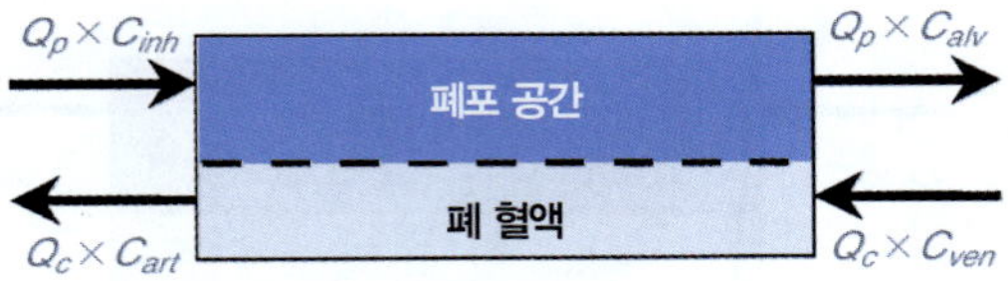

[그림 7-6] ***호흡기의 폐포 부위에서 기체 교환 단순 모형.*** 통합 폐 분구에 있는 폐포 기체(*청색*)와 폐 혈액(*엷은 청색*) 사이의 신속한 교환은 이것들 사이의 평형을 유지하게 하는데 굵은 점선으로 나타내었다. Q_p는 폐포 환기 속도(L/h), Q_c는 심박출량(L/h), C_{inh}는 흡기 증기 농도 (mg/L), C_{art}는 동맥혈 중의 증기 농도, C_{ven}은 혼합정맥혈 중 증기 농도이다. 화학물질의 폐포 공기내 농도(C_{alv})와 동맥혈 농도(C_{art})의 평형은 혈액/공기 분배계수인 P_b에 의해 결정되는데 그 관계식은 $C_{alv} = C_{art}/P_b$이다.

분구는 대사성 소실 과정을 더 가지고 있다는 사실을 제외하면 그림 7-4에 나타낸 일반적 조직 분구와 유사하다. 이러한 과정의 가장 간단한 표현식은 일차지수적 소실로서

$$R = C_f \times V_l \times K_f$$

여기에서 R은 대사속도(시간당 밀리그램)이며, C_f는 간에서의 외래물질의 유리 농도(리터당 밀리그램)이고, V_l는 간의 용적(리터)이며, K_f는 h^{-1}의 단위를 가진 일차지수적 대사 속도상수이다.

생리학적 모형은 두 개의 파라미터 즉 V_{max}와 K_M을 이용하여 포화대사를 설명하는 미카엘리스-멘텐 표현식으로서 설명할 수 있다.

$$R = (V_{max} \times C_f)/(K_M + C_f)$$

여기에서 V_{max}는 대사의 최대속도(시간당 밀리그램)이며 K_M은 미카엘리스(Michaelis) 상수로서 대사 최대속도의 절반을 나타내는 외래물질의 농도(리터당 밀리그램)를 나타낸다. 많은 외래물질은 포화성 대사를 나타내는 효소에 의해 대사되기 때문에 위의 관계식은 화학물질의 넓은 용량 범위에서의 체내동태를 모의실험(simulation)하기 위한 적절한 생리학적 모형 구축에 매우 필요하다.

생리학적 모형에 응용하기 위하여 대사와 관련된 보다 복잡한 다른 관계식을 이용할 수도 있다. 생리학적 모형을 이용하여 기질이 두 개인 이차지수적 반응 – 효소의 파괴, 효소의 억제 또는 조인자의 결핍을 포함한 반응 – 을 시뮬레이션할 수 있다. 간에서 일어나는 방식과 마찬가지로 다른 분구에서도 대사를 포함할 수 있다.

결론

이 장에서는 생리학적 모형의 보다 단순한 요소와 모형구조에 내재된 중요하지만 무시되기 쉬운 추정에 대해서 개관하여 보았다. 하나 또는 그 이상의 대사산물과 직렬적으로 연결된 어미 화학물질의 생리학적 모형, 여러 외래물질 사이의 생화학적 상호작용을 설명하는 모형, 그리고 이전에 단순한 덩어리진 분구로 보았던 조직을 생물학적으로 보다 현실성 있게 설명하는 것 등이 가장 최근에 응용되고 있는 몇 가지 예이다. 최근에 와서는 생리학적 기반을 가진 *독성동태학적* 모형이 전 노출 → 용량 → 반응이라는 파라다임을 모의실험할 수 있는 생물학적 기반을 가진 *독력학적 모형*과 연계를 갖기 시작하였다.

참고문헌

Brown RP, Delp MD, Lindstedt SL, et al: Physiological parameter values for physiologically based pharmacokinetic models. *Toxicol Ind Health* 13 (4):407–484, 1997.

Collins AS, Sumner SCJ, Borghoff SJ, et al: A physiological model for *tert*-amyl alcohol: Hypothesis testing of model structures. *Toxicol Sci* 49:15–28, 1999.

Shargel L, Yu ABC: *Applied Biopharmaceutics and Pharmacokinetics*, 3d ed. Norwalk, CT: Appleton & Lange, 1993.

장기-지향성이 아닌 독성

Nonorgan-Directed Toxicity

3 UNIT

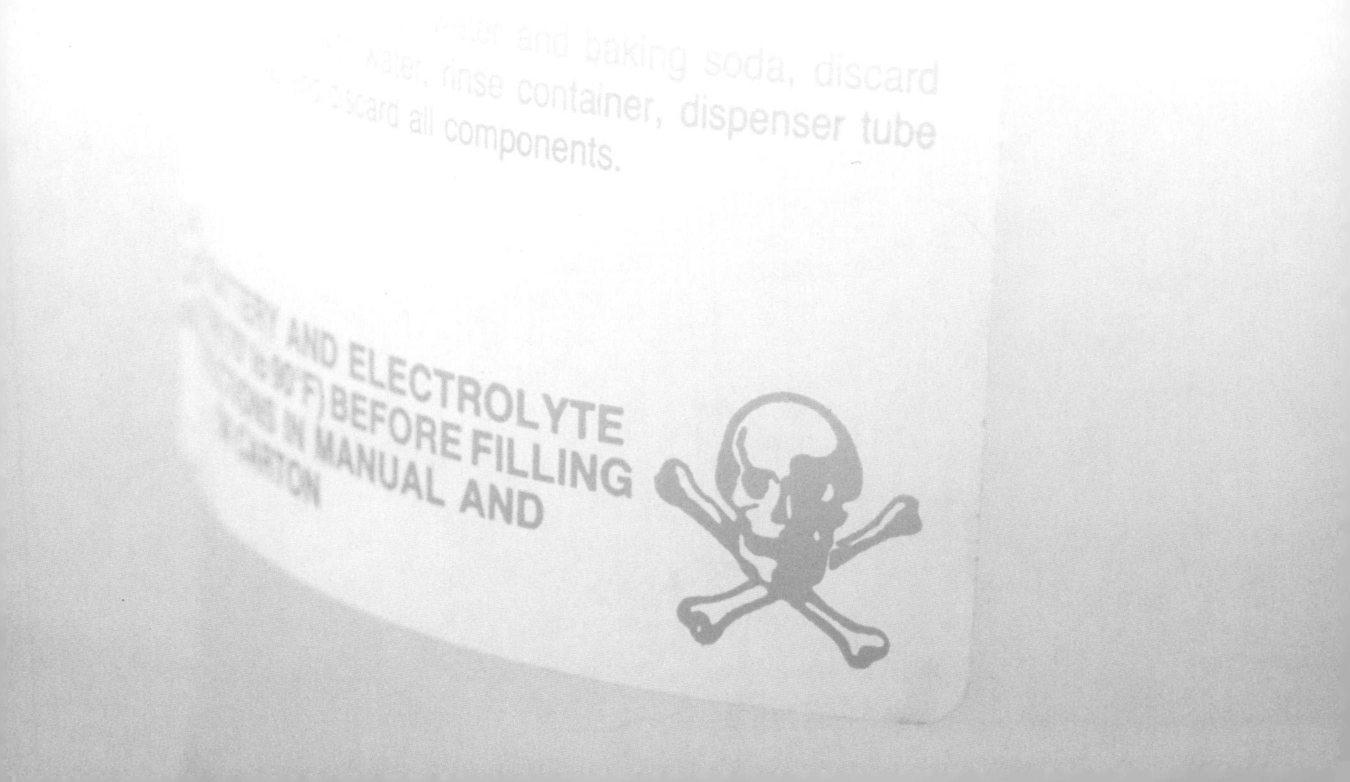

제8장 화학적 발암형성

Henry C. Pitot III and Yvonne P. Dragan

CHAPTER 8

요 점

- *암*이라는 용어는 일련의 종양 병변을 나타낸다.
- *종양*은 유전적으로 변형되고, 유전자 발현이 비정상적으로 조절되는 상대적으로 자율적인 조직의 성장이라 정의된다.
- *전이*는 일차 종양에서 유래한 세포의 이차적인 성장이다.
- *발암물질*은 전처리되지 않은 동물에 투여했을 때, 투여되지 않은 동물에 비해 통계학적으로 유효한 수치로 한개 이상의 조직형성 종류에서 이상증식을 일으키는 물질이다.
- 개시는 DNA 손상의 "고정"을 위해 한 번 이상의 세포분열을 필요로 한다.
- *촉진*은 개시된 세포 및 그 딸세포에 촉진제를 계속적으로 노출시킴으로써 세포의 선택적인 기능이 증진될 경우 일어난다.
- *진행*은 초기의 개시된 세포의 딸세포에서 생물학적으로 악성을 지닌 종양 세포군으로의 전환이다.

최근 들어 환경 내의 화학물질에 노출됨으로써 유발되는 암이 새로이 중요하게 인식되고 있다. 이것은 인체의 종양형성 질병을 통제하고 예방하는데 있어 인체 암의 역학뿐만 아니라 암 발생의 기전과 그 추이에 대한 지식이 필수적이기 때문이다.

정의

*암*이라는 용어는 이상증식하는 병변의 한 일부를 지칭한다. *종양*은 '유전적으로 변이되어, 유전자 발현의 조절이 비정상인, 상대적으로 자율적인 조직의 증식' 으로 정의된다. 종양은 *양성*이거나 또는 *악성*일 수 있다. 이들 두 계층을 구분하는 결정적인 기준은 종양의 전이의 여부로서 *악성종양*의 경우 전이를 하나 양성종양의 경우 전이를 하지 않는다. *전이*는 일차 종양의 세포가 이차적으로 증식하는 것을 뜻한다. 암은 악성종양을 지칭하는 반면 *종양*이라는 용어는 이상증식하거나 하지 않으면서 공간을 차지하는 병변을 가리킨다.

종양(또는 이상증식)은 일차적으로 신생물, 즉 종양이 양성 혹은 악성인가에 따라, 후자의 경우 그것이 상피조직 또는 간엽조직 중 어느 쪽으로부터 유래했는지에 따라 명명을 한다. 대부분의 양성종양의 경우 종양이 유래한 조직에 접미사 · *종*을 붙여 명명한다: 섬유종, 지방종, 선종 등등. 간엽조직으로부터 유래한 악성종양의 경우 *육종*이라는 용어가 조직의 어원에 첨가된다: 섬유육종, 골육종, 지방육종 등등이 그 예이다. 외배엽 혹은 내배엽의 상피조직으로부터 유래한 악성종양은 조직을 뜻하는 단어에 *-암종*이 더해진다: 피부 표피암종, 간세포암종, 위선암종 등등.

일반적으로 *발암물질*은 이상증식을 일으키거나 유도하는 작용제이다. 보다 적합한 정의는 다음과 같다: *발암물질*은 전처리되지 않은 동물에 투여했을 때, 적합하게 처리되지 않은 동물에 비해 통계학적으로 유효한 수치로 한 개 이상의 조직형성 종류에서 이상증식을 일으키는 물질이다.

화학물질에 의한 발암형성

유기화합물

유기화합물은 암을 유발할 수 있다 : 다환방향족 탄화수소(polycyclic aromatic hydrocarbon), 디알킬니트로사민, 아질산염(발암물질인 니트로사민 또는 니트로사마이드로 대사될 수 있다.), 아플라톡신 B_1.

무기화합물

카드뮴, 크롬, 니켈, 납, 베릴륨, 그리고 비소를 포함하는 다수의 무기원소와 그 화합물은 발암물질인 것으로 드러났다.

호르몬

어떠한 암은 특정한 호르몬을 체내에서 비정상적으로 합성해 내어 유발된다. 다른 경우, 특정 호르몬이 과도히 생성되거나 개체의 항상성을 유지하는 기전 교란이 생겼을 때 이상증식이 일어날 수 있다. 이론적으로 뇌하수체와 표적 기관 사이의 호르몬 조절의 균형이 깨졌을 때 영향을 받는 최종적인 기관들, 즉 정소, 난소, 부신선, 유선, 그리고 자궁과 같은 기관에 이상증식이 일어날 수 있다.

혼합물에 의한 화학적 발암형성: 정의된 것과 미정의된 것

발암물질의 혼합물에 대해서 실험적으로 수행된 연구는 상대적으로 그 수가 적다. 가장 흔한 환경적인 혼합물은 담배연기와 차 엔진에서 나오는 매연과 대기오염을 포함하는 다른 연소물들이다. 혼합물 내 화학물 간의 상호작용은 첨가적, 상승적 혹은 억제적일 수 있다.

화학물질의 조성이 알려진 혼합물의 발암작용에 관한 연구는 대개 관련된 화학물질들의 발암효과에 대한 지식을 바탕으로 이루어진다. 인체질환에 중요한 발암물질의 혼합물 중 가장 흔한 것은 담배연기, 경유 매연 그리고 식이이다.

식이에 의한 화학적 발암형성

과도한 칼로리 섭취, 과도한 알코올 섭취, 그리고 아플라톡신 B_1를 포함하여 다양한 식품내의 화학오염 물질 등과 같은 식이 요소가 인체 내에서 암을 유발한다는 충분한 증거가 밝혀져있다.

화학적 발암형성의 작용기전

발암형성과 관련된 화학적 발암물질의 대사

화학물질로 인해 암이 유도됨에 있어 결정적인 단계는 그 화학물질이 어떤 형태로 거대분자와 공유 결합적 상호작용을 일으키는 것이다. 어떤 모체 화합물은 거대분자와 직접적으로 공유 결합이 가능한 형태의 대사물로 대사적 변이를 거쳐야 한다. 발암효과를 위해 대사과정을 거쳐야 하는 화학적 발암물질은 전발암물질이라고 명명되고 그 반응성이 높은 대사산물은 궁극적인 발암물질이라고 명명된다. 다수의 대사반응들이 화학물질이 궁극적으로 발암형성을 할 수 있는 형태를 가지도록 관여하고 있다(제6장 참고).

자유기와 화학적 발암물질의 작용기전

자유기 반응은 궁극적 발암물질의 형성에 관여한다. 자유기는 한 개의 짝지어지지 않은 전자를 가지고 있는 화학적 원소 또는 그의 화합물을 의미한다. 산소 분자의 생물학적 환원반응이 자유기를 생성하는 주요한 반응경로이지만 때때로 자유기 중간산물은 화학적 발암물질의 대사과정에서 생성되기도 한다. 자유기는 DNA와 직접 반응하여 염기에 다양한 구조적인 변화를 가져올 수 있다.

돌연변이생성과 발암형성

돌연변이생성의 과정은 DNA의 구조적 변형, DNA의 손상을 고정시키는 세포증식, 그리고 알킬화된 하나 또는 여러개의 염기들을 직접적으로 수복하거나 DNA의 조금 더 큰 절편을 제거하는 DNA의 수복로 구성된다. 친전자체(electrophiles)와 DNA간의 반응으로 인해 DNA와 활성 화학종의 공유 결합에서 나온 알킬화된 산물이 결과적으로 나온다. 직접적으로 작용하는 알킬화물은 구아닌의 N^7 부위와 같이 많이 핵친화적인 중심을 선호하여 결합하도록 유도한다. DNA에 부가물이 결합하는 위치, 그리고 부가물의 화학적 물리적 특성에 따라 돌연변이의 종류가 결정된다. 다른 부가물(adduct)은 다른 스펙트럼의 돌연변이를 일으킬 수 있고 어떠한 부가물도 다수의 다른 DNA 손상을 만들어낼 수 있다. 돌연변이생성은 DNA의 물리적 화학적 특성이 여러 가지 다른 변형을 거침으로써 일어난다. 메틸화 또는 에틸화물은 염기를 잘못 짝지우게 하여 돌연변이를 일으킬 수 있다. 여러 화합물의 반응성이 큰 대사물들-예를 들어 PAH와 방향족 아민-은 크기가 큰 DNA 부가물을 만들어 DNA 합성을 저해하고 결과적으로 코드화되지 않는 부위를 만들어 낼 수 있다. DNA의 합성 기작은 이렇게 수복되지 않는 부위의 치명적인 영향을 피하기 위해 우회적인 합성을 이용한다. 게놈의 보호와 돌연변이의 유도에서 DNA 수복의 역할은 돌연변이 생성에서 필수적인 요소이다.

궁극적 발암물질과의 반응에서 비롯되는 거대분자 부가물질

DNA에서 가장 핵친화적인 부분은 구아닌의 N^7 위치이며 많은 발암물질이 이 위치에서 공유결합을 한다. 또 다른 DNA에서 흔히 볼 수 있는 구조적 변화는 DNA 염기의 수산화반응인데 이것은 화학적 발암물질을 투여한 동물의 타겟 기관의 DNA에서 발견되었을 뿐만 아니라 기존에 알려진 어떠한 발암형성물에도 노출이 되지 않은 개체의 DNA에서도 존재한다-아마도 후자의 경우, 정상적인 대사에서 기인하는 내부적 산화 스트레스에 의한 것으로 여겨진다. 이러한 산화반응은 내부적 산화 현상에 의한 것이든 혹은 외부의 화학물질 또는 방사선 발암물질의 투여에 의한 것이든지 다음에 설명할 작용기전에 의해 신속히 수복될 것이다.

디옥시시스티딘 잔기의 메틸화로 진핵세포 내의 특정유전자가 유전적으로 발현 혹은 억제된다. 활발히 전사되는 유전자는 메틸화가 적게 되는 반면, 거의 전사가 이루어지지 않는 유전자는 메틸화가 과도히 되는 경향을 보인다. 화학적 발암물질은 여러 작용기전을 통해 DNA의 메틸화를 억제할 수 있다. 따라서 화학적 발암물질에 의한 DNA 메틸화의 억제는 화학물질에 의해 유도되는 발암형성의 잠재적인 작용기전을 설명하는 것일지도 모른다.

잘 알려지지 않은 특징을 가진 DNA의 구조적 변화 또한 보고된 바 있다. 발암형성에서 DNA의 구조적 부가물이 정확히 어떤 역할을 하는가는 단순히 '부가물=돌연변이=발암형성'이라는 공식으로 표현될 수는 없다. 현재 알려져 있는 발암물질의 부가물은 그 전(前)발암형성 형태에 의해 유도되는 발암형성에서 중대한 역할을 할지 모른다. 그러나 발암형성에 있어 구조적으로 정의되지 않고 내부적으로 생산된 부가물이 어떤 역할을 하는지는 그다지 명확하지 않다.

DNA 수복와 화학적 발암형성

DNA 부가물의 지속성과 DNA 수복

화학적 발암형성물의 투여 후 어떠한 DNA 부가물이 형성되는 그 정도는 궁극적 대사물의 화학적 반응성뿐만 아니라 화학물의 전체적인 대사에 의해서도 좌우된다. 일단 부가물이 형성되면, 그 부가물이 세포내 DNA에서 계속적으로 존재할 것인지의 여부는 DNA의 구조적 변형을 수복하는 세포 작동능력에 일차적으로 따른다. 발암형성에서의 부가물의 예상되는 특성뿐만 아니라 앞서 말한 여러 고려사항에 근거해 볼 때, DNA 부가물의 형성과 DNA 내에서의 지속 정도가 작용제의 생물학적 효과와 상관해야 한다는 가설이 제기되어왔다.

다양한 부가물들이 정상적인 사람들과 특정한 발암물질에 잠재적으로 노출된 사람들 내에서 발견된다. DNA 부가물에 더해, 특정한 발암물질은 혈청 단백질에 공유 결합하기도 한다. 따라서 화학적 발암물질의 궁극적인 형태를 띤 거대분자 부가물의 지속성은 그러한 작용제의 발암형성 기전에 매우 중요할지 모른다.

DNA 수복 기전

DNA 부가물의 지속성은 보통 DNA 수복이 실패함으로써 일어난다. DNA 분자 내에서 활성 화학종과의 또는 직접적인 방사선과의 상호작용으로 일어나는 구조적 변형의 종류는 상당히 많다. 활성화학종과 DNA의 반응은 염기, 당, 그리고 인산 골격에 부가물을 만든다. 덧붙여, 이중의 기능을 가진 활성화학종들은 두 개의 반대쪽의 염기들을 반응시켜 DNA 가닥을 교차시킬 수 있다. 피리미딘 이량체 형성과 같은 다른 구조적 변화는 자외선 조사를 했을시 특정하게 일어나는 반면, 이중가닥 DNA 깨짐은 이온화 방사에서 가장 흔히 보인다.

두 가지 종류의 손상 반응 경로가 존재하는데 이것은 수복 경로와 수용 작용기전이다. 수복 경로에서는 DNA 손상은 제거되는 반면, 수용 작용기전에서는 손상을 고치지 않고 이를 우회한다. 어떤 수복 기전은 DNA 손상을 역전시킨다. 예를 들어 염기에서의 부가물 제거, apurionic/apyrimidinic (AP) 자리에 새로운 염기 삽입, 또는 전 돌연변이 부분의 직접적인 역전 등은 염기의 정상적인 특정 접합을 회복시킨다.

DNA의 절단 수복은 두 가지로 *'염기 절단 수복'*, 즉 에틸기나 메틸기와 같이 상대적으로 적은 분자량의 부가물을 가진 변형된 염기 하나를 제거하는 것과 *'뉴클레오티드 절제 수복'*, 즉 피리미딘 염기의 이량체화와 같이 매우 큰 부가물이 붙은 염기를 제거하는 것이 있다. 이 뉴클레오티드 절제 수복은 그림 8-1으로 대표되는데 그 반응은 손상의 인식, DNA 이중나선구조의 풀림, 손상된 가닥의 3′ 과 5′ 의 연속적인 이중의 절개, 제거된 부분의 DNA 수복 및 합성, 그리고 마지막으로 연결, 이러한 단계로 진행된다.

동물세포의 DNA 중합효소가 그 주형을 복제하는 데 있어 절대적으로 정확하지 않는 반면에, 위에서 설명한 과정에서 한 개 이상의 염기에서 미스매치 돌연변이가 일어날 가능성도 있다. 이 가능성은 단순 염기 절단에서보다 뉴클레오티드 절제 수복의 경우 더 높은데 그 이유는 뉴클레오티드 절제 기전에서 더 긴 염기서열이 제거되고 재합성되기 때문이다.

부가물의 수복에는 여러 과정이 관련되어 있는 한편, DNA의 이중 나선 결절의 수복은 절단 혹은 직접적인 역과정보다 더 에러를 일으키기 쉽다. DNA의 이중나선 결절은 대체로 이온화 방사능조사, 질소 머스타드와 폴리사이클릭 탄수화물과 같은 알킬화 발암물질의 과복용, 심지어는 DNA의 꼬임과 풀림에 관여하는 토포아이소머레이스의 정상적인 작용으로 발생할 수 있다. 이중나선 결절은 또한 거대분자의 첨가로 인해 단일나선 가닥이 생긴 위치에도 일어날 수 있는데, 이것은 차후 DNA 중합효소의 작용과 endonuclease의 분할을 방해하여 이중나선 결절과 잠재적으로 염기의 미입을 초래할 수 있다.

미스매치 수복은 뉴클레오티드 절제 수복과 염기 절제 수복으로부터 여러 면에서 구분될 수 있다. 뉴클레오티드 및 염기 절제 수복은 일반적으로 화학적으로 변형되거나 바로 옆의 뉴클레오티드에 접합된 뉴클레오티드를 인식하는 것과 관련이 있다. 이와 반대로 미스매치 수복는 짝을 이루지 않거나 상보적이지 않은 뉴클레오티드와 짝을 이루고 있는 정상적인 뉴클레오티드를 인식한다.

DNA 수복, 세포증식, 그리고 화학적 발암물질

특정 조직에서의 종양의 발달에 대한 DNA 부가물의 지속성 및 부가물 수복에 있어서의 차이점은 화학적 발암형성에 있어 매우 결정적인 요소이다. 어떠한 부가물들은 세포가 이를 수복하는 것이 불가능하거나 매우 어렵다. 이와 동등하게 중요성을 띠는 것은 둘러싸는 돌연변이, 방사선, 그리고 산화, 메틸화, 탈아민화, 탈퓨린화를 포함하는 내부 과정의 결과로 일어나는 DNA의 계속적인 손상이다.

돌연변이의 형성이 손상된 주형을 사용하여 새로운 DNA 가닥을 합성할 때 발생하기 때문에 세포 분열(복제)은 돌연변이를 "고정"하는 데 있어 중요한 요소가 된다. 많은 수의 DNA 수복 기전은 종양 세포에서, 보통의 세포와 비교해 보았을 때 그리 비정상적인 일이 아닐 수 있다: 빠른 속도의 세포분열은, 자연발생적인 돌연변이 및 DNA의 합성 전 세포가 그 손상을 수복할 수 없는 우연적인 사건으로 유도된 돌연변이의 정도를 증가시키는 경향이 있기 때문이다.

또한 유사분열 생식(mitogenesis)의 증가는 교차, 유전자 전환, 그리고 불분리현상을 포함하여 많은 유전적 변형을 유발할 수 있다. 이러한 유전적인 변화는 더 나아가 진행적인 유전적 변형을 초래하며 암의 발발 가능성을 높인다.

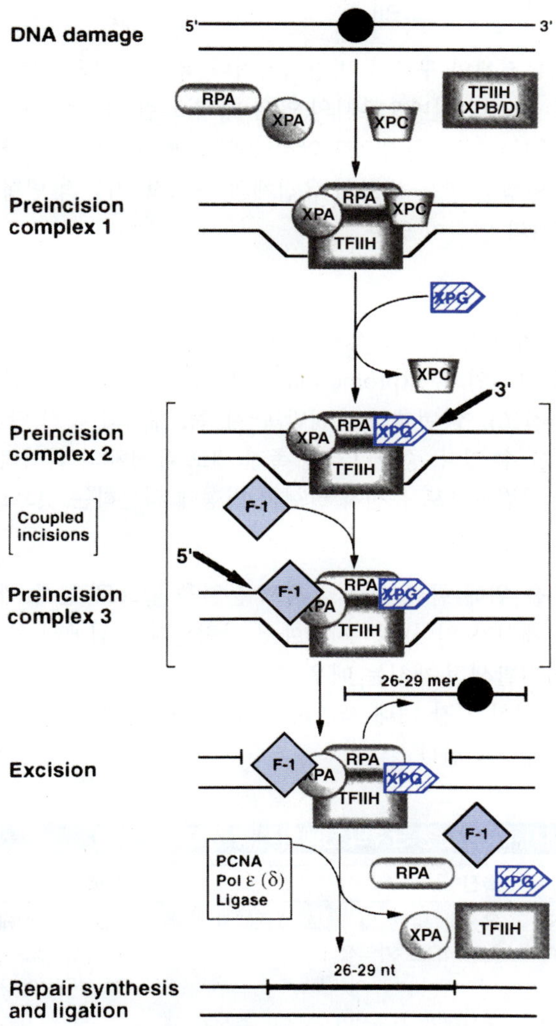

[그림 8-1] ***사람 DNA에서의 전사-독립적인 뉴클레오티드 절제 수복 모델***

1. 손상이 XPA·RPA에 의해 인지되고 이들은 XPC와 TFIIH를 불러모아 전절개 복합체를 형성한다. (PIC1).
2. XPG가 PIC와 결합하고 XPC는 떨어져 나가 PIC2 복합체를 유도한다.
3. PIC2는 XPF·ERCC1(F-1)을 불러모아 PIC3를 만든다. XPG는 3 '절개를 만들고 그 후 바로 F-1은 5' 절개를 (incision) 만든다.
4. 손상된 절편은 절단 후 방출되고 그 자리에 후절개 복합체를 남겨놓는다. 증가하는 세포 핵 항원(PCNA)는 DNA 중합효소 델타, 그리고/또는 입실런, 그리고 후절개 복합체를 이 수복 중합 단백질들로 교체하는 DNA 연결효소와 연계하여 DNA 분자 주위에 융기를 형성한다.
5. 틈이 채워지고 수복된 조각들은 연결된다(From Petit C, Sancar A: Nucleotide excision repair: From *E.coli* to man. *Biochemie* 81: 15-25, 1999, with permission of authors and publisher).

화학적 발암물질과 종양 발달의 유래

많은 종류의 화학물질은 유전체의 구조를 변형시키거나 유전 정보의 발현을 바꾸어 그에 따른 암의 형태를 보이게 한다. 그러나 질병으로서의 암은 대개 느린 속도로 발생하며, 최초로 화학적 발암물질에 노출된 시점에서부터 궁극적으로 악성 종양이 발달하는 시점까지 오랜 잠복기를 가진다. 따라서 발암형성은 영향을 받는 세포의 유전체의 구조적, 기능적 변형을 높은 정도로 반영하는 다양한 생물학적 변화와 연관이 있다.

종양 발병의 단계

종양의 발병은 최소 세 개의 기능적으로 정의된 단계로 구성되어 있다고 추측되는데 그것은 개시 단계로 시작되어 중간 단계인 촉진(promotion)으로 이어지고 마침내 진행(progression) 단계로 나아가게 된다(표 8-1 참조). 첫 번째와 마지막 단계, 즉, 개시와 촉진 단계에서 유전체(DNA)의 구조적인 변화를 관찰할 수 있다. 중간단계인 촉진 세포 유전체의 직접적인 구조적 변화와 관련 있어 보이지는 않으나 간접적으로 유전자 발현의 변형에 의존하는 것으로 보인다.

개시(Initiation)

개시는 그 과정의 "고정"을 위해 한번 이상의 세포 분열을 필요로 한다. 개시는 개시가 일어난 세포의 유전형/표현형이 개시가 일어나는 시점에서 확립된다는 점에서 볼 때 비가역적이다. 여러 조직 내 세포에서의 자연발생적 개시는 매우 흔하게 일어난다. 그러나 개시가 일어난 세포 전부가 유기체의 수명 또는 실험 기간 내내 생존하는 것은 아닌데 이것은 정상적으로 프로그램된 세포 사멸 즉, 세포자멸사에 기인한다.

표 8-1 발암형성 시 개시, 촉진, 진행 단계의 형태학적 및 생물학적 특징

개시	촉진	진행
생존 가능한 세포내에서 비가역적개시된 "줄기 세포"는 형태학적으로 식별 불가능	유전자 발현 및 세포 수준에서 모두 기능적으로 가역적	비가역적 형태학적으로 식별 가능한 세포 유전체 구조의 변형. 이것은 핵형 불안정에 기인한다.
외래성 화학물질 및 다른 화학적 요소에 대해 효율성이 민감	촉진제의 지속적인 투여가 촉진된 세포군의 존속을 결정한다.	
자발적인(내인적인) 개시 세포의 발생 "고정"을 위해 세포분열이 필요	효율성은 노화, 식이 및 호르몬적 요소에 민감하다. 내인적인 촉진제는 자발적 촉진에 영향을 미칠 수 있다.	이 단계의 초기에서 변형된 세포의 성장은 환경 요소에 민감하다.
복용량 반응은 뚜렷하게 측정 가능한 경계점을 나타내지 않음.	복용량 반응은 측정 가능한 경계점과 최대효과를 나타낸다.	이 단계에서 양성 또는 악성 종양이 관찰된다.
개시제의 상대적인 영향력은 정의된 촉진단계 기간이 지난 후 전암소 병변의 정량에 의존한다.	상대적인 촉진제의 영향력은 개시된 세포군을 팽창시키는 데 있어서의 그 효율성에 따라 측정된다.	"진행" 작용제는 촉진된 세포를 이 단계로 발전시키는 데 작용한다.

촉진(Promotion)

개시 단계를 유도하는 화학물질들과 다르게 촉진제와 그 대사산물은 일반적으로 DNA와 직접적으로 상호작용하지 않는다. 어떠한 촉진제는 폴리펩티드 호르몬, 할로겐화된 탄수화물, 식이성 칼로리의 과다 섭취, 그리고 사카린, phorbol acetate, phenobarbital, 뷰틸화 수산화톨루엔, 에스트라디올, naphenopin 등과 같은 xenobiotics 이기도 하다.

이 단계의 가역적인 특성은 촉진단계를 개시 및 진행 단계와 구별 짓는다. 촉진제를 제거함에 따라 나타나는 전-종양 병변의 퇴화는 세포사멸 또는 "재분화"(혹은 리모델링)에 의한 것일 수 있다. 그러므로 촉진 단계의 세포는 촉진제를 계속적인 공급에 의존한다.

촉진은 노화현상과 식이, 호르몬적인 요소를 포함하는 생리적인 요인에 의해 변조되기 쉽다. 촉진제의 상대적인 영향력은 개시가 시작된 세포 클론의 생장을 유도할 수 있는 능력에 따라 결정된다.

진행(Progression)

개시된 세포의 초기 자손으로부터 생물학적으로 악성을 띤 세포군으로의 전이가 종양 발생의 자연과정에서 주요한 부분을 이룬다. 악성 진행은 빠른 성장률, 침범함, 그리고 병이 발전됨에 따라 독립적으로 달라지는 형태학적 특징 등으로 특징지어진다.

발암형성 단계의 세포 및 분자수준의 기전

표 8-2는 개시, 촉진, 진행 단계 각각의 여러 분자 수준의 작용기전에 대하여 요약한 것이다.

개시

최소 3가지의 과정이 개시에서 중요하다 : 대사, DNA 수복, 그리고 세포 증식. 개체간의 차이, 종간 차이, 그리고 개시 단계의 장기친화성은 발암물질의 대사, 세포 증식, 그리고 DNA 수복의 균형을 대표한다.

표 8-2 다단계 발암형성에서 세포 및 분자적인 작용기전

개시	촉진	진행
세포의 유전체와 관련된 단순 돌연변이(변이, 변위, 작은 결실 등등)	유전자 발현의 가역적인 증진 또는 억제는각각의 촉진제에 특정한 수용체를 통해 이루어진다.	진화하는 핵형 불안정성으로 인해 복잡한 유전적 변형 일어남(염색체 전위, 결실, 유전자 증폭, 교차 등).
어떤 종과 조직에서 점돌연변이가 원발암유전자 또는 잠재적인 세포의 종양형성유전자에서 일어난다.	촉진제에 의한 세포사멸의 억제	유전자 발현에서의 비가역적 변화. 태아 유전자 발현, MHC 유전자 발현의 변형, 정규 장소 외의 호르몬 생성 등이 이에 포함된다.
세포신호전달 경로의 유전자내의 돌연변이는 표현형을 변형시킬 수 있다.	촉진제의 작용 또는 대사에 의해 일어나는 직접적인 DNA의 구조적 변형이 없다	세포의 환경에 대한 반응과 핵형 불안정성의 진화에 대해 이상적인 성장 유전자형/표현형을 지닌 종양 세포의 선택

DNA를 손상시키는 발암물질의 분자 유전 표적

비록 많은 유전자가 어떤 화학적 발암물질의 돌연변이 형성 작용에 의해 영향을 받음에도 불구하고, 상대적으로 적은 특정 유전자에서 일어나는 돌연변이-전발암유전자, 발암유전자, 종양 억제 유전자-종양으로의 전환에 가장 결정적일 수 있다(표8-3). 발암유전자는 일차적으로 세포성장, 신호전달, 그리고 세포핵 전사에 관여한다. 유사한 기능이 세포주기의 조절에 관련이 있을 뿐만 아니라 알려진 일부 종양억제유전자에 의해 수행된다.

촉진

유전정보의 조절은 환경인자, 호르몬, 촉진제, 약물 등의 인식, 그리고 이들과 세포표면 혹은 세포질의 수용체와의 특이적인 분자수준의 상호작용을 통해 매개된다. 리간드-수용체 복합체는 그 후 핵으로 이동하여 단백질 결합부위(response element)라고 알려진 특정한 DNA 서열과 직접적인 상호작용을 한다.

세포 표면 수용체와의 결합은 궁극적으로 전사 인자의 인산화 및 활성화를 일으키는 신호전달과정(kinase cascade)가 시작되게 하는데 이들 전사 인자로는 Jun, Fos, Myc, CREB, E2F, 그리고 망막아종 종양 억제 유전자인 Rb 등이 있다.

세포막의 수용체 외에도 유전자 발현은 앞서 언급된 바와 같이 세포질 수용체와 그의 리간드의 상호작용으로 조절될 수 있다. 세포막 수용체의 경우에도 그렇듯이 세포질 수용체의 경로는 단백질과의 다수의 상호작용, 인산화, 그리고 전사요소와 DNA의 상호작용을 통한 궁극적인 전사의 변형과 관련이 있다. 많은 촉진제들이 신호 전달 경로 중 하나를 교란시킴으로써 유전자 발현에 영향을 미치게 된다.

가역적 종양 촉진 단계의 분자생물학적 의미

리간드-수용체 상호작용에 있어 기본적인 가정은 그 화학 리간드가 결합하는 수용체의 수와 직접적으로 비례한다는 것과 타겟의 반응은 모든 수용체가 리간드와 결합할 때 최대로 일어날 수 있다는 점이다. 따라서 수용체-리간드 상호작용의 용량-반응은 S자형 만곡선을 이루게 된다. 리

표 8-3 원발암유전자, 세포종양형성유전자 및 종양억제유전자의 특징

원발암유전자	세포종양형성유전자	종양억제유전자
우성	우성	열성
암 발생에 있어 광범위한 조직특이성	암 발생에 있어 광범위한 조직특이성	암 발생에 있어 상당한 조직특이성
암 발생에서 germline 유전은 거의 관련이 없다.	암 발생에서 germline 유전은 거의 관련이 없다.	암 발생에서 germline 유전은 빈번히 관찰된다.
바이러스의 종양형 유전자와 상동적이다	종양형성을 유도하는 바이러스에서 알려진 상동체 없다.	종양형성을 유도하는 바이러스에서 알려진 상동체 없다.
체세포 돌연변이는 종양 발달의 전 단계에서 활성화된다	체세포 돌연변이는 종양 발달의 전 단계에서 활성화된다	germline 돌연변이는 개시할 수 있으나, 종양에 대한 돌연변이는 오직 진행의 단계에서만 발생한다.

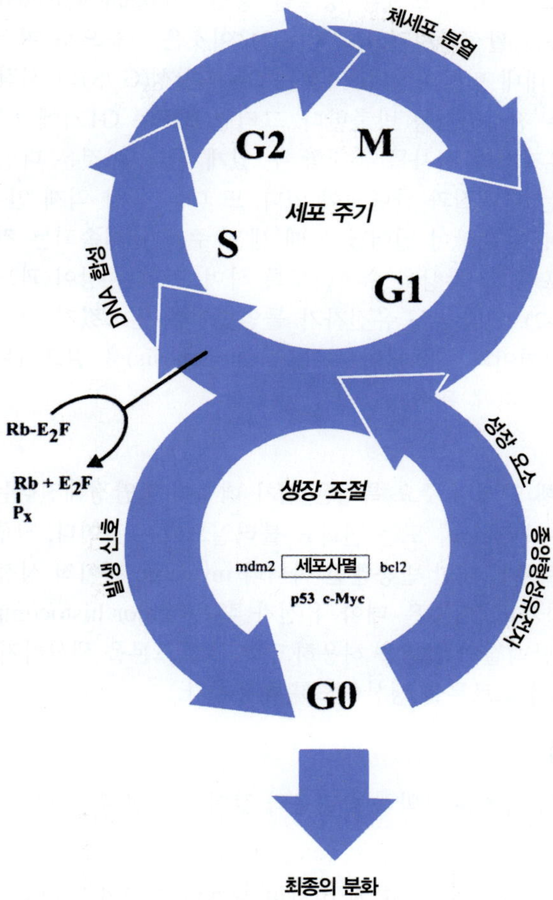

[그림 8-2] ***세포주기 및 이와 연관되어 성장요소 및 연관된 구성요소의 영향 하에 활성 주기로 복귀할 수 있는 잠재력을 가진, 세포사멸 또는 최종 분화로 이어질 수 있는 주기의 도식.*** 신호전달은 세포주기를 E_2F-Rb의 상호작용, 또는 세포주기에 관련된 다른 키네이즈 및 이와 연관 있는 분자를 통한 키네이즈 활성을 통해 조절할 수 있다.

간드의 회수는 체계를 원래의 상태로 돌아가게 만든다. 리간드-수용체 작용기전으로 일어나는 유전자 발현의 조절은 반응의 경계와 가역적인 효과를 예측할 수 있게 한다. 나아가, 어떠한 발암물질을 매우 적은 농도로 투여했을 때 물질의 명백한 "방어적 효과"를 실질적으로 볼 수 있다. 이러한 현상은 *hormesis*라고 명명되었다. 따라서 종양 촉진의 단계는 개시와 진행과는 달리, 유전체(게놈)에서의 돌연변이 혹은 구조적인 사건과는 관련이 없으나 대신에 유전정보 발현의 가역적인 변형과 연관이 있다. 세포 및 분자 수준에서 촉진제가 선택적으로 전암 상태의 세포가 정상 세포보다 증식되도록 하는 특징은 전암 세포에서 세포주기의 조절 작용기전이 변화되었기 때문일 수도 있다.

세포주기 조절

촉진제가 어떠한 작용기전으로 전암세포의 세포분열을 선택적으로 향상시키는지에 대해서는 아직까지 정확히 알려진 바가 없다. 그림 8-2는 세포주기 및 세포사멸이 신호전달 경로와 통합하는 것을 다이어그램으로 나타내고 있다. 신호전달 경로를 통한 mitogen-activated protein kinase(MAPK)의 인산화가 이 kinase를 활성화시키고(그림 8-2), 이것은 다음으로 여러 전사인자들을 활성화한다. *Rb*는 세포 주기 내내 만들어진다. 이것은 DNA 합성(G_1/S)의 시작 단계에서 많이 인산화된다. 이것은 E2F라는 전사인자를 방출한다. 그러면 E2F는 G1기에서 DNA 합성 단계로 넘어갈 때 필요한 여러 유전자의 전사를 촉진할 수 있게 된다. 이것은 다양한 종류의 단백질 kinase와 *cyclin*이라 불리는 단백질과 관련되어 있다. 또 다른 종양 억제 인자인 *p53* 유전자는 전사인자로 역할을 하여 DNA 손상이 일어났을 때 세포 주기가 계속되는 것을 방지한다. 이러한 세포주기의 중단은 세포가 그 손상을 수복하도록 하며, 만약 손상이 과도한 경우 세포사멸을 진행하도록 한다(그림 8-2). 만약 *p53* 유전자가 돌연변이를 일으켰거나 없다면 중단은 일어나지 않고, 세포주기는 돌연변이와 염색체이상유발(clastogenesis)을 일으키는 손상이 존재함에도 불구하고 계속하여 복제를 하게 된다.

진행

표 8-1과 8-2에 설명된 바와 같이 진행 단계의 주요 특징은 점차 핵형이 불안정해진다는 것인데 이는 잠재적으로 악성 세포에서 다수의 "stage" 또는 변화를 불러일으키는 것이다. 진행 단계의 세포는 점차 발전하여 성장률 및 호르몬에 대한 반응뿐만 아니라 invasion, 전이적 성장, 퇴화의 성격이 점차 심한 악성을 향해 나아가고, 이것은 태아 유전자 혹은 major histocompatibility complex(MHC) class I과 II 의 표면 단백질의 발현을 허용하고 본래 호르몬을 생산하지 않는 조직에서 유래된 세포가 정규장소 밖에서 호르몬을 생산하도록 허용한다.

개시, 촉진, 그리고 진행의 기본원리

종양 발달 단계의 세포, 분자 생물학적 기초는 요약하여 다음과 같이 나타낼 수 있다(그림 8-3을 참조):

*개시*는 세포에서 핵심적인 조절 경로를 통제하는 한 개 이상의 세포내 유전자에 단순 돌연변이가 일어났을 때의 결과이다.

*촉진*은 개시가 일어난 세포 및 그 자손세포가 촉진제에 지속적으로 노출되었을 때 세포 내의 특정한 신호전달 경로가 기능적으로 향상됨으로써 일어난다.

*진행*은 기본적으로 불안정한 핵형이 계속적인 변화를 일으킴으로써 비롯된다.

이러한 발암형성의 세 단계의 독특한 특성은 이들을 각각 뚜렷이 구분지을 수 있게 하며 또한 각각의 단계에서 작용하는 화학물의 분자수준의 활동에 대한 기초를 세울 수 있게 한다.

발암의 연혁에 관련된 화학적 발암형성의 유전적, 비유전적 작용기전

어떠한 개시제 및 진행제는 DNA 혹은 염기의 구조를 변형시키는 능력을 가지고 있다. 이러한 "유전독성" 효과는 종양 유도와 직접적으로 연관이 있어왔다. 그러나 장기적으로 동물에 투여했을 때 다수의 화학물질이 표적 세포에 개해 직접적인 유전독성 작용을 한다는 증거 없이 종양

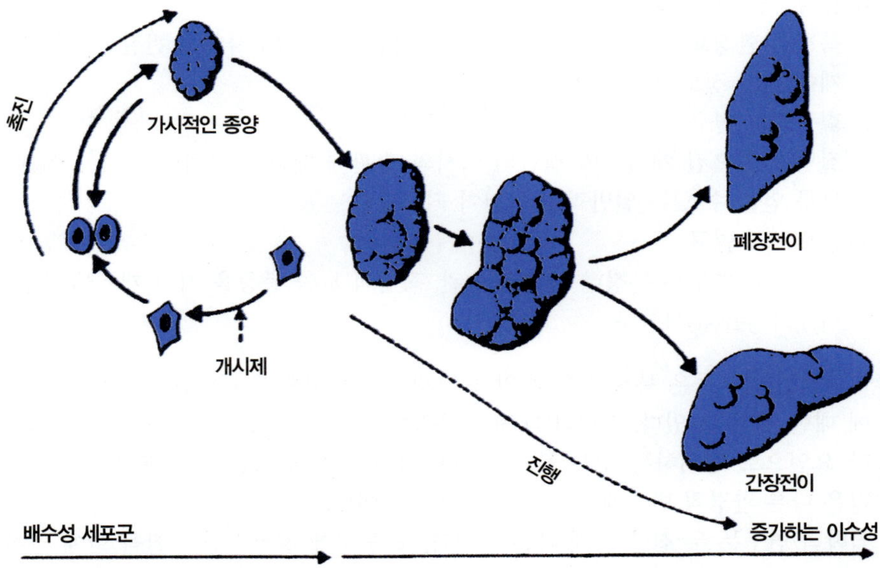

[그림 8-3] ***종양의 생성단계: 개시제(발암물질)의 처리 이후 개시된 세포에서 시작하여 잠재적으로 가역적인 촉진 단계에서 가시적 종양으로 발전, 이후 악성종양으로의 진행이 이루어짐.*** 핵형과의 관계는 그림 하단의 화살표로 일반화하여 나타내었다. 모든 종양 세포가 이 같은 생성단계를 거치지 않는다는 사실을 염두에 두어야 한다. 명확히 증명되지는 않았으나 이론적으로 어떤 종양이(예를 들어, 방사능 또는 과량의 화학 발암물질에 의해 동물 내에서 유도된 종양) 진행 단계에서 이수성을 보이면서 이 과정에 들어가는 것이 가능하다. 이 경우에, 종양은 초기의 배수성 세포 단계를 거치지 않게 된다.

발달을 유도한다. 혹자는 그러한 작용제를 자연적으로 개시된 세포의 클론을 증가시키는 촉진제로 분류할 수도 있다. 결과적으로 이렇게 개시된 세포 내에서의 세포 분열의 증가는 때때로 세포가 진행 단계로 자연발생적으로 전이되도록 하는 배경이 된다.

돌연변이를 일으키거나 "유전독성이 없는" 작용제는 지속된 조직의 손상과 연속적인 세포 분열을 함으로써 직접적인 독성을 유도할 수 있다. 직접적인 DNA 손상과 세포분열의 증가는 모두 염색체 이상유발을 유도할 수 있고, 산화 기전을 통해 DNA를 간접적으로 손상시킬 수 있다. 마지막으로, 독성에서 비롯된 세포의 증식은 선택적으로 개시된 세포군 내에 있는 이미 손상된 게놈이 더욱 더 복제가 잘 되도록 할 수 있다. 따라서 시험 복합물을 첨가했을 시 관찰되는 종양 발달은 작용제의 직접적인 발암효과보다는 이를 장기에 걸쳐 고농도로 사용했을 때와 관련되어 나타나는 세포 증식과 그 독성에서 비롯되는 것일 수 있다.

인체 내의 화학적 발암형성

역학은 통제된 실험보다 관찰을 통한 질병의 분포와 결정요인에 대한 학문으로 정의되어 왔다. 역학적인 관찰은 다음을 포함할 수 있다.

1. *일시적인 관찰*
   특정한 환경요소와 관련되어 나타나는 독립적인 암의 사례를 관찰함으로써 원인-결과의 관계에 대한 정보를 얻어왔다.
2. *회귀적인 연구*
   질병을 일으킨 개개인의 집단의 역사와 습관에 대한 회고적인 연구는 이제까지 역학적 정보를 얻을 수 있는 일반적인 원천이 되어왔다.
3. *앞으로의 연구*
   앞으로의 연구는 특정한 사회적 습관, 직업적 노출 등등을 지닌 개인에 대한 암의 계속적인 전개과정을 분석한다.

역학적인 연구들은 특정한 인체 암을 잠재적으로 일으키는 요인이 되는 한 개 또는 다수의 요인에 대한 것일 수 있다. 그러나 대체로 특정한 인체 암의 발생에 있어 단 하나의 화학물질을 유일한 요인으로 정의하는 것은 불가능하다. 이것은 인체 집단 또는 코호트(연구의 대상 집단)가 수많은 다른 환경적 변수에 노출되어 있기 때문이다.

역학적 연구는 두 집단 간에 다른 요인과, 노출 하에 결정적인 역할을 함에 있어 병인학적으로 충분히 중요한 요소들만을 확인할 수 있다. 더 나아가, 역학에만 근거해 볼 때, 특정한 화학물질이 사람에게 암을 유발하는 지의 여부를 결정하는 것은 매우 어렵다. 이것은 최초의 노출과 종양발달 사이의 긴 간격, 또 노출의 성격 혹은 이의 인과 관계에 대해 정확한 지식이 없기 때문이다. 역학적 연구가 그 자체로 종종 작용제가 인체에 대해 발암형성을 하는지 확립하기 불충분하다는 관점 하에, 동물의 생체 내 또는 세포의 생체 외에서 실험적 연구들이 전염병학적 관찰을 보충하기 위해, 혹은 이를 대신하기 위해 사용되어 오고 있다.

The international Agency for Research on Cancer(IARC) 에서는 상대적인 발암형성을 정의하는 체계를 고안해 냈다.

1. *발암형성의 충분한 증거* : 작용제와 인체암 사이에 인과관계가 있음을 나타낸다.
2. *발암형성의 제한된 증거* : 인과적인 해석이 신빙성이 있으나 다른 설명, 즉 우연, 치우침, 또는 교란변수(confounding variable)와 같은 것들이 완전히 배제될 수는 없음을 나타낸다.
3. *발암형성의 불충분한 증거* :
   (a) 타당한 증거가 거의 없다.
   (b) 이용할 수 있는 연구가 연관이 있다는 증거를 보여주나 우연, 치우침, 교란변수를 배제하지 않았다.
   (c) 발암형성의 과학적 증거를 드러내지 못했다.

생활양식에 의한 종양형성

생활양식으로부터 암이 발달할 때 관련되는 화학적 요인은 복잡한 화학 혼합물 또는 어떤 경우, 특정한 외부 및 내부의 환경적 화학물질들과 연관이 있을 수 있다. 표 8-5는 생활양식과 연관이 있는 화학적 발암형성물들을 나열하고 있다. 나열된 작용제 중에 알코올음료, 아플라톡신(afla-

표 8-4 발암형성 중 하나 이상의 단계에서의 작용에 따른 화학적 발암물질의 분류

개시제(불완전한 발암물질) : 세포를 개시시키는 것만 가능한 화학물
촉진제: 개시된 세포 클론을 증폭시킬 수 있는 화학물
진행제: 개시된 세포 또는 촉진 단계의 세포를 잠재적으로 악성종양세포로 전환시킬 수 있는 화학물
완전한 발암물질 : 정상 세포에서 암을 유도할 수 있는 능력을 지닌 화학물질로 개시제, 촉진제 및 진행제의 특성을 모두 소유한다.

toxin), 음식물 섭취 이 세 가지는 개개인의 영양적인 지위와 관련이 있다. 아플라톡신이 실험동물에서 완벽한 발암물질임이 이제까지 보인 반면, 알코올 음료와 음식물 섭취의 발암형성 효과는 명백하지 않다. 표에서도 알 수 있듯이 인체 내 여러 종양의 발생 위험이 증가하는 것은 알코올음료를 과다하게 섭취함으로써 일어나는 결과이다. 이 때 에탄올은 아세트알데히드로 대사되는데 아세트알데히드는 이미 개시된 암의 진행에 기여할 수 있는 불완전한 발암물질, 또는 다른 발암물질과 함께 투여되었을 때 조발암물질(co-carcinogen)로서 작용할 수 있다. 예를 들어, 구강과 인두의 암은 개인이 알코올음료를 남용하는 동시, 담배를 피울 때 눈에 띄게 증가한다.

아플라톡신, 특히 아플라톡신 B_1은 어디에나 있는 곰팡이 *Aspergillus flavus*의 어떤 종에 의해 만들어지는데 이것은 유력한 간암 발암물질이다. 다른 식이 오염물질-곰팡이와 같은 유기체에 의해 직접적으로 생산되거나 pyrrolizidine alkaloid와 같이 식물에서 자연적으로 발견되는 물질, 또는 오염된 곰팡이에 의해 대사되는 식이 성분의 결과물- 은 실험에서 발암물질로 증명되어 왔다.

인체 내에서 음식물과 연관된 발암형성의 작용기전으로 가장 흔한 것은 주요 식이 구성 성분(지방, 탄수화물, 단백질)들이 촉진제로 작용을 하는 것이다. 상당한 양의 실험적인 증거로 인해 탄수화물과 지방이 여러 종류의 종양에 있어 효과적인 촉진제로 작용한다는 사실이 밝혀졌다.

또한 충분한 역학적인 증거자료에서 과체중이 다양한 종류의 인체암 발병률을 증가시킬 수 있다는 사실이 나타나있다. 수세기에 걸쳐 실험동물에서 과영양이 발암을 일으킬 수 있는 사실이 설명되어 왔다. 상대적으로 많은 양의 식이 지방이 인체 내 전립선암, 대장암, 유방암으로 인한 사망률을 높이는 것과 관계가 있다.

표 8-5 생활양식과 관련된 발암 요소

화학물, 생리적 조건, 또는 자연적 과정	관련된 종양	발암 능의 증거
알코올 음료	식도, 간, 구강인두, 후두	충분
아플라톡신	간	충분
인도후추를 씹는 행위	구강	충분
음식물 섭취(지방,탄수화물, 열량)	유방, 대장, 자궁내막, 쓸개	충분
생식		
1. 높은 연령대의 초산	유방	충분
2. 출산경력이 전무 혹은 없거나	난소	충분
담배 흡연	구강, 인두, 후두, 폐, 식도, 방광충분	충분

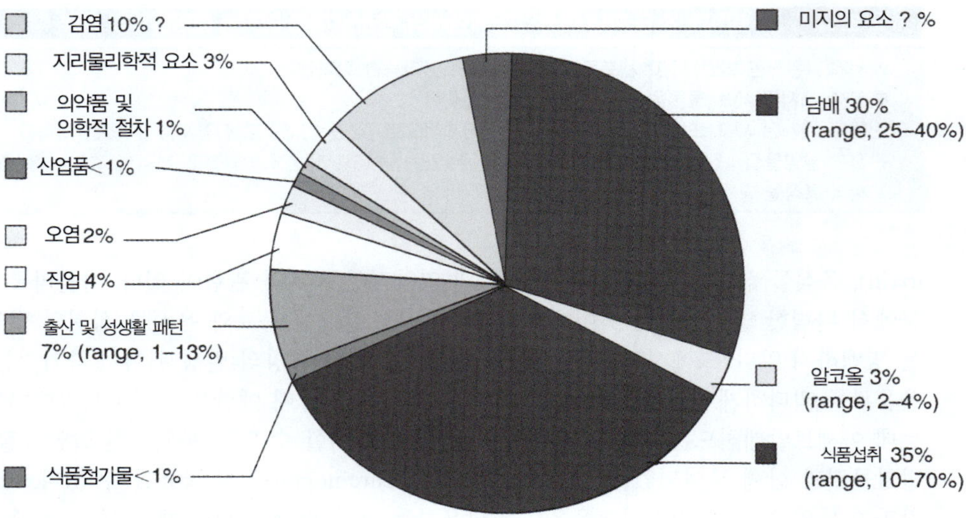

[그림 8-4] *암으로 인한 사망 중 다양한 환경요인이 원인으로서 차지하는 비율*
(After Doll R, Petp R: The Causes of Cancer. New York: Oxford University Press, 1981.)

또한 초산을 40대 이후에 하는 여성의 경우 유방암에 걸릴 위험이 훨씬 높아지는 현상은 아마도 내인적인 호르몬 생성과 연관이 있을 것이다. 늦은 임신에 더해, 빠른 초경과 늦은 폐경 또한 여성이 유방암에 걸릴 위험을 높이는 것으로 보인다.

아마도 인체암의 가장 흔한 외부적 요인은 흡연과 다른 종류의 담배의 남용일 것이다. 담배를 씹는 행동은 구내암을 일으킨다. 실제로 미국 내 암으로 인한 사망 중 30%는 이러한 습관으로 인해 일어나는 것으로 추정된다. 금연은 폐암의 발병률을 감소시키는데 이것은 종양의 촉진 단계가 흡연자 내에서 가장 긴 시간 간격을 차지하고 또한 암의 발달에 있어 가장 큰 위험을 주기 때문이다.

비록 생활양식 요소들로 인한 암의 유도 작용기전은 잘 알려져 있지 않지만, 생활양식으로 생기는 암이 암의 화학적 유도에서 2/3 이상을 차지하고 있다(그림 8-4). 생활양식으로 유도되는 인체암과 관련된 단계는 일차적으로 촉진단계이다.

직업과 관련된 화학적 발암물질

표 8-6은 사람 혹은 동물의 발암물질로 포함시키기에 충분한 자료가 있는 여러 화학적 과정들을 나열한 것이다.

의학적 치료와 진단으로 인한 화학적 발암형성

인체에서 여러 약물과 호르몬을 사용함에 있어 그 이해관계를 고려해 보아야 하는 것들이 종종 있다. 그 중, 가장 눈에 띄는 것은 표 8-7에서도 알 수 있듯이 종양의 화학치료에서 발암물질로

표 8-6 일터에서의 화학적 발암물질에 대한 노출

작용제	과도한 암과 노출이 증명된 산업 및 상업	일차적으로 영향 받는 부위
증거가 확실한 발암물질		
파라아미도페닐	화학제조업	방광
석면	건설업, 석면 광업 및 제련, 연마 제품과 시멘트의 생산	늑막, 복막, 기관지
비소	구리 광업 및 제련업	피부, 기관지, 간
알킬화물(염화메클로르에타민, 비스클로로메틸에테르)	화학제조업	기관지
벤젠	화학 및 고무 제조업, 석유 정제업	골수
벤지딘, 베타나프틸아민, 유도 염료	염료 및 섬유생산	방광
크롬 및 크롬산염	제혁업, 안료 제작	비강, 기관지
이소프로필 제조	화학 제조업	부비강의 암
니켈	니켈 제련업	비강,기관지
다핵 방향족 탄수화물 (콜라, 석탄 타르, 이판암, mineral oil, 크레오소트 등으로부터 나온 것)	철강 산업, 지붕 재료, 굴뚝 청소	피부, 음낭, 기관지
염화비닐 모노머	화학 제조업	간
목재 먼지	진열장 제조, 목수일	비강
작용제	**산업 및 상업**	**추정되는 인체내 발병 부위**
발암물질로 추정되는 발암물질		
아크릴로니트릴	화학물과 플라스틱	폐, 대장, 전립선
베릴륨	베릴륨 가공, 비행기 제조, 전자공학, 이차 제련	기관지
카드뮴	제련, 전지 제조, 용접	기관지
산화에틸렌	병원, 병원물품 제조업	골수
포름알데히드	플라스틱, 직물, 화학물 생산, 의료업	비강, 기관지
합성 광물섬유(예: 섬유 유리)	제조업, 단열	기관지
페녹시아세트산	농업, 제초제 이용	연조직의 육종
폴리염화비페닐	전기제품 제조 및 유지	간
유기염소 농약 (예: 클로르덴, 디엘드린)	살충제 제조 및 사용, 농업	골수
실리카	주조, 광업, 굴절	기관지

알려진 약물 또는 호르몬을 사용하는 것이다. 유전적 비정상으로 인한 면역억제, (장기이식에서 쓰는) 치료용 면역억제, 그리고 발전된 암 또는 후천성 면역 결핍 증후군(AIDS)과 같은 질병으로 인한 면역억제는 모두 여러 다양한 종류의 암의 발병률을 높인다.

암의 예방

명확한 역학적 관찰과 연구는 특정한 병인학적 요인을-화학적, 물리적, 또는 생물학적인- 인체 종양과 인과 관계로 결정할 수 있는 제일 확실한 방법이다. 그러나 역학적인 연구는 상대적으로 인체암의 원인을 밝히는 데 있어서는 좋은 방법이 아니다. 이것은 최초의 노출과 종양이 임상적으로 출현할 때까지의 지연된 기간, 일반 인구집단에서 많은 암의 높은 배경(background) 발병률, 대부분의 경우 노출의 성격에 대한 부정확한 지식, 그리고 다른 많은 교란변수들에 기인한다. 이러한 연구는 단지 두 집단 간에 다른 요인과 노출 하에 결정적인 역할을 하는데 충분히 중요한 요인들 밖에는 밝혀낼 수 없다. 그러한 역학적 연구와 기초연구의 궁극적인 목적은 암의 예방이다.

암의 예방은 일반적으로 두 가지 접근방식으로 분류될 수 있다: 적극적인 것과 소극적인 것. 표 8-8은 다양한 암의 예방 방법들을 개괄하고 있는데 예방 조치가 목표로 하는 발암형성의 단계 또한 설명되어 있다. 소극적인 암의 예방은 금연, 식이 조절, 그리고 다른 개인적인 습관의 조정과 관련되어 있다. 적극적인 암 발생의 예방은 대개 암을 유발하는 바이러스와 다른 유기체들의 감염을 예방하는 약품의 처방 또는 발암물질의 작용을 방해하거나 수정하는 화학물, 영양소, 또는 다른 요소의 섭취를 통해 이루어진다.

표 8-7 의학적 치료 및 진단과 연관된 화학물질의 발암 위험

화학물 또는 약물	관련된 종양	발암능력의 증거
알킬화물(시클로포스파미드, melphalan)	방광, 백혈병	충분
무기 비소화합물	피부, 간	충분
아자티오프린 (면역억제 약물)	임파종, 세망세포 육종, 피부, 카포시 육종(?)	충분
chlornaphazine	방광	충분
클로람페니콜	백혈병	제한적
디에틸스틸베스트롤	질(clear cell carcinoma)	충분
에스트로겐		
갱년기전	간세포 선종	충분
갱년기후	자궁내막	제한적
자외선 하 메톡시소랄렌	피부	충분
옥시메톨론	간	제한적
페나세	틴신장부 골반(암종)	충분
페니토인(디페닐히단토인)	임파종, 신경아세포종	제한적
토로트라스트	간(혈관육종)	충분

표 8-8 암 예방의 방식

방식	단계
수동적	
금연	Pr, Pg
식이 제한	Pr
알코올 섭취 절제	Pr
성적, 생식적 습관의 수정	I, Pr
과도한 자외선 노출 피함	I, Pr
능동적	Pr
식이 수정과 보충	
항 발암바이러스 백신 접종	I, Pr
적합한 상황에서 자외선 차단제 바르기	I, Pr
특정 전종양 병변의 선택적 검진	I, Pr
종양 질병과 관련 있는 유전적 배경 확인	I, Pr
항호르몬제의 투여	Pr

기호: I, 개시; Pr, 촉진; Pg, 진행을 각각 나타냄.

표 8-8을 보면, 대부분의 암 예방은 촉진단계의 작용과 관련이 있음을 알 수 있다. 이것은 종양 발달에 있어 촉진단계가 가역적이기 때문이다. 발암형성의 작용기전에 대한 지식이 축적될 수록 환경의 잠재적인 발암물질을 밝혀내는 방법 또한 발달해 나가고 있다.

잠재적인 발암물질의 확인

잠재적으로 발암가능성의 여부를 확인하기 위해 사용되어 온 다양한 종류의 시험은 분석에 걸리는 시간에 따라 수개의 분야로 분류될 수 있다 : 단기, 중기, 장기

단기 시험

돌연변이 유발력을 알아보기 위한 단기 시험은 생체 내와 시험관 내에의 세포내 DNA에 돌연변이를 유도하는 작용제의 능력에 근거하여 개발되었다. Ames test에서는 DNA 수복 능력이 결핍되고 히스티딘의 부재 하에 성장이 불가능한 *Salmonella typhimurium* 세포에 시험하고자 하는 화합물의 농도를 달리하여 처리를 하는데 그 이후에 히스티딘 양성 표현형으로의 복귀가 조사된다.

박테리아의 돌연변이 분석 외에도 여러 가지의 시험관 내 포유동물 세포 돌연변이 분석 방법이 존재한다. 이들 포유동물 돌연변이 유발력 분석은 hypoxanthin-guanine phosphorubosyl-transferse (HGPRT) 혹은 thymidine kinase(TK) 유전자를 종점(endpoint)으로 사용한다. 단기테스트는 발암물질이 DNA를 손상시킨다는 전제를 기초로 하고 있기 때문에, 테스트 결과가 생체 내 장기 생물학적 정량의 결과와는 달리 약 30~80% 정도 일치한다.

생체내 유전자 돌연변이 분석

이 분야에서 더욱 대중적으로 이용되는 분석 중의 하나는 우성치사분석(dominant lethal assay)

이다. 이 방법에서는 수컷 마우스가 잠재적인 유전독성물질에 노출되고 처리가 되지 않은 암컷 마우스와 교배된다. 그 후 임신의 백분율 또는 implant의 수로 판정한다.

최근 들어 유전공학을 이용하여 단기 돌연변이 유발 분석에 유용한 세포 및 동물을 발생시키는 노력이 있어왔다. 예를 들어, $LacZ^{-}$ 마우스, LacI 마우스, LacI 랫드는 transgene을 포함하는데 transgene 안에는 *Escherichia coli*의 젖당 대사에 관여하는 *lac* 오페론의 구성요소가 들어있다. 기본적으로 *lacI*와 *lacZ* 유전자는 돌연변이 분석에서 사용된다. 유전공학으로 만들어낸 세포를 이용함으로써, 마우스의 DNA 한 단위당 발생하는 돌연변이의 수뿐만 아니라 더욱 중요하게는, 원래의 시험물질(agent)의 돌연변이 유발 작용에 의해 유도된 실제 염기서열의 변화를 알아낼 수 있을 것이다.

염색체 변형

염색체 변형은 모든 악성종양에서 극단적으로 흔하거나, 편재한다고 할 수 있다. 이론적으로, clastogenecity와 이에 연관된 이상(abnormalities)의 유도를 위한 단기 분석은 잠재적인 진행제(progressor)의 빠른 동정을 가능하게 한다.

생체 내의 염색체 변형 분석은 교미 조금 전에 수컷 마우스에 작용제를 투여한 후 그 수컷 마우스의 자손들의 불임 또는 생식세포와 체세포 각각의 염색체에 이상이 있는 지의 여부를 이어서 검사하는 것이다. 소핵 시험(micronuclei test)에서는 골수세포에서 염색체 절편을 포함하는 소핵의 형태적 평가를 함으로써 설치류 생체 내 골수에서 염색체이상유발이 얼마나 유도되었는지 그 정도를 측정한다.

염색체 구조의 변화와 관련된 또 다른 단기 테스트로는 자매 염색분체 교환시험("sister chromatid exchange"; SCE) 테크닉이 있는데 이것이 어떤 작용기전을 통해 이루어지는지는 확실하게 이해되고 있지 않다. 세포분열 중기에(각각 염색체의 완벽한 복사물인) 염색분체들은 특정 단백질이 관여하는 작용기전에 의해 서로 결합되어 있다. SCE는 복제하는 염색체 내부의 상동 loci에서 다른 염색분체 간에 DNA 분자의 상호교환이 있음을 반영한다.

일차적 DNA 손상

생체내와 시험관내에서 외부적인 화학물질에 의해 유도되는 DNA의 손상 및 복귀의 측정은 잠재적인 발암유도력을 알기 위한 단기 테스트에서 사용되고 있다. 가장 널리 사용되는 기술에서는 적절히 표지된 precursor 뉴클레오티드를 이용하여 비복제적인 DNA 합성물의 분석을 이용한다.

형질전환과 세포 배양

Syrian 햄스터 배아(SHE) 세포와 같이 이수성을 띠는 세포 대는 일차배양에서 다양한 화학물의 잠재적인 발암유도능력을 예측하기 위한 일차 배양에서 광범위하게 쓰인다.

만성 발암시험-중기 및 장기

만성 장기시험(2년)

오늘날 화학물질의 잠재적인 발암능력을 결정하는 "gold standard" (기준)는 설치류에서 발암성을 알아보기 위해 만성 장기시험(2년)를 사용하는 것이다. 이 분석에서는 양쪽 성의 랫과 마우스 각각 50 마리를 실험군으로 이용하고 시험 물질의 2배 또는 3배 농도가 필요하다. 동물들은 시험물의 영향을 받기 쉬워야 하나 과민증을 보여서는 안 된다. 약 8주차의 동물들은 그 후 96주의 생활사 동안 다양한 정량의 시험물질을 투여 받게 된다. 다양한 예비검사 분석이 수행되는데 이것은 급성 독성, 투약의 경로, 그리고 최대 허용 복용량(MTD) 등등을 알기 위한 것이다.

동물로부터 인체로의 위험 외삽법의 기초는 동물이 인체암의 예견 및 예측이 좋은 모델이라는 점이다.

중기 시험

최소한 두 개의 검사가 종점의 발달에까지 걸리는 시간을 단축하였다고 특정하게 지명되고 있다. 현재 집중적으로 사용되는 검사는 단지 8주밖에 걸리지 않으며 종점은 작은 혹과 글루타티온 S-transferase pi(GST-pi)로 염색이 되는 랫 간 내부 병소의 장애이다. 장기와 단기 검사의 결과 간에는 현저한 상관관계가 있는데 이는 이 검사가 만성 생물검정의 잠재적인 대리물로서 유용하다는 것을 의미한다.

화학적 발암물질의 신생 마우스 모델은 폐, 간, 림프 및 조혈 조직 등 다양한 종류의 조직에서 생기는 종양의 종점을 1년 내에 결정한다. 이 검사는 시험물질은 소량으로 사용하기 때문에 상대적으로 값이 적게 든다.

종양 발달의 다단계 모델

수개의 발암형성 모델이 랫의 간에서 발전하였다. 세포괴사를 일으키지 않을 정도 복용량의 개시제를 이용하여 개시가 먼저 수행된 후, 촉진제를 만성적으로 투여하였다. 이 체계의 종점은 변형된 간의 병소의 정량적인 분석이다. 여러 효소 표지 중 하나를 이용해 이것의 측정이 가능한데 그 중에서도 가장 민감하게 측정하는 것은 GST-P의 발현을 통해서이다.

발암형성 모델로서의 형질전환 마우스와 knockout 마우스

근래에 들어 동물이 외부의 작용제에 의한 발암형성에 더욱 감수성이 높도록 만들기 위해 특정한 유전적 변형을 거쳐 동물 모델을 개발하고자 하는데 노력의 초점이 모아지고 있다. 표 8-9에 나타난 바와 같이 이들 모델 중에서 가장 인기 있는 것은 p53, 즉 종양 억제유전자의 한 대립유전자가 결핍된 마우스와 형질전환 마우스 라인인 TG · AC이다. p53 결핍 마우스는 높은 빈도로 다양한 자발적인 종양을 발달한다. 이러한 종양의 발병률은 다양하나 일반적으로 모든 동질접합체(homozygous)의 p53 결핍 마우스는 생후 10개월에 종양을 형성한다. 반면에 이형접합체인 마우스는 생후 18개월 차에 50%의 발병률을 보이고, 2년 차에는 90%를 웃도는 발병률을 보인다.

TG · AC 형질전환 마우스는 v-Ha-ras 발암유전자(oncogene)를 보유하고 있는데 다양한 종류의 자발적인 종양을 높은 빈도로 발병시키며, 시험물질에 대한 반응으로서의 종양 발병 연구에 고려되는 많은 형질전환 마우스와 랫 중 하나이다. 그러나 대부분의 경우, transgene의 발현은 특정한 조직에 목표되어 있고, 따라서 연구자는 조직특이적인 종양의 발병을 다루게 된다. TG · AC 형질전환 마우스는 잠재적인 피부조직의 촉진제를 확인하는 데 있어 매우 효과적이다.

표 8-9 종양 발달의 동물 모델

	최종점
Chronic 2-year 시험	모든 기관에 종양 있음
조직 특이적 생물검정	
간, 마우스	간암
폐, 마우스	폐 선종
뇌, 랫드	신경교종
유선, 랫드/마우스	선종 및 암
중기시험	
Ito 모델	간 선종 및 암종
신생 마우스	간, 폐, 림프기관의 종양
종양 발달의 다단계 모델	
방광, 랫드	유두종/암종
대장, 랫드	aberrant crypt polyp
표피, 랫드	유두종
간, 랫드	간 병변의 변형
형질전환 마우스	
p53 종양억제 유전자의 녹아웃 마우스(*p53*^{def})	정상의 표현형을 가지는 이형접합 동물에서의 종양
zetaglobin 프로모터를 가진 v-Ha-*ras*. 11번염색체에 나란히 삽입되었음(TG · AC).	피부에서 유도된 transgene의 발현이 유두종의 발달로 이어진다.

발암 잠재성의 평가

다수의 생체내와 시험관 내의 검사는 실험자 또는 조절자에게 시험물질의 발암성 잠재력에 대한 결론을 내리도록 하는 자료들을 많이 제공한다. 이에 덧붙여, 역학적 연구는 특정한 작용제에 사람이 노출됨으로써 그것이 인체에 가지는 발암성 잠재력을 추정하는데 가장 결정적인 방법일 것이다. 만약 그것이 명백히 양성이라면 전염병학적 연구는 인체내에서 작용제의 발암성 잠재력에 대한 최상의 증거를 제시하게 된다. 시험관 내와 생체 내 검사 결과는 어떤 잠재적인 위험을 띠는 작용제의 확인 및 발암형성 과정에 대한 하나 이상의 측면에 대하여 정성적인 정보를 제공한다. 이 시점에서 풀어가야 할 주요 과제는 과학적이고 의미 있는 방법으로 생체 내 및 시험관 내의 검사결과에서 얻은 정보에서 추론하여 그러한 작용제가 인체에서 질병, 특히 종양의 유도제로서 가지는 잠재적인 위험을 추정하는 것이라 할 수 있겠다.

외삽의 문제점

박테리아의 돌연변이 유발력은 작용제의 발암성 잠재력을 정성적으로 추정하는 데 있어 가장 보편적으로, 광범위하게 쓰이는 검사이다. 여러 논쟁점이 종간 외삽(extrapolation)에 관련이 있는데 그 중 하나는 화학적 작용제가 종에 따라 대사에 차이가 있다는 것이다.

용량-반응의 문제점

발암성 잠재력 검사의 분석에 있어서 또 중요한 구성요소는 특정한 시험물질에 대한 복용량-반응 관계이다. 화학적 작용제가 종양 유도를 일으키는 효력은 실험동물에 투여된 작용제의 복용량에 따라 달라진다. 개시와 촉진 단계를 나타내는 복용량-반응 곡선의 모양의 차이는 발암성 잠재력과 위험을 평가하는데 상당히 중요하다. 복용량-반응 곡선에 영향을 주는 다른 요소에는 작용제의 독성, 작용제의 생체이용률, 그리고 생체 내에서 작용제의 대사적 또는 약물동력학적인 성격 등등이 있다.

발암제의 영향력 문제

이 시점에서 모든 발암제가 종양을 유도하는 데 있어 동등하게 효력이 있지 않다는 것은 자명할 것이다. 즉, 각각의 발암제는 서로 다른 발암 영향력을 보인다는 것이다. 종양을 유도하는 작용제의 영향력은 단순히 종양 유도의 복용량-반응 곡선에서 기울기로 정의된다.

생물검정과 인체 위험 간의 관계(extrapolation)

작용제나 사건의 위험(R)은 사건의 확률(P)와 사건 또는 작용제의 유해도(H)의 곱으로 추정된다.

$$R = P \times H$$

가장 단순한 관점에서 본다면, 위험부담자는 만약 발병률(P)이 매우 낮을 경우에만 더욱 극심한 정도의 해(높은 값의 H)를 입게 된다. 이러한 주장에서 안전도는 어느 정도의 위험을 수용하는 것의 측정값이라고 할 수 있다. 암의 위험도의 경우, 유해도(H)는 대부분의 아마추어가 볼 때 극도로 높은 것으로 간주된다.

산업적, 제약적 화학물 모두의 통제에서 대들보 역할을 하는 만성 장기시험은 개시제, 촉진제, 그리고 진행제를 구분하지 않는다. 그러나 과학적인 위험도 평가는 발암제가 완벽한 발암물질로 작용하는지, 혹은 발암형성 과정에서 하나 이상의 단계에 주로 작용하는지에 대한 온전한 지식을 가지고 수행되어야 한다.

생물검정 자료로부터 인체 위험도 평가를 예측하는 것은 수많은 새로운 화학물들이 환경에 들어오면서 우리 사회가 직면하게 된 가장 어려운 문제 중의 하나이다. 정성적인 위험도 평가는 이용되고 있는 다양한 생물검정 과정의 정성적 분석을 기초로 할 때 훨씬 발전해 나가기 쉽다. 그러나 정량적 위험도 분석은 더욱 어렵다. 사실상, 많은 전염병학자들이 동물 자료에 기초하여 그러한 정량적인 관계를 성립하기를 거부하며 그러한 추정을 하기 위해 사람의 자료만 사용해 왔다. 그럼에도 불구하고, 앞서 언급한 발암제와 다른 다양한 요소의 여러 "안전한" 복용량의 사용에서도 볼 수 있듯이, 정량적 위험도 평가는 이제까지 또한 현재에도 특정한 화학물과 혼합물이 관련된 인체 위험 상황에 적용되고 있다.

수학모델을 이용하는 생물검정 자료에서의 인체 위험의 통계학적 추정

완전한 동물의 생물검정의 통계학적 분석은 여러 해 동안 실험 데이타를 인간의 상황에 연관지으려는 시도 하에-특히 가능한 한 인체 위험을 정량화하려는 목적 하에-수많은 수학적 모델을 사용해왔다. 이 수학모델은 대부분 기본적인 원리로서 발암제가 경계선을 가지지 않으며, 비가역적으로 반응하고, 또한 부가적인 효과를 가진다고 가정한다. 이들 모델의 어느 것도 반응 경계의 존재를 증명하거나 반증할 수 없으며, 어느 것도 생물학적 논쟁에 기초해 볼 때 완벽히 증명될 수는 없다.

일직선의 다단계 모델은 다단계의 개념을 위험분석을 위한 통계학적 접근방식에 통합시키나, 세포 주기 의존적 과정, 세포 동력학의 역학 관계, 출생률, 그리고 사망률은 고려하지 않는다. 더 나아가, 한 단계에서 다른 단계로의 전환은 비가역적인 것으로 간주된다. 이러한 결점에도 불구하고, 일직선의 다단계 모델은 현재에 가장 흔히 쓰이는 모델의 하나이다. 약물동력학 및 약물역학관계의 모델은 소량-다량의 복용량 시나리오에서의 틈새를 이어줄 수 있는 정보를 제공한다. 두 번째 문제점은 실험동물이 화합물의 MTD에 전 생활사에 걸쳐 노출되는 실험조건에서 볼 때 전 생활사보다는 짧게 노출되는 사람의 대부분의 경우를 추론하는데 쓸 수 있는가 하는 것이다. 최근에, 암 위험 평가의 생물수학적 모델이 이러한 모델을 종양의 발병의 생물학적인 성격에 더욱 가까이 연관지으려는 의도 하에 이용되었다. 이러한 생물학에 근거한 모델은 종양 발달의 다단계적인 성격을 다소 잘 재현해내는데 그러한 성격에는 정상세포가 "중간 단계의" 혹은 "개시된" 세포로 바뀌어 가는 속도, 또한 중간단계의 세포가 종양 세포로 전환되는 속도 등이 포함된다. 이러한 속도들은 다단계 발암형성에서 개시 및 진행의 속도를 모델화하고, 촉진 단계는 중간단계 세포군의 팽창을 나타낸다.

실제적, 잠재적 발암 환경 위험요소의 통제에서의 이해관계의 고려

우리는 주변 환경이 있는 실질적이고 잠재적인 발암제를 결정하는 방법들과 그러한 작용제가 인간 집단에 미치는 위험도를 평가하는 방법을 간단히 살펴보았다. 이와 동일하게 중요히 고려해야 할 점은 우리 환경에 산재한 위험요소를 통제함에 있어 이해 분석, 비용-유효성, 그리고 위험-비용 분석 등과 같이 다소 정의되지 않은 개념들이다. 이러한 개념들은 안전하고 가장 가능하지 않으며 가장 실용적인 기술 등과 같이 전통적인 통제용어들과 관련이 있다.

위험 대(對) 이득을 정량화하고 그 성격을 정의하려는 시도가 계속되어 왔다. 이것을 하기 위한 한 가지 방법은 사회와 건강의 일반적인 측면에 대한 위험에 반하여 환경과 건강에 대한 위험을 고려하는 것이다. 만약 위험요소의 조절에 얼마의 부가비용을 들여 환경적 요소에 대한 직접적 노출을 감소한다면, 제품가격의 증가, 용역의 이용가능한 정도, 개인의 자유, 고용 등등의 의미에서 사회에 새로운 위험을 창출해 낼 것임은 명백하다. 환경과 건강에 대한 위험을 조절하는 데 있어, 사회와 개인이 얻는 이득이 위험을 사실상 0에 가깝게 감소시키는 중 발생하는 금융적인 비용 등등으로 인해 감소하는 시점이 있게 마련이다. 그러나 *"필수 위험"*이라는 개념은, 특히 직업적, 산업적 위험요소와 관련하여, 우리의 환경에서 사회에 중요한 위험요소들을 똑같이 유용하지만 덜 위험하거나 위험하지 않은 성분으로 대체함으로써 위험요소를 제거하기 위해 우리의 노력이 필요하다는 점을 역설하고 있다. 만약 이것이 수행되지 않고 필수위험이 존재한다면, 이런 고려사항은 이득에 대하여 균형을 맞추어야 한다.

참고문헌

Macros JC, Argus MF, Woo YT (eds): *Chemical Induction of Cancer*. Basel: Birkhauser, 1995.

Gold LS, Slone TH, Ames BN: What do animal cancer tests tell us about human cancer risk? Overview of analyses of the carcinogenic potency database. *Drug Metab Rev* 30: 359-404, 1998.

Gold LS, Zeiger E (eds): *Handbool of Carcinogenic Potency and Genotoxicity Databases.* Boca Raton, FL: CRC Press, 1997.

Hanahan D, Weinberg RA: The hallmarks of cancer. *Cell* 100: 57-70, 2000.

Jacobs MN (ed): *Exercise, Calories, Fat, and Cancer.* New York: Pleum Press, 1992.

Mendelsohn J: *The Molecular Basis of Cancer*. Pholadelphia: Saunders, 2001.

Rosenberg MP: Gene knockout and transgenic technologies in risk assessment: The next generation. *Mol Carcinog* 20: 262-274, 1997.

Warshawsky D, Landolph JR (eds): *Molecular Carcinogenesis*. Boca Raton. FL: CRC Press, 2002.

제9장 유전독성학

R. Julian Preston and George R. Hoffmann

CHAPTER 9

요 점

- 유전독성학은 화학적 및 물리적 요인들이 유전물질(DNA) 및 살아있는 세포의 유전적 과정에 미치는 영향을 평가한다.
- *발암유전자*는 정상적인 세포의 암세포로의 전환을 촉진하는 유전자이다.
- 유전독성학 평가는 위험요소의 동정을 위해 돌연변이원을 검증하며 용량-반응의 상관관계와 돌연변이의 메커니즘의 특성을 밝혀낸다.
- 유전독성학을 위한 단기 평가의 넓은 범위에서 많은 돌연변이원을 동정하며 돌연변이원과 암 유발물질 간의 관계를 다룬다.

유전독성학은 작용제가 살아있는 세포와 유기체의 DNA 및 유전적 과정에 미치는 영향을 평가한다. 이 장은 화학물질 또는 방사능에 노출되어 유도된 세포 변화의 정성적, 정량적인 평가, 이러한 세포 변화의 근본적인 분자 기전, 그리고 어떻게 그러한 정보가 위험 평가에 포함되는지를 설명한다.

유전적 변형이 건강에 미치는 영향

체세포

*발암유전자*는 정상적인 세포가 암세포로 전환되는 것을 촉진하는 유전자이다. 이것은 정상적인 세포의 성장과 발달에 관여하는 원(原)종양 형성 유전자(proto-oncogene)가 유전적으로 변형될 때에 기인한다. 원종양 형성 유전자의 돌연변이적 변형은 이것의 생장 촉진 활동이 과도하게 발현되게 할 수 있다. 반면에, 정상적으로 활동할 때 세포 증식을 억제하는 종양억제유전자를 불활성화시키는 돌연변이의 경우, 세포가 더 이상 위와 같은 억제를 받지 않도록 한다.

발암유전자의 활동은 하나의 활성을 띤 발암유전자가 그것의 정상적인 대립유전자가 같은 세포 내에 존재함에도 불구하고 발현된다는 점에서 유전적으로 우성이다. 원종양 형성 유전자ㄹ를 활성화시키는 염색체 변형 중에서 특히 전위가 우세하다. 전위는 원종양 형성 유전자를 더 활성이 큰 프로모터를 가진 새로운 염색체 자리, 즉 유전자의 발현이 증가되는 자리에 이동시킴으로써 이를 활성화시킬 수 있다.

발암유전자와는 달리, 종양 억제 유전자로부터 기인하는 암 유발 유전자는 이형접합체로 있을 때 발현이 되지 않는다는 점에서 전형적으로 열성이다. 17번 염색체에 있는 종양억제유전자 *p53* 내의 유전자 돌연변이는 여러 인체 암에서 발생하며 *p53* 돌연변이의 분자적 특징화는 인체 암과 돌연변이원 노출을 연관 짓는 데에 기여하였다.

유전자 돌연변이, 염색체 이상(형태적인 비정상), 그리고 이수성(염색체 수의 비정상)은 암의 발생에 모두 밀접하게 결부되어 있다. 많은 돌연변이원과 clastogen은 개시제로 발암형성에 기여한다. 그러나 돌연변이원, clastogen, 및 aneugen은 또한 다수의 유전자 변형에도 기여할 수 있다.

생식세포

유전자 돌연변이와 건강이 연관되어 있음은 단순한 멘델의 법칙에 따라 유전되는 염기쌍 치환 또는 작은 결실로 인한 많은 질환으로부터 자명하다. 많은 유전적 질환(예) 낭포성 섬유증, 페닐케톤 요증, 테이삭 병(Tay-Sachs disease)은 열성 돌연변이의 발현에서 비롯된다. 이러한 돌연변이는 일반적으로 선대에서 유전되고 한 개인이 부모 양쪽으로부터 돌연변이 유전자를 물려받았을 때 발현된다.

유전자 돌연변이는 멘델의 유전법칙에 따르는 질환을 일으키는 것 외에도 심장 질환, 고혈압, 및 당뇨와 같이 복잡한 병인을 가지는 질병의 유전적 구성요소로 작용함으로써 인체 질병에 의심의 여지없이 기여한다. 정제된 세포유전학 방법의 사용으로 뚜렷한 영향을 나타내지 않는 염색체 구조상의 사소한 변이들이 발견되었다. 그럼에도 불구하고 다른 염색체 이상은 태아의 사망 또는 심각한 비정상을 유발한다. 이수성(하나 이상의 염색체의 획득 또는 손실) 또한 태아의 사망에 기여하며 다운 증후군과 같은 질환을 일으킨다. 염색체 이상의 영향의 대부분은 태아기 때에 일어난다. 이러한 이상 중에 이수성은 제일 흔하며 그 다음으로 흔한 것이 배수성이다. 구조적 이상은 전체에서 약 5 %를 차지한다. 대부분의 신생아에게서 발견되는 염색체 이상은 부모의 생식세포에서 새로이 발생한 것이다.

발암 및 유전독성 위해성 평가

발암 위해성 평가

암의 위험 평가는 화학물에 의한 종양 유도에 대해 다른 종 및 아집단이 가지는 민감성의 조사, 그리고 돌연변이와 화학물의 용량-반응 곡선의 정립과 연관이 있다.

유전독성 위해성 평가

유전적 위험을 조사하기 위해서 설치류의 생식세포 및 체세포에서 얻은 정보로부터 도출한 추론모델을 이용하여 인체 생식세포 내의 유전적 변형의 빈도수가 추정된다. 유전적 위험의 완전한 추정을 위해서는 자손에게 전달된 유전적 변형의 빈도의 추정 값을 알아내는 것이 필수이다(그림 9-1).

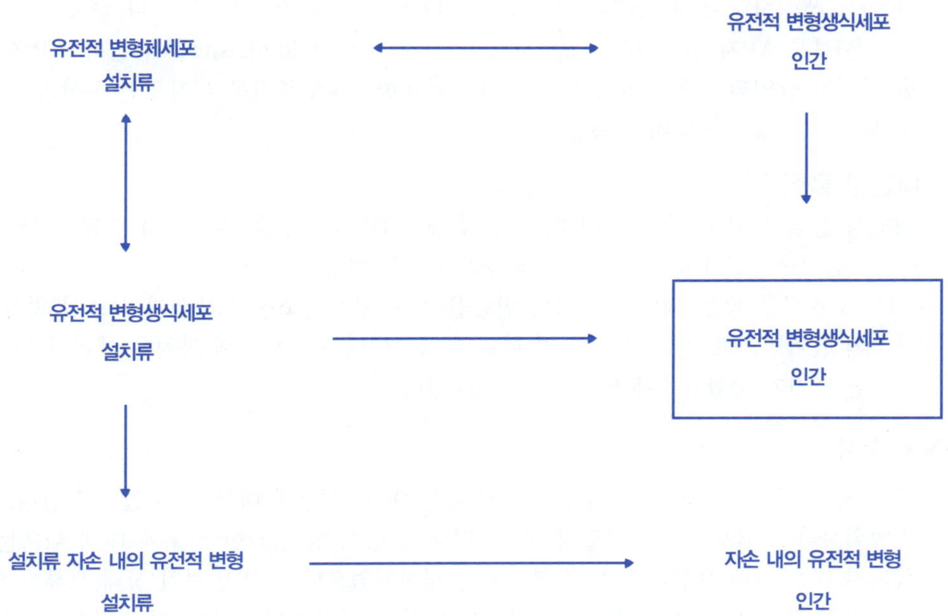

[그림 9-1] ***유전독성 위해성을 위한 평행사변형 접근법.*** 설치류 체세포와 생식세포 및 인체 체세포와 생식세포 내의 유전적 변형에서 얻은 정보는 인체 생식세포 내의 같은 유전적 변형의 빈도수를 추정하기 위해 사용된다. 최종단계는 자손에게 전달되는 유전적 변형의 빈도수를 추정하는 것이다.

유전적 변형 유도의 기전

DNA 손상

DNA 손상의 종류는 DNA 골격 내의 단일 또는 이중 가닥 절단으로부터 DNA 두 염기 사이 및 DNA 염기와 단백질 사이의 교차결합, 또한 DNA 염기에 대한 화학물의 첨가(부가물)에 이른다 (그림 9-2).

이온화 방사선

이온화 방사는 DNA 단일 그리고 이중 가닥 절단 및 광범위한 염기의 손상을 일으킨다. 이렇게 다른 항목의 DNA 손상의 상대적 비율은 방사선의 종류에 따라 달라진다.

자외선

자외선은 비이온화 방사로 두 개의 주된 병변, 즉 싸이클로부탄 피리미딘 이합체와 6,4-광생성물(photoproduct)을 발생시킨다. 이들 병변은 화학적, 면역학적인 방법에 의해 정량화될 수 있다.

화학물질

화학물질은 부가물로서 직접적으로 또는 염기 쌍 사이에 삽입됨으로써 간접적으로 염기의 변형을 일으킬 수 있다. 많은 전자친화적인 화학물질들은 DNA와 반응하여 공유 결합 첨가생성물(부가물)을 생성한다. 또한 염기의 알킬화는 염기의 결실로 이어질 수 있다. DNA로부터의 염기의 결실은 보통 AP자리라 칭하는 apurinic site 또는 apyrimidinic site를 남긴다. AP 자리로 부정확한 염기가 삽입되면 돌연변이가 일어난다. 거대한 DNA 부가물은 자외선 손상과 유사한 방식으로 세포에 의해 인식되며 수복된다.

내인성 물질

내인성 물질은 하루 한 세포에 대해 수백 개의 DNA 손상을 일으키며 주된 손상은 DNA 염기(예, 8-산화구아닌과 티민 글라이콜)와 AP 자리의 변형이다.

DNA 손상을 낳는 세포의 변화는 반응을 하는 활성산소종의 생성과 시토신 및 S-메틸시토신 각각의 탈아민화로 인한 우라실 및 티민의 생성이다. DNA 복제 과정은 에러가 나기 쉬우며 부적합한 염기가 중합효소에 의해 첨가될 수 있다.

DNA 수복

두 가지 과정이 세포가 자신이 받는 광범위한 DNA 손상에 대처할 수 있도록 한다. 만약 손상이 광범위하다면 세포는 세포자멸사 할 수 있다. 손상이 덜 심각한 경우에 대해 세포는 DNA를 손상되지 않은 상태(오류가 없는 수복), 또는 개선되었으나 역시 변형된 상태(오류가 있는 수복)로 되돌릴 수 있는 여러 수복과정을 발달시켜 왔다. 대부분의 수복 과정이 기반을 두는 기초적인 원리는 손상의 인식, 손상의 제거(가닥 절단 또는 피리미딘 이합체의 분열은 예외이다), 수복 DNA 합성, 그리고 연결이다.

염기 절제(excision) 수복

DNA 염기의 손상이 수복되는 주요 경로는 손상된 염기의 제거를 수반한다. 그 결과 생기는 틈은 DNA 중합효소에 의해 채워질 수 있으며 이후에 부모 DNA에 연결되는 과정이 잇따른다. 산화적인 손상은 원래 존재하고 있었던 것이거나 유도된 것이든지 간에 염기 절제 수복에 있어 중요한 기질이다.

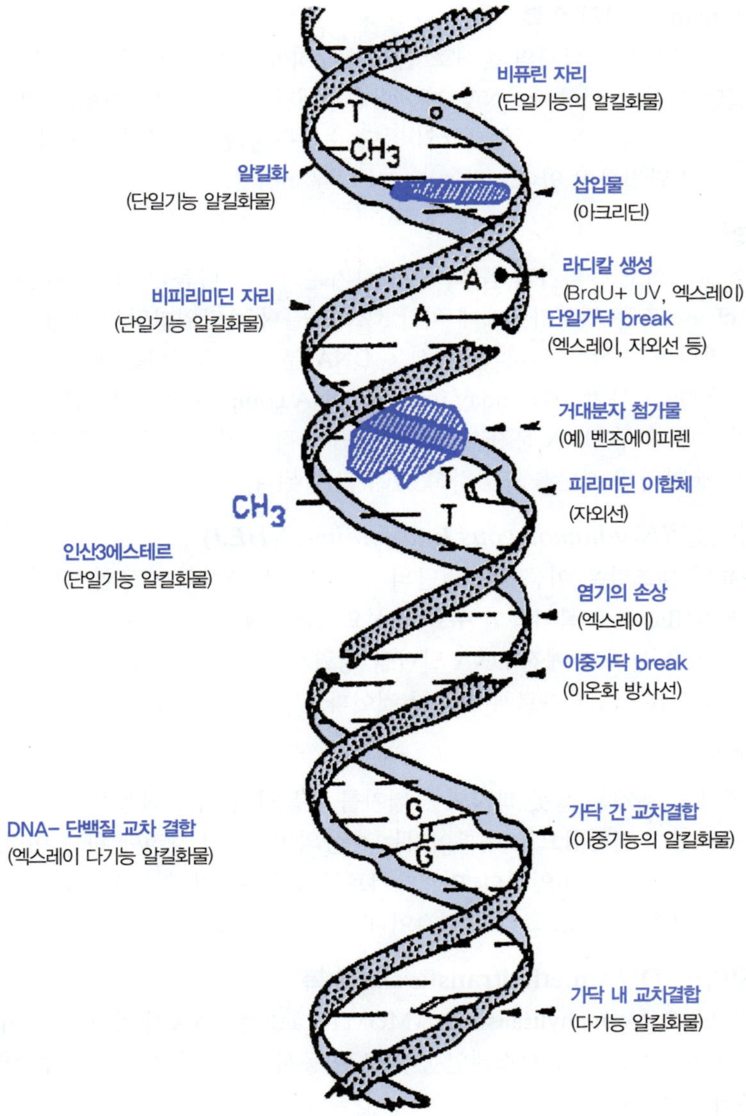

[그림 9-2] *물리적, 화학적 작용제에 의해 유도된 DNA 손상의 범위*

뉴클레오티드 절제 수복

뉴클레오티드 절제 수복(nucleotide excision repair, NER) 체계는 세포가 DNA로부터 거대한 병변을 제거할 수 있도록 한다. NER은 손상의 인식, 절개, 절제, 수복 합성 및 연결을 통해 손상을 포함하는 올리고뉴클레오티드를 DNA로부터 제거한다(그림 8-1 참조). 활발히 전사하는 유전자, 특히 전사가 진행되는 가닥에서의 DNA 손상은 나머지 유전체에서의 DNA 손상보다 선호적으로 따라서 더욱 빠른 속도로 수복된다. 그러므로 세포는 전사 과정의 완전함을 보전한다.

이중-가닥(strand) 절단 수복

세포의 생존은 부서진 염색체의 존재로 인해 심각하게 위협 받게 된다. 수복가 이루어지지 않은 이중가닥 절단은 하나 이상의 DNA 수복 반응체계가 세포주기의 진행을 억제하거나 아폽토시스를 유도하도록 한다. DNA 이중가닥의 절단 수복를 위한 두 가지 일반적인 경로로는 상동 재조합과 비상동 말단접합이 있다.

상동 재조합

이중가닥 절단(그리고 단일가닥 틈)의 수복는 기본적으로 다음의 기초단계를 따른다. 최초의 단계는 exonuclease 또는 헬리카아제에 의한 3′ 으로 끝나는 단일가닥의 생성이다. 가닥의 침입, 즉 단일가닥의 말단이 손상을 입지 않은 상동 DNA 분자를 침입하는 과정 및 DNA 합성을 통해 Holliday 접합 DNA 복합체(Holliday junction DNA complex)라고 불리는 것이 생성된다. 이 접합체의 분열을 통해 두 DNA 분자가 생성되며(구조적 교차를 가질 수도 가지지 않을 수도 있다) 이들 모두 이제 가닥의 절단을 포함하고 있지 않게 된다.

비상동 말단접합(Nonhomologous End-joining, NHEJ)

이 같은 종류의 재조합은 이중가닥 절단의 생성, DNA 조각의 재조합, 그리고 차후의 재연결을 필요로 한다. NHEJ 수복 복합체의 주요 구성요소는 DNA 의존적 단백질 카이네이즈(DNA-PK)이다. 이 단백질은 아마도 깨진 DNA 말단을 정렬시켜 이것의 연결을 촉진하거나 다른 수복 단백질을 불러 모으는 신호분자로서 기능할 것이다.

미스매치 수복

DNA는 미스매치 체계는 잘못 짝지어진 염기를 수복하기 위해 작동한다. 주요 단계는 미스매치에 특정한 단백질이 결합함으로 이루어지는 손상의 인식, 이 자리에 하나 이상의 단백질의 첨가의 결과로 일어나는 결합의 안정화, 미스매치로부터 원거리에 있는 DNA의 절단, 미스매치를 지나서 일어나는 절제, 재합성, 그리고 연결이다.

O^6 -메틸구아닌-DNA methyltransferase 수복

O^6 -메틸구아닌-DNA methyltransferase(MGMT) 효소는 DNA 내의 O^6 -메틸구아닌으로부터 메틸기를 떼어내어 MGMT의 시스테인 잔기로 이동시킴으로써 세포를 단순 알킬화물의 유독한 영향으로부터 보호한다.

유전자 돌연변이의 형성

체세포

유전자 돌연변이는 한 개의 유전자에 제한된 작은 DNA 서열의 변화로 여겨지는데 치환, 작은 첨가, 그리고 작은 결실이 그것이다. 염기의 치환은 적합한 뉴클레오티드가 부적합한 뉴클레오티드로 대체되는 것을 말한다. 이것은 더 나아가 퓨린에서 퓨린으로 또는 피리미딘에서 피리미딘으로 대체되는 염기전이와 퓨린에서 피리미딘, 또는 그 반대로의 대체를 가리키는 염기전환으로 세부 분류될 수 있다. 프레임시프트 돌연변이는 단백질을 암호화하는 부분에 하나 또는 몇 개의 염기쌍(3의 배수는 제외한다)이 첨가되거나 결실되는 것이다.

자발적인 돌연변이(background)로 불리는 것의 대다수는 변형된 주형의 *복제*에 기인한다. 이와 같은 DNA 변형은 산화적 손상의 결과이거나 CpG 자리의 5-메틸 시토신이 티민으로 탈아민화되어 발생하는 G:C → A:T 염기전이의 결과이다.

대부분의 화학물 및 비이온화 방사에 의해 발생하는 유전자 돌연변이는 염기의 치환, 프레임시프트, 그리고 작은 결실이다. 이들 돌연변이 중에 매우 높은 비율이 손상된 주형을 이용한 DNA *복제* 오류에 의해 일어난다. 상대적인 돌연변이 빈도는 수복와 복제 간의 경쟁의 결과이다. 즉, 주어진 양의 유도된 DNA 손상에 대해 복제 이전에 더 많은 수복가 일어날수록 돌연변이의 빈도가 더욱 낮다는 말이다. 이 경쟁의 중요한 조절자는 세포 주기 검문유전자(예, *p53*)인데 그 이유는 만약 세포가 G_1 / S checkpoint에서 S주기로 들어가는 것이 확인된다면 세포가 자신의 DNA의 복제를 시작하기 전에 더 많은 수복가 일어날 수 있기 때문이다.

생식세포

생식세포 내에서의 유전자 돌연변이의 생성 기전은 기본적으로 체세포 내의 그것과 같다. 이온화 방사는 DNA 수복 오류를 통해 주로 결실을 생성한다. 이에 반해, 화학물의 대다수는 DNA 복제 오류를 통해 염기의 치환, 프레임시프트, 그리고 작은 결실을 유도한다.

생식세포 내의 화학물질에 의해 유도된 유전자 돌연변이를 평가하는 데 있어 중요한 고려사항은 노출과 DNA 복제 시기 사이의 관계이다(즉, 만약 손상이 있다면 그것이 복제 이전에 수복될 수 있는가의 문제이다). 정조 줄기세포가 분열할 때마다 이것은 분화하는 정원세포와 줄기세포를 만들어낸다. 이 줄기세포는 만성적인 노출로부터 유전적 손상을 축적할 수 있다.

난형성에서 일차 난모세포는 출생 이전에 진행을 멈추고 접합체 때까지의 더 이상의 S 주기는 없다. 이 이유 때문에 난모세포는 대부분의 화학물에 의한 유전자 돌연변이의 유도에 대해 저항력이 있다.

염색체 변형의 형성

체세포

구조적 염색체 이상

염색분체 교환(즉, 한 개의 염색체를 이루는 염색분체 간의 상호교환)과 유전자 돌연변이는 흔하게 일어난다. 특히, 손상된 DNA는 염색체 이상을 일으키는 기질로서 작용한다. 이온화 방사에 노출 후 염색체 이상의 형성을 일으키는 DNA 수복오류는 이중 가닥의 잘못된 연결, 또는 손상된 염기를 절제 수복하는 동시에 수복되는 부위 간의 상호작용에 기인한다. 잘못된 수복의 대체적인 결과는 수복 시의 부적합한 염색체 조각끼리의 재연결로 인해 염색체 내 또는 염색체들 사이에 염색체 교환이 일어난다는 점이다. 이중 가닥 절단을 재연결시키는 데에 혹은 다른 종류의 DNA 손상을 수복하는 데에 실패하는 경우 최종적인 결실로 이어진다.

세포분열 후기 또는 말기에 중심에서 벗어난 염색체 조각을 딸세포의 핵에 포함시키지 못하거나 후기에 전체 염색체를 세포극으로 분리시키는 일에 실패할 경우 세포질 내에 소핵이 형성된다. 손상된 주형에서의 DNA 복제 오류는 다양한 염색체 변형을 초래할 수 있다. 이 변형의 대다수는 결실 또는 각각의 염색분체의 교환과 관련된 것이나 어떤 경우 두 개의 염색분체 모두가 관련될 수 있다.

숫자상의 염색체 변화

숫자상의 변화(예, 일염색체, 삼염색체 및 배수성 변화)는 체세포분열의 조절 과정에서 가능한 여러 결함으로부터 비롯되는 염색체 분리 오류에서 기인한다. 다양한 세포 구성요소의 이상으로 인해 염색분체를 각각의 딸세포로 분리시키는 일 또는 염색체를 각각의 극으로 분리시키는 일이 실패할 수 있다.

염색분체 교환

염색분체 교환(Sister Chromatid Exchange : 약자로 SCE)은 S주기에 발생하며 복제 과정의 오류의 결과로서 추정된다.

생식세포

생식세포 내 염색체 변형의 형성은 체세포 내의 그것과 기본적으로 같다. 즉, 이것은 이온화 방사와 G_1, G_2 처리를 위한 방사선 유사 화학물에 대한 잘못된 수복, 그리고 모든 방사와 S 주기에 존재하는 DNA 손상을 유발하는 화학물에 대한 복제 오류를 통해 일어난다.

생식세포 내에서 형성되는 이상의 종류는 체세포 내의 그것과 같다. 감수분열 시의 염색체의 특정한 분리는 처리 받은 부모의 자손 내의 이상, 그 중에서도 특히 상호 전위를 회복하는 확률에 영향을 준다.

유전독성을 평가하는 방법

평가 방법

유전독성 평가는 화학물질의 독성학적 평가에 있어 다음의 두 개의 상호 연관된 동시에 각기 다른 목적을 위한 것이다.

(1) 위험요소 확인의 목적을 위한 돌연변이원의 동정

(2) 용량-반응 관계와 돌연변이 유발 기전의 특성을 밝힘

표 9-1은 유전독성학 문헌에서 접하게 되는 많은 평가방식들을 나열해 놓았다.

표 9-1 유전독성 평가의 개요

평가
I. DNA 손상 및 수복 평가
A. 직접적인 DNA 손상검사
DNA 가닥의 손상에 대한 알칼리 용출 검사
DNA 가닥 손상에 대한 comet 검사
DNA 내의 화학부가물에 대한 평가
B. 박테리아를 이용한 DNA 손상검사
수복장애가 있는 strain과 wild-type strain의 생존력 시험
E.coli 내의 DNA 손상에 의한 SOS 체계의 유도
C. 포오류 세포를 이용한 DNA 손상 수복능력 검사
랫드 간세포 내의 unscheduled DNA 합성(unscheduled DNA synthesis)
생체내 설치류 간세포의 unscheduled DNA 합성
II. 원핵생물 유전자 돌연변이 검사
A. 박테리아 역돌연변이 검사
Salmonella / 포유 미세소체 검사(Ames 검사)
E.coli WP2 트립토판 복귀 검사
Salmonella 에 특정한 염기-쌍 치환 검사(Ames-II 검사)
*E.coli lacZ*에 특정한 복귀 검사
B. 박테리아 forward 돌연변이 검사
E.coli lacI 검사
Salmonella 의 아라비노즈에 대한 저항력
III. 비포유류 진핵생물 내의 검사
A. 균류의 유전자 돌연변이에 대한 검사
Neurospora 또는 효모내 영양요구주의 복귀
Red 아데닌 돌연변이 내의 전진돌연변이 및 결실
B. 균류의 이수성 검사
효모 내 체세포분열 염색체의 결실 및 획득의 유전적 감지
효모 또는 *Neurospora* 내의 감수분열 시 염색체 불분리현상
C. 균류의 유도된 재조합 검사
효모 내의 체세포분열 시 교차와 유전자 역위 검사
D. 식물 검사
묘목 내 엽록소 또는 화분의 waxy에 영향을 주는 유전자 돌연변이
Tradescantia 수술의 털색깔 돌연변이
체세포분열 또는 감수분열 세포 내의 염색체 이상 또는 소핵
염색 또는 세포유전학으로 탐지되는 이수성
E. 초파리 검사
생식세포 내의 성연관 열성치사(sex-linked recessive lethal, 줄여서 SLRL) 검사
유전되는 전위 검사
이수성에 대한 성염색체 결실 검사
눈 또는 날개 내 체세포분열 시 재조합의 유도
IV. 포유류 유전자 돌연변이 검사
A. 전진 돌연변이에 대한 시험관 내 검사
마우스 림프종 또는 인체세포 내의 TK 돌연변이
Chinese 햄스터 또는 인체세포 내의 HPRT 돌연변이
Chinese 햄스터 AS52 세포 내의 XPRT 돌연변이

(continued)

표 9-1 유전독성 평가의 개요

평가
B. 체세포 내 유전자 돌연변이에 대한 생체 내 검사
마우스 spot 검사(체세포 특정 유전자 자리 검사)
설치류 림프구 내의 HPRT 돌연변이(6 -티오구아닌 저항성)
C. 형질변환 검사
마우스와 랫드 내의 박테리아 *lacI* 유전자 내의 유전자 돌연변이
마우스 내의 박테리아 *lacZ* 유전자 내의 유전자 돌연변이
lacI 또는 *lacZ* 형질전환 마우스 내 파지 cII 유전자 내의 유전자 돌연변이
V. 포유류 세포유전학적 검사
A. 염색체 이상
배양된 Chinese 햄스터 또는 인체세포 내의 중기 검사
설치류 골수 또는 림프구의 생체 내 중기 검사
B. 소핵 시험
인체 림프구 내의 세포질 분열을 막는 소핵 검사
포유류 세포라인 내의 소핵 검사
적혈구 내의 생체내 소핵 검사
C. 자매 염색분체 교환 시험
인체세포 또는 Chinese 햄스터 세포 내의 SCE
설치류 조직, 특히 골수 내의 SCE
D. 체세포분열 세포 내의 이수성
방추사 및 염색체의 염색에 의해 보이는 체세포분열의 교란
염색체 수 측정에 의해 감지되는 과다배수
온전한 세포질을 가진 세포 내의 염색체 획득 또는 결실
중심체 표지를 하는 소핵 검사
마우스 골수의 생체내 과다배수 세포
중심체 표지를 하는 마우스 골수의 소핵 검사
VI. 생식세포 돌연변이생성
A. DNA 손상의 측정
돌연변이원 부가물에 기초한 분자 복약량 측정법
설치류 생식세포 내의 UDS
설치류 검사 내 DNA 가닥 절단에 대한 알칼리 elution 검사
B. 유전자 돌연변이
유전자 돌연변이와 결실에 대한 마우스 특정 유전자 자리 검사
마우스 전기영동 특정 유전자 자리 검사
마우스 골격이상 또는 백내장을 일으키는 우성 돌연변이
C. 염색체 이상
난세포, 정조세포, 또는 정세포 내의 세포유전학적 검사
마우스 정세포 내의 소핵
마우스 유전적 전위 검사
D. 우성치사 돌연변이
마우스 또는 랫드 우성치사 검사
E. 이수성
상동염색체의 불분리로 야기되는 이수성에 대한 세포유전학적 검사
상동염색체의 불분리 또는 손상에 대한 성염색체 결실 검사
정세포 내의 중심체가 표지된 소핵 검사

유전자 돌연변이를 위한 어떤 평가는 전진 돌연변이를 측정하는 반면 다른 평가는 reversion을 측정한다. 전진 돌연변이는 wild-type 유전자 내의 유전자 변형이며 유전자 기능의 변형 또는 손실로 인한 표현형의 변화로 감지될 수 있다. 이와 대조적으로, 복귀돌연변이 또는 복귀는 돌연변이에서의 유전자 기능을 수복시키는 돌연변이이며 따라서 wild-type 표현형으로의 전환을 불러일으킨다. 가장 단순한 유전자 돌연변이 평가는 돌연변이를 측정하기 위해 선별 테크닉에 의존한다. 돌연변이가 일어난 세포 혹은 유기체만이 생장할 수 있는 실험적 조건을 부여함으로써 선별 테크닉은 돌연변이를 겪지 않은 많은 세포들 중에 돌연변이를 일으킨 희귀한 세포의 동정을 매우 촉진한다.

온전한 동물 내의 돌연변이 생성을 연구하는 데에는 더욱 복잡한 평가가 필요한데 이 평가는 며칠 내에 수행되는 저렴한 단기 검사에서부터 포유류 생식세포 내의 돌연변이를 위한 복잡한 평가에까지 이른다. 전형적으로, 인간 위험에 대해 관련도가 증가할수록 더욱 정교하고 값비싼 검사가 수반되는 경향이 있다.

그 자체로는 돌연변이나 암을 유발하지 않는 많은 화합물들은 포유류의 대사에 의해 돌연변이원 또는 발암물질로 활성화될 수 있다. 이와 같은 화합물들은 전돌연변이원(promutagen)과 전발암물질이라 부른다. 미생물 및 세포 배양 검사에서 가장 보편적으로 이용되는 대사 활성화 체계는 랫드의 간 균질액에서 얻어낸 S9층(post-mitochondria supernatant)와 적합한 완충제 및 공동인자로 이루어진다. 표 9-1에 나열된 대개의 단기 평가방식은 전돌연변이원의 감지를 위해 외부로부터의 대사 활성화를 필요로 한다. 그 예외로는 온전한 포유류 내의 평가를 들 수 있다.

그 유용함에도 불구하고 시험관 내 대사 활성화 체계는 포유류의 대사를 완벽히 모방해 낼 수 없다. 외부의 화학물을 활성화 또는 불활성화하는 반응은 조직마다 차이가 있으며 장에 서식하는 보통 flora의 유기체들은 온전한 포유류 내의 대사에 기여할 수 있다.

DNA 손상과 수복 평가

어떤 평가는 DNA 손상의 돌연변이적인 결과보다 DNA 손상 자체를 측정한다. 이 같은 방식은 측정을 화학적 부가물 또는 DNA 상의 가닥의 절단과 같은 척도를 써서 직접적으로 하거나, 생물학적 수복 과정의 측정을 통해 간접적으로 할 수도 있다. DNA 내의 부가물은 ^{32}P-postlabeling, 특정 부가물에 대한 항체를 이용하는 면역학적 방법, 그리고 형광물질의 경우 형광측정법에 의해 감지될 수 있다.

DNA 손상을 빠르게 측정하는 방법은 comet assay이다. 이 평가에서는 세포가 슬라이드 위의 아가로즈 속으로 포함되고, 용해되어 DNA를 내보낸 후 그 DNA가 전기영동을 거치게 된다. DNA는 관찰과 이미지 분석을 위해 형광염료로 염색된다. 깨진 DNA 절편은 더 큰 DNA 조각보다 빠르게 이동하기 때문에 DNA가 전반적으로 손상을 입었을 때 조각들의 번진 흔적("comet")이 관찰된다. DNA의 손상 정도는 comet 꼬리의 길이 및 다른 특성으로부터 추정될 수 있다.

DNA 수복의 발생은 DNA 손상의 즉각적인 측정 척도로 쓰여질 수 있다. 포유류 세포 내의가장 흔한 수복 평가는 예정 외 DNA 합성(unscheduled DNA synthesis. 줄여서 UDS) 평가인데 이것은 절제 수복의 측정이다. UDS의 발생은 DNA가 손상되었음을 가리킨다.

원핵세포 내의 유전자 돌연변이

미생물 내의 돌연변이를 측정하는 가장 흔한 방법은 한 종의 wild-type과 다른 특정한 영양 요구성을 보이는 균주 내의 복귀를 선별하는 것이다. 이러한 균주는 영양요구체라 부른다. Ames 검사에서는 검사대상인 화학물의 존재 또는 부재 하에 원래 히스티딘 요구성 균주로부터 발생하는 히스티딘-독립성 박테리아의 빈도가 측정된다. 영양 요구성(영양분 결함의) 박테리아는 위의 검사대상 화학물로 처리된 후 히스티딘이 결핍된 배지에 평판배양된다. 만약 군체(colony)가 생존한다면 이것은 군체가 외부의 히스티딘이 없이도 생존을 가능케 하는 복귀돌연변이를 반드시 가지고 있음을 뜻한다.

Salmonella 균주 내의 히스티딘 돌연변이와 *Escherichia coli* 내의 *lacZ* 돌연변이의 특정한 복귀 평가의 발달로 인해 특정한 염기쌍 치환의 동정이 더욱 간단해졌다.

포유류 외 진핵세포 내의 유전자 돌연변이

초파리 *Drosophila*는 성연관 열성치사(sex-linked recessive lethal. 줄여서 SLRL) 검사 때문에 유전자 연구에 있어 중요한 위치를 차지해왔다. 이 검사는 특정하게 계획된 교배로 탄생한 자손 내의 wild-type 수컷의 존재 여부를 선별함으로써 X 염색체 상의 600에서 800개의 다른 유전자 자리에서 일어나는 열성치사 돌연변이의 측정을 허용한다. 처리된 수컷으로부터 나온 자손 내의 자발적 SLRL 빈도가 통계학상으로 유효한 증가를 보일 경우, 이 결과는 돌연변이 생성을 가리킨다. SLRL 검사로 미생물 및 세포 배양 체계에서는 없는 생식세포 내의 돌연변이 생성에 대한 정보를 얻을 수 있다.

식물 내의 유전학적 · 세포유전학적 평가는 돌연변이의 in situ 모니터링과 농작물에 의한 전돌연변이원의 대사를 조사하는 일과 같은 특별한 경우에 계속해서 사용되고 있다.

In situ 모니터링에서 실험자는 관심의 대상인 환경에서 자란 유기체 내의 돌연변이 생성 영향의 증거를 찾아내려 한다.

포유류 외 진핵세포 내의 평가는 유도된 유전자 재조합의 연구에 있어 계속해서 그 중요성을 잃지 않고 있다. 효모 내의 유전자재조합원성 효과는 오랫동안 유전적 손상의 일반적인 척도로 이용되어왔다. 재조합유발원(recombinagen)를 측정하는 최선의 특성 평가는 효모 *Sacharomyces cerevisiae* 내의 체세포분열 시의 교차 및 유전자 역돌연변이를 측정하는 것이다.

포유류 내의 유전자 돌연변이

시험관 내의 유전자 돌연변이

배양된 포유류 세포 내의 돌연변이유발성 평가는 속도와 가격의 면에서 미생물 평가와 같은 장점을 다소 지니며 이 둘은 비슷한 접근방식을 따른다. 포유류 세포 내의 유전자 돌연변이에 대해 가장 널리 사용되는 평가는 유독물질에 대해 저항성을 부여하는 전진 돌연변이를 측정한다.

생체 내의 유전자 돌연변이

생체 내 평가는 온전한 동물을 처리한 후 적합한 조직 내의 유전자적 영향을 분석하는 것과 관련이 있다. 돌연변이는 체세포 혹은 생식세포 중 어느 곳에서나 측정될 수 있다.

Mouse spot 검사는 전통적인 체세포 내의 유전자 돌연변이를 측정하는 유전자 평가이다. 털색깔 유전자에 대해 이형접합인 마우스에서 관찰되는 변형된 표현형의 얼룩은 변형된 부위의 선조 세포 내에 돌연변이가 일어났음을 가리킨다.

돌연변이 평가는 또한 돌연변이 생성의 기전에 대한 정보를 제공한다. 염기 치환과 큼 결실은 염기 치환이 blot에서 탐지되기에는 포착하기 어렵다는 점에서 목표 유전자에 대한 탐침의 사용과 Southern Blotting을 통해 구분될 수 있다. 유전자 돌연변이는 유전자형질변형 설치류 및 내인적 포유류 유전자 내의 DNA 서열 분석에 의해 분자 수준에서 특성이 밝혀졌다.

형질전환동물을 이용한 평가

형질전환동물은 외부에서 주입한 유전자가 생식세포계를 통해 전달되어 동물이 외부 DNA 서열을 포함하게 하는 DNA 기술의 산물이다. 따라서 외부 DNA는 동물의 모든 체세포 내에서 나타난다. *E.coli*로부터 나온 *lacZ* 유전자를 가지는 마우스는 *lacI* 또는 *lacZ*를 돌연변이 생성의 목표로서 이용한다. 형질전환동물의 돌연변이 생성 처리 후에 *lac* 유전자는 동물로부터 회수되고 λ 파지에 포장이 되어 돌연변이 분석을 위해 *E.coli*에 전달이 된다. 돌연변이 플라크는 표현형에 따라 동정이 되며 돌연변이 빈도는 처리된 동물의 다른 조직에 따라 계산될 수 있다.

포유류 세포유전학적 평가

염색체 이상

DNA 서열분석을 동반하지 않는 유전자 평가는 실험자가 어떤 표현형을 관찰 후 유전자에 대한 결론을 내리게 된다는 점에서 간접적이다. 반면에 세포유전학적 평가는 관심대상의 효과를 직접 관찰하기 위해 현미경을 사용한다. 전통적인 세포유전학에서 세포분열 중기 분석이 염색체 이상을 탐지하는데 이용된다. 세포는 세포 주기 중 취약한 주기(전형적으로 S기를 말함)에 처리되어야 하며 이상은 처리 후 첫 번째 세포분열기에 분석되어야 한다. 염색체 이상의 예는 그림 9-3에 나타나 있다.

작은 샘플 내의 음성의 결과는 애매모호하며 확정적이지 않기 때문에 충분한 수의 세포를 분석해야 하는 것은 필수적이다. 결과는 한 세포당 전체 이상에 대해서만이 아니라 특정한 종류의 이상에 대해서도 기록되어야 한다.

세포배양에서 염색체 이상의 유도에 대한 결과를 해석함에 있어 의심스러운 양성의 결과가 높은 세포독성 용량 세포에 대한 유독한 양의 처리, 높은 삼투압, 그리고 극단적인 pH에서 발견되어 왔다. 과도한 용량이 인위적인 양성의 반응을 이끌어 낼 수 있으나, 충분히 많은 양을 검사하는 데 실패하는 것 또한 검사의 유용성을 약화시킬 수 있다. 따라서 검사는 중간 정도의 용량에서 실행되어야 하며 다소의 세포독성이 관찰되는 용량까지 늘어나야 한다.

염색체 이상의 측정을 위한 생체 내 평가는 온전한 동물을 처리한 후 이에서 세포를 얻어 세포유전학적 분석을 하는 일을 필요로 한다. 생체 내 평가의 주요 장점은 이것이 포유류의 대사, DNA 수복, 그리고 약물역학을 포함한다는 것이다. 목표물은 골수와 같이 분석을 위해 다수의 분열하는 세포를 쉽게 얻을 수 있는 조직이다.

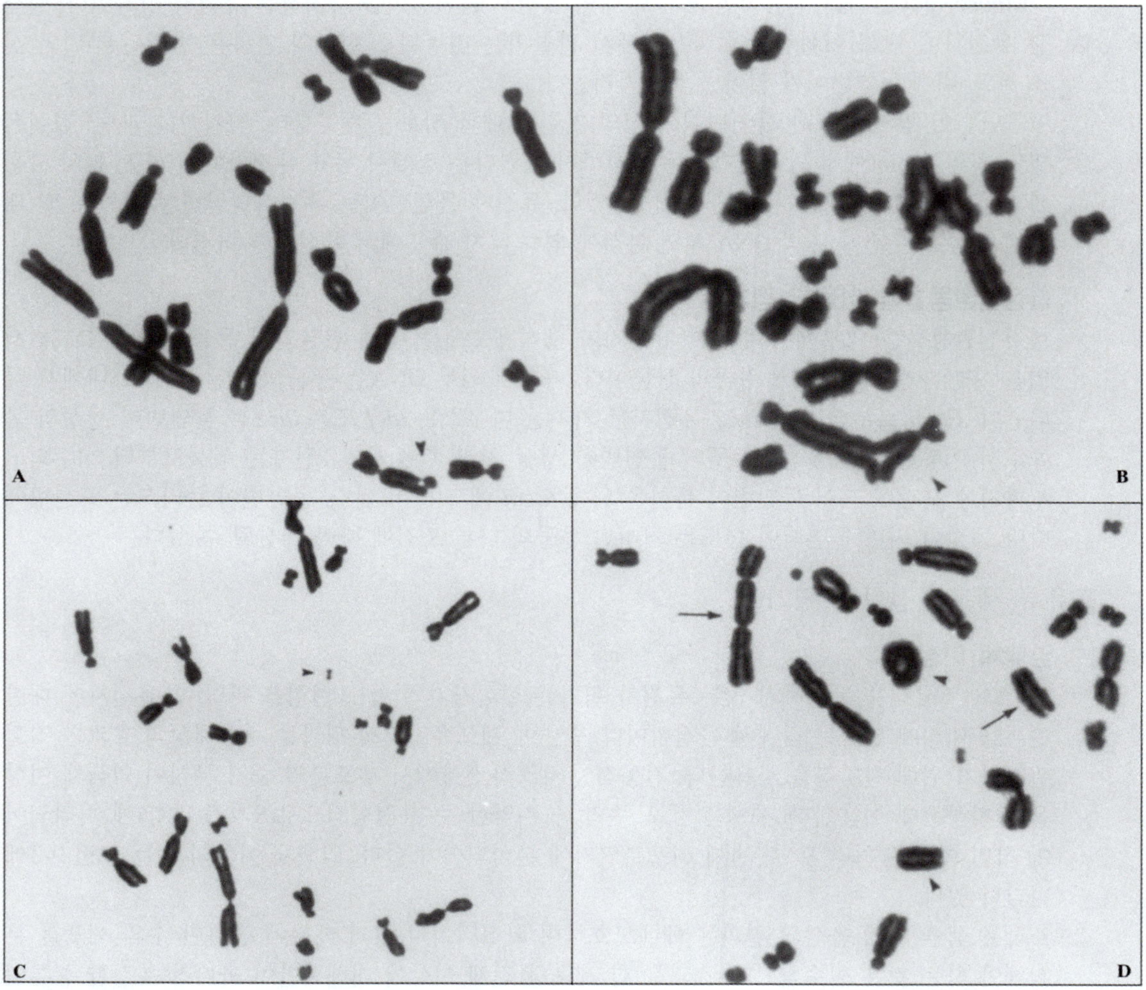

[그림 9-3] 엑스레이에 의해 유도된 Chinese 햄스터 난소세포(Chinese Hamster ovary, 줄여서 CHO)내의 염색체 이상. *A.*염색분체의 결실(a chromatid deletion)(➤) *B.*Triradial이라 불리는 염색분체 교환(chromatid exchange called a triradial)(➤) *C.*염색체 손상에서 기인한 작은 간질 결실(➤) *D.*하나 이상의 이상(aberration)이 있는 중기; 중심환 + 무중심절 조각 손상(➤)와 쌍중심절 + 무중심절조각(→)

Fluorescent in situ hybridization(FISH)에 의한 중기 세포 평가에서는 핵산 탐침이 염색체 DNA 내의 상보적인 서열과 하이브리디이즈(hybridize)한다. 탐침은 형광 염료로 표지 되어있어 이것이 결합하는 염색체상의 위치는 형광현미경 하에서 볼 수 있다. 종종 탐침은 전체 염색체를 둘러싸기 위해 이용되곤 하는데 이를 "염색체 도포"(chromosome painting)이라 부른다.

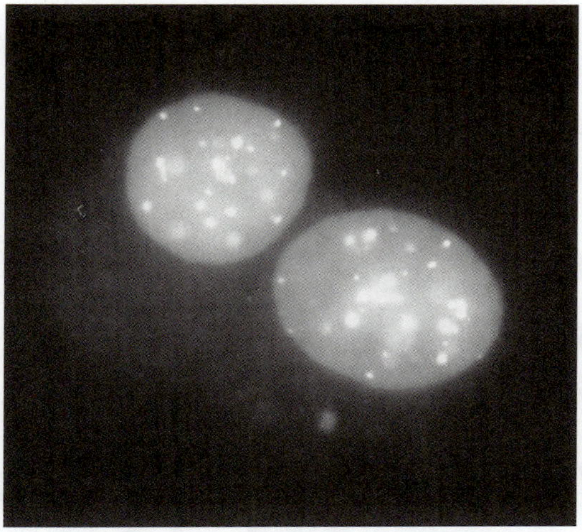

[그림 9-4] *인체 림프구 내의 소핵.*
Cytochalasin B 방법을 써서 세포질 분열을 억제해 binucleate 핵이 형성되었다. 소핵은 acentric 염색체 조각 또는 전체 염색체가 세포분열 후 딸세포의 핵에 포함되는 데 실패하는 데에서 기인했다 (그림 출처 : James Allen, Jill Barnes, & Barbara Collins).

염색체도포는 세포유전학적 평가를 촉진하는데 그 이유는 염색체 이상이 도포된 중기 세포(metaphase)내의 많은 형광 부위에 의해 쉽게 탐지되기 때문이다. FISH는 band가 되지 않은 염색체를 이용한 전통적인 중기 분석에서는 잘 발견되지 않는 전위 및 삽입과 같은 안정적인 이상을 기록할 수 있게 한다.

소핵 시험

소핵은 세포분열에서 딸핵으로 포함되지 않은 염색체 절편 또는 어떤 경우 염색체 전체를 나타내는 염색질을 포함하는 물질이다. 소핵은 보통 중심에서 떨어진 염색체 조각을 의미하며 이것은 흔히 염색체 손상의 간단한 지표로 이용된다. 그림 9-4는 이핵(binucleate)의 인체 림프구 내의 소핵 사진이다.

자매 염색분체 교환

자매 염색분체 교환(SCE), 즉 한 염색체 내 두 개의 염색분체 간에 상호 조각이 교환되는 현상은 염색분체의 이중염색을 통해 세포학적으로 볼 수 있다(그림 9-5). SCE 평가는 돌연변이원의 영향의 척도라기보다는 돌연변이원 노출의 일반적인 지표라 할 수 있다.

이수성

이수성의 평가는 염색체 숫자 측정, 동원체를 포함하는 소핵의 탐지, 그리고 방추사와 염색체가 격차를 두고 염색된 세포 내의 비정상적인 방추사 또는 방추사-염색체 결합의 관찰을 포함한다.

소핵 내의 염색체의 방추사 부착 부위, 즉 동원체의 존재는 소핵이 한 염색체 전체를 포함하고 있는지를 가리킨다. 따라서 이수성은 형광표지를 지닌 항 동원체 항체 또는 중심체(centromere)에 특정한 DNA 에 대한 탐침을 이용한 FISH에 의해 발견될 수 있다. 따라서 이수성 및 염색체 이상유발 작용에 기인하는 소핵의 빈도는 동원체의 유무에 따라 소핵을 배역시킴으로써 동시에 결정될 수 있다.

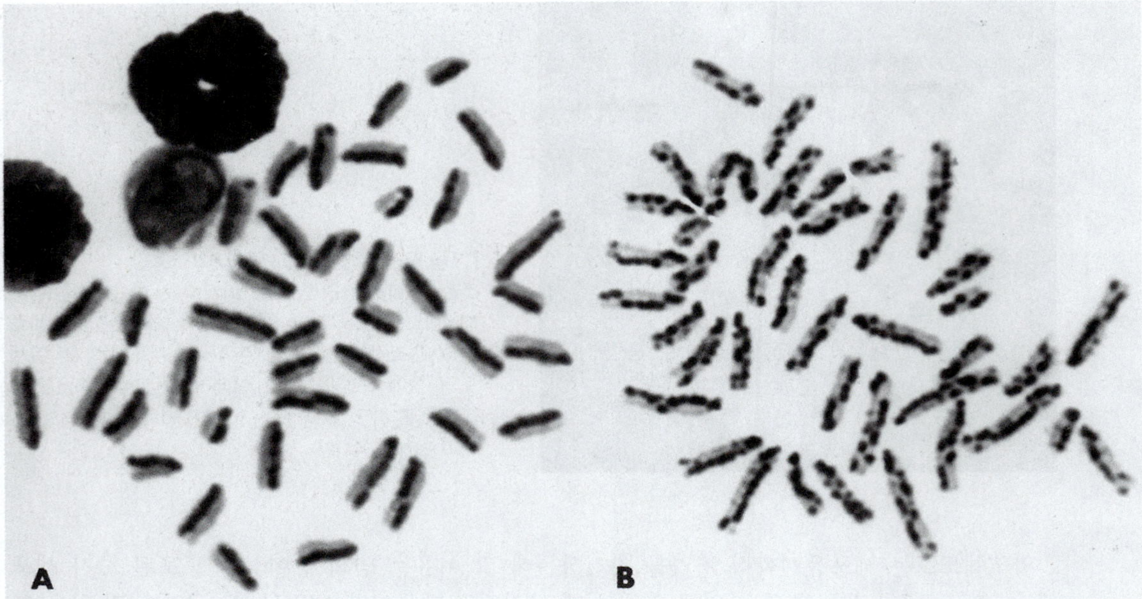

[그림 9-5] ***인체 림프구 내의 자매 염색분체 교환(SCE).*** *A.*처리되지 않은 세포내의 SCE *B.*에틸 carbamate에 노출된 세포 내의 SCE. 처리 후에 SCE의 큰 증가가 일어난다(그림 출처: James Allen & Barbara Collins).

생식세포 돌연변이 생성

유전자 돌연변이

포유류 생식 세포 평가는 인체 생식세포에 대한 위험평가에 있어 최고의 기반을 제공한다. 포유류 평가는 다른 생식세포 단계에서의 돌연변이 생성의 측정을 가능하게 한다. 정자형성의 후기는 종종 돌연변이 발생에 민감한 것으로 발견되나 정모세포, 정세포 및 정자는 일시적이다. 줄기세포, 정원세포 및 휴지기의 난모세포 내의 돌연변이 생성은 유전자 위험 평가에서 특별한 관심의 대상인데 그것은 이들 단계가 생식사에 걸쳐 지속적이기 때문이다.

염색체 변형

생식세포 내의 염색체 변형의 유도에 대한 지식은 미래 세대의 위험을 평가하는 데 있어 중요하다. 생식세포 소핵 시험이 개발되었는데 여기에서는 감수분열 시에 유도된 염색체 손상이 설치류 정자를 관찰함으로써 측정된다. 포유류 세포에서 기인하는 이수성은 과다배수(hyperploidy)를 위한 염색체 숫자 측정을 통해 세포학적으로, 또는 마우스 성염색체 결실 검사를 통해 유전학적으로 탐지될 수 있다.

세포학적인 관찰 외에도 염색체 이상의 간접적인 증거는 마우스의 유전가능한 전위 평가에서 얻어졌는데 이 평가는 처리된 수컷의 자손 내의 감소된 생식력을 측정한다. 이 같은 염색체 재배치의 추정적인 증거는 세포유전학적 분석을 통해 확인될 수 있다.

우성치사 돌연변이

마우스 또는 랫드 우성치사 평가는 포유류 생식세포 내 유전적 손상의 유도에 대한 포괄적인 정보를 제공한다. 흔히, 수컷은 급성 또는 아만성적으로 대상 약물로 처리된 후 교미한 적이 없는 암컷(처녀)과 교미된다. 암컷은 임신 중 죽인 후에 부검을 하여 염색체 이상에 의한 것이라 추정되는 배의 사망을 특성화하고 정량화 할 수 있도록 한다.

검사 방법의 발전

돌연변이가 인체 건강에 미치는 역효과 "주로 암 발생과 생식세포 내에서 유전되는(transmissible) 손상의 유도"에 대한 우려가 환경 내 돌연변이원을 동정하도록 촉진하였다. 가장 눈에 띄는 유전독성학 평가의 사용은 돌연변이원을 밝혀내기 위한 화학물의 스크리닝이지만, 이러한 평가는 위험요소의 평가에 기여하는 돌연변이 생성 기전과 용량-반응에 대한 정보를 얻기 위해 사용되기도 한다. 순수한 화학물을 검사하는 것 외에도 환경 샘플 또한 검사되는데 이것은 다수의 돌연변이원이 복잡한 혼합물 내에 존재하기 때문이다.

어떤 화학물이 돌연변이원이라는 첫 번째 지표는 그 화학물의 화학적 구조에 내재한다. 분자 내의 잠재적인 전자친화적 자리는 가능한 돌연변이 생성력과 발암력에 대해 경보로 작용한다. 그 이유는 그 같은 자리들이 DNA의 핵친화 자리에 대한 반응성을 부여하기 때문이다.

화학물의 유전독성의 평가는 잘 특성화된 유전자 평가로부터 나온 정보를 필요로 한다.

특이성은 평가에서 음성을 보이는 비발암물질의 비율인 반면에 감수성은 평가에서 양성을 보이는 발암물질의 비율을 가리킨다. 감수성과 특이성은 모두 평가의 예측의 신빙성에 기여한다.

평가를 선택하는 데 있어 일련의 상보적인 평가들을 모으는 데 노력하기는 것보다는 역학적인 고려사항들을 강조하는 것이 더욱 현명하다. 이러한 접근은 유전자 돌연변이에 대한 평가(예) Ames 검사) 및 유전독성의 평가에 중추적인 포유류 내 염색체이상 유발성영향에 대한 평가가 민감하게 반응할 수 있도록 한다. 유전자 돌연변이를 넘어서 실험자는 시험관 내 또는 생체 내 포유류 세포유전학적 평가를 통해 염색체 수준에서의 손상을 판단해야 한다. 다른 평가들은 화학적 돌연변이 생성에 대한 포괄적인 데이터베이스(*Drosophila* SLRL), 독특한 유전적 결과(즉, 이수성, 체세포분열 재조합), 다양한 유기체와 조직에 대한 적용가능성(즉, comet assay와 같은 DNA 손상 평가), 또는 유전 위험의 평가에 있어 특별한 중요성(즉, 생식세포 평가)을 제공한다.

인체 모니터링

발암 위험 평가를 고려 시 역학 정보를 제외하고 가장 빈번히 사용되는 인체 정보는 인구집단 내의 유전독성 평가로부터 얻어낸 것들이다. 가장 빈번히 수행되는 연구는 말단 림프구 내의 염색체 이상, 소핵, 그리고 염색분체 교환에 관한 것이다.

각각의 연구 집단은 교란인자가 불필요한 영향을 갖지 못하도록 충분히 커야 한다. 어떤 특징들이 노출된 집단과 그렇지 않은 집단 사이에 맞춰져야 한다. 이 특징들은 연령, 성별, 흡연 상태, 그리고 일반적인 식성을 포함한다. 20 이상의 개인으로 이루어진 연구 집단이 정확한 일치에 대한 합리적인 대용으로 쓰일 수 있는데 이것은 앞서 언급되었듯이 큰 집단 내에서는 교란인자가 염색체 변형 또는 돌연변이 빈도에 대해 그 영향력이 작기 때문이다. 어떠한 경우에 있어 노출된 집단과 동시대내 대조군뿐만 아니라 역사적인 대조군과 비교하는 것이 정보를 얻는데 유용할 수 있다.

상호 전위는 세포세대간에 유전이 가능하며 그 빈도는 노출시간에 걸친 축적을 나타내는 것일 수 있다. 이것의 중요성은 생체 내에서 노출된 말단 림프구에서 관찰되나 시험관 내 배양 후에 평가되는 안정한 염색체 이상이 생체 내의 조혈줄기세포 또는 말단 림프구 집단 내 다른 전구세포에서 생성된다는 점이다.

유전독성학에 대한 새로운 접근방식

유전독성학의 분야가 분자의 시대로 나아감에 따라 기초적인 세포 내 과정과 어떻게 이 과정에 혼란이 일어날 수 있는가에 대한 우리의 이해는 괄목할 만한 발전을 이루었다. DNA, RNA 및 단백질을 조작하고 특성화하는 능력은 이러한 지식의 발전에 기초가 되어 왔다. 그러나 정교한 분자생물학의 발달은 그 자체만으로 유전독성학의 사용과 위험 평가를 위한 그것의 응용의 발전을 의미하지 않는다. 수행해야 하는 연구의 종류에 대한 지식과 어떻게 정보를 해석해야 하는지를 아는 것이 근본적인 과제로 남아있다. 유전독성학은 같은 질문을 다루는 데 있어 더욱더 정교한 기술을 사용하는 것을 지양해야 하며 결국에 앞서 저질렀던 것과 같은 오류를 다시 범하지 않도록 조심해야 한다.

세포유전학의 발전

전통적인 Giemsa와 같은 DNA 염료를 사용한 염색체 염색방식과 염색체 밴드화의 과정은 상당한 시간의 소비와 높은 전문성을 필요로 한다. 염색체 밴드화는 상호 전위와 역위와 같은 유전가능한 이상의 평가가 상당히 정확하게 이루어지도록 한다. 안정된 염색체이상은 부모 세포로부터 딸세포로 유전이 되며 염색체 노출의 영향을 드러낸다. 더욱 즉각적으로 분석되나 세포치사적인 유전 불가능한 이상들(예를 들어 2동원체염색체와 결실)은 단지 최근의 노출을 나타내며 이것 역시 노출 직후 첫 번째 세포분열 시 분석이 가능하다.

특정 염색체, 특정 유전자, 그리고 염색체 이상은 FISH가 개발되어 빠른 시간 안에 검사할 수 있다. 이 기술은 전체 염색체 또는 특정한 유전체 부위로부터 DNA를 증폭시킨 후 이렇게 증폭된 DNA를 중기 또는 간기의 핵에 하이브리드화를 하는 것에 의존한다. 하이브리드화의 부위는 증폭 시 형광표지 된 염기를 삽입하는 방식에 의해 확인될 수 있다. 형광물질로 표지된 hyb-하이브리드된 부위는 형광현미경에 의해 감지된다. 종양의 변형 또한 전체 유전체 수준에서 탐지될 수 있다. 비교 유전체 하이브리드화(comparative genomic hybridization, 줄여서 CGH)은 종양 내에 존재하는 염색체 변형의 정확하고 민감한 평가를 가능케 했다. CGH 방식은 생체칩을 이용하여 자동화 선별 접근의 용도에 맞추어 수정되고 있다.

이용 가능한 FISH 방식의 종류는 의심의 여지없이 세포유전학적 분석이 진행해야 할 방향을 제시한다. 축적된 정보의 종류는 어떻게 종양이 발전하는지에 대한 우리의 이해에 영향을 미칠 것이다. 암의 근사적인 표지로서의 특정 염색체 변형의 용량-반응 성격에 대한 정보는 종양의 발생이 평가되는 경계 이하의 낮은 노출의 영향을 신빙성 있게 설명함으로써 암 위험 평가 과정을 강화시킬 수 있다. 위에서 설명한 종류의 세포유전학적 정보는 또한 실험실의 동물로부터 얻어낸 정보에서 인체에 대한 예측을 발전시킬 수 있다.

돌연변이 및 유전자 발현의 분자 분석

분자생물학적 기술과 함께 DNA 서열 수준에서의 돌연변이의 정확한 기초가 성립될 수 있다. 검사 DNA를 일련의 올리고뉴클레오티드에 hybridize시킴으로써 특정한 유전적 변형 또는 이것의 만들어내는 세포 내 결과들이 신속하고 자동적으로 결정될 수 있다. cDNA microarray 기술을 이용한 최근의 발전은 일시에 수백 또는 수천 개에 달하는 유전자의 발현의 변화를 측정 가능케 하였다. mRNA 수준에서의 발현의 정도는 분리된 cDNA가 특정하게 격자에 배열된 알려진 유전자의 올리고 뉴클레오티드 절편 또는 발현된 서열 태그(expressed sequence tags. 줄여서 ESTs)에 hybridize되는 양으로써 측정된다. 이 기술은 정상 세포의 유전자 발현 패턴과 관련해서 세포가 화학적 또는 물리적 요인에 노출되었을 때에 보이는 반응을 정립하는 데 유망할 것이다.

결론

유전독성학은 이온화 방사와 화학물들이 식물, 곤충, 및 포유류 세포 내에서 돌연변이와 염색체 변형을 유도할 수 있다는 사실을 증명하기 위한 기초연구로서 출발했다. 유전독성학을 위한 광범위의 단기 평가방식의 발달은 다수의 돌연변이원을 동정하였고 돌연변이원과 암을 유발하는 요인, 즉 발암물질 간의 관계를 다루었다. 이 같은 평가가 완벽히 예측하는 데에 필연적으로 실패함으로써 비유전독성학적인 발암물질이 동정되기도 하였다. 유전독성학은 암이 많은 경우 돌연변이를 필요로 하는 다단계에 걸친 유전병이라는 지식을 이용하기 시작하였다. 종양 형성에 관여하는 염색체 변형의 동정은 FISH를 이용하면서 매우 촉진되었다. 배경 돌연변이와 유도된 돌연변이는 어떤 경우, DNA 서열 수준의 돌연변이 분석을 이용하여 구분 가능하다. 돌연변이 생성에 관련되는 주요 세포 내 과정들이 밝혀졌는데 이것에는 다단계에 걸친 DNA 수복 과정, 세포 주기 조절, 그리고 세포주기가 DNA와 특정 세포구조가 적합할 때까지 진행되지 못하도록 확인하는 checkpoint의 역할 등이 포함된다. 최근의 유전독성학의 발달은 기본적인 세포 내 과정과 유전물질의 통일성과 그 기능에 영향을 줄 수 있는 변형에 대한 우리의 이해를 향상시켰다. 포유류 생식세포 내의 돌연변이를 감지하고 분석할 수 있는 능력은 계속해서 발전하고 있으며 인구집단 내의 돌연변이 생성이 가지는 장기적인 결과에 대해 더욱 잘 이해할 수 있도록 기여할 것이다.

참고문헌

Benhamou S, Sarasin A: Variability in nucleotide excision repair and cancer risk: A review. *Mutat Res* 462: 149-158, 2000.

Choy WN: *Genetic Toxicology and Cancer Risk Assessment*. New York: Marcel Dekker, 2001.

Friedberg EC, Walker GC, Siede W: *DNA Repair and Mutagenesis*. Washington, DC: ASM Press, 1995.

Hanahan D, Weinberg RA: The hallmarks of cancer. *Cell* 100:57-70, 2000.

Harrington CA, Rosenow C, Retief J: Monitoring gene expression using DNA microarrays. *Curr Opin Microbiol* 3:285-291, 2000.

Li AP, Heflich RH (eds); *Genetic Toxicology: A Treatise*. Boca Raton, FL: CRC Press, 1991.

McCullough AK, Dodson ML, Lloyd RS: Initiation of base excision repair: Glycosylase mechanisms and structures. *Annu Rev Biochem* 68:255-285, 1999.

McGregor DB, Rice JM, Venitt S (eds): *The Use of Short- and Medium-Term Tests for Carcinogens and Data on Genetic Effects in Carcinogenic Hazard Evaluation*. IARC Sci. Pub. No. 146. Lyon, France: IARC, 1999.

Phillips DH, Farmer PB, Beland FA, et al: Methods of DNA adduct determination and their application to testing compounds for genetoxicity. *Environ Mol Mutagen* 35:222-233, 2000.

Tice RR, Agurell E, Anderson D, et al: Single cell gel/comet assay: Guidelines for in vitro and in vivo genetic toxicology testing. *Environ Mol Mutagen* 35:206-221, 2000.

제10장 발생독성학

John M. Rogers and Robert J. Kavlock

CHAPTER 10

요 점

- 발생독성학은 비정상적 약물역학, 기전, 병리 및 발생을 일으키는 물질 또는 조건에 대해 노출된 후의 결과에 대한 연구를 망라한다.
- 발생독성학은 기형발생학, 즉 구조적 출생 장애의 연구를 포함한다.
- *배우자형성*은 반수체의 생식세포, 즉 난자와 정자를 형성하는 과정이다.
- *기관 형성*은 대부분의 신체구조가 성립되는 기간이다. 이 기간은 기형에 특히 취약한 시기로서 인체의 경우 임신 3주째에서 8주째까지 달한다.

발생독성학은 생식세포의 형성에 비정상적인 진행을 일으키는 물질 또는 조건에 노출된 후의 생물학적 결과를 설명한다.

문제의 범위 : 사람에서의 대표적 사례

일반적 집단 내에서 성공적인 임신의 결과는 놀랍게도 낮은 빈도로 일어난다. 그 반대의 경우를 추정해보면 착상 후 유산이 그 중 31%이고 주요 출생 기형이 출생 시 2~3%이며 더 많은 증상들이 진단되면서 만 1세에는 6~7%로 증가한다. 사소한 출생기형은 14%, 저체중 출산 1.4%, 그리고 비정상적 신경 기능이 16~17%에 달한다. 따라서 전체 인류 임신에 대해 절반에도 못 미치는 비율만이 완벽히 정상이고 건강한 유아의 출생에 다다를 수 있다. 수백 개의 화학물들은 기형발생물질이다. 이들 중 대부분은 밝혀지지 않은 기전에 의해 출생기형을 발생시킨다. 표 10-1은 인체 내 태아의 발생을 변형시킨다고 알려진 화학물질, 화학종, 그리고 조건들을 열거한다.

탈리도마이드

1960년, 서독에서 희귀한 사지의 기형인 무지증(사지의 결함) 또는 다양한 정도의 단지증(사지의 긴 뼈의 축소)을 가지고 태어난 신생아들이 급증하였다. 선천적 심장병, 안구 · 장 · 신장의 이상, 그리고 외이 및 내이의 기형 또한 나타났다. 원인요소로 밝혀진 탈리도마이드는 수면제로서 그리고 임산부의 구역질과 구토증을 경감시키기 위해 전세계적으로 사용되었다. 이것은 치료용의 노출수준에서는 성인이나 동물 내에서 눈에 띄는 독성 또는 중독성을 보이지 않았다.

이 재앙의 결과로, 통제기관에서는 약물이 임신의 결과에 미치는 영향을 평가하는 규정을 만들었다.

다이에틸스틸베스트롤

다이에틸스틸베스트롤(Diethylstilbestrol; DES)은 1940년대에서 1970년대까지 미국에서 치명적인 유산을 방지하기 위해 널리 사용된 합성된 비스테로이드성 에스트로겐이다. 임신 18주 전에 임산부가 DES를 사용하면 자손에게 생식관의 이상을 유도할 수 있다. 이것은 질 및 경상부의 암이 아닌 변형의 전체 발생률이 최고 약 75%까지 달한다는 사실에서도 뒷받침된다. 임신기간 중 노출되어 태어난 남자 자손의 경우, 사정액의 감소 및 정액의 질의 저하와 함께 생식관 이상이 높은 비율로 관찰되었다. 태아기의 DES 노출의 잠재적이면서 파괴적인 것을 알게 됨으로써 태아기의 잠재적인 부작용의 범위가 넓다는 것을 인식하였다.

에탄올

에탄올의 발생에 미치는 독성은 성서에 나오는 시대(사사기)에까지 거슬러 올라갈 수 있으나, 1971년도에 태아 알코올 증후군(fetal alcohol syndrome. 줄여서 FAS)이 알려지고 난 이후에야 알코올이 발생에 미치는 독성을 분명히 인식하게 되었다. FAS는 두개(頭蓋) 및 안면의 기형(dysmorphism), 태아기 및 생후 성장의 지연, psychomotor와 지능의 더딘 발생, 그리고 다른 불특정한 크고 작은 비정상을 포함한다.

완전한 FAS를 일으키는 수준에 못 미치는 소량의 에탄올에 태아가 노출되는 경우에는 FAS의 각각의 구성요소 또는 신경학적 · 행동학적 이상의 가벼운 형태를 포함하여 다양한 범위의 결과가 나타난다. 이들과 같이 태아기의 알코올에 대한 노출의 독성의 좀 더 약한 발현은 태아기 알

표 10-1 인체 발생 독소

방사능	**약물/화학물**
치료용	안드로겐 계 화학물
Radioiodine	안지오텐신 전환효소 억제제
방사능 낙진	캡토프릴, 에나라프릴(enalapril)
	항생제
	테트라싸이클린
감염	항암제(anticancer drugs)
루벨라 바이러스	amniopterin, methylaminopterin
사이토메갈로바이러스(CMV)	cyclophosphamide, busulfan
단순포진 바이러스 I 및 II	항경련약
톡소포자충증(Toxoplasmosis)	diphenylhydantoin, trimethadione, valproic acid
베네수엘라 말뇌염 바이러스	항갑상선제
매독	메티마졸
파보바이러스 B-19(erythema infectiosum)	킬레이트 화합물
베리셀라 바이러스	penicillamine
	Chlorobiphenyl
	담배연기
모체 외상 및 대사 불균형	코카인
알코올 중독	쿠마린 항응혈제(warfarin)
초기의 양수검사	에탄올
장막융모 채취(임신 60일차 이전)	산화 에틸렌
크레틴병, 풍토병	다량의 플루코나졸
당뇨병	디에틸스틸베스트롤
엽산 결핍	요오드
고체온증	리튬
페닐케톤뇨증	금속
류마티스성 질환과 선천성 심장 장애	수은(유기물질), 납
Sjögren's syndrome	양막 내 주입된 메틸렌 블루
Virilizing tumors	misoprostol
	레티노이드
	13-시스-레티노산, etretinate
	탈리도마이드
	톨루엔의 남용

코올 효과(Fetal alcohol effects, 줄여서 FAE)라고 명명되었다. 알코올 섭취는 섭취량과 비례하여 태아의 출생 체중에 영향을 미친다

담배연기

태아기 및 출생 초기에 담배연기나 담배성분에 노출되면 환경요인에 의해 발생되는 대표적인 발생과정의 질환을 일으킬 수 있다. 담배연기에 대한 발생 시의 노출의 결과로는 자연적 낙태, 출산 전후의 사망, 영아 돌연사 증후군(sudden infant death syndrome, 줄여서 SIDS)의 위험의

증가, 학습 · 행동 · 주의 장애의 위험의 증가, 그리고 신생아의 저체중 현상 등이 있다. 담배의 한 구성요소인 니코틴은 실험동물 내에서 잘 알려진 신경 기형발생물질이며 그 자체로 담배와 연관된 다수의 발생과 관련된 부작용을 일으킬 수 있다. 담배연기에 대한 출산 전후의 노출은 폐의 형태형성과 성숙에 영향을 주어 생리기능에 변화를 초래할 수 있다. 환경 내의(수동적 · 간접적) 담배연기는 또한 비흡연자인 임산부에게 상당한 위험을 줄 수 있다.

코카인

코카인은 혈관수축성을 지닌 국소마취제이다. 코카인이 태아에 미치는 영향은 복잡하고 논쟁의 여지가 많다. 이는 코카인을 흡입하는 사람들이 사회 · 경제적 지위, 흡연, 알코올 중독 및 다른 약물들을 동시에 섭취하기 때문에 코카인 중독이 생식 및 발생에 미치는 직접적인 영향을 판단하기가 어렵기 때문이다. 덧붙여서 태아 및 영아에 대해 보고된 바의 영향(신경적 · 행동학적 변화)은 확인하고 정량화하기 어렵다. 그럼에도 불구하고, 확실히 인체 내 코카인의 노출과 연관된 부작용에는 태반박리(abruptio placentae), 조기진통 및 조산, 이상소두증, 전뇌 발달의 이상, 신생아의 저체중 현상, 비정상의 수면 · 경련 · 식욕부진 · 자극감수성 · 간헐적인 발작 등의 증상을 보이는 신생아 신경 증후군, 그리고 영아돌연사증후군(SIDS)이 있다.

레티노이드

비타민 A (레티놀) 노출은 얼굴, 사지, 심장, 중추신경계, 그리고 뼈의 기형을 유발할 수 있다. 자연적 낙태, 최소 한 가지의 주요 기형을 가지고 태어난 영아, 그리고 만 5세에 IQ가 85 이하인 다수의 노출된 어린이들의 사례가 기록되어 왔다.

발생독성학의 원리

1959년도에 Jim Wilson에 의해 제창되었고 표 10-2에 나열된 기형학의 몇몇 기본원리는 오늘날에도 여전히 중요하다.

취약성의 결정적인 시기와 독성의 종말점

발생은 발생의 전체에 걸쳐 유전자의 전사를 조절하는 요소들에 의해 조직되는 다양한 변화들에 의해 특징지어진다. 정상적인 발생을 위해 필요한 세포 내 및 세포간의 신호전달경로는 전사,

표 10-2 Wilson의 기형발생의 일반적 원리

I. 기형발생에 대한 취약성은 태아의 유전형 및 태아가 환경요소와 불리하게 상호작용하는 방식에 달려있다.
II. 기형발생에 대한 취약성은 부작용을 주는 요인에 대한 노출 시기의 발생 단계에 따라 달라진다.
III. 기형발생물질은 일련의 비정상적 발생의 사건(병인)을 개시하기 위해 발달 중의 세포 및 조직에 특이적인 방식(기전)으로 작용한다.
IV. 물질이 발생 중인 조직에 노출되는 정도는 물질의 성상에 따라 다르다.
V. 비정상적 발생의 네 가지 증상은 사망, 기형, 성장 지연 및 기능장애이다.
VI. 비정상적 발생의 증상은 아무 영향을 주지 못하는 수준에서 완전히 치명적인 수준에 이르는 용량의 수준 및 노출 빈도와 비례한다.

해독, 그리고 해독후의 조절에 의존한다. 발생 중에 일어나는 급격한 변화는 배 혹은 태아의 속성을 독성에 대한 목표물로서 변화시킨다. 표 10-3은 인체와 실험동물 내의 주요 발생상의 사건의 시기를 나타낸다.

*배우자형성*은 반수체의 생식세포, 즉 난자와 정자를 형성하는 과정이다. 이들 배우자들은 이배체의 *접합자* 또는 단일세포의 배를 생성하기 위한 *수정*의 과정 중에 융합한다. 배우자형성과 수정은 독성물질에 저항력이 약하다.

수정 후에 배는 나팔관을 따라 이동하며 자궁내벽에 착상한다. *전착상(preimplantation)* 시기에 주로 세포의 크기에는 변화가 없으나 빠른 세포분열(접합자의 난할)을 통해 세포 수의 증가가 일어나며 배는 공동형성(cavitation)을 통해 유체로 채워진 분할강(blastocoele)을 형성한다. 포배(*blastocyst*)라고 명명된 이 단계에 배는 옳바른 배아형성이 진행되도록 형성하도록 예정된 세포와 배외막 및 지지구조를 구성할 다른 세포들을 포함한다.

전착상 시의 독성은 일반적으로 생장에 아무런 영향을 주지 않거나 아주 약간의 영향을 주며(이것은 조절되는 성장 때문이다) 어떠한 경우 사망(압도적인 손상 또는 착상의 실패를 통해서이다)에 이르게 할 수 있다고 여겨진다. 사지와 하체의 모양화가 이 시기에 시작될 수 있다. 전착상기에 일어나는 급속한 세포분열 때문에 만약 DNA의 합성 또는 통일성에 영향을 주거나 미세소관 합성에 영향을 주는 화학물이 이 때 배에 접근할 수 있다면 특히 그 독성이 더욱 심할 것이다.

착상 후에 배는 세 개의 일차적인 배엽, 즉 *외배엽 · 중배엽 · 내배엽*을 형성하는 과정인 배엽형성기(*gastrulation*)을 거친다. 이 시기는 기관형성의 서두이기 때문에 배엽형성기는 상당히 기형발생에 저항력이 약하다.

표 10-3 포유류의 주요발생 시기

	랫	토끼	원숭이	인간
배반포의 생성	3–5	2.6–6	4–9	4–6
착상	5–6	6	9	6–7
기관형성	6–17	6–18	20–45	21–56
원시선	9	6.5	18–20	16–18
신경판	9.5	–	19–21	18–20
첫 번째 체절	10	–	–	20–21
첫 번째 인두굽이(branchial arch)	10	–	–	20
첫 번째 심박동	10.2	–	–	22
10개의 체절	10–11	9	23–24	25–26
팔싹(upper limb buds)	10.5	10.5	25–26	29–30
다리싹(lower limb buds)	11.2	11	26–27	31–32
고환의 분화	14.5	20	–	43
심장의 격벽	15.5	–	–	46–47
구개의 폐쇄	16–17	19–20	45–47	56–58
수컷 내의 요도고랑(urethral groove)의 폐쇄	–	–	–	90
임신 기간	21–22	31–34	166	267

주: 발생나이는 임신 후의 일(日) 수이다.

외배엽 내 신경판의 형성은 *기관형성기*의 시작을 알리는 데 이 시기에는 대부분의 신체구조의 기본이 확립된다. 이 기간은 기형에 대해 특히 영향 받기 쉬운 시기이며 사람의 경우 임신 3주차에서 8주차까지 계속된다. 기관형성의 급속한 변화는 세포증식, 세포 이동, 세포 간 상호작용, 그리고 형태형성 조직의 재배열(remodeling)을 필요로 한다. 기관형성기 내에도 각각의 형성되는 구조에 대해 최고조의 민감도를 보이는 기간이 있다. 각 기형의 최고로 발생하는 시기는 영향을 받은 구조의 주요 발생상의 사건의 시기와 일치한다.

기관형성기의 끝은 *태아기*의 시작을 알리는데 태아기란 조직의 분화, 생장, 그리고 생리학적 성숙에 의해 일차적으로 특징지어진다. 기관들은 아직 완전히 발생하지 않았으나 모두 존재하며 전체적으로 인식할 수 있는 형태를 갖춘다.

태아기 중의 노출은 생장 및 기능적인 성숙에 영향을 주기 가장 쉽다. 중추신경계와 생식기관의 기능의 이상은 가능한 부작용 중의 일부인데 이들은 행동 · 정신 · 운동 상의 결함 및 생식력의 감소 등을 포함한다.

용량-반응 패턴과 한계치의 개념

발생독성학 연구에서 출생의 순간에 관찰되는 태아기의 주요 영향은 배의 사망, 기형, 그리고 성장 지연이다. 어떤 요인의 경우 이러한 결과는 점점 증가되는 독성에 따른 연속적인 변화로 볼 수 있다. 즉, 소량의 요인은 성장지연을 일으키며 요인의 증가는 기형 후 사망을 일으킨다는 의미이다.

용량-반응 관계에 있어 또 하나의 주요 요소는 약한 노출 수준에서의 용량-반응 곡선의 형태이다. 포유류 배아는 높은 복원적 성장 잠재력, 세포 항상성 기전, 그리고 모체의 대사방어기작을 가지고 있으므로 포유류의 발생 독성은 일반적으로 한계치 현상(threshold phenomenon)으로 간주되어 왔다. 이러한 한계치의 의미는 모체의 용량의 한계치가 존재하여 그 이하에서는 특정 복구 또는 방어 체계가 노출에 대항할 수 있기 때문에 부작용이 발현되지 않는다는 것을 의미한다.

발생 독성의 기전과 병인

여기에서 사용하는 *기전*이란 용어는 비정상적인 발달에 이르는 과정이 개시되는 세포수준의 사건들을 의미한다. *병인(pathogenesis)*은 궁극적으로 비정상상태에서 나타나는 세포 · 조직 및 기관 수준의 병리적 결과를 포함한다. 기형발생의 기전은 돌연변이, 염색체 절단, 세포분열의 변형, 핵산 통일성 및 기능의 이상, 전구물질 또는 기질 공급의 감소, 에너지 공급의 감소, 막 성질의 변화, 삼투 불균형, 그리고 효소의 억제 등을 포함한다. 이러한 세포의 상해는 발생에만 나타나는 것은 아니지만, 이것은 배아에서 특이적인 병리학적 반응을 유도할 수 있으며 그 예로는 세포증식의 감소, 세포사멸, 세포 간 상호작용의 이상, 생합성의 감소, 형태형성 이동의 억제, 그리고 발생하는 구조의 붕괴 등이 있다.

세포의 사멸은 정상적인 형태형성에서 결정적인 역할을 한다. *프로그램화된 세포사멸(programmed cell death,* 줄여서 pcd)은 *세포자멸사*라고도 불리는데 이것은 배아의 유전적인 조절하에 일어나는 특정한 종류의 세포사멸을 가리킨다. 세포증식률은 개체발생 중에 공간적 · 시간적으로 변화한다. 배아 내에서 세포증식, 세포 분화, 그리고 세포자멸사는 서로 정교한 균형을 이루고 있다. 따라서 DNA 손상은 세포주기에 혼란을 주며 세포사멸을 일으킬 수 있다.

DNA 손상은 G_1-S 전환기, S기 내내, 그리고 G_2-M 전환기에서 세포주기의 진행을 억제할 수 있다. 만약 DNA 손상이 복구되면 세포 주기는 정상으로 돌아간다. 그러나 만약 손상이 너무 포괄적이거나 세포주기의 억제가 너무 길어진다면 세포자멸사가 촉진될 수 있다. DNA 손상과 복구, 세포주기 진행, 그리고 세포자멸사 간의 관계는 그림 10-1에 묘사되어 있다. 세포주기와 세포자멸사를 조절하기 위해 존재하는 여러 개의 checkpoint와 요소로 미루어 볼 때 서로 다른 세포군이 유사한 자극에 대해 다르게 반응할 것이라는 사실은 자명하다. 이것은 세포가 세포자멸사를 하려는 경향이 다양할 수 있다는 사실에 부분적으로 기인한다.

분자 · 세포 수준의 상해는 세포의 증식 및 생존에 영향을 주는 것에 더해 세포이동, 세포 간 상호작용, 분화, 형태형성, 그리고 에너지 대사 등과 같은 필수적인 과정에 영향을 줄 수 있다. 배가 그러한 영향들을 상쇄하는 보완 기전을 가지고 있으나 정상적인 자손을 출산할 지의 여부는 병리적 경로의 각각의 단계에 이루어지는 손상과 복구 간의 균형에 달려 있다.

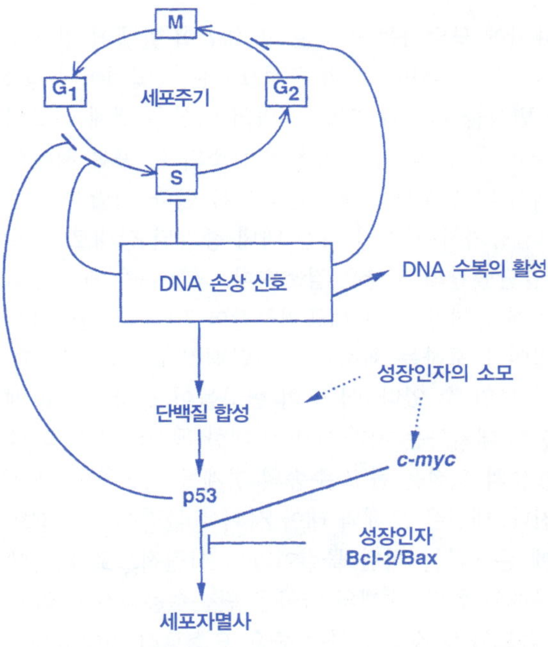

[그림 10-1] ***DNA 손상과 세포 주기의 억제 또는 세포자멸사 간의 관계.*** DNA 손상은 은 G_1과 S 사이, S기 내, 또는 G_2와 체세포분열 사이의 세포 주기의 억제를 신호할 수 있다. 신호는 또한 DNA 복구 기전과 세포자멸사를 개시하는 p53를 포함하는 단백질의 합성을 활성화할 수 있다. 분화상태 및 세포주기의 시기뿐만 아니라, 성장인자와 전발암유전자인 *c-myc* 및 Bcl-2/Bax 유전자계열의 산물들은 배의 DNA 손상의 궁극적인 결과를 결정하는 중요한 요소이다.

기형 형성 규명의 분자 생물학적 발전

빠른 기술의 진보로 인해 정상적 · 비정상적인 발생의 기전에 대한 새로운 이해가 가능해졌다. 상동적 재조합(유전자 "녹아웃")에 의한 targeted gene disruption은 핵의 리간드를 유도할 수 있는 전사요소인 레티노산 수용체(retinoic acid receptor, 줄여서 RAR)의 각각이 어떤 기능을 하는지 연구하는 데에 사용되어 왔다.

합성 안티센스 올리고뉴클레오티드(synthetic antisense oligonucleotid)는 세포 내 mRNA에 결합되어, 그것을 불활성화시킴으로써 시공간적으로 유전자 제거의 조절을 가능케 한다. 이러한 방식으로 유전자의 기능을 특정한 시간에 중지할 수 있다.

유전자 기능의 획득 또한 관심대상의 유전자에 유도성 프로모터가 부착된 유전자 구조물을 설계함으로써 대상 유전자를 연구할 수 있다. 정해진 위치 외의 유전자 발현은 발현을 유도하기 위해 어떤 프로모터를 사용하느냐에 따라 전체 또는 특정위치에서 발현이 가능하다. 특정한 유전자의 일시적인 과발현은 아데노바이러스의 도입을 이용하여 여분의 복제 DNA를 첨가함으로써 성취될 수 있다.

임신 중의 대사 및 약동학

화학물이 태아에 도달하는 정도는 그 요인이 발생에 영향을 줄 것인지의 여부를 결정짓는 중요한 요소이다. 모체 · 태반 · 배의 구성요소는 독립적이며 상호작용하는 체계이며 임신의 전 과정에 걸쳐 큰 변화를 겪는다. 태반 생리의 이상은 생체 이물의 섭취, 분배, 대사 및 배출에 중대한 영향을 준다. 예를 들어, 장 운동성의 감소와 위 공복 시간의 증가는 섭취된 화학물이 모체의 위장의 상부에서 더욱 오랫동안 보존되도록 한다. 사람의 경우, 임신 첫 번째 삼 개월 중에 심박출량은 50% 더 증가하며 임신 기간 내내 증가된 상태로 있는다. 반면에, 혈류량은 증가하며 혈청 단백질 및 말단혈관의 저항은 감소한다. 적혈구의 체적에 대한 혈류의 체적의 상대적인 증가는 빈혈의 경계에 달하게 하며 세포외공간이 70% 더 늘어나는 일반적인 부종을 일으킨다. 그러므로 화학물질이 분포하는 체적과 혈청단백질에 의해 결합되는 화학물의 양은 임신기간 중에 상당한 변화를 보일 수 있다. 이 밖의 변화들이 신장, 간 및 폐 내에서 일어난다. 모체가 화학물의 영향에 어떻게 대처하는 지가 태아에 대한 독성의 정도를 결정짓는다.

태반은 혈류의 조절을 돕고 수송의 경계를 제공하며 화학물질을 대사함으로써 태아의 노출에 영향을 미친다. 태반은 모체와 태아 사이에 물질이 양방향으로 수송되는 것을 허용한다. 특히 모체의 태반에 존재하는 어떤 물질이라도 실질적으로 태반에 의해 어느 정도까지는 수송된다는 사실에 주목해야 한다. 대개의 약물은 단순수동확산에 의해 태반을 거쳐 이동하는 것으로 보인다. 수송의 속도와 양을 조절하는 중요 요소로서 지방질에 대한 용해성, 분자량, 단백질 결합, 수송의 종류(단순 확산 촉진 또는 능동수송), 이온화도, 그리고 태반의 대사 등이 포함된다. 혈류량이 아마도 지용성 화합물일수록 그 속도를 제한하는 주요단계를 구성할 것으로 여겨진다.

모체에 의한 생체외물질의 대사는 발생 독성에 있어 중요하며 가변적인 결정인자이다. 다른 건강상의 종점(endpoint)를 고려해 볼 때, 현재 발달 중에 있는 약물유전체학 분야는 모체의 유

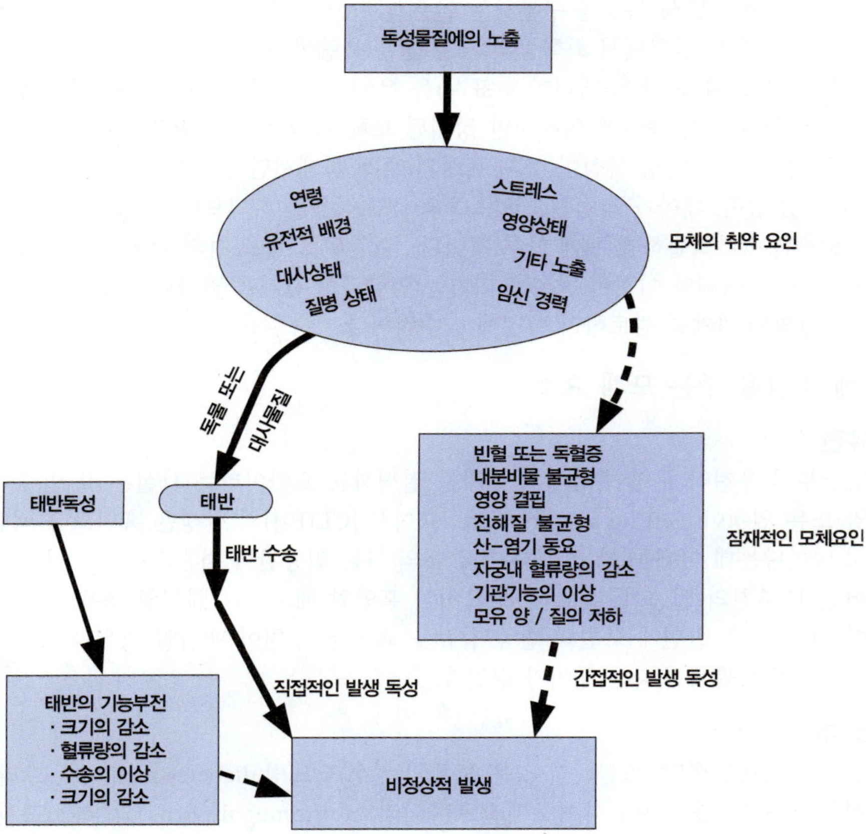

[그림 10-2] ***모체 취약성 요인, 대사, 모체의 생리적 또는 기능적 이상의 유도, 태반 수송 및 독성, 그리고 발생 독성간의 상호관계.*** 발생독성물질은 이들 경로의 하나 또는 조합을 통해 발생의 이상을 일으킬 수 있다. 모체의 취약성 요인은 모체가 독성의 상해에 반응하는 경향을 결정지으며 그림 내에 나열된 모체의 영향은 발생중인 태아에 부작용을 일으킬 수 있다. 대부분의 화학물은 태반을 어떤 방식으로든 통과하며 태반 또한 독성의 목표물이 될 수 있다. 대부분의 경우, 발생 독성은 아마도 이 같은 경로의 조합으로 중개될 것이다.

전자형과 태아의 유전자형 간의 실험적 관계에 근거해 영향 받기 쉬운 아집단을 예측하는 능력을 증진할 수 있으리라는 희망을 준다.

모체와 발생 독성 간의 관계

모든 발생 독성은 궁극적으로 태아에 대한 세포수준의 상해로부터 기인해야 하지만 상해는 배/태아에 대한 직접적 영향을 통해, 또는 모체/태반에 대한 물질의 독성을 통해 간접적으로, 또는 위의 직 · 간접적 영향의 조합을 통해 발생할 수 있다. 그림 10-2는 태아에 부작용을 일으키는 조건들을 설명한다.

직접 간접적 발생 독성을 구분하는 일은 임신한 동물 내의 안전평가를 해석하는 데 있어 중요한데 그 이유는 실험에서 화학물의 가장 높은 용량이 어떤 모체 독성(예를 들어, 먹이 또는 수분 섭취의 감소, 체중 감소, 병리학적 표시)을 유발할 수 있는 능력에 근거하여 선택되기 때문이다. 그러나 위와 같은 증상에 의해서만 정의된 모체 독성은 생체외물질의 독성의 작용에 대한 통찰을 주지 못한다. 발생 독성이 모체 독성의 존재 하에서만 관찰될 때 발생이 받는 영향은 간접적일 수 있다(즉, 태아가 직접적으로 독소와 상호작용을 하기보다는 모체 환경에 이상이 생김으로 성장조건이 부적합하게 됨에 따른 것이다). 관찰된 모체 독성의 기초가 되는 생리학적 변화에 대한 더 깊은 이해와 이것이 발생에 미치는 영향과의 관계를 밝혀내는 일이 관찰결과와 인체의 안전평가와의 관계를 검토하기 이전에 필수적이다.

발생에 영향을 주는 모체 요소

유전

임산부의 유전적 구성이 발생의 결과를 결정하는 요인이라는 사실은 잘 입증되어 왔다. 구개파열 또는 언청이(cleft lip and/or palate, 줄여서 [CL(P)])의 발생은 흑인보다 백인에게 더욱 빈번히 일어나는데 이에 대한 조사가 미국 내의 다른 인종간의 결혼으로 태어난 자손들 내에서 이루어졌다. 부친의 인종이 같을 때에, 모친이 흑인일 때보다는 백인일 경우, 자손의 언청이 발생률이 더 높았다. 반면에 모친의 인종이 같을 때에는, 부친이 백인일 경우와 흑인일 경우에 자손의 언청이 발생률에 별다른 차이가 없었다.

질병

모체의 만성고혈압, 조절되지 않은 모체의(진성)당뇨병(diabetes mellitus), 그리고 모체 내의 특정한 감염(예를 들어, 사이토메갈로바이러스(cytomegalovirus)와 톡소포자충(Toxoplasma gondii)은 태아 내 여러 종류의 장애의 주요 원인이다. 고체온증 또한 태아 내 신경장애와 관련이 있다.

영양

단백질-칼로리 영양실조에서부터 비타민, 미량원소 및 효소 공동인자(cofactor)의 결핍에 이르는 광범위한 영양결핍은 임신에 대해 부작용을 일으킨다고 알려져 있다. 실제로, 엽산의 보충은 임산부가 신경관의 결함을 지닌 영아를 출산하는 비율을 감소시킨다.

스트레스

다양한 형태의 모체 독성은 공통적으로 생리적 스트레스 반응을 유도할 수 있다. 스트레스가 발생에 미치는 영향을 알아내기 위해 여러 형태의 물리적 스트레스가 임신중의 동물에게 적용되었다. 임신한 랫 또는 마우스에게 임신기간 내내 소음 스트레스를 주면 발생 독성이 나타난다. 감금(restraint) 스트레스는 랫드에서 태아의 사망을 증가시키고 마우스 내에서 구개파열과 같은 기형, 늑골이 많거나 접합되는 경우, 그리고 뇌탈출증(encephaloceles)을 일으킨다. 사람의 경우 스트레스와 신생아의 저체중 및 선천적 기형 등을 포함하는 발생의 부작용에는 노출 정도와 상관관계가 있다.

태반 독성

태반은 모체와 태아 사이의 경계 면이며 부착, 영양, 기체교환 및 노폐물의 제거의 기능을 담당한다. 태반은 또한 임신의 유지를 위해 결정적인 호르몬을 생산하며 생체외물질을 대사하거나 저장할 수 있다. 태반 독성은 이러한 기능을 저하시킬 수 있다. 태반에 독성을 띠는 독물로는 카드뮴(Cd), 비소와 수은, 담배 연기, 에탄올, 코카인, 균체내 독소(endotoxin) 그리고 살리실산 소다가 있다.

모체 독성

모체 독성과 특정한 종류의 태아기의 영향 간의 관계를 소급하여 분석함으로써 모체 독성과 특정한 발생 부작용 사이에 종 특이적인 관계가 성립함이 밝혀졌다. 다양한 발생의 부작용에는 태아의 사망의 증가, 태아의 체중 감소, 늑골 수의 증가, 그리고 신우(renal pelvis) 팽창 등이 포함된다.

다수의 연구가 특정한 형태의 모체 독성이 직접적으로 발생 독성에 연관이 있다고 결론을 내리는데 이에 실험화학물이 모체 독성을 일으켜 결과적으로 그 물질의 발생 독성이 더욱 악화되는 현상이 포함된다. 그러나 간접적인 모체 독성의 상대적인 역할과 직접적인 배/태아 독성을 확실히 설명하는 것은 어렵다.

진통제 및 소염제로 쓰이는 diflunisal은 토끼 내에서 중추골격의 장애를 일으킨다. 발생에 독성을 주는 용량을 처리했을 때 심각한 모체의 빈혈과 적혈구 ATP의 소모가 일어났다. 기형발생능, 빈혈, 그리고 ATP 소모는 토끼에서 유일하게 나타났다. 토끼 내에서 diflunisal이 보이는 기형발생능은 아마도 모체의 빈혈의 결과로 나타나는 혈중산소감소(hypoxia)에 의한 것일 것이다.

항경련약인 phenytoin은 실험동물 내에서 모체의 엽산 대사에 영향을 줄 수 있으며 이 같은 이상은 이 약물의 기형발생능에 대해 어떤 역할을 할 수 있다. 모체의 심박수의 저하와 배의 혈중산소감소를 연관 짓는 기형발생의 기전이 제시되었다. 다른 연구에 의해 입증된 바로는 혈중산소증가가 저산소증 마우스에서 phenytoin의 기형발생능을 감소시킨다고 한다.

내분비계 장애물질의 발생 독성

내분비계와 상호작용할 수 있는 화학물질에 대한 노출이 심각한 건강의 위험을 초래할 것이라는 우려가 점점 커지고 있다. 내분비계 장애물질(endocrine disruptor)은 항상성의 유지와 발생과정의 조절을 담당하는 천연 호르몬의 생성·방출·대사·결합·작용 또는 제거에 간섭하는 외인성 물질로서 폭넓게 정의된다. 호르몬은 다수의 조직의 분화를 지휘하는 결정적인 역할을 하므로 발생중의 유기체는 호르몬(또는 항호르몬)의 작용을 지닌 화학물질에 대한 노출의 시기 및 강도의 변화에 대해 특히 취약하다. 다양한 화학종으로부터 나온 화학물들은 적어도 다음의 4가지의 내분비계와 관련된 작용방식을 통해 발생 독성을 유도한다.

(1) 스테로이드 수용체 리간드로 작용함
(2) 스테로이드 호르몬을 대사하는 효소를 변형시킴
(3) 시상하부-뇌하수체에서 자극호르몬의 방출을 교란시킴
(4) 특성화되지 않은 직접적인 작용을 함

실험동물에서 보이는 증거

에스트로겐계(또는 항에스트로겐계)의 발생독물에는 디에틸스틸베스테롤(DES), 에스트라디올, tamoxifen과 클로미펜 씨트레이트와 같은 항에스트로겐 약물, 그리고 다소의 농약과 산업화학물질 등이 포함된다. 암컷 자손은 일반적으로 수컷보다 민감하며 성숙기 발달의 이상, 생식력의 감소, 그리고 생식관의 이상이 흔히 관찰된다.

항안드로겐은 또 하나의 주요 내분비선 교란물질을 대표한다. 항안드로겐에 대한 발생의 노출로 일어나는 주요 증상은 일반적으로 수컷에 제한되어 있으며 이에는 요도밑 열림증(hypospadia), 잔류유두(retained nipple), 고환과 생식선 무게의 감소, 그리고 정자생성의 저하 등이 있다. Polychlorinated biphenyl(PCB)은 발생 중에 여러 부위에서 작용하여 갑상선호르몬의 양을 떨어뜨려 체중의 저하와 청각장애를 일으킬 수 있다. PCB는 또한 설치류 및 원숭이 내에서 학습장애를 일으키며 운동 활동 패턴을 변형시킬 수 있다.

사람에서의 보이는 증거

환경 내에 존재하는 내분비선 장해물질에 대한 노출로 인해 인체의 건강에 부작용이 있는지는 아직 확실하지 않다. 보고된 바는 두 종류이다.

1. 의약품, 오염된 음식, 또는 작업현장에 존재하며 내분비물질의 활동을 가진 것으로 실증된 화학물에 대한 노출 이후 생식계의 발달과 기능에 부작용이 있다는 관찰이 보고되었다. 이러한 관찰에서는 내분비적 영향을 가진 것으로 실증된 화학물에 상대적으로 심한 노출을 수반하는 경향이 있었다.
2. 내분비계에 기초하며 생식 및 발생에 부작용을 가지는 경향이 증가한다는 역학적 증거가 관찰되었다. 예를 들어, 잠복고환증(cryptochidism), 요도밑 열림증(hypospadia), 정자의 품질, 그리고 고환암에 대한 속설이 보고되었으나 노출평가의 부족으로 인과관계에 대한 확실한 증거를 제시하지 못하고 있다.

선별과 검사 프로그램에 대한 영향

초기의 생명발생단계에서의 내분비선 장해물질에 대한 노출 후의 생식계 발생의 장애에 대한 연구결과는 전통적인 방식을 변화시키는 기폭제 역할을 하였다. 이 검사는 현재 여성의 발정주기(estrous cyclicity), 부모 및 F1 세대의 정자의 운동성과 형태, F1의 성숙기의 연령, 표적기관의 조직병리, F2의 anogenital 거리, 부모 및 F1 세대 내 정모 여포의 개수 등에 대한 평가를 포함한다. 새로운 태아 발생 독성 검사의 지침의 하나로, 내분비선 장해물질의 감지의 향상을 위해 수정된 중요한 항목은 태아기의 분화라는 발생 시기를 포함하기 위해 투여 시기를 기관형성기의 끝(즉, 구개의 폐쇄)에서 임신의 끝으로 확장한 것이다.

안전성 평가의 방법

발생 독성을 유도할 수 있는 잠재력을 지닌 화학물에 대한 경험으로 공중 보건을 위해서는 실험동물검사와 인구집단에 대한 감시(즉, 역학연구)가 모두 필요하다는 사실을 알 수 있다.

생체내 검사를 위한 지침

새롭고 국제적으로 받아들여질 수 있는 실험 지침은 어떤 화학물이 생식에 독성을 가지는 지의 여부를 감지하고 밝히는 일차적인 목적을 달성하는 연구자에 달린 일이다. 표 10-4에는 다양한 검사의 주요 요소가 나열되어 있다. 이러한 연구의 일반적인 목표는 무독성량(no observed adverse effect level; NOAEL)을 밝히는 것인데, 이것은 자손 내에 부작용을 일으키지 않는 최대의 용량 수준을 가리킨다.

다세대 검사

발생 독성에 관련된 정보는 동물이 한 세대 이상에 걸쳐 지속적으로 시험물질에 노출되는 연구로부터 얻을 수 있다. 이 실험에 대한 더 자세한 설명은 제 20장에 씌어져 있다.

어린이의 건강

어린이는 성인과 다른 식습관을 가지며 성인과 비교해볼 때 물질에 노출될 수 있는 다른 행동패턴을 가지고 있는데, 그 예로는 방바닥 또는 흙바닥에서 기어가기, 입에 손과 이물질을 넣기, 그리고 놀이 중에 먼지와 흙 · 모래를 일으키기 등을 들 수 있다. 그들의 행동의 수준(즉, 맨땅에 더 가까운 것)이 어떤 독물에 대한 노출 정도에 영향을 준다. 노출의 차이에 뿐만 아니라 아이들은 성장하고 발육하기 때문에 독성물질에 대해 더욱 취약하도록 만든다. 유년기 초기 노출의 영향에는 신경행동학적 영향 및 암을 포함되는데, 이것은 더 나이가 들 때까지 발견되지 않을 수 있다. 영아와 소아의 위험평가를 위해서 어떠한 접근이 필요한지에 대한 논쟁은 계속되고 있다.

대체 검사 방법

태아 독성의 평가를 위해 시행되는 포오류를 이용한 표준검사법에 대한 의존도를 개량, 감소 또는 대체하기 위해 다양한 대체검사체계가 제안되어왔다(표 10-5). 이 검사들은 세포 배양, 배아의 시험관 배양(submammalian 아포유 종을 포함함), 그리고 생체 내 단기 검사에 기초하는 평가들로 분류될 수 있다. 초기에는 대체 접근방식이 모든 화학물에 일반적으로 적용 가능하게 되고 전반적인 검사법보다 우선적으로 실시될 수 있기를 희망하였다. 그러나 배아 발생의 복잡함과 잠재적인 기형발생물질이 다양한 기전과 표적을 지닌다는 사실을 고려해 볼 때, 일반적으로 화학물질의 반응을 정확히 차단할 수 있는 단 하나의 검사나 소규모 검사를 기대하는 것은 지극히 비현실적이다.

발생 독성의 선별을 위한 대체 검사가 대체로 수용되지 못한 것에 대한 예외로는 Chernoff-/Kavlock 생체 내 검사를 들 수 있다. 이 검사는 주요기관 형성기간에 임신한 모체가 독성이 유도될 수 있는 용량수준까지 화합물을 적은 수의 동물에 노출시키고, 그 후 자손은 단시간의 태아기에 걸쳐 외적 기형, 생장 및 생존능력을 평가 받는다. 이 검사는 다수의 화학물질과 화학종에 대해 신빙성이 있는 방향으로 판명되었다.

표 10-4 발생독성학 평가를 위하여 규정된 생체내 프로토콜 지침에 대한 요약

연구	노출	다루어진 종점 (endpoints)	설명
Segment I : 생식력 및 일반적 생식 연구	수컷: 교미 10주 전 암컷: 교미 2주 전	배우자 발생, 생식, 착상 전후의 생존력, 분만, 포유 lactation	완전한 정자형성기 또는 여러 estrous cycle에 대한 노출 후 수컷 및 암컷의 생식력을 평가한다.
Segment II: 기형발생능 검사	착상(또는 교미)에서 기관형성의 마지막(또는 term)까지의 기간	출생 직전 태아의 생존력 및 형태 (외부, 내장, 및 골격)	모체의 대사순응을 방지하고 원장기 및 기관형성기 중 배에 대해 높은 노출을 제공하기 위해 더 단기의 노출이 이루어진다. 생물잔류 요소 또는 모체 영양에 영향을 미치는 요소에 대해서는 초기에 투여를 한다. 수컷의 생식관 발생과 태아의 생장 및 성숙을 시험하기 위해서는 후기에 투여한다.
Segment III: 출산 전후의 연구	임신의 마지막 3개월에서 포유기까지의 기간	출산 후 생존, 생장 및 외부의 형태	출산 전후기의 주요 기관의 기능의 발달에 대한 영향을 관찰하기 위한 것이다. 따라서 이 시기의 부작용에 대해 상대적으로 더욱 민감할 수 있다.
ICH 4.1.1: 생식력 연구	수컷: 교미 4주 전 암컷: 교미 2주 전	수컷 : 생식기관의 무게와 조직학, 정자 수 및 운동성 암컷 : 임신 중반 또는 그 후 태아의 생존력	수컷 생식의 종점(endpoints)에 대해 개선된 평가이다. segment I 보다 처리 기간이 짧다.
ICH 4.1.2: 출산 전후 발생에 미치는 영향(모체 기능도 포함)	착상에서 포유기의 끝까지의 기간	임신하지 않은 암컷에 대한 임신한 암컷의 상대적인 독성; 출생 후 생존력, 생장, 발생 및 기능의 결함(행동, 성숙 및 생식을 포함)	Segment I 연구와 유사하다.
ICH 4.1.3: 배/태아 발생에 미치는 영향	착상에서 기관형성기의 끝까지의 기간에서 실행된다.	출생 직전 태아의 생존력 및 형태(외부, 내장, 및 골격)에서 실행된다.	Segment II 연구와 유사하다. 대체로 두 종(설치류와 비설치류)
OECD 414: 태아기 발생 독성 연구	착상(또는 교미)에서 제왕절개 전날까지의 기간	출생 직전 태아의 생존력 및 형태 (외부, 내장, 및 골격)	Segment II 연구와 유사하다. 대체로 두 종(설치류와 비설치류)에서 실행된다.

표 10-5 발생 독성을 위한 대체 검사 방식의 개관

검사	간단한 설명과 평가되는 endpoints
마우스 난소암	표지된 마우스 난소암세포를 20분 동안 concanavalin A로 표면이 코팅된 배양용기에 첨가한다. 최종목표(Endpoint) 는 세포가 표면에 부착함을 억제함이다.
인체 배아구개 중간엽세포	인체 배아구개 중간엽세포는 부착되어 자란다. 3일 후 세포 수를 검사한다.
Micromass 배양	랫드 배아에서 분리된 중뇌와 팔 다리싹의 세포가 micromass 배양에서 5일 동안 자란다. 세포증식 및 분화의 생화학적 지표를 평가한다.
마우스 배아 줄기 세포(embryonic stem cell, 줄여서 EST) 검사	(1) 7일 후, 96개 well 플레이트 내의 마우스 EST의 분화 및 세포독성을 검사한다. (2) 각각 3일, 5일 후에 96개 well 플레이트 내의 마우스 EST와 3T3 세포의 생존력을 평가한다. Hanging drop 내에서 3일간 자란 EST는 배양체를 형성하는데 이것은 다시 평판 배양되며 10일 후 심장세포로의 분화가 검사된다.
병아리 배아 신경망막세포 배양	6.5일차의 병아리 배아의 신경망막은 배아로부터 분리된 후 7일간 rotating suspension 배양에서 자란다. 최종목표에는(end point) 세포의 집합 (aggregation), 생장, 분화 및 생화학적 지표가 포함된다.
Drosophila	초파리의 유충을 산란에서부터 성체의 부화에 이르기까지 성장시킨다. 초파리의 성체를 특정한 구조적 결함(구부러진 강모와 톱니모양의 날개)이 있는지 조사한다.
히드라	*Hydra attenuata* 세포들이 모여 "인공 배아"를 형성하고 재생하도록 허용된다. 용량-반응을 *Hydra* 성체 독성과 비교한다.
FETEX	포배기 중기의 *Xenopus* 배아를 96시간 동안 노출시킨 후 생존력, 성장 및 형태에 대해 평가한다.
설치류 배아 배양 검사	착상 후의 설치류 배아를 2일까지 시험관 내에서 기른 후 성장 및 발생에 대해 평가한다.
Chernoff/Kavlock 검사	기관형성기 중에 임신한 마우스나 랫드를 노출시키고 출산시킨다. 산자의 출생 후 성장, 생존력, 그리고 전체적 형태를 평가한다.

역학 연구

생식 역학은 부친 또는 임산부의 특정한 물질에 대한 노출과 태아 및 임신의 결과 간의 가능한 통계학적 연관을 연구하는 학문이다. 한 특정한 노출과 일련의 사례보고의 연관은 장애가 희귀할수록, 인구 내의 노출이 희귀할수록, 원집단이 작을수록, 연구의 기간이 짧을수록, 또한 연관이 생물학적으로 있을 법 할수록 더욱 정확해진다. 에탄올과 valproic 산과 같은 다른 상황에서는 연관이 사례분석 또는 코호트(cohort) 접근방식을 통해 조사된다. 두 접근 모두 비정상적 결과 및 노출의 정확한 규명과 위험의 증가를 감지하기 위한 충분히 큰 연구집단을 필요로 한다. 전염병학자들이 직면하는 또 다른 어려움은 일반인구집단에서는 탐지되지 못하는 특정한 노출에 관련된 높은 임신 실패율이다. 더 나아가, 산전 태아 진단이 가능해짐에 따라 기형의 태아(특히 신경관에 장애가 있는 태아)를 임신한 경우 선택적인 낙태가 일어나고 있다. 따라서 출생 시의 비정상적인 영아의 발생률이 진정한 이상 발생률을 나타낸다고 보기 어려우며, 분모가 전체 임신의 수가 아니라 정상 출산아의 수일 때에는 발생률보다는 유병률(prevalence)이라는 용어가 선호된다.

생식 역학에 특히 관계가 있는 다른 문제에는 동질성, 기록의 숙달, 그리고 혼란성(confounding)이 있다. 동질성은 한 특정한 결과가 다양한 기록 단위에 의해 다르게 설명될 수 있고, 특정한 결과가 주어지더라도 다수의 병리학적 기원(예를 들어 구개파열은 다양한 기전에 의해 발생한다)이 존재할 수 있다는 사실을 가리킨다. 기록의 어려움은 정의 및 명칭의 불일치와 노출뿐만 아니라 결과를 확인하거나 기억해내는 데의 어려움을 말한다. 예를 들어, 출생시 신생아의 체중은 대개 정해진 후 다시 정확히 상기되지만 자연적인 낙태 또는 특정한 기형은 그렇지 않을 수 있다. 마지막으로 노출과 결과 모두에 영향을 주는 변수를 통제하기 위해, 모체의 연령과 출산경력, 식습관, 질병 및 약물의 사용, 그리고 사회적 성격 등과 같은 요인들로 인한 혼란성(confounding)이 해명되어야 한다.

비정상적인 생식의 결과에 대한 역학연구는 대개 세 가지의 목적을 고려하여 수행된다. 첫째는 비정상적 출생의 결과의 원인에 대한 과학적 연구이며 대체로 사례보고 또는 집단의 분석을 필요로 한다. 둘째는 예방이며 전세계의 출생 장애 기록을 이용한 광범위한 경향의 감시를 목표로 한다. 셋째는 대중에게 정보를 주며 안심시키는 것이다. 코호트 연구는 노출의 평가가 용이하며 출산의 부작용과 유용성 모두를 감시할 수 있기 때문에 인체 발생 독물을 밝혀내는 데 방법론적으로 가장 확고한 접근일 수 있다.

출생 장애에 대한 서로 다른 유전적 취약성에 대한 정보는 계속하여 증가할 것이다. 이러한 신지식은 예전에는 불가능했던 속도로 유전과 질병의 취약도 간의 관계를 해명할 것을 약속한다. 환경적으로 유도된 출산장애의 취약성의 유전적 기반을 이해함으로써 더욱 포괄적인 위험 평가와 발생독물의 작용 기전에 대한 더 나은 이해가 가능할 것이다.

데이터의 일치

발생독물에 대한 실험동물 및 인체 반응의 유사도에 관한 연구는 실험실 검사로부터의 결과가 잠재적으로 인체에 미칠 영향을 예측한다는 가정을 뒷받침한다. 일치(concordance)는 시험하는 동물의 종을 하나 이상 사용하고 데이터의 양이 많을수록 높게 나타난다. 인체는 가장 민감한 실험종보다도 더욱 발생 독물에 예민한 경향을 보인다.

위해성 평가의 요소

동물의 검사 데이터를 이용한 발생 독성의 예측은 두 가지의 기초적인 방향을 따른다. 하나는 노출이 자발적이고 용량이 높은 수준인 약물에 대한 것이고 다른 하나는 노출이 비자발적이며 낮은 수준으로 일어나는 환경요인에 대한 것이다. 약물의 경우, 임산부 사용 가능(use-in-pregnancy) 등급이 사용되는데 여기에서는 화학물이 인체의 태아에 위험을 제기함에 대한 증거를 분류하기 위해 A, B, C, D와 X의 문자가 쓰이어진다. 예를 들어, 만약 적합하며 잘 계획된 임산부에서의 연구가 약물의 위험을 증명하는 데 실패했다면 그 약물은 A항목에 분류되며, 만약 동물 및 인체 내 연구 혹은 조사 및 상용화 후의 보고에서 약물이 환자에 대해 가능한 어떤 이득보다 훨씬 중대한 태아 위험을 일으킴이 증명된다면 그 약물은 X 항목(임산부에 대해 금기)에 분류된다. 표준항목인 C는(위험이 배제될 수 없음) 인체 연구가 없고 동물 연구가 없거나, 태아의 위험에 양성을 보이지만 약물을 사용하는 것이 유리할 때 지정된다. B와 D 항목은 위험에 대해 각각 상대적으로 덜하거나 심할 때 부여되는 등급이다.

환경요인의 경우, 발생 독성에 대한 위험평가 과정의 목적은 일반적으로 가장 유연관계가 가까운 실험동물 모델 내에서 최소량으로 영향을 유도하는 노출의 dose, 경로, 시기, 그리고 지속기간을 정의하기 위한 것이다. 이 같은 "결정적 영향"과 연관된 노출은 그 후 인체에 상대적으로 안전하다고 여겨지는 노출수준을 알아내기 위한 다양한 안전요소 또는 불확실성 요소에 의존하게 된다. 확실한 동물 검사 데이터가 없을 경우, 특정한 표준적인 가정이 일반적으로 만들어진다. 이것은 다음의 내용을 포함한다.

(1) 실험동물 내에서 부작용을 일으키는 물질은 발생 중 충분한 노출 후에 인체에 잠재적으로 해를 끼칠 것이다.
(2) 발생 독성의 네 가지 증상(사망, 구조적 기형, 성장의 이상, 그리고 기능 장애)은 모두 우려의 대상이다.
(3) 동물실험에서 보이는 특정한 종류의 발생에 대한 영향은 인체에서의 그것과 반드시 동일하지는 않다.
(4) 가장 적합한 종이 그 데이터가 이용 가능할 때 인체의 위험을 예측하기 위해 사용된다(그러한 데이터의 부재 시, 가장 민감한 종이 적합하다).
(5) 일반적으로 발생 독성을 보이는 물질의 용량-반응 곡선에 대해 한계점이 있다고 가정한다.

발생 독성의 위해성 평가에 있어 한 가지 염려스러우며 주관적인 측면은 건강에 해로운 부작용과 인체건강에 중요하지 않다고 간주되는 약한 영향을 구분하는 것이다. 발생 독성 연구에서 태아의 성장의 감소는 많은 문제를 예고한다. 우리는 인체 내 신생아의 저체중에 대한 정의를 받아들였고 태아기의 성장 지연이 어떻게 영아의 사망과 정신지체로 해석될 수 있는 지 이해하지만 설치류에 대한 유사한 지식은 아직 없다. 최근에는 인체 내 출생시 체중이 고혈압, 심혈관계 질환 및 당뇨병을 포함하는 성인기에 발병하는 질환을 예측한다는 역학적 증거가 나오면서 우려가 더해지고 있다.

표 10-6 후생동물(Metazoans) 발생시 주요 세포 간 신호전달 경로

발생 중의 시기	신호전달 경로
기관형성기 이전; 이후 성장 및 조직의 갱신(renewal)을 위해 사용됨	1. Wingless-Int 경로 2. Transforming growth factor β 경로 3. Hedgehog 경로 4. Receptor tyrosine kinase 경로 5. Notch-Delta 경로 6. Cytokine 경로(STAT 경로)
기관형성기 및 세포분화; 이후 장 및 조직의 갱신을 위해 사용됨	7. Interleukin-1-toll nuclear factor kappa B 경로 8. Nuclear hormone receptor 경로 9. Apoptosis 경로 10. Receptor phosphotyrosine phosphatase 경로
유충 및 성체의 생리	11. Receptor guanylate cyclase 경로 12. Nitric oxide receptor 경로 13. G-protein coupled 수용체(large G proteins) 경로 14. Integrin 경로 15. Cadherin 경로 16. Gap junction 경로 17. Ligand-gated cation channel 경로

미래로 가는 길

초파리, 회충, zebrafish, 개구리, 병아리 및 마우스를 포함하는 다양한 동물 내에서 정상적으로 공통적인 발생의 기전이 여러 가지 있다. 17가지의 공통적인 세포 간 신호전달경로가 설명되었는데 이들은 인체 내에서뿐만이 아니라 앞서 언급한 종 및 다른 동물 종들 내의 발생 중에 서로 다른 시기와 장소에서 반복적으로 사용된다(표 10-6). 이 같은 주요 경로의 공통적 성격은 발생독성학을 발전시키기 위해 위의 동물 모델을 사용하는 것에 대해 강한 과학적인 이론적 근거를 제시한다. 이 유기체들의 유전 및 발생은 잘 알려져 있고, 이들은 빠르게 번식하며, 특정한 발생경로에 대한 민감성을 높이기 위한 혹은 종간 예측의 문제에 답하기 위해 인간의 유전자를 포함시키는 유전자 조작을 하기 쉽다.

인간 유전의 다형성과 이것이 출생 장애의 취약도에 기여하는 바, 고용량 실험을 바탕으로 한 저용량 노출의 결과 예측을 위한 감수성이 높은 동물모델의 사용, 발생 독성의 지표로서 스트레스/checkpoint 경로를 이용함, 데이터의 보존과 검색을 향상시키기 위한 생물정보체계의 사용, 그리고 출생기형의 원인에 대한 여러 전문분야의 교육 및 연구가 독물의 발생 위험 평가를 촉진할 것이다.

참고문헌

Fort DJ, Stover EL, Farmer DR, Lemen JK: Assessing the predictive validity of frog embryo teratogenesis assay-*Xenopus*(FETEX). *Teratogenesis Carcinog Mutagen* 20:87-98, 2000.

Kavlock RJ, Daston GP(eds): *Drug Toxicity in Embryonic Development, II*. Berlin: Springer-Verlag, 1997.

Khoury MJ: Genetic susceptibility to birth defects in humans: From gene discovery to public health action. *Teratology* 61:17-20, 2000.

Korach KS(ed):*Reproductive and Developmental Toxicology*, New York: Marcel Dekker, 1998.

Mazo J de(ed): *Reproductive Toxicology: In Vitro Germ Cell Developmental Toxicology from Science to Social Industrial Demand*. New York: Plenum Press, 1998.

Pagon RA, Covington M, Tarczy-Hornoch P: Helix: A directory of medical genetics laboratories, http://www.genetests.org, 1998.

Schardein JL: *Chemically Induced Birth Defects*, 3rd ed, New York: Marcel Dekker, 2000.

표적 장기 독성

Target Organ Toxicity

UNIT 4

제11장 혈액의 독성 반응

John C. Bloom and John T. Brandt

CHAPTER 11

요 점

- 혈액독성학이란 혈액 및 조혈조직에 대한 외인성 화학물질의 유해 작용을 연구하는 것이다.
- 혈액세포 및 전구체에 대한 직접 혹은 간접 손상에는 조직 저산소증, 출혈 및 감염이 있다.
- 외인성 화학물질에 의한 *재생불량성 빈혈*은 말초혈액의 범혈구감소증, 그물적혈구감소증 및 골수형성저하증의 특징을 보이며 생명을 위협하는 장애이다.
- 특이체질성(*Idiosyncratic*) 외인성 화학물질에 의한 무과립구증은 순환혈액 중에 원인물질 혹은 그 대사산물이 존재하면서 지속적인 노출과 함께 순환 호중구의 급격한 감소를 보일 수 있다.
- 백혈병은 개별 골수세포 유래 조혈조직의 증식성 장애이다.
- 외인성 화학물질에 의한 혈소판감소증은 혈소판 파괴의 증가 혹은 혈소판 생성 감소 때문에 발생할 수 있으며, 결국 혈소판 응집 감소에 따른 출혈장애를 유발한다.

• 혈액응고는 많은 단백질이 관련된 복잡한 과정으로 단백질의 합성 및 기능은 많은 외인성 화학물질에 의하여 변할 수 있다.

표적 장기로서 혈액

혈액독성학(Hematotoxicology)이란 외인성 화학물질이 혈액 및 조혈조직에 미치는 유해 작용을 연구하는 학문이다. 혈관 통합성(integrity)의 유지 및 숙주방어에 필수적인 많은 작용기들을 제공하는 신체 각 조직으로 산소를 운반하기 위해서는 거대한 증식 및 재생능력이 필요하다. 여러 가지 혈액세포들(적혈구, 과립구 및 혈소판)은 건강한 성인에서 매초 1~3백만 개의 속도로 각각 생성된다. 이런 특징 때문에 조혈조직은 암, 감염 및 염증매개질환 치료를 위해 사용하는 약물, 즉 세포환원 혹은 유사분열 억제제(antimitotic agents)에 특히 민감한 표적이 된다. 조혈조직은 또한 철분과 같은 영양분의 공급, 요소와 같은 독소 및 대사산물의 청소 그리고 적혈구생성인자(erythropoietin)와 같은 필수 성장인자의 생성에 영향을 주는 독성물질의 이차적인 효과에도 민감하다. 혈액세포 및 그 전구체에 직접적 혹은 간접적 손상의 결과는 예측가능하며 잠재적으로 생명에 위협을 줄 수 있다. 이런 것들에는 저산소증, 출혈 및 감염이 있다.

혈액독성이란 하나 혹은 그 이상의 혈액 구성성분에 직접적으로 영향을 주는 *원발성*이거나 혹은 다른 조직의 손상 혹은 전신장애의 결과로 독성을 유발하는 *이차성*인 경우가 있다. 원발성독성이란 외인성 화학물질, 특히 약물에 의한 심각한 작용들 중의 하나로 간주된다. 다른 조직에 대한 독성물질들의 다양한 국소 및 전신효과를 반영하는 혈액세포의 특징 때문에 이차독성은 매우 흔하다.

조혈작용

혈액세포의 생성 혹은 조혈작용은 혈액세포 전구체가 증식하고 분화하는 잘 조절된 일련의 과정이다. 몸통뼈대(axial skeleton) 및 근위 사지에서 골수는 주요한 조혈작용 부위이다.

골수의 중추작용은 조혈작용 및 림프구형성인 반면, 골수는 또한 다른 조직에서 탐식세포로 분화되는 단핵구를 만들어내는 단핵 탐식계의 하나이다. 성장 중인 세포와 간질세포, 세포외기질 성분 및 싸이토카인과의 복잡한 상호작용 때문에 *조혈유도 미세환경*을 이루게 된다.

적혈구계의 독성학

적혈구

적혈구는 폐에서 말초조직까지 산소를 운반하며, 조직에서 폐까지 이산화탄소를 운반하는 주요한 운반체로 작용한다. 적혈구는 또한 약물 및 독성물질의 운반체 그리고(혹은) 저장부위와 관련이 있다. 외인성 화학물질은 적혈구의 생성, 기능 및(또는) 생존에 영향을 줄 수 있다. 이런 효과는 순환 적혈구 양이 변화되는 형태로서 가장 빈번하게 발현이 되는데, 보통 감소되어 빈혈이 된다. 때때로 혈색소의 산소친화도에 영향을 주는 물질은 적혈구 양의 증가(적혈구증가증)를 유발한다. 혈장 부피의 변화는 적혈구의 상대농도(동시에 혈색소의 농도)를 변화시키므로 실제 빈혈이나 적혈구증가증과 쉽게 구분할 수 없다.

적혈구의 생성이 감소하고, 파괴가 증가하는 것이 진성빈혈(true anemia)을 유발하는 두가지 일반적인 기전이다. 적혈구 수, 혈색소 농도 및 적혈구용적률을 포함하여 전혈구계산치와 같은 일반적인 매개변수를 통하여 빈혈의 유무를 확인할 수 있다. 빈혈을 분류하는데 유용한 2가지 추가적인 매개변수는 평균 적혈구 용적(MCV)과 그물적혈구(reticulocyte) 수이다. 보통 적혈구의 파괴 증가시, 그물적혈구(잔존 RNA가 있는 어린 적혈구)의 증가가 동반된다. 2개의 관련된 과정이 사람에서 그물적혈구의 증가에 기여한다. 첫째, 적혈구 파괴가 증가할 때, 골수에서 순환혈액으로 방출되는 세포의 수가 증가함과 동시에 골수에서 보상성 증가를 동반한다. 둘째, 보상성 적혈구증식(erythroid hyperplasia)시, 골수는 수명보다 일찍 그물적혈구를 방출하며, 그래서 그물적혈구는 말초혈액에서 오랜 기간 동안 생존한다.

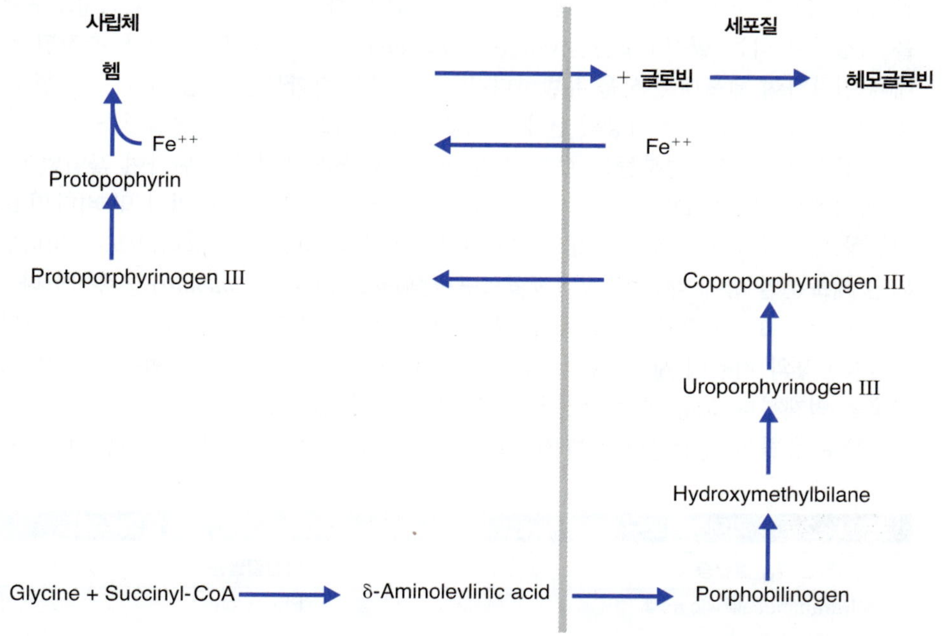

[그림 11-1] ***헴 및 혈색소 합성.*** 헴의 합성은 적혈모구가 세포질 혹은 사립체에서 생성되는 일련의 반응과 관련된다. 이 경로에서 초기 단계는 δ-aminolevulinic acid의 사립체 합성으로 일반적으로 납을 포함한 외인성 화학물질에 의하여 영향을 받는다. Ferrochelatase는 tetrapyrrole protoporphyrin IX와 Fe^{++}가 결합하는 반응을 촉매한다. 철적모구빈혈의 경우처럼, Protoprophyrin IX를 합성하는 반응이 억제되면 철분농도와 ferrochelatase 활성 간에 불균형을 유발하여 사립체 내에 철분침착을 유발하게 된다. 사립체에 철분이 축적되는 것이 철적모구빈혈의 특징적인 병변이다.

표 11-1 철적모구 빈혈과 관련 있는 외인성 화학물질

에탄올	Chloramphenicol
Isoniazid	구리 킬레이트화/구리결핍
Pyrazinamide	아연중독
Cycloserine	납중독

적혈구 생성에서 변화

적혈구 생성은 빈번한 세포분열과 매우 빠른 혈색소 합성속도에 좌우되는 연속적인 과정이다. 성숙한 혈색소(Hemoglobin A)는 2개의 α-글로빈(globin)과 2개의 β-글로빈(globin) 사슬에 각각 헴 잔기로 이루어진 사합체이다. 혈색소의 합성 감소를 유발하는 이상은 비교적 흔하다(예 : 철분 결핍). 외인성 화학물질은 글로빈 사슬의 합성에 영향을 주어 적혈구내에서 혈색소의 구성을 변화시킬 수 있다.

헴의 합성시 철분과 포르피린 고리의 결합이 필요하다(그림 11-1). 철분결핍의 원인은 보통 결핍된 식이 섭취나 혈액손실 증가이다. 혈액손실의 원인이 되는 모든 약물은 *철분 결핍성 빈혈*의 발생위험을 증가시킬 수 있다. 헴의 포르피린 고리 합성 결손은 골수의 적혈모구에서 철분축적을 특징으로 하는 *철적모구빈혈(sideroblastic anemia)*을 유발할 수 있다. 축적된 철분은 사립체내에 침착하여 세포내 손상을 유발한다. 많은 외인성 화학물질(그림 11-1)은 적혈모구내 헴 합성 과정의 한 단계 혹은 그 이상의 단계를 저해하여 철적모구 빈혈을 유발한다.

골수 중의 모든 조혈성분들은 순환 중인 혈액세포들을 대치하기 위하여 끊임없이 증식한다. 이런 과정에는 활발한 DNA 합성과 빈번한 체세포분열이 필요하다. 엽산 및 비타민 B_{12}는 DNA와 결합할 티미딘을 지속적으로 합성하기 위하여 필수적이다. 엽산 그리고/또는 비타민 B_{12}가 결핍되면 세포분열 장애 때문에 *거대적혈모구빈혈(megaloblastic anemia)*을 유발한다. 엽산 그리고/또는 비타민 B_{12}의 결핍을 유발할 수 있는 외인성 화학물질의 예가 표 11-2에 열거하였다.

악성종양의 치료에 사용하는 수많은 증식억제물질은 예상대로 적혈구 생성을 포함하여 조혈작용을 억제한다. 최종 골수 독성은 용량제한적일 수 있다.

약물로 유발된 *재생불량성 빈혈(aplastoc anemia)*은 외인성 화학물질에 대한 예측 가능한 반

표 11-2 거대적혈모구 빈혈(Megaloblastic anemia)과 관련 있는 외인성 화학물질

비타민 B_{12} 결핍증	엽산결핍증
Paraminosalicylic acid	Phenytoin
Colchicine	Primidone
Neomycin	Carbamazepine
Ethanol	Phenobarbital
Omeprazole	Sulfasalazine
Hemodialysis	Cholestyramine
Zidovudine	Triamterine
Fish tapeworm	Malabsorption syndromes
	Antimetabolites

응이거나 혹은 특이체질 반응이다. 이 생명을 위협하는 장애의 특징은 말초혈액의 범혈구감소증, 그물적혈구감소증 및 골수형성저하증이며 기전은 밝혀지지 않았다. 재생불량성 빈혈의 발생과 관련 있는 물질이 표 11-3에 있다. *진정 적혈구계 무형성증(pure red cell aplasia)*은 골수생성의 감소가 적혈구계에만 한정된 증후군이다. 이런 특이체질 반응과 가장 명확하게 관련된 약물로 isoniazid, phenytoin 및 azathioprine이 있다.

혈색소의 호흡기능 변화

혈색소는 폐와 조직간 산소와 이산화탄소를 운반한다. 개별 글로빈 단위는 산소와 결합시 협력작용을 하며, 잘 알려진 대로 S자형 산소해리곡선(oxygen dissociation curve)을 보인다(그림 11-2).

동질효과(Homotropic effects)

산화혈색소의 가장 중요한 동질 특징 중의 하나는 산소와의 결합능 및 운반능이 없는 메트헤모글로빈(methemoglobin)을 형성하기 위하여, 느리지만 지속적으로, 헴의 철분을 3+철로 산화시키는 것일 것이다. 하나의 혈색소(사합체)에 메트헤모글로빈이 있으면, 산소해리곡선은 좌측이동할 것이다(그림 11-2). 산소함량이 감소되면서 동시에 친화도가 증가하는 경우, 조직으로 산소이동이 유의하게 손상받을 수 있다.

정상 적혈구는 헴의 철분을 2+철분으로 다시 환원시키는 대사기전을 가지고 있다. 이런 조절기전을 수행하지 못하면, 메트헤모글로빈의 농도가 증가되어 *메트헤모글로빈 혈증*을 유발한다. 메트헤모글로빈 혈증을 유발하는 많은 화학물질의 예가 표 11-4에 있다. 대부분의 환자들은 낮은 수준의 메트헤모글로빈(<10%)에서는 임상증상 없이 견딜 수 있다. 높은 수준의 메트헤모글로빈에서는 저산소혈증(hypoxemia)을 유발하여 결국 폐사하게 된다.

표 11-3 재생불량성 빈혈 발생과 관련 있는 약물 및 화학물질

Chloramphenicol	Organic arsenicals	Quinacrine
Methylphenylethylhydantoin	Trimethadione	Phenylbutazone
Gold	Streptomycin	Benzene
Penicillin	Allopurinol	Tetracycline
Methicillin	Sulfonamides	Chlortetracycline
Sulfisoxazole	Sulfamethoxypyridazine	Amphotericin B
Mefloquine	Ethosuximide	Felbamate
Carbimazole	Methylmercaptoimidazole	Potassium perchlorate
Propylthiouracil	Tolbutamide	Pyrimethamine
Chlorpropamide	Carbutamide	Tripelennamine
Indomethacin	Carbamazepine	Diclofenac
Meprobamate	Chlorpromazine	Chlordiazepoxide
Mepazine	Chlorphenothane	Parathion
Thiocyanate	Methazolamide	Dinitrophenol
Bismuth	Mercury	Chlordane
Carbon tetrachloride	Cimetidine	Metolazone
Azidothymidine	Ticlopidine	Isoniazid
Trifluoperazine	D-Penicillamine	

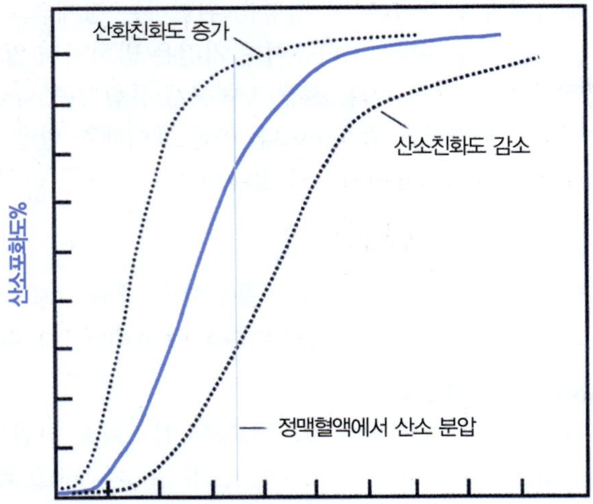

[그림 11-2] ***혈색소-산소 해리 곡선.*** 정상 산소해리 곡선(굵은 선)은 혈색소 분자에서 4개의 글로빈 사슬사이의 협력적 상호작용의 결과 때문에 S자형을 보인다. 완전 탈산소화된 혈색소는 산소에 대한 친화도가 비교적 낮다. 산소와 1개의 헴-철분 moiety는 글로빈 사슬에서 구조적인 변화를 유발한다. 표면 상호작용을 통해서, 구조적인 변화는 다른 글로빈 사슬에 영향을 주어 모든 글로빈 사슬에서 구조적인 변화를 유발하여 산호에 대한 친화도를 증가시킨다. 동질 및 이질성 매개인자는 또한 산소에 대한 혈색소의 친화도에 영향을 준다. 산소친화도가 증가하면, 산소해리곡선의 좌측이동이 된다. 그런 이동은 조직으로의 산소운반을 감소시킬 수 있다. 산소친화도의 감소는 결국 산소해리곡선의 우측이동을 유발하여 조직으로의 산소운반을 촉진시킨다.

표 11-4 메트헤모글로빈혈증 관련 외인성 화학물질

치료제	환경유래 화학물질
Benzocaine	Nitrites
Lidocaine	Nitrates
Prilocaine	Nitrobenzenes
Dapsone	Aniline dyes
Amyl nitrate	Butyl nitrite
Isobutyl nitrite	Potassium chlorate
Nitroglycerine	Gasoline additives
Primaquine	Aminobenzenes
Sulfonamide	Nitrotoluenes
Phenacetin	Trinitrotoluene
Nitric oxide	Nitroethane
Phenazopyridine	
Metoclopramide	
Flutamide	
Silver nitrate	
Quinones	
Methylene blue	

이질효과(Heterotropic effects)

혈색소 기능을 위한 3가지의 주요한 이질성(외인성) 작동체로 pH, 적혈구 2,3-biphosphoglycerate(2,3-BPG, 이전에는 2,3-diphophoglycerate) 농도 및 온도가 있다. pH가 감소(예 : 젖산, 이산화탄소)되어 혈색소와 산소친화도가 감소하는 경우, 산소해리곡선은 우측이동하며, 조직으로의 산소운반은 촉진된다. 중탄산염 및 이산화탄소가 폐에서 평형을 이룸에 따라 수소이온 농도는 감소되고, 혈색소의 산소친화도는 증가하여 산소흡수를 촉진한다.

2,3-BPG와 디옥시헤모글로빈(deoxyhemoglobin)이 결합하면, 산소친화도는 결국 감소하여 산소해리곡선은 우측이동하게 된다. 산소의 결합에 의하여 발생하는 구조적 변화 때문에 2,3-BPG의 결합부위가 변하게 되어 혈색소로부터 2,3-BPG가 방출하게 된다. 이런 이유로 해서 조직으로 보다 많은 산소의 흡수를 촉진하게 된다. 2,3-BPG의 농도는 조직 저산소혈증일 경우 항상 증가하지만 산증의 경우, 산소운반이 감소할 수 있다.

혈색소의 산소친화도는 체온이 증가함에 따라 감소한다. 이것은 체온증가와 관련이 있는 지나친 운동 및 열병 기간 중 조직으로 산소의 운반을 촉진시킨다. 관련하여 체온저하 기간 중 산소친화도는 증가하고 운반은 감소한다.

다른 물질로 리간드 결합부위를 봉쇄하면, 혈색소의 호흡기능 역시 손상받을 수 있다. 이산화탄소는 디옥시헤모글로빈과 결합 속도가 비교적 낮지만, 일단 한번 결합하면 높은 친화도를 보이며, 산소해리곡선은 좌측이동(left shift)하여, 조직내로의 산소운반을 힘들게 한다.

혈관 긴장을 조절하는 중요한 혈관확장물질인 산화질소는 헴 철분과 강하게 결합한다. 산화질소는 적혈구의 혈색소와 결합하기 때문에, 적혈구는 순환과정 중 산화질소의 이용률에 영향을 줄 수 있다.

적혈구 수명의 변화

적혈구는 정상적으로 약 120일간 혈중에서 순환한다. 적혈구는 순환혈액으로 진입할 때 핵이 없어지고, 잔류 mRNA는 순환혈액 진입 1~2일 내에 빠르게 소실되기 때문에 이 기간 중 단백질 합성은 거의 일어나지 않는다. 그 결과로써, 노후된 적혈구는 비장에서 제거될 때까지 경시별로 노화가 발생한다. 이때 비장은 헴 합성시 다시 이용하기 위하여 철분을 재생한다.

비면역 용혈성 빈혈

미소혈관증성 빈혈

적혈구가 혈관내에서 분절하면, *미소혈관증성 용혈성빈혈*을 유발한다. 이 과정에서 특징적으로 말초혈액에 분열 적혈구(Schistocytes)가 존재한다. 미세순환에서 섬유소 가닥의 형성이 적혈구 분절의 일반적인 기전이다. 혈관내강에 뻗어있어 그 혈관을 통한 적혈구의 흐름을 저해하는 섬유소 가닥 때문에, 적혈구가 필수적으로 분절로 분할된다. 지나치게 많은 분절을 또한 비정상적인 혈관 내에서 관찰할 수 있다.

전염성 질환

전염성질환도 적혈구에 대한 직접적인 효과 혹은 면역매개 용혈과정을 통하여 심한 용혈과 관

표 11-5 산화적 손상과 관련 있는 외인성 화학물질

Acetanilide	Phenylhydrazine
Naphthalene	Nitrobenzene
Nitrofurantoin	Phenacetin
Sulfamethoxypyridazine	Phenol
Aminosalicylic acid	Hydroxylamine
Sodium sulfoxone	Methylene blue
Dapsone	Toluidine blue
Phenazopyridine	Furazolidone
Primaquine	Nalidixic acid
Chlorates	Sulfanilamide
Sulfasalazine	

련될 수 있다. 말라리아(malaria) 및 바베시아증(babesiosis)시 적혈구에 원충이 기생하여 적혈구를 파괴할 수 있다. 클로스트리디움 감염시 순환혈액 중으로 용혈독소를 방출하여 적혈구를 용혈시킬 수 있다.

산화적 용혈(Oxidative hemolysis)

산소분자는 반응성이 강하여 잠재적으로 유독한 화학종(species)이다. 그에 따라서, 정상적인 적혈구의 호흡기능은 일련의 과정에 따라 산화적 스트레스를 발생한다. NADH-디아포라아제(NADH-diaphorase), 슈퍼옥시드 디스뮤타제(superoxide dismutase), 카탈라아제(catalase) 및 글루타티온 경로와 같은 몇 가지 기전을 통해서 적혈구에서 산화적 손상을 방어한다.

적혈구에서 산화적 손상을 유발할 수 있는 외인성 화학물질들의 예가 표 11-5에 있다. 이 물질들은 정상적인 산화환원반응을 증가시켜 통상의 방어기전을 파괴한다. 이런 외인성 화학물질들과 혈색소가 상호작용하면, 혈색소, 티올 의존성 효소들 및 적혈구 막의 구성성분과 같은 필수 단백질을 변성시키는 자유라디칼을 형성시킨다. 외인성 화학물질의 농도가 정상적인 방어기전을 무력화시킬 만큼 충분히 높거나 혹은 좀 더 흔하게는 방어기전의 근본적인 결손이 있을 때, 유의성 있는 산화적 손상이 보통 발생한다.

산화적 용혈과 관련된 가장 흔한 효소결핍은 G-6-PD(Glucose-6-phosphate dehydrogenase) 의결핍으로, G-6-PD 활성을 감소로 하는 성과 관련된 장애이다. 이것은 적혈구가 감염에 의한 숙주반응 혹은 외인성 화학물질에 의한 산화적 스트레스에 노출될 때까지 임상적으로 증상을 보이지 않는다.

비산화적 화학물질 유도성 용혈(Nonoxidative chemical-Induced hemolysis)

일부 외인성 화학물질에 노출되는 경우, 유의성 있는 산화적 손상을 보이지 않고도 용혈과 관련될 수 있다. 예를 들어, 기체상태의 비화수소(arsine)는 빈혈, 황달(jaundice), 혈색소혈증을 동반한 심한 용혈을 유발한다. 납 중독은 헴 합성 결손, 적혈구 생존 감소 및 용혈과 관련이 있다.

면역 용혈성 빈혈(Immune hemolytic anemia)

IgG 혹은 IgM과 적혈구 표면에 발현된 항원과의 상호작용을 통해 면역반응에 의한 적혈구 파괴를 매개한다. 자가면역 용혈성 빈혈(autoimmune hemolytic anemia)의 경우, 항원은 환자 자신 적혈구의 동질 구성성분이다. 적혈구와 외인성 화학물질로 매개된 항체와의 결합에는 수많은 기전이 밀접하게 관련되어 있다. 그 중 일부 약물은 적혈구의 세포표면과 결합하는데, 이 경우 "외인성" 약물이 *합텐*으로 작용하여 면역반응을 유발한다. 페니실린이 전형적인 예이다. 이런 형태의 반응을 유발하는 항체는 오직 약물로 둘러싸인 적혈구와 결합한다. 또 다른 약물들은 적혈구 표면의 구성성분과 결합하여 한 가지 혹은 그 이상의 막 성분에서 구조적 변화를 유발하는데 대표적인 약물이 quinidine이다. 세 번째로 *약물유발성 자가항체(drug-induced autoantibody)*를 생성하는 기전이 있으며, 이 경우, 특발성(idiopathic) 자가면역 용혈성 빈혈로 생기는 항체와 구분할 수 없는데 대표적인 약물이 α-methyldopa이다.

백혈구계(Leukon)의 독성학

백혈구(Leucocyte)의 구성성분

백혈구계는 호중구, 호산구 및 호염구로 세분할 수 있는 과립구, 단핵구 및 림프구를 포함하여 백혈구로 구성되어 있다. 과립구 및 단핵구는 탐식작용이 있는 유핵형 아메바 모양세포이다. 주기능은 염증반응 및 숙주 방어이다. 혈액 내에만 존재하는 적혈구와 달리, 과립구 및 단핵구는 단지 혈액에서 빠져나와 혈관외조직으로 가서 그 곳에 많은 수가 상재한다.

과립구(granulocyte)란 혈액도말에 의하여 특징적으로 세포질내 과립을 관찰할 수 있는 백혈구를 말한다. 혈액내 백혈구 중에서 가장 큰 세포인 호중구는 염증 및 병원성 미생물의 탐식 및 파괴작용을 매개하는데 고도로 특화되어 있다. 호산구 및 호중구는 다양한 매개인자를 방출하여 염증반응을 조절한다.

과립구의 평가

혈액에서 호중구는 동일한 크기를 가지고 일정한 평형상태를 유지하는 *순환성* 풀과 *변연성* 풀 사이에 분포한다. 혈중 호중구 수는 오직 순환성 풀에서만 평가되며 건강한 성인의 경우 매우 일정하다(1800~7500 μL^{-1}). 염증반응 중에는, 말초혈액에서 증가된 수의 미성숙(비분절) 과립구를 관찰할 수 있다. 어떤 경우에, 호중구는 독성의 지표인자인 형태학적 변화를 보일 수도 있다.

과립구의 독성작용

증식에 미치는 작용

호중구의 증식속도가 빠른 경우, 체세포분열 억제물질에 특히 민감한 호중구 선조세포 및 전구세포 풀을 만든다. 호중구 및 단핵구 모두에 영향을 주는 물질은 감염과 같은 독성결과에 훨씬 큰 위해성을 가지고 있다. 그런 효과는 호중구보다 앞서 단핵성 탐식세포를 복구시키며, 용량의존적 경향을 보인다.

Methotrexate, cytosine, arabinoside, daunorubicin, cyclophosphamide, cisplatin및 nitrosureas는 휴지기 및 활발히 분열하는 세포에 유독하며, 보통 노출 후 7~14일 후에 최대효과를 보인다. 시

토카인(cytokine)은 이런 효과를 항진시킨다. 정형외과 수술에서 사용되는 methylmethacrylate 단량체는 임상적용 농도에서 호중구와 단핵구 모두에서 세포독성을 유발한다.

기능에 미치는 작용

에탄올 및 글루코코티코이드는 탐식 및 미생물 섭취기능을 손상시킨다. 방사선촬영 조형제 성분인 iohexol과 ioxaglate는 또한 탐식작용을 억제하는 것으로 보고되고 있다. 미생물 살해 및 주화성을 위하여 필요한 과산화물의 생성은 장기간 methadone으로 장기간 치료한 마약중독 병력이 있는 환자뿐만 아니라 비경구적으로 헤로인을 사용한 환자에서 감소하는 것으로 보고되고 있다. 주화성은 또한 여드름 치료제로 아연염 치료를 받은 후 손상을 받는다.

특이체질 독성 호중성백혈구감소증

호중구 및 과립성 전구체를 손상시키는 물질은 매우 중요하며, 특징적으로 혈중 호중구가 500 μL^{-1}이하로 유의하게 감소되는 *무과립구증*(*agranulocytosis*)을 유발한다. 이런 형태의 손상은 특정한 조건의 개체에서만 발현되므로 특이체질이라고 명명한다.

특이체질에 의한 외인성 화학물질 유발 무과립구증(Idiosyncratic xenobiotic-induced agranulocytosis)은 노출과 동시에 순환 호중구의 급작스런 고갈을 유발하여 원인물질 및 그 대사산물이 순환 혈액 중에 존재하는 기간만큼 지속된다. 조혈기능은 보통 원인물질이 해독되거나 배설되면 회복한다. 무수임 줄기세포(uncommitted stem cell)에 영향을 주는 독성물질은 재생불량성 빈혈에서 볼 수 있듯이 완전한 골수 기능부전을 유발한다. 좀 더 분화된 전구세포에 영향을 주는 물질에 노출된 후, 일시적인 백혈구 감소 기간 중 감염위험을 훌륭하게 잘 관리하면 생존한 무임 줄기세포는 결국 회복할 수 있다.

독성 호중성백혈구감소증의 기전

*면역반응이 매개하는 백혈구감소증*에서 항원-항체 반응을 통하여, 말초혈액의 호중구, 과립구 전구체 혹은 모두가 파괴될 수 있다. 적혈구에서와 같이, 면역원성이 있는 외인성 화학물질은 합텐(hapten)으로 작용할 수 있으며, 그런 경우, 이 물질은 세포손상을 유발하기 위하여 물리적으로 제시되거나 또는 면역원성세포가 약물이 제시될 필요가 없이 항호중구 항체(antineutrophil antibody)를 생산하도록 유도한다.

*비면역반응이 매개하는 독성 백혈구감소증*은 종종 유전적 소양을 보인다. 직접적 손상을 받으면, 과립구 형성 혹은 호중구 기능 억제를 유발할 수 있다. 일부 연구 결과 백혈구가 생성한 유독성 산화제가 축적하여 호중구가 손상 받을 수 있다.

면역 및 비면역성 호중구 감소증/무과립백혈구 감소증과 관련 있는 물질의 예가 표 11-6에 있다.

독성반응으로서 백혈병 유발

사람 백혈병

백혈병이란 각 개체의 골수세포에서 유래하는 조혈조직의 증식성 장애이다. 역사적으로, 백혈병은 적혈구/과립세포/혈소판 형성에 필요한 주요 계통인 골수모양(myeloid)이나 림프구 형성에 필요한 주요 계통인 림프모양(lymphoid)으로 분류되어 있다. 미분화된 표현형(phenotype)을 "급성"으로 명명하며, 급성 림프구성 백혈구(acute lymphobalstic leukemia, ALL)와 급성 골수성 백혈병(acute myelogenous leukemia, AML)이 그 예이다. 또한 분화가 잘 된 표현형(phenotypes)을 "만성"으로 명명하며, 만성 림프낭성 백혈병(chronic lymphocystic leukemia, CLL), 만성 골수성 백혈병(chronic myelogenous leukemia, CML) 및 척수형성 이상 증후군(myelodysplastic syndromes, MDS)이 그 예이다.

독성 백혈병 유발 기전

급성골수성 백혈병은 약물이나 화학물질 노출과 관련 있는 주요한 백혈병으로 척수형성 이상으로 진행된다. 이 백혈병은 세포유전학적 기능이상으로, 특히 5번 및 7번 염색체 전부 혹은 일부의 손상과 관련이 있으며 연속적으로 한 가지 독성반응을 보인다. 특히, 알킬화제 혹은 다른 항암제로 치료받은 후 척수형성 이상 그리고/혹은 급성골수성 백혈병이 발생한 환자에서 이런 염색체 결손 발생률은 연구보고에 따라 67~95%에 이른다. 이와 동일한 일부변화를 직업상 벤젠에 노출된 급성골수성 백혈병 환자에서 관찰할 수 있었으며, 그 환자는 또한 7번 염색체 관련빈도가 높았으며, 홀배수체(aneuploidy)를 보였다. 이차적으로 발생한 급성골수성 백혈병과 비교하여, 비교적 낮은 5번 및 7번 염색체의 결실빈도는 이 세포유전학적 지표인자가 독성물질 노출과 이런 종류 백혈병의 다른 원인을 감별하는데 유용할 수 있다.

표 11-6 면역성 및 비면역성 Idiopathic 호중구감소증을 유발하는 독성물질의 예

백혈구 항체와 관련 있는 약물	백혈구 항체와 관련 없는 약물
Aminopyrine	Isoniazid
Propylthiouracil	Rifampicin
Ampicillin	Ethambutol
Metiamide	Allopurinol
Dicloxacillin	Phenothiazines
Phenytoin	Flurazepam
Aprindine	Hydrochlorothiazide
Azulfidine	
Chlorpropamide	
Phenothiazines	
Procainamide	
Nafcillin	
Tolbutamide	
Lidocaine	
Methimazole	
Levamisole	
Gold	
Quinidine	
Clozapine	

백혈병 유발 물질(Leukemogenic agent)

암의 화학요법 치료에 이용하는 대부분의 *알킬화제*는 척수형성 이상 그리고/또는 급성골수성 백혈병을 유발할 수 있다. 방향족 탄화수소 중에서 벤젠만이 백혈병을 유발하는 것으로 알려져 있다. *Topoisomerase II 억제제* 및 teniposide로 처리시 급성골수성 백혈병을 유발할 수 있다.

나가사키와 히로시마의 원자폭탄 투하시 생존자들에게서 증명되었듯이, 높은 *선량의 γ- 혹은 x-선 방사능*에 노출시 급성 림프모구성 백혈병, 급성골수성 백혈병 및 만성골수성 백혈병 발생과 관련이 있다. 방사능 낙진 혹은 진단용 방사선 촬영과 달리 저 선량의 방사능과 이런 질병과의 연관성은 명확하지 않다. 다른 논란이 되는 화학물질로 1,3-butadiene, 비이온 방사선(예 : 전장, 전자파, 적외선, 가시광선 및 고파장 자외선 스펙트럼 및 흡연 등)이 있다.

혈소판 및 지혈의 독성학

지혈(Hemostasis)이란 혈관 손상부위에서 혈액 손실을 막고 액체상태로 순환혈액을 유지하는 역할을 하는 다성분계(multicomponent system)이다. 혈액의 손실은 지혈전(hemostatic plug)을 형성하여 막는다. 지혈계의 주요 구성성분은 순환 혈소판, 다양한 혈장단백질 및 혈관 내피세포이다. 이런 구성성분들의 변화 혹은 다성분계의 전신 활성화(systemic activation)가 되면 과도한 출혈 및 혈전과 같은 지혈 기능이상으로 임상적 징후를 보이게 된다. 지혈계는 다양한 외인성 화학물질에 의한 예기치 않은 독성작용의 발현뿐만 아니라 치료적 시술의 공통적인 표적이 된다.

혈소판에 미치는 독성작용

혈소판

혈소판은 혈관손상시 안정한 지혈 플러그를 형성하는데 필수적이다. 초기에 혈소판은 손상받은 혈관벽에 부착한다. 몇 가지 인자들의 경로가 활성화되면 섬유소원과 다른 다가 유착성 분자가 주위에 있는 혈소판 사이에 교차결합하고, 결국 혈소판 응집이 일어난다. 외인성 화학물질은 혈소판 반응을 억제시켜 저혈소판증 혹은 혈소판 기능 억제를 유발한다.

저혈소판증

빈혈과 같이 혈소판감소증의 원인은 혈소판의 생성 감소 및 파괴 증가일 것이다. 혈소판감소증은 조혈 전구세포에 대한 항증식 약물(antiproliferative agent)의 예측된 영향으로 볼 때, 집중적인 화학요법의 일반적인 유해 작용이다. 혈소판감소증은 특발성 외인성 화학물질 유도 재생불량성 빈혈에서 임상적으로 중요한 요소이다. 실제로, 재생불량성 빈혈의 초기 발현양상은 저혈소판증에 이은 피하점막의 출혈일 수 있다.

외인성 화학물질에 노출되면 몇 가지 기전에 의하여 면역 매개성 혈소판 파괴를 증가시킬 수 있다. 첫 번째 기전으로 페니실린과 같은 몇 가지 약물들이 합텐으로 작용하여 혈소판 막의 성분과 결합하여 합텐에 특이적인 면역반응을 유도한다. 그런 후, 생성된 항체는 혈소판 표면에 있는 합텐과 결합하여 순환혈액으로부터, 항체로 피복된 혈소판(antibody-coated platelet)을 제거시킨다. 면역성 저혈소판증의 두 번째 기전은 외인성 화학물질에 의한 혈소판 막 중 당단백질의 변화에 의하여 시작된다. 이렇게 단백질이 변한 후에, 항체반응이 유도된다. 형성된 항체는 약물에 의하여 혈소판의 변형된 항원과 결합한 후, 단핵식세포계(mononuclear phagocytic system)를 통하여 순환혈액 중 혈소판이 제거된다.

일련의 혈병(clot) 형성 연속단계(cascade)와 연관된 응고인자 억제제로 인한 혈소판감소증은 드물지만 심각한 합병증이다. 이런 억제제는 혈액응고인자들의 구조를 변화시킨 후, 인자들로부터 일부 펩타이드(새로이 면역계에 노출되기 때문에 neoepitope이라 부른다)가 노출되고, 이것이 동질 항체와 반응하게 된다. 그래서 이런 응고인자와 관련 있는 혈소판의 탐식을 유발한다. 이와 같이, 자연발생 항체와 반응하는 항원결정부위(epitope)의 노출은 면역매개 혈소판 파괴의 세 번째 기전이다.

헤파린 유도 혈소판 감소증이 면역 매개 혈소판 파괴의 네 번째 기전이다. 항응고제인 헤파린이 일부 응고인자와 결합할 때, 새로운 항원결정부위가 노출되고, 이것에 대한 면역반응이 시작된다. 이것은 결국 헤파린이 응고물 형성을 막는 정상적인 기능대신에 혈소판 응집 반응을 유발하여 혈전(응고조각이 떨어져서 미세혈관조직에 상재하면서 혈액순환 장애를 유발하는 것) 위험성에 이르게 한다.

혈전성 혈소판감소성 자색반증(Thrombotic thrombocytopenic purpura, TTP)의 특징은 혈소판감소증, 미소혈관성 용혈성 빈혈 및 다발적 장기 기능상실(multisystem organ failure)이 갑자기 발병하는 증후군이다. 이 증후군은 전염성 질환 후에 발생하는 경향이 있지만 또한 몇몇 약물의 투여 후에 발생할 수도 있다. TTP의 발병기전은 심지어 혈관손상이 없는 경우일지라도 혈소판을 활성화시키는 폰빌레브란드인자(von Willebrand' s factor, vWF)로 불리는 응고인자의 능력과 관련이 있는 것처럼 보인다. 후천성 TTP는 매우 큰 vWF 중합체를 작은 중합체로 만들어주는 단백분해 효소를 억제하는 항체의 발달과 관련이 있다. 즉, 큰 중합체는 혈소판을 부적절하게 활성화시킨다. TTP에서 장기 기능부전과 용혈의 원인은 혈액순환을 통한 혈소판이 풍부한 미세혈전의 형성 때문이다. TTP 혹은 TTP 유사 증후군의 발달은 ticlopidine, clopidogrel, cocaine, mitomycin및 cyclosporine과 같은 약물과 관련이 있다.

혈소판 기능에 미치는 독성작용

혈소판 기능은 많은 생화학적 반응경로의 협조된 상호작용에 의존한다. 혈소판의 기능에 영향을 주는 주요 약물군에는 비스테로이드성 소염제, β-lactam 계 항생제, 특히 β-차단제과 같은 심혈관계 약물, 정신작용제(psychotropic), 마취제, 항히스타민제 및 일부 화학요법제들이 있다.

외인성 화학물질은 다양한 기전을 통해서 혈소판의 기능을 억제할 수 있다. 일부 약물은 phospholipase A_2/cyclooxygenase 경로 및 Thromboxane A_2(예 : 비스테로이드성 소염제)를 억제한다. 다른 약물들은 혈소판 작용제와 해당 수용체(예 : 항생제, ticlopidine, clopidogrel)와의 상호작용을 억제하는 것 같다. 혈소판 반응은 세포질내 칼슘 농도의 빠른 증가로 좌우되기 때문에, 칼슘 이동을 억제하는 모든 약물들(칼슘 통로 차단제)은 혈소판 기능을 억제할 수 있다. 때때로, 약물에 의한 항체가 중요한 혈소판 수용체와 결합하여 그 기능을 억제할 수 있다.

섬유소 응괴(Fibrin clot) 형성에 미치는 독성작용

응고

섬유소 응고물 형성은 트롬빈 형성시 최고농도에 이르는 세린 단백질분해효소(serine protease)의 순차적 활성 때문이다. 트롬빈은 다기능 효소(multifunctional enzymes)로 섬유소원(fibrinogen)을 섬유소로 변환시키며, 혈액응고인자(V, VIII, XI, XIII), protein C와 혈소판을 활성화시키고, 다양한 세포(예 : 백혈구 및 내피세포)와 결합하여 세포신호경로를 활성화시킨다.

응고단백질의 합성 감소

일련의 단계적인 혈액응고 과정과 연관된 대부분의 단백질은 간에서 합성된다. 그래서 간의 기능을 손상시키는 모든 물질은 응고인자의 생성을 감소시킬 수 있다. 혈액응고 단계의 일반적인 시험방법인 프로트롬빈 시간(prothrombin time, PT)과 활성화 부분 트롬보플라스틴 시간(Activated partial thromboplastin time, aPTT)은 간 기능이상 및 응고인자 감소를 검색하는데 이용할 수 있다.

비타민 K는 혈액응고 인자 II, VII, IX 및 X 합성을 좌우한다. 장으로부터 비타민 K의 흡수를 억제하거나 혹은 비타민 K 에폭사이드를 감소시키는 물질들은 이런 응고인자 결핍과 출혈을 유발할 수 있다(표 11-7).

응고인자의 청소(clearance) 증가

외인성 화학물질에 대한 특발성 반응에는 응고단백질과 반응하는 항체를 형성한 후, 면역복합체를 이루어 순환혈액으로부터 빠르게 제거되어 결국 응고인자의 결핍을 유발하는 것이 있다. 외인성 화학물질에 의하여 영향을 받은 응고인자가 표 11-8에 있다. 순환혈액으로부터 응고인자 배출을 증가시키는 작용 외에도, 이런 항체들은 종종 응고인자의 기능을 억제한다. Lupus 항응고제는 전응고 기전을 상승시켜 protein C 시스템을 억제하여 혈전 위험을 증가시키는 항체를 말한다. Lupus 항응고제의 발달은 chlorpromazine, procainamide, hydralazine, quinidine, phenytoin 및 바이러스 감염과 관련되어 관찰할 수 있다.

지혈작용을 조절하는 데 사용하는 물질의 독성

경구용 항응고제

경구용 항응고제(warfarin)의 치료시기는 비교적 좁고 투여용량에 대한 반응에서도 개인 간 변이가 심하다. 불충분한 항응고효과는 혈전색전증 위험성을 증가시키며, 지나친 항응고작용은 출

표 11-7 비타민 K-의존성 응고인자의 비정상적 합성과 관련된 조건

Warfarin and analogs	정맥내 토코페놀
살서제(예, brodifacoum)	식이성 결핍증
광범위 항생제	Cholestyramine resin
N-Methyl-thiotetrazole	흡수장애증
cephalosporins	

표 11-8 외인성 화학물질과 특정응고인자 억제제의 개발과의 관련성

응고인자	외인성 화학물질
Thrombin(트롬빈)	Topical bovine thrombin
	Fibrin glue
Factor V	Streptomycin
	Penicillin
	Gentamicin
	Cephalosporins
	Topical bovine thrombi
Factor VIII	Penicillin
	Ampicillin
	Chloramphenicol
	Phenytoin
	Methyldopa
	Nitrofurazone
	Phenylbutazone
Factor XIII	Isoniazid
	Procainamide
	Penicillin
	Phenytoin
	Practolol
Von Willebrand factor	Ciprofloxacin
	Hydroxyethyl starch
	Valproic acid
	Griseofulvin
	Tetracycline
	Pesticides

혈 위험성을 증가시킨다. 이 제제로 치료할 때, 일상적으로 INR(international normalized rate)로 결과 값을 표시하여 프로트롬빈 시간을 검사하여야 한다.

경구 항응고제는 위장관으로부터 쉽게 흡수되어 순환혈액 중의 알부민과 잘 결합한다. 유전적 다형성(genetic polymorphism)은 생체내 대사 및 경구용 항응고제에 대한 반응에 영향을 준다.

식품을 포함하여 많은 외인성 화학물질은 경구용 항응고제에 대한 반응에 영향을 주는 것으로 알려져 있다. 경구용 항응고제를 방해하는 기전으로 생체내 대사의 유도 및 억제, 위장관으로부터 와파린의 흡수 저해, 혈장에서 알부민과 결합되어 있는 와파린을 치환하여 평형상태를 다시 이룰 때까지, 일시적으로 와파린의 생체 이용률 증가, 비타민 K 이용률 감소 및 경구용 항응고제의 효과를 상승시키는 비타민 K 에폭시드 감소 억제가 있다.

경구용 항응고제의 투여는 다른 약물의 활성 및 반감기에 영향을 줄 수 있다.
경구용 항응고제는 와파린으로 유도된 피부 괴사와 연관이 있다. 피부에서 미세혈관 혈전의 발달은 protein C 혹은 protein S가 결핍된 환자에서 매우 흔하게 일어난다.

비타민 K는 또한 골의 주요 구성성분인 osteocalcin의 합성에 필수적이다. 와파린을 장기간 투여하면 골의 탈회(demineralization)와 관련이 있다.

특히 임신 초기 12주 동안 와파린을 투여하면 노출된 태아의 25~30%에서 선천성 기형과 관련이 있다. 기형의 대부분의 비정상적인 골 형성과 관련이 있다. 와파린은 정상적인 골격발달에 중요한 특별한 단백질의 합성을 억제한다.

헤파린

헤파린은 급성 정맥성 혈전색전증의 예방 및 치료제로 널리 사용된다. 헤파린 치료와 관련된 주요 합병증은 출혈이다. 비분획(unfractionated) 헤파린으로 치료를 감시하기 위해 흔히 aPTT가 검사된다. 헤파린을 장기간 투여하면, 임상적으로 중요한 골다공증 위험증가와 관련이 있다. 또한 헤파린 투여는 혈청 아미노전이효소를 일시적으로 증가시킬 수 있다.

섬유소 용해물질

섬유소 용해제는 불활성 효소원인 플라스미노겐(plasminogen)을 활성 단백분해 효소인 플라스민(plasmin)으로 변환시켜 병원성 혈전을 용해시킨다. 플라스민은 정상적으로 엄격하게 조절되므로 순환혈액 중에서 유리되어 존재하지 않는다. 그러나 섬유소 용해제를 투여하면 규칙적으로 유리 플라스민을 발생시켜 전신적인 섬유소 용해를 유발하여 특징적으로 프로트롬빈 시간, 활성화 부분 트롬보플라스틴 시간 및 트롬빈 시간을 연장시킨다. 모든 이런 효과들은 출혈 위험성을 증가시킨다. 혈소판 억제제 및 헤파린은 보통 재발성 혈전을 예방하기 위하여 섬유소 용해 치료와 함께 병용하여 사용한다.

스트렙토키나제(streptokinase)는 Group C β-용혈성 연쇄상 구균으로부터 유해한 단백질로 사람에서 항원성을 보인다. 스트렙토키나제에 대한 항체의 형성은 스트렙토키나제에 대한 노출뿐만 아니라 연쇄상 구균 감염과 연관되어 흔히 발생한다. 급성 알레르기 반응은 스트렙토키나제에 노출된 환자의 1~5%에서 발생한다. 알레르기 반응은 또한 스트렙토키나제를 포함하는 다른 섬유소 용해물질(예: anisoylated plasminogen-streptokinase 복합제) 및 스트렙토키나제에서 유래한 펩타이드에 의하여 발생한다.

섬유소 용해 억제제

섬유소 용해작용 억제제는 보통 폰빌레브란트(von willebrand) 질환 환자에서 출혈을 억제하기 위하여 사용된다. Tranexamic 산과 ϵ-aminocaproic 산는 작은 분자로 섬유소과 플라스미노겐 및 플라스민의 결합을 봉쇄한다. Aprotinin은 자연발생 폴리펩타이드로서 serine protease를 억제제로 사람에 투여했을 때 면역원성을 보인다.

위해성 평가

지혈작용, 혈액세포 및 지혈작용 기전의 기능적 통합성 측면에서, 새로운 화학물질 노출로 인한 위해성를 평가하는 작업은 매우 중요하며 극복해야 할 과제이다. 그 이유는 부분적으로는 지혈작용 및 관련인자들이 수행하는 중요한 임무의 복잡성 때문이다. 위해도 평가에는 동물에서의 전임상시험과 사람에서의 임상시험을 포함한다. 전임상시험에서, 실험동물은 외인성 화학물질

표 11-9 전임상 독성학에서 혈액학적 관찰을 특성 규명하기 위하여 이용되는 문제 유발시험의 예
그물적혈구 수(Reticulocyte count)
하인즈 봉입체 검사(Heinz body preparation)
세포매개항체 검사(적혈구, 혈소판, 호중구)(Cell-associated antibody assays)
적혈구 삼투압 취약성 시험(Erythrocyte osmotic fragility test)
적혈구 역학/철 동태 분석
세포화학/조직화학 염색(cytochemical/histochemical staining)
전자현미경(Electron Microscopy)
시험관내 조혈 클론원성 분석(In vitro hematopoietic clonogenic assays)
혈소판응집(Platelet aggregation)
혈장 섬유소원 농도(plasma fibrinogen concentration)
응고인자 시험(Clotting factor assays)
트롬빈 시간(Thrombin time)
출혈 시간(Bleeding time)

노출시 사람과 유사하게 반응해야 하고, 실험동물은 독성에 대한 임상증상을 상세히 관찰해야 한다. 임상시험은 사람에서 수행하며, 시험물질의 상대적 안전성 혹은 독성을 결정하기 위하여 잠재적인 수 많은 독성 매개인자를 측정해야 한다.

전임상 독성시험에서 혈액 및 골수를 평가하기 위한 시험에서는 반드시 적혈구 매개인자(적혈구, 혈색소, 적혈구 용적, 평균적혈구 용적, 평균적혈구 혈색소 농도), 백혈구 매개인자(백혈구 및 절대 감별 백혈구 수), 혈소판 수, 응고시험(PT, aPTT), 말초혈액 형태학 그리고 골수의 세포학적 및 조직학적 관찰에 미치는 단독 혹은 반복투여에 따른 영향에 대한 정보를 제공해야 한다. 문제유발 방식으로 잠재적인 혈액독성의 특성을 규명하기 위하여 필요한 경우, 추가실험을 이용해야 한다. 이와 같은 시험의 예가 표 11-9에 있다.

환자 혹은 개체와 관련한 위해인자에는 약물대사 및 해독에서 약물유전학적 차이에 따라 발생하는 물질의 청소 감소와 새로운 중간 대사산물의 형성, 조직적합성 항원, 약물 혹은 다른 화학물질과의 상호작용, 독성에 대한 조혈 전구세포의 민감도 증가, 골수의 이전 병력 및 화학물질과 관련된 산화적 혹은 다른 스트레스의 소인이 되는 대사장애가 포함된다.

약물 및 치료외 목적의 화학물질 개발에서 주요 문제는 전임상 독성시험 자료의 예측값과 사람에서 광범위하게 노출시 중요한 혈액독성 발생에 대한 포괄적이지만 어쩔 수 없이 한정된 임상자료이다.

참고문헌

Beutler E, Lichtman MA, Coller BS, et al(eds): *Williams Hematology*, 6th ed. New York:McGraw-Hill, 2000.

Bloom JC(ed): *Toxicology of the Hematopoietic System*, vol 4, in Sipes IG, McQueen CA, Gandolfi AJ(eds): *Comprehensive Toxicology*, Oxford : Pegamon Press, 1997.

Handin RI, Lux SE, Stossel TP : *Blood : Principles and Practice of Hematology*, 2d ed. Philadelphia : Lippincott Williams & Wilkins, 2002.

Hillman R, Ault KA: *Hematology in Clinical Practice: A Guide to Diagnosis and Management*. New York : McGraw-Hill, 2001.

Young NS: Hematopoietic cell destruction by immune mechanisms in acquired aplastic anemia. *Semin* 37:3-14, 2000.

제12장 면역계의 독성 반응

Leigh Ann Burns-Naas, B. Jean Meade and Albert E. Munson

CHAPTER 12

요 점

- 면역은 매우 정교하게 균형잡혀 있고, 복잡하며 여러 세포가 관여하는 생리학적 기전으로서 각 개체가 외부물질로터 "자기 자신(self)"을 구별하여 외부물질을 중화시키거나 제거(혹은 중화시켜 제거)하는 일련의 반응이다.
- 선천성 면역은 감염이 일어나기 전에 매우 강력한 병원체를 제거하는 반응으로서 특정한 반응을 하도록 된 면역세포 이외에 체내와 체외 사이의 생리적 및 생화학적 장벽을 포함된다.
- 후천성 면역은 각각의 감염성 요인에 대해 특이적인 면역반응(*특이성; specificity*)을 만들어 내며 동일한 감염원에 대해서는 추후에 감염시 빠르게 반응하기 위하여 감염원을 기억하는 반응이다(*기억; memory*).
- 자가면역증은 자기인식 기전의 파괴를 포함한다; 면역글로불린과 T-세포수용체가 자기 항원과 반응하여 조직손상과 질병을 일으킨다.
- 과민성 반응은 예전에 노출된 물질에 다시 노출 시에 감작반응(sensitization)을 일으키는 반응이다.

- 면역계를 교란시키는 외인성 물질은 외부침입물질의 파괴, 미생물과/혹은 암세포의 증식과 면역인식 사이의 균형을 엉망으로 만들 수 있다.

면역은 매우 정교하게 균형잡혀 있고, 복잡하며 여러 세포가 관여하는 생리학적 기전으로서 각 개체가 외부물질로터 "자기 자신"을 구별하여 외부물질을 중화시키거나 제거(혹은 중화시켜 제거)하는 일련의 반응이다. 면역반응력저하(면역억제) 반복적이며, 더욱 중증의 혹은 지속적인 감염뿐만 아니라 암을 유발시킬 수 있다. 한편 면역반응력증가는 과민성 반응이나 자가면역질환과 같은 면역매개성 질병(immune mediated disease)을 유발시킬 수 있다.

면역계

면역계는 다양한 림프조직(lymphoid organ)과 다양한 기능을 가진 세포성 집단(celluar population)을 포함한다. 골수와 흉선은 성숙한 T 및 B 림프구, 대식세포 및 다형핵세포(polymorphonuclear cells)와 같은 골수성세포(myeloid)의 생산을 지원한다.

골수 내에서 면역계 관련 세포들은 림프성계열(lymphoid lineage) 세포나 골수성계열(myeloid lineage)세포로 "분화된다". 림프성계열 세포는 T세포나 B 세포로 추가적으로 분화한다. T세포 전구체는 골수를 떠나 흉선으로 이동하도록 프로그램되어 있으며 이곳에서 더욱 분화하게 된다.

성숙한 초기(navie) 혹은 원시(virgin) 림프구(항원자극을 경험하지 않은 T세포와 B세포)는 비장(spleen), 림프절(lymphoid), 혹은 2차 림프기관(secondary lymphoid organs)으로 알려진 기관에서 외부에서 유래한 항원들과 첫 번째로 접촉하게 된다. 피부에 연결된 림프조직과 소화관, 호흡기관, 비뇨생식관의 점막고유층(lamina propria)은 3차 면역조직(tertiary lymphoid tissues)으로 분류될 수 있다. 3차 면역조직은 일차적인 반응장소로서 기억세포(memory cells) 및 효과기세포(effector cell)의 면역기능 및 면역조절기능을 증가시킨다.

선천성 면역

일반적인 고려사항들

선천성 면역은 감염원에 대한 방어를 최전선에서 기능하여 대부분의 병원체(infectious agent)가 감염을 일으키기 전에 제거하는 작용을 한다. 이러한 것에는 특정한 반응을 하도록 된 면역세포 이외에 체내와 체외 사이의 생리적 및 생화학적 장벽(biochemical barriers)을 포함한다.

면역학적인 기억은 선천성면역에 관련되지 않는다. 대부분의 감염원들은 호흡기계, 소화기계 혹은 생식비뇨기관을 통해 체내로 들어가는데 이러한 곳에서는 피부가 유용한 장벽을 제공한다. 선천성 방어에는 비인두(nasopharynx)에서 분비되는 점액, 대부분의 분비물 속에 존재하는 리소자임(lysozyme) 그리고 주기관지 및 기관의 벽면에 존재하는 섬모를 포함한다. 게다가 기침, 재채기, 체온상승과 같은 반응도 선천성 면역의 주요한 부분이다. 소화기관을 통해 체내로 들어간 병원체는 위장의 강산과 소장에 거주하는 숙주 미생물에 의해 심하게 변하게 된다.

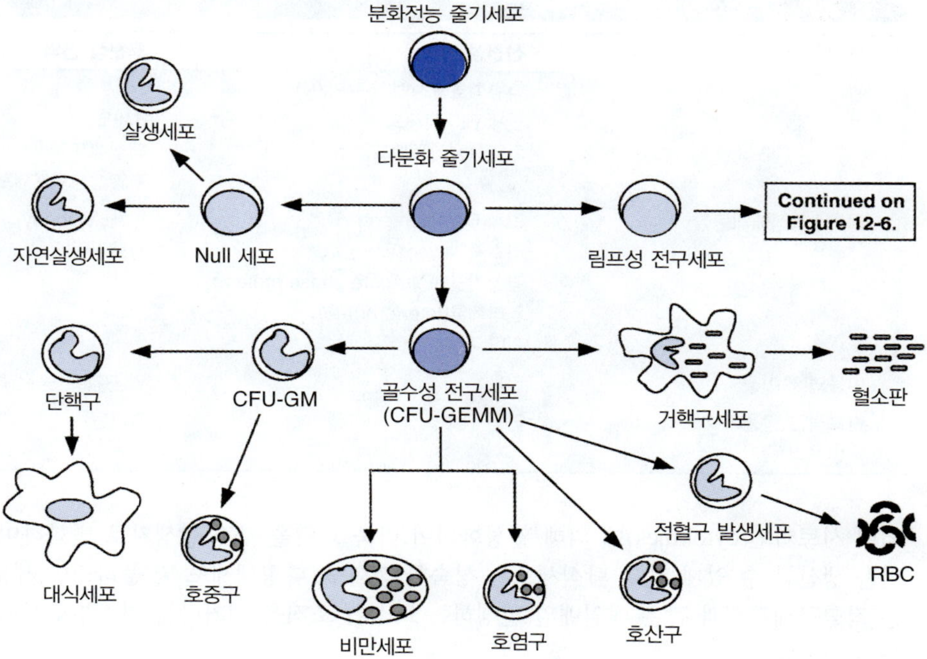

[그림 12-1] *면역계에서 세포구성 성분의 진화.*

세포내 구성성분 : 자연살생세포, 다형핵호중성백혈구(PMN), 대식세포

숙주의 비특이적(선천성) 저항에 2종류의 세포가 관여된다 : 자연살생세포(natural killer cells)와 전문적인 탐식세포. 자연살생세포세포는 항체에 의해 둘러싸인 표적 세포와 바이러스에 감염되었거나 세포표면에 악성변화가 있는 세포를 인식할 수 있다. 후자 인식의 경우는 세포매개성 면역이 이용된다. 세포표면 수용체를 이용하여 자연살생세포 세포가 결합하여 세포분해 입자를 내보내어 표적 세포에 세포자멸사(apoptosis)를 유도한다. 탐식세포들에는 다형핵세포(PMNs; 호중구) 및 단핵구/대식세포가 포함되며 이들 세포들은 다분화능(pluripotent)의 줄기세포(stem cell)에서 유래하며 골수성계열의 세포들로 분화한다(그림 12-1). 다형핵세포들은 뛰어난 탐식세포들로서 대부분의 미생물을 제거하며 염증반응을 유도한다.

대식세포들은 단핵구로부터 최종적으로 분화된다. 골수에 존재하던 단핵세포는 다양한 조직으로 분배되어서 대식세포로 분화된다. 다양한 조직 내에서 대식세포는 서로 구별될 수 있는 특성을 가지게 되며 표면수용체 양, 산화적인 대사 및 주요조직적합성항원(major histocompatibility complex; MHC) Class II의 발현정도에서도 서로 다르다.

만약 다형핵세포가 감염체를 포획할 수 없다면 대식세포가 감염된 장소에 소환되어진다. 대식세포는 탐식기능과 세균을 죽일 수 있는 기능을 모두 갖고 있어 항원제공(antigen-presenting)세포로도 기능을 한다. 이들 세포는 주화성(chemostatic) 인자에 의해 염증이 있는 장소에도 소환

표 12-1 선천성 대 후천성 면역

특징	선천성 면역	후천성 면역
관련세포	다형핵호중성백혈구(PMN) 단핵구/대식세포 자연살생세포세포	T세포 B세포 대식세포 자연살생세포세포
일차수용성매개물질	보체(Complement) 리소자임(lysozyme) 급성기단백질(Acute-phase protein) 인터페론(Interferon)-α/β 기타 시토카인	항체(Antibody) 시토카인
반응의 특이성	없음	있음(매우 높은 특이성)
반복적인 항원의 자극에 의한 반응의 증가	안됨	증가됨

되며 시토카인(cytokines)에 의해 활성화되어 더욱 효력을 가진 살생자로 변화하며 또한 시토카인을 생산할 수 있게 된다. 탐식세포는 성숙한 적혈구, 다형핵세포 및 플라스마 세포로부터 생기는 적혈구세포핵과 같은 매일매일 발생하는 노쇠한 조직을 제거하는 청소부로서의 중요한 역할을 수행한다.

수용성 인자 : 급성기 단백질 및 보체

선천성 면역의 수용성 인자(표 12-1)에는 급성기 단백질과 보체가 있다. 감염이 되면 대식세포가 활성화되어 여러 종류의 시토카인들을 분비하는데 이러한 시토카인들은 멀리 떨어진 장소에서 혈액에 의하여 이동된다. 외인성 물질에 의한 광범위한 반응은 급성기 반응(acute-phase response)이라 명명되며 이러한 반응에는 발열반응과 간세포에 의해서 합성된 혈청단백질과 같은 종류의 단백질의 대규모 이동으로 구성되어진다. 이러한 단백질들은 세균과 옵소닌(opsonization)작용이라는 과정을 통해 세균에 결합하여 보체의 결합을 용이하게 하며 이어 탐식세포에 의한 세균의 탐식이 일어나도록 한다. 보체계통(complement system)은 약 30여 종의 혈청단백질되어 있으며 이들 단백질의 일차기능은 감염체의 세포막을 변형시켜서 염증반응을 증진시켜 주는 기능을 한다. 보체의 활성화가 나타나면 각각의 보체는 서로 작용하여 외인성 세포를 덮어싸서 숙주세포에 유해한 영향을 미치지 않고 외인성 세포의 세포막 통합성을 손상시킨다. 보체에 의해 둘러싸인 물질은 순환하고 있는 면역세포의 표면의 보체수용체와의 상호작용에 의해 제거된다.

후천성(적응성) 면역

일반적인 고려사항들

감염에 대항하는 일차방어선(선천성 면역)이 무너지면 면역시스템의 후천성 병기가 활성화되어 각각의 감염원에 대해 특이적인 면역반응이 유도된다. 이러한 가지형태(branch)의 면역이 미래

표 12-2 면역글로불린 분류/하분류 및 특성

분류	평균혈청농도 mg/ml	사람에서 반감기 (일)	생물학적 특성
Ig G			보체 고정(선택전 하분류) 태반통과 이종세포성 항체
하분류			
Ig G_1	9	21	
Ig G_2	3	20	
Ig G_3	1	7	
Ig G_4	1	21	
Ig A	3	6	분비형 항체
Ig M	1.5	10	보체고정 효과적인 응집반응
Ig D	0.03	3	항원에 의해 자극된 림프구 분화에 역할가능성
Ig E	0.0001	2	알레르기 반응(비만세포의 탈과립)

의 동일한 요인에 의한 감염으로부터 숙주를 보호할 수 있게 한다. 그러므로 후천성 면역을 특징지을 수 있는 2개의 중요한 특징은 *특이성*과 *기억*이다. 이러한 것은 정상 성인에서 외인성 물질에 대한 면역반응에서 2차 노출시가 첫 번째 노출시보다 면역반응의 속도 및 강도에 있어서 크다는 것을 의미한다(표 12-1). 특이적인 면역반응의 유도에서 필수적인 것은 항원의 인식과 항원에 결합할 수 있는 항체의 생성이다. 항원은 특이적인 항체의 생산을 유도할 수 있으며 만들어 낸 항체에 특이적으로 결합할 수 있는 기능적인 물질로서 정의된다. *합텐*이라고 불리는 작은 항원은 특이적인 반응을 유발하기 위해서 담체분자(carrier; 큰 항원)와 결합하여야 한다. 면역글로불린(immunoglobulin)으로 분류되는 단백질인 항체는 B세포에서 생산되며 그들이 반응하는 항원에 기능적으로 규정된다(예를 들면, 양 적혈구 IgM). 면역글로불린에는 구조적인 연관성에 의해 5가지 종류가 있다(표 12-2) : IgM, IgG(및 하분류), IgE, IgD 및 IgA. 모든 면역글로불린은 중쇄(heavy chain)와 연쇄(light chain)로 구성되어 있으며 불변부위(constant region; Fc)와 가변부위(variable region)를 가지고 있다. 항원의 특이성을 결정하는 곳은 가변부위이다. 가변부위는 항원과 결합하며 Fc 부위는 보체의 고정, 탐식세포의 결합(Fc 수용체매개)과 같은 작용기(effoctor) 기능을 매개한다. 항체는 또한 외인성 세포를 감싸서 옵소닌화시키는 것을 도와주며 세포의 융해를 유도하는 보체반응과정(complement cascade)을 시작하도록 도와주고 또한 바이러스 입자와 결합하며 표적세포의 항원에 결합하는 자연살생세포를 도와서 세포를 죽이는 기능하는 T세포가 세포를 파괴하도록 한다. 면역반응 동안 면역계의 세포는 광범위한 수용성 매개체망에 의해 서로 통신한다. 거의 모든 면역세포들은 국소적 혹은 전신적으로 영향을 미치는 시토카인을 분비한다. 표 12-3에서는 이러한 시토카인의 기원과 기능에 대해 간략이 요약하였다.

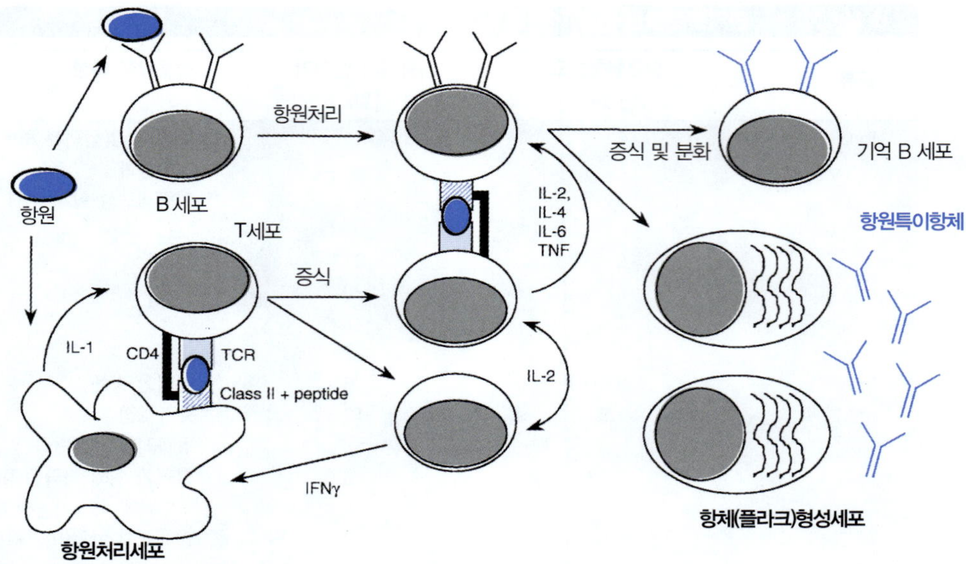

[그림 12-2] *항체 반응에서 세포내 상호반응.*

세포내 구성성분 : 항원처리세포(APCs), T세포, B세포

특이적인 면역반응을 유발하기 위해서는 항원 림프구에 보내지기 전에 먼저 항원이 항원처리세포라고 분리는 부속세포에 의해 탐식되어 처리되어야 한다. 대식세포가 후천성 면역에 있어 항원처리세포로서 중요한 역할을 한다. B세포도 주로 면역글로불린을 생산하는 기능을 하지만 역시 항원처리세포로서도 기능을 한다. 항원처리세포와 림프구는 면역반응 동안 상호작용을 한다. 항원처리세포가 항원을 탐식하여 작은 조각으로 잘라내어 MHC II라고 불리는 단백질 복합체가 붙어 있는 세포표면으로 노출시킨다. B세포는 항원처리세포로 기능하는 것 이외에 체액성 면역(humoral immunity)에서 기능세포로서 다양한 특이성과 친화력을 갖는 수많은 동종의 면역글로불린(Ig)을 생산한다. 항원이 표면 면역글로불린에 결합하면 성숙한 B세포는 기억 B세포나 항원에 특이적인 항체를 활발하게 분비하는 항체생산세포(AFC, 형질세포)로 분화된다. T세포는 더 복잡한 성숙과정을 겪게 되며 자기 자신을 인식하지 않고 MHC II 단백질에 결합하여 외인성 항원을 인지한 세포만이 살아남는다. 이렇게 성숙한 세포는 T-helper 세포(표면에 $CD4^+$라고 불리는 단백질을 가지고 있어 B세포의 반응을 용이하게 한다)나 T-cytotoxic 세포(표면에 $CD8^+$가 있어 세포를 죽이는 기능을 매개한다)로 된다.

체액성 및 세포성 면역(Cell-mediated immunity)

항원특이적인 T세포의 활성화는 주요조직 접합성 항원II(MHC II) 분류의 펩타이드와 T세포수용체가 반응함으로써 시작된다. 활성화되고 항원처리세포로부터 분비되는 인터루킨-1(IL-1)이 있으면 T세포는 T세포 성장인자인 IL-2를 생산하게 되고 MHC II에 대한 수용체를 발현한다. T

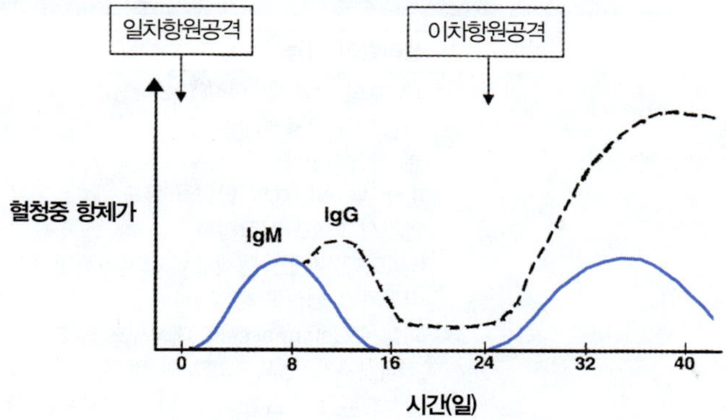

[그림 12-3] *항체생산의 동태학.*

세포가 증식하면서 이들 세포는 다양한 림포카인(lymphokines)을 생산하고(표 12-3) 이러한 물질들이 면역반응의 다양한 부분에 영향을 미친다. 체액성 면역반응 유도에서 다음 단계는 활성화된 T세포와 B세포와의 반응이다. 이러한 반응은 하나의 B세포(antigen specific; 항원특이적)와 다른 하나의 T세포 사이의 직접반응일 수도 있으며 혹은 항체생산 세포나 기억 B세포로 B세포의 성장 및 분화를 일으키는 림포카인의 생산에 관여된 것일 수도 있다. 체액성 면역반응에 관련되어진 세포내 상호반응에 대한 전체 도식도가 그림 12-2에 나타나 있다. 항원에 특이적인 IgM의 생산은 항원에 대한 일차(최초)자극 후에 3~5일 정도 소요된다(그림 12-3).

이차 접촉이 생기면 특이적인 B세포는 동형 변환을 거쳐 주로 더욱 친화성이 높아진 Ig G항체를 생산하게 된다. 세포성 면역에는 두 가지 종류의 형태가 있는데 지연형 과민성(delayed-type hypersensitiving)과 세포매개성(cell-mediated cytotoxic) 세포독성이다. 지연형 과민성은 이 장의 마지막 부분인 "면역매개성 질병"에서 설명되어 있다. 세포매개성 세포독성에서 효과기세포[세포독성 T 림프세포(CTLs)나 자연살생세포]가 표적세포에 특이적인 방식으로 결합하며(그림 12-4) 효과기세포는 표적세포로 세포융해 미립자를 분비시켜 세포가 사망하도록 한다.

신경내분비계 면역학

시토카인, 신경펩타이드(neuropeptide), 신경전달물질, 호르몬 등이 중추신경계, 내분비계 및 면역계에 필수적이며 서로 연관이 되어 있다는 많은 명확한 증거들이 있다. 이러한 3가지 시스템에서 3가지 원소들의 서로 다른 원소들에 영향은 양방향성이다. 면역시스템에 대한 신경내분비계가 미치는 영향에 대한 몇 가지 예를 표 12-4에 기술하였다.

면역학적 통합 평가

외인성 물질은 면역계에 중요한 영향을 미친다. 면역세포들에서 유일한 특징 중의 하나는 면역세포들이 체내에서 제거되어서도 시험관 내에서 기능을 한다는 것이다. 이러한 유일한 특징은 독성학자들이 외인성 물질이 면역계에 미치는 영향은 구체적으로 밝힐 수 있는 기회를 제공한다.

표 12-3 시토카인 : 기원 및 면역조절 역할

시토카인	기원	생리학적 기능
IL-1	대식세포	T세포의 자극 및 증식(Th2 >Th1)
	B세포	염증전의 반응에 관여
	다양한 비면역세포	열, 급성기단백질을 유도
		IL-8과 TNF-α의 합성을 유도
IL-2	T세포	일차적 T세포 성장인자
		B세포 및 자연살생세포세포의 성장인자
		림포카인 생산을 증대
IL-3	T세포	기질세포(stormal cell), 대식세포 원조세포, 과립백혈구,
	비만세포	적혈구발, 생세포의 분화 및 증식을 자극
IL-4	T세포	활성화된 T세포(Th2 >Th1)와 B세포를 증식
	비만세포	B세포의 분화 및 isotype switching이 일부 대식세
	기질세포	포의 기능을 억제할 수 있다
	호염구	IFN-γ의 길항
	CD4$^+$/자연살생세포1.1$^+$세포	IL-8생산을 억제
IL-5	T세포	호산구의 분화 및 증식
	비만세포	B세포의 isotype switching을 증진
		IgE을 생산하는데 IL-4와 상승작용
IL-6	대식세포	B세포의 분화와 항체생산을 증진
	활성화된 T세포	
		간장에서 급성기 단백질을 유도
	B세포	염증전반응관여
	섬유아세포(fibroblast)	T세포를 증식시키고 IL-2 수용체의 발현을 증가
	각화세포(keratinocytes)	
	내피세포(endothelial cells)	IgE을 생산하는데 IL-4와 상승작용
	간세포	
IL-7	기질세포	흉선세포의 증식(CD4$^-$/CD8$^-$)
	내피세포	Pro-B세포 및 pre-B세포의 증식(마우스), T세포 성장
IL-8	대식세포	단핵구, 호중구, 호염구 및
	혈소판	T세포의 활성화 및 주화성
	섬유아세포	염증전반응관여
	자연살생세포세포	
	각화세포	
	간세포	
	내피세포	
IL-9	Th 세포	T세포 성장인자(주로 CD4$^+$세포)
		비만세포의 활성을 증가
		초기적혈구발생세포의 성장을 자극
IL-10	T세포	대식세포의 세포탐식반응과
		T세포 활성화를 억제
	대식세포	Th1세포에 의한 시토카인 합성 억제(APC의
	B세포	존재하에)CD8$^+$의 세포융해능을 증가
		활성화된 B세포의 증식을 증가
		비만세포 증식

(continued)

표 12-3 시토카인 : 기원 및 면역조절 역할

시토카인	기원	생리학적 기능
		항염증 엔도톡신 쇼크억제
IL-11	섬유아세포 기질세포	거핵구세포 성장인자 T세포-의존성 B세포의 면역글로불린 합성증진 IL-6에 의한 플라즈마세포 분화 자극 혈소판, 호중구 및 적혈구 자극 급성기단백질 유도
II-12	대식세포 B세포	자연살생세포 세포의 증식 및 세포용해작용 CTL의 세포용해작용, 활성화, 증식 IFN-γ 생산 자극 활성화 T세포의 증식 IgG_1과 IgE 일차반응 감소
IL-13	T세포	APC에 class II 발현 자극 APC에 의한 항원처리 증가 B세포의 분화 및 isotype switching을 증가 항염증(염증전반응에 관여하는 시토카인 합성 억제) 항체의존성 세포독성 억제
II-14	T세포 일부 악성 B세포	B세포 증식 증가 면역글로불린 분비억제 일부 B세포아군의 선택적 확장
IL-15	활성화된 단핵구 대식세포 여러 비면역세포	자연살생세포 세포 활성화 T세포 증식 비만세포 성장
IL-16	T세포 비만세포 호산구	T세포, 호산구 및 단핵구의 끌어들이는 주화성 $CD4^+$T세포의 부착을 증진 IL-2수용체 발현 증가 IL-3, GM-CSF 및 IFN-γ의 합성증진 염증전반응 관여 알레르기 반응을 더 심하게 만들 수 있음
IL-17	$CD4^+$기억세포	IL-6, IL-8, G-CSF 및 PGF_2의 생산 유도 활성화 T세포의 증식을 증진 기질세포기원의 염증전반응 관여 시토카인 유도 기질세포기원의 조혈 관여 시토카인 유도
IL-18	간세포	Th1 세포의 활성을 높이는데 있어 IL-12와 상승작용을 함 IFN-γ의 생산 증진
Interferon-α/β (IFN-α/β) (Type 1 IFN)	백혈구 상피세포 섬유아세포	Class I 발현을 유도 항바이러스 활성 자연살생세포를 자극
Interferon-γ (IFN-γ)	T세포 자연살생세포 세포 상피세포 섬유아세포	Class I 및 Class II를 유도 대식세포를 활성화(항원처리세포 및 세포융해 세포) 바이러스 감염세포의 CTL 인지를 증가

(continued)

표 12-3 시토카인: 기원 및 면역조절 역할

시토카인	기원	생리학적 기능
암괴사인자 (TNF-α)	대식세포 림프세포 비만세포	염증성 시토카인 유도 혈관의 투과성 증가 대식세포 및 호중구를 활성화 및 암괴사(직접작용)
lymphotoxin(TNF-β)		패혈성 쇼크의 일차 매개물질 지방대사를 방해(결과 건강불량상태가 됨) 급성기 단백질 유도
Transforming growth factor-β (TGF-β)	대식세포 거핵구세포 연골세포	단핵구/대식세포의 주화성을 증진 상처치유를 증진: 혈관형성, 섬유아세포증식, 세포간질의 침착 T 및 B 세포의 증식을 억제 대식세포의 시토카인 합성을 억제 항체생산을 억제 IgA로 isotype switch의 일차유도물질
GM-CSF	T세포 대식세포 내피세포 섬유아세포	단핵구 및 과립백혈구의 분화 및 성장을 자극
Migration Inhibitory factor(MIF)	T세포 뇌하수체전엽세포 단핵구	대식세포의 이동을 억제 염증반응전관여(대식세포에 의한 TNF-α의 생산유도)지연성과민증반응에 중요한 역할을 하는 것으로 나타남 글루코코티코이드(glucocorticoid) 활성의 반대조절인자
적혈구생성 촉진인자 (EPO)	내피세포 섬유아세포	적혈구 전구체의 성숙을 자극

면역적합성 평가 방법

일반적인 평가

면역적합성에 대한 모든 연구는 면역조절이 몸의 다른 장기에 미치는 영향을 조사하기 위한 독성학적인 연구(장기무게, 혈청특성, 혈액학적 인자 및 골수기능 등)를 포함하여야한다. 림프계조직의 조직병리학 역시 면역독성이 있을 수 있는 물질을 가리는 데 필요한 정보를 제공할 수 있다. 게다가, 세포표면 지표성분에 대한 형광물질을 입힌 단클론항체와 흐름세포 측정기(flow cytometer)의 사용은 림프세포아군을 정확히 계산하게 하였고 외인성 물질이 성숙에 영향을 미칠 수 있는지 여부를 알 수 있게 하였다.

*선천성 면역*의 기능 평가

선척성 면역은 항원에 대한 사전 노출이 필요하지 않고 본질적으로 비특이적인 것과 관계있는 모든 면역반응을 포함한다. 이러한 반응은 자연살생세포에 의한 암세포의 인식, 대식세포의 의

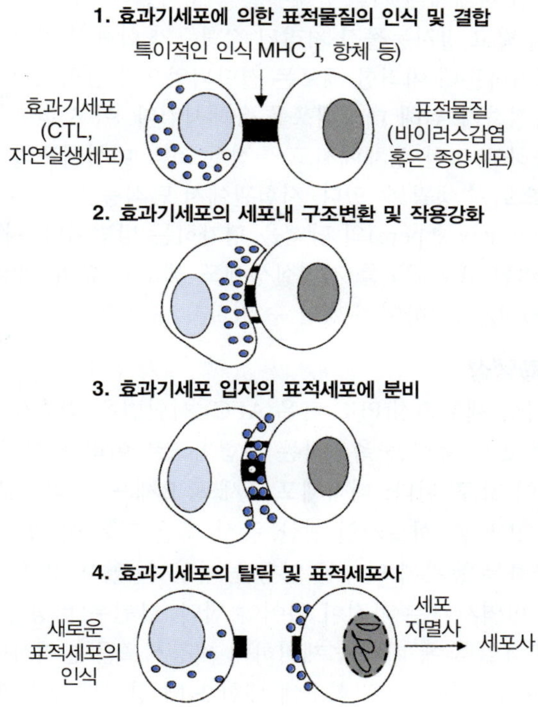

[그림 12-4] *세포매개성 세포독성.*

표 12-4 신경내분비 인자들의 면역에 미치는 영향 보고 예*

	시토카인 생산	자연살생세포 활성도	대식세포 활성도	T세포 활성도	체액성 면역
부신피질자극호르몬	↓	↓	↓	↓	↓
프로락틴	↑	?	↑	↑	↑
성장호르몬	↑	↑	↑	↑	↑
α-Endorphines	↑	↑	↑	↓	↓
β-Endorphines	↑	↑	↑	↓	↑
Enkepalins	↑	↑	?	?	↓
Substance P	?	↑	↑	↑	↑
hCG	?	↓	?	↓	?
Chemical sympathectomy	↑	?	?	↑↓	↑
Norepinephrine	?	?	?	↓	↑↓
Epinephrine	?	?	?	↓	↑↓

ACTH, Adrenocorticotropic hormone(부신피질자극 호르몬); hCG, human chorionic gonadotropin(사람 성선자극 호르몬); ↑, 대체적으로 증가반응; ↓, 대체적으로 감소반응; ↑↓, 증가 및 감소반응이 모두 보고되어 있으며 화학물질 형태, 수용체 형태, 항원의 노출시간에 따라 달라짐; ?, 대체적으로 모름

한 탐식 그리고 보체체계에 의한 융해작용을 포함한다. 탐식반응을 평가하기 위해서 대식세포를 배양플레이트에 넣고 방사능물질 처리된 적혈구와 함께 배양한다. 대식세포에 의해 결합되지 않은 적혈구를 제거하는데 이러한 세포는 결합되었으나 탐식되지 않은 세포들이다. 다음에 탐식된 세포의 수를 측정하기 위해 대식세포를 융해시킨다. 이 시험은 대식세포의 결합과 탐식능에 대한 정보를 제공하고 또한 생체에서도 특정한 조직 대식세포의 방사능물질 처리된 적혈구 탐식 정도를 측정함으로 수행될 수 있다. 시험관에서 탐식능을 측정하기 위한 또 다른 방법은 대식세포의 구형라텍스(latex shpere)의 탐식을 평가하는 방법이다. 자연살생세포의 암세포 융해능 측정은 방사능처리된 표적세포를 자연살생세포 세포와 같이 배양하고 표적세포로부터 배양액으로 방출된 방사능을 측정하여 수행될 수 있다.

후천성 면역 - 체액성

플라크(항체) 형성 세포측정(PFC 혹은 AFC) 시험법은 숙주가 특정한 항원에 대한 항체형성반응을 나타낼 수 있는 능력을 측정하는 시험법으로 여러 가지의 서로 다른 면역세포들 간의 조절된 상호작용이 요구 된다: 대식세포, T세포, B세포. 그러므로 이러한 세포들에 대한 어떠한 영향(항원처리 및 노출, 시토카인 생산, 증식, 혹은 분화)이 있으면 B세포가 항원에 대해 특이적인 항체를 생산하는 능력에 막대한 영향을 미칠 수 있다. 표준 플라크형성세포시험법은 마우스에 양적혈구를 면역시키는 과정이 있어야 한다. 항원은 비장에서 흡수되어 항체생산이 일어난다. 면역시킨 후 4일 후에 비장을 제거하여 비장세포를 분리하여 양적혈구 보체 및 한천배지와 섞어 플레이트에 B세포가 양적혈구에 대한 IgM 항체를 생산할 때까지 배양한다. 생산된 항체가 양적혈구 주위를 둘러싸면 혈구용해영역(플라크)이 나타난다. PFC시험법은 생체에서도 면역 유도된 마우스의 말초혈액으로부터 혈청을 분리하여 효소면역학적시험법(ELISA)으로 평가할 수 있다(그림 12-5). 양적혈구로 면역시킨 마우스에서 분리한 혈청을 양적혈구 특이적인 IgM 혹은 IgG 항체가 결합할 수 있는 항원으로 작용할 수 있는 양적혈구세포막성분을 코팅시킨 마이크로플레이트에서 배양한다. 배양 후 효소가 붙어있는 IgM(혹은 IgG)에 대한 단클론항체(2차항체)를 첨가한다. 이 항체가 IgM(혹은 IgG)을 인식하여 특이적으로 인식한 항체에 붙는다. 다음에 효소에 대한 기질(발색원)을 첨가한다. 기질이 이차항체에 붙은 효소와 접촉하면 색깔의 변화가 나타나고 이러한 변화는 플레이트 판독기를 이용하여 흡광도를 측정함으로써 측정될 수 있다.

체액성 면역-세포성 면역

세포성 면역을 측정할 수 있는 많은 시험법 중에 세포독성T세포 시험법(cytotoxic T-lymphocyteassay; CTL), 지연성 과민반응(DHR) 및 항원에 대한 T세포의 증식성 등이 흔히 사용되는 3가지 시험법이다. CTL시험법은 비장 T세포가 동종세포 혹은 항원성이 뚜렷한 이종세포(allogenic cell)를 인식하는 능력을 시험관 내에서 측정하는 시험법으로 세포독성T세포가 증식하여 표적세포를 융해시키는 능력을 평가하는 방법이다. 세포독성T세포를 증식하지 못하도록 처리된 표적세포와 배양한다. 세포독성T세포는 표적세포를 인식하여 채취하기 전까지 증식한다. 이어

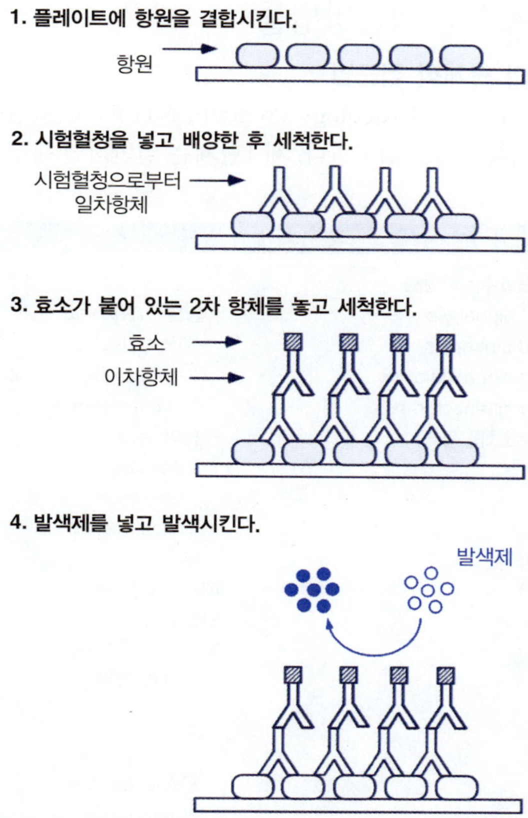

[그림 12-5] *표준효소면역학적 시험법에 대한 도식적 그림.*

서 세포독성T세포를 방사능물질 처리된 표적세포와 배양한다. 세포독성T세포는 표적세포표면의 외인성 MHC I을 기억하고 있기 때문에 세포를 융해시킨다. 지연성 과민반응 시험법(DHR)은 기억T세포가 외인성 항원을 인지하여 증식하고 항원이 있는 장소로 이동하여 시토카인을 분리하는 능력을 생체에서 평가하는 시험법이다. 마우스에 피하로 화학물질을 감작시킨다. 방사능물질 표지된 요오드(I)를 마우스 혈관에 주입시켜 마우스의 단핵구 안으로 들어가도록 만들어 준다. 다음에 약간의 감작물질을 귀에 주사한 후 마우스를 마취시키고 귀에서 방사능물질 표지된 단핵세포의 존재여부를 평가한다. 세포성면역에서 T세포의 증식성을 평가하기 위한 여러 가지 방법이 있다. 혼합림프구반응(MLR)은 T세포가 외인성의 MHC I을 인식하여 증식하는 능력을 측정하는 것이다.

숙주저항성 시험법

숙주저항성 시험법은 외인성 물질의 노출이 숙주가 다양한 병원체 감염을 처리할 수 있는 능력에 영향을 미치는 정도를 측정하는 방법이다.

면역독성 평가의 규제적인 접근방법들

미국독성프로그램의 단계적 접근법

미국독성프로그램(National Toxicology Program; NTP)에서는 단계적인 접근법(tier approach)에 의해 면역독성 가능물질을 검색한다. 제 1단계는 일반적인 독성평가결과(면역병리, 혈액학치,

표 12-5 면역억제를 일으킬 수 있는 외인성 물질

할로젠화 방향족 탄화수소화합물
- Polychlorinated biphenyls
- Polybrominated biphenyls
- Polychlorinated dibenzodioxins
- Polychlorinated dibenzofurans

다환 방향족 탄화수소화합물

Nitrosamines

농약
- 유기인계 농약
- 유기염소계 농약
- 유기주석계 농약
- 카바메이트계 농약
- Pyrethroids

금속
- 납
- 비소
- 수은
- 카드뮴
- 베릴륨
- 백금
- 금
- 니켈
- 크롬
- 코발트

흡입물질
- 우레탄
- 담배연기
- 석면
- 실리카
- 포름알데히드
- 엘틸렌디아민

산화제 가스
- 오존(O_3)
- 이산화황(SO_2)
- 이산화질소(NO_2)
- 포스겐

방향족 탄화수소
- 사염화탄소
- Ehylene glycol monomethyl ester
- 2-methoxyethano

곰팡이 독소
- Aflatoxin
- Ochratoxin
- Tricothecenes
- Vomitoxin

에스트로겐

안드로겐

글루코코티코이드

면역억제 약물
- Cyclophosphamide
- Azathioprine
- Cyclosporin A
- Rapamycin
- Leflunomide
- Zidovudine (3′-azido-3′-deoxythymidine; AZT)
- Stavudine (2′,3′-didehydro-2′,3′-dideoxythymidine)
- Zalcitabine (2′,3′-dideoxycytdine; ddC)
- Videx (2′,3′-dideoxyinosine; ddI)

약물남용
- Cannabinoids
- 코카인
- 아편 : 헤로인 및 몰핀
- 에탄올

체중 및 장기무게)뿐만 아니라 최종적인 기능시험결과(증식반응, PFC시험 및 자연살생세포시험)를 제공한다. 제 2단계에서는 면역독성작용를 더 밝히기 위한 것으로 세포독성(CTL 및 DTH)시험, 2차항체반응시험, 림프아군세포(lymphocyte population) 측정시험 및 숙주저항성모델(host resistance model)시험을 포함한다.

건강위해성 시험지침

규제적인 연구에서 기능적인 면역독성평가에는 3가지 시험을 하도록 권장되어 있다. 면역독성시험은 화학물질을 적어도 28일간 노출시키도록 되어 있으며 다음에 체액성 면역을 평가하도록 되어 있다(PFC 시험 혹은 면양적혈구 항체의 효소면역학적 측정). 만약에 화학물질이 체액성면역반응을 유의하게 억제하면 흐름세포 측정기에 의한 세포표면표지단백질의 측정이 행해질 수도 있다. 만약에 화학물질이 체액성면역의 억제에 영향을 미치지 않는다면 선천성면역(자연살생세포시험)이 행해질 수도 있다.

의료기기의 면역독성 시험

많은 의료기기는 생체와 밀접하여 장기간 접촉할 수도 있다. 이러한 접촉에 의한 가능한 면역학적 결과는 면역억제 면역증진, 염증 및 감작성으로 나타난다.

면역독성 평가 동물실험 모델

랫드나 마우스가 외인성 물질에 의한 면역계에 미치는 영향을 연구하기 위해 선택되어온 실험동물이며 이러한 이유는 (1) 면역시스템에 대한 광범위한 테이타베이스의 활용이 가능하다. (2)설치류는 대동물보다 유지하는데 비용이 적게 든다. (3) 다양한 종류의 시액(시토카인, 항체 등)의 활용이 가능하다. 사람의 면역계에 대한 연구를 수행할 때 필요한 많은 시약이 rhesus원숭이 및 cynomolgus 원숭이에 대한 연구에도 사용될 수 있다. 닭과 어류도 높아진 환경의식 때문에 화학물질의 면역독성을 평가하는데 대체동물실험모델(alternative animal model)로 사용되고 있다.

작용기전에 대한 평가

면역계에 대한 직접적인 영향에는 면역기능에 대한 화학적 영향, 면역계 장기 혹은 면역세포표면 변화 그리고 면역계장기 혹은 혈청의 구조적인 영향이 포함된다. 외인물질은 면역계에 간접적으로 영향을 미칠 수 있다. 이들 물질들은 대사되어 독성을 나타내는 독성대사물질로 활성화되어 다른 장기계(예:간장손상)에 영향을 미치어 면역계에 영향을 줄 수 있다.

외인성 물질에 의한 면역조절반응

면역억제

면역억제는 다양한 자연물질 및 합성물질에 의해 나타날 수 있다(표 12-5).

담배연기

흡입된 가스 및 입자에 대한 폐의 방어력은 생리적 및 면역학적 작용기전 모두에 의존한다. 면역학기전은 주로 다형핵세포와 폐포대식세포의 복잡한 상호작용과 이들 세포들의 외인성 물질을 탐식하여 시토카인을 생산할 수 있는 능력과 관련이 있다. 사람에서, 흡연자 폐포내 대식세포의 수는 비흡연자에 비해 3~5배 증가되어 있으며 존재하는 대식세포들은 활성화상태로 있으나 탐식능 및 세균을 죽이는 능력에 있어서는 감소되어 있다. 비흡연자에 비교할 때 흡연자에 있어서의 농도의존적인 백혈구증가증(T세포 및 B세포수의 증가)이 잘 규명되어 있다. 담배연기에 노출된 동물에 대해 행해진 수많은 면역학적 연구가 담배연기는 항체반응을 억제한다는 것을 보여주고 있다.

재조합 유전자 유래 단백질

생물학제제(혈액 혹은 백신제제)와 재조합 유전 유래 단백질들은 어느 정도는 살아있는 유기체로부터 얻어진다. 모든 외인성 단백질은 항체를 유도할 수 있다. 중화항체에 의한 반응으로 과민성반응이 유도될 수 있다.

자외선 조사

UV조사(UVR)는 사람과 동물에서 지연성 과민반응을 지연시켜 숙주의 감염에 대한 저항성을 감소시킨다. 억제성 T세포의 유도와 귀소패턴의 변화가 가능성으로 제시되어 왔다. UV조사가 Th1이 주도되는 반응(지연성 과민반응 유도)에서 Th2반응(항체생산 유도)으로 전환시킨다는 타당한 설명이 있다.

면역매개성 질병

면역계의 목적은 개개인을 질병상태로부터 보호하는 것이다-감염성, 기생충성 혹은 암원성이든지-세포성 및 체액성기전 모두를 통하여 이렇게 하는 것은 "자기" 및 "비자기"를 구별하는 능력이 지배적인 역할을 한다. 그러나 개개인의 면역시스템이 반응하여 조직을 손상시켜 자기-유도질병을 발생시키는 상황이 발생한다. (1) 과민반응 혹은 알레르기, 그리고 (2)자가면역. 과민반응은 면역반응이 과장되거나 부적절한 방식으로 반응하기 때문에 발생한다. 자가면역의 경우에는 자기인식기전이 파괴되어 항체와 T세포 수용체가 자기항원에 대해 반응하여 조직을 손상시켜 질병을 일으키는 것이다.

과민반응 *과민반응의 분류*

4가지 형태의 과민반응 모두 이차적인 노출에 의해 반응이 유도되기 위해서는 사전에 노출이 필요하다. 그림 12-6에서는 Coombs와 Gell에 의해 분류된 과민반응의 기전에 대해 설명하고 있다.

제1형(급성과민증)

과민증은 적절한 항원의 호흡기계, 진피, 혹은 소화기계를 통한 노출과 IgE 생산을 통하여 나타난다. IgE는 적절한 세포에 결합하여 개개인을 감작한다; 항원에 재노출되면 비만세포의 탈그래뉼을 유도하고 관련된 기능을 수행하는 매개자와 시토카인을 분리시켜 혈관을 확장시키며 기관지를 협착(bronchial-constriction)시키고 염증을 유도한다.

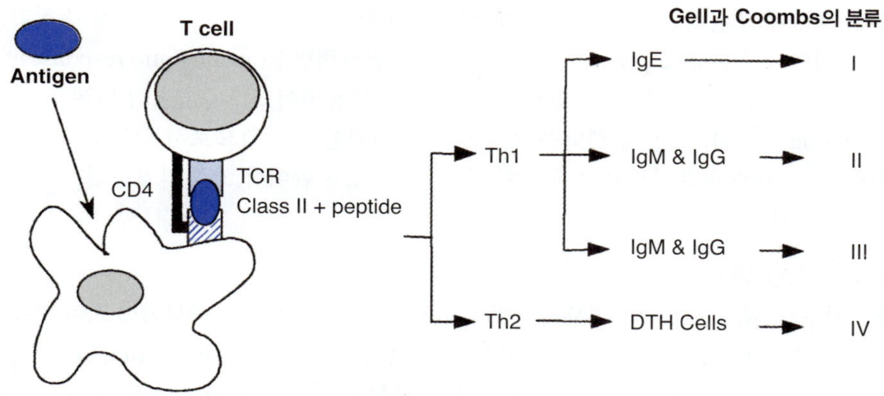

[그림 12-6] *과빈반응의 분류 도식.*

제2형(항체의존성 세포독성 과민증; Antibody dependent cytotoxic hypersensitivity)

제2형 과민증은 IgG가 매개된 반응이다. 조직의 손상은 세포독성세포의 직접적인 작용이나 전형적인 보체경로에 의한 항체의 활성화에 의해 나타날 수 있다. 보체의 활성화가 세포융해를 일으킨다.

제3형(면역복합체매개 과민증; Immune Complex mediated Hypersensitivity)

제3형 과민증 역시 IgG항체가 관여된다. 면역항체가 수용성 항원과 복합체를 형성하여 이 복합체가 다양한 조직에 침착되어 조직손상을 일으킨다. 가장 빈발하는 부위가 폐, 관절 및 신장의 혈관내피이다. 대식세포, 호중구 및 혈소판이 침착된 장소에 모여들어서 조직의 손상을 일으킨다.

제4형(세포 매개성 과민증; Cell mediated hypersensitivity)

제 4형 과민증은 일종의 지연성과민(DTH)반응이다. 접촉성 과민증은 국소노출에 의해 시작되며 2가지 단계로 이루어져 있다: 감작 및 유도. 항원처리세포에 존재하는 화학물질이 국소임파절의 T-helper세포에 보내지면 활성화된 기억 T세포가 유도한다. 이차적으로 접촉이 일어나면 항원을 처리하는 랑게르한스 수지세포(Langerhans dendrite cell)가 처리된 합텐-담체 복합체를 기억 T세포로 보낸다. 활성화된 T세포는 시토카인을 분비하여 T세포를 더욱 증식시켜 염증세포가 피부로 이동을 용이하게 만들어 주어서 홍반, 농포 및 물집 등이 생기게 한다. 세포매개성 면역반응에 관련된 세포들은 국소조직의 손상을 유발할 수 있다. 과민반응을 제1형에서부터 제4형으로 분류하는 것은 관련된 기전을 이해하는데 도움이 되는 반면 종종 병리학적 변화는 이를 기전이 합쳐서 나타난다는 것을 아는 것이 중요하다.

과민반응의 평가

실험동물에서 호흡기 과민반응의 평가

폐의 과민성을 검출하는 방법에는 2가지가 있다 : (1) 면역학적 과민반응의 검출하는 방법 및 (2) 폐의 과민성 검출방법. 제1형부터 제3형의 경우에서 면역학적 감작성은 항원 특이적인 면역글로불린이 항원에 노출되어 생산될 때 나타나며 제4형의 경우에는 감작된 T세포군이 생성될 때 나타난다. 폐의 감작은 감작된 동물에 접촉시킨 후에 호흡기기능의 변화를 측정함으로서 검출한다. 기니픽모델(guniea pig model)은 폐가 아니필라틱반응(anaphylatic response)에 의한 쇼크를 일으키는 주요한 장기이기 때문에 가장 흔하게 사용되어 오고 있다. 면역학적 감작성은 유도기(induction period) 동안에 혈액을 채취하여 항체가를 측정함으로서 측정된다. 폐의 감작은 접촉 후에 폐의 반응성(육안적으로 확인할 수 있는 호흡곤란이나 호흡기기능의 변화) 정도를 측정함으로써 평가된다.

사람에서 IgE매개

과민반응의 평가 2가지의 피부시험법(skin test)이 급성의 과민성시험법으로 활용가능하며 이러한 방법은 "발진(wheal)과 열(flare)반응"을 측정하는 것이다. Prick-functure 시험은 매우 소량의 항원을 피하에 주입한다. 덜 민감한 피부시험에서 반응이 나타나지 않는 시험물질들은 항원을 희석하여 진피에 주입하는 시험방법이 사용될 수 있으나 이러한 시험에서는 전신적인 반응이 나타날 위험성이 높아진다. 시험관내 혈청시험에서는 효소면역학적시험법 그리고 radioallergosorbent 시험법(RASTs)이 환자의 혈청중의 항원특이적인 항체를 검출하기 위해 사용될 수 있다. 기관지 자극시험은 환자가 항원을 기관지로 들이마신 후에 폐의 반응을 평가함으로써 수행될 수 있다.

실험동물에서 접촉성 과민증의 평가

기니픽을 사용하는 2가지의 일반적인 시험모델은 Büehler 시험법(Büehler test)과 기니픽극대시험법(Guniea pig maximization test; GMPT)이다. Büehler 시험에서는 3주 동안 일주일에 6시간씩 시험물질은 제모된 옆구리에 적용한다. 28일째에 시험물질을 다른 쪽 제모된 옆구리에 적용한다; 이부위에서 시험물질 적용 후 2주 동안 홍반(erythema)과 부종(edema)을 검사하여 평가한다. 기니픽극대시험은 시험물질을 진피층으로 주사하여 투여한다는 점과 면역보조제가 사용된다는 점 그리고 자극성을 일으키는 농도를 적용한다는 점에서 다르다. 위에 기술된 시험법은 전에 감작되었던 동물에서의 반응의 유도를 평가하는 방법이다. 마우스 국소림프절시험법(mouse local lymph node assay)은 감작성 화학물질에 의한 위험을 밝히기 위해 사용되는 시험법으로 기니픽시험을 대체할 수 있는 유일한 표준시험법이다. 이 시험에서는 시험물질이 마우스의 귀피부에 3일간 국소적으로 적용된다. 2~3일 뒤에 동물에 방사능물질이 표지된 티미딘을 주입하며 이 물질은 증식하는 림프구에 들어가게 된다. 다음에 동물을 부검하여 국소림프절을 제거하고 시험물질이 면역반응을 일으키는지 알아보기 위하여 방사선물질이 표지된 림프구를 측정한다.

사람에서 접촉성 과민증의 평가

사람에서 접촉성과민증 시험은 피부패치(skin patch)시험법으로 행해진다. 적절한 용매를 이용하여 특정한 농도로 녹인 알레르기 유발원이 포함된 패치를 폐색패치(occlusive patch)하에서 48시간 동안 적용한다. 패치를 제거한 후에 적용부위에 홍반, 농포(papule), 물집(vesicle) 및 부종을 관찰한다. 일반적으로 이 시험에서는 72시간째에 다시 반응을 판독한다. 일부에서는 증상이 1주 혹은 그 이상까지 나타나지 않을 수 있다.

외인성 물질에 대한 과민반응

수많은 외인성 물질들이 과민반응을 유도한다. 특히 접착제나 코팅제에 사용되는 polyisocyanates, tolueneisocyanate가 폐에서 제1형에서 제4형까지의 과민반응뿐만 아니라 비면역성 염증반응과 신경반사를 일으키는 물질로 알려져 있다. 페인트, 광택제, 코팅재료, 접착제, 캐스팅 및 봉인제에 사용되는 안히드리드(anhydride)산을 흡입시에 이들 물질이 혈청중의 알부민이나 적혈구와 결합하여 차후에 노출시 제1형, 2형 혹은 3형의 과민반응이 유도된다.

금속

금속염을 포함한 중금속이나 중금속물질은 접촉성 및 폐과민성을 유발하는 원인이 된다. 백금, 니켈, 크롬, 베릴륨 및 코발트 등이 가장 일반적으로 영향을 주는 물질들이다.

약물

약물에 대한 과민반응은 주요한 비예측적인 약물반응 중의 하나이다. 체내에서 반응하도록 만들어진 약물과 복합처방이 흔하게 사용된다. 이러한 형태의 노출은 면역반응을 유도한다. 약물에 대한 과민반응의 면역기전에는 제1형부터 제4형까지가 모두 포함된다. 페니실린이 약물 알러지에 가장 흔하게 관련된 요인물질이다.

농약

농약은 접촉성 및 급성 과민반응을 일으키는 물질로서 포함되어 왔다.

자연고무라텍스 제품

자연고무라텍스는 검사 및 수술용 장갑 등 40,000제품의 제조에 사용된다. 라텍스에 대한 피부반응에는 자극성피부염 및 접촉성 피부염이 포함된다.

화장품 및 개인위생제품

접촉성 피부염과 피부결막염(dermatoconjunctivitis)이 화장품이나 개인위생제품에 노출시 생겨날 수 있다. 이러함 물질에는 paraben esters, sorbic acid, phenolics, organomercurials, 제4급암모늄 및 포름알데히드가 포함된다.

효소

Subtilin과 papain이 제1형의 과민성 반응을 일으키는 물질이다. Subtilin은 세탁용 세제로서 사용되고 있다. 이러한 물질을 제조하는 공장에서 근무하는 노동자나 이러한 물질을 사용하는 사람들이 감작되어 진다. 추후 노출 시는 비염, 결막염, 천식이 나타날 수 있다. 파페인도 IgE 매개 질환을 유도하는 물질로서 알려진 효소이다. 이물질은 소고기 가공장에서 연화제 및 세척제로서 매우 흔하게 사용된다.

포름알데히드(Formaldehyde)

포름알데 노출은 화장품 및 직물공장 그리고 가구공장, 실내장식, 레진공장에서 흔히 일어난다. 이물질에 대한 직업적인 노출은 천식의 발생과 관련이 있는 것으로 알려져 있다.

자가면역

자가면역의 경우는 자기항원이 표적이 된다. 그리고 화학물질에 의해 유도된 자가면역의 경우에는 화학물질이 항원이나 합텐으로 작용해서라기보다 화학물질에 의한 숙주 장기 혹은 면역세포의 변화에 의해서 유도되는 질병이다.

자가면역기전

3가지 형태의 분자가 자기인식의 과정에 관여한다: 면역글로불린, T세포수용체, MHC분자. 면역글로불린과 T세포수용체는 각각 B세포와 T세포에서 표현되며 MHC분자는 모든 유핵세포에 존재한다. 흉선에 있는 자가반응 T세포에 대한 음성화선택(negative selection)이 자가면역질환을 예방하는데 중요하다. 자가항원에 결합하는 수용체를 가지고 있는 T세포는 자멸사과정(음성화선택)으로 가는 반면에 자가항원을 인식하지 않은 T세포들은 증식하여 양성화선택(positive selection) 말초림프기관으로 이동한다. 자기항원을 인식하는 일부 세포는 죽지 않고 대신에 무력화되어 이들 세포들이 체내에서 비활성화상태로 존재한다. 자기항원에 대한 관용(self-tolerance)을 깨뜨려서 자가면역을 유도하는 데는 몇 가지 기전이 있다. 먼저 태아발생기 동안에 흉선에서 항원이 노출되지 않은 경우, myelin과 같이 태생기 이후에 생성되는 물질은 항원특이적인 T세포(활성림프구)가 자연사되지 않아서 음성화선택(negative selection)과정을 겪지 않는다. 이러한 항원에 대한 관용의 파괴는 보체, 면역을 높이기 위해 사용되는 화학물질 및 항원적으로 관련된 다른 단백질에 의해서도 유도된다. 둘째, T세포무력화(T cell anergy)가 만성적인 림프구자극에 의해 회복되어질 수 있다. 셋째, CD8^{+} T세포에 의한 정상적인 면역조절의 방해에 의해 자가면역질환의 유도가 될 수 있는 환경을 만든다. 과민반응의 경우에서처럼 자가면역질환은 한 가지 이상의 기전이 동시에 작용하여 발생한다. 그러므로 병리소견은 보체의존성 항체매개 용해 혹은 세포독성 T세포의 직접 혹은 간접적인 작용에 의한 결과일 수 있다.

외인성 물질에 의한 자가면역

표 12-6에서는 자가면역질환과 관련된 것으로 알려진 화학물질을 열거하고 있는데 작용기전에서 보조기능을 하는 물질이나 항원성 결정물질로서 작용할 수 있음을 나타낸다. 표 12-7은 자가면역반응에 관여하는 화학물질을 보여주고 있으나 이러한 자가면역 작용기전의 경우는 확실하게 정의되었거나 밝혀지지 않았다.

다종화학물질감작성증후군

다종화학물질감작성증후군(multiple chemical sensitivity syndrome, MCS)은 화학물질에 대한 과민성반응과 관련이 있다. 이 증후군은 한가지 시스템 이상과 관련되어진 여러 가지의 개별적인 증상이 특징이다. 가장 흔한 증상은 비충혈, 두통, 집중력 결핍, 피로, 기억력 손실 등이다. 화학물질이 어떻게 이러한 증상을 일으키는가에 대한 많은 작용기전이 제시되어 왔다. 대표적인 가설은 MCS는 화학물질에 의해 개인이 감작되고 이후 매우 극소량의 동일한 혹은 관련성이 없는 물질에 의해 노출되었을 때 개개인이 아주 심한 반응을 보인다는 것이다.

표 12-6 자가면역과 관련된 것으로 알려진 화학물질들

제시 항원성 화학물질	임상발현	구분
약물	용혈성빈혈	Rhesus 항원
메틸도파	전신홍반성낭창 유사 증후군	Myeloperoxidase
하이드라라진	전신홍반성낭창 유사 증후군	Myeloperoxidase
이소니아지드	전신홍반성낭창 유사 증후군	DNA
프로카인아미드	자가면역성 간염	간장 마이크로좀 단백질
할로탄		
비약물성 화학물질		
염화비닐	공피증(Scleroderma)양 증후군	간장에서 비정상 단백질 합성
수은	사구체성 신경장애(Glomerular neuropathy)	사구체 기저막 단백질
실리카	공피증	대부분 보체로서 작용

SLE, 전신홍반성 낭창

새로운 분야 및 직면 문제

새로운 기술에 의해 면역독성학에서 밝혀져야 할 더욱 많은 질문들이 생겨났다. 이러한 문제를 평가하기 위해 다양한 새로운 기술이 활용될 수 있다.

분자생물학적 방법 : 단백체학 및 유전체학

단백체학(특성세포에서 발현되는 모든 단백질 및 유전자의 기능을 연구)과 유전체학(유기체의 DNA에 의해 해독되는 모든 유전자를 연구)은 생물정보체학(bioinformatics)과 결합되어 화학물질에 의해 유도되는 전체작용경로 및 신호전달체계의 변화를 평가하는 것이 가능하게 되었다.

동물실험모델 : 형질전환 및 SCID

태아유전자의 조작에 의해서 만들어진 유전자전환 및 유전자결손 마우스가 복잡한 면역반응을 각각의 성분들로 세분하도록 하였다. 이러한 방식으로 면역독성물질의 작용기전이 좀 더 잘 이

표 12-7 자가면역에 연관된 화학물질

발현	관련화학물질
공피증	용매(톨루엔, 자일렌)
	트립토칸
	실리콘
전신홍반성 낭창	페노티아진
	페니실라민
	프로필티오우라실
	퀴니딘
	도파
	리튬 카보네이트
	트리클로로에틸렌
	실리콘

해될 수 있다. SCID마우스(Severe combined immune deficient mouse)는 만역조절, 조혈, 과민증, 자가면역의 연구에 사용되어 왔다.

발생 면역독성학(Developmental immunotoxicology)

발생 면역독성학은 면역계 발생단계에서의 외인성 물질의 영향을 조사하는 것으로 태자발생기 이전(자궁내), 태자형성기(36 시간이전), 그리고 신생아기에 노출을 포함한다. 사람과 다른 종의 면역발달은 태생기(neonatal period)에 면역독성 화학물질에 노출에 의해 변화될 수 있다. 이러한 영향은 성인에 노출되는 경우보다 영구적이며 극적이라고 알려져 있다.

전신성 과민증

전신과민증의 형태로 나타나는 악성 면역반응은 시장에 판매하려고 하는 약물을 철회시키는 가장 흔한 원인중의 하나이다. 이러한 증상은 전임상독성학(pre-clinical toxicology)이나 면역독성학에서 예측되지 않기 때문에 일반적으로 발생하지 않는다. 사람에서 약물의 항원성, 식품알레르기 및 사람에서 과민성을 좀 더 잘 예측하기 위해서 이러한 시험이 요구된다.

컴퓨터 독성학

화학물질의 잠재적인 생물학적/독성학적 활성을 예측하는 방법으로 컴퓨터를 이용한 독성학적 방법의 사용에 대한 관심이 증대되고 있다. 그 전제는 화학적인 구조가 생물학적 및 독성학적 특성의 근간이 되는 물리화학적인 특성과 반응성을 결정한다는 것이다. 잠재적인 악영향을 예측하는 능력은 새로운 화학물질을 예정대로 개발하고 동물시험에 필요한 비용을 줄이는데 도움이 될 것이다.

생체지표

진정한 생체지표는 특정항원에 대한 노출뿐만 아니라 악영향에 대한 감수성과 화학물질의 노출과 관련된 질환을 나타내주는 것이다. 가장 바람직한 생체지표는 급성적으로 나타나는 악영향이 없는 상태에서 화학물질에 대한 노출을 나타내주는 것일 것이다. 약물에 의한 영향을 나타내는 생체지표는 화학물질노출에 의한 잠재적인 임상발현을 나타내는 것이다.

위해성 평가

하나의 면역독성시험 결과가 숙주의 저항성 변화를 매우 정확하게 예측할 수 없기 때문에 사람에서 임상적 효과를 나타내기 위해 사용하는 물질의 위험을 예측하기 위하여 동물에서의 면역독성학적 자료를 사용하는 것에 대한 평가는 제한성을 가지고 있다. 사람집단에서 감염원 병원성의 다양성, 면역계의 복잡성 그리고 면역계의 잉여성(외인성 물질의 공격에 대해 반응할 수 있는 여러 성분들)이 화학물질에 의한 면역상태의 변화와 사람에서 숙주저항성의 변화사이에 관련성을 정량화시키는 것을 어렵게 할 것이다.

결론 및 향후 방향

면역인식과 외부침입자의 파괴사이의 그리고 침입한 미생물/암세포의 증식 사이의 균형은 불확실한 것일 것이다.

면역계를 변경시키는 외인성 물질은 균형을 파괴하여 침입자에 이점을 준다. 더구나 계속해서 침입하는 새로운 외인성 물질은 과인성반응과 자가면역반응을 증가시킬 가능성이 있다는 것을 시사한다. 안전한 환경을 제공할 수 있도록 시험방법은 최근의 지식과 기술을 사용함으로써 끊임없이 개선되었다.

참고문헌

Flaherty DK: *Immunotoxicology and Risk Assessment*. New York: Kluwer, 1999.

Lawrene DA(ed): *Toxicology of the Immune System*, Vol 5, in Sipe IG, McQueen CA, Gandolfi AJ(eds-in-chief): *Comprehensive Toxicology*. New York: Elsver, 1997.

Paul WE(ed): *Fundmental Immunology*. 4th ed. New York: Raven Press, 1999.

Smialowicz RJ, Holsapple MP: *Experimental Immunotoxicology*. Boca Raton, FL: CRC Press, 1996.

Zelikoff JT, Thomas P(eds): *Immunotoxicology of Environmental and Occupational Metals*. Bristol, PA: Taylor & Francis, 1998.

제13장 간장의 독성 반응

Mary Treinen-Molsen

CHAPTER 13

요 점

- 간장은 장관계와 몸의 나머지 사이에서 체내의 대사적 항상성을 용이하게 유지하기 위한 전략적인 위치에 있다.
- 간장은 분해작용, 저장 및 담즙으로 분비를 위해 섭취영양분, 비타민, 금속, 약물, 환경유래 독성물질 그리고 혈액으로부터의 세균 폐기물을 받아들인다.
- 담즙의 생성은 소장으로부터 지방영양분의 흡수, 산화적 손상으로부터 보호하고, 내인성 · 외인성 화학물질의 방출에 필수적이다.
- 담즙분비정지는 형성되는 담즙의 양을 줄이거나 담즙으로 나가는 특정한 용액의 분비를 손상시킴으로써 혈청 중의 담즙염과 빌리루빈의 함량을 증가시킨다.
- 간세포는 종종 외인성 물질을 활성화된 전자친화성 대사물질로 전환시키는 Phase I 효소들과 분자구조에 극성기를 추가시킴으로써 체내에서 배출을 용이하게 만드는 Phase II 효소들을 풍부하게 제공하는 공급원이다. Phase I과 Phase II 반응 사이의 균형이 반응성 대사물질이 간장에 손상을 줄 것인지 안전하게 해독될 것인지를 결정한다.

서론

많은 산업화학 물질들과 치료제들이 간장에 손상을 입힌다는 것이 발견되고 있다. 다른 장기들과 달리 간장이 왜 특정한 독소에 대한 우월한 표적장기가 되는가에 대한 여러 요인들이 알려져 있다. 연구자들은 간장의 특정세포군에 손상을 일으키는 화학물질의 작용기전을 밝혀냈다. 간장독성(hepatotoxicity)에 대한 기본적인 이해는 (1) 간장의 주요기능, (2) 간장의 구조적인 구성 그리고 (3) 간장의 분비기능(excretory function)에 관련된 과정 : 담즙생산에 대한 이해가 필요하다.

생리학 및 병태생리학

간장기능

간장은 장관계와 몸의 나머지 사이에 전략적으로 위치함으로써 몸의 대사적 항상성을 용이하게 유지하기 위한 여러 가지 임무수행을 용이하게 한다. 위장관으로부터 오는 정맥혈은 전신순환을 하기 전에 간문맥으로 유입되어 간장으로 들어간다. 간장은 섭취한 영양분, 비타민, 금속, 약물 그리고 환경유래 독성물질뿐만 아니라 간문맥으로 들어가는 세균의 폐기물이 만나는 첫 번째 장기이다. 효율적인 청소 및 흡수과정에 의해서 혈액으로부터 흡수된 이러한 물질을 끌어내어 대사, 저장하거나 및 담즙으로 분비시킨다. 간장의 주요한 기능은 독성물질의 급성 혹은 만성노출에 의해 치명적으로 변화된다(표 13-1). 독성물질이 간장내 이송과 합성경로를 억제하거나 방

표 13-1 간장의 주요 기능 및 기능손상 결과

기능 형태	예	기능손상 결과
영양물질항상성유지 (homeostasis)	글루코스 저장 및 합성 콜레스테롤 섭취	저혈당증, 의식장애 과콜레스테롤혈증(hypercholes terolemia)
입자물질의 여과	장세균의 생산물(예, 엔도톡신)	내독소혈증
단백질합성	응고인자 알부민 이송단백질 (예, 매우 낮은 밀도의 지질단백질)	출혈과다 저알부민혈증, 복수 지방간
생활성(bioactivation) 및 해독(detoxication)	빌리루빈(Bilirubin)과 암모니아 스테로이드 호르몬 외인성 물질	황달, 저암모니아혈증에 의한 혼수상태 남성의 2차 성징 결손 약물대사감소 부적절한 해독
담즙의 생성 및 배출	식이성 지방과 비타민의 담즙산 의존성 섭취 빌리루빈 및 콜레스테롤 금속(예, 구리 아연) 외인성 물질	지방성설사증, 영양결핍, 비타민E 결핍증 황달(jaundice), 담석, 과콜레스테롤혈증 망간에 의한 신경독성 약물배출 지연

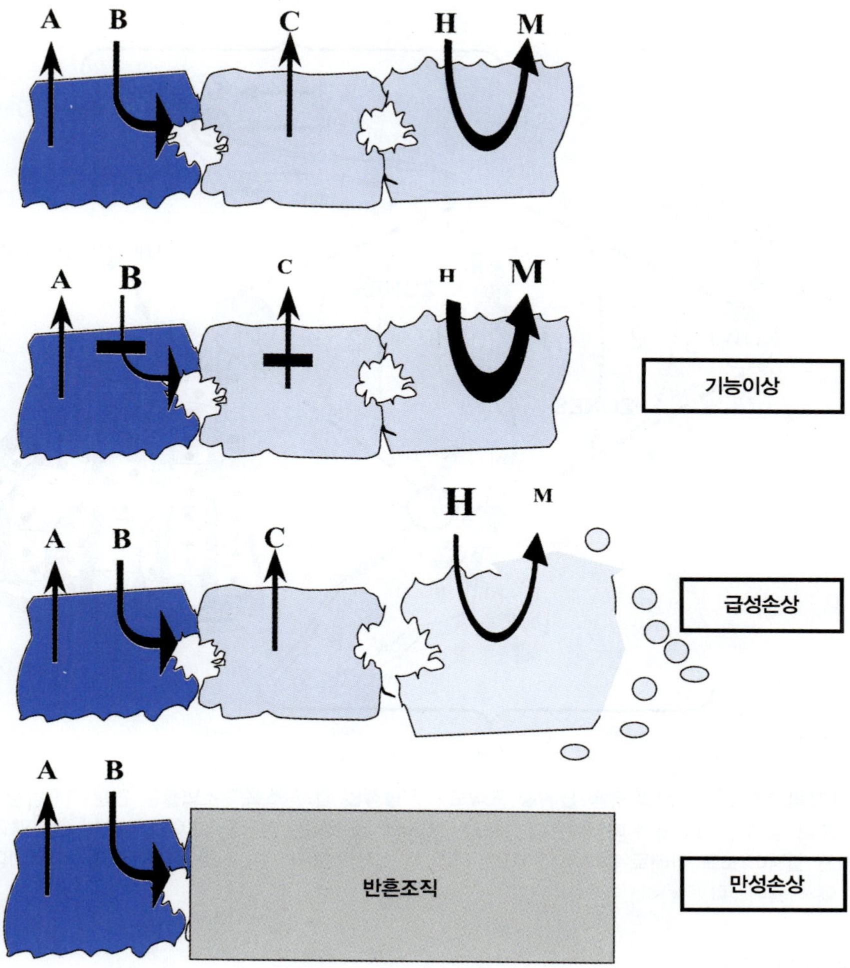

[그림 13-1] ***독성물질에 의한 간장세포의 대표적인 기능의 손상을 일으키는 그림, 예를 들면 A, 알부민 분비; B, 빌리루빈 흡수 및 담즙으로 수송; C, 응고인자 분비; H, M, 호르몬 섭취 및 생활성에 의한 대사물질 산생.*** 세포손상이 없는 기능이상이 독성물질이 흡수나 분비를 억제하거나 생활성을 과도로 자극하였을 때 생길 수 있다. 급성 및 만성의 손상은 세포집단의 기능이상을 만들어내고 결국은 죽게 되거나 반흔조직으로 대체된다.

해하면 기능이상이 인지할 수 있는 세포손상이 없이도 발생할 수 있다(그림 13-1). 기능손실은 독성물질이 상당한 수의 간세포를 죽이거나 만성적인 노출에 의해 비기능적인 반흔조직에 의해 세포괴가 대체되었을 때도 역시 일어난다.

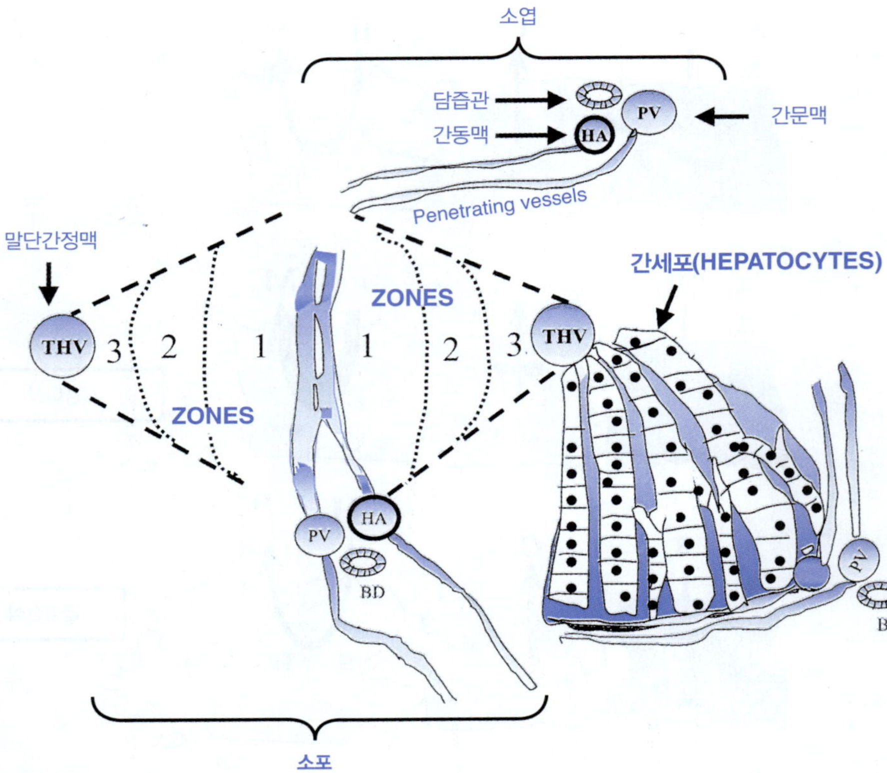

[그림 13-2] ***간장의 작동 단위들 도식도 : 전형적인 엽과 소포.*** 소엽들은 간문맥(중앙정맥) 말단에 집중되어 있으며 혈액은 이곳에서 빠져나온다. 소포는 기저에 통관하는 혈관을 가지고 있으며 간문맥과 간정맥으로부터 공급된 혈액이 소포 아래로 흘러서 간세포인대를 지난다. 소포의 제1, 2 및 3구역은 대사영역이며 점차적으로 혈액공급에서 멀어진다.

구조적인 구성

간장은 전형적으로 말단정맥주위(중앙정맥으로도 알려져 있음)를 둘러싼 6각형의 엽에 의해 나누어져 있다. 엽의 코너는 간세동이(portal triad; 간문관)가 있으며 여기에는 간문맥지류, 간세동맥(hepatic arteriole) 그리고 담즙관(bile duct)이 포함되어 있다(그림 13-2).

엽은 3개의 영역으로 나누어진다 : 중심소엽영역, 중간엽영역, 문맥주위엽영역. 간장의 기능적인 단위로서 선호되는 개념은 소포(acinus)이다. 소포의 밑 부분은 간동맥과 간문맥의 마지막 가지에 의해 형성되며 간문관으로 확장된다. 소포는 3개의 구역을 가진다: 제1구역은 혈액의 입구에 근접해 있으며 제3구역은 간문맥말단에 인접해 있고 제2구역은 사이에 있다. 소포의 3구역은 엽의 3개 지역과 대략적으로 만난다(그림 13-2).

소포의 구획화는 혈액과 간세포성분의 조성에 따라 기능적으로 고려된 것이다. 소포에 들어온 혈액은 간문맥(혈액량의 60~70%)으로부터 유입된 산소가 결핍된 혈액과 간동맥(30~40%)으로부터 들어온 산소가 포화된 혈액으로 구성되었다. 간문맥 말단으로 유입되면서 산소는 기질세포의 높은 대사적인 요구를 충족시키기 위해 빠르게 혈액을 떠난다. 제3구역의 간세포는 실질적으로 제1구역보다 저농도의 산소에 노출된다. 다른 조직에 비해 제3구역은 저산소 상태이다. 다른 잘 알려진 소포 내의 기울기는 담즙염, 빌리루빈과 많은 유기음이온을 위해서도 존재한다. 소포를 따라서 존재하는 간세포내 단백질농도의 이질성이 대사기능의 기울기를 만들어낸다. 사립체가 풍부한 제1구역의 간세포는 지방산의 산화, 글루코겐 생성 및 암모니아의 요소로 해독이 현저하게 일어나는 곳이다. 외인성 물질의 생물학적 활성 및 해독과 관련된 효소의 농도구배가 소포를 따라서 면역조직화학적으로 관찰된다. 간독성물질에 대한 현저한 구배는 제1구역에서의 글루타티온의 높은 함량과 제3구역에서의 시토크롬 P450단백질의 많은 함량인데 특히 에탄올에 의해 유도되는 CYP2E1 동질효소(isozyme)가 해당된다. 굴모양혈관은 간세포대 사이의 관으로서 이곳에서 말초간정맥(terminal hepatic vein)으로 가는 혈액이 걸러진다. 굴모양혈관의 세 가지 주요 세포형태는 내피세포, 쿠퍼세포(Kupffer cells) 그리고 이토세포(Ito cell)이다. 유동에는 얇은 불연속성의 많은 창(구멍)을 가진 내피세포가 라인화되어 있어 250 kDa보다 작은 분자가 간세포와 내피세포 사이의 간질공간(disse 공간)을 통과하도록 한다. 기저층이 없는 수많은 창들이 굴모양혈관과 간세포 사이에 체액과 분자들(예를 들면 알부민)의 교환을 용이하게 하나 유미입자(chylomicron) 잔유물보다 큰 분자의 이동은 방해한다.

쿠퍼세포는 간장에 거주하는 대식세포(marophage)로서 체내에서 고정되어 사는 대식세포의 80% 이상을 구성한다. 유동강 사이에 위치하여 쿠퍼세포는 입자성 물질을 탐식하여 분해하고 시토카인의 분비원이며 항원처리세포로서 기능을 한다. 이토세포(*지방저장세포* 및 *위성세포*로서 더 알려져 있음)는 내피세포와 간세포사이에 위치하고 있다. 이토세포는 콜라겐을 합성하며 체내의 비타민 A를 저장하는 주요 장소이다.

담즙(Bile)생성

담즙은 노란색의 액체로 담즙산, 글루타티온, 인지질, 콜레스테롤, 빌리루빈 그리고 다른 유기음이온, 단백질, 금속, 이온 및 외인성 물질을 포함하고 있다. 이러한 체액의 형성은 간장의 특이한 기능이다. 적절한 담즙생성은 소장으로부터 지방영양분을 흡수하기 위해서(표 13-1) 그리고 소장을 산화적 손상으로부터 보호하고 내인성 및 외인성 화학물질을 배출하는데 필수적이다.

간세포가 담즙염, 글루타티온, 다른 용질들을 소관강(canalicular lumen)으로 이동시킴으로써 이동과정을 시작한다. 소관은 간세포 사이의 통로를 만들어내며 이관들은 간장 내에서 점차 큰 관이나 통로로 연결된다. 간장 바깥의 가장 큰 담즙관은 총담관(commom bile duct)으로 모여진다. 담즙은 십이지장으로 분비되기 이전에 담낭에 저장되어 농축된다. 담즙생산을 유도하는 주요한 힘은 담즙염과 다른 삼투압물질들의 소관강으로의 능동수송이다. 유동과 간세포 소관막의 이송체가 담즙염, 빌리루빈, 약물, 호르몬 그리고 외인성 물질을 혈액으로부터 취해서 이들 물질을 소관강으로 이동시키는 역할을 한다(그림 13-3). 친지성양이온 약물, 에스트로겐 및 지질은 인지질이 매우 풍부한 소관의 다약물저항성(MDR, multi-drug resistance) p-당단백질에 의해 이동된다. 글루타티온과 포합체, 글루쿠로니드 및 황산염은 소관 다유기음이온운반체(cMAOT,

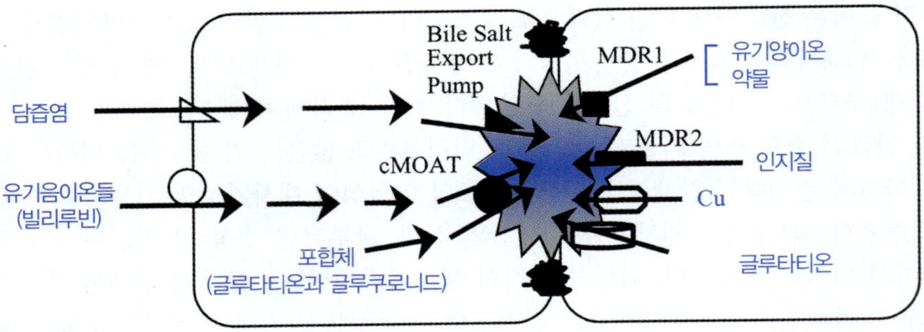

[그림 13-3] ***간세포의 내인성 용질과 독성물질의 섭취 및 담즙으로 배출에 관련된 과정들.*** 굴모양혈관막에 위치한 운반체는 용질을 혈액으로부터 섭취한다. 소관막으로 위치한 유출체는 용질을 소관강으로 이동시킨다. 특별히 독성화학물질과 그 대사물질들의 소관분비와 관련 있는 유출체는 소관다유기음이온이송체(MOAT)계와 다약물저항성(MDR) p-당단백질계이다.

canalicular multiple organic anion trasporter)에 의해 이동된다. 금속은 일부분만 밝혀진 일련의 과정에 의해 담즙으로 분비되며 이러한 과정은 (1) 굴모양혈관막을 수동확산(faciliated diffusion) 혹은 수용체매개 세포내 흡수에 의해 이동, (2) 리소좀이나 결합단백질에 의한 저장, (3) 리소좀 혹은 글루타티온과 결합한 이동 혹은 특이적인 소관막 운반체에 의한 소관의 분비에 의한다. 담즙에 의한 분비는 금속의 항상성유지, 특히 구리, 망간, 카드뮴, 셀레늄, 금, 은 및 비소의 항상성유지에 중요하다. Wilson씨 병은 구리를 담즙으로 이동시키지 못해서 나타나는 신경질환으로 드문 유전적 결함에 의해 간장과 다른 조직에 구리가 침착되는 것이 특징이다. 소관강 담즙은 소관변연의 골격근의 ATP의존성수축(ATP-dependent concentration)에 의해 큰 관으로 밀어진다. 담관의 상피세포 역시 담즙에 존재하는 독성물질을 생체내변화(bio-transformation)시킬 수도 있는 phase I(phaseI enzymes) 및 phase II 효소군(phase II enzymes)을 가지고 있다.

독성물질의 담즙관으로 분비가 일반적이다. 오줌이나 변으로 분비에 의한 독성물질의 제거보다 항상 먼저 일어나는 것은 아니다. 화학물질이 반복적으로 소장관으로 담즙에 의해 이동될 때 예외적인 경우가 나타나는데 이때는 장관으로부터 효율적으로 흡수되어 간장의 문맥혈로 다시 향하게 되며 이러한 과정은 *장간장순환(enterohepatic cycling)*으로 알려져 있다. 담즙생성의 독성물질에 의한 손상은 담즙생성이 최저상태인 집단에 있어서는 더욱 치명적인 결과를 초래한다. 예를 들면 신생아는 담즙염의 합성과 유동 및 소관이동체의 발달이 지연되어 나타난다. 따라서 신생아는 담즙에 의한 빌리루빈의 제거에 있어 경쟁적인 약물 처리시 더욱 황달이 발생하기 쉽게 된다.

독성물질과 손상형태

화학물질에 의한 손상에 대한 간장의 반응(표 13-2)은 손상의 강도, 손상을 입은 세포집단 및 노출이 급성인가 혹은 만성인가에 달려 있다(그림 13-1).

지방간(Fatty liver)

지방증이라고도 알려진 이러한 변화는 지방축적된 간세포로 구성된다. 지방간은 지방대사장애로부터 유래할 수 있다. 지방증은 많은 간독성물질에 대한 급성노출시에 일반적인 반응이다. 종

표 13-2 간담증성 손상의 형태

손상이나 상해의 형태	대표적인 독소
지방간	사염화탄소, 에탄올, 피알루리딘, 발프로익산
간세포사	아세트아미노펜, 구리, 디메틸포르마이드, 에탄올, Ecstasy
면역매개반응	디클로페낙, 에탄올, 할로탄, 티에닐릭산
canalicular cholestasis	클로프로마진, 사이클로스포린, 디클로로에틸렌 에스트로겐, 망간, 팔로이딘
담즙관 손상	아목시실린, α-나프틸이소티오시아나이드, 메틸렌 디알라닌 디아닐린, 스포리데스민
유동이상	동화작용 스테로이드 사이클로파이드, 마크로시스틴 pyrrolidine alkaloids
섬유증 및 간경화	비노, 에탄올, 비타민A, 염화비닐
암	아플라톡신, 안드로겐, 이산화토륨, 염화비닐

종 독성물질 유도 지방증은 가역적이어서 간세포의 사망을 유도하지는 않는다. Ethionine, puromycin 및 cycloheximide와 같은 대사억제제는 세포의 사망이 없이 지방의 축적을 일으킨다. 독성물질의 노출 이외에 많은 다른 경우들도, 예를 들면 비만, 현저한 간장의 지방축적과 관련이 있다.

세포사(Cell death)

간장세포는 2가지 다른 모델에 의해 죽을 수 있다 : 괴사(necrosis) 및 세포자멸사(apoptosis). 괴사는 세포종창(cell swelling), 누출(leakage), 핵분해(nuclear disintegration) 및 염증세포유입이 특징이다. 세포자멸사는 세포위축(cell shrinkage), 핵분절(nuclear fragmentation), 세포자멸사의 생성 그리고 비염증이 특징이다. 간세포에서 괴사가 발생하면 관련된 세포막의 누출을 혈장(혹은)혈청에서 간장유래의 효소인 ALT(alanine aminotransferase) 및 GGT(γ-glutamyltranspeptidase)을 분석함으로써 생화학적으로 검출할 수 있다. 간세포사는 소상, 지역적, 혹은 범발적(넓게 퍼져)으로 나타난다. 국소세포사(focal cell death)는 하나의 간세포사 혹은 소수의 집단간세포사가 임의적으로 분포되어 있다. 대상 간괴사(zonal necrosis)는 특정한 기능을 하는 부위에 간세포들이 죽은 경우를 일컫는다. 범발적 괴사는 소수의 혹은 남아 있는 생존세포가 없이 대규모의 세포사가 일어난 경우를 일컫는다. 독성물질에 의한 간장세포의 손상기전은 지방과산화(lipid peroxidation), 세포거대분자(macromolecule)와의 결합, 사립체 손상, 골격근 손상 및 대단위 칼슘유입 등이다.

소관성 담즙분비정지(Canalicular cholestasis)

생리학적으로 특정한 용매의 분비손상 혹은 담즙생산량의 감소로서 정의되며 담즙분비정지는 생화학적으로 정상적으로는 담즙에 농축되어 있는 물질 특히 담즙염과 빌리루빈이 혈청 내에서 높아지는 것이 특징이다.

노란색의 빌리루빈 색소의 담즙내 분비가 손상되면 이 색소가 피부나 눈에 침착되어 황달을 일으켜 오줌으로 빠져나와 오줌의 색이 노란색 내지는 진한 갈색으로 변한다. 독소에 의한 담즙

분비정지는 일시적이거나 만성적일 수 있다 : 실제로 세포의 종창, 세포사, 염증과 관련되어 있다. 많은 다른 형태의 화학물질이 담즙분비정지를 일으킬 수 있다(표 13-2).

담즙관 손상

간장내 담즙관(간으로부터 위장관으로 담즙을 이동)의 손상을 *담관파괴성 담즙분비정지증*이라고 부른다. 담즙관의 손상에 대한 유용한 생화학적 지표(biochemical index)는 혈청내 알칼리성 인산가수분해효소(alkaline phosphatase) 활성도의 급격한 증가이다. 또한 소관성 담즙분비정지 때처럼 혈청내 담즙염과 빌리루빈 함량도 증가한다. 담즙관 손상을 일으키는 물질을 단회 투여시의 처음 증상은 담관상피세포의 증식과 담즙관강 내의 탈락된 손상세포 그리고 간문맥의 염증세포의 침윤이다. 담즙관을 파괴시킬 정도의 만성투여시는 담관의 증식과 담즙성 간경변과 유사한 섬유증이 발생한다. 다른 반응은 담관의 손실이며 일반의 *담관소실증후군(vanishing bile duct syndrome)*으로 알려져 있다. 항생제를 투여받은 환자에게서도 이러한 문제가 보고되어 왔다.

굴모양혈관 손상

굴모양혈관(간장외부에서 혈액을 운반하는 간세포의 사이의 관들)의 기능적인 통합성은 담관내의 폐쇄나 확장 혹은 점진적인 상피세포벽의 파괴에 의해 위태롭게 될 수 있다. 적혈구가 굴모양혈관에 잡혀 있을 때도 폐쇄가 일어난다. 이러한 변화는 과량의 아세트아미노펜(acetaminophen) 약물을 투여한 경우에 나타난다. 굴모양혈관의 광범위한 폐쇄의 결과, 간장은 충혈되고 몸의 다른 부분은 쇼크 상태로 간다. 간 굴모양혈관 상피세포벽의 점진성 파괴는 간격을 만들어내고 장벽을 파열시켜 적혈구가 들어오도록 한다. 이러한 굴모양혈관의 파괴는 정맥폐쇄질환(veno-occlusive disease)으로 알려진 혈관장애시의 초기 구조적 특징으로 간주되고 있으며 이러한 증상은 허브차 및 화학요법제로 사용되는 pyrrolizidine alkaloids의 노출 후에 나타난다.

간경화(Cirrhosis)

간경화는 직접적 손상 혹은 염증에 대한 반응으로 많은 양의 콜라겐섬유(collagen fiber)가 축적되는 것이 특징이다. 반복적인 화학물질 투여시에 손상된 간세포가 섬유성 반흔으로 교체된다. 콜라겐섬유의 지속적인 침착으로 간장의 구조가 서로 연결된 섬유성 반흔에 의해 파괴된다. 섬유성 반흔이 간의 나머지를 회생하는 간세포 소결절로 분절하면 섬유증은 간경화로 진행되며 간은 간의 필수적인 기능을 수행하는 능력이 미약하게 된다. 간경화는 가역적이지 않으므로 생존에 대해 아주 나쁜 예후를 보이며 대개 화학물질 독소에 반복적인 노출에 의해 발생한다.

간암

화학물질에 의해 유도된 종양에는 간세포 혹은 담즙관세포로부터 유래된 암 혹은 드물지만 유동벽세포로부터 유래된 매우 악성의 혈관악성종양(angiosarcoma)이 있다. 간세포암은 안드로겐의 남용, 매우 잦은 아플라톡신오염 식품섭취와 관련 있는 것으로 알려져 왔다. Thorotrast(방사능표지 토륨디옥사이드)는 쿠퍼세포, 굴모양혈관의 대식세포에 축적되고 오랜 기간 동안의 반감기를 가지고 방사능을 방출한다. 다양한 형태의 간암이 토륨디옥사이드 노출과 연관되어 있다.

간장 손상 요인들

간장은 왜 다양한 구조의 수많은 화학물질의 표적지가 되는가? 왜 많은 간독성물질이 간세포의 특정세포에 특이적으로 손상을 주는가? 이러한 기본적인 질문에 대한 우리들이 이해는 완전하지 못하다. 여러 가지 요인들에 의한 영향이 명확하게 중요하다(표 13-3). 간의 위치 및 특이한 섭취 그리고 담즙분비과정이 체내의 다른 장기보다 더 높은 노출 특히 특정 간세포에서 높은 수준의 노출을 만들어낸다. 다음은 풍부한 생물학적 활성화 능력이 인접한 독성물질의 노출비율에 영향을 미친다. 병원성 유발과 관련되는 이후의 결과는 굴모양혈관세포의 반응과 면역시스템이 결정적으로 영향을 받는다. 수많은 실험체계가 간장 손상기전과 영향인자를 밝히는데 유용하게 사용된다. 분리한 관류간, 분리 간세포 및 세포분획을 이용하는 시험관내 시스템이 다른 시스템에서 나타나는 혼돈되는 영향에 의한 없이 복잡하고 다양한 수준에서 관찰을 가능하게 하였다. 동시배양모델이나 특정세포를 불활성화시키는 물질의 사용하여 서로 다른 세포 사이의 상호작용과 각각의 세포의 기능을 밝혀낼 수 있다. 동물모델은 간장 손상과 만성노출에 대한 반응의 진행을 평가하는 데 필수적이다. 유전자도입이나 유전자억제의 적용은 이러한 해석적인 문제점을 감소시켰다. Knockout 마우스는 간장독성의 복잡한 점을 해결할 수 있는 매우 유용한 모델을 제공하였다.

섭취 및 농도

친지성 약물(lipophilic drug)과 환경오염물질(environmental pollutants)은 간세포 사이로 쉽게 퍼지는데 이러한 이유는 유동의 천공된 내피세포가 간세포와 순환되는 물질 사이의 매우 밀접된 접촉을 가능하게 하기 때문이다. 막이 풍부한 간장은 친지성화학물질을 농축한다. 굴모양혈관 이동체의 기질이 되는 다른 독소들은 혈액으로부터 빠르게 추출된다. Phalloidin(버섯유래)

표 13-3 대표적인 간장독성물질의 부위특이적인 손상에 관여하는 인자들

부위	대표적인 독성물질	부위특이성에 대한 가능성 있는 설명
제1지역의 간세포 (제3지역 대비)	철(과량) 알릴알콜	섭취 우선적이며 산소농도가 높음 산소-의존성의 생활성을 위해 산소농도가 높음
제3지역의 간세포 (제1지역 대비)	사염화탄소 아세트아미노펜	생활성에 필요한 P450 동위효소가 많음 생활성에 필요한 P450 동위효소가 많고 해독에 필요한 GSH가 적음
	에탄올	산소분압이 낮고 생활성/해독반응 사이의 불균형이 큼
담즙관세포	메틸렌 디아닐린 스포리데스민	담즙의 고농도 반응성 대사산물에 노출
굴모양혈관 내피세포 (간세포 대비)	사이클로포스파미드, 모노크로탈린	독성대사산물에 감수성이 크며 글루타온 수준의 유지능력이 떨어짐
쿠퍼세포	Endotoxin, $GdCl_3$	섭취 우선적이며 이후에 생활성을 함
이토세포	비타민 A 에탄올(만성)	저장우선장소이며 이후에 울혈이 나타남 콜라겐 합성세포의 활성 및 변형

및 microcytin(푸른곰팡이 유래)은 유동이동체에 의해 간세포 안으로 매우 많이 흡수되어 간장에 영향을 미치는 간장독소의 예이다. 비타민 A에 의한 간장독성은 이 비타민을 능동적으로 추출하여 저장하는 이토세포에 영향을 미치며 카드뮴에 의한 간장독성은 간세포가 금속결합단백질인 금속티오네인과 카드뮴 복합체를 형성하는 능력을 벗어날 경우에 나타난다. 간세포는 철을 수용체 매개 과정에 의해 유동으로부터 뽑아냄으로써 철단백질저장소에서 철을 보존시키는 항상성에도 기여한다. 유리된 철의 세포독성은 활성산소에 전자공여자로써 기능을 함으로써 나타나며 이러한 반응은 파괴적인 산화적 스트레스(oxidative stress) 반응을 유발시킨다. 철단백질 내의 안전한 저장능력을 초과하는 과도한 철의 축적은 간장 손상을 유발한다. 혈색소침착증의 경우에는 철의 만성적 간장내 침착과 관련된 간장의 질환으로 간암과 관련 있다.

생물학적 활성화 및 해독

간세포는 외인성 물질을 활성화된 전자친화성(electrophilic) 대사물질로 전환시키는 Phase I 효소들에 매우 높은 활성도를 가진다. 간세포에는 분자구조에 극성기를 추가시킴으로써 체내에서 배출을 용이하게 만드는 Phase II 효소들도 매우 풍부하다. phase II 반응은 대개 안전하고 비반응성인 대사물질을 만들어낸다. 일반적으로 Phase I과 Phase II 반응 사이의 균형이 반응성 대사물질이 간장에 손상을 줄 것인지 안전하게 해독될 것인지를 결정한다.

에탄올

임상적으로 생물학적 활성/해독의 균형과 관련이 있는 유전적인 조건은 에탄올의 2단계 대사를 조절하는 효소의 다형성(polymorphism)이다. 특이적으로 에탄올은 알코올 탈수소효소에 의해 활성화된 알데히드인 아세트알데히드로 활성화되며 이물질은 이어서 알데히드 탈수소효소에 의해 해독된다.

이러한 두 개의 효소는 모두 유전적으로 다형성을 보여서 높은 아세트알데히드 농도를 유발한다-알코올 탈수소효소 동위효소의 "빠른" 활성도(ALD2*2)와 사립체 내의 알데히드 탈수소효소 동위효소의 매우 "느린" 활성도(ALEH2*2); 약 50%의 아시아인은 느린 알코올 탈수소효소(alcohol dehydrogenase)를 가지고 있다; 이런 느린 효소를 가진 사람들에게서는 높은 농도의 아세트알데히드에 의해 붉어짐, 구역질과 같은 불편한 증상이 나타난다.

시토크롬 P450

간독성 기전으로서 시토크롬 P450-의존성 생물학적 활성(cytochrome P450-dependent bioactivation)은 보기에 "안전한" 약물에 있어서 중요하다. 왜냐하면 일부 P450동위효소가 생물학적 활성화반응 동안에 활성산소를 발생시키고 이것이 간장에 손상을 유발할 수 있기 때문이다. CYP2E1에 의한 활성산소기 및 다른 자유전자단의 발생이 심각한 말기의 간손상의 요인 중의 하나이다. CYP2E1이외에 CYP3A 동위효소가 민간치료식물인 개과향속식물인 germander(*Teucrium chamaedrys L*)에 의해 발생하는 간독성과 관련이 있다. 전신성 실험연구는 CYP3A가 germander 구성성분이 반응성의 전자친화성물질로서의 생물학적 활성을 나타내는 데 중요한 역할을 하고 있음을 보여준다.

사염화탄소

시토크롬 P450-의존성의 CCl_4의 $^{\bullet}CCl_3$로 전환 그리고 $OCl_3OO^{\bullet}$로의 전환은 외인성 물질이 생물학적 활성화되어 산화적 손상을 유발하는 자유기로 전환되는 전형적인 예이다. 시토크롬 P450이 결핍된 상황에서는 사염화탄소(CCl_4)가 노출되었을 때 간손상이 줄어든다.

아세트아미노펜

매우 광범위하게 진통제로서 쓰이는 이 약물에 의한 간독성은 어떻게 후천성 인자(예를 들면 식이, 약물, 당뇨, 비만)가 간독성을 증진시키는지에 대한 모범적인 사례이다. 아세트아미노펜은 대부분이 거의 생물학적인 활성화를 나타내지 않고 황산염이나 글루쿠로니드(glucuronide)와 포합되기 때문에 치료용량에서 간독성이 없다. 많은 용량의 아세트아미노펜 투여에 의한 간손상은 절식이나 글루타티온을 결핍시키는 다른 환경에서는 증가되며 간세포의 글루타티온 합성을 증가시키는 N-acetylcysteine 투여에 의해 최소화된다. 알코올은 고농도의 치료용량의 아세트아미노펜 투여에 의한 간독성을 일으키게 한다. 이러한 후천적인 증진효과는 에탄올에 의해 유도된 CYP2E1에 의해 아세트아미노펜의 *N*-acetyl-*p*-benzoquinone imine(NAPQI) 중간체로 전환이 가속화되기 때문이다(그림 13-4). CYP3A의 유도물질에는 많은 약물과 식이성 화학물질이 있으며 잠재적으로 아세트아미노펜의 독성에 영향을 미칠 수 있다. 아세트아미노펜의 간장독성에 대한 그럴듯한 이론인 "two-hit"이론에서는 활성약물대사물질의 유도가 간장세포의 활성질소기에 의한 파괴적인 손상을 "증가시킨다"는 것을 암시한다(그림 13-4).

굴모양혈관세포의 활성화

간장의 독소에 의한 손상시의 1차 혹은 2차요인로서 4가지 종류의 관찰결과가 굴모양혈관 세포(굴모양혈관에 존재하는 면역세포)의 활성시의 복합적 기능으로 제시되었다.

1. 쿠퍼세포와 이토세포가 급성 혹은 만성의 간독성물질 노출시에 활성화된 구조를 나타낸다.
2. 쿠퍼세포를 활성화시키거나 불활성화시키는 물질의 사전투여에 의해 전형적인 간독성물질에 의해 나타나는 간독성의 정도가 적절하게 조절된다. 비타민 A와 같은 쿠퍼세포 활성화물질은 사염화탄소에 의한 간독성을 심각하게 증가시킨다: 이러한 증가는 쿠퍼세포 불활화물질을 투여한 동물에서는 나타나지 않는다.
3. 활성화된 쿠퍼세포는 적절한 양의 활성산소와 활성질소기와 같은 수용성 시토카인을 분비한다.
4. 알코올에 대한 급성 및 만성 노출은 간접적 혹은 직접적으로 굴모양혈관세포에 영향을 미친다. 그림 13-5에서 독성물질에 의해 유도된 다양한 간세포와의 상호작용 및 간세포 간의 작용의 다양성에 대해 이 문단과 전 문단에서 기술된 정보에 대하여 요약하였다. 주어진 특정세포에 대한 효과는 세포들 간의 반응과 순차적인 신호에 의해 나타날 수 있다.

염증 및 면역반응

많은 화학물질에 의해 유발되는 간장독성에서 호중구, 림프구 및 다른 염증세포의 손상이 일어난 간장부위로 이동은 알려진 특징이다. 실제적으로 혼란가능성이 있는 용어인 *간염*은 염증세포의 유입과 관련된 간세포사가 나타나는 모든 간세포손상을 말한다. 염증세포의 유입은 손상간세포로부터 잔해물을 제거하는 유익한 작용을 용이하게 한다. 그러나 치명적인 결과도 나타날 수 있는데 이는 활성화된 호중구가 세포독성을 유발하는 단백질분해효소와 활성산소기를 방출하기 때문이다.

면역반응은 약물과 같은 화학물질에 만성적으로 노출시에 간혹 관찰되는 간독성의 요인으로 간주된다. 간혹 개개인에서 예측하지 못한 반응은 과민성으로 간주된다. 약물을 중지하였을 때 문제가 가라앉았다가 약물에 접촉하거나 투여하였을 때 다시 발생하는 경우는 면역매개반응으로 간주된다. 비록 이러한 개념이 일반적으로 받아들여지지만 면역매개반응에 대한 확실한 증거는 에탄올, 할로탄 그리고 소수의 단독성 물질에 의해서만 나타난다. 그림 13-6은 간장단백질결

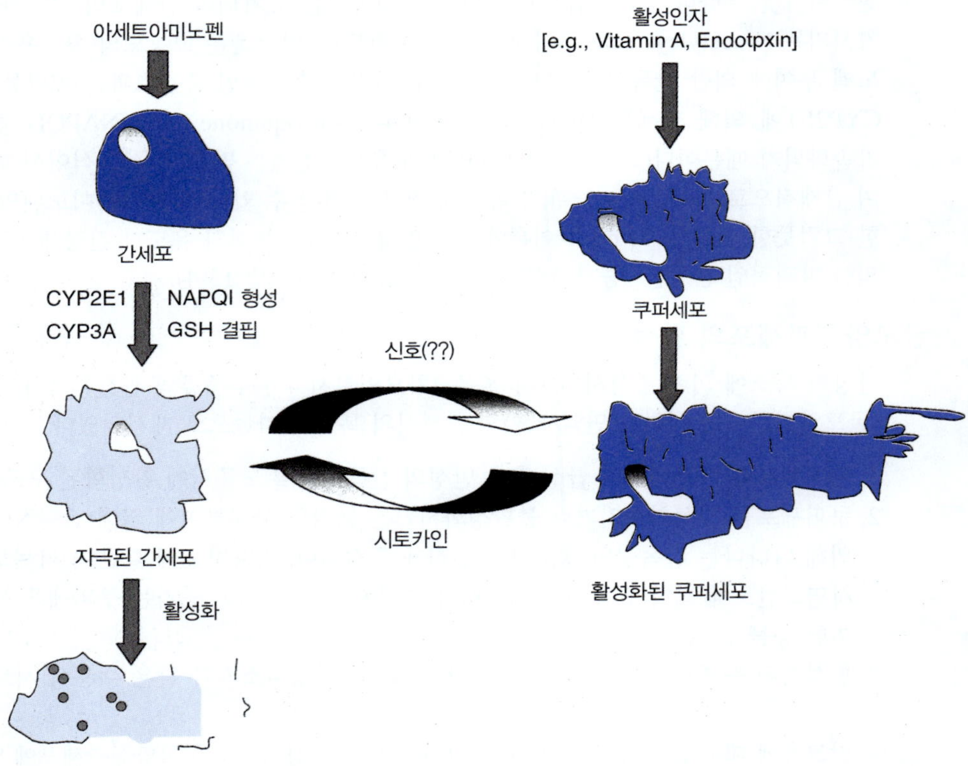

[그림 13-4] ***아세트아미노펜에 의한 생물학적 활성과 간독성과 관련된 주요사건에 대한 도식도.*** 시토크롬 P450에 의한 아세트아미노펜의 생물학적 활성에 의해 중간활성대사체인 *N*-acetyl-*p*-benzoquinone imine(NAPQI)이 생성되며 이것은 글루타티온을 결핍시키고 간장내의 단백질과 공유결합을 형성한다. 실험적인 관찰에서는 이러한 효과는 간장세포가 활성화된 쿠퍼세포가 시토카인을 분비하도록 자극한다는 것을 보여준다. 세포사로의 진행은 iNOS의 활성화와 활성화질소기의 생산과 산화적 손상을 일으키는 다른 과정이 관여하는 것으로 생각되어진다. 쿠퍼세포를 활성화시키는 인자는 간독성을 가속화시킨다. 독성물질에 의해 자극되어 활성화된 쿠퍼세포는 간세포에 손상을 일으키는 많은 화학물질에 의해서 일어나는 급성 간독성에서 하나의 요인일 것이다.

합체가 항원성을 가지게 되어 항체생산을 자극하는 추정 시나리오의 주요한 요인을 기술하였다. 만약 재노출되면 더 많은 약물단백질결합체가 생성되고 이러한 결합체를 가진 세포는 전신성의 항체에 의해 공격받게 된다. 명맥한 면역매개성 손상은 항관절염 비스테로이드 약물(NSAID)인 diclofenac를 투여받은 사람에서 관찰된다. Diclofenac의 간세포에 의한 생물학적 활성화는 다양한 결합체를 만들어내며 이러한 것은 항체에 의해 인지가 가능하게 된다.

간장 손상기전

간세포는 다른 조직을 손상시키는 공격 형태에 대해 민감하다. 간장은 위치 및 화학물질을 반응성물질로 전환시키는 능력 때문에 우선적인 손상이 일어난다. 이러한 설명의 예외는 간세포에 의한 섭취되기 때문에 골격근을 표적으로 하는 독소와 간장의 사립체에 손상을 입히는 약물이다. 이 문단에서는 담즙분비정체를 만들어내는 기전에 대해 강조하였는데 이는 담즙의 분비가 간장에서 유일하며 생명에 필수적인 기능이기 때문이다.

세포골격의 파괴

Phalloidin과 microcystin은 액틴필라멘트의 분리를 방지하여 유동성 특징을 유지하는 데 필수적인 역할을 하는 단백질에 영향을 줌으로써 간세포 골격의 통합성을 파괴한다. Phalloidin이 간세포에 의해 섭취되면 골격근의 액틴망이 눈에 띄게 증가되며 소관강이 확장된다. Microcystin의 간세포로 섭취는 골격근 단백질의 과인산화(hyperphosphorylation)를 유도한다. 골격근구조단백질 및 운동단백질의 가역적 인산화는 골격근의 유동적인 통합을 유지하는 데 필수적이다.

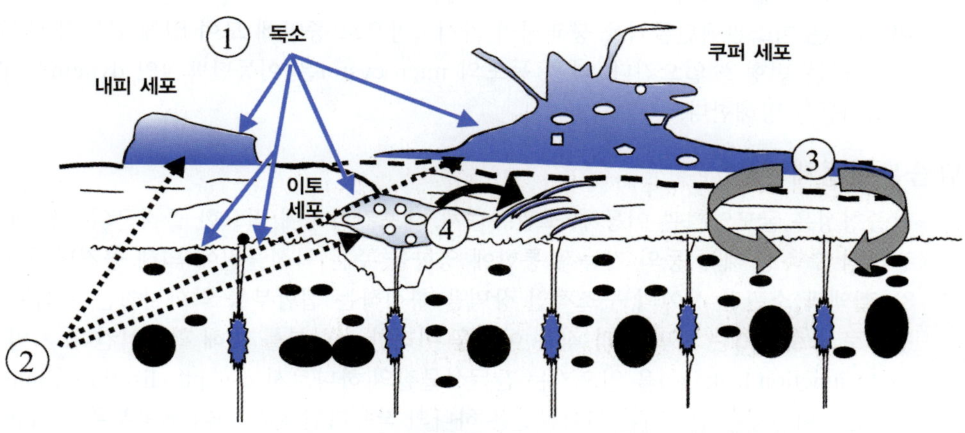

[그림 13-5] ***독소에 의해 유도된 간세포와 굴모양혈관 세포 사이의 복잡한 단계적인 상호반응에 대한 도식도.*** 독소에 의한 반응으로 굴모양혈관세포는 손상을 입거나 활성화된다. 한 가지 시나리오는 다음을 포함한다. (1) 독소의 간세포 손상 (2) 손상된 간세포에서 쿠퍼세포 및 이토세포로의 신호전달과 이어서 나타나는 (3) 쿠퍼세포의 시토카인 분비 그리고 (4) 이토세포의 섬유소 분비. 쿠퍼세포의 활성화는 많은 독성물질에 의해 나타나는 간손상의 진행에서 중요한 요인이다. 활성화된 이토세포에 의한 섬유소생산의 자극은 독소에 의한 섬유소증의 기전으로 제시되어진다.

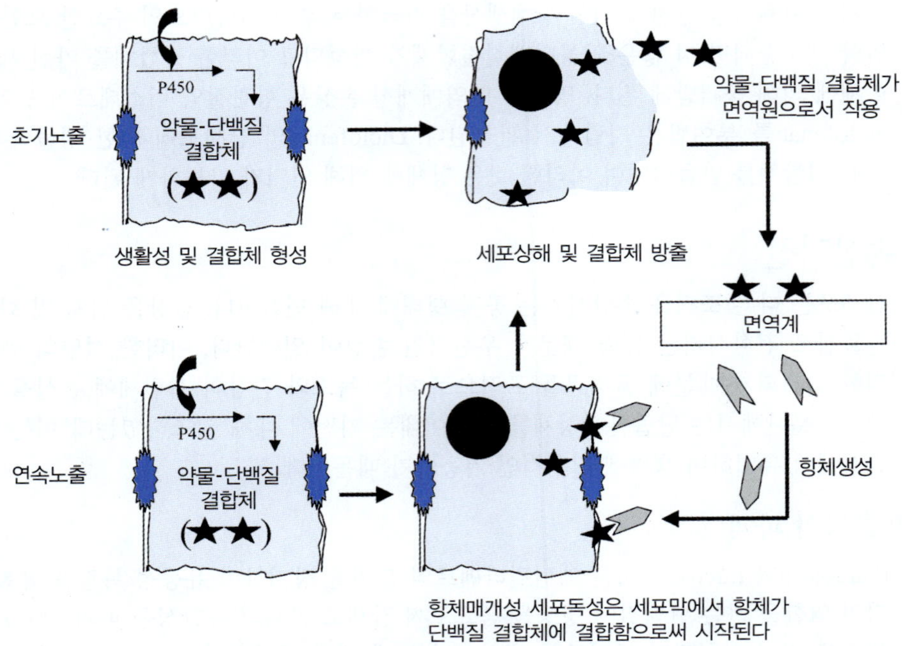

[그림 13-6] *약물-단백질 결합체를 생산하는 독성물질에 의한 반복적인 노출 뒤에 나타나는 면역매개성 간장독성에 대해 제시된 시나리오.(★)*

그림 13-7에서 묘사된 대로 광범위한 인산화가 많은 양의 microcystin 섭취에 의해서 생성되며 이것은 미소관액틴골격을 붕괴시켜 가시모양으로 중앙에 모여 있게 만들기 때문에 간세포의 눈에 띄는 변형을 일으킨다. 낮은 농도의 microcystin은 이동단백질인 dynein을 과인산화시켜 소포이동을 방해한다.

담즙분비정체

담즙형성은 굴모양혈관 이동체, 소관유출체, 세포간탐식에 필요한 골격근의존성 과정 그리고 소관강의 수축성 폐쇄 등의 기능적 통합에 영향을 주는 독성물질에 의해 공격받기 쉽다(그림 13-8). 혈액과 소관강 사이의 구조적인 장벽을 형성하는 접합부를 약화시키는 변화는 용매를 소관강으로 유출시키는 반면 물과 작은 이온을 이러한 접합부를 통해 확산시킨다. 치밀 이음부 유출(tight-junction leakage)을 일으키는 간독성물질의 하나로서 α-napthylisothiocyante가 있다.

담즙분비정체를 일으키는 화학물질은 하나의 작용기전 혹은 하나 작용부위에 작용하지 않는다. Chlorpromazine은 담즙산의 흡수와 소관의 수축을 손상시킨다. 잘 알려진 가역성 소관성 담즙분비정체증의 원인인 에스트로겐(estrogen)에 의한 많은 변화가 잘 알려져 있다. 에스트로겐은 굴모양혈관막에 영향을 가함으로써 담즙염의 흡수를 감소시킨다. 이러한 것에는 나트륨의존성 수송에 의한 담즙염의 세포막을 통한 이동과 세포막을 통한 지질구성분의 교환에 필요한 Na^+,

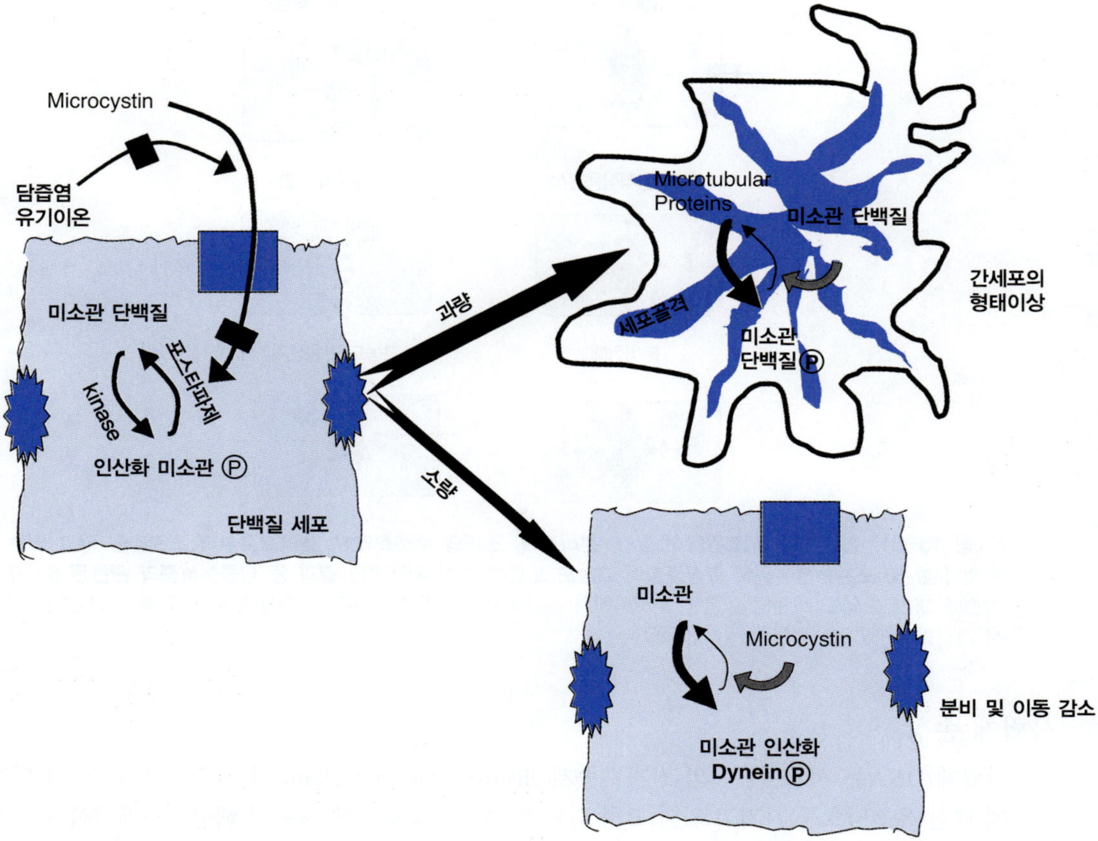

[그림 13-7] ***Microcystin에 의한 간세포의 구조적 및 기능적 통합성 손상기전에 관련된 사건들에 대한 도식도.*** Microcystin이 간세포로 굴모양혈관 이동체에 의해 담즙염이나 유기음이온이 이동하는 방식에 의해 배타적으로 흡수된다. 다음에 microcystin은 단백질 포스파타아제를 억제하여 유동적인 기능이 가역적인 인산화에 달려있는 골격근 단백질의 과인산화를 유발한다. 미소관 단백질의 지나친 인산화는 미소관 액틴 골격을 붕괴시켜 가시모양으로 중앙에 모여 있게 만들기 때문에 간세포의 눈에 띄는 변형을 일으킨다. 미소관 매개 이동활성의 더 미묘한 변화는 골격근 운동단백질인 dynein의 인산화와 관련되어 있다.

K^+-APTase의 감소가 포함된다. 소관막에서 에스트로겐은 글루타티온 포함체의 이동을 감소시키고 담즙염 이동체의 수를 감소시킨다. 소관성 담즙분비정체증의 또 다른 기전은 소관변연부에서 활성화형 화학물질의 농축이다(그림 13-8). 소관성 담즙분비정체를 일으키는 대부분의 화학물질은 담즙으로 배출된다. 그러므로 소관부위의 단백질과 지질은 높은 농도의 이러한 화학물질과 만난다. 이러한 농도기전과 일치되는 관찰결과가 아연, 1,1-dichloroethylene의 활성화형 티오에테르 글루타티온 포함체 및 sporidesmin에서 보고되어 있다.

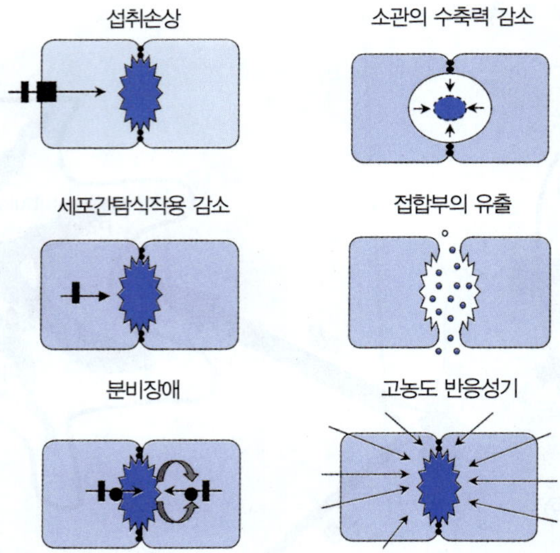

[그림 13-8] ***섭취억제, 세포간탐식 감소, 분비장애, 소관의 수축력약화, 혈액으로부터 소관강을 막고 있는 접합부의 유출 및 소관변연부위에 독성물질의 고농도 노출에 의한 치명적인 결과 등 담즙분비증과 관련된 6가지 작용 기전에 대한 도식도.*** 소관막을 통한 분비장애가 소관막으로부터 멀리 떨어진 이동체의 위축 혹은 이동체의 억제에서 기인할 수 있다는 것을 주목하십시오.

사립체 손상

사립체 DNA는 사립체에서의 전자수송계(electron transport chain)와 관련된 여러 가지 단백질에 대한 유전암호를 가지고 있다. B형 간염 및 AIDS의 감염에 사용된 핵산유사체약물은 유사한 염기에 도입되어 폴리펩타이드 합성을 조기 중지시키거나 잘못 유도시킴으로써 직접적으로 사립체 DNA의 손상을 일으킨다. 핵산유사체약물인 fialuridine에 의한 심한 간장 사립체 손상은 이 약물이 핵내 DNA합성을 책임지는 폴리머라아제(polymerase)보다 사립체 DNA의 합성을 책임지는 폴리메라아제에 더 높은 친화성을 가지고 있기 때문이다. 사립체 DNA는 손상을 회복하는 능력이 제한되어 있어 잘못된 유전암호화(변이)가 일어나기 쉽다. 알콜 남용은 에탄올에 의해 생물학적 활성/해독의 균형이 무너짐으로써 사립체 내에 반응성의 아세트알데히드 대사물질이 축적되게 하는데 이는 사립체의 알데히드 탈수소효소가 알데히드의 해독과정에 관여하는 주요한 효소이기 때문이다. 알코올 탈수소효소에 의한 많은 양의 알코올 생물학적 활성화는 이러한 두 가지 효소가 일반적으로 고갈성의 보조인자인 NAD(nicotinamide adenine dinucleotide)를 요구하기 때문에 해독반응을 방해한다. 사립체 수송계의 유출을 증가시킬 수 있는 에탄올에 의해 유도된 어떤 형태의 변화라도 인접한 사립체 구성성분을 공격할 수 있는 활성산소기의 분비를 증가시킬 것이다.

향후 방향

화학물질에 의해 발생하는 간장독성에 필수적인 요인 및 작용기전에 대한 우리들의 이해는 세포, 소기관 및 분자수준에서 사건을 관찰할 수 있는 실험모델을 적용함으로써 점차 증가할 것이다. 담즙분비정체증 영역에서 진보는 고도로 순수 분리된 소관막, 담즙을 분비할 수 있는 간세포쌍, 그리고 담즙관세포의 초대배양을 통하여 가능하게 되었다. 간장 특정부위 손상의 결과는 특정한 작용부위를 가진 화학물질을 사용하는 실험을 통하여 밝혀질 것이다. 유동세포와 다른 형태의 간세포 사이의 중요한 상호작용은 동시배양시스템이나 유동세포 내 각각의 세포에 기능을 변형시키는 약물처리방법을 사용하여 밝혀질 것이다. Knockout 마우스와 분자생물학의 적용은 간독성물질의 생물학적 활성화의 기능과 배출과정에 대한 지식을 제공할 것이다.

참고문헌

Arias IM(ed): The *Liver : Biology and Pathology,* 4th ed. Philadelphia: Lippincott Williams & Wilkins, 2001.

Crawford JM : The liver and the biliary tract, in Cotran RS, Kumar V, Collins T (eds) : *Robbins: Pathologic Basis of Disease*. 6th ed. Philadelphia : Saunders. 1999, pp845-901.

Farrel GC(ed) : *Drug-Induced Liver Disease*. Edinburgh : Churchil Livingstone, 1994.

McCusky RS, Earnest DL : Hepatic *and Gastrointestinal Toxicology*, vol 9, in Spies IG, MacQueen CA, Gandolfi AJ(eds) : *Comprehensive Toxicology*. New York : Pergamon Press, 1997.

Selim K, Kaplowitz N : Hepatotoxicity of psychotrophic drugs. *Hepatology* 29 :1347-1351, 1999.

Zimmerman HJ: *Hepatotoxicity: The Adverse Effects of Drugs and Other Chemicals on the Liver,* 2nd ed. Philadelphia : Lippincott Williams & Wilkins, 1999.

제14장 신장독성

Rick G. Schnellmann

CHAPTER 14

기능적 해부
- 신장 혈관계와 사구체
- 근위세뇨관
- 헨레고리
- 원위세뇨관과 집합관

신장의 병태생리학적 반응
- 급성 신부전
- 독성 손상에 대한 적응
- 만성 신부전

독성 손상에 대한 신장의 민감성
- 독성물질에 의한 신장병변의 유발과 심각성
- 신장이 독성에 민감한 이유
- 사구체 손상
- 근위세뇨관 손상
- 헨레고리/원위세뇨관/집합관의 손상
- 신유두의 손상

신장기능의 평가

신장세포 손상의 생화학적 기전과 매개체
- 세포사
- 독성의 매개체
- 세포용적과 이온항상성
- 세포골격과 세포의 극성
- 사립체
- 리소좀(lysosome)
- Ca^{2+} 항상성
- 인지질 분해효소
- 핵속핵산분해효소
- 단백분해효소

대표적 신장독성물질
- 중금속
  - 수은
  - 카드뮴
- 화학적으로 유발된 α_{2u}-globulin 신증
- 할로겐족 탄화수소
  - Chloroform
  - Tetrafluoroethylene
  - Bromobenzene
- 마이코톡신
- 의약품
  - 아세트아미노펜
  - 비스테로이드성 항염증약물(NSAID)
  - Aminoglycoside
  - Amphotericin B
  - Cyclosporine
  - Cisplatin
  - 방사선 조형제

요 점

- 신장은 대사 폐기물의 배설, renin 및 erythropoietin의 합성과 분비, 세포외액량 및 전해질 조성의 조절, 그리고 산-염기평형 등의 기능을 수행함으로써 신체의 항상성을 유지한다.
- 전신순환혈액 중의 독성물질은 다른 조직에 비하여 상대적으로 많은 양이 신장으로 운반된다.
- 오줌의 농축과정은 또한 세뇨관에서 독성물질을 농축시키는 데 기여한다.
- 신장에서 독성물질의 운반, 축적, 대사는 신장의 독성민감도에 기여한다.
- 여러 종류의 신장독성물질은 세포호흡과 ATP 생산과 같은 사립체 기능의 손상 또는 기타 다른 세포의 기능 이상을 일으켜 세포자멸사 또는 괴사를 유발한다.

신장은 대사과정에서 생긴 노폐물의 배설, renin과 erythropoietin 등의 호르몬 합성 및 분비, 세포외액의 부피와 전해질 조성, 산-염기평형 등을 조절하여 신체의 항상성을 일정하게 유지하는 매우 중요한 기관이다.

기능적 해부

신장의 종단면을 보면 피질, 수질 및 유두 등 3개의 경계가 명확한 구조가 관찰된다(그림 14-1). 혈류량은 수질(6～10%)과 유두(1～2%)에 비하여 피질이 전체 혈류량의 90%를 받는다. 신장의 최소기능 단위는 신단위, 즉 신장단위로 혈관계, 사구체 및 세뇨관계로 구성된다.

신장 혈관계와 사구체

신동맥은 사구체로 들어가는 수입세동맥으로 분기된다(그림 14-1). 수입세동맥을 통하여 들어온 혈액은 사구체의 모세혈관계를 거쳐 수출세동맥으로 나간다. 수입 및 수출세동맥(afferent and efferent arteriole)에 의하여 사구체 모세혈관압과 사구체 혈류량이 조절된다. 이들 세동맥에는 교감신경이 분지하고 있으며, 신경자극뿐만 아니라 angiotensin II, vasopressin, endothelin, prostanoid, cytokine 등의 물질에 대하여 반응한다. 피질부의 사구체로 들어가는 수출세동맥은 세뇨관 주위 모세혈관계로 분기되며, 반면 수질옆사구체(juxtamedullary glomerulus)로 들어가서는 직행혈관(vasa recta)이라는 혈관 루프를 형성하여, 수질에 혈액을 공급한다. 이런 사구체 이후의 모세혈관루프는 세뇨관에 영양분을 공급하며, 세뇨관 강 내로 노폐물을 배설시키며 또한 세뇨관에서 재흡수된 전해질, 영양분 및 물 등을 전신순환계로 되돌아가게 한다.

사구체는 특이한 모세혈관상(capillary bed) 구조로 이루어져 있으며, 혈액을 여과하여 그 여과액을 세뇨관으로 보낸다. 여과는 모세혈관 사이의 정수압 차이와 교질삼투압(colloidal oncotic pressure)에 의하여 결정된다. 또 하나의 요인으로 사구체 모세혈관 벽의 수압투과성(hydraulic permeability), 즉 초여과상수(ultrafiltration coefficient; K_f)가 있다. K_f는 여과가 가능한 총표면적과 모세혈관 벽의 수압투과성에 의하여 결정된다.

비록 사구체 모세혈관벽이 빠른 속도로 액체를 여과하지만, 거대분자에 대하여는 장벽으로 작용하여 여과시키지 않는다. 그러므로 inulin(MW 5500)과 같은 작은 분자는 자유로이 여과되지만, albumin(MW 56,000～70,000)과 같이 큰 분자는 거의 여과되지 않는다. 음이온물질은 같은 크기의 중성 또는 양이온물질에 비하여 여과되기 힘들다.

근위세뇨관

근위세뇨관은 S_1(굽은 부분; pars convoluta), S_2(굽은 부분과 곧은 부분의 이행부위), S_3(곧은 부위; pars recta) 등의 3구획으로 구성되어 있다. 사구체 여과액이 각 세뇨관 구획을 따라 통과하면서 점진적으로 그 양과 조성이 변하게 된다. 사구체에서 여과된 용질과 물의 약 60~80%는 근위세뇨관에서 다양한 운반계에 의하여 재흡수되며, 작은 분자량의 단백질은 거의 모두 특수한 단백운반과정에 의하여 재흡수된다.

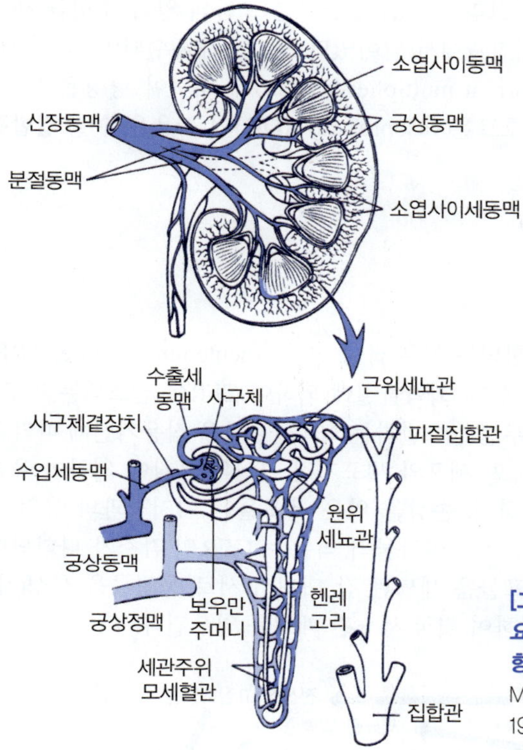

[그림 14-1] *신장의 혈관과 미세순환 및 신장단위의 주요 세뇨관 요소를 보여주고 있는 사람 신장의 종단면 모형도* [from Guyton AC, Hall JE(eds) : Textbook of Medical Physiology. Philadelphia : Saunders, 1996, p. 318, with permission]

헨레고리

헨레고리에서는 사구체에서 여과된 Na^+와 K^+의 약 25%, 물의 20%를 재흡수한다. 가는하행각(thin descending limb)에서 세뇨관액 삼투압은 신장 간질액의 삼투압과 같고, 물의 투과는 자유로우며, 전해질과 요소 등의 용질은 간질로부터 세뇨관 내로 이동된다. 반면 굵은상행각(thick ascending limb)은 물에 대하여 투과성이 없으며, 전해질은 $Na^+/K^+/2Cl^-$ 공동운반계(cotransporter)에 의하여 재흡수된다.

원위세뇨관과 집합관

각 신장단위에서 상행각의 굵은 부위는 사구체 방향으로 되돌아가 사구체 수입세동맥에 밀착되어 통과한다. 치밀반(macular densa)은 상행각의 끝부분과 원위세뇨관 사이에 존재하는 수입세동맥에 밀착된 특수한 조직이다. 정상 생리상태에서 치밀반에서 용질의 이동 또는 농도가 증가되면 수입세동맥이 수축되고, 사구체 여과율(GFR)이 감소되어 용질의 운반이 감소된다. 이런 조절기전은 세뇨관재흡수 손상시 사구체 여과율을 감소시켜 줌으로써 과도한 수분/전해질의 손실을 막아주기 위한 장치인 것이다. 레닌-안지오텐신계(renin-angiotensin system)과 다른 물질들이 관련되어 있다. 초반부의 원위세뇨관은 세뇨관 내에 남아 있는 대부분의 Na^+, K^+, Cl^- 등은 재흡수하지만, 물에 대한 투과성은 비교적 없다.

후반부의 원위세뇨관, 피질 집합관, 그리고 수질 집합관은 오줌의 양과 조성을 세밀하게 최종 조절한다. 원위세뇨관 말단과 피질 집합관에서 남아있던 Na^+는 재흡수되며, K^+와 H^+의 분비가 함께 일어난다. 반류배가계(countercurrent multiplier system)에 의하여 형성된 수질부 및 유두부의 고장성(hypertonicity)과 항이뇨호르몬(vasopressin, ADH)의 작용은 수질 집합관에서 물의 투과성을 증가시켜준다.

신장의 병태생리학적 반응

급성 신부전

신장독성물질에 의하여 가장 많이 발현되는 것은 급성 신부전(acute renal failure, ARF)으로 GFR의 급속한 저하, 질소혈증을 특징으로 한다. 화학물질에 의하여 GFR이 감소되는 경로는 그림 14-2에 나타내었다. 표 14-1에는 급성 신부전을 유발하는 화학물질들을 작용기전에 따라 분류하였다.

세뇨관의 기능 및 형태는 세포와 세포, 세포와 세포기질 사이의 유착에 의하여 유지된다(그림 14-3). 화학물질 또는 저산소증에 의하여, 손상을 입은 세포들은 기저막과의 유착이 손상되어, 상피세포 연결에 결손이 생기게 되며, 특히 여과물의 역누수, GFR의 감소가 나타난다는 가설이 제시되고 있다. 이때 떨어져 나간 세포들은 세뇨관 강 내에서 서로 응집물을 형성(세포간 유착)하거나, 이웃한 상피세포에 다시 결합하여 결국 세뇨관 폐색을 일으킨다.

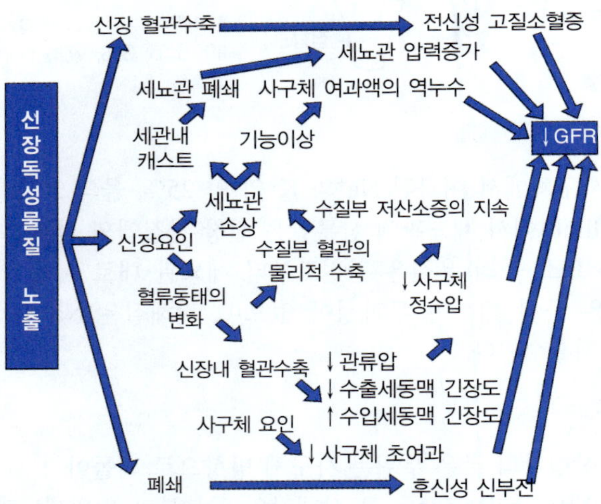

[그림 14-2] ***급성 신부전에서 사구체 여과율(GFR) 감소에 관련된 기전.*** 신독성 물질에 노출된 후 한 가지 또는 그 이상의 기전이 사구체 여과율 감소에 관여한다. 혈관수축에 의한 전신성 고질소혈증(prerenal azotemia), 신장 내에서 약물과 내인성 물질의 침전에 의한 폐쇄 등이 관련된다. 신장요인으로는 직접적인 세뇨관 폐쇄와 세뇨관 역누수에 의한 기능저하와 세뇨관 압력의 증가 등이 있다. 여러 종류의 혈관활성 조절인자의 레벨 변화가 생기면 신장관류압 및 수출세동맥의 긴장도는 감소하고 수입세동맥의 긴장도는 증가하여 사구체 정수압의 감소가 일어난다. [From Schnellmann RG, Kelly KJ: Pathop hysiology of nephrotoxic acute renal failure, in Berl T, Bonventre JV (eds): *Atlas of Diseases of the Kidney.* Philadelphia: Current Medicine, 1999, p. 15.4, with permission]

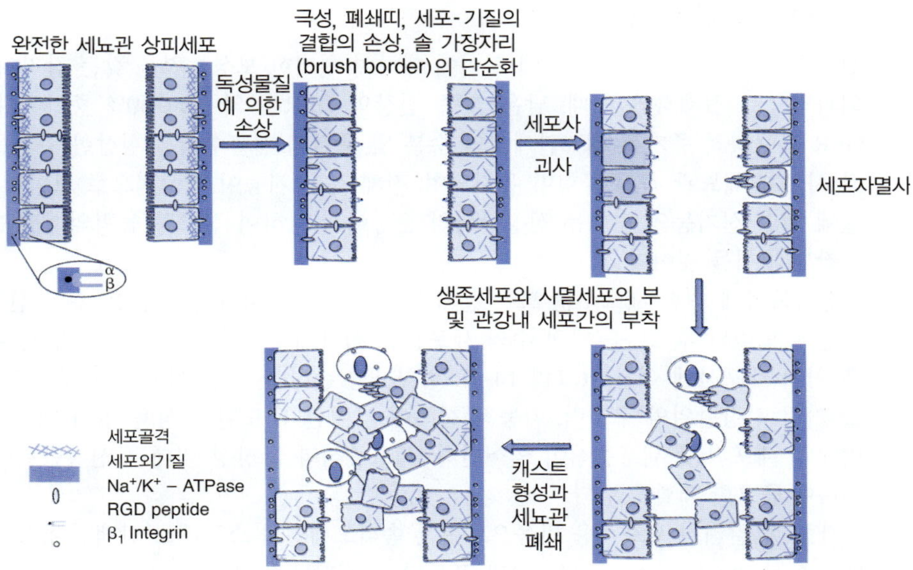

[그림 14-3] ***비치사적으로 손상을 입은 세뇨관 상피세포에서 세포골격과 Na+, K+-ATPase와 β_1 integrin 같은 생체막 단백질의 정상분포에 변화가 일어날 수 있다.*** 이런 변화는 세포극성의 손실과 치밀 이음부(tight junction), 세포-기질의 결합 등의 손상에 의하여 일어난다. 치사성 손상을 입은 세포는 괴사 혹은 세포자멸사 과정을 겪으며, 죽은 세포와 살아있는 세포 모두 세뇨관 강 내로 유리된다. 유리된 세포들은 서로 결합하거나 기저막에 남아 있는 세포에 부착되어 캐스트 형성과 세뇨관 폐쇄, 나아가 GFR의 감소를 유발한다. [From Schnellmann RG, Kelly KJ: Pathophysiology of nephrotoxic acute renal failure, in Berl T, Bonventre JV (eds): *Atlas of Diseases of the Kidney*. Philadelphia: Current Medicine, 1999, p. 15.5, with permission]

표 14-1 화학물질에 의한 급성 신부전 유발기전

전신성(prerenal)	혈관수축	결정뇨(crystalluria)	
이뇨제 Interlukin-2 ACE 억제제(Angiotensin-converting enzyme inhibitors) 항고혈압제	NSAID 방사선조형제 Cyclosporin Tacrolimus Amphotericin B	Sulfonamides Methotrexate Acyclovir Triamterene Ethylene glycol 단백분해효소 억제제	
세뇨관독성	**내피세포 손상**	**사구체증**	**간질성 신염**
Aminoglycosides Cisplatin Vancomycin Pentamidine 방사선조형제 중금속 Haloalkene과 haloalkene-cysteine 포합체	Cyclosporine Mitomycin C Tacrolimus Cocaine Conjugated estrogens Quinine	금 Penicillamine NSAIDS	다양함

독성 손상에 대한 적응

신장은 신기능이 손실된 경우에도 이에 대하여 현저한 보상능력을 갖는 장기이다. 한 쪽 신장을 외과적으로 절제하였을 때, 남은 한쪽 신장의 GFR은 약 40~60% 증가된다. 단일 신장단위 GFR의 보상적 증가는 세뇨관에서의 수분 및 용질의 재흡수의 균형잡힌 증가를 동반한다. 따라서 사구체-세뇨관 간의 균형이 유지되며, 전체 신장 기능이 정상적으로 보이게 된다. 즉, 화학물질에 의한 신기능의 변화는 신장단위의 손상이 심각하여 신보상 능력의 한계를 넘기 전까지는 관찰되기 힘들 것이다.

신장독성에 대한 세포수준 또는 분자수준의 반응은 다양하다. 많은 수의 신장 세포들이 독성물질에 노출된 후 그 중 일정 수의 세포들은 심하게 손상을 입어 세포자멸사 혹은 괴사의 과정을 거쳐 세포사에 이른다(그림 14-4). 비치사성 손상을 입은 세포들은 세포재생과 적응의 과정을 거쳐 신장단위의 구조적, 기능적 회복에 기여한다. 또한 손상을 입지 않은 세포들의 보상성 비대와 세포적응, 세포증식이 일어난다. 세포증식과 보상성 비대는 신장단위의 구조적, 기능적 회복에 중요한 역할을 한다.

가장 잘 알려진 세포적응 반응으로는 금속티오네인과 스트레스 단백질 유도가 있다. 열쇼크단백질(heat-shock proteins; HSPs)과 포도당-조절단백질(glucose-regulated proteins; GRPs)은 신장세포의 유형에 따라 그리고 세포내 소구획에 따라 분포가 다르다. 정상 단백질구조의 유지와 손상단백질의 분해에 관련되어 있는 이런 단백질들은 신장세포의 회복과 수복을 촉진시켜 줌으로써 독성을 방어하는 기전으로 작용한다.

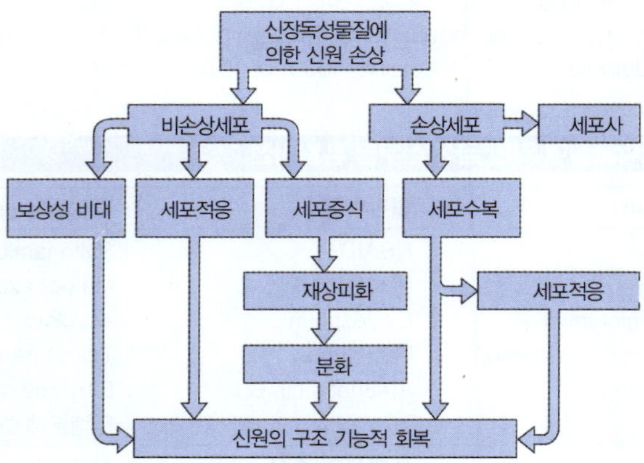

[그림 14-4] ***신장독성물질에 대한 신장단위의 반응.*** 독성물질에 노출되면 많은 종류의 세포가 반응을 보인다. 최종적으로 신장단위은 회복되거나, 또는 세포의 사멸이나 손상이 광범위하다면, 신장단위기능이 중지된다. 손상된 세포는 마지막에 괴사나 세포자멸사 과정을 통하여 세포사에 이른다. 신장독성물질에 의하여 비치사적인 손상을 입은 세포는 수복 또는 적응과정을 겪는다. 손상되지 않은 세포와 손상부위 인접한 부위의 세포들은 퇴행분화(dediffentiation), 증식, 이주 또는 확장 및 분화과정을 거친다. 손상을 입지 않은 세포들 또한 세포손실과 손상에 반응하여 보상적으로 비대해진다. 마지막으로 손상을 입지 않은 세포들 또한 독성물질 노출에 대하여 적응하게 된다. [From Schnellmann RG, Kelly KJ: Pathophysiology of nephrotoxic acute renal failure, in Berl T, Bonventre JV (eds): *Atlas of Diseases of the Kidney*. Philadelphia: Current Medicine, 1999, p. 15.4, with permission]

만성 신부전

화학물질에 장기간 노출되면 점진적인 신기능손상이 유발될 수 있다. 손상에 의하여 신장단위 수가 감소하면, 보상적으로 잔존 신장단위의 사구체 압력과 혈류량이 증가되어, 단일 신장단위당 GFR이 증가되고, 신장 전체적 여과기능은 유지되는 적응현상을 보이게 된다. 시간이 경과함에 따라 이런 변화는 적응이 이루어지지 않고 국소부위의 사구체경화(glomerulosclerosis)가 유발되어 결국 세뇨관의 위축, 사구체 간질의 섬유소화가 진행된다. 보상적인 사구체의 사구체 내압의 증가와 혈류량의 증가는 모세혈관의 기계적 손상을 유발하며, 혈관 투과성의 변화를 가져온다.

독성 손상에 대한 신장의 민감성

독성물질에 의한 신장병변의 유발과 중요성

다양한 종류의 의약품, 환경 화학물질, 그리고 금속들은 부위-특이적인 신독성을 유발할 수 있다(표 14-1). 급성 신부전의 결과 회복되는 경우도 있지만, 신장 투석이나 신장 이식이 요구되는 영구적 신손상이 나타날 수도 있다.

신장이 독성에 민감한 이유

신장은 전체 체중의 0.5%에 해당하지만, 심박출량의 약 20 ~ 25%를 받는다. 결과적으로 전신혈액 순환 중의 약물 또는 화학물질들의 상대적으로 많은 양이 신장으로 운반된다. 오줌농축과정 또한 독성물질을 세뇨관 강 내에서 농축시키는 데 기여하여, 독성물질을 세뇨관세포내로 수동확산되게 한다. 그러므로 혈장 내에서는 독성을 나타내지 않는 낮은 농도일지라도 신장에서는 독성농도에 도달될 수 있다. 마지막으로, 신장에서 독성물질의 운반, 축적 및 대사기전이 독성물질에 대한 신장의 민감성의 요인이 된다.

독성물질에 의한 신장병변에서 이상의 신장자체의 요인 이외에도 순환 혈중의 혈관수축인자(angiotensin II, vassopressin)에 대한 신장의 민감성도 관련된다. 이들 수축인자의 작용은 정상적으로는 혈관확장인자인 prostaglandin에 의하여 균형을 이루게 된다. 비스테로이드성 항염증약물(NSAIDs)에 의하여 prostaglandin의 합성이 억제되면, 혈관수축인자의 작용이 강해져, 신혈류량(RBF)의 급격한 감소와 급성 신부전이 일어난다. 다른 위험요인의 예는 angiotensin 전환효소(ACE) 억제제의 임상적 사용과 관련이 있다. 사구체 여과압은 angiotensin II에 의한 수출세동맥의 수축에 의하여 유지된다. ACE 억제제는 혈관수축을 억제하여 여과압의 급격한 감소와 급성 신부전을 유발한다.

사구체 손상

사구체는 신장단위 중 화학물질이 노출되는 최초의 부위이며, 수많은 종류의 신장독성물질에 의하여 사구체의 단백질 투과성 변화가 일어난다.

Cyclosporine, amphotericin B와 gentamicin은 큰 구조적 손상 없이 사구체 초여과에 손상을 주며, GFR의 감소를 일으킨다. Amphotericin B는 신혈관 수축을 유발하고 사구체혈관 초여과

상수(Kf)를 감소시켜 GFR을 감소시킨다. Gentamicin은 내피세포의 음이온 부위와 반응하며, K_f와 GFR을 감소시킨다. Cyclosporine은 신혈관 수축 및 손상을 일으킬 뿐만 아니라 사구체 내피세포에도 손상을 유발한다.

화학물질에 의한 사구체 손상은 신장 외적 요인과도 관련이 있다. 순환혈액 중의 면역복합체들은 사구체 내에 침착될 수도 있다. 막양 사구체신염(membranous glomerulonephritis)에서는 사구체 내에서 호중구와 탐식세포들이 일반적으로 관찰되며, cytokine과 활성산소종(ROS)의 국소적인 유리가 사구체 손상에 관여한다. 중금속, 탄화수소화합물, penicillamine과 captopril 등도 이런 유형의 사구체 손상을 유발할 수 있다. 화학물질은 단백질에 붙어 합텐(hapten)으로 작용하거나 또는 자체가 항원으로 작용하여 항체반응을 야기할 수 있다. 세포표면 항원에 대한 항체 반응으로 사구체에 면역침전물이 형성되고, 중개물질의 활성화, 나아가 사구체 조직의 손상이 일어나게 된다.

근위세뇨관 손상

근위세뇨관은 독성물질에 의하여 신장독성이 유발되는 가장 일반적인 부위이다. 근위세뇨관은 화학물질이 세뇨관 세포로 이동하기 용이한 구조의 상피세포를 가지고 있다. 외인성 물질의 신독성 능력은 약물자체의 세포하수준 및 분자 수준의 표적에 대한 고유활성과 관계된다. Cytochrome P450과 cysteine conjugate β-lyase는 거의 대부분 근위세뇨관에 분포한다. 클로로포름(cytochrome P450에 의하여) 및 haloalkene S-conjugate(cysteine β-lyase에 의하여)는 이들 효소에 의하여 활성화되어 근위세뇨관 손상 유발에 일정부분 관여한다. 근위세뇨관세포는 원위세뇨관 세포에 비하여 허혈성손상에 더 민감하다.

헨레고리/원위세뇨관/집합관의 손상

이들 부위의 기능적 손상은 주로 농축능력의 손상과 산성화 결손으로 특징지어진다. Amphotericin B, cisplatin과 methoxyflurane은 ADH-저항성 다뇨를 유발하는데, 이는 헨레고리의 상행각과 수질집합관의 농축능력의 손상이 일어났음을 의미한다.

신유두의 손상

오랜 기간 진통제를 남용하면, 초기에 수질부위 간질세포의 손상이 보이며, 이후 수질 모세혈관, 헨레고리, 집합관의 퇴행성변화가 일어난다. 유두부위에 고농도의 독성물질의 존재와 혈관확장인자인 prostaglandin의 억제 등은 수질과 유두로의 혈류량을 감소시켜 허혈을 유발한다.

신장기능의 평가

화학물질이 신장기능에 미치는 영향을 평가하는 데는 생체내 및 시험관내 방법 모두 유용하게 사용될 수 있다. 처음에는 의심되는 화학물질을 투여한 후 혈청과 오줌의 임상화학적 분석을 한다. 비교적 간단한 비침습성의 표준시험으로 요량, 삼투압, pH, 오줌의 구성 성분(예; 전해질, 포도당, 단백질) 등을 측정한다.

화학물질에 의하여 요량의 증가와 더불어 요삼투압 감소가 관찰되었다면, 요 농축 기능의 손상을 의미하며, 이는 ADH의 합성, 분비와 작용의 결함의 가능성도 의미한다. 당뇨(glucosuria)는 화학물질에 의하여 근위세뇨관의 당분 재흡수기능이 손상되었음을 의미하거나 고혈당증의 속발증으로 나타나게 된다. 알부민 같은 고분자단백질의 배설은 사구체의 손상을 의미하고, 반면 β_2-microglobulin 같은 저분자 단백의 배설은 근위세뇨관의 손상을 의미한다. 솔가장자리(brush border)에 존재하는 효소(alkaline phosphatse, γ-glutamyltransferase)의 배설은 솔가장자리의 손상을, 이 외 다른 효소(lactate dehydrogenase)의 배설은 보다 일반적인 세포의 손상을 의미한다. 효소뇨증(enzymeuria)은 종종 일시적인 현상으로 나타나며, 화학물질에 의한 손상에 의하여 초기에 대부분의 이용 가능한 효소의 손실이 유발될 수 있다. 그러므로 효소뇨증이 없다는 것이 신손상이 없다는 것을 반영하는 것은 아니다.

GFR은 creatinie이나 inulin 청소(clearance)로 직접적으로 측정할 수 있다. Creatinine이나 inulin은 둘 다 사구체에서 자유롭게 여과되며, 세뇨관에서 분비 또는 재흡수가 되지 않는 물질이다. 그러므로 이들의 청소은 거의 GFR과 동일하게 여겨진다. Creatinine은 근육세포에서 유리되는 내인성 물질이며, inulin은 외인성 물질이다. 각 물질의 청소율은 다음의 식에 의하여 결정된다.

$$\text{inulin 청소(mL/min)} = \frac{\text{요중 농도(mg/L)} \times \text{요량(ml/min)}}{\text{혈청내 inulin 농도(mg/L)}}$$

GFR의 간접적인 지표로 혈중요소질소(BUN; blood urea nitrogen)와 혈청 creatinine의 농도가 있다. 그러나 혈청 creatinine과 BUN의 상승이 일어나려면 GFR이 50~70% 감소하여야만 한다. 화학물질에 의한 BUN과 또는 혈청 creatinine의 증가는 신장 손상을 정확히 반영한다기보다 오히려 탈수, 혈액량 감소(hypovolemia) 및 단백질 분해의 이차적인 요인이라고 할 수 있다.

처리 후 독성물질의 작용부위, 특성 및 손상도 등을 확인하는 데 있어 신장의 병리조직학적 검사는 매우 중요하다. 더 많은 생체내 또는 시험관내 연구를 위하여 화학물질의 대사와 체내 동태에 대한 정보가 필요하다.

다양한 시험관내 기법들이 독성관련 기전을 연구하는 데 유용하게 사용되고 있다. 신선하게 준비된 적출 관류신장(isolated perfused kidney), 신장 절편(kidney slice), 신세뇨관 부유액(renal tubule suspension)과 세포 등은 생체내 상태와 유사하게 매우 높은 정도로 분화된 기능을 가지고 있다. 그러나 이런 실험모델들은 2~ 24시간 정도 유지가 가능할 뿐이다. 반면 신장의 1차 배양세포와 확립된 배양 세포주는 더 오래 유지가 가능하다. 일단 시험관 내에서 작용기전이 확인되면, 생체내에서도 제시된 기전을 확인하여야만 한다. 적절하게 고안된 생체 내와 시험관내 시험을 통해서만, 화학물질이 신장에 미치는 생화학적, 생리학적, 그리고 형태학적인 영향과 최종 표적 세포들에 대한 기전을 이해할 수 있을 것이다.

신장세포 손상의 생화학적 기전과 매개체

세포사

세포사는 괴사(oncosis, necrosis) 또는 세포자멸사를 통하여 일어난다. Apoptosis는 엄격히 조절되는 잘 조직화된 과정으로 흩어져 있는 개체 세포에서 주로 일어난다. 최종적으로 세포는 작은 파편으로 분해되어 이웃 세포나 탐식세포에 의하여 염증반응 없이 탐식되어 처리된다. 반면에 종양증은 주로 인접한 많은 세포에 영향을 미친다. 세포는 파열되어, 세포 내용물을 유리하고, 염증반응이 수반된다. 많은 독성물질의 경우 저농도의 유해농도에서는 세포자멸사를 통하여, 고농도에서는 주로 종양증을 통하여 세포사를 유발한다.

독성의 매개체

화학물질은 다양한 기전으로 세포독성을 유발한다(그림 14-5). 화학물질은 그 자체가 세포내 거대분자에 대한 고유 활성을 가지고 있어 독성을 유발할 수 있고, 또는 신장 및 신장 외에서 대사 활성화 되어 독성을 유발할 수도 있으며, 또는 superoxide anion, 과산화수소, hydroxyl radical 등의 ROS의 생성을 증가시켜 간접적으로 독성을 유발할 수 있다. ROS와 peroxinitrite($ONOO^-$) 등의 활성질소종(reactive nitrogen species; RNS)은 단백질, 지질, DNA 등을 공격하여 독성을 유발할 수 있다.

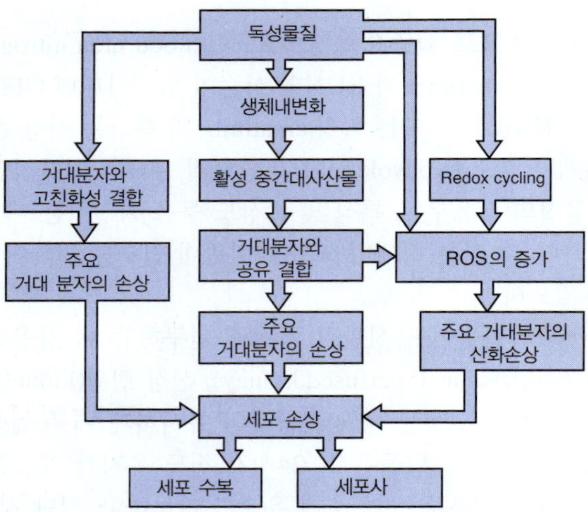

[그림 14-5] ***세포손상에서 공유와 비공유 결합 및 산화스트레스 기전.*** 일반적으로 신장독성물질은 한 가지 또는 두 가지 이상의 기전이 홀로 또는 복합적으로 작용하여 세포손상 및 세포사멸을 일으키는 것으로 생각된다. 어떤 경우에는 독성물질이 특정 거대분자에 대한 친화성이 커서 그 분자의 활성을 변화(증가 또는 감소)시켜 세포손상을 유발한다. 다른 경우에는 모체 독성물질 자체는 무독하나 대사되어 활성 중간대사산물이 생성되고, 이것이 거대분자와 결합하여 거대분자의 활성을 변화시켜 세포손상을 유발한다. 마지막 경우로 독성물질이 활성 중간대사산물이 되어 직접적으로 또는 산화환원 사이클(redox cycle)을 통하여 세포내 활성산소를 증가시킨다. [From Schnellmann RG, Kelly KJ: Pathophysiology of nephrotoxic acute renal failure, in Berl T, Bonventre JV (eds): *Atlas of Diseases of the Kidney*. Philadelphia: Current Medicine, 1999, p. 15.7, with permission]

세포용적과 이온항상성

세포용적과 이온항상성은 엄격히 조절되며, 세뇨관 상피세포의 재흡수기능에 중요한 요인이 된다. 독성물질은 일반적으로 이온투과성을 증가시키거나 에너지 생산을 억제함으로써 세포용적과 이온 항상성을 파괴한다. ATP 손실은 세포내 이온균형을 유지하는 생체막의 운반기능이 억제되어 일어난다.

세포골격과 세포의 극성

독성물질은 초기에 생체막의 변화를 유발한다. 생체막의 변화는 독성물질에 의한 세포골격(cytoskeleton) 구성성분의 변화, 세포골격 생체막의 상호작용 변화, 에너지대사계 또는 칼슘과 인지질의 항상성 파괴에 기인한다. 생리적 상태 하에서, 세뇨관 상피세포는 운반단백질과 효소의 측면에서 보면 극성(polarity)을 띠고 있다. 생체내에서 허혈시 또는 시험관 내에서는 ATP 고갈시에 NA^+, K^+-ATPase는 actin 등의 세포골격과 분리되어 기저외측막(basolateral membrane)에서 근위세뇨관 세포의 첨단 쪽으로 재배치된다.

사립체

수많은 종류의 신장독성물질은 호흡과 ATP 생산 과정을 저해하거나 이외의 다른 세포기능을 손상시켜 사립체의 기능이상을 유발한다. Apoptosis 또는 괴사에 의해 세포사가 일어날 때, 사립체가 중요한 역할을 한다는 것은 잘 알려져 있다. 세포 손상시 사립체 투과성 전이(mitochondrial permeability transition; MPT)가 일어나며, ATP가 충분하다면 세포자멸사로 진행되며, ATP가 고갈되었을 때는 종양증이 일어나게 된다. 더욱이, MPT후에 cytochrome c의 방출은 하부 caspases를 활성화시켜서 세포자멸사를 수행하는데 중요한 역할을 한다.

리소좀

리소좀(lysosome)은 aminoglycoside, 무연가솔린, d-limonene의 주된 세포내 표적으로, 재흡수된 독성물질이 과도하게 축적되고, 리소좀이 파괴되어 리소좀내 효소와 독성물질이 세포질로 유리되어 신독성이 유발되거나 또는 리소좀의 과부하에 의하여 신독성이 유발되는 것으로 알려져 있다.

Ca^{2+} 항상성

신장세포에서 칼슘이온의 분포는 복잡하며, 거대분자의 음이온부위와의 결합과 세포내 소기관 내에서 구획화 등이 관련된다. 세포내 칼슘의 조절에 가장 중요한 것은 세포질 내에 존재하는 유리 Ca^{2+}으로 약 100 nM의 농도로 존재한다. 유리 Ca^{2+}의 농도는 세포막과 세포질그물(endoplasmic reticulum)에 존재하는 펌프와 통로들에 의하여 유지된다. 세포질내 유리 Ca^{2+}의 농도가 지속적으로 또는 급격하게 상승하면 phospholipase와 proteinase 등 여러 종류의 칼슘의존성 분해효소가 활성화되며, 이에 따라 세포골격성분의 구조와 기능의 이상이 초래될 수 있다.

인지질 분해효소

인지질 분해효소[phospholipase A_2(PLA_2) family]는 인지질을 가수분해한다. 생리상태 이상으로

PLA_2의 활성이 증가되면 생체막의 인지질의 손실과 이에 따른 세포막의 기능손상이 나타난다.

핵속핵산분해효소(Endonuclease)

핵속핵산분해효소(Endonuclease)의 활성화와 이와 연관된 DNA의 절단은 저산소증/재산소화(hypoxia/ reoxygenation) 후에 나타나는 신장세포의 세포자멸사 또는 종양증에 관련되어 있음이 제시되고 있다.

단백분해효소

단백분해효소(Proteinase)의 과도한 활성증가는 정상 생체막과 세포골격의 기능을 파괴하여 세포사를 유발한다. 세포손상 조건 하에서 리소좀 막의 파괴가 일어나 리소좀 내의 가수분해효소가 세포질로 유리되어 민감한 단백질의 분해가 일어난다. 칼슘에 의하여 활성화되는 calpain은 cysteine proteinase로서 세포골격 단백질과 생체막의 단백질 및 효소를 그 기질로 한다. 또 다른 cystein proteinase인 caspase는 신장 세포사에 중요한 역할을 담당한다. 랫드 신장에서는 caspase 1, 2, 3 및 6이 알려져 있다.

대표적 신장독성물질

중금속

카드뮴, 크롬, 납, 수은, 백금, 우라늄 등 많은 금속들은 신장독성물질이다. 금속에 의한 신독성은 금속의 형태에 따라 다양하게 나타난다. 또한 각각의 금속들은 신장에서 서로 다른 주된 표적부위를 가지고 있다. 금속은 세포 내에서 중요한 기능을 담당하는 단백질의 -SH기와 결합하여 그들의 정상기능을 억제함으로써 신장세포 손상을 유발할 수 있다.

수은

신장은 수은(Hg^{++})이 축적되는 주된 장기이다. $HgCl_2$에 의하여 유발된 급성신독성에서 24시간에서 48시간 사이에 근위세뇨관의 괴사와 급성 신부전이 특징적으로 나타난다. $HgCl_2$에 의한 신기능 이상의 초기지표로 alkaline phosphatase와 γ-GT와 같은 솔가장자리 효소의 요배설이 증가되며, 세뇨관 손상정도가 심해지면 LDH(lactate dehydrogenase)와 AST(aspartate aminotransferase) 등의 세포내 효소의 소변 중 배설이 증가된다. 손상이 진행됨에 따라 용질과 수분의 세뇨관 재흡수가 감소된다.

사립체의 형태 및 기능이상은 $HgCl_2$ 투여 후 매우 초기에 나타나는 변화이며, 이는 사립체의 기능이상이 무기수은에 의한 근위세뇨관 세포사에서 초기의 중요 요인임을 시사해 준다.

카드뮴

카드뮴은 인체 내에서 반감기가 10년 이상이므로 오랜 기간에 걸쳐 체내에 축적된다. 체내에 축적된 카드뮴의 약 50% 이상은 신장에서 검출된다. 카드뮴은 근위세뇨관의 기능장애와 만성 간질성 신염(interstitial nephritis)을 유발한다.

화학적으로 유발된 α_{2u}-globulin 신증

수컷 랫드에 무연가솔린, d-limonene, 1, 4-dichlorobenzene, tetrachloroethylene, lindane 등의 다양한 화학물질을 투여하면, 하이알린방울(hyaline droplet)의 축적을 특징으로 하는 α_{2u}-globulin 신증이 유발된다. 화학물질이 α_{2u}-globulin에 결합되면 리소좀 protease가 α_{2u}-globulin을 분해하는 것이 어려워진다. 만성적으로 이들 화학물질에 노출되면 병변이 계속적으로 진행되어 결국 만성 신질환이 유발된다.

(1) 사람은 α_{2u}-globulin을 합성하지 않고, (2) 랫드와 비교할때 일반적으로 요단백 특히 저분자량의 단백배설이 적으며, (3) 사람의 소변 중 저분자량 단백은 α_{2u}-globulin과 구조적으로 연관성이 없기 때문에 사람에서는 큰 위협이 되지 않는다.

할로겐족 탄화수소

작업장이나 환경으로부터 할로겐족 탄화수소(halogenated hydrocarbon)의 노출이 일어난다.

Chloroform

신장에서 chloroform의 주 표적은 근위세뇨관이며, 사구체나 원위세뇨관에는 큰 영향을 미치지 않는다. 단백뇨, 당뇨, BUN의 증가 등이 특징적으로 나타난다. Chloroform은 신장 cytochrome P450에 의하여 trichloromethanol로 대사된다. Trichloromethanol은 불안정하므로 HCl을 유리하고 phosgene으로 변형된다. 이 phosgene이 세포의 거대분자와 반응하여 신장독성을 유발하게 된다.

Tetrafluoroethylene

Tetrafluoroethylene은 간에서 글루타티온과 포합되어, 글루타티온 포합체 형태로 담즙으로 배설되며, 소장에서 cysteine 합체(cysteine *S*-conjugate; TFEC)로 분해되며, 이후 재흡수되어 신장으로 운반된다. 여러 종류의 대사산물이 만들어지지만 그 중 Cysteine *S*-conjugate가 가장 주된 신독성 물질이다. 신장으로 운반된 cysteine *S*-conjugate는 세포질과 사립체에 존재하는 β-lyase에 의하여 분해되어 ammonia, pyruvate 및 반응성 thiol을 형성하고, 반응성 thiol은 세포내 거대분자와 공유결합하여 세포손상을 유발한다. 포도당, 단백질, 세포효소 및 BUN의 요 배설 증가가 특징적으로 나타난다.

Bromobenzene

Bromobenzene과 이외의 halogenated benzene은 대사되어 신독성을 유발한다. Bromobenzene은 간 cytochrome P450에 의하여 글루타티온 포합체를 형성하여 신독성물질로 변환된다. Hydroquinone의 diglutathion 포합체는 bromobenzene보다 1000배 이상 강력한 신독성 물질이며, S_3 구획에서 같은 병변을 유발하며, 단백질, 포도당, 세포효소의 요 배설을 증가시킨다.

마이코톡신

Fumonisin(*Fusarium moniliforme* 등의 *Fusarium* 종의 곰팡이에서 생성되는 곰팡이독소)은 곡류 및 곡류제품에서 일반적으로 발견되며, 랫드와 토끼에서 신독성을 일으킨다. 신기능의 변화로 소변량의 증가, 요삼투압의 감소 및 요단백의 증가 등이 보인다. Fumonisin은 스핑고지질

(sphingolipid) 대사를 방해하여 독성을 유발하는 것으로 생각된다.

의약품

아세트아미노펜

Acetaminophen(APAP)에 의한 신독성은 근위세뇨관 괴사가 특징적이다. BUN 및 혈청 creatinine의 증가, GFR 및 para-aminohippurate 청소율 감소, 수분, 나트륨 및 칼륨의 배설증가, 포도당, 단백질 및 솔가장자리 효소의 배설 증가가 나타난다. 신장의 cytochrome P450은 APAP의 대사활성화와 신독성 유발에 중요한 역할을 하며, APAP의 글루타티온 포합체도 신독성에 관여한다.

비스테로이드성 항염증약물

비스테로이드성 항염증약물(NASID)에 의한 신독성에는 최소 3가지 유형이 있다. NSAID를 과량투여시 수시간 이내에 급성 신부전이 유발되며, 약물이 제거되면 정상으로 회복된다. 신혈류량, GFR의 감소와 요량감소(oliguria)가 나타난다. NSAID에 의하여 혈관확장성 prostaglandin의 합성이 억제되면, 순환혈액 중의 catecholamine과 angiotensin II에 의한 혈관수축작용이 강화되어 신혈류량의 감소와 허혈이 유발된다.

반면, NSAID 또는 APAP를 오랜 기간(3년 이상) 사용시에는 비가역적인 신손상을 초래할 수 있다. 이런 경우에는 만성 간질성 신염을 동반한 유두의 괴사가 주병변으로 나타난다. 이런 진통제성 신증(analgesic nephropathy)의 유발기전은 정확하게 알려져 있지는 않지만, 신혈관 수축에 의한 수질 및 유두부의 만성적 허혈, 활성 중간대사산물에 의한 산화스트레스와 세포내 거대분자와의 공유 결합 등이 독성기전으로 제시되고 있다.

비록 드문 경우이기는 하나 간질성(interstitial) 신염이 NASID에 의한 신독성의 세 번째 유형이다. 이런 환자들은 정상적으로 혈청 creatinine의 증가와 단백질뇨 증상을 보인다. 투약을 중지하면 1~3개월 이내에 신기능의 호전이 이루어진다.

Aminoglycoside

Aminoglycoside에 의한 신기능 손상시에는 GFR의 감소, 혈청 creatinine과 BUN의 증가, 다뇨증(polyuria)이 특징적으로 나타난다. 요량감소는 나타나지 않는 신부전증(nonoliguric renal failure)이 특징이다. Aminoglycoside의 임상 용량 적용 후 관찰되는 초기 병변은 인지질을 함유하고 있는 리소좀(lysosome)의 크기와 수의 증가이다. Aminoglycoside에 의하여 생성되는 신장의 인지질은 aminoglycoside가 sphingomyelinase나 phospholipase와 같은 리소좀의 가수분해효소를 억제하기 때문인 것으로 알려져 있다.

Amphotericin B

Amphotericin B에 의한 신장독성의 특성은 항이뇨호르몬 저항성 다뇨(antidiuretic hormone-resistant polyuria), 세뇨관 산증(acidosis), 저칼륨혈증, 급 · 만성 신부전 등이다. 사구체 근위세뇨관, 원위세뇨관을 포함한 신장단위의 모든 부위의 기능손상이 나타나며, 수입세동맥의 수축과 세뇨관사구체 되먹이 활성기전에 의하여 이차적으로 신혈류량 및 GFR의 감소가 나타난다.

Cyclosporine

Cyclosporine에 의한 신독성은 (1) 급성 가역성 신기능 장애 (2) 급성 혈관병변(vaculopathy) (3) 간질의 섬유소화를 동반한 만성 신증 등으로 특징지어진다. 급성 신기능장애의 경우에는 용량의 존성으로 신혈류량 및 GFR의 감소와 BUN 및 혈청 creatinine의 증가가 나타난다. 신혈류량과 GFR의 감소는 cyclosporine에 의한 급격한 혈관 수축과 관련이 있다.

Cyclosporin에 의한 급성 혈관병변 또는 혈전성 미소혈관증(thrombotic microangiopathy)은 염증반응의 동반 없이 세동맥과 사구체 모세혈관의 손상이 일어난다. 종종 섬유소원(fibrinogen)의 침착과 더불어 하이알린과 섬유종의 변화가 세동맥에서 관찰된다. 반면 내피세포의 탈락과 혈전증은 사구체 모세혈관에 영향을 미친다. Cyclosporin의 만성적 투여는 간질섬유소화를 동반한 만성신증을 초래한다.

Cisplatin

Cisplatin에 의한 신독성은 급 · 만성 신부전, 신장의 마그네슘 유실과 다뇨증이 특징이다. 급성 신부전은 신혈류량과 GFR의 감소, 효소뇨증, β_2-microglobinuria와 오줌으로 부적절하게 마그네슘이 손실되는 것이 특징이다. 급성 신부전과 관련된 주표적은 근위세뇨관이다. Cisplatin에 의한 만성 신부전은 지속된 노출에 기인하며, 사구체에는 큰 손상이 없이 신장단위의 각 부위에 국소괴사(focal necrosis) 소견이 나타난다. Cisplatin은 세뇨관의 운반기능뿐만 아니라 DNA 합성을 억제하여 신독성을 유발한다.

방사선 조형제

요오드 조형제는 오스몰 농도가 매우 높은(1200 mOsm/L 이상) 조직의 영상진단에 사용되는데, 신장독성을 유발할 가능성이 있다. 특히 신질환이나 당뇨병이 있는 환자, 신장에 독성이 있는 약물을 투약하고 있는 신부전 환자에서는 신장독성이 유발될 가능성이 매우 높다. Iotrol과 iopamidol 등의 새로운 비이온성 조형물질은 신독성이 낮은 것으로 알려져 있다. 이런 물질의 신독성은 혈관수축과 같은 혈류동태 변화와 ROS에 의한 세뇨관의 손상으로 인하여 일어난다.

참고문헌

Berl T, Bonventre JV (eds): *Atlas of Disease of the kidney*. Philadelphia: Current Medicine, 1999.

DeBroe ME, Porter GA, Bennett AM, Verpooten GA (eds): *Clinical Nephrotoxicants, Renal Injury from Drugs and Chemicals*. Amsterdam, Netherlands: Kluwer, 1998.

Goldstein RS (ed): *Renal Toxicology*. Vol. 7 in Spies IG, McQueen CA, Gandolfi AJ (eds): *Comprehensive Toxicology*. New York: Elsevier, 1977.

Molitoris BA, Finn WF (eds): *Acute Renal Failure: A Companion to Brenner's and Rector's The Kidney*. Philadelphia: Saunders, 2001.

제15장 호흡계의 독성 반응

Hanspeter R. Wischi and Jerold A. Last

CHAPTER 15

요 점

- 생체이물의 흡입은 폐조직에 직접적으로 영향을 줄 수 있으며, 흡입 후 폐 이외의 장기에도 영향을 줄 수 있다.
- 물에 대한 용해도는 가스가 폐내에 침입하는 정도를 결정하는 요인이다.
- 호흡계내 입자나 에어로졸(aerosol)의 입자의 크기는 침전 위치를 정하는 중요한 요인이다.
- 폐는 각종 화학물질을 포함한 독성물질을 대사시킬 수 있는 각종 효소를 지니고 있다.
- 천식은 자극성 물질에 노출시, 기관지 평활근의 반응 증가 등의 특성을 나타낸다.

- 폐기종에서 폐의 가스교환 표면부가 파괴되어 팽창되고, 과도하게 팽창된 폐는 산소와 이산화탄소의 효과적 교환을 못하게 된다.

흡입에 의해 화학물질에 노출되면 두 가지 영향을 받게 된다: 흡입으로 체내로 들어간 화학물질들은 후에 폐조직과 멀리 떨어진 기관에서 발견된다. 실제로, *호흡계 독성*이 표적 기관과 관련이 있는 것과 달리, *흡입독성*은 노출경로에 관련이 있다. 즉, 호흡계 이상은 독성물질에 의해 일어난다. 폐조직은 생체 화합물로 생성된 대사 물질에 의해 직접적 또는 간접적으로 손상을 입을 수 있다. 그러나 많은 흡입 독성물질의 가장 중요한 영향은 폐에 지나친 산화적스트레스를 준다는 것이다.

폐의 구조와 기능

비강

공기는 코와 입을 통하여 호흡계로 들어간다(그림 15-1). 비강은 입자를 걸러내는 기능을 한다. 수용성이 높은 독성물질은 비강에 흡수되지 않고 인두를 거쳐 위장으로 용이하게 이행된다. 지용성이 높은 독성물질은 비강의 상피조직에 존재하는 시토크롬 P450(cytochrome P450)효소(1A1 · 2B1 · 4B1 등)에 의하여 대사된다.

기도(氣道)

기관과 기관지는 오염물질과 먼지를 걸러내는 점액으로 덮여 있다. 호흡계 섬모는 호흡계에서 인두를 향하여 계속적으로 움직여 점액층을 삼키거나 뱉는 작용을 통해 제거 작용을 촉진시킨다. 점액층은 또한 황산화, 산의 중성화, 그리고 유리기 제거 기능을 통하여 상피세포를 보호한다.

기관은 내부의 직경이 점진적으로 감소하는 특유한 분지 구조를 가지고 있다. 결국 전이 부위는 연골성 세기관지에서 골성 세기관지로 되는 부위로 도달하며, 이는 가스교환부위, 호흡성 세기관지와 폐포가 전환되는 부위이다.

가스 교환 부위

해부학적으로 가스교환이 이루어지는 실제 구성단위는 각 세기관지 도관이 접합된 모든 폐포관과 원심의 폐포를 포함한다. 가스 교환은 폐포 내에서 일어난다; 어른의 폐는 어림잡아 약 3억개의 폐포로 이루어져 있다. 폐포의 격벽에는 모세혈관이 하나의 얇은 판을 형성한다. 모세혈관들은 상피, 간극, 내피의 구성요소로 형성된 조직의 얇은 층으로 공기층과 분리되어 있다.

타입I과 타입II 폐포 세포들은 폐포 격벽 세포의 약 25% 정도로 존재한다(그림 15-2). 타입 I 세포들은 넓은 표면층으로 덮여있다. 타입II 세포들은 입방체 모양으로, 풍부한 핵 주변 세포질을 가지고, 표면 활성제를 생성하며, 타입I 상피세포의 손상시 분열하여 손상세포를 대체하는 기능을 지니고 있다. Clara 세포들은 말단 가지 부위에 위치하며, 많은 농도의 대사효소를 지니고 있다.

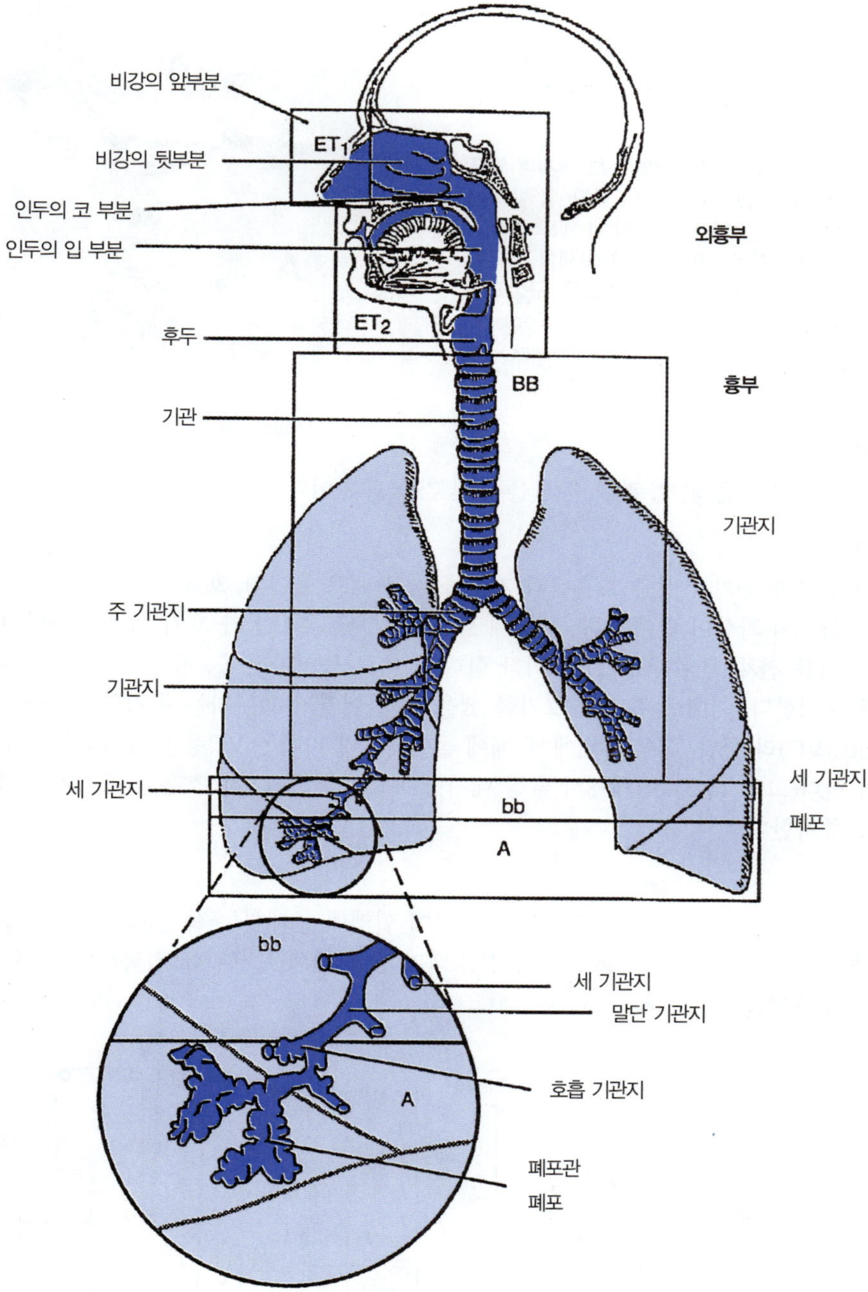

[그림 15-1] ***호흡계의 해부학적 도식도.*** (From International Commission on Radiological Protection, Human Respiratory Tract Model for Radiological Protection. ICRP Publication 66; Ann ICRP. Oxford: Pergamon Press, 1994, p.24.)

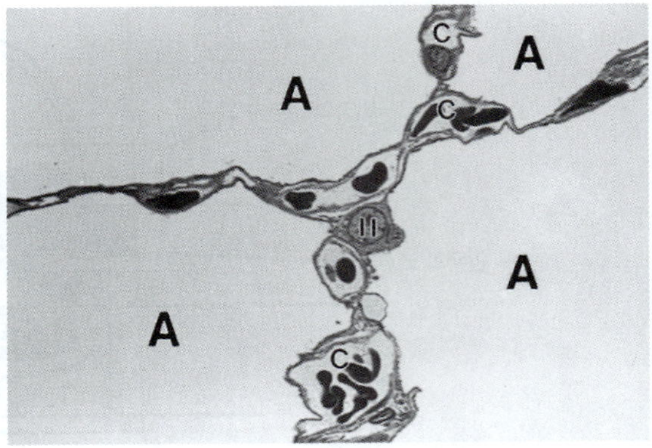

[그림 15-2] ***폐포 격벽에 의해 나뉜 4개의 폐포들(A)의 현미경 사진.*** 얇은 층의 공기-혈액 조직의 폐포 격벽은 편평상피 폐포 타입I 세포와 작은 간극의 폐포 타입II세포(II), 그리고 모세혈관 벽을 형성하는 상피세포의 얇은 세포질(C)로 구성되어 있다(Photograph courtesy of Dr. Kent E. Pinkerton, University of California, Davis).

가스 교환

폐의 주요한 기능은 환기, 관류, 확산을 통한 가스 교환이다.

환기

흡입시 신선한 공기가 상층 호흡관과 기도를 따라 폐로 들어와, 호흡계 말단으로 들어간다. 혈액 내에서 산소의 확산이 일어난 후, 폐포내 혈액으로부터 온 CO_2가 호기 시 배출된다. 팽창된 사람 폐의 부피를 전체 폐 수용량(TLC)이라 한다. 최대로 들이마신 후, 폐는 전기량(residual volume, RV)를 유지한다. 최대로 흡기와 호기를 했을 때 들어가거나 나가는 공기의 부피를 폐활량(vital capacity, VC)라 한다. 휴식 상태에서, 폐에 들어가거나 나가는 VC량을 일회호흡량(tidal volumn, TV)라 한다(그림 15-3). 신체에서 물질 대사량이 증가하면, TV와 호흡률 증가와 더불어 산소 방출량이 증가한다.

관류

폐는 우심실에서 오는 전체 혈액을 받기때문에 혈액내 존재하는 독성물질에도 노출될 수 있다. 독성물질은 신체 내 기관 또는 조직에 분포되기 전에 폐의 모세관에 접촉하며, 최종적으로 말단 정맥계로 들어간다.

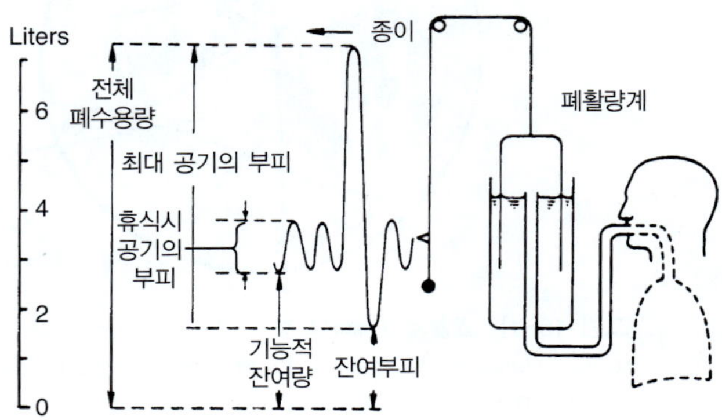

[그림 15-3] ***폐 부피.*** 기능적 잔여 부피와 잔여 부피는 폐활량계로 측정할 수 없고 특유의 방법을 필요로 한다(e.g.,nitrogen or helium outwash).(From West JB: Respiratory Physiology-The Essentials. Baltimore: Williams & Wilkins, 1994, with permission).

확산

가스교환은 폐포 표면 전체에서 이루어진다. 여러 비정상적인 과정들은 폐포의 격막을 두껍게 하고, 적혈구의 산소 확산에 악영향을 준다. 이런 과정들은 폐포내 침출액의 증가를 야기시키며, 폐의 상피를 비정상적으로 두껍게 하고, 간극내 조직 구성물들을 축적시키며, 또는 콜라겐과 같은 세포외기질의 침전과 형성을 증가시킨다.

화학물질에 의한 폐손상의 발병기전

산화적 유해물질의 존재량

폐포대식세포(alveolar macrophage) 같은 폐의 방어 기전에 역할을 담당하는 세포 등에 의해 야기되는 유리기 등이 폐손상을 야기시킨다. 이와 같이 생성되는 유리기는 기본적으로 독성이 강하기 때문에 파라콰트나, nitrofurantoin 등의 폐독성물질의 독성기전을 담당한다. 어떤 타입의 세포에서 손상이 일어나면, 미세소체(microsome), flavoprotein 등의 세포 구성물이 방출되어 유독한 산화적 스트레스를 야기시킨다.

호중구, 단핵백혈구, 그리고 대식세포에서는 O_2 대사 반응을 위한 독성 O_2의 변환이 부분적으로 일어난다; 이는 그들의 대식작용과 항균성 활성에 관련되어 있을 것이다. 여기서 생성된 독성 O_2는 주변 조직으로 방출된다. 독성으로 인한 폐부종은 대부분의 폐독성 손상에서 중요한 요인인 폐 미소순환과 이상 발달, 산화적 손상으로 인한 식세포 축적에 의해 일어난다.

활성 산소의 식세포 생성물은 단백질분해효소 억제제의 불활성과 비만세포(mast cell) 탈과립의 원인이 된다.

항원성 물질처럼 떠다니는 여러 분자량의 미세유기체가 일정하게 폐에 노출되면 특이 방어 기전이 일어난다. 면역계는 이렇게 흡입된 항원과 세포성 또는 체액성 연관 반응에 대항한다. 직접적인 면역 반응은 흡입된 외래 물질들이 호흡계에 민감하게 작용할 때 일어난다. 부분적 또는 전체적으로 알레르기 반응을 일으키는 물질의 흡입 결과, 기관지 수축과 만성적인 폐질환이 일어난다.

독성물질의 침착에 따른 폐독성

독성 물질이 침전된 호흡계 부위에서는 독성물의 특성이 나타난다. 용해도는 폐 안에 가스가 깊숙이 침투하는데 중요한 요인으로 작용한다. SO_2와 같이 높은 용해도를 지닌 가스는 비강 이하로는 침투하지 않으며, 동물에게 비교적 독성이 없다. 오존과 NO_2와 같이 비교적 낮은 용해도를 지닌 가스들은 폐 안으로 깊숙이 침투하며, 독성 반응을 유도해 낼 수 있는 가장 작은 기관지 폐포에 도달한다. CO, H_2S와 같이 불용해도를 지닌 가스들은 효과적으로 호흡계를 통과하여 폐의 혈관으로 공급되며, 몸 전체로 퍼진다.

미세입자 침착과 제거

입자 크기는 보통 호흡계 부위에 입자나 에어로솔이 침착하는 데 중요한 인자로 작용한다.

입자 크기
큰 입자들은 일반적으로 상위 호흡기도에 주로 분포하며, 작은 입자들은 폐포를 포함한 하부 호흡기도로 이동된다(그림 15-4). 입자 모양과 농도 또한 분포에서 중요한 역할을 한다. 흡입된 에어로솔은 크기에 따라 매우 빈번하게 분산된다.

침착 기전
입자의 침착은 차단, 밀착, 침전, 용해(브라운 운동)에 의해 일차적으로 일어난다. 차단은 입자 경로에서 공기 통로 표면에 접촉한 입자가 표면에 충분히 근접할 때 일어난다. 불활성 입자들은 공기 중에 떠서 계속적으로 그들 본래의 길을 따라 움직이려는 경향을 지닌다. 공기통로의 분기점과 같은 구부러진 기류에서는 입자들이 표면을 채우게 될 수도 있다.

침전은 작은 기관지, 세기관지 그리고 폐포 공간내 침착을 가져온다. 입자가 공기를 따라 아래쪽으로 움직일 때, 아래쪽의 입자들이 침강하는 동안에 위쪽 방향의 입자들은 공기의 부력과 저항을 받는다. 침강하는 힘은 부력과 공기 저항의 합과 같으며, 입자들은 일정한 속력으로 움직인다.

용해는 마이크로미터 크기의 입자 침착에 중요하다. 임의 운동은 가스 분자의 영향에 의해 입자를 운반한다.

입자의 침착은 호흡 패턴에 의해 영향을 받는다. 천천히 숨 쉬는 동안 흡입된 입자는 발산될지도 모른다. 운동하는 동안 빠른 속력으로 큰 부피가 흡입될 때, 기관내 침착은 증가된다. 호흡을 참는 것 또한 침착을 증가시킨다. 전도되는 기관의 직경 변화는 입자 침착에 영향을 준다. 만성 기관지염을 지닌 환자들은 점액층이 매우 두껍고 말단이 팽창되어 있으며, 부분적으로 기관이 차단되어 있다. 부분적으로 막힌 기관을 통한 공기의 분출은 입자 침착을 증가시킬 수 있다.

입자 제거
침착된 입자를 제거하는 것은 폐의 중요한 방어기전이다. 빠른 제거는 폐조직의 손상이나 부분적으로 흡수되는 시간을 줄인다. 입자들은 (1) 위와 소화계 (2) 정맥에 함유되어 도달되는 림프와 림프절, 또는 (3) 폐의 맥관 구조를 통해 제거된다.

코에서의 제거
코에서의 입자 침착은 그들의 침착 부위와 점액내 용해도에 의한 여러 기전을 통해 제거된다. 코의 앞 부위에서의 입자 침착은 닦거나 코를 푸는 외부 행위에 의해 제거된다. 코의 다른 부위는 선문을 향해 점액을 밀어내는 점액성 상피에 의해 넓게 덮여 있다.

기관-기관지에서의 제거 기관
기관지를 덮고 있는 점액층은 아래 분포되어 있는 섬모와 부딪히며 위로 움직인다. 이러한 점액성 단계 수송은 침착된 입자와, 구강을 지나 구강인두(oropharynx)를 향하는 입자의 대식세포에서 일어난다.

폐에서의 제거
몇몇 주요 방법들을 통해 하부 호흡계에 침착된 물질이 제거된다.

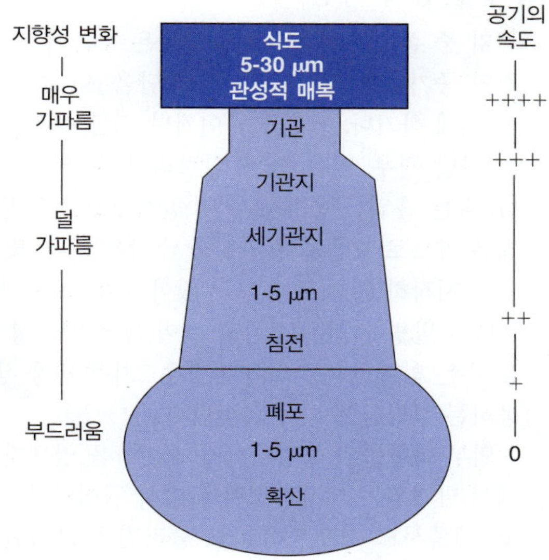

[그림 15-4] ***입자 침착 작용에 대한 모식도.*** [From Casarett LJ: Alveolar clearance mechanisms in inhalation toxicology, in Blood FR (ed): Essays in Toxicology, Nol.3. New York: Academic Press, 1972, with permission]

1. 입자들은 점액성 단계적 상승에 의한 기관-기관지 내 상층 기관의 액체 층에 침착되거나 제거되어 직접적으로 걸러진다.
2. 입자들은 대식세포에 의한 식세포 작용이나, 점액성 단계적 상승에 의해 제거될 수 있다.
3. 입자들은 폐포 대식세포에 의한 식세포 작용이나, 림프의 배농에 의해 제거될 수 있다.
4. 물질들은 입자의 표면에서 용해되어, 혈액이나 림프에 의해 제거될 수 있다.
5. 작은 입자들은 직접적으로 상피 막을 통과할 수 있다.

급성 폐독성

호흡기계의 다양한 반응

큰 기관 또는 폐가 팽창과 수축을 하는 동안에 기관의 상태와 직경을 유지시키는 기관지 평활근으로 둘러싸여 있다. 기관지 평활근은 자율신경계에 의해 조절된다. 기관지수축은 흡연, 공기오염원과 아세틸콜린, 히스타민, 다양한 프로스타글란딘 그리고 류코트리엔, substance P, 질산화물과 같은 콜린성 약물에 의해 일어난다. 기관지수축은 기관의 직경을 줄여, 기류 저항에 상응하도록 한다. 숨을 헐떡이고, 기침이 나며, 흉부의 수축감, 호흡곤란 등의 증상이 특징적으로 나타난다. 운동은 이러한 증상에 효과가 있다.

폐부종

독성 폐부종은 급성, 환기-관류의 이상에서 나타나며, 구조적으로 정상인 폐포에서도 O_2, CO_2의 확산이 제한된 폐손상의 분비 단계에서 나타난다.

호흡계 손상의 기전

공기 중 존재하는 폐독성물질들은 호흡이 시작되는 코로부터 호흡계 내면 세포에 접근한다. 가스와 증기들은 코 안의 신경 말단을 자극하며, 부분적으로 삼차 신경을 자극한다. 그 결과 호흡을 멎게 하거나, 노출을 줄이거나 피할 목적으로 호흡 패턴을 변화시킨다. 계속되는 노출을 피하지 못할 경우, 많은 산성, 알칼리성 자극물들이 세포 괴사를 일으키고, 폐포벽의 투과성을 높인다. 다른 흡입 작용제들은 더 잠행성으로 작용한다; HCl, NO_2, NH_3 또는 포스겐의 흡입은 매우 적은 양으로 호흡계에 확실한 손상을 준다. 몇 시간의 잠복기가 지난 후, 폐포 내 상피 벽은 약해지기 시작하고, 폐포가 너무 많아지며, 종종 태아에게서 지연된 폐부종이 일어나기도 한다.

다른 발병 기전은 오존과 같이 높은 반응성 분자이다. 오존은 액체로 덮인 폐의 세포층에 스며들 수는 없다. 대신, 오존 손상은 2차적 반응 생성물의 연쇄작용으로 전파되며, 자유 라디컬에 반응하는 산화물에 의해 일어난다.

외부 화합물의 물질대사가 폐손상을 일으킬 수 있다. 대부분의 효소를 지닌 폐는 다른 조직 내에서 발견되는 대사과정이 활발히 일어난다. 미세 효소분자들은 NADPH 시토크롬 P450 환원효소, 에폭시드 가수분해효소, 플라빈을 포함한 단일산화효소와 같은 시토크롬 P450 1A1, 2B1, 2F1, 4B1, 3A4을 포함한다. 폐에서의 생체대사에 중요한 역할을 담당하는 2가지 세포질내 효소에는 glutathione, S-transferases와 glutathione peroxidase가 있다.

세포 증식

폐에서 독성물질의 영향은 가역적이거나 비가역적이다. 정상 어른의 폐는 정상 환경 내에서 매우 적은 세포들만이 죽거나 재생된다. 독성물에 의해 손상을 입었을 때, 폐의 세포 조직은 스스로 재생될 수 있다.

I형세포 손상후 새로운 I형세포 회복기전은 II형상피세포의 증식에 의해 일어난다; 기관에서, Clara 세포는 손상 후 증식하여 재배치된다. 운동성 혈액 세포의 이주는 폐포강 내에서 폐 모세혈관을 가로지르는 백혈구와 같이 세포분열 반응을 일으킬지도 모른다. 모세혈관 상피세포, 간극 세포, 폐포 대식세포와 같은 폐포내 다른 세포들도 증식한다. 섬유아세포의 과도한 증식이 폐질병의 결과를 가져오더라도, 조직은 정상처럼 보인다. 일반적으로, 폐는 스스로 재생하는 능력이 높으며, 환경에 존재하는 여러 독성 손상에 잘 대응한다.

만성 폐독성

섬유증

급성 또는 만성적 폐 섬유증과 더불어 사람 폐의 섬유화는 콜라겐 양을 증가시킨다. 독성 손상을 입은 폐는 호흡 곤란 증상을 나타내며 폐내 과다한 콜라겐이 폐포 간극뿐 아니라 폐포관과 호흡기관에서 관찰된다.

I형콜라겐과 III형 콜라겐은 간극의 주요 구성물이며, 약 2 : 1의 비율로 발견된다. 비특이적 폐섬유증을 지닌 환자에서는 III형 콜라겐에 비해 I형 콜라겐이 증가하며, 환자들은 급성 호흡부전

증으로 죽어간다. 콜라겐 함량 증가, 섬유화된 폐의 경직 증가를 비교한 콜라겐 타입의 변화는 명확히 밝혀지지 않았다. III형콜라겐이 I형 보다 탄력성이 있으므로, I형의 양이 III형 보다 많아지면 폐의 탄력성이 소실되는 치명적 손상을 야기시킬 수 있다. 콜라겐의 비정상적인 결합 또한 폐의 탄력성에 나쁜 영향을 미칠수 있다.

폐기종

폐기종에서 폐는 부피와 장력에 대한 탄력성이 소실된다. 가스교환부위의 표면이 파괴된 폐는 조직과 공기 표적의 손상으로 산소, 이산화탄소 교환을 효과적으로 하지 못한다. 사람 폐기종의 주요 원인은 흡연이며, 다른 독성물도 이러한 결과를 야기시킬 수 있다. 독성으로 유도되는 폐기종은 심한 혹은 재발성 염증 증상을 보인다.

폐기종의 병인을 설명하는 통합된 가설이 몇몇 연구자에 의해 연구되고 있다. α_1-antitrypsin(현재 α_1-antitrypsin로 불림)은, 엘라스타아제를 포함하는 효소 그룹은 통제되지 않는, 단백질 분해에 대항하는 몸의 주요 방어체계 중 하나이다. 흡연자와 관련된 연구는 호중성 엘라스타아제가 폐의 엘라스틴을 파괴하며, 궁극적으로 폐기종의 원인이 된다는 가설을 입증하고 있다; 이러한 엘라스타아제는 혈액에서 폐 내로 용해되는 α_1-antiprotease에 의해 통제된다. 나이가 듦에 따라 엘라스틴 축적은 노화와 관련된 폐기종의 원인이 된다. 이 과정은 세포내 독성물 유입과 호중성 엘라스타아제의 적재량 증가로 촉진될 수 있다.

천식

천식은 넓은 기관이 좁아지면서 호흡이 짧아지는 것이다. 자극제 노출 반응에서 천식의 임상적인 특징은 기관 평활근의 반응이 증가되는 것이다.

폐암

폐암은 남녀 모두에게서 죽음을 일으킨다. 역학적 연구결과에서는 명료하게 담배흡연이 폐암과 밀접한 관련이 있음이 밝혀졌다. 평균적으로 흡연자들은 10배, 그리고 골초 흡연자들은 20배로 비흡연자에 비해 폐암 발병 위험이 증가됨을 나타냈다. 여러 다른 작용제들도 폐암의 원인이 된다(표 15-1).

특이물질에의 노출과 관련하여 사람의 폐암은 20년에서 40년간 잠복해있다. 사람에서 여러 폐암은 기관 내면 세포에서 생기지만 약 20년 동안 선암(adenocarcinoma)의 증가만 일어난다. 폐암과는 달리 상부 호흡기계의 암 발생빈도는 낮은 편이다.

폐의 발암기전은 DNA 손상을 포함한다. 활성화된 발암인자 또는 그 대사산물은 DNA와 관련하여 작용한다. 또 다른 중요한 기전에는 활성 산소에 의한 DNA 손상이 있다. 이온화 방사선은 과산화물(superoxide)의 생명을 촉진하듯이 흡연도 많은 양의 활성산소와 자유 라디컬을 생성한다.

표 15-1 유기염소계 살충제 노출 후 급 · 만성 독성 증상과 증후군

독성물질	질병 이름	직업상 원인	급성 영향	만성 영향
Asbestos	Asbestosis	Mining, construction, shipbuilding, manufacture of asbestos-containing material		Fibrosis, pleural calcification, lung cancer, pleural mesothelioma
Aluminum dust	Aluminosis	Manufacture of aluminum products, fireworks, ceramics, paints, electrical goods, abrasives	Cough, shortness of breath	Interstitial fibrosis
Aluminum abrasives	Shaver's disease, corundum smelter's lung, bauxite lung	Manufacture of abrasives, smelting	Alveolar edema	Interstitial fibrosis, emphysema
Ammonia		Ammonia production, manufacture of fertilizers, chemical production, explosives	Upper and lower respiratory tract irritation, edema	Chronic bronchitis
Arsenic		Manufacture of pesticides, pigments, glass, alloys	Bronchitis	Lung cancer, bronchitis, laryngitis
Beryllium	Berylliosis	Ore extraction, manufacture of alloys, ceramics	Severe pulmonary edema, pneumonia	Fibrosis, progressive dyspnea, interstitial granulomatosis, lung cancer, cor pulmonale
Cadmium oxide		Welding, manufacture of electrical equipment, alloys, pigments, smelting	Cough, pneumonia	Emphysema, cor pulmonale
Carbides of tungsten, titanium, tantalum	Hard metal disease	Manufacture of cutting edges on tools	Hyperplasia and metaplasia of bronchial epithelium	Peribronchial and perivascular fibrosis
Chlorine		Manufacture of pulp and paper, plastics, chlorinated chemicals	Cough, hemoptysis, dyspnea, tracheobronchitis, bronchopneumonia	
Chromium(VI)		Production of Cr compounds, paint pigments; reduction of chromite ore	Nasal irritation, bronchitis	Lung cancer, fibrosis
Coal dust		Coal mining		Fibrosis
Cotton dust	Pneumoconiosis Byssinosis	Manufacture of textiles	Chest tightness, wheezing, dyspnea	Reduced pulmonary function, chronic, bronchitis

(continued)

독성물질	질병 이름	직업상 원인	급성 영향	만성 영향
Hydrogen fluoride		Manufacture of chemicals, photographic film, solvents, plastics	Respiratory irritation, hemorrhagic pulmonary edema	
Iron oxides	Siderotic lung disease; silver finisher's lung, hematite miner's lung, arc welder's lung	Welding, foundry work, steel manufacture, hematite mining, jewelry making	Cough	Silver finisher's lung: subpleural and perivascular aggregations of macrophages; hematite miner's lung: diffuse fibrosis-like pneumoconiosis; arc welder's lung: bronchitis
Isocyanates		Manufacture of plastics, chemical industry	Airway irritation, cough, dyspnea	Asthma, reduced pulmonary function
Kaolin	Kaolinosis	Pottery making		Fibrosis
Manganese	Manganese pneumonia	Chemical and metal industries	Acute pneumonia, often fatal	Recurrent pneumonia
Nickel		Nickel ore extraction, smelting, electronic electroplating, fossil fuels	Pulmonary edema, delayed by 2 days (NiCO)	Squamous cell carcinoma of nasal cavity and lung
Oxides of nitrogen		Welding, silo filling, explosive manufacture	Pulmonary congestion and edema	Bronchiolitis obliterans
Ozone		Welding, bleaching flour, deodorizing	Pulmonary edema	Fibrosis
Phosgene		Production of plastics, pesticides, chemicals	Edema	Bronchitis, fibrosis
Perchloro-ethylene		Dry cleaning, metal degreasing, grain fumigating	Edema	Cancer, liver and lung
Silica	Silicosis, pneumoconiosis	Mining, stone cutting, construction, farming, quarrying, sand blasting	Acute silicosis	Fibrosis, silicotuberculosis
Sulfur dioxide		Manufacture of chemicals, refrigeration, bleaching, fumigation	Bronchoconstriction, cough, chest tightness	Chronic bronchitis
Talc	Talcosis	Rubber industry, cosmetics		Fibrosis
Tin	Stanosis	Mining, processing of tin		Widespread mottling of x-ray without clinical signs
Vanadium		Steel manufacture	Airway irritation and mucus production	Chronic bronchitis

흡입유래 폐독성유발 독성물질

지난 20년간 신체에서 폐손상으로 인해 일어나는 세포, 분자적인 변화와 재생에 대한 지식이 축적되었다. 표 15-1은 사람에서 일반적으로 급성과 만성 손상을 일으키는 것으로 알려진 독성물들이다.

사람에서 폐손상을 일으키는 독성물질

미세입자에 의한 독성

연구자들은 폐의 손상이 높을 때 폐포 제거율이 느려진다는 것을 관찰하였다. 탐식세포가 처리할 수 있는 양 이상의 미세입자가 폐포 깊숙히 침착되면 정상적인 탐식작용이 일어날 수 없게된다. 그 결과, 이러한 먼지들의 폐내 적재량은 몇 개월 또는 몇 년간 계속되어 생리학적이지 않은 기전으로 폐독성이 일어날 수 있다.

유리산소에 의한 독성

산소독성은 특이적으로 축소된 산소 생성물을 증가시킨다. 동물이 95~100% 산소에 노출되었을 때 폐손상이 일어나고, 일반적으로 3~4일 후에 치명적인 손상이 된다. I형 상피세포와 모세혈관 내피세포에서는 괴사가 일어난다. 혈관의 손상은 단백질성 액체를 누출하며 폐포 내에서 혈액성분들을 형성한다. 폐의 세포 파편들로 인해 투명한 막이 형성되고, 단백질성 산출물들이 산소독성의 고유한 신호에 의해 형성된다. 동물에서 급성 산소독성 후, 세포 증식이 활성화된다.

혈액유래 폐독성을 유발 독성물질

파라콰트

Bipyridylium 제초제 파라콰트(paraguat)는 사람이 섭취했을 때, 치명적인 폐손상을 가져온다. 급성 파라콰트 독에서 살아남은 환자들에게서는 폐섬유화가 진전되어 폐포 섬유증이 발달할 수 있다. 초기에 널리 괴사가 일어난 후, 폐포내 섬유가 거대하게 증식한다. 폐 세포 내에는 파라콰트가 축적된다. 세포 내에 있을 때, 파라콰트는 계속적으로 산화된 형태와 환원된 형태가 순환되며, 활성 산화물의 형성과 세포 내 NADPH의 결핍을 가져온다.

모노크로탈린

모노크로탈린(monocrotaline)은 곡물, 꿀, 잎차에서 발견되는 곰팡이 독소물 중 하나이다. 이 화합물들은 간세포 괴사를 일으키고, 정맥폐쇄 관련 질병을 일으킨다. 모노크로탈린은 간에서 시토크롬 P450 3A에 의하여 활성 대사물로 전화되어 혈류를 따라 폐로 이동하며 초기에는 폐상피내세포의 독성을 그리고 궁극적인 폐동맥의 혈압상승과 우측 심장 비대 같은 치명적 폐독성을 야기시킨다.

블레오마이신(bleomycin)

블레오마이신은 암치료제로 널리 사용되며, 폐의 섬유화를 일으킨다. 그에 따른 손상은 모세혈관 상피와 I형 폐포 세포의 괴사를 포함하며 부종 형성, 출혈, II형 상피세포의 증식 그리고 섬유 변화에 의해 폐포벽을 두껍게 한다.

시클로포스포마이드와 BCNU[1,3-Bis-(2-chloroethyl)-1-Nitrosourea]

시클로포스포마이드는 암치료와 면역억제제로 널리 사용된다. 부작용으로 출혈성 방광염과 폐의 섬유화를 일으킨다. 시클로포스포마이드는 시토크롬 P450계에 의한 대사로 지질 과산화를 일으키는 두 개의 반응성 높은 대사물－아크롤레인과 포스포라미드 머스타드－을 생성한다. 사람에게서 농도에 따른 폐독성은 종종 용해력 감소에 의해 먼저 일어나며, 뒤이은 폐의 섬유화는 치명적으로 작용할 수 있다. 왜냐하면 BCNU는 폐의 glutathione disulfide reductase를 억제하며, GSH/GSSG 균형을 파괴시킴으로서, 폐포로 하여금 산화스트레스에 대항할 수 없도록 하기 때문이다.

양이온을 함유한 양염성 독성물질

Antiarrhythmic amiodarone과 anorexic chlorphentermine과 같이 유사한 구조적 특징을 지닌 몇몇 약품들은 인지질 가수분해효소 A와 B를 억제하므로, 폐의 지방화를 유도하는 것으로 추측된다.

폐 표면 활성제의 분해작용이 손상되어 물질들이 탐식세포 내에서 축적된다.

폐손상 연구의 방법들

흡입 노출 시스템

가스 오염물질의 감시와 양 측정은 고가의 검출기 또는 챔버의 배출장치를 통해 들어온 기포로부터 가스를 뽑아 매우 집중적인 화학적 분석 절차를 거쳐야 하기때문에 흡인용 입자 생산은 용의한 일이 아니다. 노출 챔버는 독성물의 원하는 농도로 빠르게 도달하도록 해야 하며, 실험동물에 관련된 불순물(암모니아, 비듬, 열, 이산화탄소)의 축적을 최소한으로 해야 한다. 일반적으로, 동물의 전체 몸 부피는 챔버 부피의 5%를 초과하면 안 된다. 코만 노출시키는 챔버는 이러한 문제점을 해결할 수 있다.

폐기능 연구를 통한 방법

일반적으로 사용되는 시험에는 VC, TLC, 기능적 잔기량, TV, 기관 내성, 그리고 최대 유입량의 측정이 포함된다(그림 15-5). 부가적인 시험으로 환기 부위, 폐와 흉곽의 벽 탄력도, 용해도 그리고 동맥과 정맥에서 산소와 이산화탄소 함유량을 측정하는 것이 있다.

FEV_1(첫 번째 활성 흡입시 강요된 호기 부피)은 사람에게 행하는 간단한 시험으로 복잡한 장비나 병원 세트를 요구하지 않고, 침습성이지 않다. FEV_1의 감소는 보통 재구성(경직된 폐의 증가)이나 폐색성(폐색성 기관) 폐질환에서 발견되는 것과 같이 손상된 환기를 나타낸다.

호흡 패턴의 분석은 자극물의 영향을 평가하는 데 널리 사용된다. 이 기술은 감각 또는 상위 기관 자극물과 폐 자극물 사이의 차이를 나타낸다. 암모니아, 염소 그리고 포름알데히드와 같은 높은 물 용해성 자극물은 이산화질소, 오존과 같은 낮은 용해성 자극물이 폐 자극물을 생성하는 것과 달리, 상위 호흡관의 자극물을 생성한다. 감각 자극 패턴은 TV가 증가하는 동안 호흡 빈도를 늦춘다. 폐 자극물은 일반적으로 호흡 빈도를 증가시키고, 분당호흡량을 감소시킨다. 그 결과 빠르고 얕은 호흡을 하게 된다.

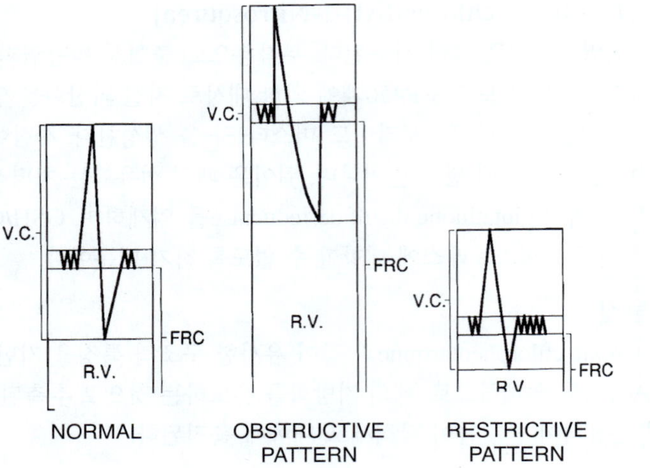

[그림 15-5] ***개개인의 정상 폐기능, 폐색성 기관 질환, 또는 경직되는 폐 질환으로부터 전형적인 폐 부피 측정.*** (1) 폐색성 질환에서 가스 배출(잔여 부피의 증가)시 강요된 호기의 느린 진행과 (2) 경직성 질환에서 폐부피의 감소. 측정은 왼쪽에서 오른쪽으로 읽는다.

정맥에서 적절한 산소 공급과 이산화탄소 제거가 일어나는 조건하에서 가스는 공기와 혈관 막을 통해 확산된다. 가스교환 정도는 동맥에서의 산소-이산화탄소 압력차를 측정하여 알아낼수 있다. 일반적으로, 혈액 가스분석은 생물의 완충작용과 비축된 수용량으로 인해 불안정한 환기 분석 영향을 받지 않는다. 그것이 임상적으로 유용한 방법이라 할지라도, 동물에서 대부분의 심한 폐색성 또는 경직된 폐 이상은 가스 교환 이상의 원인이 될 뿐이다. 일산화탄소 용해도의 측정에서, 산소보다 민감하여 헤모글로빈에 250배 더 높은 친화력을 가지고 결합하며, 독성학 연구에서 널리 사용되고 있다.

형태학적 방법

급성, 만성 손상의 병리는 호흡계 검사와 현미경 관찰 후, 총체적인 검사에 의해 설명된다. 형태학적 평가에는 코의 통변과 후두가 포함된다; 주요 기관은 폐의 선세포조직과 같이 설명되어야만 한다. 주의 깊은 관찰을 위해 조직 고정과 표본제작을 한다.

호흡관 조직의 파라핀 절단은 조직병리학적 분석에서 일반적으로 사용되는 방법이다; 염증과 같이 병리학적 큰 변화와 암조직의 존재여부를 쉽게 발견할 수 있다. 약 1μm 두께의 플라스틱 또는 epon 절단방법은 기관 또는 폐포 내면의 서로 다른 세포 타입을 구분하고, 손상된 Clara 세포내 세포질 변화를 관찰하는 데 요구된다. 퇴화성 변화나 I형 상피세포나 모세혈관 내피세포의 괴사와 같은 구조적 이상은 투과 전자 현미경으로 발견된다. 주사 전자 현미경으로 내부 폐 구조의 표면을 관찰하면, 그 조직의 이상과 전체적인 세포 분포의 재배열을 발견할 수 있다. 동일초점 현미경은 두꺼운 절단조직을 관찰하며, 조직내 깊숙이 있는 특유 세포 타입을 발견하게 한다; 그것은 정상과 손상을 입은 폐를 3차원으로 보여주는 이상적인 방법이다.

독성 폐 손상의 연구에서 부가적인 방법으로는 면역염색화학, 제자리부합법(*in situ* hybridization), 세포 동력학의 분석이 있다. 여러 효소, 매개체 그리고 단백질의 항체들이 유용하게 쓰인다. 제자리부합법(hybridization)는 예를 들어 섬유화 된 폐에서의 콜라겐과 같이 특유 유전자 생성물이 발현하는 해부학적 장소를 볼 수 있게 한다. 흐름 세포 측정법은 폐의 세포 분포를 보여준다. 이 기술은 개개의 세포 분포에서 폐의 유조직을 분리해야 한다. 그리고 나서 다른 폐 세포를 구별하고 분리할 수 있다.

폐 세척을 이용한 방법

일반적으로, 노출시킨 폐와 대조 동물들은 생리식염수로 씻어낸다. 정확한 측정을 위해서는 다형핵백혈구, 대식세포, 단핵구(그리고 그들의 식세포작용들)와 몇몇 타입의 효소와 전체 단백질 농도 측정이 필요하다. 정상상태에서는 폐상피세포를 통과할 수 없는 물질(예: indocyanin green)을 표시자로 한 투과성 시험도 폐손상의 측정에 매우 유용한 방법이다.

시험관내 시험방법

시험관내 시험방법은 폐손상의 원인이 되는 기전을 연구하는 데 유용하게 사용된다. 앞으로 설명될 시스템들은 널리 사용되는 것들이다.

분리관리폐

실제 폐 또는 절제된 폐는 폐동맥을 통하여 혈액과 함께 또는 혈액 치환으로 관류한다. 동시에, 폐는 정화된다. 독성물질은 관류되거나 흡기되는 공기 내에 삽입될 수 있다. 반복된 관류를 통해 약물 대사의 비율과 폐의 대사 활동을 측정한다.

폐의 외식편(外植片)과 절편절단

기관 또는 폐의 유세포 절편과 외식편은 조직내 세포 이동에 의한 혼잡 없이 생화학적, 형태학적 변화를 설명한다(예를 들면 백혈구). 먼저 폐가 한천에 충만해 있다면, 폐포는 외식편에 여전히 노출되어 있다. 이러한 방법으로 준비된 절편은 몇 주 동안 유지되어, 만성 손상의 발달 기전을 연구할 수 있다.

현미해부 방법

말단 기관지와 같은 호흡계의 주변에 높은 대사 반응성을 지닌 Clara 세포가 충분한 부위에서는 다양한 흡입이 일어난다. 기관의 현미해부는 주변 유세포의 말단 기관지와 작은 기관지의 절편으로 이루어져 있으며, 배양을 통해 분리된 기관을 유지시킨다. 특이 생화학적 반응은 작은 기관의 세포 내에서 현저히 분포하며, 생화학적 또는 형태학적 기술들을 통해 연구될 수 있다.

기관형세포 배양 시스템

기관형 조직 배양 시스템은 상피세포의 극성, 분화 그리고 정상적인 기능들을 유지하도록 한다. 이것은 생체내 관찰과 비슷하다. 상피 세포 표면은 공기(또는 독성물질을 포함한 가스)에 노출되어 있으며, 근본적인 부위는 조직 배양기에 의해 정착된다.

특정 폐세포 분리

폐세포의 여러 특이 타입은 분리되어 시험관 내에서 일차적으로 배양된다. 폐포 대식세포는 세척으로 사람과 동물 폐에서 쉽게 얻을 수 있다. 그들 기능은 충분한 독성 자극에 노출되거나 노출되지 않는 시험관 내에서 알아낼 수 있다. II형 폐포 상피세포는 폐를 분해하여 분리한다. I형 상피세포의 직접적인 분리 또한 성공적이다. Clara 세포와 신경상피세포의 분리 및 배양 시스템도 유용하게 사용된다. 폐 섬유아세포는 쉽게 자라며, 상피세포와 함께 배양시켜 연구된다. 여러 일차적 세포 배양과 세포주는 실험동물과 사람에서 발견되는 폐암으로부터 분리확립되어 사용한다.

참고문헌

Barnes PJ, Chung KF, Page CP: Inflammatory mediators of asthma: An update. *Pharmacol Rev* 50:575-596, 1998.

Hecht SS: Tobacco smoke carcinogens and lung cancer. *J Natl Cancer Inst* 91:1194-1210, 1999.

Gardner DE, Crapo JD, McClellan RO (eds): *Toxicology of the Lung*, 3d ed. Philadelpia: Taylor & Francis, 1999.

National Cancer Institute: *Health Effects of Exposure to Environmental Tobacco Smoke: The Report of the California Environmental Protection Agency.* Smoke and Tobacco Control Monograph NO. 10. NIH pub NO. 99-4645. Bethesda MD: U.S. Department of Health and Human Services, National Institutes of Health, National Cancer Institute, 1999.

Roth RA (ed): *Toxicology of the Respiratory System.* Vol8, in sipes IG, MCQueen CA, Gandoolfi AJ (eds): *Comprehensive Toxicology.* New York: Elsever, 1997.

Swift DL, Foster WM (eds): *Air Pollutants and the Respiratory Tract.* New York: Marcel Dekker, 1999.

제16장 신경계에서의 독성반응

CHAPTER 16

Douglas C. Anthony, Thomas J. Montine, William M. Valentine and Dolyle G. Graham

요 점

- 중추신경계는 해부학적 혈액-뇌장벽에 의해 독성물질들의 유해작용으로부터 보호된다.
- 뉴런은 적합한 이온 농도를 유지하므로 호기성 물질대사에 높은 의존성을 지닌다.
- 신경독성 화합물들은 일반적으로 뉴런, 축삭, 말이집화된 세포, 또는 신경전달계를 표적으로 삼는다.
- 신경병증은 독성물질에 의해 유도된 세포질 신장, 수상돌기 그리고 말이집로 덮인 축삭과 같이 뉴런의 역행적 손실이다.
- 신경독성물질들에 의한 *축삭병증*의 결과로 축삭의 퇴화와 축삭 주변의 말이집 손실이 일어난다; 그러나 뉴런세포체는 여전히 유지된다.
- 생체이물질들에 의해 유도된 말이집 라멜라의 분리를 포함한 말이집병증은 *내부말이집의 부종(intramyelinic edema)*이라 칭하며, 말이집의 선택적 손실을 포함한 말이집병증은 *말이집탈락(demyelination)*라 칭한다.
- 자연상의 여러 독성물은 화학적 합성물들이 자극 전도를 방해하는 것과 같이, 시냅스 사이의 전달을 방해하거나 증폭시키며 신경전달물질들의 재흡수를 막고, 2차 전달계를 방해한다.

신경계 개관

신경 독성물질 활성은 몇몇 일반적 원칙을 따른다. (1) 뇌와 혈액 사이의 생화학적 장벽 유지에 따른 신경계의 특화기능 (2) 뇌의 높은 에너지 요구의 중요성 (3) 신경계의 복잡한 구조 (4) 신경계 내의 높은 지질 함유량 (5) 시냅스에서 세포외 공간을 가로지르는 정보의 전이

혈관-뇌장벽

중추신경계는 혈액과 뇌 사이의 해부학적인 장벽 또는 "혈액-뇌장벽"에 의해 독성물질의 유해작용으로부터 보호된다. 분자들이 신경계로 들어가기 위해서는 뇌 상피 세포의 세포막을 통과해야만 한다(그림 16-1). 혈관–뇌 장벽은 또한 상피세포를 통과하여 혈액 내로 확산되는 몇몇 생체이물질들을 전달하는 전달자들을 포함한다. 독성물질의 침투와 신경계내 대사는 지질 용해성과 관련되어 있다. 그러나 뇌 와는 달리 척추와 자율 신경절은 혈액-뇌장벽에 의해 보호되지 않는다. 혈액-뇌장벽은 출생 시 불완전하게 발달되어 있으며, 심지어 조숙한 유아에서도 덜 발달되어 있으나 급속히 발달되어 독성물질에 의한 뇌손상을 신경계로부터 차단하는 기능을 발휘한다.

에너지 요구

뉴런은 호기성 물질대사에 높은 의존성을 지닌다. 왜냐하면 이 에너지는 적합한 이온 농도의 유지를 필요로 하기 때문이다. 뇌는 산소나 글루코오스의 공급에서 단순한 방해에도 극단적인 감수성을 지닌다.

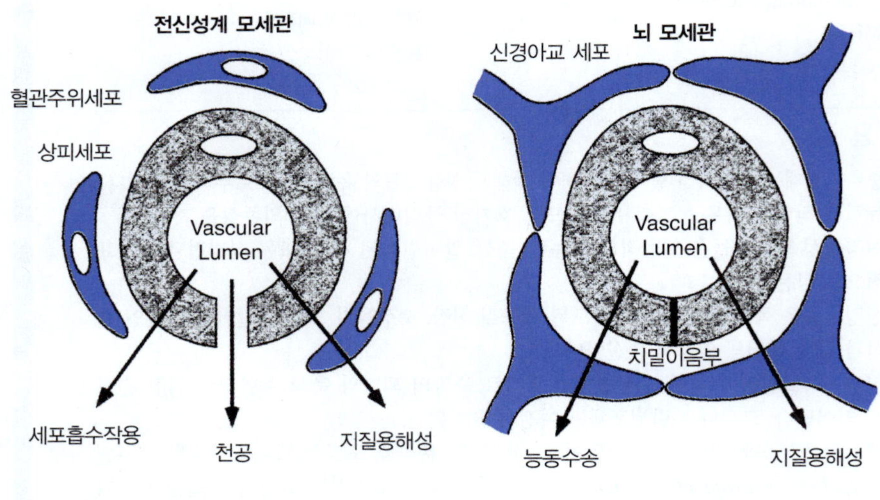

[그림 16-1] ***뇌혈장벽의 도식적인 그림.*** 조직적인 혈관들은 세포내 간격 또는 상피세포를 통과하지 못하는 분자들을 위한 구멍을 형성한다. 또한 조직적인 혈관은 많은 음세포작용을 하며, 지질 용해성 화합물의 세포 횡단 통로를 지닌다. 뇌혈관에서 상피세포 사이의 밀착연접과 음세포작용 결핍은 수송 메커니즘의 활성, 복합체를 이루는 수송 그리고 그들의 지질용해성에 의한 세포막 통과를 방해한다.

축삭 수송

충격은 빠른 속도로 매우 먼 곳까지 전달되며, 조직적인 반응을 통해 특이 부위에 전달하는 방법으로 유기체에게 환경에 관한 정보를 제공한다.

그러나 신경계의 세포는 복합적인 그물망을 통하며 조직적으로 복잡하다. 개개의 세포들은 둥근 형태를 지니며, 지름보다 몇 마이크로미터 길게 뻗어있으며, 1 m 이상의 길이로 뻗어있다. 뉴런의 직접적인 두 가지 요구는 더 많은 단백질합성을 위한 세포의 큰 부피 유지와 다양한 메커니즘의 사용을 통해 먼 곳으로의 세포내 물질 전달이다. 이는 ATP를 필요로 한다.

축삭 수송은 단백질 합성물을 축색돌기에서 세포체로 전달한다. 빠른 축삭 수송은 세포체내 합성장소로부터 축삭을 통해 여러 단백질을 나른다. 소낭과 관련된 여러 단백질들은 축삭을 통하여 400 mm/일의 속도로 이동한다(그림 16-2). 이 과정은 미세관과 관련된 ATP분해효소의 활성과 운동단백질-키네신과 다이네인-에 의존적이다. 미세관 관련 운동 단백질은 ATP분해효소의 형태에서 물리화학적 영향을 주며, 통로 역할의 미세관과 화물 역할의 소낭 사이 접촉면에서 생성된다. 소낭들은 키네신에 의한 진행성 관리로 빠르게 전달되며, 다이네인에 의한 역행성 관리를 통해 전달된다. 세포 말단과 핵을 향하는 세포질 수송 메커니즘이 세포의 일반적인 특징을 나타내며, 뉴런의 축삭이 팽창하여 먼 곳까지 둘러싸므로 그 과정은 신경계 내에서 확장된다.

사립체(mitochondria)를 포함하는 몇몇 세포소기관의 수송은 축색돌기 수송의 중간 구성물로 이루어져 있으며, 50 mm/일의 속도로 움직인다. 가장 느린 축삭 수송의 구성물은 세포골격 자체의 움직임이다(그림 16-2). 세포골격은 튜블린 단위체와 세 개의 신경미세섬유 단백질 단위체가 결합하여 형성된 신경미세섬유로 이루어진 미세관으로 구성되어 있다. 각 세포골격 요소는 특유 속도로 축삭의 길이를 따라 움직인다. 전체적으로, 느린 구성물 B(SCb)가 역행성 방향의 축삭 세포골격의 움직임을 구성하고 있는 것과 달리, 느린 구성물 A(SCa)는 진행성의 축삭 수송을 나타낸다.

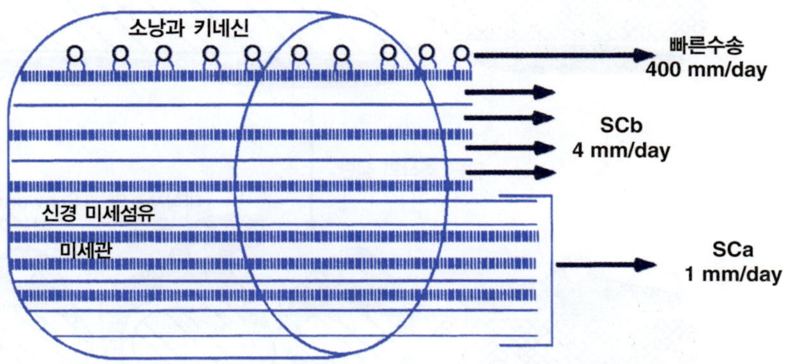

[그림16-2] ***축삭 수송의 모식도.*** 빠른 축삭 수송은 조정하는 미세관에 관련된 운동과 함께 미세관을 따라 둥근 소낭들이 움직이는 것으로 표현하였다. 느린 구성물A(SCa)는 신경미세섬유와 미세관으로 구성된 세포골격의 움직임을 보여준다. 느린 구성물B(SCb)는 SCa보다 빠른 속도로 움직이며, 외관상으로도 더 천천히 움직이는 세포골격 사이에서 이동하는 용해성 단백질을 포함한다.

신경미세섬유와 미세관은 1 mm/일의 속도로 움직이며, 축삭의 느린 수송으로 움직이는 화합물 SCa로 구성되어 있다. 2~4 mm/일의 조금 더 빠른 속도로 움직이는 SCb는 많은 단백질들로 구성되어 있다. SCb는 미세섬유(액틴)와 같은 몇몇 구조 단백질, 클라트린(clathrin), 몇몇 용해성 단백질과 같은 몇몇 미세섬유 관련 단백질(M2단백질과 포드린)을 포함한다.

전진성이거나, 진행성인 여러 구성물과 축삭수송을 통하여 세포체로부터 단백질의 계속적인 수송은, 뉴런이 기능적, 구조적 단백질을 말단의 축삭으로 보내는 메커니즘이다. 몇몇 소낭들은 역행성방향으로 움직이며, 멀리 있는 축삭의 정보를 세포체에 제공한다.

축삭 퇴화

축삭을 잘라낸 부위에는, *재생을 위한 왈러 변성(wallerian degeneration)*과 관련된 말단 신경뿌리의 퇴화가 일어난다. 축삭이 죽은 후, 활성된 단백질 용해제는 축삭형질 막과 축삭형질을 분해하고, 말이집로 둘러싸인 축삭만 퇴화되어 부풀어 오른다. 이것은 내인성 단백질 분해효소에 의해 분해된다. Schwann세포는 축삭의 재성장을 직접적으로 인도하며, 성장을 자극하는 인

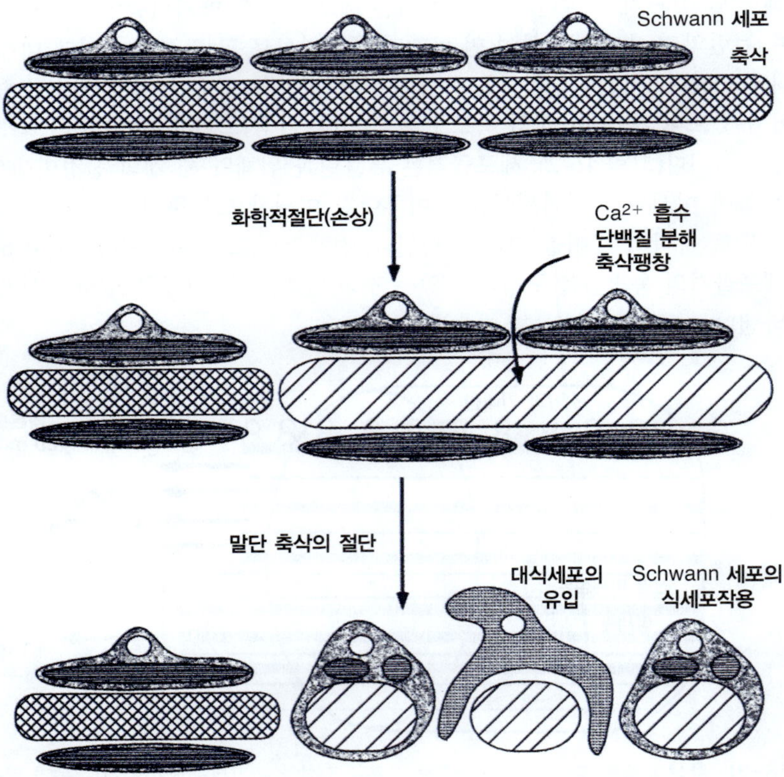

[그림 16-3] ***축삭 퇴화의 모식도.*** 절단되거나 화학적 손상을 받은 후 축삭 말단에는 퇴화 과정이 일어난다. 축삭의 팽창은 축삭 말단의 파괴와 Schwann세포에 의한 식세포작용과 순환되는 대식세포의 유입에 의해 나타난다.

자를 방출한다. Schwann세포는 말이집 지질의 합성을 감소시키고, 말이집단백질을 암호화하는 유전자를 낮게 조절하며, 말이집화전 유사분열의 Schwann세포 표현형을 탈분화시킴으로써 축삭 손실에 반응한다. 더하여 재생되는 축삭을 위해, Schwann세포는 관련 Schwann세포의 생성물인 신경 성장인자, 뇌에서 유래된 신경 성장인자, 인슐린 성장인자와 그에 대응하는 수용체로부터 영양적인 공급을 제공한다. 원래 있던 대식세포와 보충된 대식세포, 그리고 신경이 제거된 Schwann세포는 새로운 축삭이 그 공간에서 성장할 수 있도록 남은 말이집를 제거한다.

절개된 말단 축삭 뿌리의 퇴화로 온도 하강, 세포외 Ca^{2+}유입 방해, 칼페인II(calpain II)에 의한 단백질 용해의 억제가 일어나는 동시성 과정이 활성된다.

신경 세포체는 치명적인 손상을 받았을 때, 모든 세포 과정과 함께 퇴화된다. 이 과정은 "신경병증"이며, 세포체와 모든 과정들의 손상은 재생 가능성이 거의 없다. 그러나 그 손상이 축삭에서 일어나면, 신경성 세포체가 살아있는 동안 그 축삭은 퇴화되고, 이를 "축삭병증"이라 한다(그림 16-4).

말이집 형성과 유지

말이집은 희돌기교세포(Oligodendrocyte)에 의한 중추신경계와, 축삭 주변에서 그들 세포질 과정의 점진적인 동심층(concentric layers)을 통해 연속적인 고리를 가진 Schwann세포에 의한 말초신경계에서 형성된다(그림 16-5). 이러한 세포들은 말이집의 막 내부 표면으로부터 세포질을 차단한다. 비슷한 과정으로, 세포외 공간은 이중층의 세포외 표면에서 축소되며, 지질막은 퇴적된다.

말이집은 막 관련 단백질과 수조 이중층 내에 존재하는 특유의 지질대사에 의해 유지된다. 몇몇 독성물질들은 복합적인 말이집 유지 과정을 방해하며, 독성 "말이집병증"을 일으킨다(그림 16-4). 일반적으로, 축삭은 보존된 채 말이집가 손실되는 것은 *비말이집화*와 관련이 있다.

신경 전달

세포내 정보는 신경계에서 시냅스를 통해 전달된다. 신경전달물질은 첫 번째 전달자인 하나의 축삭을 통해 방출된다. 시냅스 후 수용체에 전달물질이 결합되면 이온채널의 변화 또는 2번째 전달자 시스템 활성에 의해 반응세포내 변화가 일어난다. 여러 치료제와 독성물은 신경전달물질의 전달 과정에 영향을 준다.

신경계의 발달

복제, 이동, 분화, 말이집화, 그리고 시냅스 형성은 신경계의 발달의 기초 과정이다. 한 부위에서 복제되는 뉴런과 지지 세포 전구체는 신경관이라 불리고, 몸 전체의 다른 부위로 이동한다. 말이집화는 자궁에서 시작되고 어린 시절 동안 계속된다. 신경기능의 기초인 시냅스 연결은 살아있는 동안 기능적인 과정을 거친다.

미성숙한 신경계는 어떤 화학물질들에 특히 약하다. 임신 기간 동안에 에탄올 노출은 기형적 신경 이동과 신경발달과정 이상을 확산시켜 기형아를 갖게 할 수 있다. 태아 알코올 노출로 종종 뇌의 기형과 백질의 말이집화 지연과 함께 정신 지체가 나타난다.

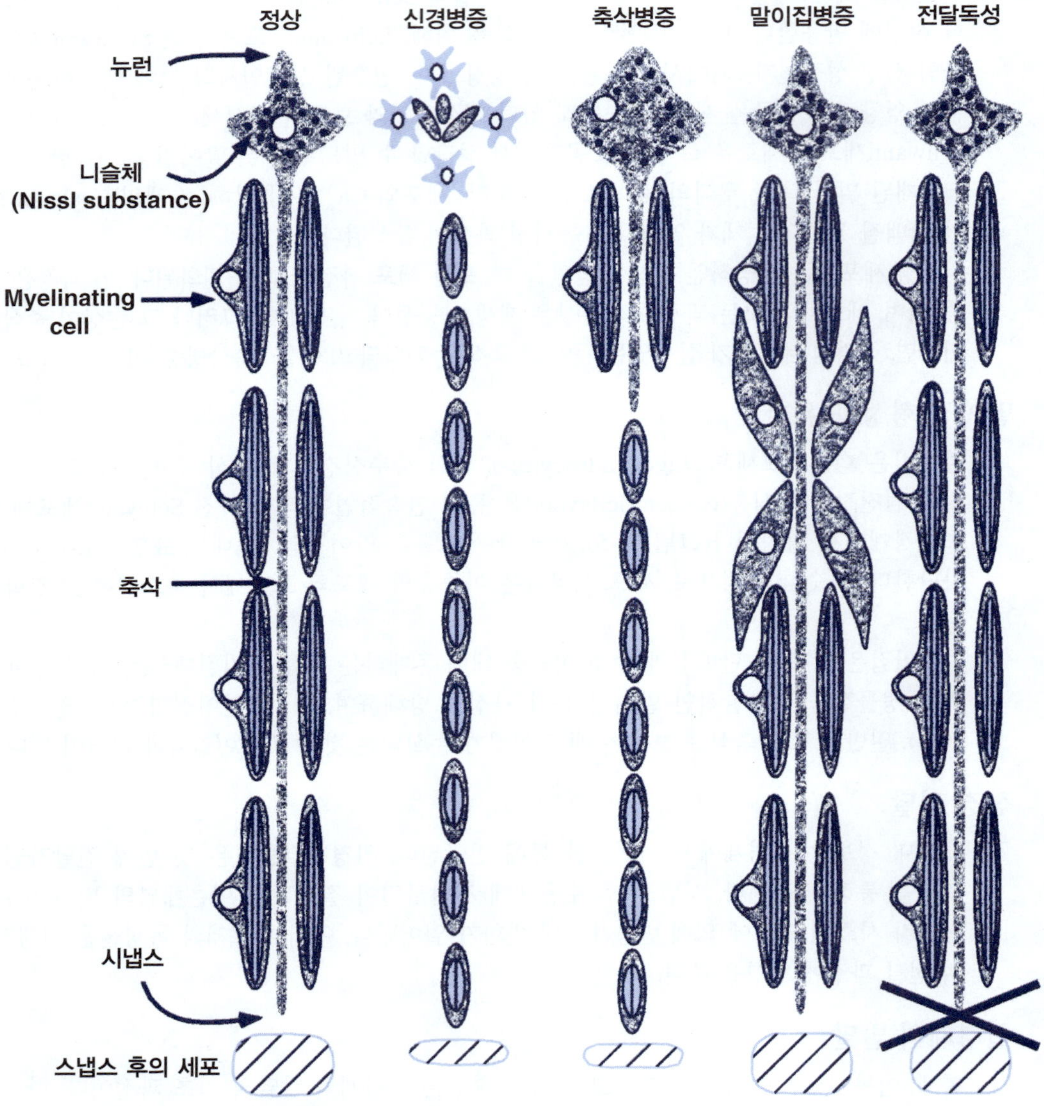

[그림 16-4] ***신경독성 손상의 패턴.*** 신경병증으로 뉴런 전체의 죽음이 일어난다. 신경손상과 신경아교증에서 일어나는 신경손상에 반응하여 종종 성상세포가 증식된다. 축삭이 손상의 첫 번째 부위일 때, 살아 있는 뉴런이 말초세포의 니슬체와 핵의 가장자리 염색질융해만 나타나는 것과 달리 축삭은 퇴화된다. 이러한 상태는 축삭병증이라 불린다. 말이집병증은 말이집의 분열이나 말이집화된 세포의 부분적인 손상으로부터 일어난다. 인접한 축삭 사이의 정보교환을 막기 위해, 말이집화된 세포들은 분리되어 있으며, 노출된 축삭은 빠르게 덮인다; 그러나 재말이집화 과정은 말초신경계보다 중추신경계에서 덜 효과적이다. 몇몇 독성물들은 세포죽음을 일으키진 않으나, 활성을 막거나 과도한 자극에 의해 신경전달물질의 진행을 방해한다.

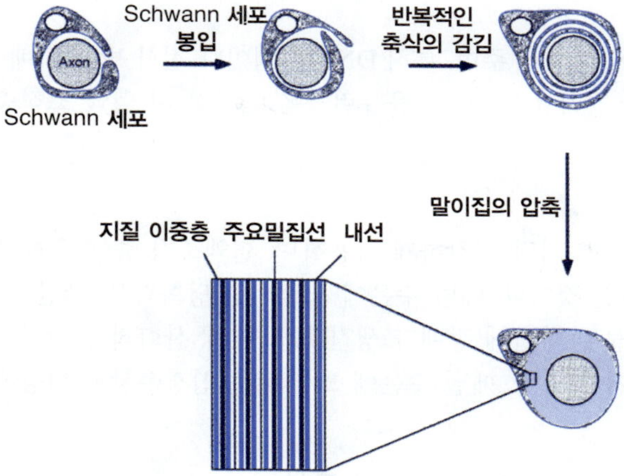

[그림 16-5] *말이집화의 모식도.* 말이집화는 말초신경계의 Schwann세포나 중추신경계의 희돌기교세포와 같이 말이집화된 세포가 축삭을 둘러쌀 때 시작된다. 축삭의 단순한 포장은 비말이집화된 축삭에서 지속된다. 말이집형성은 세포질을 밀어내고 근접 세포외 공간의 지질 이중층과 함께 축삭 주변의 말이집화된 세포의 많은 층이 점진적으로 둘러싸이면서 일어난다. 세포내 공간은 말이집의 주요 진한 선이 압축되어 형성되며, 세포외 공간은 내부단계에서 압축되어 형성된다.

신경독성의 기능적 표현

기능적 평가는 기능검사 종합 테스트를 통하여 신경독성 화합물을 조사한다. 행동 검사의 한 그룹은 전형적으로 다양한 신경기능의 상승을 나타냈다. 신경독성 기능 검사는 두 단계로 볼 수 있다: 첫 번째 단계는 신경독성 기질의 존재를 찾고 두 번째 단계는 감각, 운동, 자율, 그리고 인식 기능의 복합적인 영향과 관련한다. 두 번째 단계는 생리적, 생화학적, 그리고 병리학적인 신경독성 손상에 관련된 행동변화를 확인하는 데 중요하다. 결국, 행동학적 방법에 의해 확인되는 신경독성은 평가를 통해 신경 기능 악화를 확인하므로, 신경계내 행위를 세포와 분자적 단계에서 이해할 수 있게 한다.

신경독성의 반응경로

개개의 신경 독성 화합물은 전형적인 4개의 목표물 중 하나의 목표물을 향한다: 뉴런, 축삭, 말이집화된 세포, 신경전달물질 시스템.

신경병증들을 야기시키는 독성물질

어떤 독성물질들은 뉴런에 특이성을 지녀 그들에게 손상을 입히거나 죽게 한다. 세포질 팽창, 수상돌기 그리고 말이집로 둘러싸인 축삭의 재생을 포함한 뉴런의 손실은 비가역적이다(그림 16-4). 세포 독성물질 활성에 따른 위험에 노출된 뉴런의 특징은 높은 대사율, 세포체에 의해 지지되는 긴 세포의 과정, 빠르게 탈분극 또는 재분극되는 흥분성 막이 있다.

독성 뉴런병증을 일으키는 복합체가 굉장히 많으며(표 16-1), 이들은 뚜렷한 특색을 나타낸다. 각 독성물의 세포 독성은 뉴런에 특히 특이성을 지닌다. 뉴런의 초기 손상 후에는 뉴런의 영구한 손실을 가져오는 세포사멸 또는 괴사가 일어난다. 이러한 작용제들은 손상 정도와 작용하는 신경 부위에서 선택성을 보이지만, 그들의 활성을 확산하려는 경향을 지닌다. 이러한 세포 활동의 발현은 종종 전체적인 역기능과 더불어 뇌장애를 확산시킨다.

Doxorubicin

Doxorubicin은 말초신경계의 뉴런에 손상을 주며, 특히 DNA 삽입이나 전사 방해로 배측신경절과 자율신경절에 손상을 준다. 약한 감각뉴런이나 자율뉴런들은 신경절 내 혈액 조직층에 의한 보호에서 벗어나게 된다.

Methyl mercury

메틸 수은 독성은 배근신경절내 뉴런에 가장 민감하게 작용하며, 혈액조직 층에 의해 보호되지 않는 뉴런의 약한 부위에 영향을 끼칠 것이다. 메틸 수은에 노출되면 당화작용, 핵산 생합성, 호기성 호흡, 단백질 합성과 신경전달물질 방출에 장애가 생긴다. 더하여, 산화적 손상이 증가하고 칼슘 항상성에 이상이 생긴다는 증거가 있다. 메틸 수은에 노출되면, 신경손상과 뇌장애가 넓은 부위에서 계속적으로 일어난다.

Dopamine, 6-hydroxydopamine과 catecholamine의 독성

모노아민 산화제(MAO)에 의한 카테콜아민의 산화로 세포독성 대사산물인 H_2O_2가 생긴다. 금속이온에 의한 카테콜아민과 특히 도파민에서의 자동산화 촉진은, 초산화 음이온과 같은 카테콜아민에서 유도된 퀴논의 생산을 가져온다.

6-Hydroxydopamine은 체계적 관리 후에 말초신경 내에서 화학적 교감신경절세를 생성한다. 6-Hydroxydopamine은 활성 시에 신경 말단으로 전달되어, 교감 말단 내에 구조적으로 유사한 카테콜아민에 의해 작동되는 흡수 메커니즘에 쓰인다. 이 카테콜아민의 산화는 부분적으로 손상된 교감 신경의 분포와 반응산소의 생성으로 분석된다. 교감섬유의 손상으로 부교감섬유 상태가 불안정해지며, 심박동률이 느려지고, 위장계가 높은 활성을 지니게 된다.

MPTP

오염물질은 메페리딘 합성이 일어나는 동안에 1-methyl-4-phenyl-1,2,3,6-tetrahydrophrimidine(MPTP), 생성물, 하루의 초과시간, 불변성 파킨슨병의 신호와 증상을 형성한다. 부검을 통해, 노출 후 여러 해 동안 계속적으로 흑질내 파괴가 일어나며, 도파민 분비성 뉴런의 파괴가 검증되었다. 이것은 그들의 죽음 결과, MPTP가 변형시킨 분자들이 흑질의 도파민분비성 뉴런으로 들어감을 나타낸다.

MPTP의 신경독성과 파킨슨병은 동일하진 않지만, 매우 비슷하다. 각 증후군은 nigrostriatal pathway를 파괴한다 : 숨겨진 병의 징후, 초기와 말기 활동의 어려움, "pill-rolling" 진전, 경직, 그리고 둔한 움직임은 모두 두 상태에서 특징적으로 나타난다.

신경퇴행성 질환을 일으키는 환경 요소들

불안정한 MPTP에 노출된 사람은 급성 파킨슨의 초기 징후를 보이게 된다. 적은 양의 MPTP에 노출되면, 흑질내 뉴런의 감소가 일어난다. 흑질 뉴런의 약 80%가 손실된다. 뉴런의 감소로 약해지면, 도파민 분비성 뉴런의 손실이 일어난다.

알루미늄 투석으로 병리학적으로 알츠하이머와 비슷한 투석관련-치매가 나타나며, 알루미늄의 제거로 투석관련-치매가 예방된다.

표 16-1 신경손상(신경병증)에 관련된 화합물들

신경독성물	신경에서의 결과 반응	신경독성의 세포적 기본원리
알루미늄	치매, 뇌장애(사람), 지능장애	해면질의 피질, 신경섬유의 집합, 피질의 퇴화
6-아미노니코틴아미드	사람에선 보고되지 않았다;뒷발의 마비(실험동물)	척수, 뇌간, 소뇌의 액포성 퇴화, 말초신경계의 축삭 퇴화
비소	뇌장애(급성), 말초신경병증(만성)	뇌의 팽창과 출혈(급성), 말초신경계의 축삭 퇴화(만성)
아지드화물	자료부족(사람); 경련, 기능장애(영장류)	소뇌와 피질 내 신경 손실
창연	감정 장애, 뇌장애, 근육경련	신경 손실, 소뇌의 기저핵과 푸르키네 세포
탄소 일산화물	뇌장애, 지연된 파킨슨병/근긴장이상증	피질 내 신경 손실, 담창구의 괴사, 병소의 비말이집화; 헤모글로빈의 산소 결합부위와 뇌의 철 결합부위 방해
탄소 4염화물	뇌장애(속발성 간 기능부전)	선조체, 담창구에서 성상세포 확장
클로람페니콜	눈의 신경염, 말초 신경병증	신경 손실(망막), 축삭 퇴화(말초신경계)
시안화물	혼수, 경련, 죽음촉진; 지연된 파킨슨병/근긴장이상증	신경성 퇴화, 소뇌와 담창구; 병소의 비말이집화; 시토크롬 산화제/ATP 생성방해
Doxorubicin	자료부족(사람); 진행성기능장애(실험동물)	배근신경절 세포의 퇴화, 축삭 퇴화(말초신경계)
에탄올	정신지체, 청각장애(태아기 노출 시)	소두증, 대뇌기형
납	뇌장애(급성), 지능장애(어린이), 비말이집화에 따른 신경병증(쥐)	뇌의 팽창과 출혈(급성), 말초신경계의 축삭 손실(사람)
망간	감정 장애, 파킨슨병/근긴장이상증	선조체, 담창구의 퇴화
수은, 무기물	감정 장애, 떨림, 피곤	사람에서 자료부족(처수관; 소뇌에 영향을 미칠 듯)
메탄올	두통, 시력 저하 또는 시력 잃음, 혼수	난간막의 괴사, 망막신경절세포의 퇴화
methylazoxymethanol acetate	소두증(쥐)	태아의 뇌에서 이상적 발달(쥐)
메틸 브롬	보는 것과 말하는 것에 장애; 말초신경병증	자료 불충분
메틸 수은 (유기수은)	기능장애, 시야 축소, 감각이상(성인) 정신운동성의 지체(태아 노출시)	신경 변질, 시각피질, 소뇌, 신경절 해면질 분열, 피질과 소뇌

(continued)

표 16-1 신경손상(신경병증)에 관련된 화합물들

신경독성물	신경에서의 결과 반응	신경독성의 세포적 기본원리
1-methyl-4-phenyl-1,2,3,6-tetrahydropyridine(MPTP)	파킨슨병, 근긴장이상증(급성노출) 파킨슨병 초기(급성노출은 후기영향)	흑색질내 신경변질 흑색질내 신경변질
3-Nitropropionic acid	발작, 지연된 근긴장이상증/찡그림	기저핵에서의 괴사
phenytoin(diphenyl-hydantonin; Dilantin)	안구진탕증, 기능장애, 현기증	푸르키네 세포의 변질(소뇌)
퀴닌	시야 축소	망막 신경절세포의 액포화
스트렙토마이신(aminoglycosides)	청각 손실	내이의 변질(코르티 기관)
탈륨	감정장애, 기능장애, 말초신경병증	뇌의 팽창(급성), 말초신경계의 축삭변질
Trimethyltin	전전, 이상흥분상태(실험동물)	해마 뉴런, 편도선 피질의 손실

Abon-donia MB(ed) : *Neurotoxicology*. Boca Raton, FL : CRC Press, 1993.
Chang LW, Dyer RS(eds) : *Handbook of Neurotoxicology*. New York : Marcel Dekker, 1995.
Graham DI, Lantos PL(eds) : *Greenfield's Neuropathology*, 6th ed. New York : Arnold, 1997.
Spencer PS. Schaumburg HH(eds) : *Experimental and Clinical Neurotoxicology*, 2d ed. New York: Oxford University Press, 2000.

표 16-3 말이집 손상에 관련된 화합물들 (말이집병증)

신경독성물	신경에서의 결과 반응	신경독성의 세포적 기본원리
Acetylethyltetramethyl tetralin (AETT)	사람에서 자료 불충분; 높은 흥분성, 진전(쥐)	말이집내 부종, 뉴런내 색소 축적
Amiodarone	말초 신경병증	축삭 퇴화와 비말이집화; Schwann세포 내 지질 축적된 리소좀
Cuprizone	사람에서 자료 없음; 뇌장애(실험동물)	백질의 해면질 상태, 말이집내 부종(초기); gliosis(후기)
Disulfiram	말초 신경병증, 현저한 감각신경	축삭 퇴화, 원위 축삭의 팽창
Ethidium bromide	불충분한 자료(사람)	말이집내 부종, 백질의 해면질 상태
Hexachlorophene	신경과민, 혼란, 발작	뇌 팽창, 중추신경계와 말초신경계의 말이집내 부종, 후기 축삭 퇴화
Lysolecithin	말초신경계 또는 중추신경계에서 직접 투여할 경우만 영향(실험동물)	선택적인 비말이집화
Perhexilene	말초 신경병증	비말이집화 신경병증, Schwann세포 내 막의 봉입
Tellurium	뇌수종, 뒷발 마비(실험동물)	비말이집화 신경병증, lipofuscinosis(실험동물)
Triethyltin	두통, 수명(羞明), 구토, 하반신 불구 (불개변성)	말이집내 부종과 더불어 뇌 팽창(급성), 백질의 해면질화

Chang LW. Dyer RS (eds): *Handbook of Neurotoxicology*. New york: Marcel Dekker, 1995.
Graham DI, Lantos PL (eds): *Greenfield's Neurotoxicology*, 6th ed. New York: Amoid, 1997.
Spencere PS, Schaumburg HH, (eds): *Experimental and Clinical Neurotoxicology*, 2d ed. New York: Oxford University Press, 2000.

표 16-4 신경전달물질 관련 독성에 관련된 화합물들

신경독성물	신경에서의 결과 반응	신경독성의 세포적 기본원리
암타민과 메타암타민	진전, 불안(급성); 대뇌 경색과 출혈; 신경정신학적 교란	gludus pallidus의 좌우 상칭의 경색, 도파민, 세로토닌, 콜린 시스템의 이상, 아드레날린 수용체 활성
아트로핀	불안, 과민성, 환각	콜린 수용체 방해 (anticholinergic)
코카인	발작 증가와 대뇌 위축(만성); 갑작스런 심장마비 위험 증가; 동적, 정신학적 비정상, 금단증상 머리 부위 감소(태아 노출)	경색과 출혈; 횡문의 도파민 신경전달의 이상(voltage-gated sodium channels와 결합) 신생아에서 구조적 기형
Domoic acid	두통, 기억상실, 반신불수, 방향감각상실, 발작	신경손실, 해마와 편도선, 신피질의 5,6 층 Kinate와 같은 흥분성 독성패턴
Kainate	사람에서 불충분한 자료; 동물에서 발작 (신경의 선택적인 장애)	해마, 후각기관의 피질, 편도선, 시상 내 뉴런의 퇴화 AMPA/kainate 수용체와 결합
β-*N*-Methylamino-*L*-alanine(BMAA)	허약, 운동 장애(원숭이)	운동 뉴런 변질(원숭이)
무스카린(버섯)	메스꺼움, 구토, 두통	무스카린 수용체에 결합(콜린성)
니코틴	메스꺼움, 구토, 경련	낮은 농도 자극에서 니코틴 수용체에 결합(콜린성); 높은 농도에선 방해
β-*N*-Oxalylamino-L-alanine(BOAA)	발작	글루타민 수용체의 AMPA 그룹에 의한 흥분성 독성

Graham DI, Lantos PL(eds) : *Greenfield's Neurotoxicology*, 6th ed. New York : Amoid, 1997.
Hardman JG, Limbird LE, Molinoff PB, Rudon RW(eds) : *Goodman and Gilman's The Pharmacologic Basis of Therapeutics,* 9th ed, New York:McGraw-Hill, 1996.
Spencere PS, Schaumburg HH,(eds) : *Experimental and Clinical Neurotoxicology,* 2d ed. New York : Oxford University Press, 2000.

급성으로 과잉 투여한 후, 니코틴 수용체에 과도한 자극을 일으킬 정도로 순환되는 니코틴의 농도가 빠르게 높아지면, 신경절 마비가 빠르게 한 과정이 일어난다. 심장박동이 현저히 느려진 후 메스꺼움, 빠른 심장박동, 발한이 혈압 저하와 함께 나타난다. 졸림과 혼란이 나타나고, 혼수상태가 나타난다; 죽음은 종종 호흡관련 근육의 마비로 인해 나타난다.

반대로 긴 시간 동안 낮은 농도에 노출되었을 경우는 매우 일반적인 경우이다. 흡연으로 인한 합병증에는 심장 혈관 질환, 암, 만성 폐질환이 있다. 니코틴의 만성 노출은 발달 중인 태아에게 영향을 준다. 출생시 무게 감소와 함께 주의 부족 증상들은 임신 동안 흡연을 한 여성의 아이들에게 일반적으로 나타난다.

코카인과 암페타민

도취감과 중독성 물질인 코카인은 도파민 재흡수 수송의 방해에 의해 도파민 신경전달 향상에 영향을 준다. 급성독성은 과도한 섭취나 과농도에 의해 일어나며, 예기치 못한 죽음을 맞을 수 있다. 임신 중의 동물에서 코카인이 급성으로 노출되는 동안 모체의 혈압은 증가할지라도, 자궁의 혈류량은 실제적으로 감소한다. 모체의 약물농도에 의존하는 태아에게서는 저산소증이 발생한다. 한 연구에서, 임신 중에 코카인을 복용한 여성은 약물을 복용하지 않은 여성에 비해 유산과 태반 이상 가능성이 더 높다. 태아 성장과 발달에 유독한 영향을 주는 것과 더불어, 코카인은 심장혈관 질환의 위험을 높이고 대뇌 관류 결함, 신경 퇴행성 변화 및 대뇌의 위축과 관련 있다.

코카인과 같이, 암타민은 원형질막 수송계를 거쳐 경쟁적으로 흡수되며, 도파민의 혈관내 저장 방해로 카테콜아민 신경전달에 이상을 주어 중추신경계에까지 영향을 미친다. 암타민은 비정상적인 태아 성장과 발달 위험을 증가시키며, 만성적으로 남용할 경우 정신적이고 신경적인 문제들을 가져온다.

흥분성 아미노산

글루타민과 다른 산성 아미노산은 중추신경계에서 흥분성 신경전달물질이다. 글루타민의 독성은 글루타민 길항물질들을 억제할 수 있어, 저산소증, 간질, 그리고 신경퇴행성 질환과 같은 상태에 관련된 흥분성 아미노산의 독성을 나타낸다.

글루타민은 뇌에서 주요 흥분성 신경전달물질이며, 그 영향은 *자극성 아미노산 수용체*(EAARs)라 불리는 몇몇 아형(subtype) 수용체에 의해 전달된다(그림 16-7). 글루타민 수용체의 두 가지 대표적 아형은 ligand-gated 이온채널(ionotropic)과 G단백질과 쌍을 이루는 것(metabotropic)이다. Ionotropic 수용체는 결합하는 kainate, quisqualate, -amino-3-hydroxy-5-methylisoxazole-4-propionic acid(AMPA), *N*-methyl-*D*-aspartate(NMDA)의 특이성에 의해 더욱 세분화된다. 중추신경계내 글루타민이 들어가면 혈관–뇌 장벽을 조절하고, 혈관–뇌 장벽이 가장 적게 발달하는 뇌실 주위기관에 영향을 준다. 이러한 제한된 접근 부위에서 글루타민은 뉴런에 손상을 주며, 글루타민 의존성 이온 채널을 열고, 신경 팽창과 신경세포의 죽음을 일으킨다. 사람에서 조미료와 같이 다량의 나트륨 글루타민을 섭취하는 것은 얼굴, 목, 가슴에 불타는 듯한 느낌을 주는 "중국 식당 신드롬" 을 일으키는 것으로 알려져 있다.

일본의 해초에서 분리된 고리형 글루타민 유사체인 kainate는 전반적으로 글루타민보다 더한

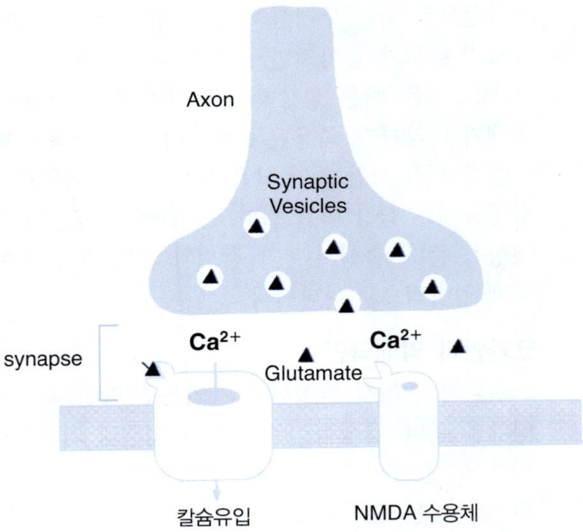

[그림 16-7] ***시냅스의 모식도.*** 시냅스 소낭은 축삭 말단으로 운송되고 시냅스 사이에 방출되어 시냅스 후 세포의 수용체에 결합한다. 흥분성 신경 전달 물질인 글루타민은 그 수용체에 결합하여 칼슘 채널을 열어, 시냅스 후 세포를 자극한다.

독성을 지닌 흥분성 독성물질이며, kainate 수용체에서 분자적 수준으로 구분된다. 글루타민과 같이, kainate는 부분적으로 수상돌기와 뉴런에 손상을 주며, 신경절이나 축삭에는 실질적으로 영향을 주지 않는다. 뇌에 감염된 경우, kainate는 그 부위를 통과하여 모든 섬유들은 파괴하지 않고 뉴런만 파괴시킨다.

글루타민의 analog인 EAAR 작동자 domoic acid에 높은 농도로 노출시키면, 불변의 신경결손 발달을 일으킨다. 급성병은 대부분 소화 장애, 두통, 그리고 단기 기억상실을 보인다. 몇몇 환자들은 만성 기억 상실과 운동 신경병증을 갖는다. 신경퇴행성 중독으로 4주 내에 사망하는 환자들의 신경병증은 대부분 해마와 편도선에서 현저히 나타났다.

흥분성 아미노산의 팽창 부위는 신경독성의 전체 규율에서 특이적으로 같은 여러 특성들에 의해 구체화된다. 독성을 지닌 흥분성 아미노산에 노출되면, 신경손상과 더불어 때론 신경 죽음이 일어난다. 그러나 이 발견에서 암시하는 것은 노출 부위내 화합물의 독성이 확장된다는 것이다. 글루타민의 유사체인 kainate는 여러 다른 신경 독성물과 함께 신경계의 기능과 해부학적인 면을 연구하는 신경생물학자들을 위한 도구가 되었다. 신경세포체에서 부분적으로 활동한다고 여겨지는 kainate는 초기 기술이 국부적인 기능을 밝혀내었던 것과 달리, 뇌의 특이 지역 세포의 기능을 더 잘 이해할 수 있도록 해주었다. 몇몇 신경 퇴행성 질환에 환경적 기여가 있었다는 역학적 증거는 신경계 환경 요소의 영향을 밝히는 데 기여한다.

참고문헌

Albers JW, Berent S(eds) : *Clinical Neurobehavioral Toxicology*. Philadelphia: Saunders, 2000.

Blain PG, Harris JB(eds) : *Medical Neurotoxicology* : *Occupational and Environmental Causes of Neurological Dysfunction.* New York : Oxford University Press, 1999.

Lowndes HE, reuhl K(eds) : *Nervous System and Behavioral Toxicology.* Vol 11, in Sipes IG, McQueen CA, Gandolfi AJ(eds) : *Comprehensive Toxicology.* New York : Elsevier, 1997.

Massao EJ(ed): *Handbook of Neurotoxicoloy*. Totowa, NJ : Humana Press, 2002.

Pentreath VW(ed) : *Neurotoxicology in vitro*. London : Taylor & Francis, 1999.

제17장 안구 및 시각계의 독성 반응

Donald A. Fox and William K. Boyes

CHAPTER 17

요 점

- 독성 화학물질 및 전신 순환약물은 각막, 홍채, 모양체, 수정체, 망막 및 시각신경을 포함하여 안구의 모든 부위에 영향을 미칠 수 있다.
- 안구의 건강을 평가하는 안과학적 절차에는 틈새등 현미경(slit-lamp biomicroscope)과 검안경을 이용한 늘상적인 임상적 검색 평가와 동공 빛반사 검사가 있다.
- 독성물질이 노출된 후 시각기능을 평가하는 전기생리학적 및 신경생리학적 절차는 대부분 시각자극으로 눈을 자극하고 시각반응하는 신경세포에 의하여 발생한 전위를 전기적으로 기록하는 것이다.

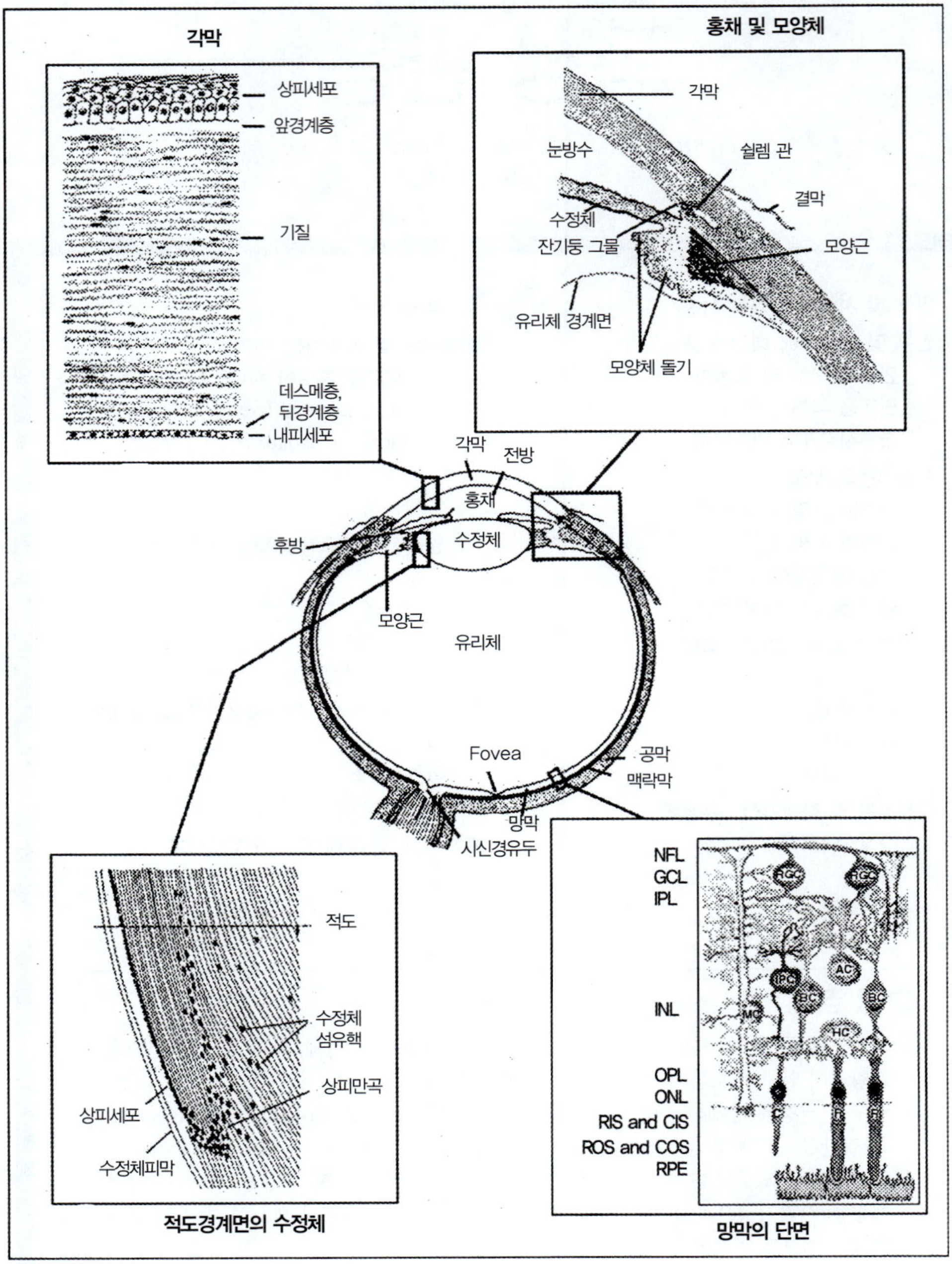

[그림 17-1] ***안구의 개략적인 수평단면 도해 및 중배율 확대를 통한 각막, 홍채 및 모양체, 수정체 및 망막의 상세도.*** 형태학적 특징; 안구약동학, 약력학 및 약물대사에서 각각의 역할 : 각각의 우위에서 약물 및 화학적 요인에 의한 악영향이 교재에서 기술되었음.

안구 및 시각계 독성학 서론

치료약물의 부작용뿐만 아니라 환경 혹은 직업적으로 독성 화학물질, 가스 및 수증기에 노출시, 종종 안구 및 중추 시각계(central visual system)에 기능변화를 유발한다. 특히 망막(retina)과 중추 시각계는 독성 손상(toxic insult)에 취약하다.

안구 및 시각계에 대한 노출

안구 약력학 및 약동학

유독성 화학물질과 전신 순환약물은 안구의 모든 부위에 영향을 줄 수 있다(그림 17-1과 표 17-1). 각막(cornea), 결막(conjunctiva) 및 안검(eyelid)은 종종 화학물질, 가스 및 입자에 직접 노출될 수 있다. 최초 작용부위는 3층 구조인 눈물막(tear film)으로 소수성과 친수성을 모두 가지고 있다. 눈물막 중 최외각에 얇은 층은 눈꺼풀판샘(meibomian gland, 피지선)에서 분비된다. 이 표

표 17-1 전신노출 후에 선택된 외인성 화학물질의 안구 및 중추성 시각계 작용부위

외인성 화학물질	각막	수정체	외망막 RPE	외망막 막대 및 원뿔	내망막 BCs, ACs, IPCs	RGCs 시각신경 혹은 시각로	LGN, 시각피질
Acrylamide				−	−	++	++
Amiodarone	+	+				+	
Carbon disulfide				+	−	++	+
Chloroquine	+		+	+		+	
Chlorpromazine	+	+	+	+			
Corticosteroids		++				+	
Digoxin, digitoxin	+	+	+	++		+	+
Ethambutol				+		++	+
Hexachlorophene				+			
Indomethacin	+		+	+			
Istoretinoin	+						
Lead	+		+	++	+	+	+
Methanol			+	++	−	++	+
Methyl mercury, mercury				+	−	−	++
n-Hexane				+	+		+
Naphthalene		+		+			
Organic solvents				+			+
Organophosphates		+		+		+	+
Styrene				+			
Tamoxifen	+			+		+	

Key : RPE = retinal pigment epithelium(망막색소상피); BC=bipolar cell(두극세포); AC = amacrine cell(무축삭세포); IPC = interplexiform cell(얼기간세포); RGC = retinal ganglion cell(망막신경절 세포); LGN = lateral geniculate nucleus(외측무릎상 핵)

면 지방층은 눈물샘(lacrimal gland)에서 생성된 아래쪽에 위치한 좀 더 두꺼운 수성층을 보호한다. 세 번째 층은 매우 얇은 점액층으로 결막의 술잔세포(goblets cell)에 의하여 분비되며, 눈물의 친수성 층과 각막 상피세포의 소수성 층사이의 경계면으로 작용한다.

무혈관 각막은 내부 안구 구조에 대한 외부 장벽으로 생각된다. 더 큰 전신적인 흡수는 혈관분포가 잘된 결막과의 접촉을 통해서 일어난다(그림 17-2). 사람의 각막은 화학물질이 전방(anterior chamber)에 도달하기 위하여 통과해야 하는 몇 개의 뚜렷한 층을 가지고 있다. 첫 번째 층은 치밀이음부(tight junction)가 있는 증층 편평, 비각화세포인 각막 상피이다. 각막 상피의 투과도는 낮고, 오직 지용성 화학물질만이 이 층을 통해서 쉽게 통과한다. 각막 두께의 90%가 각막기질이며, 물, 콜라겐, 글리코사아미노글리칸(glycosaminoglycans)으로 이루어져 있어서 친수성 화학물질이 이런 두꺼운 층에 쉽게 용해된다. 각막 기질의 내측 변연부는 각막 내피세포에서 분비되는 데스메 막(Descemet' s membrane)으로 불리는 얇은 기저막과 접해 있다. 각막의 가장 내측 층인 각막 내피세포는 지방막으로 둘러싸인 하나의 세포층으로 구성되어 있다. 이온화된 화학물질의 각막 내피세포에 대한 투과도는 비교적 낮다.

안구에서 두 개의 개별 혈관계로 (1) 홍채(iris), 모양체(ciliary bidy) 및 맥락막(choroid)의 혈관바탕을 포함하는 포도막 혈관(ureal blood vessel) (2) 망막혈관(retinal vessel)이 있다. 안구의 전방에는, 홍체 모세혈관의 내피세포와 모양체 상피세포의 비색소성 세포 사이에 비교적 치밀이음부로 된 혈액-방수 장벽(blood-aqueous barrier)이 있다. 모양체 상피세포의 주 기능은 모양체 돌기에 존재하는 혈장 여과액으로부터 눈방수(aqueous humor)를 생성하는 것이다.

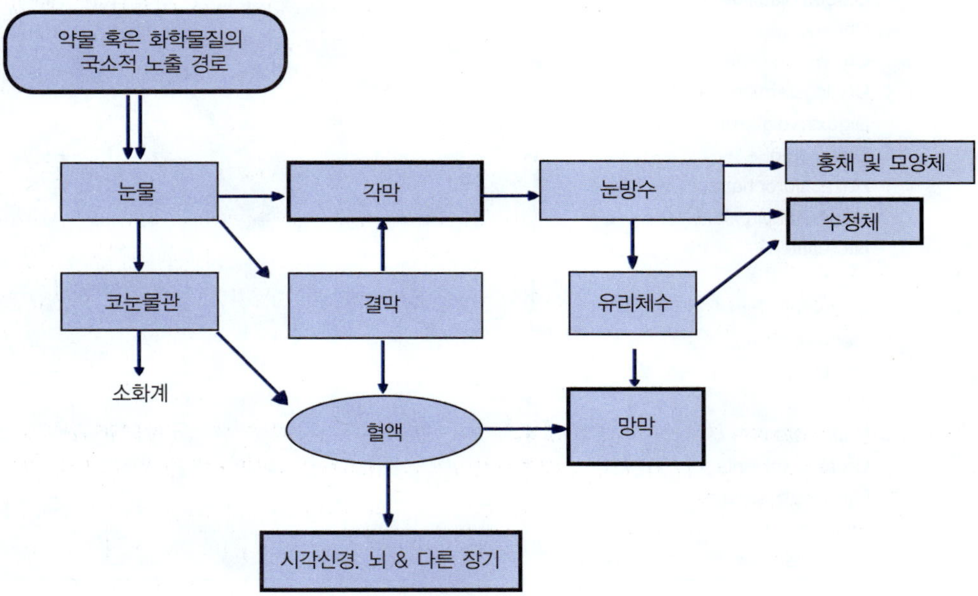

[그림 17-2] ***국소적 경로를 통한 노출 후에 약물 및 화학물질의 안구내 흡수 및 분포.*** 안구에 이어서 시각신경 및 뇌의 구획과 다른 기관 간에 약물 및 화학물질의 이동에 관한 상세한 내용은 본문에서 설명하고 있다.

사람과 널리 이용되는 몇 가지 실험동물(예 : 원숭이, 돼지, 개, 랫드, 마우스)에서, 망막은 즉 맥락막 유래 및 망막 유래의 이중 혈관공급선이 있다. 망막은 외측 얼기층(outer plexiform layer, OPL), 내측 핵층(inner nuclear layer, INL), 내측 얼기층(IPL) 그리고 신경절 세포층(ganglion cell layer, GCL)으로 되어 있다. 망막 혈관에서 모세혈관의 내피세포는 혈액-망막-장벽(blood-retinal-barrier)을 형성하는 치밀이음부를 가지고 있다. 그러나 시각신경판의 수준에서 뇌-망막 장벽은 결핍되어 있다. 그래서 친수성 분자는 혈관밖 공간에서 확산과정을 통해 시각신경(optic nerve, ON) 머리로 들어가서, 이 작용부위에서 선택적 손상을 유발할 수 있다. 외측(outer) 혹은 원위(distal) 망막은 망막 색소 상피(RPE), 간상(rod) 및 원추상(cone) 광수용체 외측 분절(photoreceptor outer segment, ROS, COS) 및 내측 분절(RIS, CIS), 광수용체 외측 핵층(photoreceptor outer nuclear layer, ONL)으로 구성되어 있으며, 혈관분포가 없다. 이 부위의 망막은 RPE 옆에 있는, 짧은 후방 모양체 동맥에 의해서 형성된 치밀한 단층의 창문혈관 그물구조인 맥락막 모세혈관(choriocapillary)에 의하여 혈액공급을 받는다. 알려진 이것들의 구조와 기능과 일치되게, 이 모세혈관은 느슨한 내피세포 접합부와 풍부한 창을 가지고 있어서 매우 큰 단백질에 투과성이 있다.

경구, 흡입, 피부 혹은 비경구적 경로에 의하여 약물과 화학물질에 전신 노출된 후에, 이들 화학물질들은 포도막 혈관 및 망막혈관에 있는 혈액에 의하여 안구의 모든 부위로 분포한다(그림 17-3). 대부분의 화학물질은 맥락막의 혈관밖 공간과 빠르게 평형을 이루고, 이것들은 망막혈관의 RPE와 내피세포에 의해서 각각 망막과 초자체로부터 분리된다. 200-300 Da 이하의 분자량을 가진 친수성 분자는 모양체 상피세포 및 홍채 상피세포를 통과하여 눈방수로 들어간다. 그래서 각막 기질의 정상적인 수화작용과 투명도를 유지하는 세포인 각막 내피세포는 눈방수 및 주변 모세혈관을 통하여 화학물질에 노출될 수 있다. 전신적인 약물 및 화학물질 노출 후에 RPE와 광수용체(photoreceptor)가 망막의 표적부위가 될 가능성이 가장 높다. 그 이유는 맥락막 모세혈관의 내피세포가 50~70 kDa보다 작은 단백질에 투과성이 있기 때문이다. 그러나 RPE의 세포들은 치밀이음부에 의해 세포의 기저측 표면과 결합되어 있어서, 감각신경 망막 내로 큰 분자의 수동투과를 제한한다.

안구 내의 멜라닌은 안구독성에서 특정한 역할을 한다. 첫째, 멜라닌은 홍채의 색소침착세포, 모양체, RPE 및 포도막과 같은 안구내 일부 다른 부위에서 관찰된다. 둘째, 멜라닌은 다환 방향족 탄화수소(polycyclic aromatic hydrocarbon), 친전자물질, 칼슘 및 알루미늄, 철분, 납 및 수은과 같은 유독성 중금속에 대한 높은 결합 친화성을 가진다. 그래서 초기에는 방어적인 역할을 수행하지만 과도한 축적, 장기간 보관 및 멜라닌으로부터 많은 약물과 화학물질의 느린 방출은 독성에 영향을 줄 수 있다.

안과용 약물의 대사

외인성 화학물질의 대사는 이미 잘 알려진 제 1상 및 2상 외인성 화학물질 생체내 대사 효소에 의하여 안구의 모든 부위에서 일어난다. 다른 많은 종에서, 눈물, 홍채/모양체, 맥락막 및 망막에 존재하는 약물 대사효소가 표 17-2에 있다. 이런 효소들의 활성은 동물 종과 안구조직에 따라 다양하지만 모든 수정체는 낮은 생체내 대사 활성을 띤다.

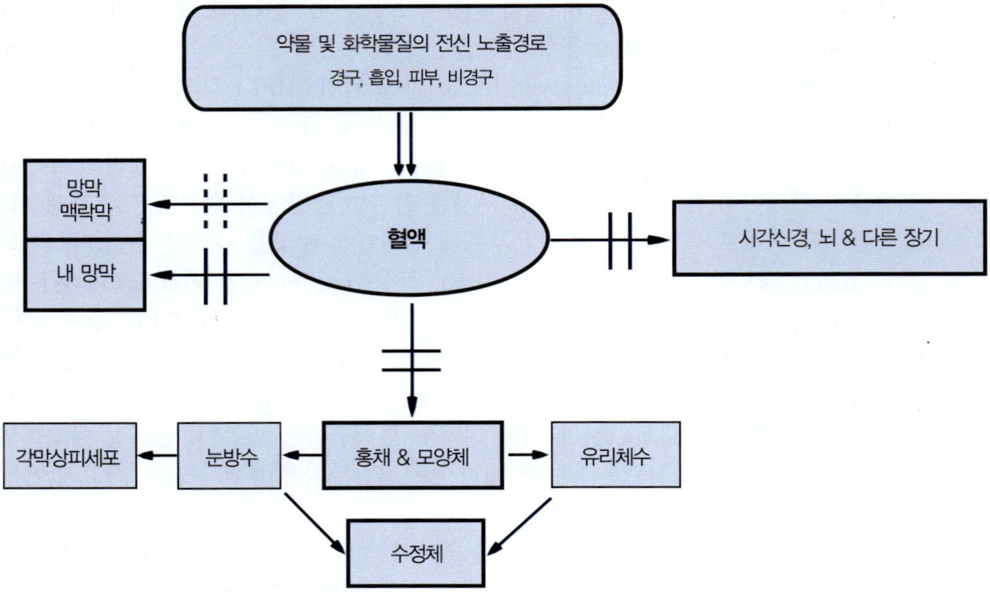

[그림 17-3] ***전신경로를 통한 노출 후에 안구, 시각신경, 뇌 및 다른 기관의 안구 앞부분 혹은 뒷부분 구역에 약물 및 화학물질의 분포.*** 눈의 각 부부과 약물 및 화학물질의 이동에 대한 상세한 사항은 교재에서 논의된다. 이종실선과 이종점선은 눈의 전반부, 망막, 시각신경 및 뇌에 존재하는 각각의 다른 혈액-조직 장벽을 나타낸다.이종실선은 치밀내리세포 접합을 안면에 이중점선은 느슨한 내피세포 접합을 나타낸다.

중추시각계의 약동력학

잠재적인 유독성 화학물질이 중추신경계의 시각구역(visual areas)으로 침투하면, 혈액-뇌 장벽(blood-brain barrier)에 의해서 제어된다(그림. 17-3). 일부 경우에, 유독성 화학물질은 능동수송계의 자연발생 기질을 흉내내어 뇌로 능동적으로 운반될 수 있다. 뇌의 한 부위인 사상판(lamina cribrosa) 근처의 시각신경에는 혈액-뇌 장벽이 결핍된 중추시각계로, 다른 뇌 부위에는 영향을 주지 않은 노출에 의해서도 손상되기 쉽다.

시각기능의 시험

안구자극 및 독성의 평가

일부 추가 및 개정된 안구 자극시험인 Draize test의 표준지침서는 안전성평가를 위하여 사용되는 지침서들의 토대를 마련하고 있다. 전통적으로 Draize test에서 평가에 사용한 실험동물은 알비노 토끼(albino rabbit)이다. 표준작업지침서에 따라, 한 쪽 눈(안구)의 결막주머니(conjunctival sac)로 0.1 ml(액체) 혹은 100 mg(고체)를 주입한 후, 1초 동안 눈을 감긴 채 부드럽게 잡는다. 무처치한 눈이 대조군이 된다. 처치 후, 1, 24, 48 및 72시간에 양쪽 안구를 평가한다. 만일 72시간에 평가시, 처치한 안구에서 손상근거가 있으면, 관찰시간을 연장할 수 있다. 각막, 홍채 및 결막은 가중치 척도에 따라 평가하여 점수를 기록한다. 각막은 혼탁도(opacity) 및 그 면적을 기준으로, 0(영향 없음)에서 4(매우 심함)의 범위에서 점수를 매긴다. 홍채는 부종(swelling), 충혈(congestion) 정도 및 빛에 대한 반사 정도를 포함한 자극에 대하여 0~2까지 점수를 매긴다. 결막은 충혈도(redness, 0~3), 종창(결막부종, 종창, 0~4) 및 분비물(0~3) 정도를 기준으로 점수를 매긴다. 그런 후, 개별 점수에 각막의 경우 5, 홍채 2, 결막 5의 가중치(weighting factor)를 곱하게 된다. 각각의 점수를 합산하는데, 총점은 최대 110점이다. 이런 등급에서 각막은 손상과 관련하여 심한 정도에 따라 총 가능한 점수의 73%를 차지한다.

Draize test는 높은 실험실간 차이, 점수의 주관적 판단, 사람 자극제에 대한 부정확한 예상치, 실험동물에서 과도한 통증 및 고통을 포함하여, 몇 가지 측면에서 결함을 가지고 있다. 이런 결함 때문에 화학물질의 안구 자극성을 평가하는 대체시험법(alternative method) 혹은 전략의 개발을 가져왔다.

Corrositex assay는 화학물질이 생체막 수화 아교질(collagen)을 침투해 들어가는 능력을 평가하는 시험관내 방법으로서 액상화학물질 검색시스템에서 색깔의 변화를 유발한다. 생체막이 없는 상태에서 직접 화학물질을 적용하였을 때, 이 화학물질 검색시스템에서 색깔변화를 일으키지 않는 화학물질은 이 시스템을 가지고 평가하기에는 적절하지 못하다. 그러나 많은 대상 시험화학물질은 액상화학물질 검색시스템에 직접 적용했을 때 색깔변화를 일으키지 않는다는 사실에 의하여 이 시험을 적용하는 것은 제한적이므로 이 시험은 검증되지 않았다. 이 시험은 또한 어떤 경우에는 적용하기에 매우 높은 위양성 결과율(30%)을 보인다.

표 17-2 안구내 외인성 화학물질 대사 효소의 분포

	효소	눈물	각막	홍채/모양체	수정체	망막	맥락막
제 1상 반응	아세틸콜린에스테라아제 (AChE)	+		+		+	+
	알코올 탈수소효소		+		−	+	+
	알데히드 탈수소효소		+		+	+	+
	알데히드 환원효소		+	+	+	+	+
	알도스 환원효소		+		+	+	
	카르복실 분해효소	+	+	+		+	+
	카탈라아제	−	+	+	+	+	+
	구리/아연 과산소디스뮤타아제	+	+		−/+	+	
	CYP1A1 혹은 CYP1A2	+	+	+	−	+	+
	CYP4A1 혹은 CYP4B2		+				
	MAO-A 혹은 B(모노아민 산화효소-A, B)	+		+		+	+
제 2상 반응	글루타티온 과산화효소	−	+	+	+	+	+
	글루타티온 환원효소		+		+	+	
	글루타티온 *S* 전이효소		+	+	+	+	
	N-아세틸 전이효소		+	+	+	+	+

안과학적 평가

안구의 건강상태를 평가하는 많은 안과학적 절차가 있다. 이용가능한 절차에는 매우 늘상적인 임상 검색 평가법에서부터 의도적인 목적으로 이용되는 복잡한 기법까지 다양하다. 안구 부속물의 검사시 안검, 눈물기관, 눈꺼풀(안검을 덮는) 및 안구(안구를 덮는) 결막이 포함된다. 전방구조 혹은 전방 분리에는 각막, 홍채 수정체 및 앞방(anterior chamber)이 포함된다. 후방구조 혹은 *안저(ocular fundus)*에는 망막, 망막혈관, 맥락막, 시각신경 및 공막이 있다. 처음에는 안구 부속기관(adnexa)과 각막의 표면을 나안(맨눈) 및 손전등으로 관찰할 수 있다. 좀 자세한 검사를 위해서는 틈새등 현미경이 필요하며, 만일 수정체를 관찰하기 위해서는 산동제(동공확장 유발)를 사용한다. 틈새등에서 투사되는 얇은 빛줄기의 반사폭은 각막 비후의 적응증으로 각막 부종을 평가하는 데 이용할 수 있다. 각막의 병변은 fluorescein 염색약을 이용하면 이 약이 각막 상피의 궤양이 있는 부위에 저류하므로 더 잘 관찰할 수 있다. 안저 관찰을 위해서는 산동제와 직접 혹은 간접 검안경(ophthalmoscope)이 필요하다.

안구의 안과학적 관찰에는 또한 동공 빛 반사(pupillary light reflex)가 포함될 수 있다. 직접 동공 반사는 밝은 빛을 안구 속에 비추어 안구에서 반사성 동공수축을 관찰하는 것이다. 교감성 동공 반사는 자극하지 않은 안구에서 관찰한다. 직접 및 교감성 동공 빛 반사는 각막세포를 포함한 반사궁의 기능에 의존하며, 경로는 시각신경, 시각교차(optic chiasm) 및 시각로(optic tract, OT)를 통해서 전도되어 덮개앞구역(pretectal area)에 있는 신경절로 투사된다. 동공반사가 없다는 것은 반사경로 중 일부가 손상을 받았다는 표시이며, 직접 혹은 교감성 반사의 차별적 손상은 병변의 위치를 나타낸다. 그렇지만, 동공 빛 반사가 존재한다는 것은 정상적인 시각기능을 나타내는 것은 아니다. 동공반사는 상당한 정도의 망막손상 시에도 유지될 수 있다. 그 외에 시각피질과 같은 반사경로를 벗어난 시각 부위에서의 병변은 반사 기능에 손상을 주지 않을 수 있다.

전기 생리학적인 기술

독성학적 측면에서 시각 기능을 평가하는 대부분의 전기생리학적 혹은 신경생리학적 절차는 시각자극으로 안구를 자극하고 시각적으로 반응성있는 신경절이 생성한 전위를 전기적으로 기록하는 것이다. 가장 일반적으로 사용하는 절차에는 섬광유발 망막전위도(flash - evoked electroretinogram, ERG), 시각유발전위(visual-evoked potentials, VEPS) 및 빈도는 낮지만, 눈전위도(electrooculogram, EOG)가 있다.

ERG는 전형적으로 짧은 섬광에 의하여 유발되어 각막에 직접 연결한 전극으로부터 기록한다. 전형적인 ERG의 파형에는 광수용체의 활성화를 나타내는 a파, 망막의 두극세포의 활성도와 관련되어 Muller 세포에서 막 전위의 변화를 나타내는 b파가 있다. ERG의 일련의 표준절차로 (1) 암순응 안구(dark-adapted eye)에서 오직 막대형 감수기의 기능을 반영하는 반응, (2) 암순응 안구에서의 최대 반응, (3) 원추형 광수용체에 의해서 발생된 반응, (4) 진동전위(oscillatory potential) 및 (5) 빠르게 반짝거리는 빛에 대한 반응을 기록한다.

섬광에 의해 생성되는 VEPS는 시각 피질상의 전극으로부터 기록되어 retinogeniculostriate pathway의 활성과 시각피질 세포의 활성을 나타낸다. Pattern-elicited VEPs(PEPs)는 사람 임상 평가에서 널리 사용되며, 진단적 가치를 가지고 있다.

EOG는 주로 RPE에서 유래하는 전, 후 사이의 전위차에 의해서 생긴다. EOG의 크기는 조명의 세기와 RPE의 건강상태 사이의 함수관계에 있다. 안구 측면 혹은 복측선으로 피부에 있는 전극이 안구 양극의 상대적 위치가 변함에 따라, 안구운동과 관련된 전위변화를 측정한다. 그래서 EOG는 RPE 상태를 평가하고 안구운동을 측정하는 목적을 가지고 있다. 안구운동 결함이 뇌에서 발생한 전기적 힘으로 잘못 해석하지 않도록, EOG 또한 다른 뇌 전위를 기록하는 동안 안구운동을 관찰하는데 사용된다.

행동 및 심리학적 기술

행동시험 과정은 전형적으로 시각적 자극의 매개인자를 변화시킨 후, 실험대상이 자극을 식별하거나 인지할 수 있는지 결정한다. *대비 감도(contrast sensitivity)*란 회색빛의 미세한 음영 혹은 크기가 다른 일련의 시각 패턴 혹은 굴모양 윤곽에서 전체패턴의 조도변화와 같은 조도대비에서의 작은 차이를 해상할 수 있는 능력을 말한다. 대비감소 기능은 시각계의 시각적 특징과는 대조적으로 주로 신경에 의하여 좌우된다. 시력 및 대비감도의 측정은 신경독성 물질에 잠재적으로 노출될 수 있는 사람의 실증조사를 위하여 권장되어 왔다.

색각결함은 선천적 혹은 후천적이다. 약물 및 화학물질 노출에 의하여 유발되는 것과 같은 색각에서 대부분의 후천적 결함은 청-황색 감별능력 저하로 시작된다. 낮은 농도 노출이 증가 혹은 지속됨에 따라, 색각혼란은 역시 적-녹색 축으로 진행할 수 있다. 선천성 청색맹은 드물기 때문에, 일반적으로 청색-황색 결함이 후천적 결함이다. 일반적으로, 외망막의 기능장애는 청색-황색 결함을 유발하는 반면에 내망막 및 시각신경의 기능장애시 적색-녹색 지각장애를 유발한다. 시각피질에서 양측성 병변 때문에 또한 얼굴인식불능증(prosopagnosia)을 유발할 수 있다.

인체의 독성평가에서 색각(color vision)의 평가에는 Farnsworth D-15의 고채도 색상 혹은 Lanthony 저채도 패널 D-15의 저채도 색상을 이용하는 Farnsworth-Munson 100 색상(FM-100) 검사와 단순화된 15 칩 검사가 있다. Farnsworth-Munson 검사과정에서는 점차 색깔이 변하는 순서대로 85개의 칩을 배열한다. 연속하는 칩의 상대 색도치는 비정상적으로 칩을 배열하는 색깔 인식에서의 결손 칩을 유발한다. 패턴을 통하여 색깔인식 이상의 특징을 보여주게 된다. FM-100은 진단학적으로 더 신뢰성이 높지만 유사한 효율성이 훨씬 좋은 Farnsworth와 Lanthony 시험보다 투여하는데 시간이 훨씬 많이 소요된다. Lanthony D-15의 저채도 색상이 색각에서 미묘한 후천성 결손을 잘 식별할 수 있도록 만들어졌다.

표적부위 및 작용기전 : 각막

각막은 3가지 기능을 가지고 있다. 첫째, 명확한 굴절표면을 제공해야 하며, 시각상이 망막에 초점이 형성되도록 각막의 구비율(curvature)은 교정되어야 한다. 둘째, 안구의 고유한 형태를 유지할 수 있도록 인장강도를 제공한다. 셋째, 잠재적인 유독성 화학물질을 포함하여 외부인자로부터 눈을 보호한다.

각막은 파장 310(자외선)과 2500(적외선) 사이에서 투명하다. 이런 파장 범위 아래의 자외선에 노출되면, 각막이 손상받을 수 있다. 각막은 거의 270 nm의 파장에서 가장 민감하다. 지나치게 자외선에 노출되면, 고전적인 예인 용접광 화상(welder' s arc burn)을 동반한 광각막염(photokeratitis) 및 각막의 병변을 유발한다. 또한 각막은 화학물질에 국소적 혹은 전신적으로 노출되는 경우, 손상받을 수 있다.

안구에 화학물질이 직접 노출되면 의학적으로 응급처리가 필요하다. pH 2.5 혹은 11.5 인 화학물질의 경우 심한 안구손상과 영구실명을 유발할 수 있다. 각막상피까지도 손상을 받게 되면, 복구 및 회복이 느리다. 가장 중요한 치료법은 다량의 물이든 생리식염수든 쉽게 사용할 수 있는 것으로 즉시 그리고 충분히 세척하는 것이다. 안구의 손상정도와 완전한 회복 능력은 화학물질의 성질, 노출 농도 및 기간 그리고 초기 세척 속도 및 정도에 달려있다.

산

임상적으로 안구손상을 유발하는 경향에서 가장 중요한 산성 화학물질들로는 불산, 아황산, 황산 및 크로믹산이 있고 그 다음으로 염산, 질산 그리고 초산이 있다. 약산 혹은 강산의 희석액과 접촉하는 경우 손상은 경미할 수 있다. pH 2.5~7사이의 화학물질은 통증 및 자통(stinging)을 유발하지만 단지 짧게 접촉만 하는 경우, 지속적인 손상을 유발하지 않는다. 경미한 화상 이후에, 각막상피는 각막 기질의 결막부종에 따라 혼탁해질 수 있다. 경미한 화상 이후에는 전형적으로 각막상피의 빠른 재생에 이은 완전한 회복을 보인다. 더 심한 화상의 경우, 각막 상피 및 결막은 혼탁해지고 괴사되며, 며칠간의 경과 중에 분해할 수 있다. 심한 화상의 경우, 각막 신경 말단이 파괴되므로 통증은 보이지 않을 것이다.

염기 혹은 알칼리

염기 pH를 가지는 화학물질은 강산보다 안구에 훨씬 심한 손상을 유발할 수 있다. 손상의 빈도 및 정도로 보아 임상적으로 중요한 화학물질 중에는 암모니아, 수산암모니아, 가성소오다), 부식성 칼륨, 석회 및 수산마그네슘이 있다. 부식성 물질이 매우 위험한 이유 중의 하나는 안구조직을 빠르게 침투할 수 있기 때문이다. 이런 물질들의 독성은 pH 때문이다. : 즉 그것들은 pH가 증가함에 따라 독성이 증가한다. 노출 후 빠르고 광범위한 세척 및 입자가 있는 경우 제거하는 것이 선택할 수 있는 응급치료이다.

부식성 화상에서는 손상의 2가지 형태를 관찰할 수 있다. 1주일 이내의 노출에 의한 급성단계가 있다. 손상정도에 따라 노출에 의한 직접 손상은 각막 및 부속기관에서 관찰할 수 있으며 또한 홍채, 모양체 및 수정체의 손상도 가능하다. 강알칼리 화학물질은 지방막을 파괴하여 괴사, 콜라겐 기질의 수화 및 각막 종창을 유발한다. 안압이 증가할 수 있다. 반대로 만일 알칼리 화상이 모양체를 포함하여 손상을 받으면, 안압은 눈방수 형성 감소에 의하여 감소할 수 있다. 손상의 급성단계 이후에는 전형적으로 각막이 복구되기 시작한다. 복구과정에는 각막상피세포의 재생과 함께 혈관신생이 관련될 수 있다. 그러나 알칼리에 의한 화상 후, 거의 2~3주에 각막 기질 손상에 의한 궤양은 다형핵 백혈구, 섬유아세포의 염증성 침윤 및 분해성 단백분해효소의 방출에 의하여 종종 발생한다. 기질성 궤양은 보통 각막상피가 회복될 때 중지한다.

유기용매

유기용매가 튀어 안구로 혼입되었을 때, 결과는 전형적인 고통스런 즉각 반응이다. 용매에 안구가 노출되면, 다량의 물로 세척하여 빠르게 치료해야만 한다. 지방에 매우 잘 녹는 용매는 각막 상피세포에 손상을 줄 수 있고 각막 기질의 종창을 유발한다. 대부분의 유기용매는 각막에 최소 화학물질에 의한 화상을 유발한다. 대부분의 경우, 각막 상피세포는 노출 후 며칠 내에 회복되며, 잔여손상은 없다. 용매 수증기에 노출되면 각막 상피세포에서 작은 투명한 공포를 생성하며 이것은 무증상이거나 중등도의 세척 및 눈물흘리기와 관련이 있을 수 있다.

표면활성제

표면활성제 분자의 한쪽 끝은 수용성이고 다른 쪽 끝은 지용성을 가짐으로 물에서 지방성 물질을 용해시키고 또한 물의 표면장력을 감소시키는 것을 도와준다. 비누, 샴푸, 계면활성제, 화장품 및 유사한 화장용품 중의 이러한 물질을 광범위하게 사용하면, 안구조직에 대한 노출기회가 많아지게 된다. 많은 이런 물질들은 안구에 자극성 혹은 손상을 보인다. 일반적으로 양이온 표면활성제는 다른 형태보다 자극성이 강하고 훨씬 손상을 유발하며, 음이온 표면활성제는 중성보다 더 손상을 유발한다. 의도적인 방법으로, 이런 화학물질들을 수성 및 지방 매질에서 용해될 수 있으므로, 그것들은 각막의 수용성 및 지방의 이중막을 쉽게 침투한다.

표적부위 및 작용기전 : 수정체

안구의 수정체는 망막위 시각상의 초점을 잡는데 중요한 역할을 수행한다. 수정체는 탄성피막에 둘러싸여 동공과 유리체액(vitreous humor)에 위치한 양볼록(biconvex) 투명체이다(그림. 17-1). 성숙한 수정체는 치밀한 내측 핵부위를 가지며 수정체 피질로 둘러싸여 있다. 가시광선에 대한 수정체의 높은 투명도는 거의 2/3는 물이고 1/3은 단백질인 화학구성성분과 수정체 단백질의 특이한 구조 때문에 나타난다. 영양분은 눈방수 및 유리체액에서 공급을 받아 세포간 틈새형 이음(gap-type junctions)계를 통해서 수정체 물질로 이동된다. 수정체는 전해질 및 이온평형을 세심하게 유지하는 대사적으로 활성을 가진 조직이다. 노쇠한 세포가 중심부의 핵부위로 농축됨에 따라 새로 생성된 세포는 수정체의 상피 변연부로 첨가되면서, 수정체는 생존기간 내내 지속적으로 성장을 한다. 수정체의 극적인 성장은 증가하는 무게로 예시할 수 있다 : 20세에 거의 150 mg에서 80세에 250 mg이 된다.

백내장(cataracts)은 수정체의 광학적 투명도가 감소하여 결국에 기능적 시각장애를 유발한다. 백내장은 모든 연령에서 발생할 수 있다; 이것은 또한 선천성인 경우도 있다. 백내장이 발생할 위해인자에는 노화, 당뇨, 낮은 항산화제 수준 및 다양한 환경인자에 노출이 있다. 환경인자로는 자외선 및 가시광선 조사, 창상, 흡연 및 국소 및 전식적으로 다양한 약물 및 화학물질에 노출이 있다. 백내장의 발생을 설명할 수 있는 가설로 몇 가지 다른 작용기전이 있다. 고분자량 응집물의 형성이 단백질의 thiol기의 산화가 관련되어 있고 이것으로 인해 수정체 투명도의 감소 및 막 수송과 투과도의 손상을 유발한다.

피질스테로이드

피질스테로이드(corticosteroid)를 국소 혹은 전신적으로 처리하면 백내장을 유발한다. 백내장을 유발하는 2가지의 제안된 기전이 있다. 피질스테로이드는 수정체 상피세포의 전해질 평형에 변화를 주어 정상적인 수정체 상피세포의 구조를 파괴하여 외측상피세포 경계 사이에 틈새가 발현하게 된다. 또 다른 이론은 피질스테로이드 분자는 수정체의 결정 단백질과 결합하여 빛을 산란시키는 복합체인 피질스테로이드-결정 부가물을 생성한다.

빛

가장 중요한 산화제는 가시광선과 특히 UV-A(파장 320~400 nm) 및 UV-B(파장 290~320 nm)와 같은 자외선 및 다른 형태의 전자기선이다. 빛과 자외선에 의한 광산화는 반응성이 강한 산소분자를 형성하고 시간에 따라 축적할 수 있는 산화적 손상을 유발한다. 고에너지 UV-C(1002~290 nm)는 훨씬 더 손상을 일으킨다. 해수면에서 대기는 사실상 모든 UV-C와 태양광선으로부터 유래한 UV-B의 작은 분획 거의 대부분을 여과한다. 각막은 280 nm 이하 파장을 가진 빛은 약 45%, 반면 320~400 nm 사이의 파장을 가진 빛의 약 12%를 흡수한다. 수정체는 300~400 nm사이의 빛 대부분을 흡수하고 400 nm 이상의 빛은 망막으로 투과한다. 수정체에 빛 에너지가 흡수되면 수정체는 황갈색 착색을 일으키는 fluorophores와 색소발생을 포함하여 다양한 광반응이 시작된다. 식기세척기 혹은 전자레인지에서 발생하는 적외선에 충분히 노출되면 또한 안구조직의 직접적인 가열을 통해서 백내장을 유발한다.

나프탈렌

사고로 나프탈렌에 노출되면 피질성 백내장 및 망막변성을 유발한다. 대사산물인 1,2-dihydro-1,2-dihydroxynaphthalene(naphthalene dihydrodiol)이 백내장 유발 물질이다. 많은 연구결과 랫드 수정체에서 aldose 환원효소는 naphthalene dihydrodiol을 형성시키는 효소이고, aldose reductase 억제제로 처리하면 나프탈렌에 의한 백내장을 예방할 수 있다.

페노티아진

페노티아진(Phenothiaxines) 약물을 투여받은 정신분열증 환자는 안구와 피부에 색소침착이 일어난다. 페노티아진은 멜라닌과 결합하여 햇빛과 반응하는 빛에 민감한 물질을 형성하여 수정체와 각막에 침착시킨다. 색소침착의 양은 최대 추정 용량기준인 연간 투여량과 함께 약물의 농도와 관련이 있다. 더욱 최근의 역학조사 결과 클로프로마진과 항정신병제가 아닌 페노티아진의 사용에 의한 백내장의 위해성에서 용량 의존적인 증가를 증명하였다.

표적부위 및 작용기전 : 망막

성숙한 포유동물의 망막에는 분명한 9개의 층과 RPE, 10가지 주요한 신경절 및 아교(glial) 기능을 가진 3가지 세포가 포함되어 있다(그림 17-1). 신경성 망막의 9개층에는 내경계막(internal limiting membrane, nerve fiber layer, NFL), 신경절 세포층(ganglion cell layer, GCL), 내망상층(inner plexiform layer, IPL), 내핵층(inner nuclear layer,INL), 외망상층(outer plexiform layer, OPL), 외핵층(outer nuclear layer, ONL), 막대 및 원뿔 광수용체 내분절층(rod and cone photoreceptor inner segment layer, RIS, CIS)과 막대 및 원뿔 광수용체 외분절층(rod and cone photoreceptor outer segment layer, ROS, CCS)이 있다. RPE는 혈관성 맥락막에 연접해 있는 부르크 막(Bruch' s membrane)에 위치한 단층의 입방상피세포이다. RPE와 광수용체 외분절 사이에 뇌실과 유사한 망막밑 공간이 있다. 신경절의 주요한 형태로 막대(R) 및 원뿔(C) 광수용체, ON-막대와 ON-원뿔 양극세포(BCS), OFF-원뿔 양극세포, 수평세포(HCs), 무축삭세포(ACs)의 많은 아형, 얼기간세포(interplexiform cell, IPC) 그리고 망막신경절 세포가 있다. 아교세포 기능을 가진 3가지 세포는 Muller cell(MCs), 섬유 별아교세포 및 미세아교세포가 있다. MCs의 세포체는 내핵층에 있다. 치밀판을 따라, 근위 혹은 내측 망막에서 MCs의 종족(end feet)은 뇌의 연질막 표면과 유사한 망막의 내경계막을 형성한다. 원위 망막에서, MC 종족은 광수용체 및 부착띠와 만나, 외핵층과 RIS/CIS 사이에 위치한 외경계막을 형성한다.

포유류 망막은 독성물질에 의한 구조적 그리고(혹은) 기능적 손상에 매우 민감하다. 그 이유는 (1) 내측망막 부위뿐만 아니라 원위 혹은 외측망막에 공급해주는 매우 창이 많은 맥락막모세혈관의 존재 (2) 특히 광수용체에서 매우 높은 산화적 사립체 대사속도 (3) 높은 막대 및 원뿔 외측분절의 일일 전환 (4) 연관된 증후군 및 대사질환뿐만 아니라 선천성 망막 퇴행위축에 의한 변성에 대한 막대 및 원뿔의 높은 민감도 (5) 특수 리본 연접 및 연접 접촉부위의 존재 (6) 광범위한 글루탐산, GABA 및 글라이신 작동계를 포함하여 많은 신경전달물질 및 신경조절계의 존재 (7) 정보-신호전달 과정에서 이용되는 많은 그리고 매우 특이화된 틈새이음의 존재 (8) 맥락막과 RPE 그리고 또한 홍채와 동공에 멜라닌의 존재 (9) 뇌의 회백질보다 10배까지 매우 높은 맥락막의 혈류 속도 (10) 일부 화학물질과 자외선 및 가시광선과의 부가적 혹은 협력적 독성작용이 있다.

각각의 망막층은 일반적인 작용 외에도 특정한 독성작용을 가지고 있다. 이런 변화 및 결손은 시각영역 결손에만 국한되는 것이 아니며, 야맹증과 같은 암순응 시각 결손과 색깔 인식의 감소, 시력의 감소, 황반 및 전신성 망막부종, 망막출혈 및 혈관수축, 색소성 변화와 같은 암순응, 원뿔매개 결손에 대한 역치 증가를 포함한다.

전신적으로 투여한 치료약물의 망막독성

Chloroquine 및 hydroxychloroquine

Chloroquine 및 hydroxychloroquine은 비가역적인 망막기능의 소실을 유발한다. Chloroquine, desethylchloroquine 및 hydroxychloroquine은 멜라닌에 대하여 높은 친화력을 가진다. 이런 성

질 때문에 약물투여 중에 그리고 투여 후에 맥락막과 RPE, 모양체 및 홍채에 이들 약물들이 축적하게 되는 것이다. 이런 약물들, 특히 chloroquine에 대한 망막의 노출기간이 길어지면, 비가역성 망막병변을 유발할 수 있다. 매일 400 mg 이하로 hydroxychloroquine에 노출되면 지속적인 치료이후에도 거의 혹은 전혀 망막병변을 유발하지 않는다.

Chloroquine에 의한 망막병변을 동반하는 임상증상은 초기와 후기단계로 나눌 수 있다. 초기변화에는 (1) 육안적으로 반점(macula)을 포함한 부위에 진한 색소침착을 보이고 그 주위를 투명한 탈색소 침착띠와 또다른 색소침착 띠가 교대로 둘러싸여 있는 질병특유의 "소눈모양 망막(bull' s-eye retina)" (2) EOG의 감소 (3) 주변망막에 과립성 색소침착 가능 (4) 희미한 시력과 글자를 식별함에서의 문제와 같은 시각적 질환이 있다. 약물 노출 중에 혹은 노출을 중지한 후에도 발생할 수 있는 후기증상에는 (1) 진행성 암점 (2) 상부측면분면(quadrant)이 시작되는 주변부위의 위축 (3) 망막동맥의 협소 (4) 색맹증 및 야맹증 (5) 전형적인 망막 색소 모양의 부재 (6) 매우 비정상적인 EOG 및 ERGs이 있다. 이런 후기 증상은 비가역적이다.

Digoxin과 digitoxin

심배당체(cardiac glycoside)인 digoxin과 digitoxin은 시력감소, 섬광암점(flickering scotomas) 및 색각 변화와 같은 시각계 이상을 유발한다. 광수용체는 심배당체인 digoxin과 digitoxin의 주요 표적부위이다. 망막은 모든 안구조직에서 Na^+, K^+-ATPase의 수가 가장 많은 부위이다.

인도메타진

1~2년 동안 매일 indomethacin 50~200 mg을 만성적으로 투여하면 각막혼탁, 중심와주위 RPE의 분리색소 산란, 황반부근 탈색, 시력 예민도의 감소, 시상의 변화, 암순응 역치값의 증가, 청황색 결손 및 ERG와 EOG 진폭을 감소시키는 것으로 보고되고 있다. 암순응 명순응 조건하에서 보다 암순응 암순응 조건하에서 더 큰 변화를 관찰할 수 있으며, ERG에서 a와 b 파의 진폭감소를 보고하였다. 약물치료를 중지할 때 비록, 색소성 변화는 비가역적이지만, ERG 파형 및 색각 변화는 거의 정상으로 돌아간다. 망막독성의 기전은 밝혀지지 않았다.

타목시펜

만성적으로 고용량 치료시(2년 동안 매일 180~240 mg) 황반 및 황반주위 부위에서 광범위한 축삭변성을 유발한다. 축삭변성이 비가역적이기 때문에 임상증상으로는 시력의 영구 감소 및 비정상적인 시상을 보인다. 만성적인 저용량(20 mg/일) 타목시펜을 처리하면 최소한의 시각 기능 변화를 동반하면서 각막병변의 발생률이 조금 감소한다. 저용량 타목시펜 치료를 중지한 후에 각막혼탁 및 망막병변을 제외하고, 대부분의 각막병변과 망막변화는 원래대로 돌아온다.

알려진 신경독성물질의 망막독성

무기납

사람에서 납 중독(평균 혈중 납 농도 80 $\mu g/dl$)은 약시, 실명, 시각신경염 혹은 위축, 주변 및 중심암점, 안구 근육 마비 및 시각기능의 감소를 유발한다. 납의 낮은 노출 수준(평균 혈중 납 농도 10~20 $\mu g/dl$)에서 중등도의 노출 수준(혈중 납 농도 21~60 $\mu g/dl$)이면 직업적으로 노출된 공장

근로자 그리고 발생학적으로 노출된 원숭이 및 랫드에서 암순응 및 일시적인 시각계 결손을 유발한다. 높은 납의 수준은 직접적이고 유해하게 망막과 시각신경에 영향을 주는 반면에, 낮은 수준은 주로 막대 광수용체와 그 경로에 영향을 주는 것과 같이 직업적인 납 노출은 망막에서 농도 및 시간 의존적인 변화를 일으킨다. 게다가 한 연구결과 대부분의 경우, 이런 망막성 및 안구운동 변화는 혈중 납 농도와 상호관련이 있으며, 관찰가능한 안과학적 변화, 중추신경 증상 및 비정상적인 수행검사 점수가 없는 경우에도 발생한다. 그래서 이런 일시적인 시각기능 측정은 무기 납에 의한 신경독성 효과의 조기 검색을 위하여 매우 민감한 것 중의 하나일 수 있다.

메탄올

개미산(formic acid)은 사람, 원숭이 및 랫드에서 관찰되는 망막성 및 시각신경 독성뿐만 아니라 대사성 산증을 매개하는 독성 대사산물로 엽산대사 능력의 감소를 동반한다. 사람과 사람이 아닌 영장류는 개미산을 산화시키는 능력이 제한되어 있기 때문에 메탄올에 의한 신경독성에 매우 민감하다. 독성은 몇 개의 단계로 일어난다. 처음에 경미한 중추신경 억압이 일어나며 그 후 증상이 없는 12~24시간의 잠복기에 이어, 개미산에 의한 산혈증, 비보상성 대사성 산증, 안구 및 시각 독성, 혼수 및 폐사의 증상을 보인다. 급성 메탄올 중독시, 망막과 시각신경에서 심하고 영구적인 구조적인 변화와 시각적 예민함 및 민감도의 감소에 따른 희미한 시력부터 실명에 이르기까지 시각 손상을 유발한다. 개미산염은 직접적으로 막대 및 원뿔 광수용체뿐만 아니라 뮬러 신경아교세포 기능에 유독한다. 개미산염 독성의 기전은 광수용체, 뮬러 신경아교세포 및 시각신경에서 산화적 인산화 과정을 파괴하는 것과 관련이 있다.

유기용매

유기용매는 색각결손, 대비감도의 감소 및 시각-운동능력의 변화 외에 막대와 원뿔에서의 구조적 변화를 유발한다. 용량반응에 의한 색각소실 및 대비감도 기능의 감소는 트리클로르에틸렌, 알코올, 자일렌, 톨루엔, n-핵산, 이것들의 혼합물 및 그 외 다른 유기용매에 노출된 근로자에게서 발생한다. 유해작용은 보통 작업장 노출한계 이상의 농도에서만 발생한다.

유기인산염

다양한 유기인산염은 망막독성과 만성 안구손상을 유발한다. 유기인산염에 의한 망막독성의 근거는 펜티온(dimethyl 3-methyl-4-methylthiophenyl phosphorothinate)에서 가장 강력하다.

표적부위 및 작용기전 : 시각신경 및 시각로

시각신경(ON)은 주로 망막신경절 세포(retinal ganglion cell, RGC)와 축삭으로 구성되어 있어 망막에서 중추신경내의 몇 개의 다른 해부학적 목적지로 시각정보를 운반하다. 시각신경의 장애는 *시각신경염(optic neuritis)*, 손상의 경우 시각 *신경병증(optic neuropathy)* 혹은 변성의 경우 시각신경 위축이라고 명명할 수 있다. *안구후 신경염*이란 안구의 뒤에 있는 시각신경의 안와부분의 염증 혹은 관련을 말한다. 시각신경 질환의 증상 중에 시각적 예민성, 대비감도 그리고 색각감소가 있다. 시각신경에서 관찰되는 독성작용는 시각신경 섬유자체 혹은 시각신경에 축삭을 공급하는 RGC 세포체에 손상으로부터 유래할 수 있다. 많은 유독성 혹은 영양성 장애는 시각신경에 불리하게 작용할 수 있다. *알코올- 담배 약시(amblyopia)* 혹은 단순히 *유독성 약시*로 불릴 수 있는 조건은 습관적으로 이런 물질의 과다 사용자에서 관찰할 수 있으며, 영양결핍과 밀접한 관련성이 있다.

아크릴라마이드

아크릴라마이드 단량체에 노출되면 말초신경과 척수의 커다란 직경의 축색돌기에서 말단 축삭 병증을 유발한다. 아크릴라마이드 노출에 따른 시각효과는 실제로 말초 신경병증을 유발하기에 충분한 농도 치에서 발생한다.

이황화탄소

이황화탄소(CS_2)는 말초 및 중추신경계에 손상을 준다. 시각계에서 CS_2에 노출된 근로자는 망막혈관에서의 병변을 동반한 시각기능의 소실을 경험할 수 있다. 중심암점(central scotoma), 말초시각계에서 시력의 억압, 시각신경 위축, 동공성 장애, 희미한 시각 및 색깔인식의 장애 모두가 보고되어 왔다. CS_2에 의해서 유발된 막성 및 시각신경병변은 아마 간접적인 혈관병변의 결과가 아닌 직접적인 신경병리학적 작용이다.

Ethambutol

Ethambutol의 D형 이성질체는 청색-황색 및 적색-녹색 색각이상, 대비감도의 감소, 시력 감소 및 시각계의 소실과 같은 시각계에서의 용량의존적 변화를 유발한다. 비록, 손상된 적색-녹색 색각이 가장 흔하게 관찰 및 보고되는 주요 호소증상이지만, 초기 시각 증상은 대비 민감도 및 색각의 감소이다. 증상들은 주로 안구후 신경염(예 : 시각신경염)의 2가지 형태 중 하나와 연관되어 있다. 거의 모든 경우에 관찰되는 가장 흔한 형태는 중추 시각신경 섬유에 영향을 주며 전형적으로 시각계에서 중심 혹은 중심부근 암점을 유발하며, 적색-녹색 색각의 손상과 시력 감소와 관련이 있으며, 반면 두 번째 형태는 말초 시각신경 섬유에 영향을 주어 전형적으로 주변암점과 시각계 소실을 유발한다.

표적부위 및 작용기전 : 중추시각계

대뇌 피질의 대부분은 시각 정보의 인식과 관련되어 있다. V1, Brodmann' s area 17 혹은 줄무늬 피질로 불리는 주요한 시각피질은 시상 및 또는 위둔덕(superior colliculus)으로부터 시각적 정보를 가진 주요 투사정보들을 수용한다. 시상으로부터의 신경절은 시각피질로 연결되어, 망막에 있는 수용영역 기원의 지역적 대표성을 유지한다.

납

잘 기록된 납에 의한 망막에 대한 영향 외에, 성인기 혹은 출생전후기 발육 동안 납에 노출되면 사람, 영장류 및 랫드의 시각 피질에서 구조적, 생화학적 및 기능적 결손을 유발한다. 출생부터 혹은 태아기에서 6세 때까지 고용량의 납에 노출된 원숭이에서 정량적 형태계측 연구결과, 시각피질(영역 V1 및 V2), 세포부피 밀도 및 피라미드형의 신경절 속의 초기 가지 수가 감소됨이 밝혀졌다. 이런 변화 때문에 부분적으로 납이 노출된 유아, 작업자, 원숭이 및 랫드에서 섬광 및 패턴-역전 유발 전위에서 진폭의 변화 및 잠복기 치수 그리고 납에 노출된 유아에서 시각기능을 평가하는 작업의 변화를 유발하게 된다.

메틸수은

시각 결손은 성인에서 유기 수은 중독의 두드러진 특징이다. 유기수은에 중독된 사람들은 시야(주변암점)의 두드러진 그리고 진행성 수축을 경험한다. 시각계의 협착은 납이 긴 터널을 통해서 바라보고 있는 인상을 줌으로 관모양 시야라고 불린다. 손상은 말초 시야를 도와주는 원발성 시각피질 부위에서 가장 심하며, 중추시각을 나타내는 피질부위의 상대적 부족을 동반한다. 유기수은에 의하여 중독된 사람들은 또한 말초성 시야손실에 의하여 발생하는 야간시력 불량을 경험한다.

참고문헌

Ballantyne B: Toxicology related to the eye, in Ballantyne B, Marrs TC, Syversen T (eds): *General and Applied Toxicology*. New York: Mcgraw-Hill, 1999, pp 737-774.

Bartlett JD, Jaanus SD: *Clinical Ocular Pharmacology*. Boston: Butterworth-Heinemann, 3d ed. 1995.

Hart WM: *Adler' s Physiology of the Eye*, 10th ed. St. Louis: Mosby-Year Book, 2002.

Laspalus P, Garaffo RG: Ocular pharmacokinetics, in Hockwin O, Green K, Rubin LF (eds): *Manual of Oculotoxicity Testing of Drugs*. Stuttgart, Germany: Gustav Fischer Verlag, 1992, pp 119-136.

Leibowitz HM, Waring GO (eds): *Corneal Disorders, Clinial Diagnosis and Management*, 2d ed. Philadelphia: Saunders, 1998.

Spector A: Oxidative stress and disease. *J Ocul Pharamacol Ther* 16:193-201, 2000.

제18장 심장 및 혈관계의 독성 반응

Kenneth S. Ramos, Russell B. Melchert, Enrique Chacon and Daniel Acosta, Jr.

CHAPTER 18

요 점

- 심장기능에서 전형적인 화학물질에 의한 장애는 심박동(chronotropic), 수축성(inotropic), 전도(dromotropic), 흥분도(bathmotropic)로 구성되어 있다.
- 이온이동 혹은 항상성을 파괴하는 모든 외인성 화학물질은 주로 심리듬에서의 장애로 구성된 심장독성을 유발할 수 있다.
- 순환계로 흡수하는 모든 독성물질은 체내의 다른 부위로 도달하기 전에 혈관세포와 접촉한다.
- 혈관독성의 공통 기전에는 (1) 막 구조 및 기능의 변화, (2) 산화환원 스트레스, (3) 혈관특이적인 독성전구물질의 생체내 활성 그리고 (4) 혈관세포에서 활성 독의 우선 축적이 있다.

서론

심혈관계(cardiovascular system)는 심근(myocardium)과 동맥, 모세혈관 및 정맥으로 구성된 다양한 혈관 망의 주요한 2가지 성분을 가지고 있다. 2가지 성분은 체내 조직 및 세포들에 충분한 영양분, 호흡가스, 호르몬 및 대산산물을 공급하고, 침입하는 미생물과 같은 외인성 물질뿐만 아니라 조직 및 세포의 대사 노폐물을 제거해준다. 그 외에도 심혈관계는 체온의 임계조절 그리고 조직 및 세포의 pH 유지뿐만 아니라 신체내 최적 내부 항상성(homeostasis)을 유지하는 역할을 한다.

심장생리학 총론

그림 18-1에서 심장의 기초 해부학을 설명하고 있다. 심장의 주요 기능은 혈액을 폐 및 전신 동맥으로 펌프질하여 모든 체내 조직으로 산소 및 영양소를 공급해주는 것이다.

심장구조 개론

그림 18-2에 심근조직의 구조적 체제를 보여주고 있다. 일차 수축단위는 심근세포(myocyte) 혹은 심장 근육세포이다. 심장 근육세포는 근원섬유(myofibril)로 알려진 수축성분으로 구성되어 있다. 근육원섬유는 얇은 그리고 굵은 수많은 근미세섬유(myofilament)로 구성되어 있다. 굵은 미세섬유는 단백질인 미오신(myosin)의 특정한 모음인 반면, 얇은 미세섬유는 주로 단백질 액틴(actin)으로 구성된다. 심장 근육세포는 사이원반(intercalated disks)으로 끝과 끝이 연결되어 있다. 그런 원반 내에 활동전위(action potential)의 전파와 세포 간 의사소통을 촉진하는 치밀한 틈새이음이 있다.

심장 내의 세포성 표현형

심장은 심장중량의 대부분을 차지하는 심장 근육세포, 심장 섬유모세포, 혈관세포, 전도근육세포(Purkinje cell) 및 다른 결합조직세포로 되어 있다. 독성학적인 관점에서, 심장은 손상 이후에 심

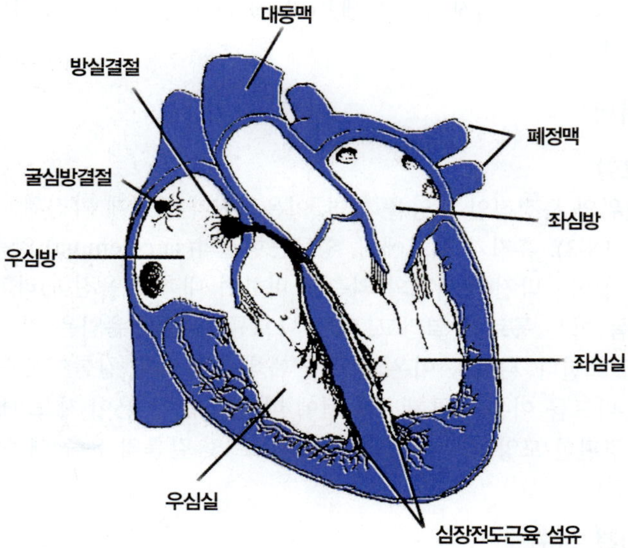

[그림 18-1] *심장의 기초해부를 설명하는 그림*

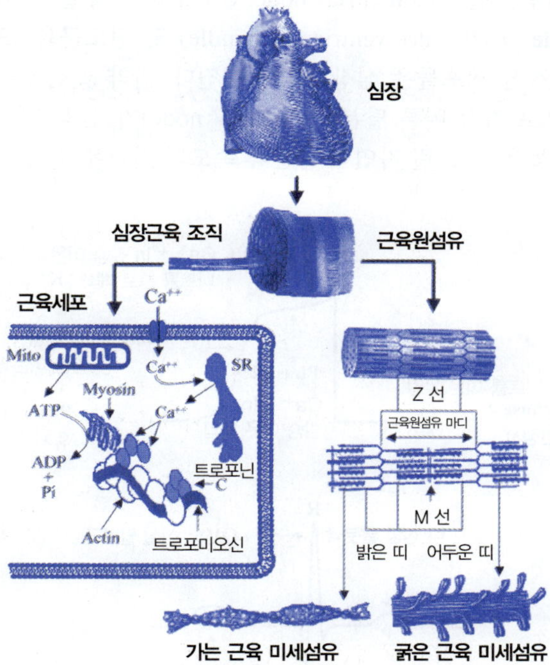

[그림 18-2] *심장 근육조직의 구조적인 구성.*

장 근육세포의 증식능력, 심장 섬유모세포(fibroblast) 증식 촉진 및 심장 재형성이 제한적이기 때문에 손상받기 쉽다.

심장의 전기생리학

활동전위의 고찰

심장의 활동전위의 특징적인 모양을 보면, 이온전위가 어떻게 막전위에서의 변화를 유발하는지 입증된다(그림 18-3). 휴지기 세포에서, 횡문근형질막(sarcolemma) 양측에 부하된 전하 밀도를 Phase 4 혹은 이완기 막전위(세포의 외측에 비하여 내측이 음전하)라고 부른다. 활동전위가 시작될 때, 나트륨 이온 통로가 열리고, 빠른 나트륨 이온의 유입은 활동전위(Phase 0)의 상행가(upstroke)를 일으킨다. 나트륨 이온 통로가 폐쇄되고, 외향 칼륨이온 통로가 활성화되면 Phase 1을 시작한다. 나트륨 이온 전류가 소실됨에 따라, 칼슘 이온이 세포 내로 계속 유입되어 Phase 2의 특징적인 평편한 모양이 된다. 칼슘 이온 통로 및 칼륨의 유출 때문에 세포는 최종적으로 재분극(Phase 3)된다.

심장에서 전기적 전도

심장주기는 세포가 자연적으로 탈분극(depolarization)하고 탈분극 전류를 인접세포로 전달하는 심박조율기 세포(pacemaker cell)에서 시작한다. 심박조율기 세포는 수축하지 않는다. 자연적 탈분극은 굴심방결절(동방결절, sinoatrial node, SA node), 방실결절(atrioventricular node, AV node), 히스속(bundle of His, atrioventricular bundle) 및 전도근육세포에 볼 수 있다. 생리적인 조건하에서, 굴심방결절 세포들은 심장을 박동시킨다. 만약 굴심방결절이 손상을 받거나 혹은 억제되면, 그 다음으로 가장 빠른 탈분극 세포(AV node)가 심박조율 기능을 떠맡게 된다. 그러나 정상적인 심장기능은 더 느린 자연적 탈분극 속도의 결과에 의하여 절충된다.

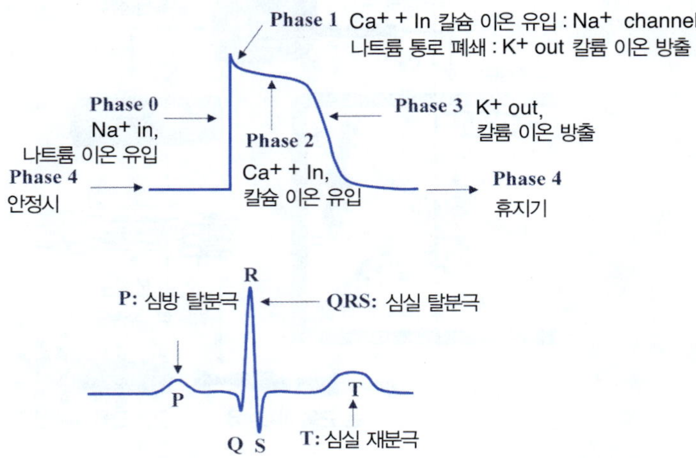

[그림 18-3] 특징적인 심장의 활동전위 및 심전도(ECG).

정상적으로 심장주기는 굴심방결절에서 세포의 자연적 탈분극으로 시작된다. 전기자극은 심방근육을 통해서 전파하여 방실결절에 모이게 된다. 방실결절의 치밀한 섬유조직 때문에 전기자극의 속도가 느려지게 된다. 심방(atria)과 심실(ventricle) 간 이런 지연된 전류의 전달 때문에 심실이 탈분극하기 전에, 심방의 수축을 종료한다. 그 후, 방실결절 전도는 히스속, 방실다발 갈래 및 전도근육세포로 보내져 심실의 탈분극과 수축을 일으키게 된다.

전기적 심장의 활력은 자율신경계로 조절된다. Norepinephrine과 유사한 교감신경 흥분제는 심박동 및 심근의 수축을 증가시킨다. 부교감신경 흥분제의 주요 효과에는 심실 수축의 미약한 감소만을 동반한 탈분극 속도의 감소가 있다.

흥분-수축 결합

수축이 일어나기 위해서, ATP와 칼슘 이온 둘 다 쉽게 이용할 수 있어야만 한다. 칼슘 이온이 단백질인 troponin C 및 tropomycin이 결합할 때 심장 근육세포의 기계적인 수축이 일어난다. 칼슘 이온에 의한 troponin C와 tropomycin에서의 구조적 변화 이후에, ATP가 가수분해되어 미오신의 구조적 변화를 유발하고, 계속해서 미오신이 액틴과 결합하게 되어서, 교차결합 주기와 수축을 일으키게 된다. 심장근육세포를 이완하기 위해서는 troponin C와의 상호작용에 필요한 자유 칼슘 이온 풀의 감소가 필요하다. 활성 이온펌프인 근육세포질 세망(sarcoplasmic reticulum) Ca^{2+} ATPase(SERCA)가 troponin C와의 상호작용을 위하여 필요한 세포질의 자유 칼슘 이온을 감소시킴에 따라, 액틴-미오신 상호작용이 멈추고 세포는 이완하게 된다.

심장기능

심전도

심전도(Electrocardiogram, ECG)는 탈분극 및 재분극(repolarization)시 발생한 전류를 기록한다. 그림 18-3에 보여준 ECG처럼, 심방 탈분극(P 파), 심실 탈분극(QRS complex) 및 심실 재분극(T파)에 해당하는 파형이 기록되었다. 그러나 QRS complex에 의하여 보이지 않게 됨으로, 심방 재분극은 정상적으로 ECG에서 관찰할 수 없다. 심전도에서 관찰할 수 있는 유용한 구간에는 방실결절을 통한 전도에 주로 해당하는 PR 간격(PR interval), 심실 탈분극에 해당하는 QRS 간격, 심실 재분극에 해당하는 ST 간격 및 심실 탈분극과 재분극에 해당하는 QT 간격이 있다.

심박출량

심장기능의 주요 표지인자는 매분 심실에 의하여 펌프되는 혈액의 부피인 심박출량이다. 심박출량(cardiac output)은 심장박동수 및 일회 박출량(수축기 동안 심실에 의하여 분출되는 혈액의 양)에 좌우된다. 안정시 정상 심박출량은 평균 성인에서 거의 5L/분이고 그 수치는 격렬한 운동시 3~4배 증가한다. 독성물질은 많은 기전을 통해서 심박출량을 변화시킬 수 있으며, 심장, 혈관계 및(혹은) 신경계에 영향을 줄 수 있다.

심장기능 장애

비정상적인 심리듬

심장기능에서 전형적인 화학물질 유발 장애에는 심장박동(chronotropic), 수축력(inotropic), 전도(dromotropic) 그리고(혹은) 흥분도(bathmotropic)에 미치는 영향으로 구성된다. 안정시 정상 사람 심장 박동은 거의 70회/분이다. 안정시 빠른 심장박동[heart rate (예: > 100회/분)]은 빠른맥(tachycardia)이며, 반면에 느린 심장박동(예: < 60회/분)은 느린맥(bradycardia)이다. 정상리듬 이외의 모든 변이상태가 부정맥(arrhythmia)이며, 부정맥은 종종 다른 진행 중인 심장기능 장애의 이차적인 합병증이다.

심실위부정맥(supraventricular arrhythmias)은 AV node의 재진입회로 혹은 해부학적 우회로 통로 결함 및 심방근육 손상에 기인할 수 있다. 심실 부정맥은 대부분은 통상적인 증상을 보이다가 수초 내에 의식을 잃으며, 만일 치료하지 않으면 폐사할 수도 있다. 심실 부정맥의 원인은 허혈(ischemia), 경색(infarction) 및 속발하는 흉터형성 및 섬유화에 따라 이차적으로 근육손상에 의하여 혹은 심실비대(ventricular hypertrophy)에 의하여 발생할 수 있다. 심장차단의 원인은 심장 전도계통의 손상 때문이다. 심방은 일정한 박동수를 유지하지만 심실은 때때로 탈분극을 하지 못한다.

허혈성 심장질환

허혈성 심장질환(ischemic heart disease, IHD)은 다양한 병리적 조건 그리고(혹은) 심장근육 관류 및 심장근육 산소와 영양소 요구량의 균형을 깨뜨리는 외인성 화학물질 때문에 발생할 수 있다. IHD의 주요원인은 관상동맥성 죽상경화증(atherosclerosis)에 따른 동맥폐쇄이다. 지속적 허혈은 혈류 결핍 때문에 심장근육 경색 혹은 심장근육 세포의 괴사를 유발할 수 있다. 심장근육 경색에 따라 영구 손상된 심장 부위는 흉터조직으로 대체된다. 그래서 *심장 재형성과정*을 보면, 초기 심장근육세포가 소실된 후, 결합조직세포가 활성화되어 흉터가 생성되고, 다른 심장근육세포의 비대, 심장모양의 변형 및 심장내 미세순환이 변화된다.

심장비대 및 심장부전

심장비대(cardia hypertrophy)는 IHD 발생 후, 심장 재형성 과정에서 중요한 요인이다. 그러나 심장비대는 종종 증가한 작업부하에 대한 심장의 보상성 반응이다. 예를 들면, 지속적인 고혈압(hypertension)은 부하에 의한 좌심실 비대의 원인이 된다. 심장비대 자체가 반드시 심장 기능 장애를 유발하는 것은 아니다. 손상 후 심장 재형성과 관련하여, 생명유지를 위한 심장박출을 지속하기 위해 살아있는 심장근육 세포의 비대가 필수적이다. 그러나 IHD의 진행시 어떤 경우에는, 비대한 심장근육은 미지의 원인에 의하여 보상작용이 상실되어 심장부전을 유발한다. 이 기간 동안, 심실수축 그리고(혹은) 탄성(compliance)은 심장박출량이 감소할 정도로 저하된다. 심장부전은 좌측성 혹은 우측성 혹은 양측성으로 발생할 수 있다. 좌측 심장부전(heart failure)이 주요한 병리현상일 때, 혈액이 폐에 저류하고 폐부종이 발생한다. 우측 심장부전이 주요한 병리현상일 때, 혈액은 팔다리에 저류하고 우묵부종(pitting edema)을 하지에서 볼 수 있다.

심근병증

*심근병증*이란 본래 심장근육의 기능을 변화시키는 모든 질병상태를 말한다. 그래서 심근병증의 원인에는 IHD, 심장비대, 전염병(예 : 바이러스성 심근병증), 약물 혹은 화학물질에 의한 심근병증 및 원인불명(특발성 심근병증)이 있다. 확장형 *심근병증(dialated cardiomyopathy)*의 원인은 진행성 심장비대, 보상작용 상실 및 심실 확대에 따른 수축성 기능이상 혹은 수축성 장애가 있다. *비대성 심근병증(hypertrophic cardiomyo pathy)*의 원인은 심실벽의 탄성 손상 및 확장성 심실 충만 감소를 동반한 진행성 심장비대 때문이다.

심장독성의 일반적인 기전

이온항상성 간섭

심장기능은 이온 통로(ion channel)의 활성 및 이온 항상성의 빈틈없는 조절에 의하여 좌우된다. 그래서 이온 이동 혹은 항상성을 파괴하는 모든 외인성 화학물질은 주로, 심장리듬의 장애로 이루어진 심장독성 반응을 유발할 수 있다.

Na^+, K^+-ATPase의 억제

Na^+, K^+-ATPase는 세포외 칼륨이온과 교환하여 세포내 나트륨이온을 감소시킨다. 심장 Na^+, K^+-ATPase가 억제되면, 휴지기시 세포내 나트륨이온 농도가 증가된다. 이것은 결국, Na^+/Ca2+ 교환을 통해서 세포내 칼슘 이온 농도를 증가시키며, 증가한 세포내 칼슘 이온과 칼슘 저장 때문에 이런 효소 억제물질의 수축촉진 작용이 일어나게 된다.

N^+ 통로 차단

심장세포에서 나트륨 이온 통로를 억제하는 물질은 나트륨 이온 통로의 개방에 필요한 더 큰 막의 탈분극을 요구하여, 심장 흥분도를 변화시킨다. 나트륨 이온 통로가 차단되면, 전도속도의 감소, QRS 구간의 연장, 자동성의 감소 및 지연된 혹은 후탈분극 초기에 촉발된 활성이 억제된다.

K^+ 통로 차단

많은 다른 칼륨 이온 통로가 사람의 심장에서 발현된다. 칼륨 이온 통로가 차단되면, 활성전위 기간이 증가하고, 불응(재분극 중인 세포는 탈분극에 불응)이 증가한다.

Ca^{2+} 통로 차단

L형 칼슘 이온 통로는 흥분-수축 결합에 작용하는 반면, T형 칼슘 이온 통로는 SA node에서 박동조율기 전위에 작용한다. 심장에서 칼슘 이온 통로가 차단되면, 칼슘 이온에 의한 칼슘 이온 방출이 감소되므로 수축력 감소를 유발한다.

관상혈류의 변화

관상동맥 혈관 수축

외인성 화학물질에 의한 관상동맥혈관 협착시 IHD와 동일한 증상을 유발한다. 에피네프린과 같은 카테콜라민(catecholamine)은 정상적으로 대사적 혈관확장 물질의 방출증가 및 빠른 심장박동 속도에서 확장기의 상대적 증가를 통해 간접적으로 관상동맥 혈류를 증가시킨다. β-아드레날린 수용체는 심장박동, 수축도 및 심장근육의 산소 소모량을 증가시킨다. 반면에, 관상동맥에 영향을 주는 교감신경 흥분제의 직접효과에 β-아드레날린 수용체의 활성화를 통해서 관상동맥 혈관경련이 있다. β-아드레날린 수용체가 차단되거나 혹은 심장의 병리생리학적 조건 동안, 교감신경흥분제의 직접작용이 우세하여 결국 관상동맥혈관 수축을 유발한다.

허혈-재관류 손상

허혈의 원인(예 : 급성 심장근육 경색 후 혈전용해 요법)을 완화해주면, 심장 근육은 재관류하게 된다. 그러나 허혈의 경과기간에 따라 가역적 수축 기능이상을 재관류 후 1일~수일 동안 볼 수 있다. 심장근육이 재관류하면, 가역적 혹은 영구적인 조직손상을 유발하는데 이것을 허혈-재관류(I/R) 손상이라 한다.

세포내 산증, 산화적 인산화의 억제 및 ATP 고갈은 심장근육 허혈의 예후이다. 재관류 손상의 원인으로 추정되는 기전에는 유독성 산소 라디칼, 칼슘 이온 과부하, 세포 pH의 변화, 사립체내 산화적 인산화 저지 및 횡문근형질막의 물리적 손상이 있다.

산화적 스트레스

반응성 산소종은 심장근육 허혈 중 그리고 재관류시 발생한다. 죽상경화증 환자의 경우, 저밀도 지단백(low density lipoprotein, LDL)의 산화적 변화가 죽상경화판(atherosclerotic plaque)의 형성에 관련된 것으로 예측하고 있다. 그림 18-4에 심장근육 허혈 및 재관류 중 발생한 반응성 산소 라디칼의 부작용을 요약하였다. 독소루비신(doxorubicin) 및 에탄올과 같은 외인성 화학물질은 반응성 산소종을 발생시켜 심장독성을 유발한다.

세포 소기관 기능이상

횡문근형질막 손상, 근육세포질 그물의 기능이상 및 칼슘 이온 과부하

칼슘은 중요한 이차 전령물질이므로, 모든 세포는 세포내 칼슘 이온 조절을 위한 정교한 체계를

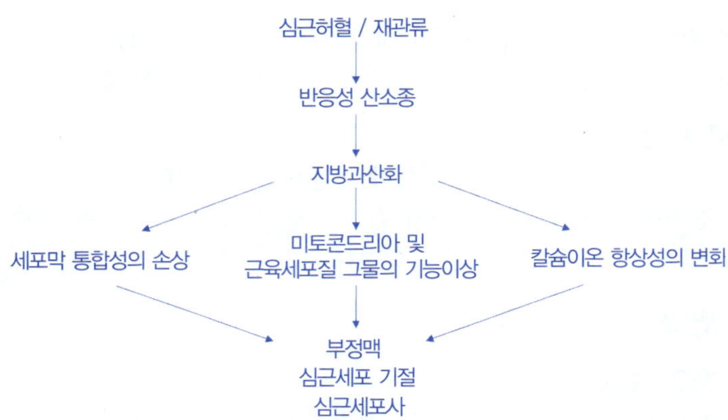

[그림 18-4] ***특징적인 심장의 활동전위 및 심전도(ECG).***

유지하고 있다. 휴식기시 일반적으로 세포외 칼슘 이온 농도는 세포내 자유칼슘 이온보다 몇 배 높기 때문에, 횡문근 형질막은 칼슘 이온의 빠른 유입에 따른 칼슘과부하(세포내 자유 칼슘 이온 농도 증가가 지속)를 막아야 한다. 심장 근육세포에서 칼슘 이온을 조절하는 주요 소기관이 근육무과성 세포질 그물(SR)이다. 독성물질에 의한 심장의 칼슘 이온 항상성이 변화하면 세포기능 조절이 교란된다.

사립체 손상

ATP는 대부분의 생물학적 체계에서 활동하는 데 필요한 즉각적인 에너지원이며 사립체에서 주로 ADP의 산화적 인산화를 통해서 얻는다. 산화적 인산화는 rotenone, cyanide 및 antimycin A와 같은 다른 화학적 억제제를 사용하여 호흡사슬을 따라 여러 단계에서 영향을 받을 수 있다. 반대로 2,4-dinitrophenol과 같은 결합저지제는 전자전달 및 호흡을 자극하지만 ATP synthase를 통해서 양자의 정상적 전달을 단락(short-cirucuiting)하여 ATP의 생성을 막는다.

세포자멸사 및 종양증

심장근육 경색 후 초기에, 허혈손상, I/R 손상 혹은 독성물질에 의한 손상, 심장근육세포 사멸은 세포자멸사 경로를 통해서 발생하는 것 같지만, 괴사는 그 이후에 발생한다. 몇 가지 펩타이드와 시토카인은 세포자멸사 신호경로 및 시험관 내에서 심장근육세포의 사멸을 직접적으로 활성화시킨다. 심방 이뇨 펩타이드(atrial natriuretic peptide, ANP), 안지오텐신 II(또는 비대성 성장자극), 종양괴사인자-α (TNF-α) 및 Fas 리간드가 다양한 심장질환의 진행 중에 혈액과 심장근육에서 증가한다. 시험관 내에서 심장근육세포 자멸사의 유도와 관련 있는 외인성 화학물질로는 cocaine, daunorubicin, doxorubicin, isoproterenol, norepinephrine, staurosporine이 있다.

심장독성물질

약물

심혈관계 약물의 심장독성은 종종 심장에 미치는 약물의 주요 약리학적 효과의 과다발현으로 관찰할 수 있다. 예를 들면, 강심제, 퀴니딘 및 프로카인아미드는 과장된 약리학적 작용으로써 심장 부정맥을 유발한다. 반면에 약물들은 심장독성을 유발할 수 있으며 작용기전이 약물들의 원래 치료목적 및 주 약리학적 효과와 반드시 관련이 있는 것은 아니다. 표 18-1에 주요 약물들, 심장독성 효과 및 관련 기전이 요약되어 있다.

알코올

에탄올의 급성독성에는 전도감소와 심실세동[ventricular fibrillation)(심실의 빠른, 반복적인 흥분]의 역치감소가 일어난다. 사람이 에탄올을 만성적인 섭취는 심장근육 이상, 부정맥 및 울혈 심부전증과 유사한 증상을 보이는 알코올성 심장근육 병증과 관련이 있다. 에탄올 대사산물은 심장근육세포의 지방과산화 혹은 세포질 및 막 단백질 중 SH기의 산화를 유발한다. 예를 들면, 심장근육에 대한 아세트알데히드의 직접효과에는 단백질 합성 억제, SR에 의한 칼슘분리 억제, 사립체 호흡 변화 및 액틴 및 미오신 관련 장애가 있다.

부정맥 및 수축촉진제

심배당체

울형성 심부전증 치료로 사용하는 심배당체(digoxin 및 digitoxin)는 Na^{+}, K^{+}-ATPase를 억제하고, 세포내 나트륨 이온농도를 증가시키며, Na^{+}/Ca^{2+}교환을 활성화시키고, 수축을 위하여 세포내 칼슘 이온의 이용률을 증가시킨다. 심장독성의 원인은 칼슘 이온의 과부하이며 부정맥이 발생할 수 있다. 심배당체는 또한 안정막전위(약한 음성)를 감소시키고 지연성 후탈분극 및 조기 심실수축을 유발한다. 심배당체는 또한 미주신경(vagus nerve) 자극을 통해서 부교감신경(parasympathetic nerve)흥분작용을 보인다. 그러나 고용량에서, 교감신경흥분 효과는 교감신경 유출이 증가함에 따라 발생할 수 있다. 심배당체의 주요한 심장 부작용에는 차단가능성을 동반한 느린 AV 전도, 이소성 박동(ectopic beat) 및 느린맥이 있다. 과다용량의 경우, 심실 빠른맥은 심실세동으로 발전하여 진행할 수 있다.

카테콜라민과 교감신경흥분제(Sympathomimetics)

카테콜라민에 의한 심장독성에는 심박동 증가, 심장근육 산소요구량 증가 및 수축성 동맥혈압 전반적인 증가가 있다. 이런 작용들은 심한 경우, 심장근육 저산소증을 유발하여 심장에 괴사성 병변을 생성할 수 있다. 또한 카테콜라민의 농도가 높으면, 관상동맥 혈관 경련, 사립체 기능이상에 따른 고에너지 인산 저장농도 감소, 전해질 변화를 유발하는 횡문근 형질막 투과도의 증가, 지방산의 축적을 유발하는 지방대사 변화, 세포내 칼슘 이온의 과부하 및 심장근육 세포자멸사에 의하여 관상동맥 부족(증)을 유발할 수 있다.

Anthracycline과 다른 항종양제제

독소루비신(Doxorubicin)과 다우노루비신(daunorubicin)은 심장독성 때문에 임상적 유용성이 제한적인 항암제이다. 급성효과는 빠른맥과 다양한 부정맥과 같은 아나필락시스형 반응과 유사하다. 보통 이런 효과들은 관리할 수 있으며, 대부분 비만세포 유래 히스타민의 강력한 방출 때문이며, 때때로 급성 투여시 관찰할 수 있다. Anthracycline에 장기간 노출되면, 종종 심근병증이 발생하며, 심해지면 울형성 심부전이 된다. Anthracycline에 의한 심근병증의 발생 원인 및 관련한 많은 가설들을 표 18-1에서 볼 수 있다.

중추성 작용약물

Tricyclic 항우울제

표준 삼환계 항우울제(antidepressant)는 특히 과용량의 경우, 비정상적인 ECG 및 급작스런 심장사를 포함하여 중대한 심장독성 작용을 보인다. 말초 α-아드레날린 차단의 결과로서, 기립성(혹은 체위성) 저혈압이 주요한 심맥관계 효과이다. 비록 많은 부작용이 이 약물들의 항콜린성 효과 및 아드레날린 작용과 관련이 있지만, 이 약물은 또한 심장근육세포 및 심장전도 근육섬유에 직접적인 독성을 가지며, 내향 나트륨 이온과 칼슘 이온 및 외향 칼륨전류를 억압한다.

표 18-1 주요 약물들의 심장독성

물질	심장독성 발현소견	심장독성의 추정기전
에탄올	↓ 전도(급성) 심근병증(만성)	아세트알데히드(대사산물) 세포내 칼슘 이온 항상성 변화 산화스트레스 사립체 손상
항부정맥제		
분류 I (disiopyramide, encainide, flecainide, lidocaine, mexiletine, moricizine, phenytoin, procaina mide, propafenone, quinidine, tocainide)	↓ 전도 속도 전부정맥	나트륨 이온 통로 차단
분류 II (acetutolol, esmolol, propranolo, sotalol)	느린 맥, 심장차단	β-아드레날린 수용체 차단
분류 III (amiodarone, bretylium, dofetilide, ibutilide, quinidine, sotalol)	↑ 활동 전위 기간 QT 구간 연장 전부정맥	칼륨 통로 차단
분류 IV (diltiazem, verapamil)	↓ 방실결절 전도 감소수축촉진 효과 심박수 감소효과, 느린 맥	칼슘 통로 차단
수축촉진 약물 및 관련 제제 심장 배당체 (digoxin, digitoxin)	활동전위 기간 방실결절 전도 부교감신경흥분(저용량) 교감신경흥분(고용량)	Na^{+}, K^{+}-ATPase 억제, 세포내 칼슘 이온 농도↑
칼슘 민감화 제제 (adibendan, levosimendan, pimobendan)	↓ 확장기능? 전부정맥?	↑ 칼슘 이온 민감도 phosphodiesterase 억제
다른 칼슘 민감화 제제 (allopurinol, oxypurinol)	?	xanthine oxidase 억제
카테콜라민 (dobutamine, 에피네프린, isoproterenol, norepinephrine)	빠른 맥 심근세포사	β_1-아드레날린 수용체 활성 관상동맥 수축 사립체 기능이상 ↑ 세포내 칼슘 이온 산화스트레스, 세포자멸사
기관지확장제(albuterol, bitolterol, fenoterol, formeterol, metaproterenol, pibuterol, procaterol, salmeterol, tebutaline)	빠른 맥	β_1-아드레날린 수용체의 비선택적 활성
비강 충혈제거제(ephedrine, ephedrine alkaloids, ma huang, phenylephrine, phenylpropanolamine, pseudoephedrine)	빠른 맥	β_1-아드레날린 수용체의 비선택적 활성
식욕억제제(amphetamines, fenfluramine, phentermine)	빠른 맥, 폐동맥 고혈압 판막질환	↑ serotonin 나트륨 통로 차단?

(*continued*)

표 18-1 주요 약물의 심장독성

물질	심장독성 발현소견	심장독성의 추정기전
항암제		세포내 칼슘 이온 농도 항상성 변화
Anthracycline(daunorubicin, doxorubicin, epirubicin)	심근병증 심장부전	산화스트레스 사립체 손상, 세포자멸사
5-플루오로우라실	맥	관상동맥혈관 연축?
사이클로포스파미드	심근세포사	4-hydroxycyclophosphamide (대사산물)이온 항상성 변화
항균제		
아미노글리코시드계(amikacin, gentamicin, kanamicin, netilmicin, streptomycin, tobramycin)	감소수축 촉진 효과	세포내 칼슘 이온 농도↑
마크로라이드계(azithromyci, clarithromycin, dirithromycin, erythromycin)	↑활동전위 기간 QT 구간 연장, 전부정맥	칼륨 통로 차단
플루오로퀴놀론계(grepafloxacin, moxifl oxacin, sparfloxacin)	↑활동전위 기간 QT 구간 연장, 전부정맥	칼륨 통로 차단
테트라사이클린	감소수축 촉진 효과	↓세포내 칼슘 이온 농도
클로람페니콜	감소수축 촉진 효과	↓세포내 칼슘 이온 농도
항곰팡이제		칼슘 이온 통로 차단?
암포테리신 B	감소수축 촉진 효과	나트륨 이온 통로 차단? ↑막 투과도?
플루시토신	전부정맥 심장정지	5-fluorouracil 대사산물 관상동맥 혈관연축?
항바이러스 약물		사립체 손상
Nucleoside 유도체 역전사 효소억제제(stavudine, zalcitabine, zidovudine)	심근병증	사립체 DNA 합성 억제 사립체 ATP 합성 억제
중추신경 약물	ST 분절 상승	이온 항상성 변화
Tricyclic 항우울제(amitriptyline, desi -pramine, doxepin, imipramine, protri -ptyline)	QT 구간 연장 전부정맥 심장 정지	칼슘 이온 통로 차단 나트륨 이온 통로 차단 칼륨 이온 통로 차단
선택적 세로토닌 재흡수 억제제(fluxetine)	느린 맥 심방세동	칼슘 이온 통로 차단 나트륨 이온 통로 차단
페노티아진 항정신병제 (chlorpromazine, thioridazine)	항콜린성 효과 감소수축 촉진 효과 QT 구간 연장 PR 구간 연장	칼슘 이온 통로 차단?
다른 항정신병제 (clozapine)	T 파의 둔화 ST 분절 억압	
전신흡입마취제(enflurane, desflurane, halothane, isoflurane, methoxyflurane, sevoflurane)	감소 수축촉진 효과 심박출량 감소 전부정맥	칼슘 이온 통로 차단 칼슘 이온 항상성 변화 β-아드레날린 수용체 민감화

(continued)

표 18-1 주요 약물의 심장독성

물질	심장독성 발현소견	심장독성의 추정기전
일반마취제(propofol)	음성 근수축 효과(Negative inotropic effect)	칼슘 이온 통로 차단 칼슘 이온 항상성 변화 β-아드레날린 수용체 민감화
국소마취제 cocaine	교감신경흥분 효과 허혈/심근 경색 전부정맥 심장정지 심근세포사	나트륨 이온 통로 차단 관상동맥 혈관 연축 칼슘 이온 항상성 변화 사립체 손상 산화스트레스 세포자멸사
다른 국소 마취제 bupivacaine, etidocaine, lidocaine, prcainamide)	흥분도 감소 ↓ 전도속도 전부정맥	나트륨 통로 차단
항히스타민제 (astemizole, terfenadine)	↑ 활동전위 기간 QT 구간 연장 전부정맥	칼륨 통로 차단
면역억제제 (rapamycin, tacrolimus)	심근병증 심장부전	칼슘 이온 항상성 변화
다른 약물들 Cisapride	↑ 활동전위 기간 QT 구간 연장 전부정맥	칼륨 이온 통로 차단
Methylxanthine(theophyline)	↑ 심장박출량 빠른 맥, 전부정맥	칼슘 이온 항상성 변화 phosphodiesterase 억제
Sildenafil	?	phosphodiesterase 억제
방사선 조영제 (diatrizoate-meglumine, iohexol)	전부정맥 심장정지	세포자멸사?

항정신병제

많은 항정신병제는 특히 기립성저혈압(orthostatic hypotension)과 같은 심각한 심장독성작용를 보인다. 항정신병제는 자율신경계와 중추신경계에 대한 간접작용으로 통해서 그리고 심장근육에 직접 작용하여 심장기능을 변화시킨다. 항정신병제의 가장 뚜렷한 심맥관계 부작용은 기립성저혈압이다. 심장근육에 대한 직접적 효과에는 감소수축력 작용 및 퀴니딘 유사 효과가 있다.

전신마취제

흡입성 전신마취제는 20~50% 정도 심장박출량을 감소시키고, 수축도를 억압하며 부정맥을 유발한다. 이런 마취제들은 심장을 내인성 에피네프린 혹은 β-수용체 작용제에 대한 부정맥 유발 효과에 민감하게 할 수 있다. 전형적인 예인 halothane은 칼슘 이온 통로를 차단하여 SR과 연관된 칼슘 이온 항상성을 깨뜨리고, 칼슘 이온에 의한 활성화되는 수축단백질의 반응을 변화시킨다.

표 18-2 자연발생 물질의 심장독성

물질	심장독성 발현소견	심장독성의 추정기전
에스트로겐		
천연 에스트로겐 (17β-estradiol, estrone, estriol)	QT 구간 연장?	칼륨 이온 통로 발현의 성별간 차이
합성 에스트로겐 (diethylstilbestrol, equilin, ethinyl, estradiol, mestranol, quinestrol)	심장보호?	항세포소멸 효과?, 항산화 활성? ↑ Na^{+},K^{+}-ATPase 활성 칼슘 이온 통로 차단?
비스테로이드 에스트로겐(bisphenol A, diethylstilbestrol, DDT, genistein)		다른 기전?
프로게스테론 (desogestrel, hydroxyprogesterone, medroxyprogesterone, norethindrone, norethynodrel, norgestimate, norges timate, norgestrel, progesterone)	코카인 독성 항진?	기전?
안드로겐		사립체 손상?
천연 안드로겐(androstenedione, dehydroepi-androsterone, dihydrotestosterone, testosterone)	심근경색 심장비대	칼슘 이온 항상성 변화? 다른 기전?
합성 안드로젠(boldenone, danazol, fluxymesterone, methandrostenolone, methenolone, methyltestosterone, nandrolone, oxandrolone, oxymetholone, stanozolol)		
글루코코르티코이드		
천연 글루코코르티코이드(corticosterone, cortisone, hydrocortisone)	심장비대 심장 섬유화	콜라겐 발현 증가 다른 기전?
합성 글루코코르티코이드 (예 dexamethasone, methylpredni solone, prednisolone, prednisone)		
광물부신피질호르몬 (aldosterone)	심장 섬유화 심장부전	콜라젠 발현 증가 다른 기전?
갑상선 호르몬 (Thyroxine, triiodothyronine)	빠른 맥 촉진 수축효과 심장박출 증가 심장비대 전부정맥	칼슘 이온 항상성 변화
시토카인		
인터루킨-1 β	감소 수축효과, 심근세포사	↑ Nitric oxide synthase 발현, 세포자멸사
인터루킨-2	감소 수축효과	↑ Nitric oxide synthase 발현
인터루킨-6	감소 수축효과	↑ Nitric oxide synthase 발현
인터페론- γ	심근병증, 전부정맥	↑ Nitric oxide synthase 발현, 이온항상성 변화
종양괴사인자- α	감소 수축효과, 심근세포사 농도, 세포자멸사	↑ Nitric oxide synthase 발현, ↑ sphingosine 생성, 일시적인 칼슘 이온

국소마취제

국소마취제는 심장 및 순환계를 포함하여 다른 흥분 기관에서 신경흥분 전달을 저해한다.

코카인

코카인의 심장독성에는 국소마취제로 작용하여 가역적으로 나트륨 통로를 억제하여 신경전도를 차단하는 작용도 포함된다. 심장에서 코카인은 탈분극 속도와 활동전위의 진폭을 감소시키고, 전도속도를 늦추며, 유효 불응기(refractory period)를 증가시킨다. 코카인은 또한 교감신경 말단으로 노르에피네프린과 도파민(dopamine) 재흡수를 저해한다. 이런 2가지 약리학적 작용에 의한 순수효과는 심실세동을 발생시키고 유지하는 것이다. 그 외에, 나트륨 이온 통로의 차단, 칼슘 이온 항상성의 변화, 산화스트레스의 항진, 사립체 기능의 저해 및 비대 및 세포자멸사의 유도와 같은 복합적인 작용 때문에 코카인에 의한 심장근육의 직접적 손상을 유발하게 된다.

항히스타민제

제2세대 항히스타민제(antihistamines)인 terfenadine과 astemizole은 생명을 위협하는 torsades의 부정맥과 관련이 있다. 전기생리학적 효과는 탈분극의 변화, 톱니모양의 역상 T와 QT 간격의 증가, AV 차단, 심실성 빈백, 그리고 심실세동 등이 있다.

자연발생물질

표 18-2는 심장독성 소견 및 예상 독성기전을 포함하여 다양한 자연발생물질의 심장독성을 요약한 표이다.

스테로이드 및 관련 호르몬

심장근육은 스테로이드 수용체를 발현하며 심장은 스테로이드 효과의 표적 장기로 작용한다. 비록 합성능력은 다른 스테로이드 합성조직보다 훨씬 낮지만, 심장조직 역시 스테로이드 호르몬을 합성한다.

에스트로겐

에스트로겐은 심장 섬유모세포 증식을 변화시킨다. 즉 이것들은 섬유모세포의 증식을 증가 및 감소시킨다. 더욱이, 심장근육세포에서 에스트로겐의 항소멸사 효과가 보고되었다.

프로게스테론

자연발생 및 합성 프로게스테론은 에스트로겐과 반대작용을 한다. 지방대사에서 프로게스테론의 효과는 안드로겐의 효과와 유사한다. 심장에 대한 프로게스테론의 직접적 역할에 대해서는 거의 알려지지 않았다.

안드로겐

단백동화 스테로이드는 저밀도지단백(LDL)을 증가시키며, 고밀도 지단백 콜레스테롤을 감소시킨다. 많은 근거로 보아 단백동화 안드로겐 스테로이드는 심장근육세포에서 사립체 종창, 근육원섬유성 수축단위의 용해 및 칼슘유동(양방향)을 포함하여 직접적인 심장독성 작용을 한다.

사람에서 단백동화 안드로겐 스테로이드의 고용량 사용과 심장비대 및 심장근육 경색과 관련이 깊다.

글루코코르코이드

만성 글루코코르코이드(glucocorticoid)로 치료하면, 종종 총 LDL 및 고밀도저단백(HDL) 콜레스테롤이 상승한다. 더욱이 글루코코르코이드는 광물부신 피질호르몬(mineralocorticoid) 수용체 활성을 통해서 나트륨 이온 및 수분 저류를 유발하여 만성치료 기간 중에 고혈압을 유발하는 것으로 알려져 있다. 광물 부신 피질호르몬은 혈류역학 변화와 독립적으로 심장의 콜라겐 발현을 조절함으로써 직접적으로 심장 섬유화를 자극한다. 더욱이 광물질 피질호르몬은 비대 성장 및 몇몇 이온 운반체의 발현을 변화시킨다.

갑상선호르몬

Triiodothyronine과 thyroxine은 심맥관계에 중요한 영향을 준다. 갑상선 저하증은 심박동, 수축도 및 심장 박출량의 감소와 관련이 있으며, 반면에 갑상선 과다증은 심박동, 수축도, 심장박출, 박출계수(ejection fraction) 및 심장중량의 증가와 연관이 있다. 말초 혈관 저항은 갑상선 상태와 관련 없이 변동이 없거나 혹은 감소한다. 갑상선 호르몬은 심근세포의 비대성장을 촉진하고, 심장의 근육세포질 그물 중 칼슘 이온 처리 단백질의 발현을 변화시키며 부정맥을 촉진시킨다.

시토카인

시토카인의 심맥관계 효과는 염증전반응, 항염증 혹은 심장보호로 구분할 수 있다. 이와 같은 시토카인의 대부분은 I/R 손상, 심근경색 및 울혈성 심부전과 같은 심맥관계 질환 중에 상승한다. 그 외에 심근세포는 대부분의 시토카인 합성장소이다.

인터루킨-1 β(Interleukin -1 β)

IL-1 β는 감소수축력 및 심근세포 자멸사를 유발한다. 심근세포에 대한 IL-*1β*의 효과는 아마 산화질소 합성효소의 합성유도 그리고(또는) 산화질소의 생성을 증가시켜서 매개된다.

종양괴사인자-α(Tumor necrosis factor -α, TNF-α)

TNF-α는 심근세포를 포함하여 표적세포의 세포자멸사를 유발한다. TNF-α는 또한 심근세포에 감소수축력으로 작용한다.

산업용 물질

표 18-3에 뚜렷한 심장독성작용 및 추정 작용기전과 함께 일부 산업용 물질을 요약하였다.

용매

산업용매는 신경계에 작용하여 심장의 전기적 활성의 원인이 된다. 이것들은 높은 지방용해도를 가짐으로, 세포막으로 침투하여 막유동성(membrane fluidity), 신호전달(signal transduction) 및 산화적 인산화(phosphorylation)에 영향을 준다. 또한 카테콜라민, 바소프레신 및 세로토닌과 같은 순환 호르몬의 방출에 의하여 심장기능에 영향을 줄 수도 있다. 전체적인 관점에서 보면, 산업용매는 일반적으로 중추신경계를 억압하며 심근 수축도를 약화시킨다.

표 18-3 특정 산업용 물질의 심장독성

물질	심장독성 소견	심장독성의 추정기전
Solvents Toluene (paint products)	Proarrhythmic	↓ Parasympathetic activity ↑ Adrenergic sensitivity Altered ion homeostasis
Halogenated hydrocarbons (carbon tetrachloride, chloroform, chloropentafluoroethane, 1,2-dibromotetra-fluoromethane, dichlorodifluoromethane, cis-dichloroethylene trans-dichloroethylene dichlorotetrafluoroethane, difluoroethane, ethyl bromide, ethyl chloride, fluorocarbon 502, heptafluoro-1-iodopropane 1,2-hexafluoroethane, isopropyl chloride, methyl bromide, methyl chloride, methylene chloride, monochlorodifluoroethane, monochlorodifluoromethane, octafluorocyclobutane, propyl chloride, 1,1,1-trichloroethane, trichloroethane, trichloroethylene, trichlorofluoromethane, trichloromonofluoroethylene, trichlorotrifluoroethane, trifluoroiodomethane, trifluorobromomethane)	Proarrhythmic Negative inotropic effect Decreased cardiac output	↓ Parasympathetic activity ↑ Adrenergic sensitivity Altered ion homeostasis Altered coronary blood flow
Ketones (e.g., acetone, methyl ethyl ketone)	Proarrhythmic	↓ Parasympathetic activity ↑ Adrenergic sensitivity Altered ion homeostasis
Heavy metals (cadmium, cobalt, lead)	Negative inotropic effect Cardiac hypertrophy Proarrhythmic	Complex formation, Altered Ca^{2+} homeostasis
(barium, lanthanum, manganese, nickel)	Proarrhythmic	Ca^{2+} channel blockade

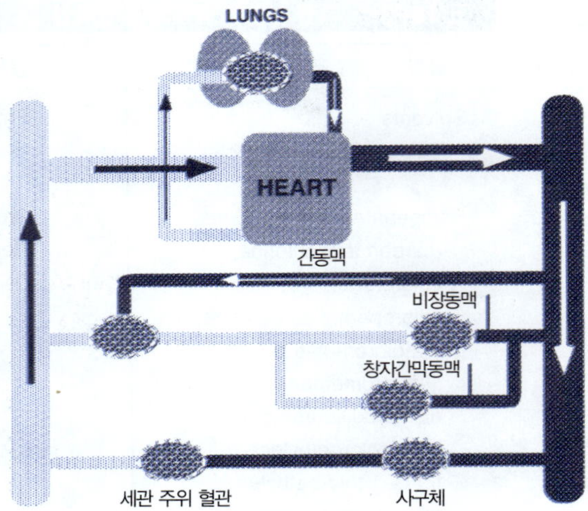

[그림 18-5] *특정장기로의 혈액공급 도식도.* 모세혈관계는 동맥(우측)과 정맥(좌측)을 연결하는 meshwork에 의하여 표현된다; 일부 장기(간, 신장, 폐)의 혈관구조의 분포는 독성학에서 혈관계의 중요성을 보여주고 있다.

할로겐족 알켄화합물

할로겐족 알켄화합물(Halogenated alkanes)의 범주에는 다양한 산업물질 및 약물이 있다. 높은 지용성 때문에 뇌-혈관장벽을 쉽게 통과하여 중추신경계를 억압한다. 할로겐족 탄화수소 화합물 심박동, 수축도 및 전도를 억압한다.

중금속

카드뮴(cadmium), 납(lead) 및 코발트(cobalt)는 수축력 감소 및 전도변조 효과를 보이며, 또한 심근 비대를 유발한다. 중금속의 심장독성작용는 중금속이 세포내 거대분자(macromolecule)와의 복합체 형성 및 세포내 칼슘 이온을 대항시키는 능력 때문에 유발되는 것이다.

혈관생리 총론

혈관 망의 다양한 크기 및 복잡성 때문에, 혈관계는 체내 각 조직에 산소와 영양분을 전달해주고 세포대사의 노폐물을 제거해준다. 폐에서 심장으로 되돌아오는 산소가 결합된 혈액은 점진적으로 분지하여 체내 각 장기로 도달하는 소혈관을 형성하고 있는 대동맥을 통해서 비워진다(그림 18-5). 혈액은 정맥 순환계를 통해 심장으로 되돌아와서 재산소화가 되어, 후속 사이클을 다시 시작하게 된다.

혈관내피세포는 항상성, 혈관긴장도 및 혈관신생의 조절에 필수적인 역할을 한다. 혈관신생(angiogenesis)에는 혈관세포의 이동, 증식 및 분화 후에 혈관을 형성하게 된다.

혈관구조 및 기능 장애

사람에서 역할 조사결과 혈관벽 손상과 죽상경화증, 고혈압과 같은 혈관질환의 발생률과 비례관계가 있다고 밝혀졌다. 죽상경화증은 혈관내막으로 평활근세포가 이동하여 생긴 국소적 내막 비

표 18-4 주요 약물들의 심장독성

물질	작용기전 특정 효과
	내피세포 손상
호모시스테인(Homocyseine)	내피세포증식 억제
내독소(Endotoxin)	내피세포증식 억제
아세트리조에이드염(Sodium acetriozate)	모세혈관 및 정맥에 파종 혈전
	병리생리학적 순환 역학
에르고타민(Ergotamine)	말초동맥의 심한 혈관수축
피드레신(Pitressin)	관상동맥 및 창자간막 동맥에서 심한 혈관 수축
경구 피임제(Oral contraceptive)	사지말단의 정맥울혈
아세틸콜린 및 자율신경억압제	혈량저하 저혈압 및 울혈
교감신경흥분 물질(Sympathomimetic agents)	혈압 상승; 내피세포 손상을 유발하기 위한 혈관의 확장
	혈소판에 미치는 영향
세로토닌(serotonin)	혈소판 수 증가(10^6/mm^3 이상)
프로게스테론(progesteron)	
테스토스테론(testosterone)	
somatotropic 호르몬	
빈블라스틴(vinblastine)	
빈크리스틴vincristine	
Congo red	
리스토세틴(Ristocetin)	
트롬빈(Thrombin)	
에피네프린	
ADP(Adenosine diphosphate)	혈소판 접착력 증가
트롬빈	
Evans blue	
	응고인자에 미치는 영향
에피네프린	응고 8 및 9인자 증가
구아세티딘(Guanethidine)	에피네프린의 방출에 기인한 간접효과
데브리소퀸(Debrisoquine)	
Tyramine	
젖산(티라민; 정맥주사용)	Hageman 인자의 활성
긴 사슬 지방산(정맥주사용)	접촉인자의 활성화
카테콜라민(Catecholamine)	순환혈액 중의 지방산 증가
ACTH	
티모렙틱스(Thymoleptics)	
니코틴	
경구피임제	항트롬빈 III 농도 감소
염화수은(Mercuric chloride)	섬유소 용해 억제
코티코스테로이드(Corticosteroid)	
ϵ-aminocaproic acid	Plasminogen 항 활성인자
아프로틴(aprotinine)	Proteinase 억제제

후 및 조절할 수 없는 증식과 관련이 있는 혈관의 주요한 구조적 변화이다. 콜라겐 및 엘라스틴, 세포내외 지질, 복합탄수화물, 혈액산물 및 칼슘과 같은 세포외기질 성분이 병변이 진행됨에 따라 다양한 정도로 축적된다. 죽상판에는 또한 병리학적 반응의 진행에 참여하는 침윤성 단구 및 백혈구와 같은 염증세포를 함유하고 있다. 죽종(atheroma)형성의 주요결과로 동맥혈관이 점진적으로 좁아짐에 따라, 원위부위로 혈액공급이 제한되게 된다. 그런 변화 때문에 신장 고혈압, 중풍(stroke), 심근 허혈 및 경색이 유발되게 된다.

혈압의 변화는 종종 급성 중독에서 볼 수 있다. 전신적인 동맥혈압의 지속 감소상태인 저혈압은 아나필락시스 반응뿐만 아니라 중추신경억압제 혹은 항고혈압 약물 중독시 흔하게 볼 수 있다. 특히 노인에서 기립성 저혈압은 심박출을 낮추거나 혹은 혈액량을 감소시키는 약물과 같은 치료제에 의하여 유발될 수 있다.

고혈압(hypertension)은 angiotensin II 및 카테콜라민과 같은 순환하는 혈관수축인자의 농도 증가 혹은 대사성, 근육성 혹은 혈관성 기전에 의한 국소조절 장애에 의하여 발생할 수 있다. 혈관저항성의 증가는 부분적으로 고혈압에 의하여 그리고 평활근 세포의 증식에 의하여 유발되는 혈관벽의 전반적인 비후와 관련이 있다. 혈압의 지속적인 상승은 또한 조직에서 모세혈관의 파괴 및 보상성 혈관신생과 관련이 있다. 지속적인 고혈압은 사람들을 관상동맥 및 뇌성 죽상경화증으로 쉽게 되게 하는 가장 중요한 위험요인이다. 고혈압이 혈관의 퇴행성병변을 유발하는 기전은 혈관투과도 증가에 따른 혈관성분의 혈관벽으로 진입과 관련이 있다.

*혈전(thrombosis)*은 순환혈액 중 혈액성분 유래의 반고형 덩어리의 형성되는 것이며, 독성물질 노출 때문에 동맥과 정맥 모두에서 발생할 수 있다. 혈전의 원인으로 혈소판 응집 유도, 혈소판 부착성의 증가 혹은, 응고인자 증가 혹은 활성화를 통한 과다응고 상태의 발생이 있다. 혈류량의 급격한 변화 때문에 동맥혈전이 유발될 수 있는 반면에, 정맥울혈은 정맥 혈전의 발달의 원인이 된다. 표 18-4에는 혈전유발 물질 중 일부 목록과 예상 작용기전이 있다. 일부 혈전은 유래한 혈관보다 직경이 훨씬 작은 혈관에서 색전(emblous)으로서 정지될 때까지 혈관계로 방출되어 이동할 수 있다. 그에 따른 결과는 정지부위에 의하여 좌우되지만 혈전 때문에 폐사할 수 있다. 혈전색전증을 유발하는 가장 중요한 약물은 스테로이드 피임약(contraceptive)이다.

혈관독성의 일반적인 생화학적 기전

위장관, 호흡기, 피부 및 정맥내 경로를 통해서 흡수된 화학물질은 체내 다른 부위에 도달하기 전에 혈관세포와 접촉한다. 이런 성질 때문에 혈관계의 독성공격에 의한 위해성을 증가시킨다. 많은 표적 장기 독성에는 중요한 미세혈관 성분이 관련된다. 화학물질은 직접적인 과도한 약리학적 효과의 결과 혹은 혈관벽의 성분과 화학물질 혹은 그 대사산물과의 상호작용에 이어 이차적으로 혈관에 퇴행성 혹은 염증성 변화를 유발할 수 있다.

혈관내피세포는 혈관내강으로부터 혈관벽의 심층까지 혈액매개 독소의 이동에 대한 1차 세포의 방어벽이다. 이들 세포는 특히 독성물질의 공격에 민감하다. 내피하 공간에 도달하는 독성 화학물질은 안쪽 평활근세포 그리고(혹은) 외래성 섬유모세포에 손상을 유발할 수 있다. 혈관독성

반응은 또한 (1) 세포행동에 영향을 주는 세포 외기질 단백 (2) 지혈성 병발의 정도를 지시하는 응고인자들(coagulation factor) (3) 혈관기능을 조절하는 호르몬 및 성장인자 그리고 (4) 일부가 세포대사를 조절하고 소수성 물질의 이동 및 전달을 촉진하는 혈장단백질의 영향에 좌우된다.

혈관독성의 일반적인 기전에는 (1) 세포막 구조 및 기능의 변화, (2) 유전자 조절기전의 파괴, 항산화 방어기전 손상 및 전신성 지혈기능 상실을 유발하는 산화환원 스트레스, (3) 독성전구물

표 18-5 혈관독성 물질 : 산업 및 환경물질

물질	기원	대표적인 혈관작용	관련 질환
아릴라민(Allylamine)	합성전구물질	amine oxidase에 의한 모화학 물질의 acrolein 및 H_2O_2로의 생체내 활성 때문에 평활근 세포의 손상 유발; 큰 동맥에서 내막 평활근 세포 증식	죽종경화증
β-아미노프로피오니트릴 (β-Aminopropionitrile)		혈관 결합조직 손상; 대동맥 병변 : 죽종 형성, 동맥류	
바론(Boron)		출혈; 부종; 폐의 미세혈관투과도의 증가	폐 부종
부타디엔(butadiene)	합성전구물질	일부장기에서 혈관육종	
카바밀리드라진 (Carbamylhydrazine)		폐 혈관 종양	종양
이황화탄소 (Carbon disulfide)	훈증제/용매	안저 및 망막에 대한 미세혈관 효과; 내피세포 직접 손상; 죽종 형성	관상동맥 혈관질환 죽상경화증
클로로페녹시계 (Chlorophenoxy 제초제)			고혈압
다메틸니트로사민 (Dimethylnitrosamine)		간 혈류 감소; 출혈; 괴사	정맥 폐색
디니트로톨루엔 (Dinitrotoluenes)	합성전구물질		
4-fluoro-10-methyl-12-benzyanthracene		폐 동맥 병변; 관상 동맥 혈관 질환	
글리세롤(Glycerol)		강력한 신장 혈관 수축 출혈; 폐의 부종	급성 신부전 폐 부종
불화수소(Hydrogen fluoride)			
Hydrzinobenzoic acid	*A. bisporus*의구성분		
파라쿼드(Paraquat)		폐와 뇌의 혈관 손상	뇌 자색반병
다환방향족(polycyclic aromatic hydrocarbon)	담배연기		
피롤리딘 알칼로이드 (Pyrrolidine alkaloids)		폐 혈관염; 혈관 평활근 세포의 손상; 간의 내피세포 및 혈관 결합조직의 증식	폐 고혈압; 간 정맥 폐색 질환
유기인계 살충제			뇌 죽상경화증
T-2 독소	*fusarium 곰팡이 독소*		
염화비닐(vinyl chloride)		문맥 고혈압; 간 혈관의 종양	종양

표 18-6 혈관독성 물질 : 산업 및 환경 물질

물 질	기원	대표적인 혈관작용	관련 질환
자동차 배출가스		대뇌반구의 출혈 및 색전; 대동맥에서 죽종 형성	죽종경화증
일산화탄소	환경	혈관 내막층의 손상; 부종; 죽종 형성	죽종경화증
산화질소		세동맥 혈관내피세포의 공포형성; 폐포 모세혈관막 부종 및 비후	폐 부종
산소		혈관수축-신장 질환; 신장 혈관투과도의 증가-부종; 폐 혈관 투과도의 증가-부종	신생태자의 실명; 성인에서 시계의 수축; 부종
오존		폐에서 동맥 병변	폐 부종

표 18-7 혈관독성 물질 : 약물 및 관련 화학물질

분류(물질)	Source	대표적인 혈관작용	관련 질환
항생제/항유사분열 물질			
사이클로포스파미드 (Cyclophosphamide)		폐 내피세포의 병변	
5-플루오로-데옥시유리딘 (5-fluorodexoyuridine)		위장관 출혈 ; 간문맥 혈전	
겐타마이신(Gentamycin)		장기간의 신장혈관 수축	신부전
혈관확장제			
암페타민(Amphetamine)		약물 남용에 따른 2차적인 뇌혈관 병변	결절 동맥주위염과 유사한파종동맥 병변
디히드로에르고타민 (Dihydroergotamine)		신장 혈관의 연축	
에르고노빈(Ergonovine)		관상동맥 연축	협심증
에르고타민(Ergotamine)		혈관중막 위축을 동반 및 동반하지 않은 혈관경축 현상	혈전의 괴저 ; 말초조직
에피네프린(Epinephrine)		고지혈증 랫드에서 말초동맥 혈전	혈전형성에 관여
히스타민(Histamine)		관상동맥 연축; 간 문맥에서 내피세포 손상	
메틸세르기드(Methylsergide)		혈관 내막 증식; 관상동맥의 혈관성 폐색	관상동맥 질환
산화콜레스테롤 (Cholesterol, oxygenated)		죽종 형성 ; 동맥 손상	죽상경화증 콜레스테롤 유도체: 비콜레스테롤 스테로이드
니코틴	담배	동맥 내피세포의 세포구축 변화; 미세융모의 증가	죽상경화증;합성
질산(Nitrite) 및 아질산(Nitrates)		관상동맥의 "노화"	반복적인 혈관확장
노르에피네프린(Norepinephrine)		관상동맥의 연축; 내피세포 손상	

(continued)

표 18-7 혈관독성 물질 : 약물 및 관련 화학물질

분류(물질)	Source	대표적인 혈관작용	관련 질환
대사작용 물질(metabolic affector)			
알로산(Alloxan)		미세혈관 망막병증	당뇨병 ; 실명
클로로퀸(Chloroquine)		망막병증	
프락토스(Fructose)		망막에 미세혈관 병변	당뇨병 유사 조건
이도아세테이드(Iodoacetates)		망막에 혈관성 변화	
항응고제(Anticoagulants)			
Sodium warfarin: warfarin		척수혈종 ; 경막하 혈종 ; 혈관염	조절불능 출혈 : 출혈
방사선 조영제			
메트리자미드(Metrizamide); 메트리조에이트(metrizoate)		응고; 복강 및 신장혈관 구조 괴사	
사이아노아크릴레이트(Cyanoacrylate) 접착제			
2-Cyano-acrylate-n-butyl		섬유덩어리를 동반한 동맥의 육아	
Ethyl-2-cyanoacrylate		혈전을 동반한 혈관벽 변성	
Methyl-2-cyanoacrylate		혈관 괴사	
기타			
아미노레스 퓨마레이트 (Aminorex fumarate)		폐 동맥의 내막 및 중막 비후	
아스피린(Aspirin)		혈관 내피세포 손상, 위 궤양, 소혈관의 폐색,허혈성 경색증	폐 고혈압
산화콜레스테롤 (Cholesterol, oxygenated)		죽종 형성 ; 동맥 손상	죽상경화증 콜레스테롤 유도체 : 비콜레스테롤 스테로이드
호모시스틴(Homocysteine)		혈관 유약성의 증가, 혈관내피세포 소실, 평활근 세포의 증식, 죽종 형성의 촉진	죽상경화증;합성
경구 피임제		뇌 및 말초 혈관구조에서 혈전	혈전색전증 장애
페니실라민		동맥 혈관벽의 결합조직 기질에서 혈관성 병변, 사구체의 면역 복합체 침착, 혈관성 결합조직의 합성 억제	사구체 신염
Talc 및 다른 Silicates		폐 세동맥 혈전, 색전	
Tetradecylsulfate Na		정맥의 경화증	
Thromboxane A_2		과도한 뇌 혈관수축	뇌 혈관 허혈증
비타민 D	Dietary		

질의 혈관 특이적인 생체내 활성 그리고 (4) 활성을 띤 독소의 혈관세포내 용이한 축적이 있다. 종종 독성반응 중에 다양한 기전이 동시에 작용한다. 흥미로운 것은 혈관세포의 성장 및 분화 조절은 혈관독성에 의한 손상의 흔한 종말점(endpoint)이다.

혈관 반응성은 세포의 표면에서 내부로 신호전달 그리고(혹은) 수축단백질의 구조 및 기능의 직접조절에 의해서 조절된다. 보통, 혈관반응성의 장애시 이온 조절 장애를 동반한다. 혈관독성은 또한 활성을 띤 독소를 해독하거나 혹은 독성전구 물질 상태를 처리하는 표적세포의 능력결핍에 기인할 수 있다.

혈장지단백의 산화적 대사가 죽상경화증의 개시 및 발달에 중요하다. LDLs은 동맥세포가 방출한 산소 자유기에 의하여 산화된다. 변형된 LDLs는 탐식세포를 유인하여 조직으로부터 이동을 막는다. LDLs의 산화는 활성화된 산소종을 발생시켜 직접 내피세포를 손상시켜서 접착 및 단구 및 T 임파구의 내피하강으로 이동을 증가시킨다. 내피세포 그리고(혹은) 탐식세포로부터 성장 조절인자의 계속적인 방출 때문에 평활근 세포 증식 및 세포외기질 단백의 분비를 촉진시킨다.

혈관독성은 혈관벽에 화학물질의 축적에 기인할 수 있다. 방향족 탄화수소 화학물질 및 다른 흔한 환경오염물질이 죽상경화판의 지방층으로 분배된다. 혈관성 그리고 비혈관성 세포간의 상호작용 그리고, 세포외기질 단백, 응고인자, 호르몬, 면역 복합물 및 혈장 지단백과 같은 비세포성 인자가 혈관독성 예후를 지시한다. 게다가, 독성반응은 동맥압, 전단스트레스(shear stress) 및 혈액점도와 같은 기계적 그리고 혈류역학 인자에 의하여 조절된다.

혈관독성 물질의 분류

표 18-5에서 18-7에 선별된 물질 및 혈관성 효과를 요약 서술되어 있다. 일부 특정 예시를 아래에 기술하고 있다.

약물

자율신경약물

니코틴

약리학적 용량에서 식물성 알칼로이드인 니코틴은 교감신경절 및 부신수질을 자극하여 심장박동 및 혈압을 증가시킨다.

코카인

일반적으로 심혈관 질환은 코카인 남용과 관련이 있다. 코카인의 중추성 작용 때문에 순환혈액 중의 카테콜라민 농도 증가 및 전신성 혈관수축을 촉발한다. 고혈압 및 뇌중풍이 뚜렷한 혈관성 합병증이다. 임신여성에서, 코카인에 의한 혈관성 변화는 자연유산과 관련이 있다.

경구피임제

스테로이드 경구피임제는 심부 정맥염 및 폐 색전증과 같은 혈전색전증을 유발할 수 있다. 또한 뇌내 정맥성 혈전 및 이차적인 중풍 위해성의 증가가 알려지고 있다.

천연물질

세균성 내독소

세균성 내독소는 많은 혈관바탕에서 다양한 유해작용을 유발한다. 간에서 내독소는 내피세포의 종창 및 굴모양혈관 벽에 혈소판의 부착을 유발한다. 폐에서, 내독소는 혈관투과도와 폐 고혈압을 증가시킨다. 관상동맥 혈관의 변화에 내피세포의 소실에 이은 중간 평활근 세포의 괴사가 있다. 전신 혈관구조에 미치는 내독소의 영향에 따른 최종 단계에서 뚜렷한 저혈압을 유발한다.

비타민 D

비타민 D 과다증에 의하여 실험동물에서 중간막 혈관 변성, 관상동맥의 석회화 및 평활근 세포의 증식을 유발한다.

산업용 물질

중금속

공기 매개 원소(바나듐 및 납)뿐만 아니라 식품 및 음수 매개 원소(납, 셀레늄, 크롬, 구리, 수은, 카드뮴 및 아연)는 −SH, −COOH 및 인산기와 반응한다. 코발트, 마그네슘, 니켈, 카드뮴 및 납과 같은 금속은 칼슘통로를 차단한다. Calmoduline과 같은 세포내 칼슘결합 단백질이 생물학적으로 적합한 수은 및 납의 표적이다. 역학조사 결과 본태성 고혈압 환자의 대부분은 납의 체내 저장을 증가시켜 납의 직접적인 혈관수축효과가 이 질환과 관련성이 있다. 무기수은은 사구체전 혈관(preglomerular vessel)의 수축을 유발하고 혈관-뇌 장벽의 통합성을 파괴한다. 혈관-뇌 장벽이 열리면, 혈관벽을 통하여 혈장단백질의 혈관 밖으로 나와 인접 뇌조직으로 유출되게 된다. 급성 비소 중독은 모세혈관 확장을 유발하여 혈장의 누출 및 혈관내 부피를 감소시킨다. 크롬은 혈관 통합성 유지에 중요한 역할을 한다.

방향족 탄화수소 화합물

다환족 탄화수소 화합물을 포함하여 방향족 탄화수소 화합물은 쉽게 혈장 지단백과 연합하여서 혈관독성에 중요한 역할을 할 수 있다. Benzo*[a]*pyrene과 그 대사산물은 aryl hydrocarbon 수용체 매개 경로, protein kinase C의 상호작용 및 불활화 그리고, 공유 DNA 부가물을 형성할 수 있는 모화학물질의 대사산물로의 변환을 포함하여 몇 가지 기전을 통해서 평활근 세포 증식에서의 변화를 유발한다.

일산화탄소

일산화탄소는 자동차 매연, 담배연기 및 화석연료와 같은 환경에서 유래하는 농도하에서 실험동물의 국소적 혈관내막 손상과 부종을 유발한다. 그러나 이렇게 혼합물로 존재하는 많은 화학물질 중 어떤 것이 죽상경화 효과(내피세포 손상, 지방 분포상 및 평활근 세포의 증식)를 매개하는지 명확하지 않다. 일산화탄소의 독성작용의 원인은 혈액의 산소운반능을 저하시켜 기능적 빈혈을 일으키는 carboxyhemoglobin 형성 때문이다.

산소

미성숙 신생태아에 산소를 투여하면 비가역적인 혈관수축과 망막혈관 구조의 소실을 유발하여 영구 실명을 유발한다.

1,3-Butadiene

Styrene의 생산에 이용하는 화학물질인 1,3-butadiene은 내피세포 유래의 종양인 심장 혈관육종의 발생률을 증가시킨다. 1,3-butadiene의 독성작용은 cytochrome P450에 의한 대사작용에 의하여 유독한 epoxide 대사산물로의 활성화에 의하여 좌우된다.

참고문헌

Acosta D(ed): *Cardiovascular Toxicology*, 3d ed. New Youk: Taylor & Francis, 2001.

Bishop SP, Kerns WD: *Cardiovascular Toxicology*. Vol 6, in Sipes IG, McQueen CA, Gandolfi AJ(eds): *Comprehensive Toxicology*, New York: Elsevier, 1997.

제19장 피부의 독성 반응

David E. Cohen and Robert H. Rice

CHAPTER 19

요 점

- 피부는 온도, 전해질, 호르몬, 대사 및 면역조절에 직접 참여한다.
- 경피흡수는 표피지질 내로의 분배능력과 이 방어벽을 통한 확산비율에 영향을 주는 외인성물질의 소수성에 의존한다.
- 표피세포 및 모지단위는 생체내변환효소를 발현한다.
- 자극성 피부염은 면역이 관련되지 않은 반응으로서 원인체가 피부 위에 직접작용하여 생긴다.
- 알레르기성 접촉성 피부염은 지연형 과민증반응(IV형)을 말하며 소량의 물질에 의해서 명백한 반응이 생긴다.

방어벽으로서의 피부

피부는 생체를 외부자극으로부터 보호하여 내부의 항상성을 유지하도록 한다. 피부는 온도, 전해질, 호르몬, 대사 및 면역 조절에 직접적으로 참여한다. 피부는 단순히 유해한 물리적 요인들을 추방한다기보다는 내부 혹은 만연된 피부손상을 막아주는 다양한 방어기전으로써 그들에 반응하는 것 같다. 만약 상해가 심하거나 피부의 방어기능을 압도하기에 충분히 강하면 급성 혹은 만성의 손상이 쉽게 나타나게 된다. 그 특이한 표현은 신체부위, 노출기간 그리고 다른 환경적 상황을 포함하는 다양한 내인성 및 외인성 요인들에 달려 있다(표 19-1).

피부 조직학

피부는 기저막에 의해 분리되는 외부의 표피층 및 아래의 진피층의 2개의 주요한 구성성분으로 되어 있다(그림 19-1). 결합부위는 일반적으로 편평하지 않으며 파동치는 모양을 하고 있다(융선망). 게다가 표피부속물(모낭, 피지선 및 외분비선)이 외피를 거쳐 진피층에 박혀있다. 두께에 관해서는 진피가 피부의 약 90%를 구성하며 주로 지지기능을 갖는다. 밑에 있는 조직과 진피를 분리하는 것은 지방세포층으로서 이들의 지방 축적은 완충작용을 갖고 있다. 외피에 혈액공급은

표 19-1 피부반응에 영향을 미치는 요인들

변수	설명
신체의 부위	
손바닥/발바닥	두터운 각질층-훌륭한 물리적인 방어벽
	화학물질과의 일반적 접촉부위
	보호복으로의 차단
상호접촉부위(겨드랑이, 사타구니,	습하고 폐쇄된 부위
목, 손가락갈퀴, 배꼽, 성기)	화학물질 저류
	높은 경피흡수
얼굴	빈번히 노출
	표면 지방이 소수성물질과 반응
	손으로부터 빈번히 이동되는 화학물질
안검	약한 방어벽기능-얇은 표피층
	자극성 물질에 민감
이개부 후위	화학물질 저류
	폐색
머리피부	화학물질 저류
	대사적 손상에 민감한 모낭
소인성 피부 질환	
아토피성 피부염	자극성 물질에 감수성 증가, 방어벽 기능의 손상
건선	방어벽 기능의 손상
유전적 요인	피부질환에 대한 소인
	자극성물질에 대한 감수성 다양
	접촉성감작성에 대한 감수성
온도	혈관확장-경피흡수의 증가
	땀배출 증가-저류
습도	땀배출 증가-저류
계절	상대습도의 다양성
	피부갈라짐 및 바람과 관련된 변화

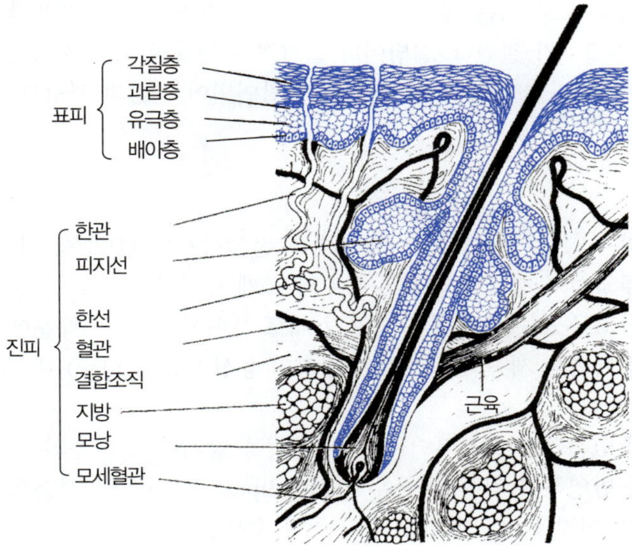

[그림 19-1] ***사람피부의 횡단면 그림.*** 표피 및 모지단위(pilosebaceous unit)가 푸른색으로 보인다.

진피 - 표피 결합부위에 있는 융선망에 있는 모세혈관에서 시작된다. 모세혈관은 모낭의 구 및 외분비선(땀샘)의 분비세포에도 공급한다. 이러한 선들로부터의 관들은 묽은 염류용액을 피부표면으로 이동시키며 여기서 증발되어 시원하게 만든다.

모낭 사이의 외피는 중층편평상피세포로서 주로 각질세포(keratinocyte)로서 구성되며 이들 세포는 서로 그리고 기저막에 단단히 붙어 있다. 멜라닌형성세포는 진피층에 드물게 분포되어 있으며 때로는 기저판과 모낭유두 밑에는 농축되어 있다. 표피층에서 이들 세포는 자외선에 의해 자극되어서 멜라닌 과립을 만든다. 이 과립은 분출되어져서 주위의 상피세포에 의해 섭취되어 착색된다.

표피를 통하여 이동하는 것은 수많은 Langerhans 세포들로서 이 세포들은 외부물질에 대한 피부의 면역반응에 중요한 협동자이다. 기저층의 각질세포는 발생력이 있는 구획을 만든다. 기저세포가 분화할 때 하나의 자손(progeny)은 기저판에서 떨어져 바깥쪽으로 이동한다. 세포가 피부표면으로 이동하면 이들은 현저한 최종분화 과정을 겪게 된다. 이들은 점차 새로운 단백질 지표를 표현하며 케라틴 단백질을 축적한다. 과립층에서 세포는 편평하게 되고 용적에서 거의 40배 증가한다. 지방과립등은 원형질막에 융합되어 그들의 구성성분으로 세포간 공간 내의 수용성 환경을 바꾼다. 이러는 사이에 이러한 세포들의 원형질막은 투과성을 가지게 되며 세포소기관들은 퇴화되며 원형질막 바로 아래에서 단백질외피가 곧바로 합성된다. 그 막은 인지질의 소실과 sphingolipid의 추가에 의해 특성을 나타내도록 변화된다.

각질세포가 기저층을 떠남으로써 시작되는 이러한 최종분화 과정은 피부의 가장 바깥층인 각질층을 생성한다. 더 이상 살아있지 않은 세포인 성숙세포(각질세포 corneocyte라고 불림)는 내용의 약 80%가 케라틴이다. 이들 세포들은 점차로 표면으로부터 떨어지며 아래로부터 대체된다. 그 과정은 기저세포가 각질세포로 되는 데 전형적으로 2주가 걸리며 그들 세포가 표면으로부터 떨어져 나가는 데 또 다른 2주가 걸린다. 질병이나 물리적 또는 화학적인 창상으로 인하여 외피층이 결손된 경우에서는 피부가 제공하는 환경에 대한 방어벽이 정상의 건강한 피부에 의해 제공되는 것보다 열등하다.

경피흡수

각질층은 경피흡수에 대한 일차적 방어벽이다. 이 방어벽을 손상시키는 질병(예; 건선)과 다른 상황(예; 찰과상 및 창상)은 투과성이 빈약한 물질의 흡수가 크게 증가하게 한다. 친수성 물질은 세포 내의 수분으로 쉽게 확산되나 소수성 물질은 세포막 내로 분배될 수 있기 때문에 살아있는 표피층은 훨씬 덜 효과적인 방어벽을 제공하며 각각은 진피의 융선망(rete ridge) 내에서 혈액공급에 쉽게 확산될 수 있다.

각질층은 증발에 의해 밑에 있는 조직으로부터 수분의 손실을 방지한다. 이층의 소수성 특성은 세포내공간의 지질 함량을 반영하고 있다. 지질은 sphingolipid의 주요 구성성분으로서 높은 함량의 장쇄세라미드를 가지며 이것을 제거하면 표피를 통한 수분손실을 기준으로 측정하면 방어벽이 심하게 손상된다. 각질층은 대개 수화되어 있으며(전형적으로 20%정도의 수분) 이 수분은 각질세포(corneocyte)안에 존재한다. 그러나 그 세포는 오랫동안 침수되면 더욱 많은 수분을 흡수할 수 있게 되어 친수성 특성을 가진 물질에 대한 방어벽으로서의 효율성이 저하된다. 참으로 피부를 플라스틱 랩으로 폐색시키면 플라스틱 아래에서 땀이 머무르도록 하는데 이는 피부표면에 적용되는 물질의 흡수를 높이기 위해 일반적으로 적용되는 기술이다. 공기를 통한 침투는 일반적으로 너무 낮아 관심사항이 될 수 없다.

피부를 통한 흡수는 노출로부터의 잠재적인 위험을 측정하기 위한 약물동태학적인 모델의 하나로 되어 있다. 흡수의 정도는 노출의 세부상황에 달려 있으며 용질의 농도(희석될 것을 가정하는), 시간 및 노출되는 피부표면의 크기에 비례한다. 게다가 2가지의 내인성요인이 주어진 화합물의 흡수율에 기여하는데 표피지질 내로 분배되는 능력에 영향을 주는 화합물의 소수성과 이 방어벽을 통한 확산율이다. 첫 번째 특성의 측정은 일반적으로 옥탄/물 분배계수(K_{ow})가 사용된다. 이는 특히 목욕이나 수영하는 동안에 발생하는 것과 같이 오염된 물에의 노출에 대해 적절하다. 그러나 물질의 피부를 통한 분배는 그 물질을 적용하는 매질(토양 포함)에서의 그 물질의 용해성 혹은 부착력에 의해 크게 영향을 받는다. 두 번째 특성은 분자무게 혹은 분자부피와의 역기능이다. 이렇게 소수성의 저분자량인 물질은 고분자량 혹은 친수성 물질보다 피부에 더 잘 침투한다. 작은 분자의 경우에는 소수성이 침투에 지배적인 요인이다.

표피를 통한 확산은 어떤 해부학적 부위에서가 다른 부위에서보다 상당히 빠르다. 안정된 상태하에서 침투성을 감소하는 순서로 열거하면 다음의 순서이다. 즉, 발바닥>손바닥>고환>이마>복부 순이다. 일반적으로 표피부속기를 통한 흡수는 이 경로를 통하여 각질을 우회하는 물질의 능력에도 불구하고 무시되는데 이는 결합한 부속기의 표면적이 흡수에 이용될 수 있는 전체면적의 작은 분획을 구성하고 있기 때문이다. 그러나 부속기를 통한 침투는 인정될 수 있다.

피부를 통한 약물전달

특별하게 고안된 첩제가 치료목적으로 clonidine, estradiol, testosterone, nitroglycerin, scopolamine, fentanyl 및 nicotin을 전달하기 위해서 현재 사용되고 있으며 다른 것들도 개발 중이다. 이러한 접근방법의 경구투여를 능가하는 이점은 장기간(전형적으로 1~7일)에 걸쳐 고정된 주입의 제공과 혈장 내의 농도의 큰 변화를 피할 수 있고, 위의 산성 pH에의 노출을 방지하고 위장관이나 간장에 의한 최초로 소실되는(first-pass) 제거를 피할 수 있다는 것이다.

침투의 측정

자원자에 투여한 후 적절한 간격으로 혈장 및/또는 오줌 중의 농도를 측정하여 체내로부터 배출되는 양을 산정한다. 비록 살아있는 표피층의 생존력을 유지하기 위해 주의가 요구되기는 하지만 시험관내 실험을 위해서 절제하여 분리한 한 장의 피부를 특별한 확산함에 사용할 수 있다. 물질은 측정을 위해 아래쪽으로부터 물질이 분배되어 들어가는 액에 의하여 제거되고 이런 식으로 지속적인 침투가 되도록 한다. 일반적으로 사용되는 더 단순한 기구는 제거된 하부의 진피를 가진 시체의 피부를 이용한다. 이것은 생체변환 능력은 없으나 각질의 방어벽기능은 가지고 있다. 침투동태의 측정을 단순화하기 위하여 피부판이 사용될 수 있으며 침투를 측정하기 위하여 모세혈관의 흐름을 감시할 수 있다. 돼지피부는 이러한 목적에 특별한 유용성을 가지고 있다. 종간의 차이를 최소하기 위해서 유망한 변형물은 이러한 측정을 목적으로 실험동물에 피부 이식을 이용하는 것이다. 사람의 피부는 흉선이 없는 마우스에서 잘 생존하며 정상적인 방어벽 특성을 유지한다.

생체내변화

피부가 피부를 통하여 확산하는 물질을 대사할 수 있는 능력은 피부의 방어벽기능에 기여한다. 이는 외인성물질의 잠재적인 생물학적 활성과 국소적으로 적용되는 약물에 영향을 미쳐서 그 약물들을 분해하거나 피부감작성물질 혹은 발암성물질로서 활성화시킨다. 표피와 모지단위는 피부에서 그러한 활동의 주요한 부위이다. 피부에서 발현되어 생체내변화에 참여하는 효소에는 다수 형태의 사이토그롬 P450, 에폭사이드 하이드로라제(epoxide hydrolase), UDP-글루코니실전이효소(UDP-glucuronosyltransferase), 퀴논(quinone) 환원효소 그리고 글루타티온 전이효소가 포함된다. 사람의 표피세포에서 검출되는 다른 대사효소 활동에는 설퍼타제(sulfatase), 글루크로니다제(β-glucuronidase), N-아세틸전이효소(N-acetyltransferase), 에스터라제 및 환원효소가 포함된다. 각질층의 세포간 부위는 이화작용을 가지고 있다[예를 들면, 단백질분해효소, 지방분해효소, 글리코시다제(glycosidase), 포스파타제].

접촉성 피부염

모든 직업적인 피부질환 중에서 접촉성 피부염이 보고된 원인의 90% 이상을 차지한다. 이것은 피부에 해로운 노출에 의해 유발되는 자극성 및 알레르기성 접촉성 피부염의 2가지 뚜렷한 염증과정을 포함한다. 이러한 증후군은 구별하기 어려운 임상적 특성을 가지고 있다. 전형적으로 홍반(발적), 경결(비후 및 견고), 낙설(박편) 및 수포형성(수포)이 화학물질과 직접적으로 접촉된 부위에서 나타난다.

자극성 피부염

자극성 피부염은 피부에 물질의 직접작용에 의하여 일어나는 면역이 관련되지 않은 반응이다. 농도, pH, 온도, 기간, 접촉의 반복성 및 폐색과 같은 외인성 변수들은 발진의 출현에 중요한 영향을 갖고 있다. 강산, 염기, 용매 및 불안정하거나 반응성 화학물질들이 사람에서 가능한 많은 자극제 중에서 상위에 속한다. 극단의 pH를 가진 물질과 같은 강한 유독성 물질은 단회 노출 후에 즉시의 비가역적이고 강력하게 반흔을 형성하는 피부염을 일으킨다. 이러한 급성자극성 현상은 화학물질에 의한 화상과 유사하여 부식반응이라고 기술되어 왔다. 더 일반적으로 잠재적으로 자극성이 있는 화학물질에의 단회 노출은 중대한 반응을 유발하지 않고, 반복적인 노출에 의해 결국 알레르기성 접촉성 피부염의 특성을 나타내는 임상변화를 동반하는 습진성 피부염이나 실제적인 염증성 구성요소가 없는 균열되고 비후된 발진을 나타낸다. 이러한 2가지 반응을 일으키는 화학물질들은 한계자극제(marginal irritant)라고 부른다. 다른 병인론들이 자극성피부염의 생리병리학에 대한 특이한 기전을 선정하는 것을 어렵게 만든다.

직접적인 부식제, 용매, 산화 및 환원제와 탈수제는 케라틴의 미세구조를 파괴하거나 정밀한 세포내 고분자 혹은 소기관을 파괴함으로써 자극제로 작용한다. 한계자극제는 질환을 유발하기 위해서는 다양한 요소적 변수가 요구되고 모든 상황하에서 반응을 유발하는 능력이 없을 수 있다. 달리 알려진 자극제에 의한 피부염을 일으키는 데 필요한 다양한 시간적 과정은 다른 경피흡수율로부터 유래하며 또한 선택된 특이한 물질에 달려 있다.

어떤 하나의 시험방법은 특정 화학물질의 잠재적 자극성을 결정하는 데 성공적이지 못하였다. 몇 가지 시험이 자극성 접촉성 피부염을 유발하는 데 필요한 다양한 기여인자를 개발한다. 이러한 시험들은 똑같은 물질의 피부에의 단회 적용 또는 반복 적용을 포함한다. 잠재적으로 자극성이 있는 화학물질의 실험에서 실험동물의 사용은 피부위(표피표면,epicutaneous)방법의 다양성에 기초하며 수 십년 동안 사용되어 왔다. 일반적으로 흰색토끼의 온전한 피부와 찰과피부 모두가 폐색된 첩제하에서 다양한 물질을 가지고 시험된다. 첩제는 24시간 내에 제거되고 피부의 시험부위를 그때 그리고 1~3일 내에 다시 평가한다. 시험관내 부식성시험법(corrositex assay)은 수화된 콜라겐격벽을 침투하여 밑에 있는 수용성 화학물질 검색시스템 내의 색깔변화를 일으키는 화학물질의 능력을 시험한다. 화학물질의 상대적인 부식성은 콜라겐을 침투하여 pH 지표염료를 가진 액상의 완충용액에 들어가기 위하여 소요되는 시간에 의해 결정된다.

주로 잠재적 알레르기성 감작의 평가를 위하여 사람에서 사용되는 반복적상해첩제시험(Repeat Insult Patch Test)에서는 화학물질은 3~4주 동안의 폐색하에서 피부위에 놓아 둔다. 시험물질은 첩제부위 내에서 적절한 저장이 유지되게 하기 위하여 2~3일마다 교체한다. 이 시험법은 대조물질과 병행으로 2주 동안의 폐색하에서 매일 첩제를 적용하는 축적자극성시험(Cummulative Irritancy Test)과 기능적으로 유사하다. 상난절시험법(Chamber Scarification Test)은 위에서 언급된 방법을 수정한 것으로 진피상부가 노출되도록 피부를 찰과한다. 이러한 모든 자극성시험법은 잠재적 자극제로 접종한 부위에서의 홍반 및 경결(경화)과 같은 명백한 임상적 변화에 의지한다.

화학적 화상

극도로 부식성이고 반응성인 화학물질은 궤양 및 부육을 수반하는 실질적인 피부손상을 일으키는 즉시의 응고성 괴사를 유발할 수 있다. 이는 자극성 피부염과는 다른데 그 병변이 화학적 손상의 직접적 결과이고 상해에 대한 피부의 증상을 명백히 하기 위하여 이차적 염증에 크게 의지하지 않기 때문이다. 화학물질의 직접적인 효과에 더하여 괴사조직은 화학물질의 저장장소로서 작용하여 노출 후에 지속적인 피부손상이나 경피흡수를 일으켜 전신적 상해를 일으킬 수 있다. 표 19-2에 임상적으로 중요한 부식성 화학물질들의 예를 열거하였다.

표 19-2 피부화상을 유발하는 화학물질 예

화학물질	설명
암모니아	강력한 피부부식성 압축가스와의 접촉은 동창을 유발할 수 있음
칼슘옥사이드(CaO)	심한 화학적 화상 극도로 발열 반응-물에 녹으면 열화상을 유발할 수 있음
염소(Chlorine)	액상 및 농축증기가 세포사 및 궤양을 일으킴
에틸렌옥사이드(Ethylene oixde)	용액 및 증기가 화상을 유발할 수 있음 압축가스가 동창을 유발할 수 있음
염산	반흔을 수반하는 심한 화상
불화수소(HF)	고농도에서 심하며, 동통성이고 늦게 치유되는 화상 낮은 농도에서 지연성 피부손상 유발 전신적 흡수는 전해질 이상과 사망에 이르게 할 수 있음 칼슘함유 국소적 투약법과 4급암모늄제제가 손상을 제한하기 위하여 사용됨
과산화수소(Hydrogen peroxide)	고농도는 심한 화상과 수포 유발
메틸브로마이드(methyl bromide)	액상노출은 수포, 심부화상 유발
산화질소(Nitrogen oxides)	수분이 있는 피부는 질산 형성을 촉진하고 심한 황색 화상 유발
인(Phosphorus)	백린은 공기의 존재하에서 피부에 지속적인 화상 유발
페놀(Phenol)	낮은 농도에서조차도 극도로 부식성 화상부위를 통한 전신적 흡수는 심장의 부정맥, 신장질환 및 사망을 유발할 수 있음
수산화나트륨(Sodium hydroxide)	고농도는 심부화상을 일으키며 케라틴을 쉽게 변성시킴
톨루엔 디이소시아네이트(Toluene diisocyanate)	접촉으로 심한 화상 피부접촉은 드물게 호흡성 감작을 유발할 수 있음

알레르기성 접촉성 피부염

알레르기성 접촉성 피부염은 지연형(제4형) 과민반응을 말한다. 명백한 반응을 일으키기 위해서 단지 소량의 물질만이 필요하다. 이는 반응의 강도가 적용된 양에 비례하는 자극성 접촉성 피부염과는 다르다. 접촉성피부염의 모든 예의 약 20%가 사실상 알레르기성이다. 현재까지 3,700가지의 화학물질이 잠재적 알레르기항원으로 기술되었다. 알레르기성 접촉성 피부염이 발생하기 위해서는 개체가 우선 알레르기 유발성 물질에 감작되어야 한다. 후속의 접촉은 전형적인 임상적 및 병리학적 증상을 일으킨다. 감작성 물질에 대한 면역반응을 시작하기 위해서는 개체가 유전적으로 감작되도록 준비되어 있어야 하고 감작성 물질과의 충분한 접촉을 가지며 그리고 후에 반복적인 접촉을 가져야 한다. 접촉성피부염은 사람들이 매일 잠재적으로 노출되는 한 가지 또는 수천의 알레르기 유발성 물질에의 노출에 따라 일어날 수 있다.

표 19-3에서는 일반적 노출양상에 기초한 일반적 알레르기 유발성 물질을 열거하였다. 내인성 알레르기 유발성 물질과의 접촉은 작업장에서 종종 일어난다.

표 19-3에 열거된 화학물질을 조사하여 보면 알레르기성 접촉성 피부염의 일반적 원인은 사람이 규칙적으로 접촉하는 물질들에 편재되어 있음을 가리킨다.

그러나 니켈, 크롬, 코발트 및 다른 식품조미료와 같은 매우 자주 섭취하는 몇몇 알레르기 유발성 물질도 있다. 개인이 전신적(경구적)으로 투여받은 어떤 물질에 대해 접촉성 민감성을 가지고 있는 경우에는 두통, 불쾌감 및 관절통과 같은 관련되는 증상을 수반하는 전신적 발진이 일어날 수 있다. 덜 극적인 발진은 똑같은 물질에 대한 이전의 접촉성 피부염, 수포성 손 발진 및 만곡부위에서의 습진성 발진 등의 격발을 포함할 수 있다. 전신성 접촉성 피부염은 피부에 지연형 과민반응 및/또는 면역글로불린 및 보체성분의 침착을 일으킬 수 있다. 이러한 침착물은 2차적인 염증성 반응의 강력한 유발자이며 피부의 많은 수포와 결합조직 질환의 초기의 병리생리학의 원인이 된다.

화학물질들이 완전한 알레르기 유발물질(햅텐 + 담체단백질)의 형성에 긴요한 유사한 기능기를 공유한다면 화학물질 간의 교차반응이 일어날 수 있다. 알려진 알레르기 유발물질과 잠재적으로 교차반응하는 물질의 회피가 개선을 위하여 필요하기 때문에 이러한 반응은 접촉성 피부염의 제어에 어려움을 야기할 수 있다. 표 19-4는 일반적으로 교차반응을 하는 화학물질을 열거하였다. 적절한 진단은 똑같은 생산물 내에서의 2가지 다른 화학물질에 대하여 동시에 발생하는 감작이나 다른 생산물 내에서의 2가지 화학물질에 대한 동시의 감작에 의해 방해될 수 있다.

시험방법

예측

자극성 피부염에서처럼 화학물질의 알레르기 유발성을 결정하기 위하여 자료가 사람에게 상관성이 있을 것이라는 기대에서 동물을 사용해왔다. Draize 시험법은 피내 시험법으로 감작의 유발은 특정한 시험물질을 10번 피내로 주입하는 방법에 의해 이루어진다. 후속의 공격접종도 같은 방법을 사용하여 수행되며 국소반응들은 그들의 임상적 출현에 의해 등급화한다. 기니픽 극

표 19-3 일반적인 접촉성 알레르기 유발물질

기원	일반적인 알레르기 유발물질	
국소적용 의약품/위생제품	**항생제**	**치료제**
	바시트라신(Bacitracin)	벤조카인(Benzocaine)
	네오마이신(Neomycin)	플루오로유라실(Fluorouracil)
	폴리믹신(Polymyxin)	이독스유리딘(Idoxuridine)
	아미노글리코시드(Aminoglycosides)	알파토코테롤(비타민 E)(α-Tocopherol; vitamin E)
	설폰아미드(Sulfonamides)	코르티코스테로이드(Corticosteroids)
	방부제	**기타**
	염화벤즈알코늄(Benzalkonium chloride)	신남알데히드(Cinnamic aldehyde)
	포름알데히드(Formaldehyde)	에틸렌디아민(Ethylenediamine)
	포름알데히드 방출자(Formaldehyde releasers)	라놀린(Lanolin)
	쿼터늄-15(Quaternium-15)	파라페닐린디아민(P-Phenylenediamine)
	이미다졸리디닐요소(Imidazolidinyl urea)	프로필렌글리콜(Propylene glycol)
	디아졸리디닐요소(Diazolidinyl urea)	벤조페논(Benzophenones)
	디엠디엠히단토인(DMDM hydantoin)	방향제(Fragrances)
	메틸클로로이소티아졸론(Methylchloroisothiazolone)	티오글리콜레이트(Thioglycolates)
식물 및 나무	아비에틴산(Abietic acid)	펜타데실카테콜(Pentadecylcatechols)
	페루발삼(Balsam of Peru)	세스키테르핀락톤(Sesquiterpene lactone)
	송지(Rosin : colophony)	튤리포시드 A(Tuliposide A)
소독제	클로라민(Chloramine)	글루타알데히드(Glutaraldehyde)
	클로르헥시딘(Chlorhexidine)	헥사클로로펜(Hexachlorophene)
	클로록실레놀(Chloroxylenol)	티메로살:머티올레이트(Thimerosal : Merthiolate)
	디클로로펜(Dichlorophene)	수은제(Mercurials)
	염산도데실아미노에틸글리신(Dodecylaminoethyl glycine, HCl)	삼페닐메탄염료(Triphenylmethane dyes)
고무제품	디페닐구아니딘(Diphenylguanidine)	모노벤조에이트 레조르시놀(Rescrcinol monobenzoate)
	히드로키논(Hydroquinone)	벤졸티아졸설폰아미드(Benzothiazolesulfenamides)
	메트캅토벤조티아졸(Mercaptobenzothiazole)	디티오카바메이트(Dithiocarbamates)
가죽	파라페닐렌디아민(p-Phenylenediamine)	티유람(Thiurams)
	포름알데히드(Formaldehyde)	포타슘 디크로메이트(Potassium dichromate)
	글루타알데히드(Glutaraldehyde)	
종이제품	아비에틴산(Abietic acid)	송지(Rosin : colophony)
	포름알데히드(Formaldehyde)	인산트리페닐(Triphenyl phosphate)
	니그로신(Nigrosine)	염료(Dyes)
아교및 접착제	비스페놀 A(Bisphenol A)	에폭시 수지(Epoxy resins)
	에피클로로히드린(Epichlorohydrin)	P-(t-부틸)포름알데히드 수지(P-(t-Butyl) formaldehyde fesin
	포름알데히드(Formaldehyde)	톨루엔설론아미드수지(Toluene sulfonamide resins)
	아크릴단량체(Acrylic monomers)	요소포름알데히드수지(Urea formaldehyde resins)
	시아노아크릴레이드(Cyanoacrylates)	
금속	크롬(Chromium)	수은(Mercury)
	코발트(Cobalt)	니켈(Nickel)

대화 시험법(Guinea Pig Maximization Test)은 마이코박테리움 단백질(mycobacterial protein)로 이루어진 면역증강제인 Freund 완전보조제(complete adjuvant)를 추가하여 약제의 연속적인 피내주입을 통하여 알레르기가 유발되도록 시도한다. 이후 약제를 단독으로 폐색상하에서 공격접종하여 임상적으로 등급화한다. 더욱 높은 알레르기 유발성이 있는 화학물질에 대해서는 경피(표피를 통한)감작 필요성이 없는 표피피부시험이 행해질 수 있다.

Buchler 시험법, 기니픽 극대화 시험법 그리고 표피극대화시험법(Epicutaneous Maximization Test)은 감작을 유발하기 위하여 온전한 피부와 찰과된 피부를 가진 동물을 사용하며 사람에서의 강한 감작성 물질의 알레르기 유발성을 예측하기 위하여 재공격접종에 대한 후속의 유도를 사용한다. 그러나 더 약한 알레르기 유발물질은 종종 많은 사람집단에 미칠 때까지는 발견되지 않는다.

진단

접촉성 피부염의 원인의 결정은 가능성 있는 화학물질의 노출, 병력 및 병변의 분포에 대한 조심스러운 평가가 요구된다. 완전한 회피 없이는 피부염이 지속될 것이기 때문에 이 평가는 불가피하다.

진단적첩제시험법은 광유 혹은 물에 녹이거나 현탁시킨 물질의 표준화된 농도를 아크릴테이프에 부착하는 스테인리스 스틸 챔버 위에 설치하여 활용한다. 챔버는 그 자리에 48시간 동안 놓아두고 처음의 판독은 첩제를 제거할 때에 수행한다. 일반적으로 지연성 반응이 나타날 수 있기 때문에 후속의 판독이 24시간에서 96시간 후에 또한 이루어진다. 반응은 시험부위에서 홍반(발적)과 경결(피부비후)이 일어나면 양성으로 등급을 매긴다. 설정된 계획안을 엄격히 고수하는 것이 반응의 임상적 적절성에 대한 결론을 유도하는 데 필요하다. 해치는 물질의 취소 및 대체는 대부분의 경우에 있어서 증상을 수주 내에 개선할 것이다.

표 19-4 서로 교차반응하는 화학물질 일반

화학물질	교차반응물질
아비에틴산	송지
페루발삼	송지, 계피산염, 안식향산염
비스페놀 A	디에틸스틸베스테롤, 히드로키논, 모노벤질에테르
캐나가유	벤질살리실산염
클로로크레졸	클로록실레놀
디아졸리디닐요소	이미다졸리디닐요소, 포름알데히드
이염산에틸렌디아민	아미노필린, 피페라진
포름알데히드	아릴설폰아미드수지, 클로로알릴-헥사미늄 클로라이드
히드로키논	레조르시놀
메틸히드록시벤조에이트	파라벤, 히드로키논모노벤질 에테르
파라아미노안식향산	파라아미노살리실산, 설폰아미드
페닐렌디아민	파라벤, 파라아미노안식향산
프로필히드록시벤조에이트	히드로키논 모노벤질에테르
페놀	레조르시놀, 크레졸, 히드로키논
테트라에틸티유람 디설피드	테트라에틸티유람 모노 및 디설피드

광독성학

일생의 과정에서 피부는 태양, 인공적 광원 및 열원으로부터의 자외선, 가시광선 및 적외선을 포함하여 전자기 영역에 미치는 방사선에 노출된다. 일반적으로 지구에 도달하여 피부의 변화를 가장 잘 유발할 수 있는 태양방사선은 290~700 nm에 미치며 자외선 및 가시광선 영역이다. 어떠한 형태의 전자기 방사선이 생물학적 변화를 일으키기 위해서는 우선 흡수되어야 한다. 더욱 불가결한 피부구조가 있는 보다 더 심부까지 빛이 흡수되는 것은 몸의 부위별로 다른 발색단(chromophore), 표피두께 및 수분함량에 의존한다. 발색단 멜라닌과 아미노산은 UV-B(290~320nm) 방사선을 흡수할 수 있다. 생물학적으로 가장 의미있는 발색단은 DNA인데 방사선으로부터 생기는 손상은 조직의 구조 및 기능에 지속적인 효과를 나타내기 때문이다.

전자기 방사선에 대한 역반응

자외선방사선 노출 후에 노출의 가장 확실한 급성특징은 홍반(발적 혹은 볕에 탐)이다. 최소홍반발현량(minimal erythema dose, MED)은 홍반성 반응의 유발에 필요한 최소량으로서 사람과 사람에 따라 크게 다르다. 색깔의 변화의 원인이 되는 혈관확장은 프로스타글란딘 D2, E2 및 F2α, leukotriene B_4 및 prostacylin I_2와 같은 염증성 조절자들의 유의한 변화를 동반한다. 또한 국소의 염증세포와 손상된 각질세포로부터 방출되는 interleukin-1(IL-1)은 발열, 오한, 불쾌감등과 같은 볕에 탐과 관련되는 몇 가지 전신성 증상의 원인이 된다. UV-B(290~320 nm)는 사람의 피부에서 홍반의 유발에 가장 효력이 있는 태양대역이다. 자외선 유발 손상에 영향을 미치는 환경적 조건들은 노출기간, 계절, 고도, 신체부위, 피부색소침착 및 이전의 노출 등을 포함한다. 실제적으로는 UV-B에 비하여 더 많은 양의 UV-A(320~400 nm)가 지구에 도달한다(100배까지). 그러나 사람에서 홍반을 유발하는 효율성은 UV-B보다 약 1,000배 가량 낮다. 명백한 색소감광(pigment darkening)은 또 다른 자외선 노출의 전형적 반응이다. 이는 멜라닌세포에 의한 멜라닌 생산의 증가나 멜라닌의 광산화에 의해서 이루어질 수 있다.

일반적으로 갈색화 혹은 증가된 색소침착은 자외선광 노출 3일 이내에 나타나는 반면에 광산화는 즉시 뚜렷하다. 갈색화 반응은 UV-B대역의 노출에 의해 가장 쉽게 발생한다. 갈색화 반응은 피부에서 멜라닌의 보호효과의 증대에 도움이 된다. 그러나 UV-A의 즉시의 색소감광 특성과 가시광선 노출은 광보호를 개선하지 않는다.

멜라닌 발생에 상응하여 자외선 조사는 처음에는 각질층에서 피부비후를 일으키며 이 반응은 후속의 자외선 상해에 대하여 중요한 방어를 부여한다. 방사선에의 만성노출은 개체의 피부 색소침착 기준선과 노출 기간 및 위치 등에 따라 크게 좌우되는 다양한 특징을 가진 피부변화를 일으킬 수 있다. 피부가 흰 사람들은 검은 사람들보다 더 많은 빈도로 만성적인 피부의 변화를 겪는 경향이며 두부, 목, 손 및 상부가슴과 같은 위치는 일상의 노출 때문에 더 쉽게 연루된다. 주근깨 및 저멜라닌부위, 주름, 모세관확장증(미세한 표재성 혈관), 화학작용성 케라토스(전암병변) 그리고 기저 및 편평 세포암과 악성색소세포종 등의 악성피부병변과 같은 색소변화는 모두 자외선광에의 만성노출의 결과이다. 자외선광에 대한 만성노출의 중요한 병태생리학적 반응은 표피 Langerhans세포의 현저한 감소이며 이는 악성세포에 있는 신생항원의 면역감시를 감소킬 수 있으며 그러한 변형을 감퇴되지 않도록 한다. 이온화 방사선에의 노출은 전달되는 선량에 따라 다른 범위의 질환을 일으킬 수 있다. 대규모의 급성노출은 국소적 발적, 수포, 종창, 궤양 및 동통을 유발한다. 잠복기 이후 또는 아급성 만성노출 후에는 표피 얇아짐, 주근깨, 모세관확장증(확장된 모세혈관) 및 치유되지 않은 궤양과 같은 특징적 변화가 발생할 수 있다. 또한 피부가 방사선에 노출된 수년 후에 다양한 피부의 악성종양이 기술되어 왔다.

전자기 방사선의 독성특질은 차치하고 어떤 대역의 빛에의 자연적 및 환경적 노출은 생존에 있어 필수불가결하다. 자외선 조사는 7-dehydrocholesterol을 정상적인 내인성 비타민 D의 생산에 요구되는 전구체인 provitamin D_3로 변환시키는 데 긴요하다. 420~490 nm 영역의 푸른색 광선은 피부에서 빌리루빈(적혈구세포 파괴산물)을 광이성화(photoisomerize)하며 혈청 중 빌리루빈이 높은 어린아이에 대하여 이 신경독성대사물질을 오줌으로 배출을 일으킨다. 게다가 자외선광선의 독성작용가 건선과 같은 과증식성 피부질환의 치료를 위해 인공 광원을 통하여 수십년간 이용되어 왔다.

광감작성

자외선 및 가시광선에 대한 비정상적인 민감성인 광감작성은 내인성 또는 외인성 요인에 의해 일어날 수 있다. 다양한 유전적 질환 및 자가면역질환인 홍반성낭창은 자외선광 유발 손상을 회복하는 세포의 능력을 감소시킨다. 유전적 또는 화학적으로 유발된 포르피린증에서는 효소이상이 heme을 생산하는 생합성과정을 방해하여 포르피린 전구체나 유도체가 몸전체에 축적되도록 한다. 이러한 화합물들은 일반적으로 400~410 nm(Soret 대역)의 빛에 노출되었을 때 형광을 발하며 이러한 들뜬상태에서는 세포내 고분자나 산소분자와 상호반응하여 독성유리기를 만들어 낸다. 염화방향족 탄화수소(chlorinated aromatic hydrocarbon)는 이러한 증상을 일으킨다.

광독성

외인성 화학물질로부터의 광독성 반응은 전신적 또는 국소적 적용이나 노출에 의해 일어날 수 있다. 급성반응에서는 자외선광선에 노출 후 수분에서 수시간 내에 피부가 붉게 변하고 수포가 생길 수 있으며 악성 화상과 유사하다. 만성 광독성 반응은 영향을 받은 부위의 과색소침착 및 비후를 일으킬 수 있다. UV-A(320~400 nm)가 가장 일반적으로 원인이 되며 UV-B(290~320 nm)는 간혹 관여될 수 있다.

가장 흔하게 광독성 반응에 관련되는 원인물질을 표 19-5에 열거하였다. 이러한 화학물질은 쉽게 자외선광선을 흡수하여 고에너지 들뜬상태(higher-energy excited state)를 나타낸다. 산소의존성 광역학반응(photodynamic reaction)은 이러한 들뜬상태의 분자가 기저상태(ground state)로 돌아갈 때 가장 일반적이다. 이때에 여기된 삼중항상태(triplet-state)의 분자들은 그들의 에너지를 산소에 전가하여 일중항산소를 형성하거나 환원되어 다른 고도의 반응성유리기를 형성한다. 이러한 반응산물은 세포내 구성성분과 고분자에 손상을 일으키고 세포의 죽음을 유발할 수 있다. 유발되는 손상은 더 많은 염증세포를 피부로 보급하는 각질세포와 국소의 백혈구로부터의 다양

표 19-5 광독성 화학물질(예)

푸로쿠마린(Furocoumarins)	설폰아미드(Sulfonamides)
8-메톡시프소라렌(8-Methoxypsoralen)	클로르프로마진(Chlorpromazine)
5-메톡시프소라렌(5-Methoxypsoralen)	날리딕식산(Nalidixic acid)
트리메톡시프로라렌(Trimethoxypsoralen)	비스테로이드성 항염증약 (Nonsteroidal anti-inflammatory drugs)
다환방향족탄화수소 (Polycyclic aromatic hydrocarbons)	베녹사프로펜(Benoxaprofen)
안트라센(Anthracene)	아밀 O-디메틸아미노안식향산 (Amyl O-dimethylaminobenzoic acid)
플루오로안텐(Fluoranthene)	염료(Dyes)
아크리딘(Acridine)	에오신(Eosin)
페난트렌(Phenanthrene)	아크리딘 오렌지(Acridine orange)
테트라사이클린(Tetracyclines)	포르피린유도체(Porphyrin derivatives)
디메틸클로르테트라 사이클린 (Demethylchlortetracycline)	헤마토포르피린(Hematoporphyrin)

한 면역조정자를 동화하고 이리하여 광독성의 임상증상을 일으킨다. 비광동태(nonphotodynamic)기전이 광독성의 병원론에서 기술되어 왔는데 psoralens이 가장 중요한 예이다. Psoralens은 세포내에 들어가면 DNA에 끼어들어간다. UV-A에 의한 후속의 여기상태는 psoralens과 pyrimidine염기 사이에 궁극적으로 공유결합한 cycloadduct가 생기는 광화학적 반응을 일으킨다. 이것이 실질적으로 DNA의 합성과 수복을 억제하여 임상적 광독성 반응을 일으킨다. Psoralens은 lime과 celery에서 충분히 높은 농도로 발견될 수 있으며 식물성광선성피부염(phytophotodermitis)이라고 불리는 현저한 수포성 발진을 일으킬 수 있다. Psoralen유발 광독성은 약리학적으로 이용되고 제어될 수 있다. 국소적 및 경구적으로 투여된 psoralens은 제어된 UV-A의 전달 효과를 높이기 위하여 치료학적으로 사용된다. PUVA(psoralens plus UV-A)는 건선, 습진 및 피부성 T세포 림프종양과 같은 각질세포 및 림프구의 과증식성 질병의 제어를 위해 투여된다.

광선알레르기

광독성과는 대조적으로 광선알레르기는 진정한 제 4형 지연형 과민반응을 나타낸다. 그러므로 광독성 반응이 손상을 입히는 화학물질에의 첫 번째 노출로 발생할 수 있는 반면 광선알레르기는 이전의 감작이 요구된다. 반응의 유도와 후속의 유발은 원인물질에 대한 국소적 또는 전신적 노출로부터 기인한다. 만약에 노출이 국소적이면 반응을 광접촉성(photocontact) 피부염이라고 부르며 반면에 전신적 노출이면 전신성 광선알레르기라고 부른다. 일반적으로 광접촉성피부염의 작용기전과 전신성 광선알레르기의 작용기전까지도 위에서 기술된 알레르기성접촉성 피부염에 대한 기전과 동일하다. 그러나 잠재적으로 광감작성 화학물질을 알레르기반응을 유발시키는 햅텐으로 전환시키기 위해서는 자외선광선이 필요하다.

광선알레르기에 대한 시험은 알레르기성 접촉성 피부염시험에 대한 첩제시험과 유사하다. 이중의 알레르기 유발물질을 스테인리스 스틸 상자로 폐색하에서 등에 배치한다. 약 24시간 후에 한조의 첩제를 제거하고 UV-A광선을 조사한다. 모든 첩제를 제거하고 첩제시험 부위에서 배치

후 48시간과 4~7일 사이에 임상적인 평가를 실시한다. 조사한 쪽에서만 알레르기 유발물질에 대한 반응이 나타나면 광접촉성 피부염이라고 부른다. 조사한 쪽과 조사하지 않은 쪽에서 동시에 반응이 일어나면 알레르기성 접촉성 피부염과 일치한다. 동일한 원인체에 대하여 알레르기성 접촉성 및 광접촉성 피부염이 동시에 존재한다는 것에 대해서 일치하지 않는 부분이 있는데 이는 광선첩제시험에서는 때때로 조사한 쪽에서 조사하지 않은 쪽에 비하여 더욱 큰 반응성을 나타낼 수 있기 때문이다. 표 19-6에 잠재적인 광선알레르기 유발물질을 열거하였다.

여드름

여드름(좌창)은 많은 요인적 병인론을 가진 다형태의 질환이다. 피지, 호르몬, 세균, 유전적 및 환경적 요인의 영향이 잘 알려져 있다. 여러 상황에서 이들 요인의 하나가 다른 요인들보다 병변의 발생에 있어서 압도적으로 큰 영향을 미친다. 수십년 동안 기술된 정말로 수많은 종류의 여드름 중에서 이 항에서는 베네나타 여드름(acne venenata)에 대해서 집중하였다.

면포유발성으로 불리는 화학물질은 면포성병변을 유발하는데 이 병변은 개방되거나 폐쇄될 수 있다(속어로 각각 흑두와 백두). 게다가 구진, 농포, 낭포 및 반흔이 경과를 악화시킬 수 있다. 모낭 및 관련된 피지선은 피지 안에 잠긴 치밀한 각질세포로 메워진다. 개방 면포에서 가장 뚜렷한 색소성 변화는 멜라닌으로부터 유래한다.

표19-6 광선첩제시험에 대한 광선알레르기 유발물질들

파라아미노안식향산(P-Aminobenzoic acid)	메틸안트라닐레이트(Menthyl anthranilate)
비티오놀(티오비스-디클로로페놀)[Bithionol (thiobis-dichlorophenol]	6-메틸쿠마린(6-Methylcoumarin)
부틸메톡시디벤조일메탄 (Butyl methoxydibenzoylmethane)	사향 오크라(Musk ambrette)
클로르헥시딘 디아세테이트(Chlorhexidine diacetate)	옥틸디메틸파라마이노안식향산(Octyl dimethyl p-aminobenzoic acid)
염산클로르프로마진(Chlorpromazine hydrochloride)	옥틸메톡시계피산염(Octyl methoxycinnamate)
시녹세이트(Cinoxate)	옥틸살리신산염(Octyl salicylate)
디클로로펜(Dichlorophen)	옥시벤존(Oxybenzone)
4,5-디브로모살리실아니드(4,5-Dibromosalicylanide)	대조와셀린(Petrolatum control)
염산디펜히드라민(Diphenhydramine hydrochloride)	프로메타진(Promethazine)
유솔렉스8020(1-(4-이소프로필페닐)-3-페닐-1, 3-프로판디온)[Eusolex 8020(1-(4-Isopropylphenyl) -3-phenyl-1,3-propandione)]	백단유(Sandalwood oil)
유솔렉스6300(3-(4-메틸벤질리덴)-캠퍼)[Eusolex6300 (3-(4-Methylvenzyliden)-camphor)	설퍼닐아미드(Sulfanilamide)
펜티클로(티오비스-클로르페놀)	설이소벤존(Sulisobenzone)
헥사클로로펜(Hexachlorophene)	테트라클로로카바닐리드(Tetrachlorocarbanilide)
호모살레이트(Homosalate)	티오우레아(Thiourea)
	트리브로모살리실아닐리드(Tribromosalicylanilide)
	트리클로로카바닐리드(Trichlorocarbanilide)
	트리클로산(Triclosan)

출처: 뉴욕의과 대학(2000.1)

염소여드름

염소여드름은 사람에서 모습을 가장 손상하는 여드름 형태의 하나로서 할로겐화 방향족 탄화수소에의 노출에 의해 발생한다. 표 19-7에 몇몇의 염소여드름 유발물질을 열거하였다. 염소여드름은 상대적으로 드문 질환이다. 그러나 이의 치료가 어려운 특성과 예방가능성이 중요한 직업적 및 환경적 질병으로 만든다. 전형적으로 면포와 밀짚색깔의 낭포가 귀 뒤, 눈주위, 어깨, 등 및 생식기 위에 존재한다.

여드름에 더하여 다모증(부정형의 부위에 모발이 증가), 과색소침착, 손발톱의 갈변, 결막염 및 안루 등이 존재할 수 있다.

색소성 장해

여러 가지 요인이 피부의 색소침착 현상에 영향을 미친다. 멜라닌은 티로신(tyrosine)으로 시작하는 일련의 효소적 과정을 통하여 생산된다. 이러한 과정의 이상이나 티로신상사체에의 노출은 비정상적인 색소침착을 일으킬 수 있다. 과색소침착은 멜라닌 생산증가나 상부진피 내에 내인성 또는 외인성 색소의 침착으로부터 일어난다. 외인성 과색소침착은 진피조직 내에 금속과 약물의 침착으로부터 나타날 수 있다. 반대로 저색소침착은 멜라닌의 손실, 멜라닌세포의 손상 또는 혈관이상으로부터 유래하는 색소침착의 손실이다. 백반(leukoderma) 및 색소탈실은 피부로부터 멜라닌의 완전한 손실을 의미하고 백자모양의 외관을 갖게 한다. 표 19-8에 색소침착에 변화를 일으키는 화학물질을 열거하였다.

육아종성 질환

많은 피부질환들이 육아종성 염증의 조직병리학적 소견을 만들어 낸다. 일반적으로 육아종은 해로운 손상을 분리해주는 하나의 면역기전이다. 이것은 감염성 질환(예를들면 나병, 결핵), 이물에 대한 반응 및 특발성(idiopathic)질환 등에서의 피부에서 볼 수 있다. 이물에 대한 반응은 진피 내로의 활석, 규토 또는 나무의 창상성 삽입과 같은 일차적인 자극현상에 대하여 이차적일 수 있다. 더욱 드물게 베릴륨, 지르코늄, 코발트, 수은 및 크롬에 대한 경우에서와 같이 감작은 육아종성반응을 유도할 수 있으며 때로는 문신물감에 대한 반응으로 발생한다.

표 19-7 염소여드름 원인

할로겐화디벤조푸란	헥사클로로디벤조-p-다이옥신
폴리클로로디벤조푸란(PCDFs), 특히	폴리클로로나프탈린(PCNs)
트리-, 테트라-(TCDFs), 펜타-(PCDFs) 및	다할로겐화페닐
헥사클로로디벤조푸란	폴리클로로비페닐(PCBs)
폴리브로모디벤조푸란(PBDFs), 특히	폴리브로모비페닐(PBBs)
테트라브로모디벤조푸란(TBDF)	3,3′,4,4′-테트라클로로아족시벤젠(TCAOB)
다염소화디벤조푸란(PCDDs)	3,3′,4,4′-테트라클로로아조벤젠(TCAB)
2,3,7,8-테트라클로로디벤조-P-다이옥신(TCDD)	

표19-8 피부의 색소성 장해의 원인들 예

I. 과색소침착
- 자외선광선 노출
- 염증 후의 변화(멜라닌 및/또는 헤모시더린 침착)
- 부신기능부전증
- 내부의 악성종양
- 화학물질노출
  - 휘발성코울타르(Coal tar volatiles)
  - 안트라센(Anthracene)
  - 피크린산(Picric acid)
  - 수은(Mercury)
  - 납(Lead)
  - 창연(Bismuth)
  - 푸로쿠마린[Furocoumarins(프소라렌 : psoralens)]
  - 히드로키논[Hydroquinone(모순 : paradoxical)]
- 약물
  - 클로로킨(Chloroquine)
  - 아미오다론(Amiodarone)
  - 블레오마이신(Bleomycin)
  - 지도부딘(Zidovudine : AZT)
  - 미노사이클린(Minocycline)

II. 저색소침착/색소탈실/백반
- 염증 후의 색소손실
  - 백반(Vitiligo)
- 화학물질에 의한 백반/저색소침착증
  - 히드로키논(Hydroquinone)
  - 히드로키논의 모노벤질, 모노에틸 및 모노메틸 에테르(Monobenzyl, monomethyl and monomethyl ethers of hydroquinone)
  - p-(t-부틸)페닐[P-(t-Butyl)phenol]
  - 메르캅토아민(Mercaptoamines)
  - 페놀살균제(Phenolic germicides)
  - p-(t-부틸)카테콜[p-(t-Butyl)catechols]
  - 뷰틸화히드록시톨루엔(Butylated hydroxytoluene)

두드러기

두드러기(담마진)는 비만세포로부터 방출되는 히스타민과 혈관작용성 펩티드에 의해 주로 유도되는 직접성의 제1형 과민반응이다.

비만세포로부터의 히스타민의 비면역성 방출자는 큐라레, 아스피린, 아조물감, 안식향산염 및 식물과 동물로부터의 독소를 포함한다. 대부분의 두드러기 반응은 사람이 특이한 알레르기를 가진 물질의 전신적 섭취로부터 또는 완전히 특발기전으로부터 일어난다. 국소적인 두드러기는 표피의 접촉한 부위에서 어떤 물질에 의해 발생할 수 있으며 접촉성 두드러기라고 한다. 표 19-9에 몇 가지 보고된 원인을 기술하였다. 접촉성 두드러기, 비염, 결막염, 천식 및 간혹 아나필락시스 그리고 사망 등의 증후가 고무에서 발견되는 라텍스단백질과 연관되어 있다. 천연의 라텍스 고무 내의 알레르기 유발물질은 감작된 개체에서 제1형의 알레르기반응을 일으킬 수 있는 완전히 특성이 밝혀지지 않은 수용성 단백질이다. 장갑과 같은 고무제품과의 접촉은 피부와의 접촉부위에서만 담마진이 생길 수 있다. 그러나 알레르기에 더욱 민감한 개체는 전신적인 담마진, 천식, 아나필락시스 및 죽음을 경험할 수도 있다. 이러한 증후는 지연형 과민증/접촉성 피부염의 원인이 되는 촉진제 및 항산화제 같은 고무의 성분에 대한 알레르기성 접촉성 피부염과는 다르다. 역학적인 연구에서 밝혀진 위험인자는 습진, 건초열 또는 천식, 이분척추의 병력, 손피부염의 병력 그리고 여성(female gender)을 포함한다.

독성 표피성 괴사용해

독성 표피성 괴사용해(Toxic Epidermal Necrolysis, TEN)는 가장 곧바로 생명을 위협하는 피부과 질환 중의 하나로서 종종 약물 및 화학물질에 의해 유발된다. 이는 전체 두께의 표피의 괴사

표 19-9 접촉성 두드러기를 유발하는 것으로 보고된 물질 예

화학물질	식이
무수물(Anhydrides)	동물내장
메틸헥사히드로프탈릭무수물 (Methylhexahydrophthalic anhydride)	사과
헥사히드로프탈릭무수물(Hexahydrophthalic anhydride)	양엉겅퀴
항생제	천문동
바시트라신(Bacitracin)	소고기
스트렙토마이신(Streptomycin)	맥주
세팔로스포린(Cephalosporins)	당근
페니실린(Penicillin)	닭고기
리파마이신(Rifamycin)	사슴고기
안식향산(Benzoic acid)	계란
염화코발트(Cobalt chloride)	물고기
부틸히드록시아니솔[Butylhydroxyanisol(BHA)]	양고기
부틸히드록시톨루엔[Butylhydroxytoluene(BHT)]	겨자
카르복시메틸셀룰로스(Carboxymethylcellulose)	파프리카
염산시클로펜톨레이트(Cyclopentolate hydrochloride)	감자
디페닐구아니딘(Diphenyl guanidine)	돼지고기
에폭시수지(Epoxy resin)	쌀
포름알데히드(Formaldehyde)	딸기
방향제(Fragrances)	칠면조고기
페루발삼(Balsam of Peru)	
신남알데히드(Cinnamic aldehyde)	
이소시안산염(Isocyanates)	
디페닐메탄-4, 4-디이소시안산염 (Diphenylmethane-4,4-diisocyanate)	
무수말레인산(Maleic anhydride)	
박하뇌(Menthol)	
식물, 목재, 나무 및 잡초(Plants, woods, trees, and weeds)	
유액(Latex)	
초산페닐수은(Phenylmercuric acetate)	
키실렌(Xylene)	

로 특징지어지며 이러한 괴사성 물질의 만연된 박리를 수반한다. 표피층이 탈락된 후에 진피층만이 남게 되며 온도, 분비액 및 전해질 항상성이 심하게 손상된다. 진경제인 카바마제핀(carbamazepine)에 의해 유발되는 TEN을 평가하기 위한 연구는 세포독성의 카바마제핀 중간산물을 대사하는 림프구의 능력이 저하됨을 보여주고 있다. 에폭시드 가수분해효소(epoxide hydrolase)와 글루타티온 전이효소(glutathione transferase)의 이상은 arene oxide라고 불리는 독소의 대사 탓이다. TEN에서의 CD8 림프구의 염증성 반응과 표피괴사의 조정자로서 일산화질소 대사물질의 역할은 엄격히 면역학적인 것보다는 대사성 병원론임을 암시한다.

발암

방사선

피부암은 사람에서 가장 흔한 신생물이다. 현재로서는 피부암의 주요한 요인은 표피세포의 DNA에 손상을 주는 태양광선이다. UV-B(290~320 nm)는 피리미딘 이합체(dimer)를 만들며 이리하여 중요한 유전자에 변이를 일으킨다. p53 종양억제유전자가 거의 모든 편평세포암에 있어서 표적이 되어 왔다. p53 단백질은 DNA손상이 수복될 때까지 세포주기를 억지하고 자연세포사를 유발할 수도 있기 때문에 그 단백질의 손실은 최초세포의 유전체(genome)를 뒤엎고 그 세포들에 성장할 수 있는 이점을 준다. 자외선광선도 피부종양의 생존에 도움을 줄 수 있는 면역억제 효과를 가지고 있다. 피부암의 발생빈도는 열대지방과 옅은 피부색의 백인에서 가장 높다. 정상적인 개체에서는 암을 유발시키지 않는 태양노출조차도 피부의 조기노화를 일으킨다. 이러한 이유로 일광욕은 찬성되지 않으며 태양을 차단하는 로션의 사용이 권장된다.

다환방향족탄화수소

다환방향족탄화수소(Polycyclic Aromatic Hydrocarbon)가 많은 물질(콜타르, 크레오소트, 수지 및 매연)은 사람과 동물에서 피부발암물질이다. 다환방향족탄화수소의 산화적 생체내변화은 DNA부가물(adducts)을 형성할 수 있는 전자친화성의 에폭시드(electrophilic epoxides)를 생산한다. 에폭시드의 재배치에 의해서 생성되는 페놀은 quinone으로 더욱 산화되어 활성산소종을 산출하며 이 또한 독성 전자친화성이다. 이러한 화합물들(예: 지붕이는 재료)에 대한 노출로부터의 피부암의 위험에 처하는 직업은 종종 추가적인 위험요소로 적지 않은 태양노출을 포함한다.

비소

제련작업장과 비소함량이 높은 바위층에서 유래한 우물물로부터의 과도한 노출은 비소제각화증(전암성 병변), blackfoot 질병(내피세포의 손상을 반영하는 순환성 질병) 및 피부와 다른 여러 장기(방광, 폐, 간장)의 편평세포암과 관련이 있다. 아비산염(3가의 산화상태)은 인근의 thiols에 강력하게 결합하며 DNA 수복을 억제하는 것으로 생각되며 반면에 비산염(5가의 산화상태)은 DNA와 같은 고분자에서 인산염을 대체할 수 있으나 결과로서 생기는 에스테르는 불안정하다. 비소 역시 DNA 메틸화를 변화시키고 각질세포 분화표지를 억제하여 표피에서의 성장인자의 분비를 증진시킨다. 노출된 사람과 동물로부터의 오줌에서 분리되어 관찰되는 메틸기가 하나 또는 두 개인 비산염들은 정말로 독성이 훨씬 덜하기 때문에 메틸화는 가장 적당한 해독방법으로 간주되어 왔다.

마우스 피부종양 촉진

마우스 피부는 발암성 시험을 위한 중요한 대상으로서 개발되어 왔다. 마우스 피부에서 관찰되는 편평세포암의 발생은 사람에 대하여 더 일반적인 발암성 위험의 증거로서 받아들여진다. 마우스 피부에서의 편평세포암의 병원성이 사람의 편평세포암에의 일반적인 적용성을 가지는지 에 대하여 많은 것이 알려져 왔다. 마우스 피부 발암모델의 이점은 신생과정을 실험설계에 따라 개시, 촉진 및 진행 단계로 나눌 수 있다는 것이다.

참고문헌

Maibach HI : *Toxicology of the skin*: Talyor & Francis, 200.

Marzulli FN, Maibach HI : *Dermatotoxicology Methods : The Laboratory Worker' s Ready Reference*. New York: Hemisphere, 1997.

Robert MS, Walter KA(eds) : *Dermal Absorption and Toxicity Assessment*. New York : Marcel Dekker, 1998.

제20장 생식기계의 독성 반응

Michael J. Thomas and John A. Thomas

CHAPTER 20

요 점

- 생식샘은 이중의 기능을 가진다. 즉, 성호르몬의 분비를 포함하는 내분비 기능과 생식세포의 생산으로 되어 있는 비내분비 기능이다(배우자발생).
- 난소 또는 고환 모두의 배우자발생 및 분비 기능은 뇌하수체로부터의 난포성숙호르몬 및 황체형성호르몬의 분비에 의존한다.

- 간질 모세혈관(interstitial capillary)강과 세정관강 사이의 혈액-고환 장벽은 화학물질 및 약물의 자유로운 교환을 저해하거나 방지한다.
- 외인성 물질은 시상하부와 뇌하수체선부에 직접적으로 작용하여 시상하부 방출 호르몬(hypothalamic-releasing hormone) 및/또는 성선자극 호르몬(gonadotropins)의 분비를 변화시킬 수 있다.
- 스테로이드 호르몬의 생합성은 부신피질, 난소 및 고환을 포함하는 몇몇 내분비 기관에서 일어날 수 있다.
- 난자발생, 배란, 성적 수용성(sexual receptivity)의 발달, 성교, 생식체 및 접합체의 수송, 수정 그리고 착상 등의 암컷의 생식과정은 외인성 물질의 훼방을 받을 수 있는 부위이다.
- 외인성 물질은 수컷의 생식기관의 구조, 정자발생, 안드로겐(androgen) 호르몬 분비 및 부속기관의 기능에 영향을 줄 수 있다.

서론

생식샘의 내분비 기능은 일차적으로 종의 영속성에 관여한다. 생식세포의 염색체내 유전자는 유전적 정보를 전달하고 세포의 분화와 기관형성을 조절한다. 생식세포는 생물체에서 그 자신의 생애기간 내 및 대대로 구조와 기능의 유지를 확실하게 한다.

내분비계 교란성 화학물질에의 노출은 조류, 어류, 조개 및 포유류에서의 수정률 감소 그리고 어류, 복족류(gastropods) 및 조류에서의 남성특징소실(demasculatinization)과 암컷화(feminization)와 연결되어 있다. 일반적으로 비중금속에 의하여 일어나는 내분비 교란성은 수용체에 대한 경쟁이나 steroidogenesis의 억제 때문이다.

사람에서는 5쌍 중에 1쌍이 본의 아니게 불임인데, 초기 배아의 3분의 1 이상이 죽고 그리고 임신이 인정된 사람의 약 15%가 자연적으로 유산한다고 추측된다. 출생 시 생존태아 중에서 약 3%가 발생기형(해부학적으로 항상 그렇지는 않다.)이며 나이가 들수록 2배 이상 많이 탐지될 수 있다. 정상적 생리학적 상태하에서조차도 생식기계는 적정한 상태로 기능하지 않는다. 생식기계에 대한 외인성 물질의 부과(imposition)가 수많은 생식과정이나 사건(events)을 훼방하는 것은 놀라운 일이 아니다.

일반 생식 생물학

발달하고 있는 생식샘은 화학물질의 상해와 외인성 화학물질에의 노출 또는 어떤 바이러스에의 노출에 의한 변화이든 간에 그의 환경의 변화에 매우 민감하다. 정상적인 생식능력의 발달은 독소에 대해 특히 민감한 표적을 제공할 수 있다. 환경적 요인은 생식샘 성(gonadal sex)의 유전적 결정인자, 표현형의 성(phenotypic sex)의 호르몬성 결정인자, 태아의 배우자발생(fetal gametogenesis) 및 생식기로(reproductive tract) 분화와 또한 출생 후 생식기능의 통합(integration) 및 종의 번식을 위해 본질적인 다른 과정들을 바꿀 수 있다.

성의 분화

생식생리를 이해하기 위하여 성의 분화과정 또는 생식샘, 생식관 및 외부생식기의 발달양식의 고찰이 필요하다. 수컷의 성 분화는 안드로겐류(androgens)의 생리적 작용에 결정적으로 의존한다. 그런고로 안드로겐/에스트로겐(androgen/estrogen) 비율의 불균형은 성의 분화에 영향을 미칠 수 있다. 에스트로겐 양 작용을 하는 환경의 xenoestrogens(어떤 제초제, 살충제, 가소제, 노닐페놀 등)과 내분비 균형을 교란하는 환경의 antiandrogens(*p, p*-DDE, vinclozolin, linuron 등)은 수컷 태아에서 남성특징소실(demasculatinization)과 암컷화(feminization) 효과를 일으킬 수 있다.

생식샘 성

Y 염색체상의 고환-결정 유전자(testes-determining gene)[Y 염색체(SRY)의 성-결정 부위]는 생식샘 성(gonadal sex)을 결정하는 원인이 된다. 그것은 미분화된 생식샘을 고환으로 변환한다. 고환은 müllerian factor와 테스토스테론(testosterone)의 2가지 독립된 호르몬을 생산한다. 테스토스테론 유발 남성 분화는 X 염색체상의 유전자에 의해 조절되는 안드로겐 수용체에 의해 조절된다. 배우자발생 기간 동안에 2가지 어미 성염색체가 분리되지 않는 것을 불분리현상이라 하며 생식샘의 발육부전을 일으킬 수 있다. 클라인펠터(Klinefelter' s)증후군은 수컷 형태학으로 고환의 기형과 XXY 핵형으로 특징지어지며 터너(Turner' s)증후군은 암컷 형태학으로 난소 발육부전(XO 핵형)을 포함한다. 암수한몸(true and pseudo)은 초기 난할 유사분열기간 동안에 성염색체의 불분리현상에 이어 이차적으로 일어날 수 있다. 이 상태는 일반적으로 XY 핵형 때문이며 때로는 XY/XX 또는 XY/XO의 성 mosaic 때문이다. 가성반음양환자(pseudohermaphrodites)는 유전자형에 의해 예측되는 것과는 다른 이차적 성징으로 특징지어진다.

유전자형 성

정상적인 암컷의 염색체 보체(chromosome complement)는 44개의 보통염색체와 2개의 성염색체 XX이다. 생식세포 내에 함유되어 있는 2개의 X 염색체는 정상적인 난소의 발육에 필요하다. Y 염색체는 수컷 결정인자와 일치한다. 정상적인 수컷은 44개의 보통염색체와 2개의 성염색체 X 및 Y의 염색체 보체를 갖는다. X 염색체상의 유전적 부호는 생식샘이 고환으로 변환하는 데 관여할 수 있다.

표현형(생식기) 성

태아발달 초기단계 동안에는 성의 분화는 어떠한 알려진 호르몬성의 산물을 요구하지 않는다. 그러나 생식관 및 외부 생식기의 분화는 호르몬을 필요로 한다. 수컷 생식샘에 의한 테스토스테론합성의 개시가 수컷분화의 시작을 위하여 필요하다. 암컷의 성징은 안드로겐 분비의 결여를 나타나게 한다.

수컷 생식관의 발달의 원인이 되는 안드로겐성 스테로이드와 뮬러관(mullerian ducts)의 퇴행을 일으키는 비스테로이드 인자인 두 가지 중요한 형태의 호르몬이 태아의 고환에 의해 분비된다. 배아의 고환은 뮬러관의 발달을 억압하여 볼프관(wolffian duct)과 그의 유도체를 발달시키고 이리하여 배아에 대해 수컷의 표현형을 부과한다.

테스토스테론의 합성과 활성화를 감소시키는 인자들은 세포 내로 들어가 안드로겐 의존성 단백질 합성을 조절하는 세포핵의 능력에 영향을 미치거나 미치지 않아서 성의 분화를 바꿀 수 있다. 발달계에 대한 테스토스테론 결핍효과를 발휘할 수 있는 화학물질들은 고나도트로핀(gonadotropin) 분비의 피드백 조절, 고나도트로핀 효력, 테스토스테론 및 디히드로테스토스테론(dihydrotestosterone) 합성 그리고 혈장결합과 또한 세포질의 수용체와 핵염색질 결합에 영향을 준다.

충분하지 않은 양의 안드로겐은 정상적인 고환과 XY 핵형을 가진 것 외에는 수컷 태아를 암컷화할 수 있다. 가벼운 결핍은 단지 외부 생식기관 분화의 후기 단계에만 영향을 줄 수 있는 반면 심한 안드로겐 결핍(또는 내성)은 암컷의 외부 생식기관이 탈출고환(ectopic testes) 및 정상적인 수컷의 수출관(efferent ducts)과 함께 존재하게 한다. 또한 성적 행동은 고환으로부터의 안드로겐에 의해 중추신경계 내에 "날인(imprint)"되어 나타나며 내인성 및 외인성 화학물질에 의해 영향을 받을 수 있다.

생식샘의 기능

중추 조정

생식샘은 성호르몬의 분비를 포함하는 내분비기능과 생식세포를 생산(배우자발생)하는 비내분비기능의 이중의 기능을 가지고 있다. 고환은 테스토스테론, 디히드로테스토스테론 및 소량의 에스트로겐을 포함하는 수컷 성 스테로이드를 분비한다. 난소는 월경 주기상에 따라 다양한 양의 에스트로겐과 프로게스테론(progesterone)을 분비한다. 또한 황체와 태반도 프로게스테론을 분비하는 주요한 부위이다.

난소와 고환의 배우자발생 및 분비기능은 뇌하수체로부터의 난포성숙호르몬(FSH)과 황체형성호르몬(LH)의 분비에 의존한다. 암컷에서 난포성숙호르몬은 난소 내의 난포의 발달과 성숙을 자극한다. 수컷에서 FSH는 정자형성 과정을 자극한다. 황체형성호르몬은 고환 내에서 스테로이드 형성 과정을 자극한다.

사춘기의 개시는 암컷에서 뇌하수체 고나도트로핀의 주기적 분비를 일으킨다. 이는 정상적인 월경주기를 확립한다. 수컷에서 사춘기는 고나도트로핀의 지속적이고 비주기적인 분비에 의해 진전된다.

고환의 기능

포유류의 생애 중 번식능력이 있는 기간에는 생식샘의 기능은 호르몬성으로 제어된다. 독성물질의 조직선택성은 다른 세포들이 죽는 세포자멸사 또는 괴사역치(apoptotic 또는 necrotic thresholds)로부터 일어날 수 있다. 생리학적으로 세포자멸사는 세정관 상피(seminiferous epithellium) 내의 생식세포 수를 제한하는 데 이바지한다. 정자형성과정 동안에 생식세포의 클론 증식은 많은 유사분열 중에 일어나 생식세포 수를 크게 늘리게 된다. 억제되지 않은 채로 두면 생식세포의 수는 버팀세포(sertoli cells)의 지지능력을 초과할 것이다. 그런고로 증식과 세포자멸사 간에 정교한 균형이 고환 내에 존재한다. 고환 내의 성숙 생식세포의 잠재적 수의 4분의 3이 능동적 배

난소의 기능

난자발생

모든 사람의 난소 내에는 출생 시에 약 400,000개의 난포가 존재한다. 출생 후에 많은 난포는 폐쇄당하여 생존하는 난포는 계속하여 수적으로 감소한다(그림 20-3). 난포들은 출생 후 수많은 난포들이 매 난소주기 동안에 성장을 시작하는 사춘기까지 원시난포단계로 남아 있다. 매월 아직 충분히 발달되지 않은 하나의 난모세포(제 2차 난모세포라 불린다)가 난소로부터 방출된다. 이 난모세포는 정자에 의해 수정될 때 마지막 세포분열을 완성한다.

난소주기

난소의 프로게스테론과 에스트로겐 분비에 관여하는 뇌하수체의 고나도트로핀의 주기적 방출이 그림 20-4에 묘사되어 있다. 이들 암컷 성스테로이드는 배란을 결정하며 수컷의 정자를 수용하기 위한 암컷의 부속 성기관을 준비한다. 질 내로 사정되는 정자는 경부를 통하여 자궁 내로 들어가야만 하며 거기서 능력이 주어진다. 그 후 정자는 난관 내로 이주하며 거기서 수정이 이루어진다. 그 후 수태산물은 난관으로부터 자궁내로 돌아와 자궁내막 내로 착상하게 된다.

표 20-1 설치류에서 레이디히세포의 증생/신생을 일으키는 화학물질/약물

원인물질/화학물질/약물	원인 물질 부류 또는 생물학적 활성
카드뮴(Cadmium)	중금속(Heavy metal)
에스트로겐(Estrogen)	호르몬(Hormone)
리누론(Linuron)	제초제(Herbicide)
이스라딘(SOZ-200-110, isradine)	칼슘통로차단제(Calcium channel blocker)
플루타미드(Flutamide)	항안드로겐(Antiandrogen)
겜피브로질(Gemfibrozil)	저지혈증약(Hypolipidemic agent)
피나스테리드(Finasteride)	환원효소차단제(5α-Reductase inhibitor)
시메티딘(Cimetidine)	히스타민(H_2)수용체차단제(Histamin(H2)receptor blocker)
히드랄라진(Hydralazine)	항과감작약(Antihypertensive agent)
카바마제핀(Carbamazepine)	진경제/진통제(Anticonvulsant/analgesic)
비다라빈(Vidarabine)	항바이러스성약(Antiviral agent)
메술레르긴(Mesulergine)	도파민(D_2)작용제/길항제(Dopamine(D_2)agomist antagonist)
클로미펜(Clomiphene)	불임증치료(Treatment of ingergility)
페르플루오르옥타노에이트(Perfluoroctanoate)	산업적성분(가소제, 윤활제/습윤제)[Industrial inredient(plastocoxers, lubricant/wetting agents)]
디메틸포르미드(Dimethylformide)	산업적이용(무두질 및 가죽제, 금속염료)
디에틸스틸베스트롤(Diethylstilbestrol)	합성호르몬(synthetic hormone)
니트로사민(Nitrosamine)	산업적 이용(Industrial uses)
메톡시클로르(Methoxychlor)	에스트로겐성 특징을 가진 살충제(Pesticide with estrogenic properties)
옥소린산(Oxolinic acid)	항균제(Antimicrovial agent)
레세르핀(Reserpine)	항과감각성(Antihypertensive)
메트로니다졸(Metronidazole)	항원충성(Antiprotoxoal)
시클로포스파미드(Cyclophosphamide)	항신생성(Antineoplastic)
메틸콜란트렌(Methylcholanthrene)	실험적 발암성물질(Experinmental carcinogn)

	원인물질	중추신경계	자율신경계	내분비
[illegible]s)	모르핀(Morphine)	+	+	?
	에탄올(Ethanol)	+		
[illegible]성약(Psychotropics)	클로르프로마진(Chlorpromazine)		+	
	디아제팜(Diazepam)	+		
	삼환 항억제제(Tricyclic antidepressants)		+	?
	모노아민산화효소억제자(MAO inhibitors)		+	
저혈압약(Hypotensives)	메틸도파(Methyldopa)	+	+	+
	클로니딘(Clonidine)	+	+	
	레세르핀(Reserpine)	+	+	
	구아네티딘(Guanethidine)		++	
호르몬/길항제(Hormones/ antagonists)	에스트로겐류(Estrogens)			+
	시프로테론(Cyproterone)			+

key: CNS, 중추신경계; ANS, 자율신경계; ENDO, 내분비.

자궁

자궁내막은 온전한 임신기간 동안에 수태산물을 수용하고 지속시킬 준비가 이루어지면 난소의 주기성(cyclicity)을 반영한다.

수정

수정되는 동안에 난자는 수정란의 핵에 암컷의 유전자 보체를 주며 초기배아에 영양 저장소를 공급한다. 하나의 수정된 세포(수정란)로부터 세포들이 성숙기관 내에 약 백 가지의 다른 형태가 존재하는 세포가 1조 개 이상이 될 때까지 증식하고 분화한다.

착상

발달하는 배아는 난관을 통하여 자궁 내로 이주한다. 자궁내막과 접촉 후 포배가 착상한다. 그 후 태반순환이 개설된다.

난소형태의 도식적 표현

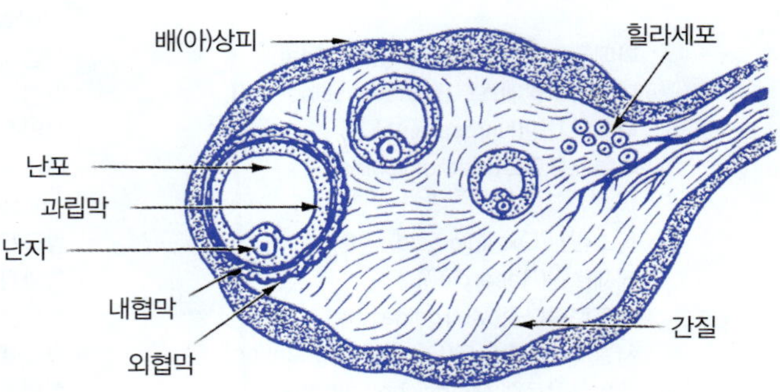

[그림 20-3] *난소형태의 도식적 표현.*

일반적으로 태반은 분자량이 1,000 Da 이상인 화학물질과 약물에 대하여는 아주 투과성이 없다. 대부분의 투약이 분자량이 500 Da 이하이기 때문에 분자의 크기는 약물이 태반을 가로 질러 배아/태아로 들어가는 데 별로 영향을 주지 않는다. 화학물질에 대한 태반투과성은 두께, 표면적, 운반체계 및 막의 지질-단백질 농도를 포함하는 태반의 특성에 의해 영향을 받는다. 또한 이온화 정도, 지용성, 단백질 결합 및 분자의 크기 등과 같은 화학물질 자체의 고유의 특성도 태반을 가로지르는 수송에 영향을 준다.

통합적 과정

시상하부-뇌하수체-생식샘 축

난포성숙호르몬(FSH)과 황체형성호르몬(LH)은 뇌하수체로부터 합성되어 방출되는 당단백질이다. 시상하부의 신경내분비 신경단위는 뇌하수체문맥계(hypophyseal portal system) 내로 특이한 방출 또는 방출억제 인자들을 분비하며 뇌하수체문맥계는 그 인자들을 뇌하수체선부로 운반하며 그곳에서 그 인자들은 뇌하수체 전엽 호르몬의 방출을 자극하거나 억제한다. 고나도트로핀 방출 호르몬은 생식샘자극세포(gonadotropoc cell)에 작용하고 이리하여 난포성숙호르몬과 황체형성호르몬의 방출을 자극한다.

신경내분비 신경단위는 신경말단에 영향을 주는 모노아민(노르에피네프린, 도파민, 세포로닌)을 함유하는 신경말단을 갖고 있다. 레세르핀, 클로르포로마진, 세로토닌, 모노아민산화효소(MAO) 억제자는 고나도트로핀에 영향을 미치는 뇌의 모노아민의 함량 및 작용을 조절한다.

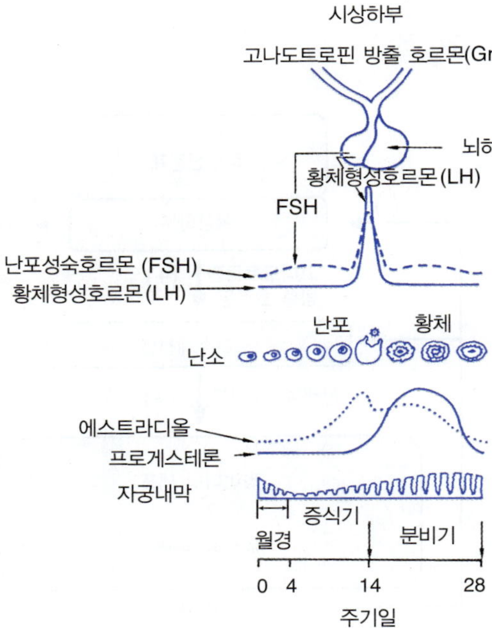

[그림 20-4] *월경 기능의 호르몬성 조절.*

난포성숙호르몬은 아마도 버팀세포에 대해 주로 작용할 뿐만 아니라 정조세포의 유사분열 활동도 자극하는 것 같다. 고환 호르몬의 "음성 피드백(negative feedback)" 효과의 결여 때문에 정자 또는 테스토스테론의 생산의 결핍은 혈청 중에 난포성숙호르몬 및 황체형성호르몬 수준이 증가하는 것으로 반영되는 것 같다(그림 20-5).

시상하부-뇌하수체-생식샘 피드백계(Hypothalamo-pituitary-gonadal feedback system)는 매우 섬세하게 조절되는 호르몬성 과정이다(그림 20-5). 생식샘 독성물질은 뇌 내에서 신경내분비 과정에 대해 작용할 수 있거나 표적기관(예 : 생식샘)에 대해 직접적으로 작용할 수 있다. 내인성 스테로이드의 간장 및/또는 신장 생체내변화를 거꾸로 또는 다른 상태로 바꾸는 독성물질은 뇌하수체의 피드백계를 방해한다고 예상된다.

사춘기

초기 신생기로부터 사춘기 개시까지는 고환은 호르몬적으로 휴지기이다. 사춘기의 개시는 고나도트로핀의 수준이 증가하여 분비되는 것으로 시작한다. 사춘기에 대한 생리학적 유발인자(trigger)는 잘 알려져 있지 않으나 아무튼 시상하부 고나도스타드(hypothalamic gonadostat)가 고나도트로핀 방출호르몬의 분비율을 변화시켜 황체형성호르몬을 증가시킨다. 사춘기가 가까워지면 고동치는 양상의 황체형성호르몬 및 난포성숙호르몬 분비가 관찰된다.

성적 행동 및 성욕

성적행동을 설명하는 생리학적 과정은 잘 알려져 있지 않다. 외적 환경이 신경 및 내분비 사상간의 밀접한 상호작용에 의존하는 생식활동의 구성분자인 성적행동과 성욕에 크게 영향을 미친다.

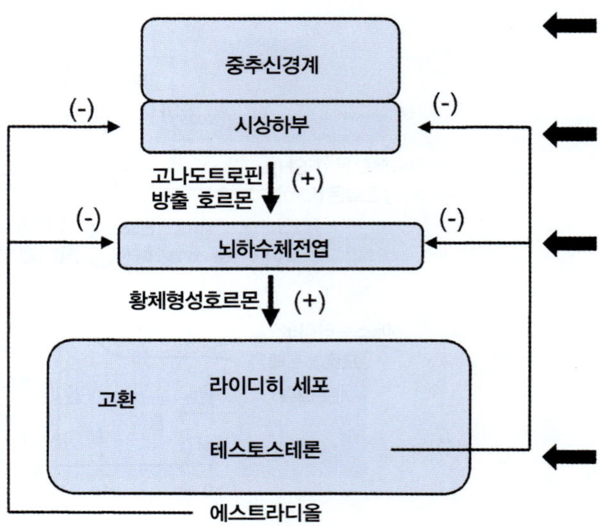

[그림 20-5] *뇌하수체선부-시상하부-생식샘 축* 억제작용(−) 및 자극작용(+)은 화학물질/약물 교환부위와 함께 묘사되어 있다(넓은 검은화살표).

일반적 독성학적/약리학적 원리

화학물질 또는 약물의 흡수, 분포, 대사 및 배출을 지배하는 많은 원리가 생식계에도 적용된다. 그러나 포유류의 생식계에 대한 화학물질의 작용에 영향을 미치는 독특한 장벽이 있다. 태반에서 일어나는 어미-태아의 계면(interface)은 발달하고 있는 배아와 접촉하는 화학물질에 대한 장벽의 일례이다. 불행히도 태반은 대부분의 화학물질이 태반을 가로지르는 것을 방지할 만큼 그다지 제한적이지 않다. 암컷의 생식샘과는 달리 수컷의 생식샘은 어느 정도 특수화된 장벽을 가지고 있다. 이 특수화된 생물학적 장벽을 혈액-고환 장벽(Blood-Testis Barrier)이라 한다.

혈액-고환 장벽

혈액-고환 장벽은 간질모세혈관강(lumen of interstitial capillary)과 세정관강(lumen of seminiferous tubule) 사이의 어딘가에 위치한다. 몇몇 해부학적으로 관련이 있는 구조가 모세혈관 상피, 세정관의 기저판(basal lamina) 및 버팀세포를 포함하는 2 개의 강관공간(luminal spaces)사이에 개재한다. 세정관 내부에서 혈액과 체액간에 화학물질/약물의 자유로운 교환을 방해하거나 거부하는 장벽은 하나 이상의 이들 구조물 내에 위치한다. 지용성 및 이온화 정도가 어떤 물질이 혈액-고환 장벽을 삼투할 수 있는지 여부를 결정하는 중요한 결정인자이다.

외인성 화학물질의 생체내변화

고환

포유류의 생식샘은 혈액-고환 장벽을 통과한 많은 외인성 화학물질을 대사할 수 있는 능력이 있다. 생체내변화이 생식샘적으로 또는 생식샘외적으로 일어나느냐에 따라 최종 결과는 정자형성 및/또는 스테로이드 형성(steroidogenesis)을 방해한다. 표 20-3에 수컷 생식샘 독성을 발휘하는 외인성 물질(xenobiotics)과 그들의 대사산물을 열거한다.

난소

고환과 같이 난소는 어떤 외인성 물질을 생체내변화하는 대사능력을 갖고 있다. 더욱이 난소의 스테로이드 형성 과정은 고환 및 부신피질에서와 같이 에스트로겐의 생합성을 방해하는 여러 가지 물질에 감수성이 있다. 화학물질과 약물이 어떻게 난소의 대사를 방해하는지는 별로 알려지지 않았다. 난소는 더욱 어렵고 복잡한 호르몬성 관계 때문에 널리 연구되지 않았다. 그럼에도 몇몇 화학요법제는 난소기능을 억제할 수 있다(표 20-4).

DNA 수복

종에 따라서 환경의 독성물질로부터 유래한 DNA손상을 수복하는 정자형성세포(spermatogenic cells)의 능력의 정도는 다양하다. 정자형성세포 내에서의 unscheduled DNA repair(수복)은 용량 및 시간 의존성이다. 정자형성세포는 알킬화(alkylating) 물질로부터 유래된 DNA 손상을 수복할 수 있는 능력은 덜하다.

표 20-3 약물, 화학물질 및 그들의 대사산물-수컷 생식샘에 대해 독성 작용을 발휘하는 능력

원물질	대사산물
아미오다론(Amiodarone) 항부정맥약(antiarrhythmic drug)	데스에틸아미오다론(Desethylamiodarone)
세팔로스포린 상사체(Cephalosporin analogs) 항균제(antimicrobial drug)	*N*-메틸에테트라졸티올(*N*-Methyletetrazolethiol)*
발프로인산(Valproic acid) 항간질약(antiepileptic drug)	2-에틸헥사놀의이성체(?)†(Isomer of 2-ethyl hexanol(?)†
디에틸헥실프탈레이트DEHP(가소제) (Diethylhexyl phthalate;DEHP; plastocozer)	모노-에틸헥실프탈레이트(Mono-ethylhexyl phthalate) 및 2-에틸헥사놀(2-ethyl hexanol) (?)†
디브로모글로로프로판 DBCP(살균제) (Dibromochloropropane‡; DBCP; fungicide)	디클로로프로펜 유도체(Dichloropropene(s) derivatives) (?)†
에틸렌클리콜 모노에틸에테르 산업용 용매[Ethylene glycol monoethyl[(ether(industrial use)]	2-메톡시아세트알데히드(2-Methoxyacetaldehyde)
n-헥산(n-Hexane) 환경독성물질(environmental toxicant)	2,5-핵산디온(2,5-Hexanedione)
아크릴라미드(산업적 이용)[Acrylamide (industrial sovent)]	*N*-메틸아크릴라미드(*N*-Methylacrylamide), *N*-이소프로필 아크릴라미드(*N*-isopropylacrylamide)
빈클로졸린(살균제)[Vinclozolin(fungicide)]	낙산 유도체(Butanoic acid derivative) 및 에나닐리드 대사산물(an enanilide metabolite)

* 치환분만 고환 독소, 세팔로스포린이 아님
† 의심스러운 고환 독소이나 아마도 최기형성
‡ (^{3}H)-DBCP의 방사성대사산물은 우선적으로 표지되지 않는다.

표 20-4 화학요법제와 난소기능장해

프레드니손(Prednisone)	부설판(Busulfan)
빈크리스틴(Vincristine)	메토트렉세이트(Methotrexate)
빈블라스틴(Vinblastine)	시토신아라비노시드(Cytosine arabinoside)
6-메르캅토푸린(6-Mercaptopurine)	L-아스파라기나제(L-Asparaginase)
니트로겐머스타드(Nitrogen mustard)	5-플루오로우라실(5-Fluorouracil)
시클로포스파미드(Cyclophosphamide)	아드리아마이신(Adriamycin)
클로f람부실(Chlorambucil)	

포유류의 난모세포 내에서의 약물유발 unscheduled DNA 합성은 암컷의 생식세포(gametes)가 절제수복능력(excision repair capacity)을 갖고 있음을 나타낸다. 성숙정자와는 달리 성숙난모세포는 DNA 수복능력을 유지한다. 그러나 이 능력은 감수분열 성숙(meiotic maturation)기에 감소한다.

화학물질독성에 대한 표적

중추신경계

포유류의 생식계에는 화학물질에 의해 방해를 받는 몇몇 부위가 있다(그림 20-5). 약물과 화학물질은 시상하부와 뇌하수체선부에 대해 직접적으로 작용할 수 있으며 뇌하수체 방출 호르몬 및/또는 고나도트로핀의 분비의 변화를 가져온다. 합성 스테로이드는 고나도트로핀 분비의 억제에 매우 효력이 있어서 배란을 차단한다.

생식샘

생식샘도 수많은 약물과 화학물질의 표적이다(표 20-5). 이러한 물질들의 대부분은 암의 화학요법제이다. 알킬화물질(alkylating agents)은 신속하게 분열하는 세포에 대해 효과가 있다. 당연히 배세포의 분열도 영향을 받아 정자형성의 정지가 일어난다.

포유류 고환의 여러 가지의 세포집단은 여러 가지 독성물질에 대해 얼마간 다른 감수성의 역치를 나타낸다. 배세포는 화학물질의 상해(예 : 정자형성)에 대해 가장 민감하다. 버팀세포는 화학물질의 억제에 대해 다소 중간 정도의 감수성을 가지며 레이디히 세포는 환경의 독성물질에 대해 아주 내성이 있다.

스테로이드 형성

스테로이드의 생합성은 부신피질, 난소 및 고환을 포함하는 몇몇의 내분비 기관에서 일어날 수 있다. 난소에서는 과립막 세포가 난포성숙호르몬에 대한 반응으로 에스트로겐을 분비한다. 난소의 난포막 세포는 프로게스테론을 분비한다(황체가 분비하는 것과 같이)(그림 20-3 참조). 고환에서는 레이디히 세포(또는 간질세포)가 황체형성호르몬[또는 간질세포자극 호르몬(ICSH)]에 대한 반응으로 안드로겐(예 : 테스토스테론 및 디히드로테스토스테론)을 분비한다.

몇몇의 약물, 호르몬 및 화학물질은 특이 효소를 방해하거나 억제하여 스테로이드 형성에 영향을 미친다. 또한 항황체형성호르몬 펩티드(anti-LH peptides)는 레이디히 세포의 스테로이드 형성에 영향을 미칠 수 있다. 고나도트로핀 방출 호르몬 상사체[GnRH analogs(예 : buserelin)]는 난소와 고환의 기능을 모두 방해할 수 있다.

표 20-5 사람에서 생식샘독성이 있는 약물

남자	여자
부설판(Busulfan)	부설판(Busulfan)
클로람부실(Chlorambucil)	클로람부실(Chlorambucil)
시클로포스파미드(Cyclophosphamide)	시클로포스파미드(Cyclophosphamide)
니트로겐머스타드(Nitrogen mustard)	니트로겐 머스타드(Nitrogen mustard)
독소루비신(Doxorubicin)	
코르티코스테로이드(Corticosteroids)	
시토신-아라비노시드(Cytosine-arabinoside)	
메토트렉세이트(Methotrexate)	
프로카르바진(Procarbazine)	
빈크리스틴(Vincristine)	
빈블라스틴(Vinblastine)	빈블라스틴(Vinblastine)

생식능력 평가

수많은 호르몬 분석이 내분비 기능 평가에 이용될 수 있다. 암컷의 내분비계는 수컷의 내분비계보다 훨씬 더 복잡하고 기능적이다. 그런고로 암컷에서 생식 기능의 평가는 더욱 어렵다.

많은 종류의 화학물질과 약물이 생식기계를 교란할 수 있다는 것과 같은 사실은 생식독성을 평가하는 시도에 또 다른 규모의 어려움을 더해 준다. 독성물질의 화학족 형태에 많은 다양성이 있을 뿐만 아니라 작용 부위 및 기전이 매우 다를 수 있다.

수컷 생식능력 시험

수컷 생식기계를 평가하기 위하여 수많은 시험이 이용되어 왔거나 제안되었다(표 20-6). 수컷의 생식독성을 검출하기 위하여 가장 적당한 어느 기간에 걸친 복수의 노출이 요구된다. 사람에서 비침입성 접근(noninvasive approaches)은 정자 수, 혈중 고나도트로핀 수준 및 비불임 결혼(non-barren marrige)을 포함한다. 고환의 생검은 정자형성을 평가하기 위하여 선택된 환경에서 이용될 수 있다. 무정자증은 어떤 화학물질, 유전적 질병(예 : 클라인펠터 증후군), 감염증(예:유행성이하선염), 방사선조사 및 호르몬 결핍 등에 의하여 일어날 수 있다. 식이 중에 망간, 비타민 A, B6 및 E 그리고 아연이 결핍되면 정자형성이 정지된다는 것은 잘 알려져 있다. 유사하게 납은 불임증, 번식불능성 및 정자의 기능과 형태에 다양한 이상을 일으킬 수 있다. 코발트, 철, 카드뮴, 수은, 몰리브덴 및 은과 같은 다른 중금속들은 정자형성과 부속 성기관의 기능에 불리하게 영향을 미칠 수 있다. 식이 중의 아연 결핍은 불임을 일으킬 수 있다. 중금속 독성 기전은 다양하며 다른 세포의 감수성뿐만 아니라 직접적 대 간접적 작용도 포함한다. 더구나 한 가지 세포형태에 대한 일차적 손상은 고환 내에서 이차적으로 다른 세포형태에 영향을 미칠 수 있다. 수컷 생식기계를 평가하기 위하여 사용되는 여러 가지 매개변수의 감수성은 상당히 다르다. 고환의 무게는 고환독성의 신속한 정량적 지표이나 이 측정은 정자 수의 측정보다 덜 민감하다. 정상적 수컷에서 고환 당 하루에 생산되는 정자 수는 고환의 크기에 의해 결정된다. 하나의 지표로서 수정률은 모든 생식 기능을 융합하기는 하지만 아주 민감하지는 않다. 정자세포의 생물학적 상태를 평가하기 위하여 연속적 교배조사를 이용하는 수정률 양상은 우성치사변이와 수컷 생식능력 모두에 대한 유용한 시험이다. 고환의 조직학은 표적세포 형태에 대한 정보를 제공한다. 레이디히 세포 기능은 안드로겐 수준(또는 고나도트로핀)을 평가함으로써 결정되거나 버팀세포의 경우에는 ABP를 측정함으로써 결정된다.

그런고로 어떤 화학물질이 정자형성에 대하여 역효과를 나타내는지 여부를 입증하는 데에는 두 가지 접근이 있다. 즉, (1) 고환 형태의 평가 및 (2) 정자형성의 기능적 평가이다. 정자형성/고환형태 이상, 단계의존성 생식세포 변성 및 정상적 정자 방출의 훼손 등의 검출이 평가에 포함된다.

흐름세포 측정법

고환의 흐름세포 측정 분석(flow cytometric analyses)은 특이 세포집단을 평가하는 데 사용될 수 있다. 특히 세포크기, 세포형태, 세포질 과립성(cytoplasmic granularity) 및 색소침착, 표면항원의 측정, DNA/RNA 및 염색질 구조 등에 대한 독성물질의 효과를 확인할 수 있다. DNA stainability(염색성) 대 RNA 함량의 이중적 매개변수는 고환세포형태의 분석을 제공한다.

성 부속기관

부고환과 성 부속기관도 수컷 생식과정의 상태를 평가하는 데 사용될 수 있다. 부고환은 수컷 생식로(reproductive tracts)에서 중요한 생리학적 역할을 하기는 하나 생식샘독성을 평가하기 위하

표 20-6 실험동물 및/또는 사람에 대해 잠재적으로 유용한 수컷 생식독성 시험

고환	*수정률*
원위치에서의 크기	노출률: 임신 암컷
무게	임신 암컷당 배아 또는 새끼 수
정자세포 비축(spermatid reserves)	생존배아율: 황체
육안 및 조직학적 평가	2-8세포난자 수
비기능성 소관(%)	난자당 정자
강내 정자보유 소관(%)	
소관 직경(tubule diameter)	*시험관내*
세사정모세포 수	약물내에서의 정자배양
	햄스타난자 침투시험
부고환	
무게 및 조직학	*기타 고려되는 시험*
원위절반 내의 정자수	고환경도 압력측정
정자운동성, 원위말단(%)	정성적 고환조직학
총체적 정자형태학, 원위말단(%)	Spermiation이 일어나는 주기단계
세부적 정자형태학, 원위말단(%)	정량적 고환조직학
생화학적 분석	
	정자운동성
부속 성선	시간-노출 사진촬영
조직학	다중-노출 사진촬영
중량	활동검경법(Cinemicrography)
	비데오검경법(Videomicrography)
정액	정자막 특성
총용적	정자대사 평가
겔유리 용적(Gel-free volume)	정자내 형광 Y체
정자농도	정자 유세포 측정법(flow cytometry)
총정자/사정	사람 정자전핵 핵형분석
총정자/금욕일	경부 점액침투 시험
정자운동성, 시각(%)	
정자운동성, 비데오테이프(% 및 속도)	
총체적 정자형태학	
세부적 정자형태학	
내분비	
황체형성호르몬	
난포성숙호르몬	
테스토스테론	
고나도트로핀 방출호르몬	

여는 덜 유용하다. 부고환의 조직학적 통합성(integrity)을 시험할 수 있으나 가장 의미 있는 결정은 부고환미에 저장되어 있는 정자 수와 정자의 운동성 및 형태의 측정이다. 일반적으로 전립선 및 저정낭 등의 성 부속기관은 안드로겐 의존성인 수컷 생식과정을 신속하고 정량적인 측정을 제공한다.

정액 분석

정자 분석은 고환 및 고환 후 기관(posttesticular organ)의 기능의 지표로서 이용될 수 있다. 고환기능의 결론이 유효한가를 확인하기 위하여는 한 번 이상의 사정의 정량적 및 정성적 특성이 평가되어야만 된다. 정액은 부속 성선과 또한 고환 및 부고환으로부터 보급물을 받기 때문에 한 번 사정에서의 총정자수만이 정자생산의 신빙성 있는 평가를 제공한다. 최근에 정자 분석의 자동화에 진전이 있어 왔다. 반자동화된 간접적 정자 분석법이 모든 정자 부유물의 성질을 측정함으로써 세포의 평균 유영속도를 평가한다. 분광계(spectrometric) 및 혼탁계(turbidimetric) 법이 광학적 밀도(optical density)의 변화를 기록한다. 직접법은 정자의 유영속도를 정량화하는 초기의 노력으로부터 개개의 정자 세포와 줄기(stem)의 가시적 평가를 포함한다. 이 직접 측정은 시간-노출 사진촬영(timed-exposur photography), 다중-노출 사진촬영(multiple-exposur photography) 및 시네마토그래피(cinemato graphy)와 같은 사진촬영법(photographic methods)을 포함할 수 있다.

정자 수 및 운동성

나이, 고환 크기, 사정빈도, 성적 각성 정도 및 계절(특히 가축에서) 등 몇몇 인자들이 한 번 사정의 정자 수에 영향을 준다. 사정빈도 또는 마지막 사정으로부터의 간격이 사정당 총정자 수를 변경하기는 하나 그것이 매일의 정자생산에 영향을 주지는 않는다.

안드로겐 및 그 수용체

안드로겐 수용체(androgen receptor; AR)는 기초적이고 기능적 상사관계를 같이 하는 모든 조직체(member)인 스테로이드/핵 수용체 상과(superfamily)의 일원이다. AR의 작용은 AR과 다른 스테로이드 수용체 간의 상사관계에도 불구하고 고도로 특이성이 있다. 자연적으로 발생하는 AR의 두 가지 유력한 배위자(ligand)는 테스토스테론과 디히드로테스토스테론이다.

또한 테스토스테론과 디히드로테스토스테론(DHT)에 대한 AR은 여러 가지 생식샘 독소의 효과를 평가하기 위하여 사용되어 왔다. 수많은 2가 금속 이온(Zn, Hg, Cu, Cd 등)은 설치류의 전립선에서 AR binding(결합)을 억제할 수 있다. 안드로겐 결합을 방해하는 중금속에 더하여 DDT와 p, p'-DDE도 강력한 AR 길항제이며 수컷 생식에 영향을 줄 수 있다.

호르몬적으로 활성이 있는 안드로겐류는 그들의 AR과의 상호작용에 의해 중재되는 생식 및 동화(향근성)[anabolic(myotropic)] 기능을 촉진한다. 안드로겐 표적세포(예 : 전립선, 저정낭)는 안드로겐의 수용체 특이성을 활성화, 불활성화 및 변경할 수 있는 스테로이드-조절효소(steroid-modifying enzymes)를 함유한다.

기타 분비 생물학적 지표

생식샘에서의 정상적 또는 비정상적 세포분화의 지표로서 히알우론산분해효소(hyaluronidase) 및 소르비톨탈수소효소(sorbitol dehydrogenase)와 같은 소위 고환지표효소를 확인하기 위한 노력이 이루어져 왔다. 버팀세포의 수많은 분비산물(예 : 트란스페린, 세룰로스플라스민, 조직플라스미노겐 부활체, 황산화당단백질)은 수컷 생식기능의 측정에 대하여 어떠한 가능성을 가지고 있다. 버팀세포의 분비산물 중에서 ABP는 아마도 생식샘 상해의 검출을 위한 가능한 지표로서 가장 주목을 받아 왔다.

암컷 생식능력 시험

포유류의 생식과정의 평가는 암컷에서가 수컷에서보다 훨씬 더 복잡하다. 암컷의 생식과정은 난자발생, 배란, 성적 수용성의 발달, 성교, 배우자 및 접합자의 수송, 수정 및 수태산물의 착상 등을 포함한다. 이러한 모든 과정이나 사상은 화학물질이나 약물의 방해에 대하여 잠재적인 기회를 제공한다. 암컷에서의 기능장해를 가리키는 생식 종말점(endpoints)은 출산 전후의 매개변수(표 20-7) 및 발생독성(developmental toxicity) 종말점(표 20-8)을 포함한다. 신생아는 특히 여러 가지 약물과 화학물질에 민감하다. 육안적 병리학과 조직학적 병리학은 종말점의 폭넓은 다양성에 대해 그리고 다른 해부학적 부위에서 평가되어야만 하며 생화학적, 호르몬적 및 형태학적 매개변수를 포함할 수 있다.

난자형성/난포형성

시험물질의 난자형성 및/또는 난포형성(folliculogenesis)에 대한 효과를 직접적으로 평가하는 방법은 난모세포 및/또는 난포 수의 조직학적 결정을 포함한다. 형태학적 시험은 원시생식세포 수, 줄기세포 이주, 조란기 증식 및 성뇨융선 발달 등을 정량화 및 평가할 수 있다.

연속적 난모세포 계산은 실험동물에서 난모세포 및/또는 난포 사멸을 감시할 수 있다.

난포의 성장은 (^{3}H)-티미딘 섭취(thymidine uptake), 고나도트로핀에 대한 난소의 반응 및 난포의 운동성(kinetics)을 이용하여 분석할 수 있을 것이다. 이러한 접근은 난포의 성장에 대한 직접 및 간접 효과 모두를 확인하고 난소독성이 있는 약물과 다른 환경 화학물질을 확인한다.

에스트로겐 및 그 수용체

에스트로겐은 몇몇 표적기관의 성장, 분화 및 기능에 영향을 준다. 그들 기관에는 유선, 자궁, 질, 난소 및 몇몇 수컷 생식기계 기관(고환, 전립선 등)이 포함된다. 에스트로겐은 골형성 및 중추신경계에 영향을 주며 심맥관계의 항상성에 역할을 하는 것 같다. 에스트로겐은 세포 내외로 이주하나 에스트로겐 수용체(ER)라 하는 핵내 결합 단백질에 의해 어떠한 표적조직 내에 높은 친화성과 특이성을 지닌다. 에스트로겐(및 프로게스테론) 수용체들은 핵단백질의 큰 상과(superfamily)의 일원이다. 스테로이드 호르몬 수용체(예 : 에스트로겐)의 활성화는 특이 유전자의 전사활동을 조절하여 스테로이드 호르몬의 고전적 또는 유전자적 작용을 조절한다. 그러나 모든 스테로이드 효과가 그러한 스테로이드-표적세포의 고전적 모형으로 설명될 수는 없다. 대신에 세포표면

표 20-7 잠재적으로 유용한 암컷 생식독성 시험

체중

난소
- 기관무게
- 조직학
- 난모세포 수
- 난포폐쇄율
- 난포스테로이드 형성(Follicular steroidogenesis)
- 난포성숙
- 난모세포성숙
- 배란
- 황체기능

시상하부
- 조직학
- 신경전달물질, 신경조절물질 및 신경호르몬의 변화된 합성 및 방출

뇌하수체
- 조직학
- 영양호르몬의 변화된 합성 및 방출

내분비
- 고나도트로핀
- 만성적 고나도트로핀 수준
- 에스트로겐 및 프로게스테론

난관
- 조직학
- 배우자 수송
- 수정
- 초기배아 수송

자궁
- 세포학 및 조직학
- 관강액분석(외인성물질, 단백질)
- 탈락막 반응
- 기능장해성 출혈

경부/외음/질
- 세포학
- 조직학
- 점액생산
- 점액질(정자침투 시험)

수정률
- 노출률: 임신 암컷
- 임신 암컷 당 배아 또는 새끼 수
- 생존 배아율: 황체
- 착상률: 황체
- 2-8세포 난자 수

시험관내
- 배양에서 화학물질에 노출되었거나 처치된 암컷으로부터 과배란된 난자의 시험관내

표 20-8 발달독성 종말점

1형 변화
- (영구결과, 생명위협 및 종종 육안적 기형과 관계되는)
- 생존출생자 수(한 배 새끼 크기) 감소
- 사산자수 증가
- 생존태자(한 배 새끼 크기) 수 감소
- 흡수수 증가
- 기형을 가진 태자수의 증가

2형 변화
- (비영구결과, 생명비위협 및 기형과 관계되지 않는)
- 출생자체중 감소
- 출생후 생존자 감소
- 출생후 성장, 생식능력 감소
- 발달지연 태자수 증가

위의 신호발생(signal-generating) 스테로이드 수용체는 비고전적, 비유전자적 스테로이드 효과라고 불리어 왔다. 스테로이드의 대부분의 비유전자적 작용은 이차 전달자로서 Ca^{2+}를 포함하는 것 같다. 유전자적 및 비유전자적 작용은 상승작용을 하여 신속한 개시와 오래 계속하거나 지속성의 작용 모두를 일으키는 것이 가능하다. 혈청 중 에스트로겐 수준과 표적조직에 대한 에스트로겐성 효과는 정상적 난포기능의 지표이다. 조직과 기관의 반응은 미성숙 랫드에서의 질개구시기, 자궁무게, 자궁내막의 형태 및/또는 혈청 중 난포성숙호르몬(FSH) 및 황체형성호르몬(LH)의 수준을 포함한다. 과립막세포 배양기법으로 화학물질이 세포증식 및/또는 에스트로겐 생산을 억제하는 능력을 검색할 수 있다. 에스트라디올(estradiol)의 생합성과 난소에 의한 에스트론 및 에스트리올(estriol)로의 대사는 생식과정의 또 다른 지표로 기여한다. 핵 및 세포질내 에스트로겐/프로게스테론은 중요한 독성학적 적용을 제공할 수 있다. 에스트라디올과 프로게스테론 수용체는 화학물질(예 : DDT 및 다른 유기염소계 살충제)이 이들 수용체에 대하여 경쟁하여 그들의 분자구조를 바꿀 수 있기 때문에 특히 중요하다.

배란/수정/착상

몇몇 스테로이드성 및 비스테로이드성 약물은 배란, 수정 및 착상을 방해할 수 있다. 생식세포의 형성, 성숙 및 결합은 외인성 물질에 민감한 복잡한 생리학적 사건을 구성한다. 생식의 성과는 임신에 의하여 가장 잘 평가되며 이는 내분비독성(또는 독성이 없음)을 평가하기 위한 성공적인 지표를 의미한다.

생식시험 및 규제요건

사람의 노출을 자극하는 시험과정은 두 가지 다른 방법을 취하여 왔다. 하나는 어떤 화학물질/약물로부터의 특이한 상해가 어떠한 임신기간 동안에만 그 물질을 투여함으로써 쉽게 입증될 수 있다는 전제를 기초로 한다. 제2의 방법은 만성적 노출을 일으킬 것 같은 화합물을 위해 고안되었으며 그 화합물들이 몇 세대 동안 투여될 때 농도인자가 있을 수 있다. 수년에 걸쳐 많은 노력이 시험지침들을 조화하기 위하여 시도되어 왔다(제10장 참조).

종말점-암컷

암컷 생식독성 연구에서의 종말점은 다음 사항을 포함한다.

- 암컷 수정률 지표
  [(임신(동물) 수/교배(동물) 수) × 100]
- 임신 지표
  [(동복자 수 – 생존자/임신(동물) 수) × 100]
- 출생시 생존 지표
  [(출생시 생존자 수/총출생자 수) × 100]
- 이유 지표
  [(21일째 생존자 수/4일째 생존 및 유지자 수) × 100]

- 성비 및 백분율
- 생존율 지표
  [(7일째 생존자 수/4일째 생존 및 유지자 수) × 100

종말점-수컷

수컷 생식독성의 종말점은 다음 사항을 포함한다.

- 고환의 정자세포 수 평가
- 정자 운동성, 형태 및 수 평가

미국의 식품의약품청(Food and Drug Administration, FDA)과 환경보호청(Environmental Protection Agency, EPA) 모두는 화학물질과 약물의 생식기계 위해성을 평가하기 위한 연구규정(study protocol)을 확립하였다. FDA는 약물에 대하여 3가지 다른 규정(protocol)을 포함하는 지침을 부과한다. 즉, 1절은 수컷과 암컷에서 수정률과 생식기능을 평가하며, 2절은 발달독성과 기형독성을 평가하고 3절은 출생 전후 및 출생 후 효과를 결정한다.

수정률에 영향을 주는 사람의 위해요소

대부분의 사람들은 생식능력에 유해할 수 있는 많은 수의 화학물질에 노출된다. 많은 화학물질들은 실험적 연구에서 생식기계 위해성이 있다고 확인되었다. 비록 실험동물로부터의 자료를 사람으로의 외삽이 정확하지는 않지만 이러한 수많은 화학물질들은 사람의 생식성과에 대해서도 해로운 효과를 나타낸다.

수컷

남자는 다른 포유류보다 더 환경적 및 직업적 독소에 공격받기 쉽다는 설도 있다. 생식기계 위해성 및 위험성은 어떤 직업에서의 보호정책을 선도하였다.

만성질환은 생식샘 기능에 심대한 영향을 미친다는 것은 주목할 만하다. 정자형성을 감소시키는 전신성 질병은 갑상선중독증 갑상선기능저하증(thyrotoxicosis hypothyroidism), 신부전증, 유행성이하선염 및 크론병(Crohn' s disease)을 포함한다. 많은 수의 비호르몬성 질병이 혈청 중 테스토스테론 뿐만 아니라 고나도트로핀도 감소시킬 수 있다.

암컷

많은 생리학적, 사회학적 및 심리학적 요인들이 월경 과정에서의 차이에 의해 증명되는 것과 같이 암컷 생식기계의 상태에 영향을 줄 수 있다. 대개 직업적 환경과는 관련이 없이 월경에 영향을 준다고 알려진 요인들은 나이, 극단의 체중(body weight extreme), 간장질환, 갑상선 기능부전증, 자궁내 피임장치, stress, 운동 및 결혼 여부 등을 포함한다. 월경은 소위 레크리에이션용 약물(recreational drugs)이라 불리는 치료약물과 직업환경 중에 존재하는 잠재적인 독성물질에 의해 영향을 받을 수 있다. 생식기계에 대한 부작용에 관련되는 연구에서 대조집단의 선택조차도 위해성 평가에 영향을 줄 수 있다.

참고문헌

Korach KS(ed): *Reproductive and Developmental Toxicology*. New York: Marcel Dekker, 1998.

Schettler T: *Generations at Risk: Reproductive Health and the Environment*. Cambridge, MA: MIT Press, 1999.

제21장 내분비계의 독성 반응

Charles C. Capen

CHAPTER 21

요 점

- 내분비선은 그들의 분비물을 합성하고 저장하고 그리고 혈류 내로 직접적으로 방출하는 특화세포의 집합체이다.
- 뇌하수체선부내의 내분비세포의 각각의 형태는 시상하부로부터의 방출되는 특이한 호르몬의 제어를 받는다.
- 독성물질은 시상하부의 방출 호르몬, 뇌하수체선부의 방출 호르몬 및 내분비선 특이 호르몬의 합성, 저장 및 방출에 영향을 미칠 수 있다.

서론

내분비선은 그들의 분비물을 합성하고 저장하고 그리고 혈류 내로 직접적으로 방출한다. 그들은 세포외액 구획 내에 위치하여 감지하고 신호를 하는 구조물로서 내적 및 외적 환경의 변화에 반응하고 항상성을 유지하는 복합적 활동을 할 수 있다.

뇌하수체

정상적 구조와 기능

뇌하수체(하수체)는 두 가지 중요한 구획으로 나뉜다. 즉 (1) 협부, 융기부 및 중간부로 구성되는 뇌하수체선부(전엽)와 (2) 신경부(후엽), 누두경 및 시상하부 핵(supraoptic 및 paraventricular)을 포함하는 신경하수체계이다. 신경하수체계는 신경하수체 호르몬을 합성하고 분비과립 내로 포장(package)하는 신경분비 신경단위를 포함한다. 중간부는 뇌하수체선부와 신경하수체 사이에 얇은 세포구역을 형성한다. 뇌하수체에 공급되는 동맥혈은 하나의 모세혈관총을 형성하여 하수체 문맥으로 흘러서 뇌하수체선부에 혈액을 공급한다. 시상하부-하수체 문맥계는 시상하부 방출 및 방출억제호르몬을 직접적으로 뇌하수체선부로 수송하여 거기에서 그 호르몬들은 영양호르몬 생산(trophic hormone-producing) 세포의 특이집단과 상호작용을 한다.

뇌하수체선부의 협부는 뇌하수체 영양호르몬을 분비하는 내분비 세포의 다수의 집단으로 구성된다. 분비세포는 시상하부-하수체 문맥계로부터 유도되는 풍부한 모세혈관에 의해 둘러싸여 있다. 융기부는 중앙 융기(median eminence)로부터 협부로의 과정 동안에 주로 모세혈관망에 대한 발판으로 기능한다. 뇌하수체선부의 분비세포는 기능적으로 성장호르몬[GH; 소마토트로핀(somototrophin)]을 분비하는 향체세포(somatotrophs), 루테오트로핀[luteotropic hormone(LTH); 프롤락틴(prolactin)]을 분비하는 향황체세포(luteotrophs), 황체형성호르몬(LH)과 난포성숙호르몬(FSH)을 분비하는 향생식샘세포(gonadotrophs), 갑상선자극호르몬[thyroid-stimulating hormone(TSH)]을 분비하는 향갑상선세포(thyrotrophs) 및 부신 피질자극호르몬(ACTH)과 멜라닌세포자극호르몬[melanocyte-stimulating hormone(MSH)]의 합성에 관여하는 난염성물질(chromophobes)로 분류될 수 있다.

뇌하수체선부 내의 내분비세포의 각각의 형태는 시상하부로부터의 특이한 방출호르몬의 제어를 받는다(그림 21-1). 이들 세포가 방출하는 호르몬들은 작은 펩티드로서 시상하부의 신경단위에 의해 합성되고 분비되며 하수체 문맥계에 의해 뇌하수체선부의 영양호르몬 분비세포에 운반된다. 각각의 호르몬은 특이적 영양호르몬을 함유하는 완성된(performed) 분비과립의 신속한 방출을 자극한다. 특이적 방출호르몬은 TSH, FSH 및 LH, ACTH 그리고 GH에 대하여 확인되었다. 프롤락틴[prolactin(PRL)] 분비는 수많은 인자에 의해 자극되는데 가장 중요한 인자는 향갑상선호르몬 방출호르몬[thyrotropin-releasing hormone(TRH)]인 것 같다. 도파민(dopamine)은 주요한 프롤락틴억제 인자로서 작용하여 프롤락틴 분비와 ACTH 생산을 억압한다. 소마토스타틴(Somatostatin), 소마토트로핀 방출 억제 호르몬(somatotropin-release inhibiting hormone;

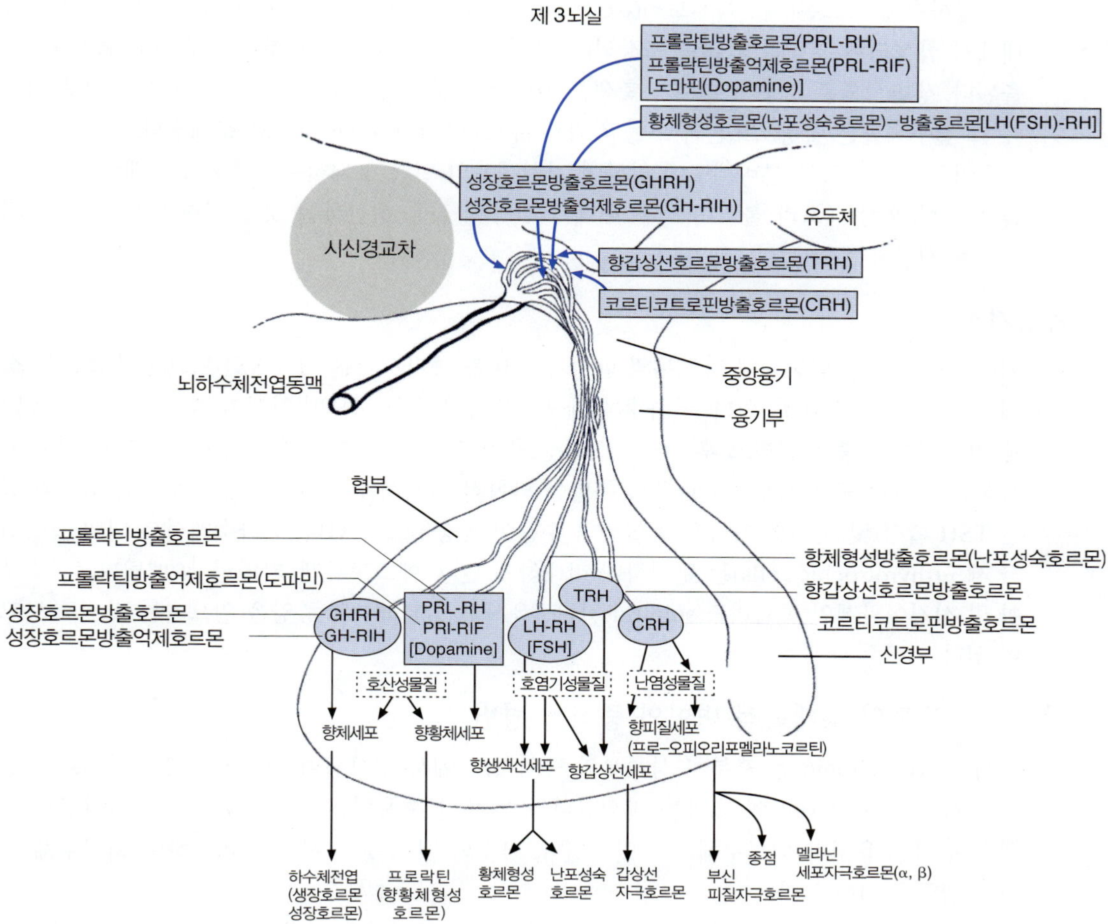

[그림 21-1] ***시상하부 방출호르몬(RH)과 방출억제호르몬(RIH)에 의한 뇌하수체선부로부터의 영양호르몬(trophic hormone)분비의 제어.*** 방출 및 방출억제호르몬은 시상하부 내의 신경단위에 의해 합성되어 축색돌기에 의해 수송되며 중앙 융기(median eminence) 내의 모세혈관총 내로 방출된다. 그들은 시상하부-하수체 문맥계에 의해 뇌하수체선부로 수송되며 거기에서 영양호르몬 분비세포의 특이집단과 상호작용을 하여 성장호르몬(GH), 하수체전엽 생장호르몬(STH), 향황체성호르몬[luteotropic hormone(LTH)], 황체형성호르몬(LH), 난포성숙호르몬(FSH), 갑상선 자극호르몬(TTH), 부신 피질자극호르몬(ACTH) 및 멜라닌세포자극호르몬[melanocyte-stimulating hormone(MSH)]과 같은 완성된 호르몬들의 방출률을 지배한다. 직접적으로 표적세포의 활동에 영향을 미치지 않고 negative feedback control을 발휘할 수 있는 최종 내분비산물(호르몬)의 생산을 일으키는 영양호르몬(예: 프로락틴 및 성장호르몬)에 대한 방출억제호르몬들이 있다.

SRIH)은 성장호르몬과 TSH 분비를 모두 억제한다. 또한 하수체전엽호르몬(pituitary trophic hormone) 분비의 제어는 표적기관 호르몬의 순환하는 농도에 의한 음성 피드백에 의해 영향을 받는다.

신경하수체 호르몬[예 : 옥시토신(oxytocin) 및 항이뇨호르몬]은 시상하부 신경단위의 세포체 내에서 합성되어 분비과립 내로 포장되며 긴 축색돌기에 의해 신경부로 수송되고 혈류 내로 방출된다. 생합성되는 전구체 분자가 축색을 따라 신경분비 신경단위로부터 분비과립 내로 이동할 때 그 전구체들은 활성호르몬과 그들 각각의 뉴로피신(neurophysins)로 쪼개진다.

특이적 영양호르몬 분비세포에 더하여 지지세포의 일단이 뇌하수체선부에 존재한다. 이 세포들은 성상(포상)세포라 불리며 소포 내에 교질양 물질을 생산하는 것에 더하여 탐식 또는 지지 기능을 제공하는 것 같다.

독성기전

뇌하수체 종양은 뇌하수체 호르몬의 합성과 분비를 증가시키는 지속적인 비보상성 호르몬 장해에 의해 쉽게 유발될 수 있다. 뇌하수체 세포로부터의 음성 피드백 억제의 결여는 제어되지 않는 증식(초기에는 증생 그리고 후기에는 신형성)을 일으킨다. 예를 들면 갑상선의 외과적 절제나 방사선유도 박리 또는 갑상선호르몬의 특별한 화학적 억제제에 의한 갑상선호르몬의 생산의 방해는 TSH 합성 및 분비를 자극하여 혈중의 수준이 상승되도록 한다. 뇌하수체선부 내의 갑상선자극 세포(thyrotrophic cells)는 뚜렷하게 비대하게 된다. 에스트로겐, 카페인, *N*-메틸니트로소우리아 및 신경이완제인 설피리드(sulpiride)들도 유사하게 뇌하수체 종양을 일으키는 것으로 보고되어 있다.

뇌하수체 세포의 형태학적 변화와 증식성 병변

칼시토닌(Calcitonin)은 후부 시상하부와 중앙 융기에서 생산되며 거기에서 정상적으로 시상하부-뇌하수체 축에 대하여 효과를 발휘한다. 칼시토닌 수용체는 시상하부에서 확인되었으며 더 적은 수의 수용체가 뇌하수체에서 발견된다. 몇몇의 랫드 종은 사람과 비교하여 뇌하수체 종양이 발생할 소인이 높다.

실험동물 랫드에서는 대부분의 장기독성시험에서 자연적인 뇌하수체선종의 빈도가 높다. 뇌하수체 종양의 출현율은 종, 나이, 성, 생식상태 및 식이 등을 포함하는 여러 인자들에 의해 결정된다. 더구나 뇌하수체에서 조직병리학적 기법을 이용한 국소성과다형성(focal hyperplasia), 선종 및 암종 간의 분류는 어렵다. 특별한 분비세포의 집단으로부터 유래한 미만성 또는 국소성 증생과 선종 간에는 증식성 병변의 지속적인 스펙트럼이 있는 것 같다. 일반적으로 분비세포의 지속되는 자극은 국소성과다형성과 종양이 기대되는 발생률보다 더 높은 발생되게 하는 소인이 된다.

뇌하수체선부 내의 국소성("결절, nodular")증생은 주위의 정상세포와는 경계가 분명하나 둘러싸이지는 않은 다수의 작은 부위로 나타난다. 일반적으로 선종은 고립된 결절로서 종종 국소성과다형성의 다수의 부위보다도 크다. 일반적으로 암종은 뇌하수체 내의 선종보다 크며 육안적으로 검출할 수 있는 종창이 일어난다.

부신 피질

정상적 구조와 기능

포유류에서의 부신(신장 상부, suprarenal)은 신장에 아주 근접한 편평한 두 엽(bilobed)으로 된 기관이다. 피질은 조직학적으로 구상대, 속상대 및 망상대로 분명히 식별된다. 광물부신피질호르몬생산하는 구상대는 광물부신피질호르몬(알도스테론; aldosterone)을 생산하는 세포를 함유한다. 이 부위의 변성이나 알도스테론 분비의 장해는 생명을 위협하는 칼륨의 정체를 일으키고 과도한 나트륨, 염화물 및 수분의 오줌으로의 손실과 관련되는 저혈액량쇽(hypovolemic shock)을 일으킨다. 커다란 속상대는 당성피질성 호르몬(예 : 코르티코스테론 및 코티솔)의 분비에 관여한다. 가장 내부의 망상대는 적은 양의 부신 성호르몬을 분비한다.

부신피질 세포는 콜레스테롤과 다른 스테로이드 호르몬전구체를 함유하는 세포질내 큰지방방울을 함유한다. 지방방울은 여러 가지 스테로이드 호르몬의 생산에 요구되는 특이한 hydroxylase 및 탈수소효소계를 함유하는 평활한 소포체와 많은 사립체에 아주 인접하여 있다. 세포질 내에는 분비과립이 없는데 완성된 스테로이드 호르몬의 유의한 저장 없이 직접 분비가 있기 때문이다. 콜레스테롤로부터의 일반적인 생합성과정은 세 가지 주요한 종류의 부신 스테로이드 기초전구체인 프레그네놀론(pregnenolone)의 형성을 포함한다. 프레그네놀론은 콜레스테롤의 20 및 22번 탄소에 두 개의 하이드록실화와 그들 두 개의 탄소원자 사이에 뒤이은 분할 후에 형성된다. 탄소원자 17, 21 및 11번에서 차례로 세 번의 뒤이은 하이드록실화 반응이 일어난다.

광물부신피질호르몬(예: 알도스테론)은 레닌-안지오텐신(renin-angiotensin) 계의 제어하에 구상대로부터 분비된다. 광물부신피질호르몬은 상피세포 특히 신장세포에 의한 이온수송에 대해 효과를 가지고 있어 나트륨(염화물 및 수분)의 유지와 칼륨의 손실을 일으킨다. 포유류의 신장단위의 원위곡세뇨관 내에서는 사구체액으로부터의 나트륨의 재흡수와 관강내로의 칼륨의 분비를 촉진하는 양이온 교환이 존재한다.

글루코코르티코이드 호르몬 생산에 대한 주된 제어는 뇌하수체선부에서 생산되는 폴리펩티드 호르몬인 부신피질자극 호르몬에 의하여 발휘된다. 부신피질자극 호르몬 방출은 코르티코트로핀방출호르몬[corticotropin-releasing hormone(CRH)]의 분비를 통하여 시상하부에 의해 크게 제어된다. 부신피질 자극호르몬 생산의 증가는 글루코코티코이드 호르몬의 순환량을 증가시키고 어떤 상태하에서는 알도스테론 분비에 약한 자극을 일으킬 수 있다. 혈중의 코티솔의 수준이 상승하여 시상하부, 뇌하수체전엽 또는 두 곳 모두에 작용하여 부신피질자극 호르몬 분비의 억제가 일어날 때 정상적으로 음성 피드백 조절이 일어난다.

독성기전

부신피질은 적어도 두 가지 이유 때문에 외인성 물질의 독성효과의 소인이 된다. 첫째 대부분의 동물 종의 부신피질 세포는 주로 스테로이드 발생에 기질로서 사용되는 지질의 큰 저장소를 함유한다. 많은 부신피질독성 화합물은 지방친화성이므로 이러한 지질이 풍부한 세포(lipid-rich cells) 내에 축적될 수 있다. 둘째로 부신피질 세포는 외인성 화학물질을 대사할 수 있는 효소들을 가지고 있다.

부신피질에 독성이 있는 화학물질의 종류는 단쇄(3- 또는 4-탄소)(short-chain, three-or four-carbon)지방족 화합물, 지방증 유도질 및 호양성화합물(amphiphilic compounds)들을 포함한다. 가장 강력한 지방족 화합물은 acrylonitrile, 3-aminopropionitrile, 3-bromopropionitrile, 1-butanethiol, 1,4-butanedithiol을 포함한다. 비교하여 보면 지방증 유도질은 중성지방의 축적을 일으킬 수 있어 소기관 기능의 감소 또는 손실과 최후에는 세포의 파괴를 일으킬 수 있다. 지방증을 일으키는 화합물은 aminoglutethimide, amphenone 및 anilines을 포함한다. Chloroquine, triparanol 및 chlorphentermine을 포함하여 생물학적으로 활성이 있는 양이온호양성화합물(cationic amphiph-ilic compounds)은 리소좀(lysosomes)의 기능적 통합성에 영향을 주는 일반화된 인지질증(generalized phospholipidosis)과 현미경적으로 인지질이 풍부한(phospholipid-rich) 봉입체를 생산한다.

또한 부신에 형태학적 변화를 일으키는 많은 화학물질들도 피질의 기능에 영향을 준다. 부신의 기능에 화학적으로 유도된 변화는 말초부위에서의 부신 피질호르몬 작용의 차단 또는 호르몬의 합성 및/또는 분비의 억제로부터 기인한다. 첫 번째 기전에서 많은 항스테로이드성 화합물[antisteroidal compounds(길항제)]은 스테로이드 호르몬 수용체 부위와 경쟁하거나 결합함으로써 작용한다. 그리하여 이용할 수 있는 수용체 부위의 감소 또는 그들의 결합친화성(binding affinity)의 변화가 일어난다. 일종의 항글루코코르티코이드(antiglucocorticoid)인 코르텍졸론(11α-데옥시코티솔)과 일종의 항부신피질호르몬(antimineralocorticoid)인 스피로놀락톤(spironolactone)은 말초적으로 작용하는 부신피질 호르몬 길항제의 2가지 예이다.

외인성 화학물질은 부신의 스테로이드 발생에 영향을 줄 수 있다. 예를 들면 지방비말을 증가시키는 화학물질은 종종 콜레스테롤의 프레그네놀론으로의 전환을 포함하여 스테로이드 전구체의 이용을 억제한다. 사립체와 평활한 소포체의 미세구조에 영향을 주는 화학물질은 각각 11α-, 17α- 및 21-hydroxylase의 활성을 종종 손상시키며 망상대와 속상대의 병변과 관련이 있다. 구상대의 위축은 스피로놀락톤 및 캅토프릴과 같은 화학물질에 의한 직접적(예: 18α-hydroxylation) 또는 간접적(예 : 레닌-안지오텐신 계의 억제)인 알도스테론의 합성 또는 분비의 특이한 억제를 반영한다.

피질 세포의 병리학적 변화와 증식성 병변

장기간의 자극에 의해 손상된 스테로이드 발생이나 증생으로부터 유래한 피질의 비대는 종종 부신 피질의 크기가 증가할 때 존재한다. 작은 부신은 종종 부신 피질의 변성적 변화나 영양성 위축(trophic atrophy)을 암시한다. 하나의 또는 양쪽의 부신을 찌그러뜨리거나 종대시키는 결절성 병변은 신생물이 존재한다는 것을 암시한다.

화학적 손상과 관련이 있는 부신 피질 세포의 병변은 다음과 같이 분류될 수 있다. 즉, 아크릴로니트릴에 의한 내피손상; DMNM, *o,p′*-DDD, 암페논에 의한 사립체 손상; 트리파라놀에 의한 소립체 파괴; 아닐린에 의한 지질 응집; 클로로펜테르민에 의한 리소소말 인지질 응집 및 아크릴노니트릴에 의한 수질세포에 의한 색전화에 의한 이차적 효과이다. 사립체와 무과립성 세포질 그물망에의 손상은 스테로이드발생을 억제하는 화학물질에 노출된 후 일어난다.

부신 수질

정상적 구조와 기능

수질의 대부분은 카테콜라민(catecholamines)을 합성하고 저장하는 크롬친화성 세포(chromaffin cells)로 구성되어 있다. 사람의 부신 수질 세포는 하나의 크롬친화성 세포 내에 노르에피네프린과 에피네프린 모두를 함유할 수 있다. 또한 부신 수질은 일정치 않은 수의 신경절세포와 작은 과립을 함유하는 세포 또는 작고 극도로 형광성(small intensely fluorescent, SIF)인 세포도 함유한다. SIF 세포는 크롬친화성 세포와 신경절세포 사이의 중간에 위치하며 개재뉴런(interneurons)으로 기능한다. 또한 부신 수질 세포는 세로토닌 및 히스타민과 아울러 엔케팔린, 뉴로텐신(neurotensin) 및 뉴로펩티드(neuropeptide)Y를 포함하는 몇몇 뉴로펩티드도 함유한다.

독성기전

수질의 증식성 병변은 여러 가지 기전의 결과로서 발생한다. 예를 들면 성장호르몬의 장기투여는 호크롬성세포종(pheochromocytoma)과 아울러 다른 부위에서의 종양 발생의 증가와 관련이 있다. 더하여 도파민 생산을 억제함으로써 프롤락틴 분비를 증가시키는 몇몇 신경이완 화합물들은 랫드에서 수질세포의 증식성 병변 발생의 증가와 관련이 있어 왔다.

부신 수질의 증식성 병변 발생을 증가시키는 약물들은 nicotine, reserpine, zomepirac, isotretinoin 및 nafarelin[황체형성호르몬 방출호르몬(a luteinizing hormone-releasing hormone, LHRH)]유사체(analog), atenolol, terazosin, ribavirin그리고 pamidronate(비스포스포네이트)를 포함한다.

환경적 및 식이적 인자들은 랫드에서 부신 수질의 증식성 병변 발생의 결정인자로서 유전적 인자들보다 더 중요할 수 있다. 식이 중의 탄수화물 함량을 낮춤으로써 발생이 감소될 수 있다. 설탕, 알코올을 포함하여 부신 수질의 병변 발생을 증가시키는 몇몇 물질들은 위로부터 칼슘의 흡수를 증가시킨다. 비타민 D가 생체 내에서 수질의 크롬친화성 세포 증식에 대하여 확인된 가장 강력한 자극이라는 사실은 칼슘의 항상성 변화가 호크롬성세포종의 병인론에 관여한다는 가설을 지지한다.

갑상선(난포 세포)

갑상선호르몬 유기체에서의 종간 차이

외인성 물질, 요오드 결핍, 갑상선 부분절제 및 식이 중의 천연의 항갑상선 물질에 의한 장기간의 뇌하수체-갑상선 축의 교란은 랫드가 사람의 갑상선에서의 경우보다 만성적 TSH 자극에 대한 반응으로 더 높은 증식성 병변 발생의 소인이 되는 것 같다. 이렇게 설치류 갑상선의 감수성이 더욱 큰 것은 랫드에서의 티록신[thyroxine(T_4)]의 혈중 반감기가 사람에서보다 짧은 것과 관련이 있다.

갑상선종양 발생기전

항갑상선 화합물로 설치류를 만성적으로 처치하면 난포세포선종이 발생한다. 티오우라실(Thiouracil)과 그 유도체, 평지속 종자(brassica seeds), 에리트로신(FD&C Red No.3), 설폰아미드(sulfonamides) 및 다른 화합물들은 직접적으로 갑상선 내에서의 갑상선호르몬의 합성 또는 분비를 방해하고 갑상선호르몬의 이화와 뒤이어 담즙내로의 배출을 증가시키거나 티록신(T_4)의 트리요오드티로닌[triiodothyronine(T_3)]으로의 말초전환(peripheral conversion)을 방해한다. 순환하는 갑상선호르몬 수준의 계속되는 감소는 뇌하수체의 TSH 분비를 보상적으로 증가시킨다. 갑상선의 TSH 자극은 설치류에서 난포세포에 비대, 과다형성 및 궁극적으로 신생을 포함하는 증식성 변화를 일으킨다.

갑상선호르몬 합성을 직접적으로 억제하는 화학물질

요오드 흡수의 차단

갑상선호르몬의 생합성은 낭상관강(follicular lumen) 내에서 세포외적으로 일어난다. 요오드와 같은 필수적 원료들은 농도 기울기에 반하여 신속히 수송되며 갑상선 과산화효소에 의하여 반응성 요오드(reactive iodine, I_2)로 산화된다(그림 21-2). 갑상선 내의 요오드 수송계는 티로글로불린(thyroglobulin) 내의 티로신 잔류물을 요오드화하고 갑상선호르몬을 합성하는 갑상선의 능력을 차단하는 경쟁적 음이온 억제자에 의해 선택적으로 억제될 수 있다.

유기화의 결손을 일으키는 갑상선 과산화효소의 억제

티로글로불린 내의 티로실 잔류물(tyrosyl residues)에 대한 요오드의 단계적 결합은 갑상선 과산화효소에 의한 무기 요오드의 분자 요오드(I_2)으로의 산화를 요한다(그림 21-2). 티로글로불린의 유기화(organification)를 억제하는 화학물질류는 (1) thionamides(thiourea, thiouracil, propylthiouracil, methimazole, carbimazole 및 goitrin과 같은), (2) aniline derivatives(예 : sulfonamides, paraaminobenzoic acid, paraaminosalicylic acid 및 amphenone), (3) 대용석탄산[substituted phenols(resorcinol, phloroglucinol 및 2,4-dihydroxybenzoic acid)] 및 (4) 여러 가지 억제자(예 : aminotriazole antipyrine 및 iodopyrine) 등을 포함한다. 많은 이러한 화학물질들은 티로글로불린 내의 티로실 잔류물의 요오드화 모노요오도티로닌[monoidothyronine(MIT)] 및 디요오드티로닌[di-iodothyronine(DIT)]을 T_3와 T_4로 연결하는 반응(coupling reation) 모두를 방해하는 갑상선 과산화효소를 억제한다(그림 21-3). 그 위에 프로필티오우라실[Propylthiouracil(PTU)]이나 저요오드 식이(low-iodine diet)에 의한 틈새이음 세포간 소통(gap-junction intercellular communication)의 억제는 이러한 경로를 통한 조절물질의 통과를 방해함으로써 갑상선난포세포의 증식을 증가시킬 수 있다.

과도한 요오드화물과 리튬에 의한 갑상선호르몬 방출 차단

비교적 적은 화학물질들이 갑상선으로부터의 갑상선호르몬의 분비를 선택적으로 억제한다(그림 21-2). 과도한 요오드는 갑상선호르몬의 분비를 억제하며 때로는 동물과 사람 환자에서 갑상선종과 정상이하의 기능(갑상선기능저하증)을 일으킬 수 있다.

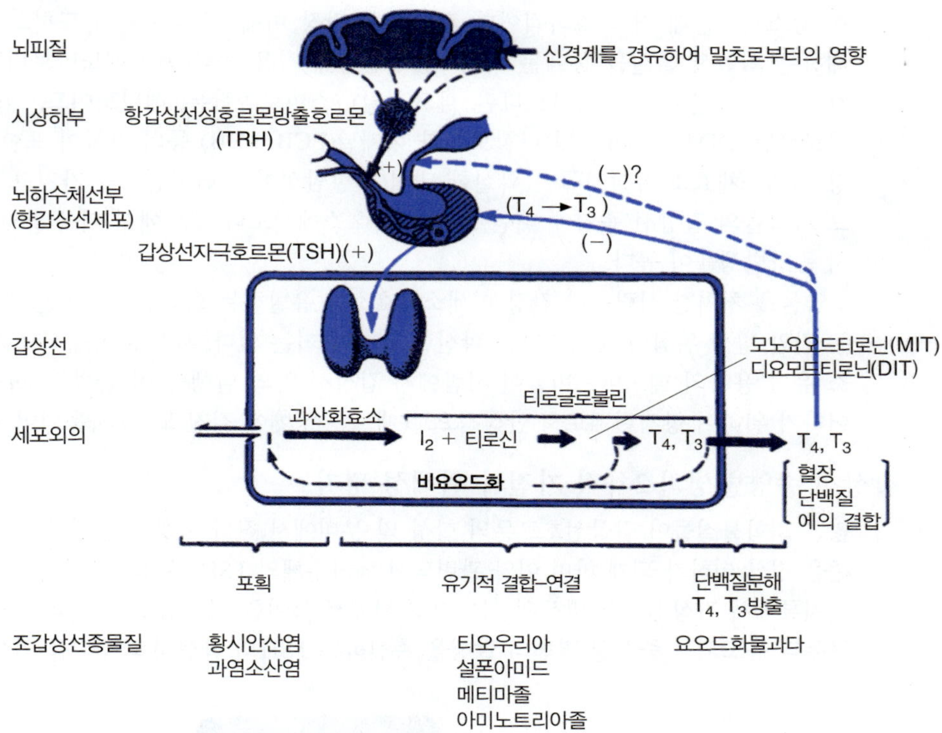

[그림 21-2] *항갑상선 화학물질의 갑상선호르몬 합성 및 분비에 대한 작용기전.*

탄산리튬(Lithium carbonate)은 갑상선호르몬의 방출을 억제하며 때로는 갑상선종을 발생시킬 수 있다.

간장 미세소체효소 유도

Glucuronidation은 T_4의 담즙 분비와 T_3의 분비를 위한 황산화에 있어서 속도 제한 단계이다. 이러한 효소과정을 일으키는 화학물질들은 시상하부-뇌하수체-갑상선 축을 방해함으로써 갑상선의 만성적 자극을 일으킬 수 있다(그림 21-4). 미세소체효소 유발자들은 혈청 중의 T_3보다 T_4

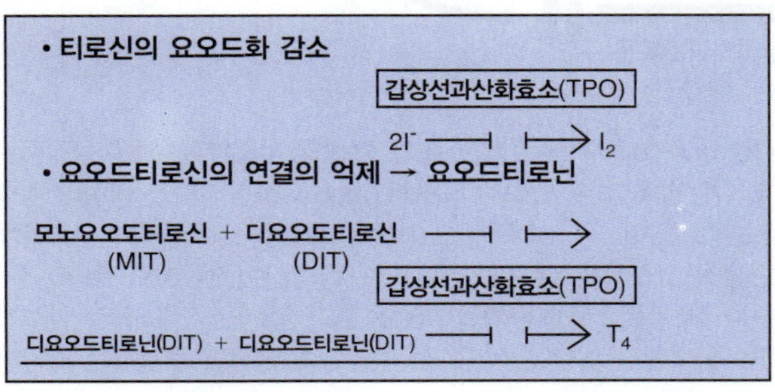

[그림 21-3] *외인성 화학물질이 난포세포 내의 갑상선과산화효소(TPO)를 억제함으로써 갑상선호르몬 합성을 감소시키는 기전.*

를 감소시키는데 더욱 효과적이다. 랫드에서 간장 미세소체효소를 유도하고 갑상선 기능을 방해하는 외인성 물질들 중에는 특히 중추신경계 작용 약물(예 : 페노바르비탈, 벤조디아제핀), 칼슘통로 차단제(예 : 니카르디핀, 베프리딜), 스피로놀락톤, 레티노이드, 염소화탄화수소(예 : 클로르단, DDT, TCDD) 및 다할로겐화 비페닐(PCB, PBB) 등의 약물이 포함된다. 대부분의 간장 미세소체효소 유발자들은 확실한 내적인 발암성이나 변이원성을 가지고 있지 않다. 일반적으로 그들의 갑상선 종양에 대한 효과는 마우스에서보다 랫드에서 더욱 크며 암컷보다 수컷에서 종양발생률이 높다.

약물을 처치한 사람이나 간장 미세소체효소를 유발하는 화학물질에 노출된 사람이 갑상선 또는 간암 발생 위험이 증가한다는 확신할 만한 증거는 없다. 사실로 상대적으로 높은 미세소체효소 유발 용량의 페노바르비탈이 사람에서 갑상선 암의 발생 없이 급발작(seizure activity)을 제어하기 위하여 항경련제로서 만성적으로(때로는 생애에 걸친 노출) 사용되어 왔다.

갑상선 종양발생의 2차적 기전과 위해성 평가

많은 화학물질들이 갑상선호르몬의 합성 및 분비에서 하나 이상의 단계를 방해하여 T_4 및 T_3 수준을 정상 이하가 되게 하며 이와 관련되어 뇌하수체의 TSH 분비의 증가가 일어난다(그림 21-4). 설치류에서 갑상선종양 발생의 이차적 기전에서 특이한 외인성 또는 생리학적 교란은 난포세포로부터 유도되는 증식성 병변의 발생을 촉진하는 TSH의 만성적 과분비를 일으킨다.

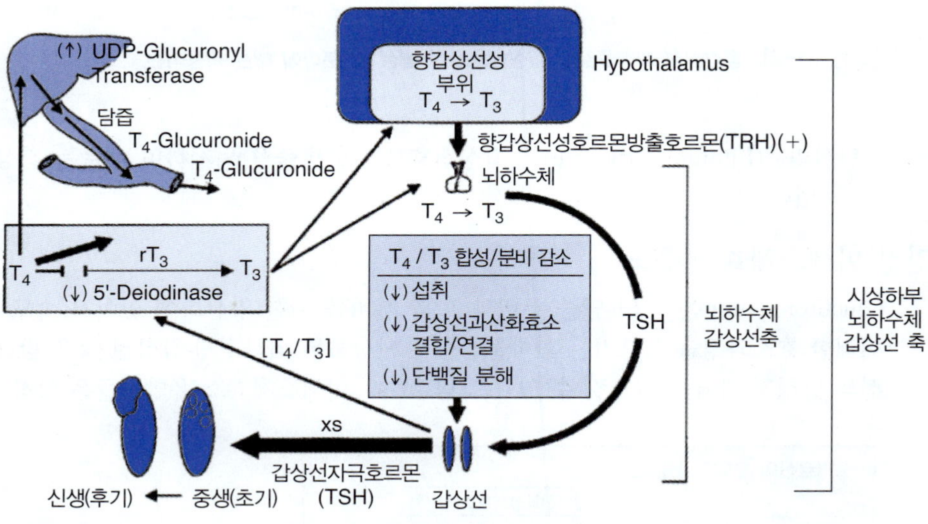

[그림 21-4] ***외인성 화학물질에 의한 시상하부-뇌하수체-갑상선 축의 방해의 여러부위.*** 화학물질들은 갑상선호르몬 합성 또는 분비의 방해에 의해 직접효과를 발휘할 수 있으며 5′-deiodonase의 억제를 통하여 갑상선에 간접적으로 영향을 미칠 수 있거나 간장 미세소체효소(예; T_4-UDP glucuronyltransferase)를 유발함으로써 직접효과를 발휘할 수 있다. 이러한 모든 기전은 순환하는 갑상선호르몬(T_4 및/또는 T_3)의 수준을 낮출 수 있어 결과적으로 음성 피드백 억제와 갑상선에 의한 갑상선자극호르몬(TSH) 증가로부터 방출이 일어난다. TSH의 만성적 과분비는 민감한 설치류 갑상선에 이차적(후성의) 기전에 의한 국소성 증생 및 신생 병변의 발생이 증가하는 소인이 된다.

랫드와 마우스에 비하여 사람은 비교적 갑상선 암 발생에 저항성이 있다. 갑상선호르몬 합성에 선천적 결함과 높은 수준의 순환하는 TSH를 가진 소수의 사람 환자와 아울러 그레이브스 병(Graves' disease)을 가진 갑상선 독성 환자는 갑상선 종양 발생의 위험성이 큰 것 같다. TSH에 의한 사람의 갑상선의 지속적인 자극은 오직 예외적 상황에서만 어쩌면 몇몇 다른 대사적 또는 면역학적 이상과 함께 작용함으로써 신생물을 유발한다.

갑상선 C 세포

정상적 구조와 기능

칼시토닌[calcitonin(CT)]은 포유류 갑상선 내의 C 세포(난포곁세포 또는 light cells)에 의해 분비된다. C 세포는 세포질 내에 수많은 막-제한 분비과립(membrane-limited secretory granules)을 갖고 있으며 거기에 칼시토닌 활성이 집중된다.

칼시토닌은 폴리펩티드 호르몬으로서 정상칼슘혈증(normocalcemia) 상태에서 지속적으로 분비된다. CT의 분비율은 혈중 칼슘의 증가에 반응하여 크게 증가한다. C 세포는 많은 양의 CT를 그들의 분비과립 내에 저장한다. 과칼슘혈증에 대한 반응으로 C 세포로부터 여포내 모세혈관 내로 저장된 호르몬이 신속히 방출된다. 과칼슘혈증의 자극이 지속되면 C 세포의 비대가 뒤따른다. 장기간의 과칼슘혈증에 대한 반응으로 C 세포의 증생이 일어난다.

칼시토닌은 주로 뼈와 신장에 있는 표적세포와 상호작용함으로써 그 기능을 발휘한다. CT는 뼈로부터 칼슘을 이동시키는 상피소체호르몬의 작용에 길항하나 신세뇨관에서의 인의 재흡수는 상승적으로 감소시킨다. 공동으로 작용하는 칼시토닌과 상피소체호르몬은 생명을 유지하는 세포외액 중의 칼슘이온 농도를 좁은 범위 내에서 유지하기 위한 이중의 음성 피드백 제어기전을 공급한다.

갑상선 C 세포의 형태학적 변화와 증식성 병변

미만성(diffuse) 및 국소성(결절성)[focal(nodular)]의 두 가지 형태의 C 세포 증생이 있다(그림 21-5). 미만성 증생에서는 C 세포의 수가 갑상선엽 전체에 걸쳐 증가하여 난포세포보다 더 수가 많게 될 가능성이 있다. 국소성 C 세포 증생에서는 증식하는 C 세포의 축적이 교질함유 갑상선 여포 5개의 평균보다 직경이 더 적으며 인접 여포의 압축의 증거는 최소한이다. C 세포 선종은 따로따로 떨어져 있으며 교질함유 갑상선 여포 5개의 평균보다 더 큰 C 세포의 확장된 덩어리이다. 선종을 구성하는 C 세포는 미세한 결합조직 격벽과 모세혈관에 의하여 작은 신경내분비 뭉치로 잘게 나뉠 수 있다. 때로는 유전분(amyloid) 침착이 결절성 증생과 선종 모두에서 발견될 수 있다.

C 세포 암은 광범위한 C 세포 증식의 결과로서 한쪽 또는 양쪽 모두의 갑상선엽의 종창을 일으킨다. 칼시토닌에 대한 면역과산화효소(immunoperoxidase) 반응은 일반적으로 미만성 또는 결절성 증생에서 더욱 강력하나 반면에 선종 및 암에서의 칼시토닌 면역반응성은 종양 간에 그리고 한 종양의 다른 부위에서 다양하다. 선종 및 암에 인접한 과다형성 C 세포는 일반적으로 칼시토닌에 대해 강한 양성(positive) 반응을 보인다.

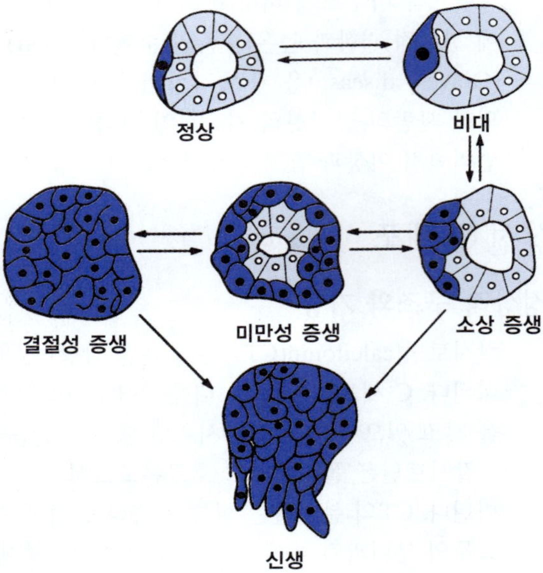

[그림 21-5] *갑상선에서의 C 세포의 국소성 및 결절성 증생은 종종 C 세포 신생물의 발생에 앞서 일어난다.*

상피소체(부갑상선)

칼슘의 섭취와 배출에서의 큰 변화에도 불구하고 일정한 칼슘농도를 유지하기 위하여 내분비 제어는 상피소체호르몬(PTH), 칼시토닌 및 콜레칼시페롤(비타민 D)의 3가지 주요한 호르몬의 상호작용으로 이루어져 있다(그림 21-6).

으뜸세포(chief cell)의 정상적 구조와 기능

상피소체호르몬의 생합성

사람과 많은 동물 종에서의 상피소체 으뜸세포는 비교적 적은 양의 완성된 호르몬을 저장하나 그 세포들은 호르몬 합성 비율의 변화에 의한 호르몬 요구의 변화에 대하여 신속하게 반응한다(그림 21-7). 요구가 증가되는 어떤 상황(예: 세포외액 구획 내의 낮은 칼슘농도)하에서는 상피소체호르몬(PTH)이 분비과립 내로 포장됨이 없이 으뜸세포로부터 직접 방출된다.

상피소체호르몬 분비의 제어

상피소체는 혈청 중의 칼슘(보다 적게는 마그네슘) 이온농도에 의해 제어되는 독특한 피드백을 가지고 있다. 혈청 중 Ca^{2+}는 칼슘 수용체에 결합하여 혈청 중 Ca^{2+}가 으뜸세포 기능의 조절을 가능하도록 한다. 혈중 인(P)농도는 상피소체호르몬(PTH)의 합성과 분비에 대해 직접적으로 조절하는 영향은 미치지 않으나 혈중의 인의 수준이 증가하면 주로 활성형의 비타민 D[1,25-$(OH)_2$-cholecalciferol]의 생산을 저하시키고 그리하여 장의 칼슘 흡수율을 저하시킴으로써 혈중 칼슘을 낮추는 능력에 의하여 간접적으로 상피소체 자극을 일으킬 수 있다.

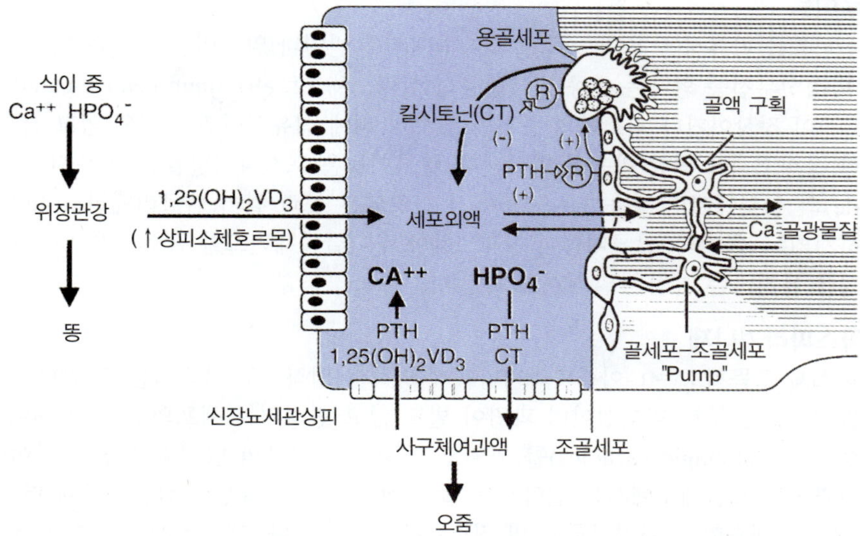

[그림 21-6] ***세포외액 내의 칼슘 및 인의 조절에서 상피소체호르몬(PTH), 칼시토닌(CT) 및 1,25-디히드록시칼시페롤 [1,25(OH)$_2$VD$_3$)의 상관성.*** 상피소체호르몬(PTH)에 대한 수용체는 뼈의 조골세포 상에 그리고 CT에 대한 수용체는 용골세포 상에 있다. 상피소체호르몬(PTH)과 CT는 뼈에 대한 그들의 작용은 길항적이나 인(P)의 신장배출을 자극하는데 대하여는 상승적이다. 비타민 D는 칼슘과 인의 흡수를 높이기 위하여 주로 장에 대하여 작용한다.

상피소체의 외인성 화학물질 유발 독성 상해

오존

많은 으뜸세포들은 오존에 노출된 후 1~5일에 모세혈관 내피세포 증식부위, 간질성 부종, 혈관내피 변성, 혈소판성 혈전(platelet thrombi) 형성, 선내의 큰 혈관벽의 백혈구 침윤 및 기저막 파괴 등을 수반하는 보상성 비대 및 증생을 한다. 분비과립이 거의 없는 불활성 으뜸세포는 오존에의 노출 후기단계의 상피소체에서 우위를 차지한다.

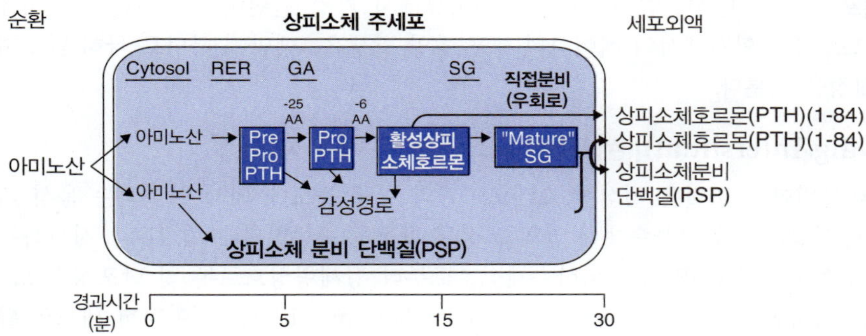

[그림 21-7] ***상피소체 으뜸세포에 의한 상피소체 호르몬(PTH)과 상피소체분비 단백질(PSP)의 생합성.*** 활성 상피소체호르몬(PTH)은 으뜸세포로부터 활성 상피소체호르몬(아미노산 1~84)으로서 분비되기 전에 proPTH로의 신속한 전이후과정(posttranslational processing)을 거치는 보다 큰 생합성 전구체 분자(preproPTH)로서 합성된다.

알루미늄

알루미늄을 함유하는 용액으로 혈액투석 처치를 받거나 알루미늄을 함유하는 약물을 경구 투여한 만성신부전증 환자는 종종 면역반응성 상피소체호르몬(immunoreative parathyroid hormone, IPTH)이 정상이거나 최소한의 증가가 있으며 뼈에 섬유성골염은 거의 없고 급성 저칼슘혈증에 대한 상피소체에 의한 반응이 억압된다. 알루미늄은 포스파티딜콜린 및 트리글리세리드(triglyceride)의 합성에서의 상응하는 감소에서 반영되는 것과 같이 디글리세리드(diglyceride) 합성을 저하시키는 것 같다. 알루미늄이 상피소체에서 디글리세리드를 감소시키고 phosphatidylinositol 합성을 유지하는 기전은 알려져 있지 않다.

L-아스파라기나제

상피소체 으뜸세포는 L-아스파라기나제에 의해 선택적으로 파괴되는 것 같다. 몇몇의 연구에서 으뜸세포들은 주로 비활성이며 과립이 별로 없고 변성되는 세포의 세포질 내에 커다란 자기소모성 공포(autophgic vacuoles)를 가지고 있다. 분비산물의 합성과 포장에 관여하는 세포질 내 소기관들은 으뜸세포에서는 빈약하게 발달한다. 토끼는 급성 저칼슘혈증에 더하여 과인산염혈증, 저마그네슘혈증, 과칼륨혈증 및 질소혈증을 발현한다. 약물을 투여하고 있는 몇몇 사람 환자에서도 저칼슘혈증이 발현되기 때문에 저칼슘혈증과 강축성 반응(tetany response)의 발현은 토끼에만 국한되지는 않는다.

상피소체 으뜸세포의 증식성 병변

상피소체 선종은 인접한 상피소체 실질로부터 확연히 경계가 구분되는 분리되어 있는 결절이다. 일반적으로 선종은 만성독성시험에서 성숙한(adult-age) 랫드에서는 내분비학적으로 불활성이다. 기능적 선종을 함유하지 않는 상피소체는 과칼슘혈증에 대한 반응으로 영양성 위축이 있게 된다.

몇몇의 화학물질이나 실험적 조작은 상피소체 종양의 발생을 증가시킨다. 상피소체선종은 Fischer 랫드에서의 2년간의 생체실험에서 살충제 로테논의 투여 후 드물게 만나게 된다. 방사선 조사는 근교계 Wistar 알비노 랫드에서 상피소체 선종의 발생을 현저히 증가시킨다.

고환

레이디히(간질) 세포 종양은 만성발암성시험에서 설치류에서 가장 빈번히 발생하는 내분비계 종양이다. 대조적으로 사람 환자에서의 레이디히 세포 종양 발생은 5백만에 하나로 극히 낮으며 약 30 및 60세에 절정을 이룬다.

레이디히(간질)[Leydig(Interstitial)] 세포의 구조와 내분비학적 조절

레이디히 세포의 내분비학적 조절은 생식선 스테로이드의 혈중 농도에 의해 발휘되는 음성 피드백 조절과 더불어 시상하부와 뇌하수체 전엽의 조정된 활동을 포함한다(그림 21-8). 시상하부의 고나도트로핀 방출 호르몬(GnRH)은 뇌하수체선부로부터 황체형성호르몬 및 난포성숙호르몬의 맥동적 방출을 자극한다. 황체형성호르몬(luteinizing hormone, LH)은 레이디히 세포의 활동과 테스토스테론의 합성을 제어하는 주요한 영양성 인자이다. 테스토스테론의 혈중 수준은 시

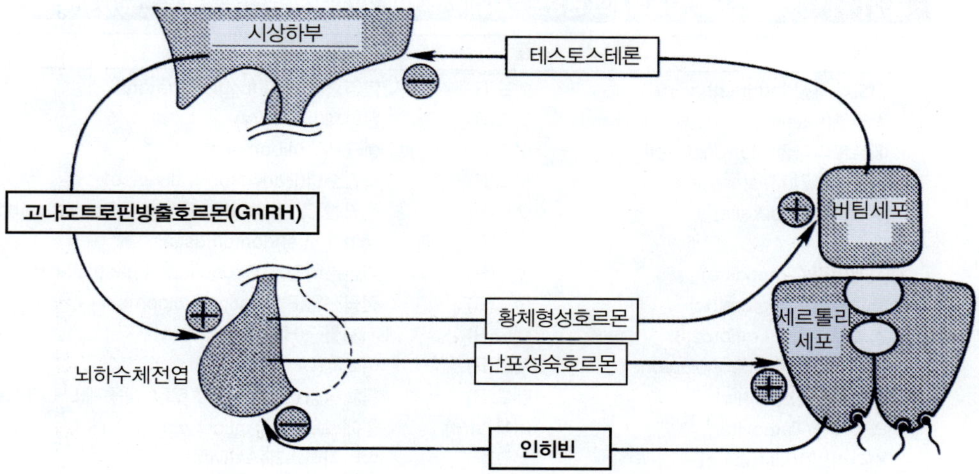

[그림 21-8] *황체형성호르몬(LH)과 난포성숙호르몬(FSH)에 의한 레이디히 및 버팀 세포의 내분비 제어에서의 시상하부-뇌하수체전엽-생식선 축.*

상하부와 더욱 적은 정도로 뇌하수체선부에 대하여 음성 피드백을 발휘한다. 난포성숙호르몬은 세정관 내의 버팀 세포에 있는 수용체에 결합하며 데스토스테론의 국소적 농도와 함께 정자형성에 결정적이다. 테스토스테론은 고나도트로핀 방출 호르몬(GnRH)) 방출의 제어에 의해 뇌하수체에 의한 난포성숙호르몬 분비의 중요한 조절자이다. 또한 세정관은 난포성숙호르몬의 방출에 대해 음성 피드백을 발휘하는 인히빈(inhibin)이라고 하는 글리코펩티드를 생산한다.

레이디히(간질) 세포 종양의 병리

다른 화학물질과 다른 실험실을 상대로 하는 연구들 간에 레이디히 세포의 국소성 증식성 병변의 분류를 표준화하기 위하여 아래의 진단기준이 확립되었다.

1. 증생은 이형성이 거의 없고 직경이 하나의 세정관보다 적은 레이디히 세포의 국소적 퇴적으로 정의된다.
2. 선종은 몇몇 세포의 이형성과 인근 세뇨관들의 압축이 있으면서 직경이 하나의 세정관보다 큰 레이디히 세포의 집단으로 정의된다.

레이디히 세포 종양 발달 기전

레이디히 세포의 증식성 병변의 발생에 중요한 병리학적 기전은 방사선조사, 앞에서 언급한 종 및 계통 차이, 고환정체, 고환에로의 손상된(compromised) 혈액공급 및 비장 내로의 이종이식 등을 포함한다. 호르몬 불균형은 마우스와 햄스터에서의 에스트로겐성 스테로이드의 증가와 안드로겐 수용체 길항제, 5α-환원효소 억제제, 고나도트로핀 방출 호르몬 유사체 및 아로마타제 억제제의 만성적 투여로부터 발생하는 뇌하수체 고나도트로핀의 증가를 포함한다. 음성 피드백

표 21-1 랫드 또는 마우스에서의 만성노출시험에서 레이디히 세포의 증식성 병변 발생을 증가시키는 약물의 선택 예

이름	종	임상적 적용
인도메타신(Indomethacin)	랫드(R)	항염증제(Anti-ingglammatory)
락티톨(Lactitol)	랫드(R)	완화제(Laxative)
메트로니다졸(Metronidazole)	랫드(R)	항균제(Antibacterial)
메술레르긴(Mesulergine)	랫드(R)	파킨슨병(Parkinson' s disease)
부세렐린(Buserelin)	랫드(R)	전립선 및 유방암, 자궁내막증(Prostatic and breast car cinoma,endometriasis)
시메티린(Cimetidine)	랫드(R)	위산분비감소(Reduction of gastric acid secretion)
플루타미드(Flutamide)	랫드(R)	전립선암(Prostatic carcinoma)
겜피브로질(Gemfibrozil)	렛드(R)	저지혈증(Hypolopidemia)
스피로놀락톤(Spironolactone)	랫드(R)	이뇨제(Diuretic)
나라렐린(Nararelin)	랫드(R)	항체형성호르몬방출호르몬 작용제(LH-RH analog)
타목시펜(Tamoxifen)	마우스(M)	항에스트로겐(Antiestrogen)
비다라빈(Vidarabine)	랫드(R)	항바이러스제(Antiviral)
클로피브레이트(Clofibrate)	랫드(R)	저지혈증(Hypolipidemia)
피나스테리드(Finasteride)	마우스(M)	전립선비후(Prostatic hyperplasia)

제어의 상실과 그 결과로 일어나는 난포성숙호르몬의 과잉생산은 레이디히 세포 내에 증식성 변화를 일으킨다(그림 21-9). 랫드에서의 만성발암성시험에서 레이디히 세포의 증식성 병변 발생을 증가시키는 외인성 물질들을 표 21-1에 열거한다.

몇 가지 호르몬 불균형이 설치류에서 레이디히 세포 종양 발생을 증가시키기는 하지만 사람 환자에서 만성적 혈중 난포성숙호르몬 증가와 관련이 있는 몇몇 질병상태(클라인펠터 증후군 및 갑상선 향생식선세포 선종 포함)는 이러한 드문 고환 종양 발생의 증가와 관련이 없다. 또한 표 21-1에 열거한 것과 유사한 화합물들은 사람에서 레이디히 세포 신생을 증가시키지 않는다. 요약하면 레이디히 세포 종양은 랫드에서 빈번히 발생하는 종양으로 종종 호르몬 불균형과 기전적으로 관계가 있으나 남자에서 이러한 고환 종양 발생의 위험성을 평가하기에 적합한 모형은 아니다.

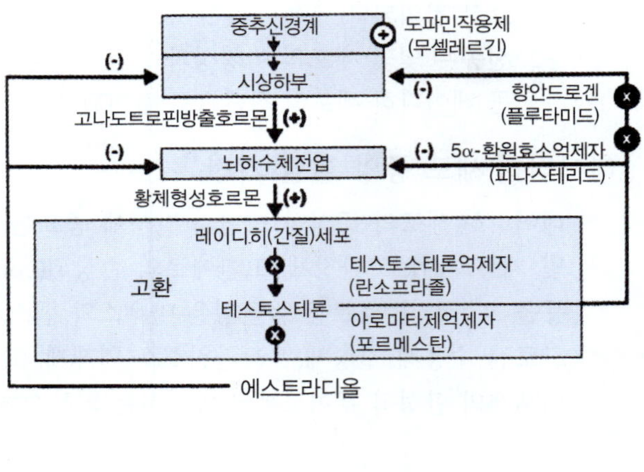

[그림 21-9] ***시상하부-뇌하수체-고환(HPT) 축의 조절과 외인성 화학물질에 의한 잠재적 파괴에 대한 제어점.*** 부호 : (+)피드백자극(feedbackstimulation) : (-)피드백억제 (feedback inhibition); ⊕수용체 자극; ⊗효소 또는 수용체 억제.

난소

설치류에서의 난소 종양은 상피성종양, 성끈간질성종양(sex cord-stromal tumors), 생식세포종양, 난소의 비분화 연조직 유래 종양 및 원위로부터 난소로 전이된 종양으로 세분될 수 있다. 난소의 상피성 종양은 낭선종과 낭종암, 관상간질성선종(tubulostromal adenoma) 및 중피종을 포함한다. 관상(또는 관상간질성)선종은 마우스에서 가장 중요한 선종으로서 랫드에서는 보기 드물고 다른 종에서는 흔치 않으며 여자의 난소에서는 관찰되지 않는다.

성끈(sex cords) 및/또는 난소간질로부터 유래한 난소 종양은 과립막세포 종양, 황체종, 난포막종, 버팀 세포 종양, 관상선종(난소간질로부터의 보급을 수반하는) 및 비분화 성끈간질성종양을 포함한다. 과립막세포 종양은 이러한 집단에서 가장 일반적으로 마우스에서 자연적으로 발생하는 난소 종양의 27%라고 간주된다. 과립막세포 종양은 유전자의 결실, 방사선조사, 난모세포독성 화학물질 및 신생아 흉선절제와 관련이 있는 내분비 기능의 장기간의 교란 후에 어떠한 관상 또는 관상간질성선종 내에서 발생할 수 있다.

증례연구 : 외인성 화학물질과 관련된 난소 종양

니트로푸란토인

마우스에 니트로푸란토인을 높은 용량으로 2년간 먹였을 때 관상 또는 관상간질성 형태의 난소 종양 발생이 증가한다. 니트로푸란토인은 난포의 파괴와 그에 따르는 호르몬 불균형의 결과로서 불임증을 일으킨다. 니트로푸란토인을 투여한 마우스는 난소위축이라고 하는 일관된 변화를 갖고 있었는데 그 변화는 그라프 난포(Graafian follicles), 발달난자 및 황체의 결여, 국소성 또는 미만성 증생 그리고 세뇨관프로파일(tubular profiles) 간에 다양한 수의 다각형으로 종종 공포화된 성끈 유래 간질세포(sex cord-derived stromal cells)의 특징이 있었다. 난소는 불규칙한 표면을 갖고 작았으며 세뇨관프로파일 사이에 호산성 간질세포가 산재하여 있었다.

선택적 에스트로겐 수용체 조절자

선택적 에스트로겐 수용체 조절자(SERMs)는 어떤 조직에 대하여는 에스트로겐 작용제 효과를 그리고 다른 조직에 대하여는 에스트로겐 길항제 효과를 갖고 있는 화합물들이다. SERM 타목시펜은 유방에서는 에스트로겐 길항제 효과를 가지며 뼈에 대하여는 에스트로겐 작용제 효과를 갖고 또한 자궁내막을 자극할 수 있다. SERM 랄록시펜은 뼈와 혈청지질에 대하여는 에스트로겐 작용제 효과를 가지나 자궁과 유방에 대하여는 에스트로겐 길항제 작용을 갖는다. 타목시펜, 토레미펜 및 랄록시펜은 마우스에 만성적으로 투여될 때 난소종양을 증가시킨다고 보고되어 있다. 그러나 타목시펜이 1978년 이후 임상적으로 사용된 이래 SERMs를 투여한 여자에서 난소암 위험이 증가한다는 증거는 없다.

요약 : 설치류에서의 난소 종양발생

문헌의 고찰은 난소표면 상피와 간질세포의 독특하고 강렬한 증생은 결국 관상선종과 때로는 과립막세포 종양에 이르게 하며 이차적으로 만성적인 뇌하수체 향생식샘 호르몬 자극을 일으킨

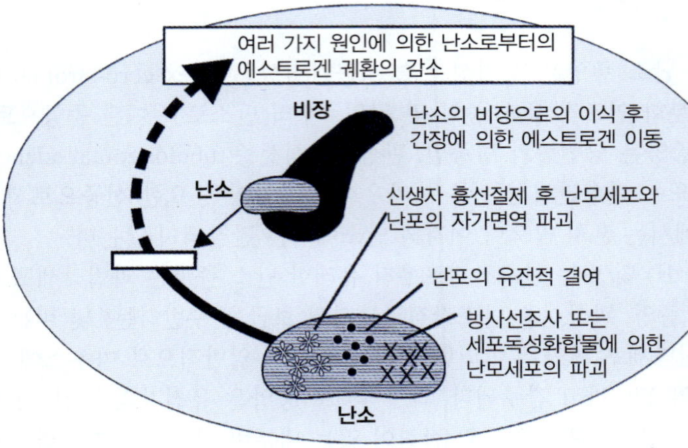

[그림 21-10] ***생식선 스테로이드 특히 에스트로겐 수준의 감소에 의한 negative feedback을 감소시키는 마우스의 난소종양발생에서 다수의 병원성 기전.***

다는 가설을 입증한다(그림 21-10). 노쇠, 난포의 유전적 결여, X선 조사, 약물, 니트로푸란토인 및 난모세포에 대한 자가항체의 발생을 수반하는 조기 흉선절제와 같이 난포의 수를 파괴하거나 크게 감소시키는 인자들은 난소에 의한 성 스테로이드 호르몬의 분비를 감소시킨다고 알려져 있다. 이는 에스트로겐 및 어쩌면 그라프 난포에 의해 생산되는 다른 액상(humoral) 인자에 의해 시상하부-뇌하수체 축에 대한 음성 피드백의 감소 결과로서 순환하는 고나도트로핀 특히 황체형성호르몬의 수준을 증가시킨다. 황체형성호르몬에 대한 수용체를 갖고 있는 간질세포와 간접적으로 난소표면 상피의 장기간 자극은 마우스 난소에 독특한 세관상(tubular) 또는 세관간질성(tubulostromal) 선종의 발생 위험을 증가시키는 것 같다.

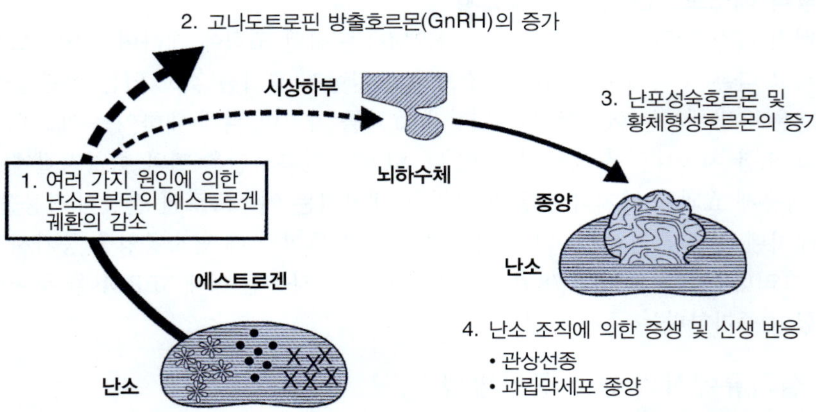

[그림 21-11] ***감소된 순환 에스트로겐은 음성 피드백 억제로부터 시상하부-뇌하수체를 방출한다.*** 증가된 고나도트로핀 수준(황체형성호르몬 및 난포성숙호르몬)은 만성시험에서 마우스 난소에 관상선종 발생 위험성을 증대시킨다.

불임성 돌연변이 마우스를 이용하는 연구는 난소암의 이차적(호르몬에 의해 조절되는) 발생기전의 개념을 입증한다. 난소에서 그라프 난포의 수를 파괴하거나 감소시키는 다수의 병원성 인자들은 성호르몬(특히 에스트라디올-17β) 분비를 증가시켜 뇌하수체 고나도트로핀(특히 황체형성호르몬)의 보상적 과잉생산이 일어나게 되며(그림 21-10) 이는 마우스 난소에 종양 발생위험을 증가시킨다(그림 21-11). 불임증에 대한 반응으로 독특한 관상선종의 발생을 수반하는 난소표면 상피와 간질세포의 강렬한 증식은 성인 여자의 난소에서는 그러하지 않은 것 같다.

참고문헌

Coe FL, Favus MJ (eds): *Disorders of Bone and Mineral Metabolism*. New York: Raven Press, 1992.

Cook JC, Klinefelter GR, Hardisty JF, et al: Rodent Leydig cell tumorigenesis: A review of the physiology, pathology, mechanisms, and relevance to humans. *Crit Rev Toxicol* 29:169_261, 1999.

Harvey PW, Rush K, Cockburn A (eds): *Endocrine and Hormonal Toxicology*. Sussex, UK: Wiley, 1999.

Huff J, Boyd J, Barrett J (eds): *Cellular and Molecular Mechanisms of Hormonal Carcinogenesis: Environmental Influences*, New York. Wiley-Liss, 1996.

독성물질

Toxic Agents

5

UNIT

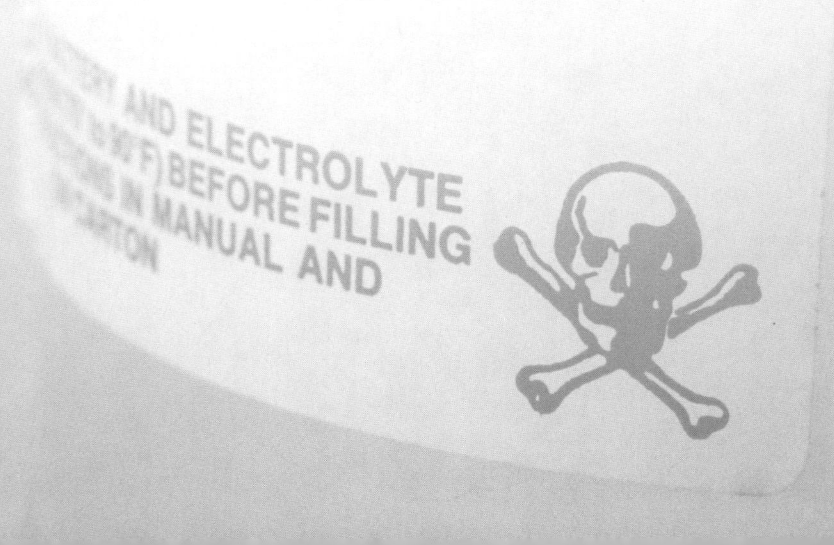

제22장 농약의 독성작용

Donald J. Ecobichon

CHAPTER 22

요 점

- 농약은 해충을 예방, 파괴, 기피 또는 완화하기 위해 사용하는 물질 또는 물질의 혼합물로서 정의할 수 있다.
- 농약의 노출에는 다음을 포함한다: (1) 사고적 및/또는 자살적 중독, (2) 직업적(생산, 혼합/장약, 살포, 수확 및 작물의 취급) 노출, (3) 살포지역에서 타지역 이동으로 인한 국외자의 노출, 그리고 (4) 농약잔류물을 포함하는 식품을 소비한 일반 대중의 구성원.
- 오늘날 사용하는 화학 살충제는 표적생물의 신경계에 독으로 작용한다.
- 제초제는 식물을 죽이거나 또는 심각하게 손상시킬 수 있는 화합물이다.
- 살균제는 균의 성장과 번식을 방지할 수 있는 화합물이다.

서론

미국환경보호청(U.S. Environmental Protection Agency, EPA)은 농약을 해충을 예방, 파괴, 기피 또는 완화하기 위해 사용하는 물질 또는 물질의 혼합물로서 정의하였다. 또한, 농약은 탐탁지 않은 식물 또는 동물 *해충(pest)*을 죽이기 위한 물리학적, 화학적 또는 생물학적 제제로서 묘사될 수도 있다. 해충이라는 단어에는 해로운, 파괴적인 또는 귀찮은 동물, 식물 또는 미생물 등을 포함한다. *농약(pesticide)*은 죽이는 생물과 사용 양상에 근거하여 더욱 특이하게 분류된 제제에 대한 상품명이다.

법률적 지침

모든 해충을 체계적으로 분류한 1947년의 연방살충제 · 살균제 · 살서제법(Federal Insecticide, Fungicide, and Rodenticide Act, FIFRA)은 미국농무부(U.S. Department of Agriculture, USDA)에 의하여 관리되는 법률로서 모든 해충조절 제품을 관리한다. 1972년, 관리부서가 환경보호청으로 변경되었다. 차후의 개정에 따라 새로운 법률에는 등록요건, 그리고 적절한 화학적, 독성학적 및 환경 영향시험; 라벨 지침; 사용 제한; 농산물의 농약잔류허용량; 및 식품내 농약잔류수준 감시에 대한 책임 등이 정의되어 있다. 미국식품 · 의약품청(U.S. Food and Drug Administration, FDA)에서는 법률을 준수하지 않는 식품의 적발과 잔류수준의 감시를 책임지고 있고, 미국농무성은 농약뿐만 아니라 다른 화학물질에 대해서도 가금과 육류를 감시한다. 1996년의 식품품질보호법(Food Quality Protection Act, FQPA)에서는 어린이에 대한 특별한 고려를 제공하기 위하여 농약에 관련된 연방법률을 개정하였다. 농약에 대한 자료가 적절하지 않을 경우, 어린이를 위한 농약잔류허용량에는 부가적인 10배의 안전계수를 혼입하여야 한다.

표 22-1에는 연방살충제 · 살균제 · 살서제법에 따라 요구되는 기본적 농약독성자료의 전형적인 범위를 요약하고 있다. 조류, 포유류, 수생동물, 식물, 토양, 환경잔류성 및 생체축적성에 관한

표 22-1 신농약 등록을 위한 독성자료에 관한 기본요건

급성	피부 } 직업적 노출에 대한 잠재성과
경구(랫드)	흡입 } 사용양상에 따라
피부(토끼)	신경독성
흡입(통상 랫드)	만성
자극성 시험	1년 또는 2년 경구시험
눈(토끼)	설치류(통상 랫드)
피부(토끼, 기니픽)	비설치류(개)
피부감작성(기니픽)	발암성시험(랫드 또는 마우스)
지발성신경독성(암탉)	생식
아만성	시험관내 변이원성(미생물 등)
90일 급여시험	수태/생식(랫드, 마우스, 토끼)
설치류(랫드, 마우스)	기형독성(랫드, 마우스, 토끼)
비설치류(개)	

환경영향의 광범위한 보조자료들도 또한 요구된다. 그림 22-1에서는 등록을 뒷받침하기 위해 요구되는 "일괄정보"와 새롭게 합성된 화학물질을 특허출원 시부터 판매와 사용자수용까지 테이터베이스를 전개하기 위해 요구되는 시기범위를 도식으로 보여주고 있다.

노출

개개의 인구집단에서는 특정 제제가 일정 범위의 농도로 노출되고 있다고 인정될 수 있다(그림 22-2): (1) 연구 또는 법으로 예방할 수 없는 사고적 및/또는 자살적 중독, (2) 직업적(생산, 혼합/장약, 살포, 수확 및 작물의 취급) 노출, (3) 살포지역에서 타지역이동으로 인한 국외자의 노출, 그리고 (4) 제제의 오남용으로 상기에서 설정된 잔류허용량 이상의 농도 이상으로 농약이 잔류된 식품을 소비하는 일반 대중의 구성원.

신체의 일정 부위에 대한 최소한의 보호로 제제에 대한 노출을 현저하게 줄일 수 있다. 적절한 화학물질저항성 장갑으로 손(체표면의 5.6%)을 보호함에 따라서 33%(단일노즐창의 knapsack 분무기를 사용한 산림살포시), 66%(수압노즐이 장치된 트랙터탑재 boom을 사용한 잡초관리시), 또는 86%(트랙터동력분무기의 탱크 충전)의 오염을 감소시킬 수 있다. 농약의 피부흡수는, 음낭부위가 가장 큰 흡수를 보이고, 겨드랑이, 이마, 두부, 두피, 손의 배부, 손바닥 및 전완 등의 순으로 감소된다.

국외자의 노출은 평가하기가 더욱 어렵다. 노출수준이 더욱 낮아서 더 어려운 의미 있는 생물학적 변화의 검출과 잔류분석이 수행되어야 한다. 노출예상치와 생물학적 영향에서 큰 차이가

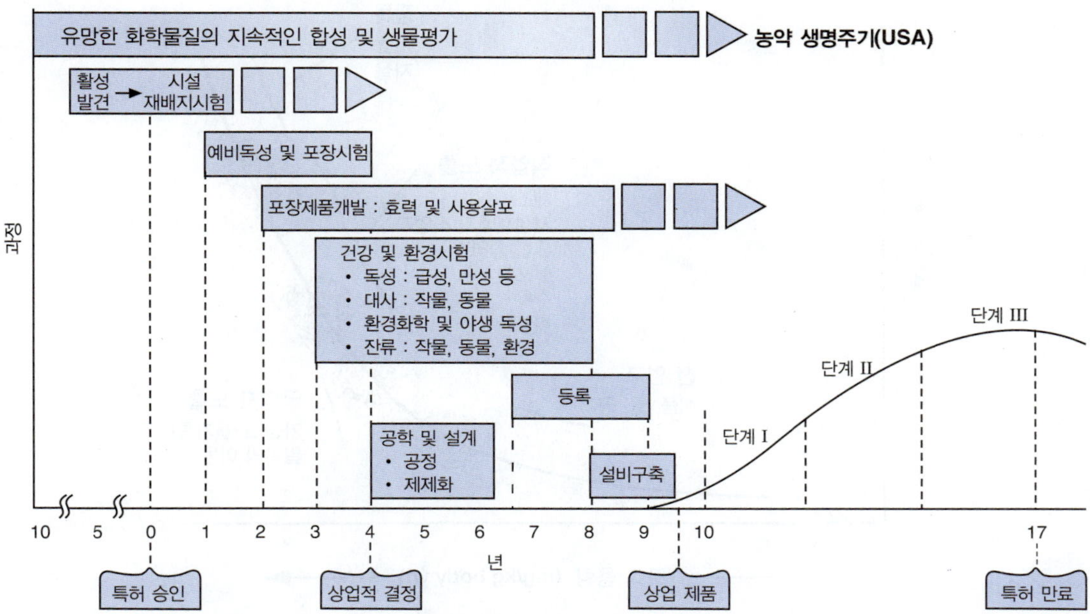

[그림 22-1] *미연방에서 한 농약의 생명주기내 유의한 시금석과 자료취득을 위한 시기 구성, 적절한 독성테이터베이스의 생산을 설명한 그림.*

예상될 수 있다. 유해건강영향은 외관과 비특이성으로 알아내기가 힘들 수도 있다. 식품과 음수로부터 매일 낮은 수준의 농약을 우연히 섭취한 사람에게서 농약관련 유해건강영향을 확인하는 것은 아주 어렵다. 그러한 낮은 수준의 농약으로 초래되는 생물학적 영향은 분명하게 구별하기 힘들다. 화학물질과의 인과관계가 미약하면 생활형태 요인에 의하여 혼동된다.

살충제

오늘날 사용되는 모든 화학 살충제는 표적생물의 신경계에 독으로 작용한다. 곤충의 중추신경계는 고도로 분화되어 있고, 포유류와 비슷하다. 곤충의 말초신경계는 포유류에 비해 복잡하지 않다. 살충제는 선택적이지 않아서, 표적생물과 같이 쉽게 비표적종에게도 영향을 준다. 살충제의 잠재적 작용부위(그림 22-3)에는 나트륨, 칼륨, 칼슘 및 염소 이온 등의 막이동의 방해; 선택적 효소활성의 저해; 신경말단에서 신경전달물질의 유지 및/또는 방출에 기여 등이 포함된다.

유기염소계 화합물

유기염소계 살충제는 효과가 좋고, 값이 싸며, 농업, 임업 및 공중보건에 필수적인 화학물질이기 때문에 개발도상 열대 국가에서 계속적인 사용이 허용되고 있다. 낮은 휘발성, 화학물질 안정성, 높은 지방용해도 및 난분해성 등은 환경내 잔류성, 먹이사슬내 생물학적 확대와 생체농축, 그리고 고영양수준에서 생물학적 활성체 부담의 획득 등의 원인이 된다.

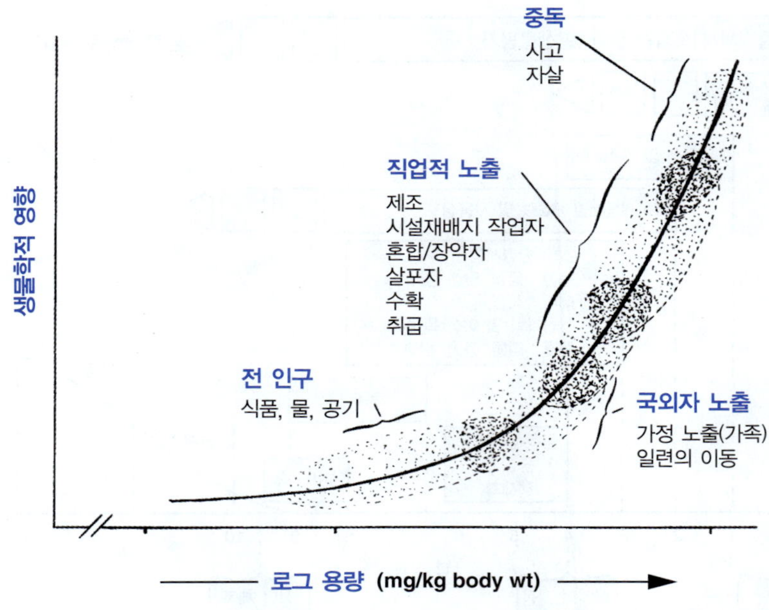

[그림 22-2] *직업적인 수단의 노출에 대한 잠재성과 비교하여, 급성독성, 노출수준 및 가능 생물학적 영향 등을 위한 이론적인 용량-영향 관련성.*

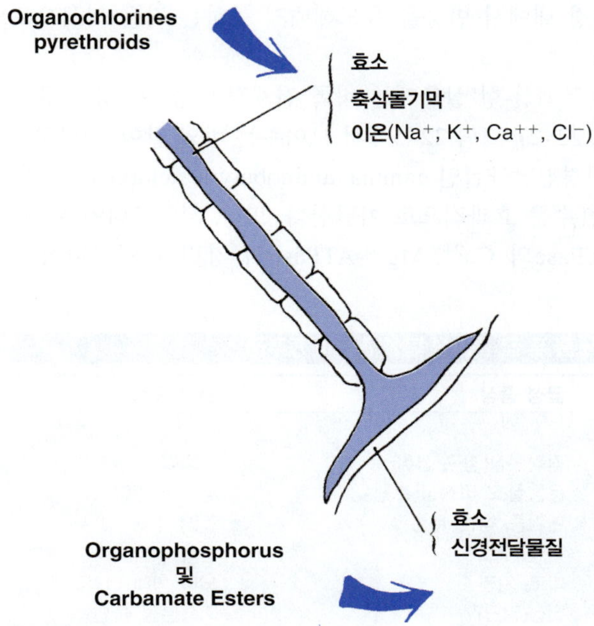

[그림 22-3] 신경의 축색돌기와 말단부의 살충제류 작용부위.

중독 증상 및 증후군

살충제의 작용기전과 독성 증상과 증후군은 화학물질 종류에 따라 다르다(표 22-2). DDT 중독은 사람의 중추신경계 기능에 영향을 주지만, 주요 병리학적 변화는 간장과 생식기관에서 관찰된다. 간세포와 사립체(mitochondria)와 같은 세포 소기관과 간세포의 비대, 무과립성 세포질그물의 증식, 고농도노출 후 중간엽의 괴사, 그리고 간종양의 발생률 증가 등이 보고되었다. 한 연구에서는 수컷 닭 또는 랫드에서 DDT는 고환의 크기를 감소시키고, 암컷 랫드에서는 난관과 자궁에 에스트로겐성 영향을 주어서, 임신 개시 및/또는 유지하는 데 문제를 야기한다.

독성작용 부위 및 기전

DDT형 제제로 중독된 곤충 또는 포유류는 뉴론의 반복적인 방전을 의미하는 주기적 지속진전 및/또는 경련성 발작을 나타낸다. 이들 반복적인 진전과 발작은 촉각과 청각적 자극으로도 개시될 수 있다.

최소한 4가지 기전이, 어쩌면 동시에 모두 기능하는, DDT의 영향에 관여하는 것 같다(그림 22-4). DDT는 막을 통한 칼륨수송을 감소시킨다. DDT는 나트륨이 지나가는 통로를 변조시킨다. 이들 통로는 정상적으로 활성화되어 열리고, 서서히 불활성화되어 닫히게 되어, 따라서 재분극 동안 신경축색에서 외부로 나트륨의 능동수송을 방해한다. DDT는 아데노신삼인산분해효소(adenosine triphosphatase, ATPase)를, 특히 신경재분극에 결정적 역할을 하는 Na^+, K^+-ATPase와 Ca^{2+}-ATPase를 억제한다. 또한, DDT는 신경전달물질의 방출에 필수적인 칼슘이온수송을 위한 신경에서 칼슘중재자인 calmodulin의 능력을 억압한다. 이들 억압된 모든 기능은 탈분극률을 감소시키고, 충분히 탈분극된 신경 내에서 반응을 유도해내지 못하는 작은 자극으로도 신경의 감수성을 증가시킨다.

염화 시클로디엔, 벤젠 및 시클로헥산-형 살충제는 비록 전체적인 중독양상이 중추신경계 자극이더라도, DDT와는 다르다(표 22-2). 그림 22-5에서 보여주는 바와 같이, 시클로디엔 화합물은 $GABA_A$수용체에 작용하는 신경전달물질인 gamma-aminobutyric acid(GABA)의 작용을 길항하여, 염소이온의 GABA유도흡수를 효과적으로 차단한다. 또한, 시클로디엔은 막을 통한 칼슘수송에 필수적인 Na^+, K^+-ATPase와 Ca^{2+}, Mg^{2+}-ATPase의 강력한 억제제이다. Gamma-

표 22-2 유기염소계 살충제 노출 후 급·만성 독성 증상과 증후군

살충제	급성 증상	만성 증상
Dichlorodiphenylethanes		
DDT	감각이상(경구 섭취)	체중감소, 식욕부진
DDD(Rothane)	운동실조, 비정상 보행	경미한 빈열
DMC(Dimite)	현기증, 착란, 두통	진전
Dicofol(Kelthane)	구역, 구토	근육 쇠약
Methoxychlor	피로, 기면	뇌파 형태 변화
Methiochlor	진전(말단)	과흥분성, 불안
Chlorbenzylate		신경성 긴장
Hexachlorocyclohexanes		
Lindane (γ-isomer)		
Benzene hexachloride (mixed isomers)		
Cyclodienes		
Endrin	현기증, 두통	두통, 현기증
Telodrin	구역, 구토	과흥분성
Isodrin	운동 과흥분성	간헐성 근연축 및 근간대성 건반사
Endosulfan	반사이상항진	
Heptachlor	근간대성 건반사	심리적 장애
Aldrin	전신 권태	(불면증, 불안
Dieldrin	경련성 발작	및 감응성 포함)
Chlordane	전신 경련	뇌파 형태 변화
Toxaphene		의식 소실
		간질성 경련
Chlordecone (Kepone)		흉통, 관절통
Mirex		피부 발진
		운동실조, 통합성상실, 불분명한 말, 안진진
		시각 곤란, 초점·고정능 상실
		신경질, 감응성, 우울
		최근 기억 상실
		근육 쇠약, 손의 진전
		심각한 정자생성능 장애

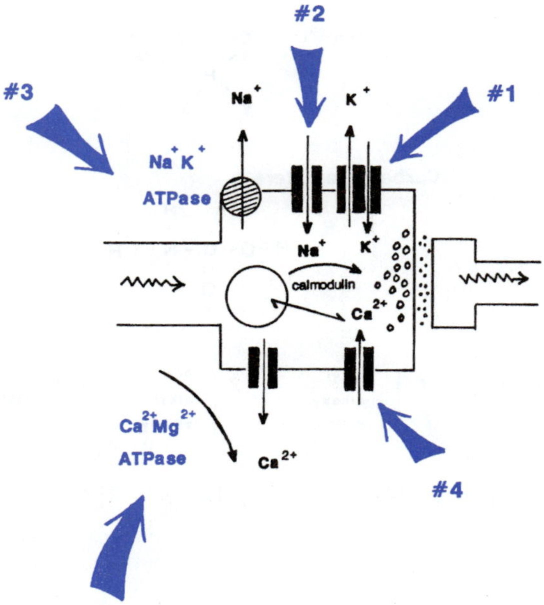

[그림 22-4] *DDT의 제안된 작용 부위 (1) 통로를 통한 칼륨수송의 감소, (2) 나트륨 채널 폐쇄의 불활성화, (3) 나트륨-칼륨 및 칼슘-마그네슘 ATPase의 억제, 그리고 (4) 신경전달물질의 방출 시 calmodulin-calcium의 결합.*

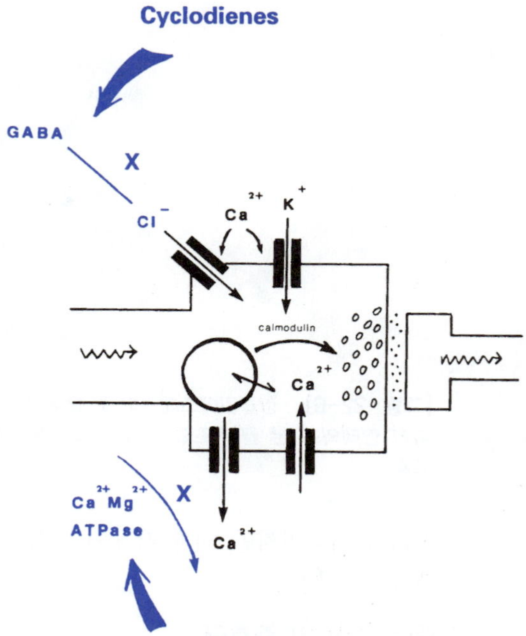

[그림 22-5] *Cyclodiene-형 유기염소 살충제 제안된 작용 부위는 $GABA_A$수용체 채널을 통한 염소 이온 수송뿐만 아니라 칼슘-마그네슘 ATPase의 억제임.*

Hexachlorocyclohexane(γ-HCH, lindane) 신경독성은 inotropic $GABA_A$수용체를 통한 염소 이온 유출을 차단하는 것과 근본적으로 관련되어 있다. 신경접합부 막 Ca^{2+}, Mg^{2+}-ATPase의 억제는 세포내 유리칼슘이온의 축적을 초래하여, 저장소포로부터 신경전달물질의 방출, 차후 인접 신경의 탈분극 그리고 중추신경계를 통한 자극의 전달 등을 촉진한다.

생체내변화, 분포 및 저장

생체내변화와 분해는 예외적으로 천천히 진행된다. 이들 고친지성 제제는 지방함량이 많은 체조직 내에 격리된다. 지방조직 내에서, 이 제제는 저장되고 교란을 받지 않아서 아주 소량만이 혈액과 평형상태를 유지하고, 분해 및/또는 배설된다.

항콜린에스테라아제 제제

현재 약 200개 유기인계 살충제와 약 25개 카바메이트계 살충제가 수천 가지의 제제로 유통되고 있다(그림 22-6). 비록, 모든 유기인제가 "신경가스(soman, sarin 및 tabun 등의 화학물질)"로

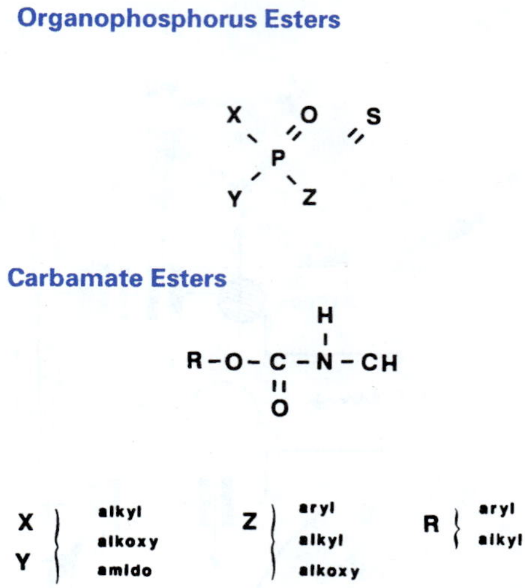

[그림 22-6] 항콜린에스테라아제 살충제의 두 가지 형태의 기본 골격구조: 유기인제와 카바메이트제.

부터 유래되었지만, 현재 사용되는 살충제는 고독성 화학물질과는 거리가 있는 최소 4세대까지 개발되었다.

중독 증상 및 증후군

유기인계와 카바메이트계 살충제는 신경전달물질인 아세틸콜린(acetylcholine, ACh)의 생물학적 활성을 파괴 · 종결시키는 아세틸콜린에스테라아제(acetylcholinesterase, AChE)의 억제를 통하여 독성을 유발한다. 콜린성 신경의 신경말단에 비결합 자유 ACh가 축적되면, 자율신경계, 신경근연접부 및 중추신경계 등의 전기적인 활성의 연속적인 자극이 유도된다(표 22-3).

신경독성과 관련된 특별하고 지속적인 증상이 발현된다. 종종, 고농도의 노출과 관련되어 지속적으로 저하된 활력과 의욕; 불완전한 자율신경조절로 위장관과 심맥관계 증상 초래; 성적능력과 성욕의 조기 감퇴; 알콜, 니코틴 및 기타 약물에 대한 과민성; 조기 노화의 영향 등의 신경행동학, 인식 및 신경근기능 등에 대한 영향이 노출 후 몇 개월까지 지속될 수 있다. 이들 장기신경적 결함은 약 5~10년 동안 전개 · 유지될 수 있다.

유기인계 살충제 노출에 대한 이차 특징적인 증상은 *중간 증후군(intermediate syndrome)* 이라고 부르는 마비 상태이다. 급성 콜린성 위기 후 24~96시간에 나타나는 신경 증상으로 두개신경(경부굴근, 호흡근)에 의하여 자극되는 근육뿐만 아니라 사지근 등의 근쇠약을 포함한다. 흔히 두개신경마비가 일어난다. 호흡억제로 인한 죽음이 초래될 위험성이 있다. Fenthion, dimethoate, monocrotophos 및 methamidophos 등이 중간증후군을 야기할 수 있다.

세 번째 증후군은 유기인제유발 지연성 신경독성(organophosphate-induced delayed neurotoxicity, OPIDN)으로, tri-*o*-tolyl phosphate(TOTP, TOCP; tri-*o*-cresyl phosphate), mipafox, leptophos, omethoate, trichloronate, trichlorfon, parathion, methamidophos, fenthion 및 chlorpyrifos 등으로 야기된다. 팔과 다리의 근육약화로 특징되고, 서투르게 질질 끄는 걸음걸이를 일으키

는 초기의 이완성은 경련, 과긴장, 반사항진, 간대성경련 및 추체로에 대한 상해과 영구 상운동 신경증후군을 나타내는 비정상 반사 등에 의하여 대치된다. 큰 직경 축색돌기와 그 마이엘린의 왈러 "빈사의 배면" 변성이 사지신경과 장척수신경로의 배측에 발생한다. 상기 언급된 제제는 신경성 비특이적 carboxylesterase: 신경병증 표적 에스테라아제(neuropathic target esterase, NTE)를 억제한다. 만일 유기인계 살충제에 의한 급성노출로 인해 NTE가 70% 이상 억제된다면, 노출 후 통상 7 내지 14일에 특징적인 유기인제 유발 지연성 신경독성이 초래되고, 중등도의 운동실조에서 심각한 근육쇠약과 마비까지 전개된다.

카바메이트계 살충제에 의한 급성중독 증상과 증후군은 상기 서술된 유기인계 살충제와 독성의 기간과 정도가 다르다. 카바메이트계 살충제는 신경조직 AChE의 가역적인 억제제이고, 생체 내에서 빠르게 대사된다. 지연성 신경독성의 증거가 거의 없으며, 카바메이트계 살충제는 OPIDN을 야기 또는 NTE를 억제하지 않는다.

독성작용 부위 및 기전

AChE단백질 내의 활성부와 유기인제 에스터 간의 반응은 "Z"치환군의 손실과 함께 부분적으로 가수분해되어, 안정되고 인산화된 그리고 비반응성 억제효소인 전이성 중간복합체를 형성한다(그림 22-7). 많은 유기인계 살충제는 비가역적으로 효소를 억제한다. 중재하지 않는다면, 독

표 22-3 항콜린분해효소 살충제의 중독 증상 및 징후

영향 신경조직과 수용체	영향 부위	증 상
부교감신경성 자율신경계 (무스카린성 수용체) 신경절후섬유	외분비선	유연, 유루 및 발한 증가
	눈	축동(아주 작고 비반응성), 하수증, 시각 불선명, 결막충혈, "피눈물"
	위장관계	구역, 구토, 비정상 갑갑함, 부종과 경련, 설사, 이급후중, 대변실금
	호흡기계	과도한 기관지 분비, 비루, 천명, 부종 가슴 갑갑함, 기관지경련, 기관지협착, 기침, 호흡완서, 호흡곤란
	심맥관계	서맥, 혈압 저하
	방광	배뇨빈도, 실금
부교감신경계 및 교감신경계 자율신경섬유(니코틴성 수용체)	심맥관계	빈맥, 창백, 혈압 증가
체운동신경섬유(니코틴성 수용체)	운동근	근섬유속성연축(안검, 미세안면근육), 경련, 건반사 감소, 전신 사지 및 호흡근의 쇠약, 마비, 무기력 또는 굳은 긴장상태
		들떠 있음, 전신성 운동 활성, 청각에 대한 반응, 진전, 감정 쇠약, 운동실조
뇌(아세틸콜린 수용체)	중추신경계	기면, 혼수, 피로, 정신적 착란, 집중력 결핍, 두통, 두부 압력, 전신적 쇠약
		반사결핍, 혼수, 진전, Cheyne-Stokes 호흡, 호흡곤란, 경련, 호흡중추의 억제, 청색증

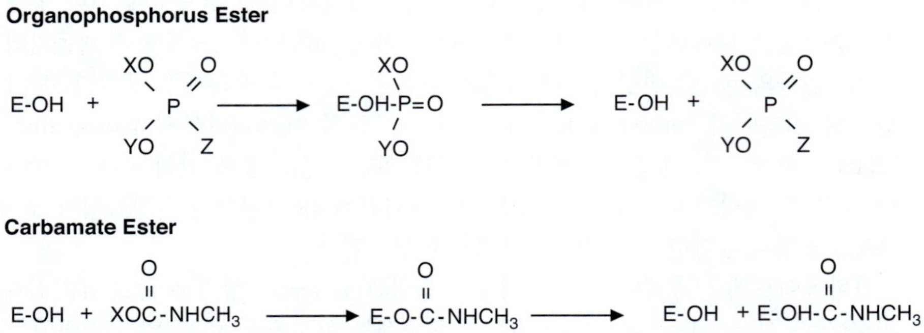

[그림 22-7] *효소 acetylcholinesterase(E-OH)의 활성부위 내의 serine hydroxyl 군과 유기인계 또는 카바메이트 에스터 간의 상호반응. "유리되는" 군(ZH와 XOH)의 방출 전에 형성되는 중간, 불안정성 복합체는 보이지 않는다. 억제된 효소의 탈카바밀화 또는 탈인산화는 자유 효소를 형성하는 속도조절 단계이다.*

성은 새로이 충분한 양의 AChE가 합성되어, 과도한 아세틸콜린을 파괴할 수 있는 20~30일까지 유지된다.

반대로, AChE의 반응부위와 결합하는 카바믹산 에스터는 두 단계로 가수분해된다: 첫 번째 단계는 카바밀화 효소의 형성과 함께 "X"치환체(아릴 또는 알킬군)의 제거이다; 두 번째 단계는 억제된 효소가 탈카바밀화되어, 자유 활성 효소로 되는 것이다(그림 22-7). 탈인산화 또는 탈카바밀화 되는 속도는 유기인제는 아주 느리고, 카바메이트제는 아주 빠르기 때문에 가역적 억제제로 간주된다. 유기인제 sarin, soman, tabun, DFP, mipafox 및 leptophos는 *노화*로서 알려진 기전을 통하여 비가역적으로 억제된 효소를 생산할 수 있도록 AChE와 NTE의 활성부위에 강력하게 결합한다. 노화과정은 이 알킬인산화 효소의 탈알킬화로 야기된다. 노화과정은 활성부위를 혼란시켜, 탈인산화를 방지하도록 단백질의 과전화를 고정시키는 것으로 믿어지고 있다.

생체내변화, 분포 및 저장

유기인계 및 카바메이트계 살충제는 광범위하게 대사되어, 고도의 종특이성을 가지며, 이들 에스터의 기본 "골격"구조에 붙는 치환화학물질군에 종속된다. 1상(산화, 환원, 가수분해) 및 2상(glutathione, glucuronic acid 및 glycine) 반응이 식물, 무척추 및 척추동물 종에서 발견된다.

피레쓰로이드

6개의 에스터로 구성된 천연 제충국 pyrethrum은 곤충에서 대타격과 죽일 수 있는 효과적인 접촉 및 위 독소복합체를 생성한다. 합성 피레쓰로이드는 특정 곤충 종에 선택적으로 작용함이 증명되었다.

중독 증상 및 증후군

급성독성용량으로 투여된 동물에서 나타나는 증상을 기초로, 피레쓰로이드는 두 가지 특징적 종류로 분류된다(표 22-4). I형 중독증후군 또는 *T 증후군*(*T syndrome*)은 α-cyano치환기가 없는 에스터에 의하여 일어나고, 바퀴벌레에서 들떠 있음, 운동실조, 허탈 및 마비 등의, 이에 비해 랫드에서는 다툼과 공격적 행동, 놀람반응 증가, 전신 진전 및 허탈 등의 특징이 있다. II형 증후군, 또는 무도병무정위운동(choreoathetosis/salivation, *CS*) 증후군은 α-cyano치환기를 가진 에스터에 의하여 발생되며, 바퀴벌레에서 극심한 과활동성, 운동실조 및 경련 등의, 이에 비하여 랫드에서는 굴 파는 행동, 거친 진전, 간대성 경련, 무도병무정위운동 및 낙루 없는 유연 등을 나타낸다. Fenpropanthrin과 같은 일부 제제는 I형과 II형이 혼합된 영향을 야기시킨다.

이 살충제는 포유류에 높은 독성을 가지지는 않지만, 제충국은 접촉성 피부염, 천식성 발작, 과민성 반응 및 말초맥관계 허탈 등을 일으킬 수 있다. 천연 피레쓰린과 연관된 인체독성은 알레르기성 특성에서 유래한다. 합성피레쓰로이드에 노출된 사람에서 알레르기성 반응의 증거는 거의 없다.

직업적 노출로 인해 여러 가지 독성이 나타날 수 있다. Deltamethrin과 fenvalerate에 대한 급성노출은 현기증과 노출된 피부의 작열감, 간지럼 또는 타진통감 등을 초래할 수 있다. 이들 증상과 증후군은 노출 후 24시간경에 나타난다. 두부, 얼굴 및 눈에 이들 제제의 엎지러짐은 결막과 안검의 부종, 충혈, 광선공포증, 낙루 및 통증을 초래할 수 있다. 입으로 먹게 되면 상복부 통증, 욕기, 구토, 두통, 현기증, 식욕부진, 피로, 가슴의 갑갑함, 불선명한 시각, 감각이상, 심계항진, 거친 근육세동 및 의식장애 등이 야기된다. 심각한 중독의 경우, 반궁긴장과 함께 경련성 발작과 의식 소실이 발생한다. 만성중독은 보고된 바 없다.

독성작용 부위와 기전

I형과 II형 에스터는 나트륨 통로의 활성화(열림)와 불활성화(닫힘)에 영향을 주어, 과흥분 상태를 초래한다. I형 에스터는 비교적 단기간(1/1000초) 동안 나트륨 통로 열림을 잡아두는 반면에,

표 22-4 화학적 구조와 관찰된 생물학적 활성에 기초한 피레쓰로이드계 살충제의 분류

형태	증상 및 증후군		화학물질
	바퀴벌레	랫드	
I형	들떠 있음	과흥분	Allethrin
("T" 증후군)	운동실조	다툼	Cismethrin
	허탈	공격	Phenothrin
	마비	놀람반응 증가	Pyrethrin I
		전신 진전	Resmethrin
		허탈	Tetramethrin
II형			
("CS" 증후군)	과활동성	굴파기	Acrinathrin
	운동실조	피부 타진통	Cycloprothrin
	경련	간대성 경련	Cyfluthrin
		무도병무정위운동	Cyhalothrin
		심한 유연	Cyphenothrin
			Cypermethrin
			Deltamethrin
			Esfenvalerate
			Fenvalerate
			Flucynthrate
			Fluvalinate

II형 에스터는 장기간(몇 초까지) 동안 나트륨 통로 열림을 유지시킨다. 또한, 피레쓰로이드는 칼슘 통로와 Ca^{2+}, Mg^{2+}-ATPase를 억제한다.

생체내변화, 분포 및 저장

피레쓰로이드는 거의 저장 또는 축적되지 않는다. 비록 피레쓰로이드가 비특이적 카르복실에스트라아제(carboxylesterases)에 의해 가수분해되기 쉽다고 하더라도, 모든 종의 조직에서 발견되는 미세소체 모노옥시게나아제 계는 포유류, 그리고 곤충과 어류에서는 일부에서 피레쓰로이드의 해독에 광범위하게 관여한다. 산화적 해독의 중요성은 제제에 전형적 모노옥시게나아제 억제제인 piperonyl butoxide를 포함시키면, 피레쓰로이드의 효능이 10배에서 300배까지 증강된다는 사실로 증명되었다.

Avermectins

Avermectin은 방선균 *Streptomyces avermitilis*의 배양물에서 분리되었고, 가축과 야생동물의 내 · 외부기생충에게 광범위하게 사용될 수 있다. Avermectin B1의 유도체인 반합성 ivermectin, avermectin B1a와 B1b 및 emamectin(MK-244) 등은 지방용해성이 높지만, 적용 용량의 1% 미만만이 피부흡수된다. 최소의 산화적 생체내변화이 발생한다. Ivermectin은, 감염원을 제한할 수 있기 때문에, 인체에서 회선사상충증(강실명)의 치료에 사용되는 약제이다.

Avermectin은 수용성이 낮고, 광범위한 비특이적 결합을 한다. 이들 제제는 GABA-불감성 염소통로를 열어서, 막저항성을 감소시키고, 내부 전도력을 증가시킨다.

신화학물질 살충제

현재 세 가지 형태의 새로운 제제가 유통되고 있다 : (1) cyclodienes과 cyclohexanes에서 개발된 intromethylene heterocycles, (2) nicotine과 비슷한 nitroimino 유도체(chloronicotinyl과 neonicotinoids), 그리고 (3) phenylpyrazoles. 이들 화학물질은 곤충신경계 내의 수용체에 대해 높은 특이성을 보이고, 낮은 적용률(8~10 g/ha)에서도 효과적이며, 환경잔류성이 없고, 그리고 척추동물에 대한 독성이 거의 없다. 인체에 대한 독성관련 보고가 되지 않았다.

Nitromethylenes

Nitromethylene heterocylce(NMH) 살충제는 속효성 신경독성물질로서, 접촉과 경구섭취 모두 효과적이다. 척추동물에게는 상대적으로 안전하고, 환경에서 급격히 분해된다. NMH는 신경전달물질 모의체로서 작용하고, 흥분성과 억제성 효과 모두를 가지며, 최종적으로 신경절후니코틴성수용체를 차단한다.

Chloronicotinyl

Imidacloprid로서 가장 많이 알려진 nitroimino heterocycles은 곤충에게 높은 효력이 있고, 포유동물독성과 잔류성이 아주 낮다. Imidacloprid는 여러 곤충에서 니코틴성 ACh 수용체와 특이적으로 결합하여, 부분 작용약으로서 작용한다.

Phenylpyrazoles

Phenylpyrazole 유도체는 광범위한 살충성, 제초성 및 살비성 특징을 보인다. Fipronil은 GABA-조절염소통로를 통하여 염소이온의 이동을 차단하여, 중추신경계 활동을 방해한다. Fipronil은 sulfone과 유사하게 생체내변화되며, 강력한 살충제이다. 이 대사는 시토크롬 P450 억제제인 piperonyl butoxide에 의하여 차단될 수 있다.

식물성 살충제

Nicotine

Nicotine은 접촉살충제, 위장독 및 훈증제로서 사용되어 왔다. *Nicotiana tabacum*와 *N. rustica*의 잎에서 추출된 nicotine은 맹독이고, 피부를 통하여 잘 흡수되며, 모든 신경절 시냅스와 신경근접합부에서, 용량에 따라, 아세틸콜린의 작용을 차단 또는 모의작용을 한다. 살충제로서 nicotine은 운동신경과 관련된 시냅스를 차단한다.

Rotenoids

Rotenoid는 식물 *Derris eliptica, Lonchocarpus utilis* 및 *L. urucu* 등에서 분리된다. 알칼로이드인 rotenone은 접촉독과 위장독으로서 사용될 수 있다. Rotenone은 빛과 열에 불안정하기 때문에, 독성은 2~3일 후면 소실된다. 동물의 급성독성에서는 초기 호흡자극에 따른 호흡억제, 운동실조, 경련 및 호흡정지로 사망 등이 관찰된다. Rotenone은 $NADH_2$와 관련된 산화를 억제함으로써 사립체의 전자전달을 차단하여, 신경전도차단이 초래된다. Rotenone 입자는 눈(결막염 야기), 피부(접촉피부염 유발), 상호흡기도(비염 유발) 및 인후(인후염 야기) 등에 고자극성이다.

제초제

제초제는 식물을 심각하게 손상시키거나 죽이는 화합물이다. 제초제는 적용하는 시기와 방법에 따라 분류될 수 있다. 이식 전 제초제는 작물을 파종하기 전 토양에 적용한다. 발아 전 제초제는 원하지 않는 식물이 통상 출현하는 시기 전 토양에 적용한다. *발아 후* 제초제는 작물 및/또는 잡초의 발아 후에 토양 또는 잎에 적용한다. 식물에서의 작용기전에 기초하여, 제초제는 *선택성*(몇 종에서 독성을 보임), *접촉성*(식물잎과 부딪힐 때 작용함) 또는 *이행성*(잎 또는 토양을 통하여 흡수됨) 등으로 언급될 수 있다.

표 22-5에서는 다양한 구조와 여러 화학물질종의 대표적 제초제의 기전을 열거하고 있다. 일반적으로, 이들 화학물질은 상대적으로 낮은 급성독성을 가지며, 아만성과 만성시험에 최소의 유의한 생물학적 영향을 보여 왔다. 낮은 적용률은 비표적종 독성과 환경오염을 최소화한다.

대부분 제초제들은 피부 발진과 접촉피부염을 야기하는 피부자극성 물질이다. 피부접촉에 과민한 사람에게는 중간에서 심한 두드러기가 노출 후 5~10일 동안 지속될 수 있다. 알레르기성 체질인 사람은 피부 접촉 또는 흡입 후에 심한 접촉피부염, 천식성 발작 및 과민성 반응을 경험할 수도 있다. 아래 소개된 제초제들은 노출 후에 급성 및 만성 영향을 야기할 수 있다.

표 22-5 제초제의 작용기전

작용기전	화학물질 종류
전자전달의 차단과 광반응의 방해에 의한 광합성 저해	Ureas, 1,3,5-triazines, 1,4-triazines, uracils, pyridazones, 4-hydroxybenzonitriles, *N*-arylcarbamates, acylanilides
ATP 생성을 위한 ADP로의 전자전달 결합을 차단 또는 NADH로부터 전자전달의 차단에 의한 호흡 저해	Dinitrophenols Halophenols
성장 자극제, "auxins"	Aryloxyalkylcarboxylic acids, benzoic acids
세포와 핵 분열 저해제	Alkyl *N*-arylcarbamates
단백질 합성 저해제	Dinitroanilines
산화반응의 파괴로부터 엽록소를 보호하는 chloroplasts내 방어적 색소인 carotenoid 합성 저해	Chloracetamide, hydrazines, *o*-substitued diphenyl ethers
지방합성 저해	*S*-alkyl dialkylcarbamodithioates Aliphatic chlorocarboxylic acids
Acetolase synthase 저해	Sulfonylureas, imidazolines, triazolopyrimidines, sulfonamides
Protoporphyrinogen oxidase 저해	Diphynyl ethers, heterocyclic phenyl ethers (benzotriazoles, indolinones, benzisoxazoles, quinozalindones, benzoxazines)
Enolpyruvylshikimate-3-phosphate synthetase 저해	Glyphosate
Glutamine synthetase 저해	Glufosinate
비선택성 제초제의 비선택적 기전	무기제제(copper sulfate, sulfuric acid, sodium chlorate, sodium borate) 유기제제(dichlobenil, benzoylpropethyl, chlorthiamid, bentazone)

Chlorophenoxy 화합물

Chlorophenoxy 화합물은 성장을 자극하는 호르몬인 auxins의 작용을 모사한다. 불완전 감시된 제조시 또는 부적절한 제품 저장의 결과로서 염화 dibenzofurans과 dibenzodioxins, 특히 2,3,7,8-*tetrachlorodibenzo-p-dioxin*(TCDD)의 형성에 대한 염려로 일부 국가에서 사용이 감소되고 있다.

사고적 및/또는 직업적 중독에서는 급성피부, 눈 및 호흡기도 자극; 두통; 현기증; 욕기; 여드름(좌창)모양 발진; 염소여드름; 흉부, 견부 및 사지의 심한 근육통; 피로; 신경과민증; 자극과민성; 호흡곤란; 성욕 감소 징후; 및 추위에 대한 과민성 등이 초래된다. 모든 chlorophenoxy 제초제 노출에서 염소 여드름이 일관성 있게 관찰되었더라도, 이는 다른 할로겐화 방향족 화합물(polyhalogenated biphenyls, dibenzo-*p*-dioxins, dibenzofurans 및 naphthalenes)들도 염소여드름을 일으킬 수 있기 때문에 특이적인 영향은 아니다.

Bipyridyl 유도체

Paraquat은 아직 약 130여 개국에서 사용되고 있고, 특이적 폐장독성물질로 알려져 있다. 중독의 경우 사망률이 아주 높다. 혼수, 저산소증, 호흡곤란, 빈맥, 과호흡, 무음증, 설사, 운동실조, 과흥분 및 경련 등의 증상과 증후군이 나타난다. 노출 동물의 부검에서는 혈액성 및 부종성 폐, 폐섬유소증, 간중엽괴사 및 신세뇨관 괴사 등이 관찰된다. 체중은 현저하게 감소하였는데도 불구하고, 폐중량은 증가된다. 마우스, 랫드, 개 및 사람에서 동일한 병리조직학적 소견이 관찰된다.

Paraquat은 경구흡수율이 낮고, 포유동물조직에서 거의 대사되지 않으며, 그리고 주로 신장으로 배설된다. Paraquat는 폐포세포의 독특한 diamine/polyamine 수송계에 의하여 폐장 내로 농축된다. 흡수된 paraquat는 NADPH-의존성으로 한 개 전자 환원으로 자유기가 되어, 막지질을 공격할 수 있게 된다. 폐포세포의 파괴, 섬유아세포의 공간침입, 그리고 비효율적인 가스(산소, 이산화탄소) 교환 등이 차례로 일어난다.

상업적 paraquat 농축액을 섭취하면 항상 치명적이고, 3~4주 동안의 시간경과를 거친다. 입과 인후의 초기 자극과 화상, 식도와 위를 포함한 심각한 위장염, 복부와 하흉골부 흉통, 및 혈변 등이 호흡곤란, 무산소증, 불명료한 흉부 x-선 소견, 진행성 섬유소증, 혼수 및 사망 등으로 이어지게 된다. 폐장 상해가 광범위하게 일어나지만, 또한 paraquat은 간장, 신장 및 심근의 괴사적 상해와 전신의 광범위한 출혈 등도 유발한다.

Diquat은 속효성 접촉제초제로서, paraquat보다는 독성이 약간 적다; 위장관으로 잘 흡수되지 않는다. 주요 표적장기는 위장관, 간장 및 신장이며, 백내장의 발생을 증가시킨다는 보고도 있다. Diquat는 자유기를 형성할 수 있고, 조직괴사는 paraquat에서도 관찰되는 과산화물에 의하여 유도되는 과산화와 관련된다. Diquat는 폐장에 대해 특이적 친화성을 가지지 않는다.

Chloroacetanilides

Alachlor, acetochlor, amidochlor, butachlor, metalaxyl, metolachlor 및 propachlor는 단백질 합성과 뿌리신장을 방해함으로써 1년생 풀과 광엽 잡초를 제어한다. 모든 제제는 대사체에 의해 매개되는 변이원성이 보인다. 예로서, acetochlor는 비종양과 관련 있는 랫드 특이성 대사체로 전환되기 때문에, 사람에게는 유전 또는 발암원성 위험성을 가지지 않는다.

Phosphonomehtyl amino acids

N-Phosphonomethyl glycine(glyphosate, Roundup, Vision)과 *N*-phosphonomehtyl homoalanine(glufosinate, Basta)은 남동아시아에서 자살 시도시 사용되고 있다. 두 제제는 일년생과 다년생 식물(풀, sedges, 광엽 잡초) 그리고 목성 식물의 발아후 제어를 위해 사용되는 광범위 비선택성 이행성 제초제이다.

Glyphosate

Glyphosate는 식물에서 단백질 합성에 필수적인 방향족 아미노산 생합성 경로의 효소인, 5-enolpyruvyl-shikimate-3-phosphate synthetase(EPSPS)를 억제한다. 동물에서 피부자극성은 없지만, 토끼와 사람에서 안자극성을 보인다. 마우스, 랫드 또는 개에서 발암원성이 관찰되지 않았다.

Glyphosate는 많은 나라에서 paraquat를 대신하여 자살용 제제로서 사용되고 있다. 약한 중독 시에는 점막 자극과 손상으로 초래되는, 24시간 내에 사라지는, 위장관 증후군(욕기, 구토, 설사, 복통)이 특징적이다. 중등도 중독 시에는, 저혈압, 몇 가지 폐장부전, 산-염기 교란 및 간장과 신장 상해의 증거 등을 수반하는 장궤양, 식도염 및 출혈 등이 관찰된다. 심한 중독에서는 폐이상, 신장기능부전, 심박동정지, 반복성 경련, 혼수 및 사망 등이 보인다.

Glufosinate

Glufosinate는 암모니아 해독을 감소시키는 식물효소 glutamine synthetase를 비가역적으로 억제한다. 증가된 암모니아 수준은 광호흡과 광합성의 이상을 초래한다.

Glufosinate 암모니아 중독의 초기 임상증후군에는 욕기, 구토 및 설사 등이 관찰되고, 24시간 이내에 호흡이상; 경련; 근쇠약(간질 후기 근질환); 경련 및 사망 등이 뒤따른다. 두 glyphosphate와 glufosinate에 대하여, 계면활성제 polyoxyehtyleneamine가 죽음에 관여하는지에 대한 관심이 증가하고 있다.

살균제

경엽 *살균제*는 균류 발생에 대한 이행성 독성과 표피막 표면에 보호적 장벽을 생산하기 위하여 식물의 기생 녹색부위에 용액 또는 분말로써 살포된다. *토양 살균제*는 증기상 또는 이행성 특성을 통하여 작용하며, 용액, 건분말 또는 입제로서 적용된다. *도포 살균제*는 작물의 균감염을 방지하기 위하여 용액 또는 건조분말로서 수확후 작물(곡류, 괴경, 구경 등)에 살포된다.

살균제는 작용 양상에 따라 보호제, 치료제 또는 박멸제로서 사용될 수 있다. 식물병원성 균의 출현 전에 식물에 적용되는 *보호 살균제*는 잎 표면에서 생리적 환경의 변화 또는 포자박멸에 의하여 감염을 방지한다. 치료 살균제는 식물내피에서 성장하는 어린 균사를 파괴하고, 식물 상피를 침투함으로써 작용한다. 박멸 살균제는, 통상 포자생성 후, 새로운 포자와 균사를 죽임으로써 증후군의 발현 후에 균발생을 제어한다.

효과적인 살균제는 다음의 특성을 가져야 한다 : (1) 식물에는 독성이 낮지만, 특정 균류에는 독성이 높을 것, (2) 자체가 활성이 있거나, 독성 대사체로 전환되는(식물 또는 균 효소에 의해) 능력, (3) 작용 부위에 도달하기 위해, 발생되는 균사 또는 균포자에 침투할 수 있는 능력, 그리고 (4) 일광, 비 및 바람 등의 풍화작용에 대해 저항성이 있어 식물표면에서 강한 보호적인 부착물의 형성. 모든 상업적으로 사용되는 화합물은 약간 광독성을 보이며, 환경분해 때문에 잔류성이 낮다.

대부분 살균제들은 포유류에 대한 독성이 낮다(표 22-6). 그러나 모든 살균제들은 세포독성이 있어서, 대부분 제품은 시험관내 미생물사용 변이원성 시험계에서 양성을 초래할 수 있다. 많은 살균제를 사용에서 얻은 양성적 변이원성시험과 농업용 살균제의 거의 90%가 동물모델에서 발암성을 가진다는 사실 등에 공중보건적 관심이 집중되고 있다.

Hexachlorobenzene

Hexachlorobenzene(HCB)은 피부 물집, 표피박리, 색소침착과 반흔, 탈모증, 광과민성, 간비대,

포르피린증, 화농성 관절염, 골수염 및 손뼈의 골다공증 등으로 특징되는 *흑궤양*이라고 불리는 증후군을 야기시킨다.

HCB는 화학적 안정성, 낮은 분해와 생체내변화, 환경잔류성, 지방조직내 생체축적, cytochrome P-450과 포합 효소를 유도하는 능력 등을 가지고 있다. 동물에 반복적 노출로 인하여, 간비대, 포르피린증, 가려움과 발진을 동반한 부분탈모증 등이 초래되고, 색소침착된 반흔, 식욕부진, 과민성, 운동실조 및 진전 등이 뒤따른다. 한 연구에 따르면, HCB는 특히 분만 전후의 동물에 대하여, 간장비대증, 수뇌증 및 신비대증 등을 야기시킨다.

표 22-6 위해성 평가의 목적

일반명	분류	자극성(눈/피부)*	랫드 경구 LD_{50}(mg/kg)
Anilazine	Triazine	I	2,700
Benomyl	Imidazole	I	>10,000
Captan	Phthalimide	I	8,400-15,000
Carboxin	Oxathii	NI	3,820
Chinomethionate	Quinomethionat	NI	2,500-3,000
Chlorothalonil	Organochlorine	I	>10,000
Dichloropropene	Chlorinated alkene	I	130-713
Dinocap	Dinitrophenol	NI	980
Dodine	Aliphatic nitrogen	I	1,000
EPTC	Thiocarbamate	I	1,632
Etridiazole	Thiadiazole	NI	>1,000
Fenarimol	Pyrimidine	I	2,500
Hexachlorobenzene	Organochlorine	I	3,500
Imazalil	Imidazole	I	227-334
Iprodione	Dicarboximide	I	3,500
Maneb	Dithiocarbamate	I	5,000-8,000
Mancozeb	Dithiocarbamate	I	5,000->11,200
Metalazyl	Benzenoid	I	669
Metiram	Dithiocarbamate	I	6,180->10,000
Nabam	Dithiocarbamate	I	395
Oxycarboxin	Oxathiin	NI	2,000
Pyrazophos	Phosphorothionate	NI	151-632
Quintozene	Organochlorine	I	1,710
Thiabendazole	Imidazole	NI	3,100-3,600
Thiophanate-Me	Dithiocarbamate	I	10,000
Thiram	Thiocarbamate	I	800->1,900
Triallate	Thiocarbamate	I	800-2,165
Vinclozolin	Dicarboximide	I	>10,000
Zineb	Dithiocarbamate	I	7,600-8,900
Ziram	Dithiocarbamate	I	1,400

* I; 자극성 있음, NI; 비자극성

Dithiocarbamates

Dimethyl-과 ethylene bisdithiocarbamate(EBDC)의 명명법은 관련된 금속양이온으로부터 유래되었다; 예를 들면, 철 또는 아연과 결합된 dimethyldithocarbamic acid는 각각, ferbam 또는 ziram이고 나트륨, 망간 또는 아연과 연관된 EBDC 화합물은 각각, nabam, maneb, 또는 zineb 등이다. 이들 화학물질은 환경적 안전성을 가지고 있어서, 좋은 경엽보호를 제공하고, 급성 독성이 낮다.

높은 농도의 동물급여시험에 아주 낮은 독성을 보이지만, 유해한 영향이 보고되어 이들 제제의 승인은 취소되었다. Maneb, nabam 및 zineb 등은 기형을 일으키는 것으로 보고되었다. Mancozeb은 비정상형태 정자와 관련이 있었다. Maneb는 임신율, 발정주기 및 태자 발생 등에 유해한 생식독성 결과와 관련이 있다. EBDC화합물이 변이원성, 기형성 및 발암성 물질로 알려진 ethylene thiourea(ETU)로 전환된다는 사실과 앞의 염려로 인해 이들 제제에 관한 의심이 증가되고 있으며, 더욱 깊은 연구가 요구되고 있다.

훈증제

이들 제제는 대부분 휘발성이기 때문에, 차단된 공간에서의 처리를 통하여 토양, 저장 곡류, 과일과 채소, 의류 및 기타 소모품 등의 곤충, 선충, 잡초종자 및 균을 죽이는 데 사용된다. 훈증제는 acrylonitrile과 carbon disulfide로부터 carbon tetrachloride, ehtylene dibromide, chloropicrin 및 ethylene oxide 등까지 분포되어 있다.

Phosphine

곡류 훈증제로 광범위하게 사용되는, phosphine(PH_3)는 장기간 곡물의 자연 습기에 의하여 aluminum phosphide(AIP)로부터 방출되어, 곡물의 선반수송중 계속적인 방어를 제공한다. 성인의 PH_3중독 증후군에는 단호흡, 기침과 폐자극, 욕기, 두통, 황달 및 피로 등이 포함된다.

Ethylene dibromide/Dibromochloropropane

상대적으로 높은 농도(>200 ppm)로 흡입된 ehtylene dibromide는 폐부종과 염증을 야기할 수 있다. 낮은 농도로 반복적으로 노출되면, 신장근위세뇨관 손상과 간중심엽 괴사가 발생된다. 1,2-Dibromo-3-chhloropropane(DBCP)와 함께, 본 화학물질은 랫드와 사람에서 정자생성과 정소 형태학상에 유해한 영향이 관찰되었다.

살서제

검은 랫드*(Rattus rattus)*, 갈색 또는 노르웨이 랫드*(R. norvegicus)* 및 집마우스*(Mus musculus)* 등은 여러 사람질병에 대한 매개체로서 작용하기 때문에, 심각한 문제를 야기할 수 있다.

살서제가 안전하고 효과적이기 위하여는, (1) 표적종에 맛이 없지 않아야 하고, 효능이 있어야 하며, (2) 동물이 연속적으로 먹을 수 있도록 미끼회피를 유발하지 않아야 하고, (3) 생존동물이 의심을 유발하지 않는 방법으로 죽음을 야기해야 하며, (4) 중독된 동물이 외부로 나가서 노지에서 죽도록 해야 하고(그렇지 않다면, 부패된 사체는 위생위험성을 일으킴), 그리고 (5) 중독된 설치류를 먹거나 또는 먹이로 우연히 소비할 수 있는 동물에게는 상당히 독성이 낮은 종-특이성을 가져야 한다.

대부분의 사고적 또는 의도적인 살서제의 섭취는 심각한 급성중독적 문제를 야기하며, 살서제 중독은 종종 어린이에게서 볼 수 있다.

Zinc phosphide

값이 싸고, 효율적이기 때문에 개발도상국에서 폭넓게 사용되고 있으며, zinc phosphide는 물에 의해 가수분해되어 PH_3를 산생하고, 장괴사와 간장과 신장과 같은 다른 장기에 손상을 일으키는 폭넓은 세포독성을 야기한다.

사고 또는 자살 중독의 임상증상에는 노출 후 수 시간에 구토, 설사, 청색증, 빈맥, 수포음, 들떠 있음, 발열 및 요알부민증 등을 포함한다. 또한, 고혈압, 폐부종, 율동부정 및 경련 등이 보고되었다.

Fluoroacetic acid와 유도체

Sodium fluoroacetate와 fluoroacetamide는 맹독성이며, 위장관에서 쉽게 흡수되어 촉진된다. Fluoroacetate는 fluoroacetyl-coenzyme A로 혼입되고, fluorocitrate를 형성하기 위한 oxaloacetate와 중합되어, 효소 aconitase를 억제하여, tricarboxylic acid(Krebs) cycle에서 isocitrate로의 citrate의 전환을 차단한다. Fluorocitrate에 의한 Krebs cycle의 억제는 포도당 대사, 세포호흡 및 조직에너지저장 등을 감소시킨다. 이들 화학물질들은 저해에 대해 감수성이 있는 조직이 높은 대사율을 가지는 마우스와 랫드에서 독특한 효력을 나타낸다.

사람에서, 위장관 증후군은 섭취 후 최초 약 30~100분에서 볼 수가 있다. 최초의 욕기, 구토 및 복통은 동빈맥, 심실빈맥 또는 세동, 저혈압, 신부전, 근경련 및 흥분, 무감각, 경련 및 혼수 등의 중추신경계 등의 증상으로 대치된다. 부검 후, 병리조직학적 검사에서 소뇌 변성과 위축이 발견되었다. Fluoroacetate 중독에는 해독제가 없다.

항응고제

Coumadin(warfarin)은 응고인자 II, VII, IX 및 X의 합성에서 비타민 K의 작용을 길항한다. 항응고의 개시는 사전에 합성된 응고인자의 반감기 때문에 섭취 후 8~12시간까지 지연된다. 살서제로서 warfarin의 안전성은 단일 용량은 거의 영향이 없다는 사실과 독성이 전개되기 전까지는 다중 용량이 요구된다는 사실 등에 기인한다. Superwarfarin (brodifacoum, coumachlor, diphencoumarin)과 indanediones (diphacinone, chlorophacinone, pindone)은 급성독성, 작용의 신속성 및 설치류에 의한 수용 등의 관점에서 서로 다르다.

사람중독은 아주 드물다. 그럼에도 불구하고, 오랜 기간 동안 소비 후, 잇몸과 코의 출혈, 무릎과 팔꿈치 그리고 궁둥이에서 좌상과 혈종 발생, 검은 타르 변과 함께 위장관 출혈, 복부 또는 등하부 통증이 수반되는 혈뇨 등이 발생한다. Warfarin의 생물학적 반감기가 연장되었기 때문에 노출의 중단 후 오랫동안 증상과 증후군이 지속된다.

참고문헌

Beadle JD(ed) : *Progress in Neuropharmacology and Neurotoxicology of Pesticides and Drugs*. London : Royal Society of Chemistry, 1999.

Ecobichon DJ(ed) : *Occupational Hazards of Pesticide Exposure. Sampling, Monitoring,* Measuring. Philadelphia, Taylor&Francis, 1998.

Krieger RI(ed) : *Hayes' and Laws' handbook of Pesticide Toxicology*, 3d ed. San Diego, CA: Academic Press, 2000.

Marrs TC, Balantyne B(ed) : Pesticide Toxicology. New York: Wiley, 2002.

Whitford F : *The Complete Book of Pesticide Management*: *Science, Regulation, Stewardship, and Communication, New York*: Wiley, 2002.

제23장 금속의 독성작용

Robert A. Goyer and Thomas W. clarkson

CHAPTER 23

요 점

- 수명말기의 사람–어린이와 노인–들은 대부분 성인보다 특정 수준의 금속노출에 대해 감수성이 더욱 높다.
- 면역반응을 일으키는 금속에는 수은, 금, 백금, 베릴륨, 크롬 및 니켈 등이 포함된다.
- *복합체형성*은 금속이온이 배위자(ligand)로서 언급되는 전위 또는 비전위 전자공여자와 연관되어 금속이온복합체를 형성하는 것이다.
- *킬레이트화*는 이치(bidentate) 배위자가 금속이온과 금속에 부착되는 두 배위자 원자를 포함하여 링구조를 형성할 때 발생한다.

- 금속-단백질 상호반응에는 다수의 효소, 혈청 알부민과 헤모글로빈과 같은 단백질, 금속티오네인(metallothionein) 및 금속의 막수송에 관여하는 특정금속수송단백질 등과의 결합이 포함된다.

서론

사람에 의한 금속의 사용은 공기, 물, 토양 및 식품내 환경적 수송에 영향을 주고, 원소의 종형성 또는 생화학적 형태를 변화시킨다. 금속은 지리학적 및 생물학적 주기로 환경 내에서 자연적으로 재분배된다(그림 23-1). 빗물은 바위와 광석을 녹여서, 인근 토양에서 침전되고 빼내온 재료들을 물리적으로 시내와 강으로 운반하여, 최종적으로 대양에 퇴적물로서 침착되거나, 빗물 내로 흡수되어 지구의 다른 곳으로 재배치된다. 생물학적 주기에는 식물과 동물의 생물농축과 먹이사슬내 혼입 등이 포함된다. 인간산업활동으로 광석내 금속의 거주시간이 아주 짧게 될 수 있고, 새로운 화합물이 형성되며, 그리고 육지, 수계 및 대기로 방출시켜 전세계적인 분포를 크게 확대시킨다.

용량-영향 관련성

여러 장기와 배설경로에 대한 노출, 수송 및 분배 등의 근원 간의 관련성은 그림 23-2에 그려져 있다. 독성작용을 나타내는 장기세포내 금속의 양이 *용량*의 가장 정확한 정의이다. 단일 분석법에서 얻은 결과에서, 특정 조직내 머무른 시간에 따라, 최근 노출 또는 장기간 또는 과거 노출 등이 반영된다.

혈액, 요 및 털은 노출 또는 용량을 측정하기에 가장 입수하기 쉬운 조직이다. 통상, 혈액과 요 농도는 최근 노출을 반영하고, 급성영향과 가장 관련성이 크다. 한 예외가 요카드뮴인데, 신

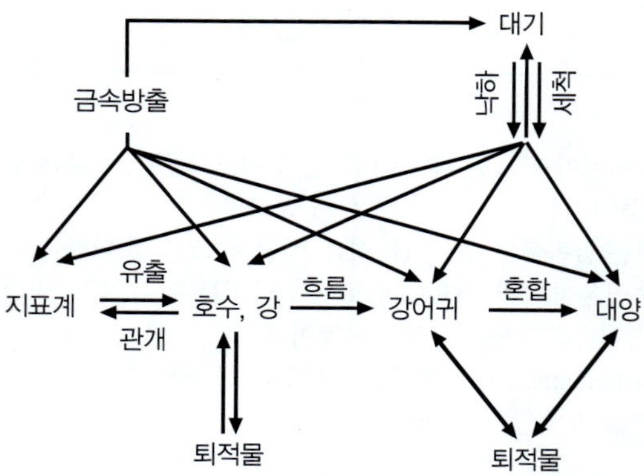

[그림 23-1] *환경에서 미량원소의 수송경로.*

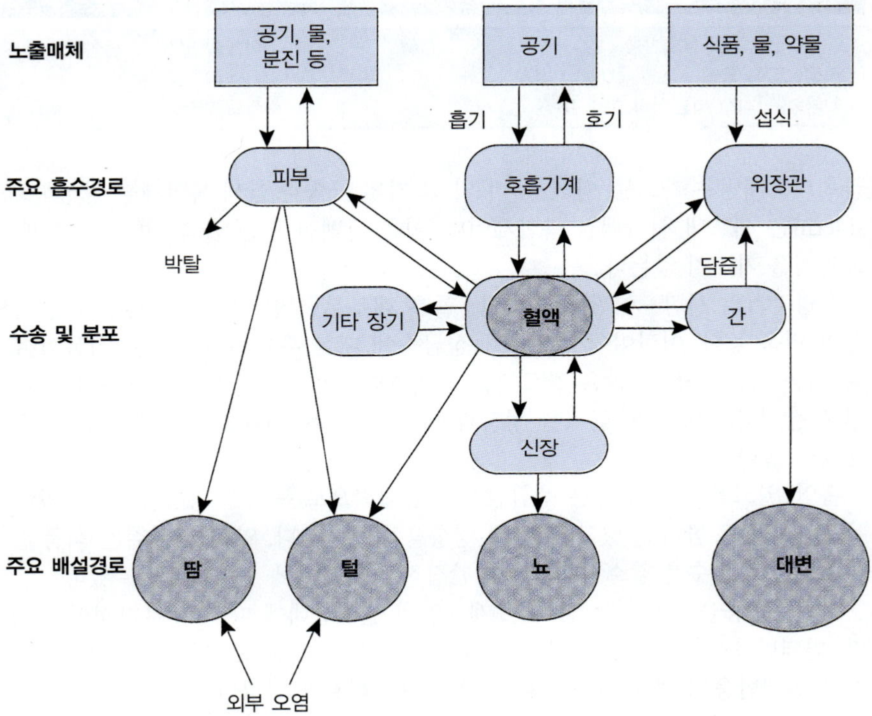

[그림 23-2] ***피부 흡수, 흡입 및 섭식을 통한 금속에 노출 후 대사.*** 화살표는 금속이 어떻게 수송 · 분포되는지 표시한다. 생물학적 모니터링에 특정 유용한 조직은 음영된 도형 내에서 확인된다.

장내 카드뮴 축적과 연관된 신장상해를 반영할 수 있다. 또한, 요내 독성금속의 종형성은 진단적 통찰을 제공할 수 있다. 예를 들면, 혈장 또는 요내 카드뮴 금속티오네인은 총카드뮴보다 독성학적인 유의성이 훨씬 크게될 수 있다. 최종적으로, 대부분 금속에 대해, 털은 분석이 까다로운 외부오염으로부터의 금속침착 때문에 측정에 신뢰할 만한 조직이 아니다.

금속의 독성에 영향을 주는 숙주 인자

금속의 독성에 영향을 주는 여러 가지 인자가 표 23-1에 표시되어 있다. 필수 금속과 독성금속의 상호반응은 독성금속의 대사가 필수 원소의 대사와 비슷하기 때문에 발생한다. 폐장 또는 위장관으로부터 독성금속의 흡수는, 특히 독성금속이 항상성기전에 영향을 주거나 공유한다면, 납, 칼슘 및 철에서 발생하는 것처럼, 필수 금속에 의하여 영향을 받을 수 있다. 독성금속은 효소 또는 다른 대사경로의 조효소로서 필수금속의 역할에 영향을 줄 수 있다(예 : 납은 신경전달물질의 칼슘의존성 방출을 방해한다).

독성의 방어 또는 해독에 관여하는 금속단백질 복합체는 일부 금속에 대해 설명되고 있다. 형태적으로 분리가능한 세포봉입체가 납, 비스므스 및 수은-셀레네이트 혼합물 노출로 출현된다.

표 23-1	금속의 독성에 영향을 주는 인자
필수금속과의 상호반응	화학물질 형성 및 종형성
생활양식 요인	발달 나이 및 단계
금속-단백질 복합체의 형성	숙주의 면역 상태

금속티오네인은 카드뮴, 아연, 구리 및 그 밖의 금속과 함께 복합체를 형성하고, ferritin과 hemosiderin은 세포내 철단백질 복합체이다. 이들 단백질 또는 금속단백질 복합체는 어떤 알려진 효소활성을 가지지 않는다.

수명말기의 사람–어린이와 노인–들은 대부분 성인보다 특정 수준의 금속노출에 대해 감수성이 더욱 높다. 어린이에서 많은 독성금속에 대한 주요 노출경로는 식품이며, 어린이는 어른보다 체중 파운드당 더 많은 칼로리를 소비한다. 게다가, 어린이는 금속의(특히 납) 위장관흡수가 더욱 잘된다. 어린이는 급격한 성장과 세포분열하는 신체를 가졌기 때문에, 유전독성 영향의 가능성이 높다.

흡연, 알코올 섭취와 같은 생활양식은 간접적으로 독성에 영향을 줄 수 있다. 담배흡연은 일부 독성금속을 포함하고 있고, 폐장에 영향을 줄 수 있다. 알코올 섭취는 식품을 변화시키고, 필수 미량원소의 흡수를 감소시킴으로써 간접적으로 독성에 영향을 줄 수 있다.

과민성반응을 유발하는 금속은, 개개인의 면역상태에 따라서, 부가적인 독성적 변이를 야기한다. 면역반응을 일으키는 금속에는 수은, 금, 백금, 베릴륨, 크롬 및 니켈 등이 포함된다. 임상 영향은 면역반응의 네 가지 형태를 포함하지만, 다르게 나타난다.

금속결합 단백질

여러 종류의 금속단백질 상호반응이 고려될 수 있다. 단백질이 독성의 표적이 될 수 있다. 효소는 가장 잘 증명된 표적이다. 단백질은 금속의 독성을 줄여주고 보호적인 역할을 할 수 있다. 금속티오네인은 가장 잘 알려진 예이다. 혈청 알부민과 헤로글로빈과 같은 단백질과의 비특이적 결합은 적혈구와 혈장 간의 금속 분배와 혈류내 금속수송에서 역할을 한다. 덧붙여, 특이적 금속 결합 특성을 가진 단백질은 금속의 세포 외와 세포내 수송에서 관여를 한다.

특이 금속-결합 단백질

저분자량(~6000 Da) 금속티오네인은 카드뮴, 구리, 수은, 은 및 아연 등의 여러 필수와 비필수 금속들에 친화도가 높다. 금속티오네인은 다수의 금속과 다른 유도물질들에 의하여 고도로 유발될 수 있다.

*Transferrin*은 혈장내 2가철의 대부분과 결합하는 당단백질이다. 이가 transferrin의 수용체유도 세포내 이입을 통하여 세포막의 철수송이 이루어진다. 또한, 이 단백질은 알루미늄과 망간도 수송한다.

*Ferritin*은 간장, 비장 및 뼈의 세포질그물세포내 철에 대한 저장단백질이다. Ferritin은 카드뮴, 아연, 베릴륨 및 알루미늄 등의 독성 금속과 결합하기 때문에, 일반적 금속해독제로서 작용할 수 있다.

*Ceruloplasmin*은 혈장내 구리함유 당단백질 산화효소로서, 제1철을 제2철로 전환시켜서, transferrin과 결합할 수 있게 한다. 또한 이 단백질은 transferrin 의존성 기전에 의하여 철흡수를 자극한다.

막수송단백질

수송단백질의 급격한 수적 증가는 금속이 세포내 소기관과 세포막을 통하여 수송될 때 발견된다. 비록, 일부 금속은 칼슘채널처럼 자유 이온형태로 수송될 수 있지만, 많은 금속들은 배위자 자신의 수송계를 이용하여, 내재성 배위자와 복합체로서 수송된다.

인과 황산 수송체는 혈장막을 통하여 다수의 금속 산화음이온을 운반한다. 바나듐산염과 비소산염은 인과 구조적으로 비슷하고, 반면에 크롬산염, 몰리브덴산염 및 셀레늄산염 등은 황과 구조적으로 비슷하다.

또한, 아미노산과 펩타이드 수송체와 유기용질 운반체는 아미노산, 펩타이드 및 중탄산염 등과 같은 내재성 분자를 사용한 복합체로서 금속을 용인한다. 구리와 아연의 세포흡수는 histidine을 사용하여 복합체 내에서 이루어 진다 : Methyl mercury는 cysteine 또는 glutathione과 복합체를 형성한다. 아연과 납은 복합체 형성에 의하여 흡수된다.

그 밖의 금속수송체에는 이가 양이온 수송체와 ATP활성막펌프 등이 있다. 사람유전자에는 수송단백질에 대한 유전암호를 가진 9000 이상의 유전자를 가지고 있으며, 그중 2000개가 약물과 그 밖의 외인성 물질의 수송에 관여를 한다. 이 분야가 급격히 발전하고는 있지만, 이들 단백질 수송체의 유전자다형성을 동정하기에는 미흡하다.

복합체형성 및 킬레이트화 요법

*복합체형성*은 금속이 배위자로서 언급되는 전위 또는 비전위 전자공여자와 결합하여 금속이온 복합체를 형성하는 것이다. 그 배위자는 단치, 이치 또는 다치일 수 있다; 즉 한 개, 두 개 또는 여러 공여원자를 사용하여 부착된다. 킬레이트화는 이치배위자가 금속이온과 금속에 부착되는 두 배위자 원자를 포함하여 링구조(*킬레이트*는 "갈고랑쇠"를 의미하는 그리스 단어에서 유래)를 형성할 때 발생한다. 금속은 OH, COOH, SH, NH_2, NH 및 N의 형성에서 제공되는 O-, S- 및 N-함유 배위자와 반응할 수 있다.

킬레이트화 약물은 독성금속에 대한 특이성에 따라 다르다. 이상적 킬레이트화 제제는 수용성, 생체내변화에 대한 저항성, 금속저장소에 접근이 용이, 독성금속과 무독성 복합체 형성능, 그리고 체외로 배설시키는 능력 등의 성질을 가져야 한다; 또한 특히 칼슘과 아연 같은 필수 금속과는 친화도가 낮아야 한다. 2,3-dimercaptopropanol(BAL), 2,3-dimercaptosuccinic acid(succimer), calcium disodium ethylene diamine tetraacetic acid(EDTA), calcium disodium diethylene triamine pentaacetic acid, desferrioxamine, diethyldithiocarbamate(DTC), penicillamine 및 *N*-acetylcysteine 등의 복합체형성제들이 폭넓게 연구되었다.

다중 영향의 주요 독성금속

비소(Arsenic, As)

가장 일반적인 무기3가비소 화합물에는 arsenic trioxide, sodium arsenite 및 arsenic trichloride 등이 있다. 5가 무기화합물은 arsenic pentoxide, arsenic acid 및 납비산염과 칼슘비산염 등과 같은 비산염 등을 포함한다. 또한, 유기화합물에는 3가 또는 5가 그리고 토양, 민물 및 해양수 등의 유기생물에 의한 생메틸화의 결과로서 메틸화된 형태 등이 포함된다. 무기 비소는 다수의 다음의 인위개변적 근원으로부터 환경으로 방출된다; 최초의 구리, 아연 및 납 제련소; 원료에 비소를 첨가하는 유리 제조; 그리고 화학물질 제조. 통상 음수에는 리터당 몇 μg 또는 그 이하가 포함되어 있다. 해산물에는 그 밖의 식품에서 발견되는 비소량보다 몇 배를 포함한다. 미국에서 비소에 대한 직업적 노출의 주요 근원에는 농약, 제초제 및 다른 농산물의 생산을 포함한다. 제련산업에서는 비소 증기와 먼지에 대한 높은 노출이 초래될 수 있다.

독성기전

비소 3가 화합물은 주요 독성 형태이며, 5가 비소 화합물은 효소활성에 대한 영향이 거의 없다. 비소는 succinic dehydrogenase 활성과 비결합 산화적 인산화를 억제한다; 이 경로는 사립체 ATPase활성의 자극을 초래한다. 비소는 두 가지 방법으로 사립체의 에너지연관 기능을 억제한다: 산화적 인산화 중 인과의 경쟁 그리고 NAD의 에너지연관 환원의 억제. 사립체 호흡의 억제는 ATP 세포생산의 감소를 초래하고, 과산화수소의 생산을 증가시켜서, 반응성 산소족의 생산을 통한 산화적 스트레스를 야기할 수 있다.

독성학

비소의 대량 섭식(70~180 mg)은 치명적일 수 있다. 급성발병 증상에는 발열, 식욕부진, 간비대, 흑색증, 심부정맥 및 최종적으로 심맥관계 기능부전 등이 포함된다. 그 밖의 특징은 상호흡기도 증상, 말초신경증 그리고 위장관, 심맥관계 및 조혈기계 영향 등이 있다. 급성섭식은 자극에 의한 점막의 상해, 수포형성 및 가피형성 등으로 알아낼 수도 있다. 말초신경계의 지각소실이, 보통, 대량노출 후 1~2주에 나타나고, 축색돌기의 월러변성이 발생한다. 빈혈과 백혈구결핍증이, 특히 과립백혈구, 노출 후 며칠 내에 가역적으로 발생한다.

무기비소 화합물에 대한 만성노출에 의하여 말초와 중추신경계의 신경독성이 초래될 수 있다. 통상, 신경독성은 감각변화, 감각이상 및 쇠약이 따르고, 근육의 근위에서 원위로 진행되는 근통각 등으로 보통 시작된다. 말초신경증은 지각 및 운동 신경에서 진행성이며, 장축색돌기신경섬유의 수초탈락이 초래된다. 간손상이 최초에는 황달로써 나타나면, 간경화와 복수로 진행될 수 있다.

생식기계 영향 및 기형독성

무기비소 화합물의 고용량을 임신실험동물에 투여하였을 경우, 태자와 새끼에서 여러 가지 기형이 발생하였다. 그러나 그러한 영향은 비소화합물에 대한 과량으로 직업적으로 노출된 사람에게서는 관찰되지 않았다.

발암성
비소의 흡입 노출과 피부암 및 폐암과는 원인적 연관성이 존재한다. 추가적인 연구에서 비소가 경구섭취로 내부장기에 암을 야기시키는 것으로 나타났다. 사람에서, 비소에 대한 만성노출로 과색소침착에서 과각화증으로 진행되는 일련의 특징적인 피부상피의 변화가 유발되었다. 실제적으로 비소유발피부암은 두 가지 세포형태로-기저세포암, 편평상피암-각화부위에서 야기될 수 있다.

카드뮴(Cadmium, Cd)

카드뮴은 니켈-카드뮴전지에서 양극으로서, 전극도금과 아연도금에 사용된다. 또한, 카드뮴은 페인트와 플라스틱에서 색소착색제로서 사용된다. 카드뮴은 아연과 납 광산 및 제련의 부산물이다.

노출
전체인구에 대한, 주요 근원은 식품이다. 식물은 오염된 토양, 물 및 비료로부터 쉽게 카드뮴을 흡수한다. 홍합, 가리비 및 굴 등 조개는 카드뮴결합 펩타이드의 형태로 물로부터 카드뮴을 축적하기 때문에, 식이카드뮴의 주요 근원이 될 수 있다. 또한, 육류, 물고기, 과일 및 곡물 등도 카드뮴을 유의한 수준으로 포함할 수 있다.

카드뮴 증기와 먼지에 대한 직업적 노출은 유해할 수 있다. 위해성이 있는 작업에는 납과 아연의 전해질액 정제 및 열처리가 포함된다. 흡연은 카드뮴흡입의 주요 근원이다.

급성 독성
급성 독성에는 욕기, 구토, 및 복통이 발생하고, 상대적으로 고농도의 카드뮴을 섭취하였을 시에 초래된다. 카드뮴 증기 또는 열처리된 카드뮴함유 재료의 흡입으로 화학적 폐렴과 폐부종이 발생할 수 있다.

만성 독성
카드뮴 저용량에 대한 주요 장기간 영향은 만성폐색성 폐질환, 폐기종 및 만성신세뇨관질환 등이다. 또한, 심맥관계와 골격계에도 영향이 있을 수 있다.

만성폐질환
호흡기계에 대한 독성은 노출 수준과 기간에 비례적이다. 폐색성 폐질환이 만성기관지염, 하위기도의 진행성 섬유증 및 폐기종을 초래하는 폐포손상의 수반 등으로부터 야기된다. 호흡곤란, 폐활량의 감소 및 잔기량 증가 등이 관찰된다.

신장독성
카드뮴은 신세뇨관 세포와 사구체에 독성을 가지고 있어, 신세뇨관과 사구체의 기능부전을 유발하고, 단백뇨를 초래한다. 독성작용 없이도 어느 정도까지는 신장내에 카드뮴 축적이 가능한데, 이는 카드뮴-티오네인이 형성되기 때문이다. 조직내 금속티오네인과 결합된 카드뮴은 무독성으로 생각된다. 그러나 카드뮴이 임계농도를 초과하게 되면, 독성이 발휘된다.

기타 독성

카드뮴독성은 칼슘대사에 영향을 주어서, 칼슘 손실에 연관된 골격변화에는 골통증, 골연화 및 골다공증 등이 있다. 역학적 연구로 본태성 고혈압의 병인물질임이 증명되었다. 심장사립체는 심근수축성에서 카드뮴유발 감소되는 위치가 될 수 있다. 사람의 역학적 연구에서 카드뮴노출과 비정상 행동 및/또는 어린이와 어른의 지능 감소와의 관련성이 증명되었다.

납(Lead, Pb)

납은 편재하는 독성금속이고, 비활성환경계의 모든 단계와 모든 생물계에서 실제적으로 검출될 수 있다.

노출

전인구의 주요 노출경로는 식품이며, 환경원에는 오래된 집의 납함유내부페인트, 납오염음수, 납함유 산업적 방사물의 연소에서 유래된 공기중 납, 오염된 환경에 사는 어린이의 입에 손을 가져가는 행동, 납-유약 도기 및 작업자의 신발과 옷에 의해 집으로의 납먼지 이동 등이 포함된다.

독성

납의 독성 영향과 영향이 관찰될 수 있는 최소혈액납수준을 표 23-2에서 볼 수 있다.

어린이의 신경, 신경행동학적 및 발달 영향

납뇌증 증후군은 기면, 구토, 과민성, 식욕 소실 및 현기증, 분명한 운동실조와 의식수준의 감소로 진행, 최종적으로 혼수와 사망으로 진행될 수 있다. 간혹, 회복 시 간질, 정신지체, 시신경증 및 맹목 등의 후유증이 있을 수 있다.

특정 신경심리학적 결함이 증가된 납노출과의 연관성을 식별하는 것은 어렵다. 유해한 신경학적 결과에 대한 가장 민감한 지표는 어린이에 대한 지능발달측정법 Bayley Scale과 IQ의 광범위한 측정 등과 같은 심리운동시험과 정신발달지침 등이다. 낮은 사회경제적 계층인 어린이는 생애의 2번째 단계에서 언어결함이 명백하게 나타날 수 있다. 유아와 초기 유년기의 혈중납수준의 증가는 큰 어린이와 청소년보다는 주의력 저하, 난독 및 고등학교에서의 낙제 등이 명백하게 나타날 수 있다. 청력역치와 20 μg/dg 이상의 혈중납수준 간의 연관성이 10대에서 증명되었다.

직업적으로 노출되는 성인은 방식기억에 대한 낮은 반응처럼 신경행동적 검사에서 비정상임이 증명되었다.

신경계 발달의 영향 기전

신경계에 대한 납영향에 대한 가능한 기전은 표 23-3에 요약되었다.

납은 발달 중 세포와 세포를 연결하는 시간작동프로그램에 장애를 주어, 신경회로의 변이를 초래한다. 납은 신경교세포의 조기 분화를 유도하고, 신경전달물질인 noradrenaline, dopamine 및 acetylcholine 등의 농도 변화를 야기시킨다.

납은 정상칼슘항상성과 칼슘막채널에 의한 흡수에 상해를 주고, 칼슘-나트륨 ATP 펌프내 칼슘과 치환된다. 또한, 납은 신경말단으로의 칼슘의 도입을 차단한다; 뇌기능수행을 위한 에너지

표 23-2 납 관련 건강영향에 대한 최소관찰영향수준의 요약

	혈액납수준 $\mu g/dL$	
영향	성인	어린이
신경		
뇌증	80-100	100-120
청각 결함	20	–
IQ 결함	10-15	–
자궁내 영향	10-15	–
신경전도속도↓	40	40
혈액		
빈혈	80-100	80-100
U-ALA↑	40	40
B-EP↑	15	15
ALA-D 억제	10	10
신장		
신증	40	40-60
비타민 D 대사	<30?	–
혈압		30?
생식기계		
암		40
수		?

생산이 저하된 뇌사립체내 칼슘 흡수를 억제한다. 또한, 납은 2차전달자 기능으로 관계하는 칼슘수용체를 방해하여, 하부흐름 효과에 영향을 준다.

말초신경증

말초신경증은 특히 족근하수, 수근하수 등, 만성납중독의 전형적인 증상이다. 분절성 수초탈락과 축색돌기 변성이 납유도 Schwann 세포 변성에 이어 나타난다.

혈액학적 영향

납은 혈액에 다중의 영향을 준다. 납유발 빈혈에서, 적혈구는 작고, 혈색소가 감소되며, 호염성 백혈구가 침윤된 망상적혈구 수가 증가한다. 이 빈혈은 두 가지 기본적 결함에서 초래된다: 짧아진 적혈구 수명과 헴 합성 부전.

표 23-3 신경계에 대한 납영향의 기전

형태학적 영향(신경발달적)	칼슘대사 파괴
세포-세포 연결의 시기프로그램의 부전	전압의존성 칼슘막채널 차단
신경세포부착분자를 저해	칼슘-나트륨 ATP펌프에서 칼슘 치환
발달 중 뉴론의 이동 변조	사립체에 의한 흡수와 경쟁
약리학적 영향(기능적)	2차전달자 칼슘수용체와 결합
신경전달물질의 기능 저해	(예, calmodulin, protein kinase C)

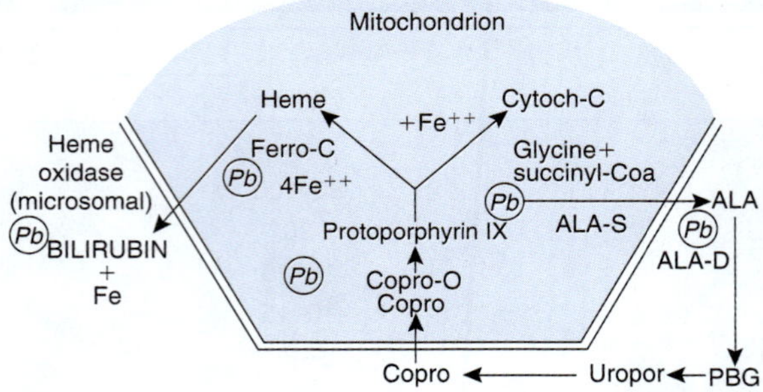

[그림 23-3] ***납이 영향을 주는 헴 합성의 작용부위 도해.*** CoA, coenyme A; ALA-S, aminolevulinic acid synthetase; ALA, δ-aminolevulinic acid; ALA-D, aminolevulinic acid dehydratase; PBG, porphobilinogen; Uropor, uroporphyrinogen; Copro, coproporphyrinogen; Copro-O, coproporphyrinogen oxidase; Ferro-C, feerochelatase; Cytoch-C, cytochrome-C; Pb는 납에 영향을 받는 부위.

Heme 합성에 대한 납의 영향을 그림 23-3에서 도식화하여 보여주고 있다. δ-aminolevulinic acid dehydratase(ALA-D)의 억제, coproporphyrinogen oxidase의 저해 및 ferrochelate 활성의 저하 등이 관여한다. 이 효소는 제1철 이온의 porphyrin환 구조로의 혼입을 촉매한다. 철의 protoporphyrin 삽입이 실패하면, heme형성의 감소가 초래된다. 결과적으로, δ-aminolevulinic acid(ALA)의 생산 증가와 ALA-D 활성도 감소는 순환혈액과 ALA의 요배설을 현저히 증가시킨다.

신장 독성

급성납신장독성은 근위세뇨관 세포의 기능적 및 형태적 변화와 관련이 있다. 아미노산뇨, 당뇨 및 이온 수송 등을 포함한 에너지 의존성 수송기능의 저하에 의하여 임상적으로 명백해진다. 기능의 변화는 사립체와 인산화에 대한 납의 영향과 관련 있는 것으로 생각되고 있다.

기타 독성

납은 혈장 renin과 요 kallikrein의 변화, 맥관평활근 세포의 칼슘-활성화 기능의 변조 및 catecholamines에 대한 반응성 변화 등을 통하여 혈압에 영향을 줄 수 있다. 면역억제제로서, 납은 면역글로블린, B 림프구 및 면역계의 기타 구성요소들을 감소시킨다. 골격내 납의 저장과 동원은 칼슘 유입 및 유출 조절에 관여하는 기전과 동일하다. 또한, 납은 위장관 흡수에서 칼슘과 경쟁한다. 납독성은 사람에서 불임 및 유산과 관련이 있다. 2B 발암물질인 납은 호흡기계와 소화기계에 암을 유발한다. 역학적인 연구에서 직업적인 납 노출과 납에 노출된 작업자의 폐, 뇌 및 방광 등의 암과의 연관성이 증명되었다.

수은(Mercury, Hg)

수은은 상온에서 액체상태인 유일한 금속이다. 수은 *증기*는 액체상태보다 훨씬 더 유해하다. 수은은 3가지 산화상태로 존재한다 : Hg^0, Hg^+, 및 Hg^{2+}. 덧붙여, 제2수은은 다수의 안정한 유기수은화합물을 형성할 수 있다. 각각의 산화상태뿐만 아니라 각 유기종들은 특징적인 영향을 보인다.

노출

대기에서 수은(수은 증기)의 주요 근원은 인간활동과 지구지각의 자연적 가스제거이다. 수은증기는 수개월에서 1년 동안 변화되지 않은 채로 대기에 존재하여, 전지구적으로 분포된다. 최종적으로, 수용성 형태로 전환되어, 빗물 내에서 지구표면으로 되돌아간다.

본 단계에서, 두 가지 중요한 화학적인 변화가 발생한다. 수은은 수은증기로 다시 환원되어, 대기로 되돌아가거나 또는 민물 및 해양수의 대부분 침전물에 있는 미생물에 의하여 메틸화된다. 본 자연 생체메틸화의 주요 산물은 단메틸 수은 화합물이며, 이는 통상 관용적으로 메틸수은으로 불린다. 메틸수은은 플랑크톤, 초식성 물고기 및 육식성 물고기 등을 포함하는 수생먹이사슬로 들어간다. 생체메틸화와 생체농축의 결과로서 메틸수은은 사람에서 식이노출될 수 있다.

직업적 노출은 염화알칼리 산업, 여러 과학적 도구와 전기제어 장치의 제작, 아말감치아충진제를 형성하는 치과의술, 그리고 금 추출 등의 과정에서 발생된다.

일반 대기와 음수의 수은 수준은 너무 낮아서 일반대중에 대한 주요한 노출원이 되지 않는다.

대사적 생체내변화

원소 또는 금속 수은은 흡수되면 이가 수은으로 산화된다. 적혈구로 흡수된 흡입수은 증기도 이가 수은으로 생체내변화되지만, 일부는 금속수은으로서 더욱 먼 조직으로 수송되어, 생체내변화된다.

*수은증기*의 독성

극도의 높은 농도로 수은증기를 흡입하면, 급성부식성 기관지염과 간질성 폐렴이 발생할 수 있고, 치명적이지 않다면, 진전과 과민성 증가와 같은 중추신경계 영향도 관련된다. 이러한 상태를 asthenic-vegetative syndrome 또는 micromercurialism라고 명명되었다. 증후군의 확인을 위하여는 신경쇠약 증후군과 3가지 또는 그 이상의 다음 임상소견을 필요로 한다: 진전, 흉선의 확대, 흉선내 방사성요오드의 흡수 증가, 약한 맥박, 빈맥, 피부묘기증, 치은염, 혈액학적 변화 및 수은의 요배설 증가. 노출증가와 함께, 증후군은 더욱 특징적이게 되며, 손가락, 안검 및 입술 등의 진전이 시작되어, 전신떨기와 말단의 격렬한 만성경련으로 진행될 수 있다. 기억 상실, 과민성 증가(과민증), 심각한 우울 및 섬망과 환각 등과 함께 성격과 행동의 변화가 수반된다. 수은독성의 또 다른 특징적 성상은 심한 유루와 치은염이다.

치과용 아말감에서 방출된 수은증기가 여러 인체영향을 야기할 수 있다는 염려가 증가하고 있다. 요수은의 증가와 중추신경계와 신장을 포함한 여러 장기의 수은 축적이 치과용 아말감과 관련된다. 그러나 본 수은노출은 과민성 높은 사람을 제외하고는 염려스러운 인체영향을 야기할 수 있는 수준보다 낮을 것으로 생각되고 있다.

제2수은염

이염화수은의 경구 섭취는 심각한 복부 경련, 피설사 및 요억제를 야기한다. 부식성 궤양, 출혈 및 위장관 괴사 등이 통상 쇼크와 순환기 허탈에 의해 수반된다. 한 환자가 위장관 괴사에 생존하였다면, 신장기능부전이 근위신세뇨관 상피조직의 괴사로 인하여 24시간 내에 발생하고, 빈뇨, 무뇨 및 요독증 등이 뒤따라 발생한다. 그 환자가 투석에 의하여 유지될 수 있다면, 세뇨관내막세포의 재생이 가능하다.

제1수은

제1수은 화합물은 제2수은염보다는 덜 부식성이고 독성이 낮은데, 이는 용해도가 낮기 때문으로 추정된다.

메틸수은

메틸수은은 독성적인 측면에서 가장 중요한 형태이다. 메틸수은에 대한 노출의 가장 주요한 인체건강영향은 성인에 대한 신경독성이고, 임신 중 메틸수은에 노출된 모체의 태아에 대한 독성이다. 일반대중에 대한 주요 노출원은 물고기 소비이다.

신경독성작용의 임상증상은 (1) 입주변, 입술 및 손가락과 발가락 같은 말단 등의 감작이상, 무감각 및 얼얼함, (2) 운동실조, 서툰 비틀거리는 걸음, 그리고 들이키는 그리고 분명한 발음의 어려움, (3) 쇠약, 피로 및 집중곤란 등의 전신 감각, 신경쇠약, (4) 시각 및 청각 손실, (5) 경련 및 진전, 그리고 (6) 혼수 및 사망 등이다.

니켈(Nickel, Ni)

니켈은 니켈제련소 작업자에게 호흡기계 발암원으로 작용할 수 있다. 알레르기성 접촉 피부염이 가장 흔히 발생된다.

노출

니켈은 자연에 편재하고 있고, 주로 황화물, 산화물 및 규산염 광물의 형태로서 나타난다. 인체노출은 흡입, 섭식 및 피부접촉을 통하여 발생할 수 있다. 니켈의 주요 직업적 노출경로는 흡입이고, 피부접촉은 낮게 발생한다. 일반대중의 대부분에서 노출은 식품 또는 니켈함유 장신구, 요리도구 및 의류염색고착제 등과 같은 제품에 매일 접촉함을 통해 초래될 수 있다.

표 23-4 여러 금속의 독성

금속	중추신경	위장관	폐	신장	간	심장	혈액	피부
알루미늄	*		*					
비소	*	*	*	*	*		*	
베릴늄			*					*
비스무스				*	*			*
카드뮴	*	*	*	*	*	*		
크롬	*		*	*	*			*
코발트	*	*	*			*		*
구리		*					*	
철	*	*	*		*		*	
납	*	*		*			*	
망간	*		*					
수은	*	*	*	*				
니켈	*		*					*
셀레늄		*		*				*
아연		*					*	

독성

니켈화합물은 사람에게 발암원이다. 황화니켈, 산화니켈 및 금속 니켈 등에 과중하게 노출된 작업자의 폐와 코에 대한 암 위해성이 가장 높다.

피부염

니켈피부염은 알레르기성 피부염의 4~9%를 차지한다. 과민증이 동전과 장신구 등과 같이 흔하게 사용되는 제품으로부터 발생할 수 있다.

잠재적 독성을 갖는 필수 금속

여기에는 8개의 필수금속을 포함한다: 코발트, 구리, 철, 마그네슘, 망간, 몰리브덴, 셀레늄 및 아연. 이들은 표적장기에 독성을 유발할 수 있다(표 23-4).

구리(Copper, Cu)

일반대중에서 식품과 음수는 과도한 구리노출의 잠재원이다. 산업계에서 구리 노출은 광산에서 분진으로, 그리고 제련 작업, 용접 및 관련 작업자에게 금속증기로 발생한다.

독성

인체에서, 리터당 3 mg 이상 함유된 음수를 섭취하면, 욕기, 구토 및 설사를 포함한 위장관계 증후군이 나타날 수 있다. 구리염, 대부분 황산구리를 대량으로 섭취하며, 간장괴사와 사망이 초래될 수 있다. 역학적 연구에서 구리노출과 암과는 어떤 관련성도 발견되지 않았다. Glucose-6-phosphate 결핍된 사람에서는 구리의 혈액학적 영향에 대한 위해성이 증가될 수 있다.

Wilson씨 병

윌슨씨 병은 간, 뇌, 신장, 및 각막 등에 과도한 구리의 축적이 특징적이다. 혈청 ceruloplasmin은 낮고, ceruloplasmin과 결합하지 않은 혈청구리가 증가한다. 구리의 요배설이 높다. 신경계, 간, 신장 및 각막의 임상적 이상은 구리축적과 관련이 있다. 때때로, 이러한 질환은 *간수정체 변성*으로 불린다. Wilson씨 병을 가진 환자는 구리의 담즙배설에 결함이 있는데, 이것이 구리과부하의 기본원인으로 여겨지고 있다. 간이식에 의하여 비정상구리대사가 회복되는 것으로 보아, 기본적 결함이 간에 있는 것이 확인되었다. 킬레이트요법을 사용하면 임상적으로 개선될 수 있다.

철(Iron, Fe)

주로 흡수, 저장 및 소실을 포함한 철항상성은 복잡하다. 일반적으로 약 2~15%는 위장관으로 흡수되는데, 1일에 약 0.01%만이 배설된다. 철의 요구량이 증가하는 기간에는(유년기, 임신 및 출혈), 철의 흡수가 크게 증가한다. 흡수된 철은 헤모글로빈, 미오글로빈 및 철함유 효소 등의 저장소 그리고 철저장단백질인 ferritin과 hemosiderin으로 운반하기 위해 혈장단백질 transferrin과 결합한다. 정상적으로, 과도하게 섭취된 철은 배설되고, 일부는 땀, 손톱 및 털에는 아주 소량, 탈락 장세포내, 그리고 담즙과 요 내에 함유된다.

독성

철을 함유하는 약물의 사고 또는 자살적 섭취가 급성철중독의 일반적 원인이다. 심각한 독성이 철 0.5 g 또는 황산철 2.5 g의 섭취 후에 발생한다. 섭취 후 1~6시간에 구토가 나타나고, 쇼크와 대사적 산증의 증상, 간손상, 그리고 며칠내 응고결함 등이 뒤따라 발생한다. 신장기능부전과 간경화가 후영향으로 온다. 독성기전은 급성점막세포손상과 순환계로 제1철이온이 직접 들어옴으로써 간장 모세관내피세포의 손상이 야기되어 시작되는 것으로 생각되고 있다.

성인의 만성철독성 또는 철과부하는 좀 더 일반적인 문제이다. 체내에서 철이 과도하게 축적되는 방법에는 다음의 3가지가 있다 : (1) 유전적 혈색소증은 장관으로부터 비정상적인 철흡수의 초래, (2) 과도한 식이성 철, 그리고 (3) 일부 난치성 빈혈에서 정기적 수혈(*수혈성 철침착증*). 철과부하의 임상적 영향에는 간기능이상, 당뇨, 내분비교란 및 심맥관계 영향 등이 포함된다. 철 수준과 심맥관계 질병과의 관련성은 역학적 연구로 증명되었다. 과도한 철은 사립체, 미세소체 및 기타 세포소기관 등의 막손상을 일으키는 지질과산화 증가의 원인이 된다.

아연(Zinc, Zn)

아연은 영양학적으로 필수금속이다. 아연에 대한 과도한 노출은 상대적으로 흔하지 않다. 아연은 대부분의 식품, 물 및 공기에 존재한다. 아연도금된 구리 또는 플라스틱 파이프와 접촉하는 물질의 아연함량은 증가될 수 있다. 해산물, 육류, 전체 곡류, 유제품, 견과 및 콩류 등은 아연함량이 높다. 성장하는 식물들도 토양으로부터 아연을 흡수한다.

필수성과 대사

6개 주요 범주-산화환원효소, 전이효소, 가수분해효소, 분해효소 이소메라제 및 연결효소-에 속하는 200개 이상의 금속효소들은 조효소로서 아연을 필요로 한다. 아연은 흡수와 저장을 조절하는 한 요인으로서 금속티오네인의 합성을 유도한다. 아연은 시스테인 및/또는 히스티딘과 킬레이트화하여, 스테로이드 호르몬 수용체와 중합효소와 같은 여러 전사 인자뿐만 아니라 특정 DNA 부위와 결합하는 "아연손가락"을 형성한다. 아연은 단백질과 지방 구성요소의 정상구조적 배열을 유지하는 막내 리간드와 결합하여 막을 안정화시킨다. 아연은 신경계의 발달과 정상기능에 필수적이다.

독성

위장관 이상과 설사가 아연도금된 가정용품의 사용에서 또는 아연도금된 캔에 보관된 음료의 섭취 후에 보고되었다.

아연의 새로 형성된 증기 흡입으로 초래된 금속증기열은 노출 4~8시간 후에 나타난다. 전형적인 오한과 발열, 심한 발한 및 쇠약 등이 관찰된다. 발작이 통상 24~48시간 유지되고, 월요일 또는 공휴일 후에 일반적으로 발생한다. 세포용해에 의하여 방출된 내재성 발열물에서 유래된 결과가 병인으로 생각되고 있다.

제련산업 작업자에서의 역학적 연구에서 아연과 암과의 관련성에 증거가 발견되지 않았다.

의료적 치료를 위해 관련된 금속

알루미늄, 비스무스, 금, 리튬 및 백금 등을 포함하여, 다수의 사람병 치료에 사용되는 금속은 독성을 나타낼 수가 있다.

알루미늄(Aluminum, Al)

모든 알루미늄 화합물은 3가상태의 알루미늄을 포함한다. +3가 알루미늄 이온은 구연산과 인산과 같은 산소-공여자 리간드와 강력하게 결합한다. 알루미늄에 대한 인체노출은 식품, 음수 및 약제로부터 유래한다.

독성

사람의 표적장기는 폐, 골격 및 중추신경계 등이다. 또한 알루미늄은 동물에서 발달에 영향을 일으킨다. 덧붙여, 산성비에서 유래한 알루미늄은 아가미 손상으로 물고기를 죽일 수 있다.

폐와 골격 독성

알루미늄 분진에 대한 직업적 노출로 인하여 사람에서 폐섬유증이 발생할 수 있다. 골연화증은 건강한 개체에서도 알루미늄 함유 제산제의 과도한 섭취와 관련이 있다; 이것은 장의 인산염흡수를 방해하기 때문으로 추정된다. 또한, 골연화증은 투석용액의 알루미늄에 노출된 요독증 환자에서도 발생한다. 이들 환자에서, 골연화증은 골격수준을 높이는 골무기질침착에 대한 알루미늄의 직접적인 영향에 기인한다.

신경독성

알루미늄은 다른 종과 생애의 여러 시기에서 동물에게 현저하게 다른 영향을 갖는다. 고양이와 토끼같은 알루미늄-감수성 동물에서 증가된 알루미늄은 학습과 기억 결함, 서투른 운동기능 등을 포함한 미세한 행동학적 변화를 유발한다. 이들 변화는 진전, 협동불능, 쇠약 및 운동실조 등으로 진행된다. 최초의 노출 3~4주 내에 국소적 발작과 사망이 뒤따라 발생한다.

사람치매증후군(투석성 치매)

진행성, 치명적 신경성 증후군이 만성신장질환을 위한 장기간 간헐적 혈액투석 중인 환자에서 보고되었다. 치매, 경련 및 간대성근경련 등이 뒤따르는 언어장애가 투석치료 3~7년 후에 전형적으로 발생하며, 알루미늄 중독으로 기인될 수 있다. 이들 환자에서는 뇌, 근육, 및 골격 조직 내의 알루미늄 함량이 증가된다. 본 증후군은 알루미늄함유 경구 인산염 결합제의 사용을 피하거나, 투석시 알루미늄을 모니터링하면 방지할 수 있다. 킬레이트요법은 치매의 진행을 억제하거나 늦출 수 있다.

알쯔하이머병

알루미늄과 알쯔하이머병과의 관련성은 수십 년 동안 숙고되어 온 문제이다. 알쯔하이머 환자 뇌의 증가된 알루미늄 수준은 결과이며, 질병의 원인은 아니다. 알쯔하이머 환자는 혈액-뇌 장벽이 저하되어, 뇌로 좀 더 많은 알루미늄이 이동할 수 있게 된다. 알쯔하이머병에서 알루미늄의 역할을 검사하는 역학적 연구로부터 상충되는 결론이 있다.

리튬(Lithium, Li)

리튬(중탄산염)은 우울증의 치료에 사용된다. 리튬은 많은 식물과 동물 조직에 존재한다. 윤활제와 촉매제로서 합금에서 산업적으로 사용된다. 수산화리튬은 물과 접촉하면 수소를 산생하고, 전기튜브의 제조, 요업 및 화학물질 합성에서 사용된다.

독성동태

리튬 화합물은 위장관으로부터 쉽게 흡수된다. 체내 전체 수계에 분포하지만, 다른 조직에 비해 신장, 흉선 및 골격에 높은 수준으로 함유된다. 투과된 흡수 부하량의 80%가 주로 신장을 통하여 배설된다. 리튬은 여러 수송단백질 상의 나트륨 또는 칼륨과 치환될 수 있다.

독성

산업적인 관점에서 보면, 수산화리튬을 제외하고는 금속 자체와 다른 염들은 유해하지 않다. 수산화리튬은 심하게 부식성이며, 수산화물을 형성하기 때문에 피부에 화상을 일으킬 수 있다.

중탄산리튬의 치료적 사용에서 이상한 독성반응이 나타날 수 있다. 이들 반응에는 신경근 진전과 운동실조, 일시적 시각상실, 발작, 불분명한 말, 혼수, 갈증 증가, 심부정맥, 고혈압, 순환계 허탈, 식욕부진, 욕기, 구토, 알부민뇨 및 당뇨 등이 포함된다. 급성리튬중독부터 장기간 후유증에는 기억 불능, 주의력과 수행기능 부전 및 공간시각 결함 등이 나타난다.

만성리튬신장독성과 간질성신장염은 리튬수준을 치료적 범위 내로 유지하였을 때조차도 장기간 노출에 의하여 발생한다.

백금(Platinum, Pt)

백금은 촉매적 전환기로 사용되기 때문에 교통밀도가 높은 지역의 길가 먼지에서 발견된다.

백금염의 알레르기원 영향

백금금속 자체는 일반적으로 해가 없지만, 알레르기성 피부염이 감수성 개체에서 유발될 수 있다. 피부변화는 손가락 사이와 주전와에서 가장 흔히 발견된다. 자극성에서 천식성 증후군까지 범위의 호흡성 질환의 증후군이 – 기침, 숨을 헐떡임, 및 단호흡 – 백금분진 노출 후에 보고되었다. 피부와 호흡기 변화를 백금증으로 부른다. 이 병은 나트륨 염화백금과 같이 용해성 화합물에 산업적 노출된 병력을 가진 사람에게만 주로 제한된다. 백금염과민증은 노출중단 후에 몇 년 동안 지속될 수 있다.

백금복합물의 항종양 효과

Cis-dichlorodiammine platinum(II)(cisplatin)과 여러 유사체들은 세포분열을 억제할 수 있고, 항박테리아 특성을 가진다. 이들 화합물들은 단백질과 핵산내 특정 화학물질 부위와 선택적으로 반응할 수 있다. 또한, 신경근 독성과 신장독성을 나타낸다. 백금 복합체, 특히 cisplatin은 효과적인 항암제로서, 두부와 경부 암, 일부 림프종 및 고환과 난소암 등의 치료에 임상적으로 사용된다. 치료적으로 유효한 용량에서는, DNA 합성의 심하고 안정적인 억제를 나타내지만, RNA와 단백질합성은 억제하지 못한다. 혈장막을 통한 DNA 전구체의 수송과 DNA polymerase 활성도는 억제하지 않는다.

신장독성

Cisplatin은 근위와 원위 세뇨관 세포 손상을(주로 피질수질연접부에 백금농도가 가장 높지만) 유발한다. 세뇨관세포독성은 용량과 직접적으로 관련이 있는 것으로 보인다. 실험적 연구에서 아질산비스무스, 신장에서 금속티오네인의 강력한 유발물질, 의 전투여가 항암효과를 방해하지 않고 cisplatin 신장독성을 줄여주었다.

참고문헌

Goyer RA, Klaassen CD, Waalkes MP(eds) : *Metal Toxicology*. San Diego, CA: Academic Press, 1995.

O' Dell BL, Sunde RA(eds) : *Handbook of Nutritionally Essential Mineral Elements*. New York : Marcel Dekker, 1997.

Yasui M, Ota K, Verity MA(eds) : *Mineral and Metal neurotoxicology*, Boca Raton, FL: CRC Press, 2000.

Zalups RK, Koropatnick J : *Molecular Biology and Toxicology of Metals*. New York : Taylor&Francis, 2000.

제24장 용매제의 독성작용

James V. Brucker & D. Alan Warren

CHAPTER 24

요 점

- 용매제란 극성이 적고, 작은 분자 크기, 다양한 친지성과 휘발성 정도를 갖는 유기 화학물질이다.
- 흡입된 휘발성 유기 화합물은 폐포에서 흡수되고, 폐모세혈관 내에 있는 혈액과 빠르게 균형을 맞춘다.
- 용매제는 피부와 위장관계통을 통해서도 흡수된다.
- 대부분의 용매제는 중추신경계 억압 작용을 지닌다.

서론

용매제는 다양한 지방 친화성과 휘발성을 지닌 액체 유기 화학물로서, 작은 분자 크기를 가지고 전하가 약하여 폐, 피부, 위장관을 통해 흡수될 수 있다. 일반적으로, 용매제의 지방 친화성은 분자 무게가 클수록 증가하지만 휘발성은 떨어진다. 용매제는 물에 녹지 않는 물질을 용해시킬 수 있다. 대부분의 용매제는 원유에서 정제된다. 나프타나 가솔린과 같은 물질은 수백 가지 화합물로 이루어진 복합체이다.

용매제는 분자구조와 기능적 단위로 분류할 수 있다. 대부분 염소화된 지방족 탄수화물을 포함하고, 방향성 탄수화물, 알코올, 에테르, 에스테르/아세테이트, 아미드/아민: 알데하이드, 케톤 그리고 분류되지 않는 화합물을 포함한다. 미세한 화학구조의 차이가 아주 큰 독성학적 영향을 미칠 수 있다.

거의 모든 사람들이 용매제에 노출되어 있다. 공기 중이나 지하수로부터 노출되는 용매제는 다양한 노출경로를 갖는다. 가정에서 용매제에 오염된 물을 사용하면 피부나 경구, 흡입 등의 경로로 흡입될 수 있다. 여러 가지 경우에서, 환경 위해성 평가를 위해 다양한 경로로 노출된 개체들의 위해여부를 필요로 한다.

직업 안전 건강 협회(Occupational Safety and Health Administration, OSHA)는 100가지 용매제에 대해 허용노출한계(Permissible Exposure Level, PEL)를 설정하였다. 대부분의 PEL은 역치값(Threshold Limit Values, TLV)에서부터 채택되었다. TLV는 PEL보다 더욱 엄격한 기준이 되지만 법적 효력은 없다. TLV가 하루 8시간 노동, 일주일 40시간 노동에 맞추어 정해진 것에 비해, STEL(short-term exposure limits)과 최고한도는 짧은 시간 동안 높은 농도 노출에 대해 정해져 있다. ACGIH(American Conference of Governmental Industrial Hygienists)에서는

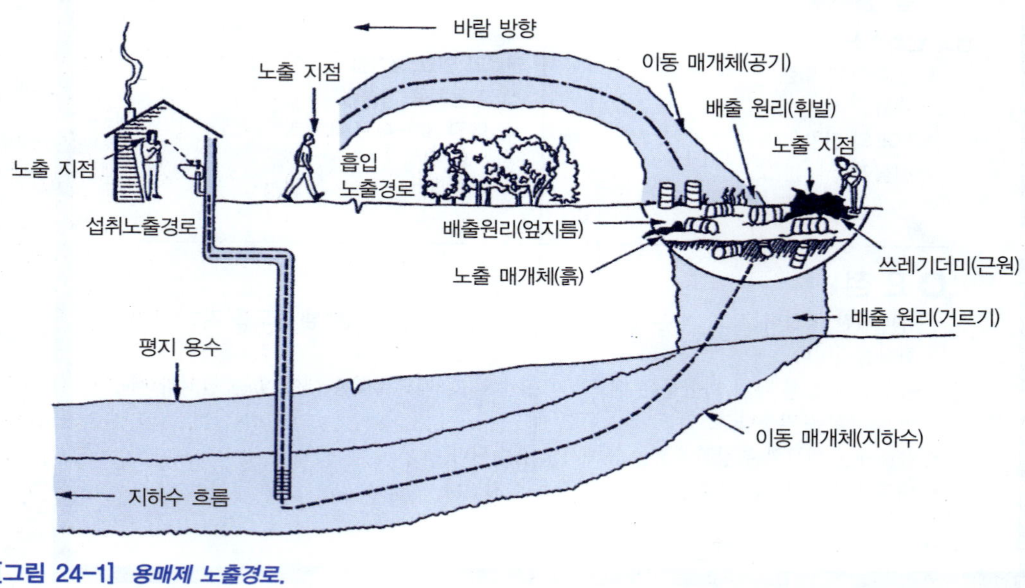

[그림 24-1] ***용매제 노출경로.***

용매제의 피부 노출시 표지를 정하여 용매제의 심각한 피부 노출이 가능함을 나타내었다.

대부분의 용매제 노출은 단일 화합물보다는 복합물에 의해 일어난다. 용매제의 독성에 대한 지식은 아직 초보 수준이다. 용매제가 첨가될수록 영향이 증가될 거라 생각되지만, 복합된 용매제가 가지는 독성은 서로 상승하기도 하고 감쇠하기도 한다.

몇몇의 용매제가 인체에 덜 위해하더라도 기본적으로 모든 용매제는 독성을 나타낼 수 있다. 혼수상태를 일으키기도 하고 피부와 점막에 자극을 줄 수 있다. 많은 수의 용매제가 동물에서 암을 유발하지만 보통 5가지 정도가 사람에서 암을 유발하는 것으로 알려져 있다.

만성 뇌질환을 일으키는 용매제

용매제에 저농도로 노출시, *painter's 증후군, 유기용매증후군, psychoorganic 증후군,* 만성 유기용매중독에 의한 뇌질환(*chronic solvent encephalopathy*, CSE) 등의 유발이 가능한가에 대해서 많은 논의가 이루어졌었다. CSE의 증상은 특징적인 것이 없다. 신경정신적 증상이 일어날 수도 있고, 나타나지 않을 수도 있다. “약한” 증상과 “심각한” 증상이 동시에 나타나기도 하며, 신경정신적인 기능장애가 충분히 가역적이지 못하다. CSE에 대한 논쟁의 해결은 더 많은 연구를 통해서 이루어질 수 있다.

용매제 남용

용매들을 집중적으로 흡입하여 쾌감, 환상, 진정 등의 목적으로 남용하기도 한다. 용매제 남용은 반복적으로 고농도의 용매제를 흡입하여 무의식 상태까지 가는 행위를 말하는데, 용매제에 중독될 수 있고 다른 약과 같이 사용하여 남용될 수 있다. 용매제는 집에서 손쉽게 찾을 수 있고, 아이들과 청소년들이 쉽게 구할 수 있는 제품들이기 때문에 주의가 필요하다.

환경 오염

대부분의 용매제들은 증발하여 공기 중으로 들어간다. 용매제들은 생산, 진행, 저장, 수송 과정 중에 대기 중으로 증발할 수 있다. 바람에 의해 확산되어 대기 중의 휘발성 유기 화합물 농도는 아주 낮은 편이다. 하지만 도심지에서의 농도는 높게 나타나며, 석유 화학 제품 공장과 위해성 쓰레기 밀집 지역에서 높게 나타난다.

용매제에 오염된 물은 건강에 중요한 영향을 준다. 대부분의 용매제들이 땅에서부터 증발하여 없어지기도 하지만, 어느 정도는 흙 속으로 스며들어 지하수까지 도달하게 된다. 모든 용매제들은 물에서 녹으며 확산과 증발에 의해 농도가 급격히 감소한다. 휘발성 유기용매는 밀도에 의해서 물 표면에 떠 있거나 바닥으로 가라앉는다. 표면에 있는 휘발성 유기용매는 쉽게 증발할 수 있고, 바닥에 있는 유기용매는 용해도에 따라 그 정도가 결정되며 물의 운동에 의해 표면으로 올라갈 수 있다. 지하수에 있는 휘발성 유기용매는 보통 물이 표면으로 올라가기 전까지 저류되어 있다.

독성동태학

독성동태학(toxicokinetics) 연구를 통해 화학물의 흡수와 분포를 알 수 있다. 독성은 세포 구성물과 세포 회복의 관계 및 독성동학과 독성역학에 따라 세포에 적용되는 위해가 다양하게 나타나는 과정이다.

휘발성과 친지성은 용매제의 중요한 성질이다. 이러한 성질은 용매제가 쉽게 체내에 흡수되고 축적되게 한다. 친지성의 정도는 물에 녹는 정도에서부터 지질에 녹는 정도까지 다양하게 나타난다. 용매제들은 적은 분자질량을 가지고 있고 무극성이어서 수동적 확산 과정을통해 세포막을 쉽게 통과할 수 있다.

흡수

대부분의 흡입된 휘발성 유기용매는 폐포를 통해 흡수되고, 상부 호흡기 기관에서도 어느 정도 흡수된다. 폐포의 gas는 거의 동시에 폐의 모세혈관 안의 혈액과 균등하게 된다. 휘발성 유기용매의 분할계수(partition coefficient)는 서로 다른 매체에서 용매의 농도가 균일하게 되는 농도비율로 결정된다. 친수성이 강한 용매는 혈액 : 공기 분할계수가 상대적으로 높은데, 이는 쉽게 흡수되는 성질이다. 휘발성 유기용매는 고농도에서 저농도로 확산되기 때문에, 빠른 호흡과 심박출량의 증가는 폐에서의 흡수를 증가시킨다.

용매제는 위장관계에서 잘 흡수된다. 용매제 복용 후 수분 이내에 혈중농도가 증가하며, 음식물과 같이 섭취했을 경우 흡수는 지연된다. 복용한 용매제의 100%가 전신적으로 흡수 되는 것으로 여겨진다.

피부를 통한 용매제의 흡수는 국소적 또는 전신적인 증상을 나타낸다. 용매제는 수동적인 확산을 통해 각질층을 통과할 수 있다. 피부를 통한 흡수를 결정짓는 요인으로는 화학물 농도, 노출된 정도, 노출시간 각질층의 상태와 두께, 용매제의 친지성과 분자무게 등이 있다.

수송, 분포

위장관에서 흡수된 용매제는 간에서 흡수/제거되며 폐를 통해 배출되기도 한다. 대사가 잘 되는 용매제와 휘발성이 큰 용매제는 동맥혈로 들어가기 전에 제거된다. 간에서 제거되는 용매제의 정도는 화학적 성질과 간에 도착하는 비율에 의해 결정된다. 반대로 폐에서 제거되는 용매제는 혈중농도와 상관없이 이루어진다.

동맥혈에 의해 이동되는 용매제는 조직의 혈류량 비율과 조직: 혈류 분할계수에 의해 흡수된다. 상대적으로 친수성을 지닌 용매제는 혈장에서 다양한 정도로 용해된다. 친지성 용매제는 혈장 단백질이나 헤모글로빈과 결합하지 않고 분자의 불친수성 구역에서 친지성 구획을 만든다.

용매제의 혈중농도는 초기 제거 단계에서 급격히 떨어진다. 이와 같은 재분배 단계에서 혈중의 용매제가 조직으로 빠르게 확산되는 특징을 지닌다. 체지방은 친지성의 용매제 축적량을 증가시킨다.

대사

생체내변화는 용매제의 독성을 조정할 수 있다. 다수의 용매제는 물에 잘 녹지 않으며 비교적 물에 녹는 유도체가 되도록 대사되어 오줌이나 담즙으로 제거된다. 용매제 중에는 생활성화되어 세포독성과 돌연변이 유발 물질이 될 수 있다.

생리학적 모델

생리학적으로 기초한 독성동학 실험모델(physiologically based toxicokinetic, PBTK)은 복용한 농도 대 반 이상 조직에 도달한 농도와 관련이 있다. 실험동물과 조직세포의 생리학적 기능에 대한 연구를 통해 독성역학적(physiologically based toxicodynamic, PBTD) 실험모델을 만들 수 있다. PBTK/PBTD 실험 모델은 종간 특징에 맞추어 설정되었고, 사람의 생리학적, 대사적 변수가 적용되어 사람에서 나타날 수 있는 목표장기 연구에 대해 모의실험을 할 수 있다. 그리하여 용매제 노출은 사람에서와 동일한 장기에서 이루어져야 한다.

잠재적으로 감수성 높은 집단

내인성 요인

어린이

나이가 어린 사람에서 용매제의 독성 발현 정보는 제한적이다. 대부분 나이에 따른 차이는 양에 의한 차이보다 덜하다. 더 어리고 미성숙 개체가 성숙된 개체보다 차이가 더 많이 난다.

용매제는 거의 대부분 수동적 확산으로 흡수되기 때문에, 위 장관에서 흡수되는 용매제 차이는 나이에 따른 차이가 별로 없다. 휘발성 유기 용매는 나이 어린 개체에서 더욱 잘 흡수된다. 어린 개체에서는 폐포가 작지만 어른에 비해 빠른 심박과 많은 호흡수를 보이기 때문이다. 체중 대비 세포 외액의 비중은 태아 때 가장 높으며 점점 나이가 들면서 낮아진다. 체지방은 1~2세부터 3세 때까지 높으며 청년기가 될 때까지 점차 감소한다. 단, 여성에서는 증가한다. 친지성 용매제는 지방 세포에서 축적되기 때문에, 체지방이 높은 개체에서는 화학물의 제거가 느리게 된다.

성숙기 동안 생체이물 대사의 변화는 용매제 독성의 감수성에 영향을 준다. P450 유도체는 비동시적으로 발달한다. 대사율과 요 배출, 호기의 비율이 높아지면서 체내의 용매제가 감소한다. 그러나 용매제의 확산과 독성을 예측하기는 어렵다.

성인

나이가 들면서 체내 지방은 증가와 함께 수분 양이 줄어든다. 극성을 띤 용매제의 혈중농도가 높아진다. 비교적 지질에 잘 녹는 용매제일 경우, 지방세포에서의 축적이 쉽고 배출이 느리다. 또한 심박출량과 신혈류량이 줄고 간으로 가는 혈류 역시 줄어든다.

나이가 어릴수록 용매제 독성에 대한 감수성이 적다. 염증성 질병과 노인성 효소 기능 장애로 인해 전신 장기 체계에 독성이 일어날 수 있다. 또 다른 원인으로는 적절한 영양소의 결핍과 빈번한 질병 발생, 여러 가지 의료처방을 들 수 있다.

유전학

생체내변화의 유전적 다양성이 인종에 따라서 다르게 나타날 수 있다. 제1상효소와 제2상효소 등과 같은 효소는 인종에 따라서 기능이 달라 생산물이 다르게 나타날 수 있다. 또한 사회적 계층과 지리적 차이에 따라 차이가 날 수도 있다.

외인성 요인

P450 유도물질과 억제 물질

생체변화를 억제하거나 줄이는 화학물에 먼저 노출되는 것은 고농도의 용매제에 의한 독성을 줄일 수 있다. 억제물질이 용매제 독성을 미리 예방하게 된다.

생리적 활동

운동은 호흡수와 심박출량을 늘린다. 혈액대 공기의 분할계수가 비교적 높은 극성 용매제의 경우 빠른 속도로 폐혈관에 흡수된다. 반대로 친지성 용매제의 경우, 폐혈류관계에서 흡수가 제한적이게 된다. 과도한 운동은 평소보다 극성 용매제의 흡수가 5배 늘어난다. 약한 운동을 할 경우 친지성 용매제의 흡수를 두 배 가량 늘이지만 더 이상의 흡수는 일어나지 않는다. 운동을 하면 간으로 가는 혈류량과 신장으로 가는 혈류량이 줄어들어 대사된 용매제의 생체변화와 요 배출을 줄게 한다.

음식물 섭취

음식물의 부피는 위장관에서 화학물의 흡수를 억제 할 수 있다. 휘발성 유기 화합물들은 위장관에서 식용의 지질로 분할되고, 이 지질이 녹을 때까지 정체되어 있게 된다. 음식물을 섭취하면 내장 계통으로 혈액이 몰리게 되어 장관에서의 흡수를 돕고 간으로 가는 혈류량을 증가시키며 생체변화가 활발히 일어나게 된다. 음식물에는 살충제나 기타 다른 화학물이 들어있을 수 있어 용매제 대사를 줄일 수도 있지만 오히려 활성화시킬 수 도 있다.

염화탄화수소

트리클로로에틸렌

1,1,2-Trichloroethylene(TCE)는 금속의 기름을 제거하는 쓰이는 용매제인데, 골수종과 홉킨스병, 전립선암, 피부암, 자궁경부암, 신장암 등과 연관이 있다.

대사

TCE 에 의한 독성은 그 자체 물질보다는 대사산물이 문제가 된다. TCE의 중추 신경계 억압 작용역시 대사산물인 trichloroethanol(TCOH)에 의해서 일어난다. 경구와 흡입에 의한 TCE 흡수는 P450에 의해 산화되고 GSH가 붙는다. 이 과정과 연관하여 암 발생이 일어난다. GSH 경로의 활성화된 대사물이 랫드에서 신장암과 관련이 있으며 마우스에서 간종양과 폐종양은 산화 과정과 연관이 있다.

간암

TCE는 B6C3F1 마우스에서 간암을 일으키지만 랫드에서는 일어나지 않는다. 이러한 차이는 마우스의 TCE 산화대사 산물이 페록시좀(peroxisome)을 증생시키기 때문이다. 더 확대하여 DNA에 손상과 세포간 틈새이음(gap junction)의 감소를 일으켜 종양을 만들게 된다.

신장암

경구나 흡입에 의한 TCE 노출은 수컷의 랫드에서 신장암을 일으킬 수 있다. 수컷 랫드에서의 위와 같은 신장암은 TCE의 GSH를 통한 대사 과정과 연관된다. TCE에 의해 일어나는 신장암은 DNA를 포함한 친핵성 세포 구성물들을 알킬화시키는 TCE의 대사산물에 의해서 일어난다. DNA가 돌연변이 되어 유전자 발현이 바뀌게 되고, 이것이 종양생성 으로 이루어지게 된다.

또 다른 경로로는, 근위 세뇨관의 직접적인 독성과 비유전적 종양 발생이 일어나는 것이다. 이는 활성의 대사산물이 산화적 스트레스를 일으켜 ATP를 고갈시키고 Ca^{2+}의 균형을 깨뜨려 일어난다. 세뇨관의 괴사가 일어난 후, 회복을 위한 증생이 유전 발현을 비정상적으로 만들어 세포 성장과 분화의 조절 기능을 잃게 한다. 사실, von Hippel-Lindau(VHL): 암 억제 유전자가 TCE의 타겟이 되어 체세포의 변이가 일어난다.

만성적으로 세뇨관 손상이 있을시, TCE에 의한 암 발생이 쉽게 일어난다. GSH 대사과정에서 생기는 활성화된 산물들은 근위세뇨관에서 유전독성을 일으키지만, 이것이 악성종양으로 발전하기 위해서는 세뇨관의 손상에 의한 세포증식이 선행되어야 한다.

폐암

흡입된 TCE는 마우스에서 폐암을 일으킬 수 있지만, 랫드에서는 그렇지 않다. 경구를 통한 TCE는 폐암을 일으키지 않은데, 이는 간에서 대사되어 폐장기까지 도달하는 TCE 양이 제한적으로 되기 때문이다. 마우스 폐에서 TCE의 첫 번째 목적지는 섬모가 없는 Clara 세포이다. 이 세포에 적용되는 독성은 기관지 상피 세포에서의 공포화와 세포복제의 증가이다. Clara 세포에서는 TCE를 대사하여 독성이 있는 산물을 생산한다. 마우스에서의 clara 세포는 랫드보다 훨씬 양이 많고, 고농도의 대사 효소를 지니고 있다.

테트라클로로에틸렌

Tetrachloroethyene(perchloroethylene, PERC)은 건조기나, 옷감 마무리 기계, 기름 제거기, 실내 장식품 청소제, 페인트 제거기, 용매제 , 화학물질 중간체로 쓰인다. 주로 호흡을 통해 노출이 된다.

PERC과 TCE의 전신적 확산과 대사는 아주 흡사하다. 이 둘의 화학물은 폐와 장관계통에서 잘 흡수되고 지질 비율에 따라 분배되며, P450에 의해 대사된다. 하지만 PREC는 TCE보다 간 P450에 의한 산화가 덜하고 GSH 결합 과정은 잘 일어나지 않는다.

PERC가 사람에서의 암 발생 정도는 아직 논쟁의 여지가 남아 있다. 직업적으로 PERC에 노출된 사람의 암 발생 정도에 대한 연구는 아직 완성되지 않았다. 흡연과 술은 식도암에서 혼동되는 원인체이다. 신장 암의 발생빈도는 증가되어 보이지 않는다. 그래서 역학적 자료가 PERC나 TCE의 신장암과의 관계를 뚜렷하게 밝히지 못하고 있다.

메틸렌 클로라이드

Methylene chloride(dichloromethane, MC)는 산업현장에서 아주 많이 사용되는 용매제이다. 조정식품과 기름제거기, 화약, 농업에 쓰인다. 휘발성이 강하기 때문에 주로 흡입에 의해 노출된다.

TK와 MC는 설치류와 사람에서 잘 규명되었다. MC 는 1~2시간 노출시 고정된 혈중농도에 도달한다. MC 는 체내에서 빨리 제거되고 5일 이상 축적되지 않는다.

MC는 제한적인 전신적 독성을 가진다. 높은 농도의 반복적인 흡입 노출은 설치류의 간에 가볍고 가역적인 변화를 야기한다. 높은 증기에 노출된 사람은 가끔 신장 손상이 발현되기도 한다. MC에서 생성된 일산화탄소는 헤모글로빈과 결합하여 용량 의존적으로 카복시헤모글로빈을 생성시킨다. MC에 노출된 노동자들에서 신경학적 기능이상이 보고되었다.

작업장이나 환경에서의 MC 노출이 우려되는 이유는 일차적으로 MC가 설치류에서 발암성을 보이며 사람의 잠재적인 발암원이기 때문이다. MC에 노출된 노동자들에 대한 역학적 연구에 의하면 작업장에서의 MC 노출에 의한 발암 위험성은 있더라도 매우 작다는 것이 밝혀졌다.

사염화탄소(CCl_4)

사염화탄소는 고전적인 간독성물질이며 가끔 사람에서는 중증의 신장 손상을 야기하기도 한다. 신독성에 대한 좋은 실험동물 모델은 아직 없는 것으로 보인다.

랫드에서 간세포 손상의 초기 소견은 폴리좀과 리보솜의 과립성형질내세망에서 분리와 무과립성형질내세망의 disarray, 단백질 합성의 억제, 트리글리세리드의 축적 등이다. 사염화탄소는 대사적 활성 과정을 거쳐 지질과산화, 공유결합, 마이크로솜 ATP 활성의 억제를 유발한다. 단일세포 괴사는 주입 후 5~6시간 이후 확실하게 나타나며 24~48시간 내에 중심소엽의 괴사가 최대로 진행된다. 세포 재생은 주입 후 36~48시간에 최대로 나타난다. 조직 재생의 속도와 양은 궁극적인 간손상 정도를 결정하는 중요한 요인이다.

세포내 칼슘 농도의 항상성이 저해되는 것도 사염화탄소의 세포독성의 한 부분이다. 세포질의 칼슘 농도의 증가는 세포막의 손상에 따른 세포외 칼슘의 유입과 세포내 칼슘이온 격리의 감소 때문인 것으로 여겨진다. 간세포내 칼슘 농도의 증가는 포스포리파아제 A2를 활성화시키고 세포막 손상을 촉진한다. 또한 칼모듈린과 인산화효소 활성의 변화와 핵단백질인산화효소 C의 활성 변화에 관여한다. 증가한 칼슘은 간의 쿠퍼세포에서 시토카인과 eicosanoid의 분비를 촉진한다. 사염화탄소 간독성은 확실히 복잡하고 여러 요인이 작용하는 과정이다.

클로로포름

클로로포름은 냉각제인 chlorodifluoromethane의 생산에 주로 사용된다. 도시의 수도 공급원에서 측정될 수 있는 농도의 클로로포름이 발견된다. 클로로포름은 간독성과 신독성이 있다. 이 물질은 알코올 중독의 경우와 비교해서 유사하게 준마취농도에서 중추신경 증상을 유발한다. 극량의 클로로포름에 노출되면 심근을 카테콜아민에 감작시킨다.

대사물인 phosgene은 간과 신장의 단백질과 지질에 공유 결합한다. 이로 인해 막과 다른 세포내 구조물들이 손상되고 괴사와 종양 형성으로 이어지는 수복을 위한 세포의 증식이 유발되는데 설치류에서는 이는 비가역적인 "수복"이 자발적으로 DNA를 변화시키고 세포에서는 클론증식이 개시되기 때문이다. 사염화탄소로 유발된 세포독성에서 *myc*과 *fos*를 비롯한 특정 유전자들의 발현이 재생적 세포 증식시에 변경된다.

설치류의 발암물질이지만, 적은 양의 사염화탄소의 섭취는 사람에서의 음수 섭취 패턴과 유사하게, 해독기전을 넘어서는 단위시간당 충분한 세포독성 대사물의 생산에는 이르지 못한다. 현제 사염화탄소는 가능성 있는 사람 발암원으로 분류되어 있다(그룹 B2).

방향족탄화수소

벤젠

벤젠(benzene)은 주로 원유에서 추출되며 여러 화학물질의 합성에 이용되며 무연 가솔린의 폭연 장지제로도 중요하다. 산업장이나 일상에서 흡입이 일차적인 노출 경로이다. 가정에서는 흡연이 가장 주요한 노출원이다. 흡연자는 비흡연자에 비해 6~10배 벤젠체 부하를 가진다. 간접흡연은 비흡연자의 벤젠 노출의 중요한 원천이다. 가솔린 증기 발산과 자동차 배기가스도 일반 대중에서 중요한 요인들이다.

벤젠의 장기 노출로 유발되는 조혈계 독성은 일차적으로 빈혈, 백혈구 감소증, 혈소판 감소증, 혹은 이들의 조합으로 발현된다. 골수 억압은 실험동물과 사람에서 용량 의존적으로 보인다. 지속되는 노출은 골수 무형성과 범혈구감소증을 야기하고 종종 치명적이다. 재생불량성 빈혈의 생존자들은 가끔 암이전상태를 보이는데 이 상태를 척수형성이상증(myelodysplasia)라 하며 골수백혈병으로 진행된다.

역학적 연구에 따르면 높은 농도의 벤젠 노출은 사람에서 급성 골수백혈병을 야기한다는 강력한 증거들이 있다. 다른 암 유발에 대한 증가되는 위험성들의 증거들은 덜 명확하다.

독성을 일으키는 벤젠과 여러 그 대사물들 간의 상보적인 작용들은 여러 가능성 있는 기전들이 요구된다.

1. 많은 벤젠 대사물들이 GSH, 단백질, DNA, RNA에 공유 결합한다. 이는 기능적 조혈을 위한 미세환경을 효소의 억제, 특정 세포군의 파괴, 다른 세포군의 성장 변화 등이 붕괴시키게 된다. 방추사 단백질에 공유 결합하는 hydroquinone은 세포복제를 억제한다.
2. 산화적 스트레스는 벤젠 독성에 기여한다. 골수는 peroxidase 활성이 높으므로 벤젠의 페놀계 대사물들은 반응성 퀴논 유도체로 활성화된다. 이들 활성산소족은 DNA 손상을 유발하고 이는 각각 세포 돌연변이나 세포자살로 이어진다. 세포자살의 조정은 비정상적 조혈과 종양성 진행으로 이어진다.

톨루엔

톨루엔(Tolene)은 페인트, 락카, 시너, 세척제, 접착제 등 많은 제품에 함유되어 있다. 톨루엔은 또한 다른 화학물질을 제조하는 데 또한 쓰인다. 가솔린은 무게당 5~7%의 톨루엔을 함유하는데 대기 방출과 일반 대중의 노출의 가장 큰 근원이다. 흡입은 노출의 주된 경로이지만 피부를 통한 접촉도 자주 일어난다. 톨루엔은 높은 농도의 VOC를 의도적으로 흡입하는 유기용매 중독자들이 선호한다.

톨루엔은 폐와 소화관으로 잘 흡수된다. 뇌로 급속하게 축적되며 지방 함량에 따라 다른 기관들에도 축적되는데 지방 조직에 가장 높은 레벨로 축적된다. 톨루엔은 잘 대사되지만 일부분은 대사되지 않은 채로 폐에서 배출된다.

중추신경계는 톨루엔과 다른 알킬벤젠의 일차 표적 기관이다. 노출에 대한 증상으로는 가벼운 어지럼증과 두통에서부터 의식불명, 호흡억제, 죽음까지 이른다. 작업장의 흡입 노출 가이드라인은 정신운동 기능의 두드러진 감소를 방지하기 위해서 제정되었다. 급성 중추신경 효과는 노출을 중단시킴으로써 빠르게 가역적으로 회복된다. 미세한 신경 증상이 직업적으로 노출된 사람들의 몇몇 집단에서 보고되었다. 심각한 신경 독성이 톨루엔을 오랜 기간 동안 남용한 사람에게서 진단되었다. 임상 증상으로는 비정상적인 EEG 활성, 강직, 진탕, 대뇌피질 위축을 비롯하여 청각, 시각, 말하는 능력의 손상 등이다. 자기공명영상으로는 뇌조직의 영구적인 변화를 확인할 수 있으며 그 변화 정도는 뇌기능 이상의 정도와 일치한다.

톨루엔과 그 밖의 비슷한 용매들이 급성 혹은 잔류 중추신경 효과를 나타내는 기전은 일부만이 밝혀져 있다.

자일렌과 에틸벤젠

많은 사람들이 자일렌과 에틸벤젠에 직업적으로 환경적으로 노출되어 있다. 자일렌과 에틸벤젠은 벤젠, 톨루엔과 마찬가지로 가솔린과 연료 오일의 주성분이다. 산업적으로 자일렌의 가장 큰 용도는 용매와 합성의 중간물질로써의 이용이다. 대부분의 방향족 화합물들은 대기로 기화함으로써 환경에 흘러들어간다.

톨루엔과 자일렌 그리고 다른 방향족 용매들의 TK와 급성 독성은 매우 유사하다. 자일렌과 다른 방향족 용매들은 폐와 소화관에서 잘 흡수되고 조직의 혈류량과 지방 함량에 따라 분배되고 어느 정도는 폐로 배출되며 간 P450 효소계에 의해 잘 대사되고 대부분은 오줌으로 배설된다. 탄화수소의 급성 치사율(예, 중추신경계 억제)은 지용성에 따라 다르다. 장기적으로 직업적인 노출이 잔여 신경성 증상과 연관되는가에 따른 증거는 제한적이다.

자일렌과 에틸벤젠은 중추신경계를 제외한 다른 기관에는 제한적인 독성을 가진다. 가볍고 일시적인 간, 신장 독성은 높은 증기 농도의 자일렌에 노출된 사람에게서 종종 보고된다. 대부분의 알킬벤젠은 유전독성, 발암성을 보이지 않는다. 에틸벤젠과 스티렌은 동물에게서 발암원으로 알려져 있으나 사람의 경우는 제한적인 자료만이 존재한다.

알코올

에탄올

많은 사람들이 어떤 다른 유기 용매보다 에탄올에 많이 노출되어 있다. 에탄올은 공업적으로 용매로 쓰이며 가정용 제품이나 약품으로 그리고 중독성 있는 음료로 이용되고 있다. 작업장에서 실제적인 독성 효과는 정신운동 장애에서 비롯되는 손상에 비해 중요하지 않다. 알코올의 영향하에서의 음주운전은 치명적인 교통사고의 주요 원인이다. 혈중 알코올 농도와 그 농도로 도달하기까지 필요한 시간은 대체적으로 에탄올 섭취의 신속도와 용량에 따라 결정된다.

에탄올은 대부분 신체의 수분에 분포되고, 일부는 지방 조직에 분포한다. 알코올은 요, 호기, 대사 등에 의해 제거된다. 평균 성인에서 혈중농도는 시간당 15~20 mg/dl의 속도로 감소한다. 즉 120 mg/dl의 혈중 알코올 농도를 갖는 성인은 모두 제거되는데, 6~8시간이 걸리게 된다.

에탄올은 3가지 효소에 의해 아세트알데하이드로 대사된다.

1. 가장 주된 경로는 알코올 탈수소효소(alcohol dehydrogenase, ADH)에 의해 산화되어 아세트알데하이드(acetaldehyde)가 된 후, 아세트알테하이드 탈수소효소(acetaldehyde dehydrogenase: ALDH)에 의해 아세테이드(acetate)로 산화되는 과정이다.
2. 10%의 에탄올은 NADPH 산화효소(NADPH oxidase), 잔틴산화효소(xanthine oxidase)에 의해 형성된 H_2O_2를 이용한 카탈라제(catalase)의 작용으로 대사된다.
3. CYP2E1은 간의 미소체의 에탄올 산화체제(microsomal ethanol oxidizing system; MEOS)의 주된 요소이다.

ALDH의 활성은 많은 양의 아세트알데하이드를 아세테이트로 대사시킨다. 백인, 흑인, 아시아인은 아세트알데하이드 대사의 효율에 영향을 미치는 ALDH의 isozyme의 다양성을 갖는다.

50%의 아시아인은 불활성 ALDH를 가지며, 이들은 알코올 섭취시, 홍조, 두통, 오심, 구토, 빈맥, 빈호흡 등의 증상을 갖게 된다.

알코올 대사에 있어 성별의 차이는 잘 알려져 있다. 여성은 같은 양의 알코올을 섭취시 남성보다 다소 높은 혈중농도를 지니게 된다. 남성이 여성에 비해 위점막의 ADH catalyze 작용이 더 높기 때문이다. 또한 여성은 알코올에 의한 간독성에 대한 감수성이 남성보다 높다.

태아 알코올 신드롬(fetal alcohol syndrom, FAS)은 정신 지체의 중요한 원인이다. FAS의 진단 기준은 (1) 임신 중 여성의 음주 여부, (2) 분만 전후의 성장 지체, (3) microcephaly와 같은 두개부와 안면부의 기형, (4) 정신 지체 등이 있다. 임신 기간 중 불완전한 알코올의 노출에 의해 나타나는 증상은 태아 알코올 영향 또는 알코올성 신경발달 장애라고 한다. 임신 기간 중 과도한 알코올의 섭취할 경우, 알코올이 과흡수된 시기에 따라 서로 다른 임상증상을 나타낸다.

에탄올은 인간 CYP2E1에 의해 분해되어 반작용 산소 중간물을 형성하며, 이는 지질 과산화(lipid peroxidation)를 유발한다. 또한, 알코올은 장관계의 그램 음성 세균에서 독소의 생산을 증가시키며, 이는 간에서 쿠퍼 세포(kuffer's cell)에 흡수되어 간세포에 독성이 있는 대사물을 형성한다.

영양 불균형과 직접적인 독성 작용으로 알코올은 조직의 손상을 유발한다. 타민의 흡수 이상, 간에서 엽산 대사의 소멸, pyridoxal phosphate의 침식, 비타민 A, D의 대사 불균형 등이 초래될 수 있다. 독소에 의해 쿠퍼 세포에서 분비되는 프로스타글란딘(prostaglandin)은 간의 고대사작용(hypermetabolic state)을 유발한다. 이 때, 산소 요구량이 증가하면서, 소엽중앙부 간세포(centrilobular hepatocyte)는 부족한 산소공급에 의해 영향을 받을 수 있다. ADH, ALDH를 통한 에탄올의 대사과정은 세포의 산화 환원을 변화시켜서, 유즙분비과잉 산혈증(hyperlactic acidema), 요산과다증(hyperuricemia), 고혈당증(hyperglycemia) 등을 유발한다.

알코올 중독은 간 이외의 장기에도 손상을 준다. 알코올성 심근증은 심근 수축 단백질 합성의 감소, 산소기의 공격, 아세트알데히드-단백질 부가물에 대한 항체의 형성 등, 복합적인 과정에

표 24-1 에탄올 발암성의 가능한 기전
술에 포함된 착향료, 첨가제, 오염물에 의한 발암성
에탄올에 의한 CYP2E1의 활성은 발암전구물질의 대사적 활성을 증가시킨다.
에탄올이 발암원의 용매로서 작용하여, 장관계에서 조직으로의 발암물질의 흡수를 증가시킨다.
특정 호르몬 작용 부위에서 호르몬의 작용에 영향을 미친다.
에탄올은 면역을 억압시킨다.
에탄올은 영양소의 흡수와 생체이용률을 감소시킨다.

의해 발생한다. 과음은 항산화제를 감소시키고, 출혈성 그리고 허혈성 stroke의 원인이 될 수 있다. 알코올 중독시 뇌와 췌장이 영향을 받을 수 있다.

알코올의 발암성 여부에 대한 역학적 사례-대조, 코호트 연구 등이 이루어져 왔다. 흡연과 음주를 동시에 할 경우, 구강, 인두, 후두부의 암 형성이 증가되는 경향을 보였다. 알코올은 간의 경화를 유발하고, 발암원의 생활성을 촉발하여 다른 간손상을 유발함으로써 간암 위험을 높이는 것으로 밝혀졌다. 표 24-1의 리스트는 에탄올에 의하여 야기되는 암의 몇 가지 기전을 나타낸다.

메탄올

메탄올은 windshield washer와 같은 소비제품 등에 주로 포함되어 있으며, formaldehyde나 methyl *tert*-butyl ether(MTBE)의 제조에 사용된다. 메탄올이 장기게 병변을 유발하는 농도 이하로 공기 중에 존재 시, 가역적인 감각 자극과, 혼수 등을 유발할 수 있다. 메탄올을 섭취할 경우 심각한 문제가 발생할 수 있다. 치료하지 않고 남겨두면 급성 메탄올 중독은 12~24시간 이내에는 무증상이고, 그 이후에 개미산혈증, 안구 독성, 혼수(coma)를 유발하며 죽음까지도 이르게 된다. 섭취 후 18~48시간 사이에 시각 장애가 발생하고 그 정도는 미약한 눈부심 그리고 흐릿한 시야에서부터 감소된 시각(acuity) 그리고 완전 실명까지 다양하다.

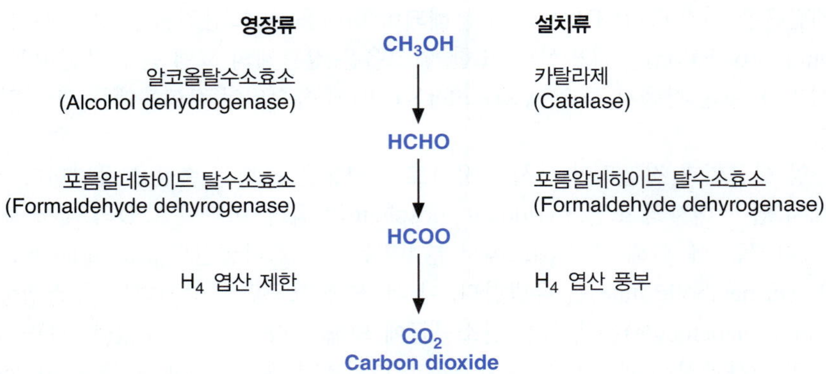

[그림 24-2] 메탄올대사의 개요. *왼쪽은 영장류에서의 주요 효소를 나타내고, 오른쪽은 설치류에서의 효소이다. 포름산염이 이산화탄소로 바뀌는 과정이 설치류에서는 빠르지만, 영장류에서는 상대적으로 느리다.*

메탄올의 타겟은 눈의 망막인데 특히, 시각 원판과 시각신경을 공격한다. 사립체에서 시토크롬 산화효소 활성이 차단되어 ATP의 감소가 발생하고 이로 인해 Muller cell 그리고 간상세포와 원추세포를 기능적 구조적으로 변화시킨다.

비록 메탄올이 간에서 대사되지만 망막 내에서 메탄올이 포름알데히드, 포름산으로 변화하는 것이 중요하다. Formate가 CO_2로의 대사는 2단계에 tetrahydrofolate(THF)-dependent pathway로 이뤄진다. 메탄올 독성에 대한 감수성은 포름산의 상대적인 청소율과 관련이 깊다. 메탄올 대사 과정의 간단한 도식이 그림 24-2에 나타나 있다. 사실 포름산는 직접적인 안구 독성을 갖는다. 그리고 산성의 상태는 포름산의 독성을 증가시키는데 이는 pH가 낮아지면 시토크롬 산화제의 활성이 낮아지기 때문이다.

글라이콜

에틸렌 글라이콜

Ethylene glycol(EG)는 부동액, 해동제, 수경액, 건조제 그리고 잉크 등의 주된 원료로서 플라스틱이나 폴리에스테르 섬유를 만드는데 사용된다. 가장 주된 노출 경로는 피부 또는 사고나 의도적인 섭취에 의한 것이다. EG는 자연환경에서 빠르게 분해된다.

인간에서 급성 독성을 유발하는데 미국에서는 연간 100명이 이로 인해 사망하고 있다. 급성 독성은 3가지 임상단계를 갖는다. (1) 술에 취한 것과 비슷한 단계, 투여량의 정도와 기간에 따라 다르다. (2) 노출 후 12~24시간에 나타나는 심폐소생술 단계, 빈맥과 빈호흡이 유발되어 심장 이상이나 폐수종이 발생할 수 있다. (3) 노출 후 24~72시간 사이에 신장독성 단계, 대사성 산증이 2~3단계 동안에 심각하게 발생할 수 있다.

설치류에서 위장관을 통한 흡수는 빠르고 거의 완전히 흡수된다. 사람에서 피부를 통한 흡수는 덜 심각하다. EG는 신체의 세포외액에 분포된다. 그림 24-3에서 보이는 것처럼 EG는 NAD^+-의존성 ADH에 글리콜산로 의해 대사되어 글리코알데히드로 되며 다음에 글리콜산으로 된다. 글리콜산는 글리콜산 산화효소에 의해 글라이옥실산로 산화된다. 글리코알데히드는 개미산염이나 CO_2로 변화하거나 글리콜산 산화효소에 의해 옥살산염으로 산화된다. 사람에서 대사성 산증은 글리콜산의 다량 축적에 의해 발생한다. 저칼슘혈증은 옥살산염은 칼슘을 킬레이션(chelation)하여 oxalate 결석을 형성하기 때문에 발생한다. 신장 세뇨관이나 뇌의 소혈관 부위에 이러한 결석이 침착되어 손상을 유발한다. EG는 제한적인 만성 독성 잠재력을 갖는 것으로 나타난다.

프로필렌 글라이콜

Propylene Glycol(PG)는 용매제, 냉각제, 부동액, 수경액 등의 원료로서 광범위하게 쓰인다. 미국식약청에서 PG는 일반적으로 안전하다고 인식된 화학물질로서 많은 화장품이나 가공식품의 구성요소로서 사용된다. 게다가 그것은 많은 양의 구강, 피부, 정맥주사용 약물의 제조에서 용매제나 희석액으로 사용된다.

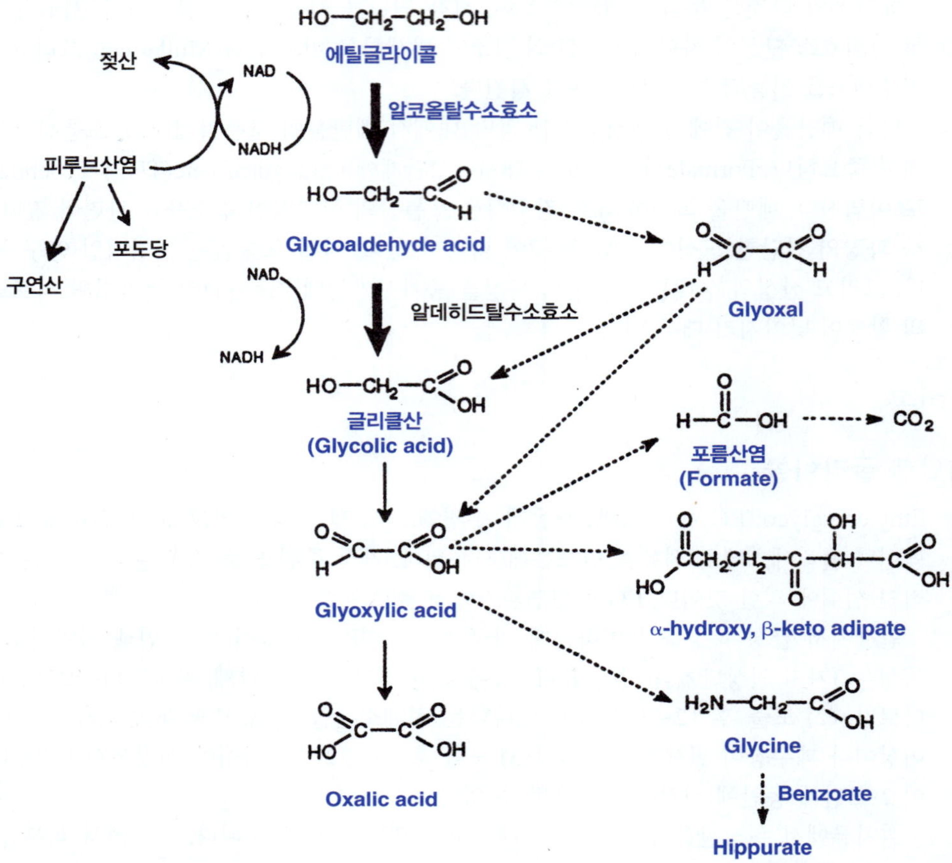

[그림 24-3] ***에틸렌 글라이콜의 산화 대사 과정.*** 연속인 화살표는 인간에서 중요한 과정을 나타내고, 점선의 화살표는 덜 중요한 과정을 나타낸다.

PG는 매우 낮은 급성 만성 독성을 가지고 있다. 극단적인 높은 용량은 사람과 설치류에서 CNS 위축, depression, 대사성 산증, 뇌증, 용혈을 일으킬 수 있다. PG는 알코올 탈수소효소에 의하여 즉시 lactaldehyde로 대사되고, 역시 같은 효소에 의하여 다시 젖산으로 대사된다. 과도한 젖산은 산증의 원발적 요인이 된다.

클라이콜 에테르

glycol ethers는 2-methoxyethanol이라고도 불리는 ethylene glycol monomethyl ether(2-ME; **CH_3-O**-CH_2-CH_2-OH), ethylene glycol dimethyl ether(**CH_3-O**-CH_2-CH_2-**O-CH_3**), 2-butoxyethanol(2-BE; **CH_3-CH_2-CH_2-CH_2-O**-CH_2-CH_2-OH), 그리고 2-ME acetate(**CH_3-CO-O**-CH_2-CH_2-O-CH_3)를 포함하고 있다. 이런 용매는 생체 내에서 빠르게 ester hydrolysis되고,

에스터화되지 않은 glycol과 같은 독성을 나타낸다. glycol ethers는 alkoxyacetic acid로 대사되고, 이것이 궁극적인 독성물질로서 알려져 있다. 물론 전구물질 또한 포함된다.

Glycol ethers 대사와 같이, glycol ethers의 독성은 화학 구조에 따라 다양하게 나타난다. 알킬기의 길이가 증가할수록 생식독성 및 발생독성이 감소하고, 간독성은 증가한다.

생식독성

Glycol ethers의 생식독성은 거의 유일하게 수컷에서 가역적인 정자독성을 나타내는 것이다. 전형적인 반응은 정소와 세정관의 위축, 비정상적인 정자 머리의 형태, 괴사성 정모세포, 정자의 운동성과 수 감소, 불임이다.

발생독성

설치류에서의 발생독성은 소수 골격계 변이, 수두증, 뇌 노출증(exencephaly), 심혈관계 이형성, 신우의 확장, 전안면부의 이형성, 사지말단의 이형성 등 다양하게 나타난다. Glycol ethers 노출시 중요한 것은 구순열이 발생하고, 이분척추(spina bifida)와 같은 신경관이 없어지는 것이다.

간독성

일부 glycol ethers는 적혈구의 용혈을 일으킨다. 특징적으로, 적혈구의 삼투압 균형이 깨지고, 수분을 빨아들여 종창되며, ATP 농도가 감소하여, 용혈현상이 일어난다. 사람은 설치류보다 glycol ethers에 의한 적혈구 이상 및 용혈에 덜 민감하다.

연료 및 연료 첨가물

자동차 가솔린

가솔린은 C_4와 C_{12}의 범위 내에 수백 가지의 hydrocarcon의 혼합체이다. 때문에 그것의 구성성분은 원유와 정제된 석유, 정제되는 과정, 특정 첨가물의 사용에 따라 매우 다양하다. 그렇기 때문에 가솔린의 독성을 일반화하는 것은 매우 조심스러워야 한다. 완벽히 기화된 가솔린을 가지고 한 실험은, 사람이 노출되는 것은 더 휘발성을 띤 구조물이고 높은 분자식을 가진 것보다 덜 독성을 띠기 때문에 실제적인 위험을 예상하는 것은 아니다. 가솔린 첨가물은 그들만의 독성을 가지고, 때로 carcinogen으로도 알려져 있다(예: benzene, 1,3-butadiene). 그러나, 사람에서 가솔린 노출과 암과의 연관성에 관한 역학적인 근거는 아직 불충분하다.

가장 극단적인 노출은 환각증상을 위해 의도적으로 가솔린을 흡입하는 것이다. 이런 위험한 습관은 운동성과 인지성의 손실을 일으키는 급성 또는 만성의 뇌증을 일으킨다. 가솔린을 흡인하는 동안 섭취하면 구강과 인두에서 화상을 일으키는 것뿐만 아니라, 오심, 구토, GI 자극에 의한 설사를 일으킨다. 폐로 흡입된 가솔린은 폐상피세포에 손상, 부종, 폐렴을 일으킬 수 있다.

메틸 3차-부틸 에테르

Methyl Tertiary-Butyl Ether(MTBE)는 석유의 옥탄 부스터로 사용된다. 석유 산소공급기로서

MTBE는 연료의 연소를 더 확실하게 해주고, 이것은 자동차에서 배출되는 공해물질을 줄여준다.

MTBE 노출과 MTBE로 인한 급성증상 사이에는 아직 명확환 역학관계는 없다. 이런 증상은 두통, 눈 코, 목 자극, 기침, 오심, 현기증 그리고 방향감각의 상실 등이 있다. 수컷 랫드에서의 신장 및 정소 종양, 암컷 랫드에서의 간선종양, 백혈병, 림프종(lymphoma)을 나타내기 때문에, MTBE는 사람에서 발암물질이 될 수 있는 물질로 분류된다(그룹 C).

참고문헌

Cameron RG, Feuer G, De la Iglesia FA(eds) : *Drug Induced Hepatotoxicity*. Berlin : Springer-Verlag, 1996.

Karch SB : *Karch's Pathology of Drug Abuse*. Boca Raton, FL : CRC Press, 2002.

Patnaik P : A *Comprehensive Guide to the Hazardous Properties of Chemical Substances, 2d ed.* New York : Wiley, 1999.

Philip RB : *Ecosystems and Human Health : Toxicology and Environmental Hazards*, 2d ed. Boca Raton, FL : Lewis, 2001.

제25장 방사능 및 방사능 물질에 의한 독성 반응

Naomi H. Harley

CHAPTER 25

요 점

- 4가지의 주요형태의 방사선은 알파입자, 전자(음전하 베타입자 혹은 양전하의 양전자), 감마선 및 X선에 기인한다.
- 알파입자는 원자의 핵으로부터 배출된 +2전하를 띠는 헬륨핵(2개의 양자와 2개의 중성자로 구성)이다.
- 베타입자의 붕괴는 원소의 핵에 있는 중성자가 효율적으로 하나의 양자와 하나의 전자로 변환 배출되어 나타난다.
- 감마선 방출은 알파, 베타 혹은 양전자 방출 혹은 전자의 포획과 함께 나타난다. 배출된 입자가 붕괴에 필요한 모든 활용 가능한 에너지를 이용하지 못할 경우는 언제든지 과량의 에너지가 핵에 의해서 방출되며 입자의 방출과 동시에 양전자 혹은 감마선의 방출이 일어난다.
- 이온화 방사선은 물체를 통과할 때에 이온쌍을 생산함으로써(하나의 음이온 그리고 하나의 양전하를 가지는 원자기) 에너지를 잃는다.
- 방사선은 유전자에 직접 에너지를 집어넣거나(직접효과) 혹은 유전자와 밀접하게 연관된 다른 분자(수소 혹은 산소)를 이온화시켜 유전자를 손상시키는 자유기(free radicals)를 생성한다(간접효과).

방사선에 대한 기본 개념

방사선은 알파입자, 전자(음전하 베타입자 혹은 양전하의 양전자), 감마선 및 X-선의 손실에 의한다. 하나의 원자(atom)는 2개의 양자(proton)와 2개의 중성자(neutron)로 구성된 하전을 띤 (+2) 무거운(분자량 = 4) 알파입자의 손실을 통하여 하나의 전자로 붕괴된다. 원자는 음전하 혹은 양전하를 띠는 전자(베타입자 혹은 양전자) 손실을 통하여 붕괴된다. 감마방사선은 핵이 과도한 에너지를 방출하였을 때 생성되며, 대개 알파, 베타 혹은 양전자의 변환 후에 나타난다. X-선은 내곽궤도(inner-shell orbital)의 전자가 제거될 때에 발생하며 원자의 전자 재배치가 원소의 특징적인 X-선 에너지 방출과 함께 나타난다.

알파입자

알파입자(alpha particles)는 원자의 핵으로부터 배출된 +2전하를 띠는 헬륨(2개의 양자와 2개의 중성자로 구성)핵이다. 알파입자가 에너지를 잃었을 때 가스원자의 속도가 늦게 됨으로써 대부분의 매체에 존재하는 거대한 자유전자 바다로부터 2개의 전자를 얻게 되어 알파입자는 환경에서 정상적으로 존재하는 헬륨의 일부가 된다. 알파붕괴(alpha decay)의 공식은 아래와 같다.

$$\begin{matrix} A & & A-4 \\ & X \rightarrow & Y + He^{2+} + \text{gamma} + Q_{\alpha} \\ Z & & Z-2 \end{matrix}$$

여기서 Z = 원자번호

A = 원자무게

이 붕괴에서 활용 가능한 에너지는 Q_{α}이고 이것은 본래물질과 생성된 2개의 생산물 사이의 분자량 차이와 동일하다. 에너지가 생기면 입자와 감마선 사이에서 공유된다.

자연방사능핵종(natural radionuclide)인 라돈(^{226}Ra)에 나타나는 알파붕괴의 예는 아래와 같다.

$$\begin{matrix} 226 & & 222 \\ & Ra \rightarrow & Rn + \text{알파}(5.2\ \text{MeV}) \\ 86 & & 84 \end{matrix}$$

대부분의 방사능 물질에 있어 알파입자의 에너지는 4~8 MeV 범위이다. 더욱 에너지가 강한 알파입자가 존재하나 이런 것들은 매우 짧은 배출능력을 가지며 이러한 경우는 입자가속장치에서 생기는 반응에 의해서 형성된다.

베타입자, 양전자 및 전자포획

베타입자의 붕괴는 원소의 핵에 있는 중성자가 효율적으로 하나의 양자와 하나의 전자로 변환되어 배출되어 나타난다. 이어서 전자의 방출이 나타나며 베타입자에 의해서 방출되는 최대에너지는 처음 물질과 생성된 물질의 핵 사이의 질량 차이와 동일하다. 감마선이 에너지(Q_{β})를 공유하기 위해서 존재할 수 있다.

$$ {}^{A}_{Z}\mathrm{X} \rightarrow {}^{A}_{Z+1}\mathrm{Y} + \mathrm{beta} + Q_{\beta} $$

자연방사능핵종인 납(^{210}Pb)에 나타나는 알파붕괴의 예는 아래와 같다.

$$ {}^{210}_{82}\mathrm{Pb} \rightarrow {}^{210}_{83}\mathrm{Bi} + \mathrm{beta}(0.015\ \mathrm{MeV}) + \mathrm{gamma}(0.046\ \mathrm{MeV}) $$

알파붕괴시 하나의 에너지를 방출하는 알파입자와는 달리 베타입자는 전이시에 0부터 최대의 활용 가능한 에너지까지의 연속적인 에너지 스펙트럼으로 방출된다. 이러한 이유는 전체에너지가 두 입자(베타입자와 항중성미자)의 붕괴 및 전이 시에 공유되기 때문이다. 각각의 전이 시에 방출되는 전체에너지는 일정하나, 관찰되는 베타입자는 스펙트럼처럼 나타난다. 나머지 에너지는 항중성미자(antineutrino)에 의해 멀리 이동되는데 이물질은 필연적으로 질량이 0이며 특별하고 복잡한 장비가 없으면 관찰할 수 없는 하전을 갖는다. 반대로 베타입자는 기존의 핵카운트 도구로 쉽게 관찰된다.

양전자 방출은 베타입자의 방출과 유사하나 하나의 양전자가 하나의 중성자와 하나의 양전하 전자로 핵자(nucleon)변형을 효율적으로 하는 것에서 유래된다. 베타붕괴에서처럼 원자번호가 증가하기보다는 감소한다. 자연방사능핵종인 구리(^{64}Cu)에서 나타나는 양전자붕괴의 예는 아래와 같으며 붕괴시간의 41%는 베타방출에 의해서, 19%는 양전자방출 그리고 40%는 전자포획에 의한다.

$$ {}^{64}_{29}\mathrm{Cu} \rightarrow {}^{64}_{28}\mathrm{Ni} + \text{양전자}(0.66\ \mathrm{MeV}) $$

$$ {}^{64}_{29}\mathrm{Cu} \rightarrow {}^{64}_{30}\mathrm{Zn} + \text{베타}(0.57\ \mathrm{MeV}) $$

$$ {}^{64}_{29}\mathrm{Cu} \rightarrow {}^{64}_{28}\mathrm{Ni}\ \text{전자포획} $$

양전자의 에너지는 연속적인 스펙트럼으로 나타나는데 이는 베타붕괴 시와 유사하며 붕괴시 활용 가능한 전체에너지는 양전자와 중성미자 사이에 공유된다. 양전자 방출의 경우는 방출된 입자의 최대에너지는 원래물질과 핵종산물의 질량 차이에서 2개의 전자무게를 만들어내는데 소요되는 에너지(1.02 MeV)를 뺀 것인 반면 베타입자의 최대에너지는 질량 차이 그 자체이다. 베타입자붕괴 시에 외곽전자의 수가 증가하는 것은 베타입자의 방출 시에 잃어버린 전자의 무게를 상쇄하기 위해서 생성된 물질의 원자번호를 증가시키기 때문이다. 이러한 것은 양전자의 붕괴 시에는 발생하지 않으며 외곽전자는 양전자 방출 시에 전자질량의 손실과 생성물질의 전자수의 감소 때문에 소실된다.

전자포획은 양전자붕괴와 서로 경쟁하며 반응결과 생성되는 물질의 핵은 동일한 핵종이다. 전자포획에서는 한 개의 외곽전자가 핵에 의해서 얻어지며 중성자로부터 양전자와 전자로의 변형이 발생한다. 일부에서는 활용 가능한 에너지가 감마선 광전자로부터 방출되나 이러한 것이 필수적인 것은 아니고 일정한 에너지를 내는 중성미자가 방출될 수도 있다. 만약 양전자붕괴에 필요한 1.02 MeV를 이용할 수 없으면 양전자붕괴(positron decay)는 역학적으로 가능하지 않으며 전자포획만이 관찰된다.

감마선 방출

감마선(광자; photon) 방출은 아주 드문 경우를 제외하고는 일차적으로 일어나는 반응이 아니며 알파, 베타 혹은 양전자 방출 혹은 전자의 포획과 함께 나타난다. 방출된 입자가 붕괴에 필요한 모든 활용 가능한 에너지를 이용하지 못할 경우는 언제든지 과량의 에너지가 핵에 의해서 양전자 혹은 감마선으로서 방출된 입자와 동시에 방출된다. 희귀하게 나타나는 순수한 감마선 방출 중의 하나가 technetium 99m(^{99m}Tc)인데 이 경우의 반감기는 6시간이고 진단의학에서 장기를 스캔하는 데 널리 사용된다. 이 물질의 붕괴산물인 ^{99}Tc는 매우 긴 반감기(2.13×10^5년)를 가지고 있으며 모든 ^{99}Tc가 궁극적으로 환경으로 방출되기 때문에 이 핵종에 대한 방사능잡음이 출현한다.

$$^{99m}_{43}\mathrm{Tc} \rightarrow \, ^{99}_{43}\mathrm{Tc} + \text{감마}(0.14\ \mathrm{MeV})$$

많은 경우에 있어 양전자는 핵에 의해서 방출되지 않으며 과량의 방출에너지가 외곽전자에 전해진다. 이 전자는 다음에 일정한 에너지를 가지는 입자로서 방출되며 이 에너지는 양전자에서 외곽전자의 결합에너지를 뺀 것과 동일하다. 이러한 과정은 내부전환으로 알려져 있다.

방사선과 물질과의 상호작용

정의에 의하면, 이온화방사선(ionizing radiation)은 물질을 통과할 때에 이온쌍(ion pair)을 생산함으로써(하나의 음이온 그리고 하나의 양전하를 가지는 원자기) 에너지를 잃는다. 에너지 분획의 손실은 원자의 전자를 증가시켜 들뜬상태(excited state)가 되게 한다. 이온쌍을 만들기 위해 필요한 평균에너지 W는 수적으로 33.85 eV에 해당한다. 이 에너지는 대략적으로 대부분의 가스 상태 혹은 다른 전자들의 잠재적인 이온화능의 2배에 해당하는데 이는 이것이 들뜬상태에서 잃어버린 에너지를 포함하고 있기 때문이다. 들뜬상태의 역할(예 : 세포 내의 표적장기에 대한 손상)이 무엇인지가 확실하지 않다. 반대로 이온화에 의한 손상은 쉽게 이해되는데 DNA의 결합을 파괴하여 유전자 가닥을 손상시키는 것이다. 모든 입자와 선들은 그들이 하전 혹은 원자주위의 전기장 혹은 그들이 지나가는 기질 안의 유리전자들을 통하여 서로 반응한다. 원자를 서로 분리시키는 상호반응(원자핵파쇄)에 필요한 8 MeV 이상의 에너지 상태인 경우를 제외하고는 원자핵과의 상호반응은 없다. 예를 들면, 매우 높은 우주선입자는 매우 높은 고도에서 대기 중의 산소와 질소의 파쇄반응을 통하여 ^{3}H, ^{7}Be, ^{14}C 및 ^{22}Na를 만들어 낸다.

알파입자

알파입자는 그것이 상호반응하는 원자의 질량보다 7,300배 무거운 하전된 무거운 입자이다. 작은 입자와 반응하는 이 무거운 입자는 에너지를 작은 입자에 전이시키는 동안 처음에는 이 무거운 입자의 속도의 2배에 해당하는 속도를 가진 작은 입자가 최대의 속도를 갖도록 만드는 흥미로운 특징을 가지고 있다. 상호반응당 전이될 수 있는 최대의 에너지는 다음과 같다.

$$\mathrm{E}_{(\text{최대 전자})} = 4/7300\, E_{(\text{알파입자})} \quad (1)$$

비록 알파입자가 조직에서 1 μm이동(공기 중에서 1 cm)할 때 그들이 가지고 있는 에너지의 10~20%를 잃을 수 있지만 각각의 상호반응은 단지 작은 에너지를 주며 이것은 최대에너지 Eq로 된다(1). 이렇게 알파입자는 단위경로 길이당 매우 높은 에너지의 손실과 이동경로를 따라 생성되는 높은 이온화밀도가 특징이다. 이것은 *high linear-energy-transfer*(*LET*) 혹은 *high-LET* 입자라고 불린다. 0.2와 10 MeV 사이의 알파입자 에너지를 얻기 위한 물질 내에서 에너지손실, *dE*/*dx* 혹은 정지력(stopping power)은 다음에 의해서 구해진다.

$$\mathrm{dE/dx} = 3.8 \times 10^{-25}\, C\, NZ/E\, \ln\{548E/I\}\mathrm{MeV}/\mu\mathrm{m}^{-1} \quad (2)$$

여기서 N = 매질 내 cm^{-3}당 원자 수
Z = 매질의 원자번호
I = 매질의 이온화 잠재력
E = 알파입자의 에너지
C = 매1.6 MeV 이하의 에너지를 가진 알파입자에 대한 하전 보정

간단히 엄지손가락 규칙을 화학물질 혹은 전자의 이온화 잠재력(ionization potential)을 추정하기 위해서 사용될 수 있다.

$$I = 10(\mathrm{Z}) \quad (3)$$

알파입자가 그들이 속한 범위의 끝에 있을 때 하전은 +2에서 일정하지 않으며 입자가 전자를 얻거나 잃음에 따라 +1 혹은 심지어 0이 된다. 보정인자 *C*는 이러한 효과를 설명하기 위해서 에너지가 0.2−1.5 MeV일 때 필요하다. 이러한 인자는 0.2 MeV에서 0.24, 0.6 MeV에서 0.75 그리고 1.0 MeV에서는 0.875, 1.6 MeV에서는 1.0으로 다양하다.

조직의 경우 Eq(2)가 아래와 같이 감소한다.

$$dE/dx_{\mathrm{tissue}} = [0.126\, C/E]\, \ln\{7.99E\}\ \mathrm{MeV}/\mu\mathrm{m}^{-1} \quad (4)$$

[*Exemple* 1] 조직에서 0.6 및 5 MeV의 알파입자의 에너지손실(정지력)을 구하여라.

$$dE/dx = 0.126\ (0.75)/0.6\ \ln(7.99 \times 0.6)$$
$$= 0.25\ \text{MeV}/\mu\text{m}^{-1}$$
$$= 0.126(1.0)/5.0\ \ln(7.99 \times 5.0)$$
$$= 0.093\ \text{MeV}/\mu\text{m}^{-1}$$

이러한 에너지 손실의 의미는 이온쌍을 만들어 내는 데 33.85 eV에 필요하다는 것이다. 그러므로 0.6-MeV의 알파입자는 1 μm길이에서 7,400개(0.25 × 10^6 eV/μm^{-1}/33.86 eV/이온쌍 = 7,400)의 이온쌍을 생산하거나 이중나선을 깨뜨릴 수 있는 충분한 손상을 만들어 낸다.

베타입자

물질 내에서 베타입자 에너지 손실에 대한 식은 3가지 요인 때문에 알파입자의 경우처럼 간단할 수 없다.

1. MeV의 2-3/10의 낮은 에너지에서도 베타입자는 빛의 속도에 가깝게 움직이며 상대효과(질량의 증가)가 있다고 여겨져야 한다.
2. 전자들은 매질에서 같은 질량을 가진 입자들과 상호반응(유리 혹은 궤도전자)하므로 충돌시에 많은 에너지 손실이 가능하다.
3. 방사 혹은 제동복사에너지 손실은 전자 혹은 양전자가 물질에서 속도가 줄어들 때 발생한다. 이러한 손실은 알파입자와 함께 나타날 수 있으나 이러한 에너지의 양은 무시할 만하다.

이러한 3가지 요소에 의한 효과가 포함된 전자와 양전자의 에너지 손실은 잘 정량되어 왔다. 다양한 매질에서 에너지 손상표가 이온화 에너지 손실 및 상세한 방사능의 손실과 함께 작성되어 있다.

감마선

광자는 질량이나 전하를 갖지 않는다. 광자와 물질 사이에 상호반응은 매질(medium) 내에 전자를 가진 광자의 전기장(electric field) 및 자기장(magnetic field)에 의해 조절된다. 매질 내에서의 상호반응에는 3가지 방식이 있다.

광전자 효과

매질 내에서 궤도 전자와 상호 반응하는 광자는 완전한 상태이다. 그리고 광자의 전체에너지가 전자에 공급된다.

콤프턴 효과

광자에너지의 일부는 전자에 이동되고 광자는 에너지가 줄어들어(일반적으로 원래의 경로에서 조금만 벗어나도) 분산된다. 이를 지배하는 표현식은 다음과 같다.

$$E' = E\ 0.511/(1+1/a-\cos\theta) \qquad (5)$$

$$T = Ea(1-\cos\theta)[1+a(1-\cos\theta)]$$

여기서 E, E' = 처음 및 분산된 광자에너지(MeV)
T = 전자의 운동에너지(Kinetic energy)
$a = E/0.511$
θ = 광자가 처음의 경로에서 분산되는 각

이온쌍 생산

이온쌍 생산은 광자에너지가 나머지 2개 전자의 질량보다 큰 경우에는 언제든지 나타난다(1.02 MeV, 0.511 MeV × 2). 광자의 전자기장 에너지는 전자-양자 쌍으로 직접 전환되어 이 입자에 주어진 운동에너지인 1.02 MeV 이상이 되도록 만든다.

광자가 매질을 통과할 때 광자빔으로부터 광자의 소실과 에너지 소실은 2개의 상수에 의해 설명된다. 감쇠상수(attenuafion coefficient)는 단위거리(일반적으로 표준화된 단위인 g/cm^2, 매질의 밀도와 직선거리의 곱)당 광자분획의 손실을 결정한다. 질량에너지흡수상수는 이동한 단위거리당 줄어든 단편에너지를 결정한다. 빔으로부터 광자의 손실은 다음과 같다.

$$I/I_0 = \exp(-\mu/\rho d) \qquad (6)$$

여기서 I = 광자빔의 강도(광자의 수)
I_0 = 빔 강도
μ/ρ = 매질 내에 고려하여야 할 에너지 감쇠상수(m^2kg^{-2})
d = 표면밀도단위(kg/m^{-2})에서의 매질의 두께(매질의 두께와 밀도, kg/m-3의 곱)

표면밀도는 이것이 다양한 매질에서 에너지 흡수를 표준화한다는 점에서 편리하다. 예를 들면, 공기 및 조직은 kg/m^{-2}당 거의 비슷한 에너지 흡수를 가지는 반면 직선상에의 단위 미터당 에너지 흡수는 매우 다르다. 단위거리당 매질에서 실질적으로 흡착되는 에너지는 전체의 감쇠상수에 반대되는 질량에너지 흡수상수를 사용하여 계산되며 이 때의 에너지 손실은 다음과 같다.

$$\Delta E = (\mu_{en}/\rho)E_0 \qquad (7)$$

여기서 ΔE = 매질내 단위거리당 에너지 손실(MeV m^2kg^{-1})
μ_{en}/ρ = 질량에너지 흡수상수(m^2kg^{-2})
E_0 = 초기 광자에너지

공기 및 근육 중에서 감마선에너지 기능에 필요한 μ_{en}/ρ 값이 표 25-1에 나타나 있다. 단위 다음에 에너지 손실은 매질의 밀도를 곱하여 직선거리당 표현될 수 있다(kg m^{-3}).

DNA 손상과 변이유발 기전

세포핵에서 에너지 부여

DNA는 4개의 반복적인 단위로 구성된 이중나선구조의 거대분자이다: 퓨린염기인 adenine(A)

과 guanine(G) 그리고 pyrimidine 염기인 thymidine(T)과 cytosine(C). 이러한 염기들은 중앙의 수소결합에 의해 서로 결합되어 있는 2개의 나선구조로 되어 있으며 외측에는 당인산기가 공유결합에 의해 결합되어 있다(DNA "골격"). Adenine 염기는 본질적으로 thymidine과(A: T 염기쌍), 반면에 guanidine은 cytosine과 쌍을 이루고(G:C 염기쌍) 있어 DNA가닥은 서로 상보적인 (complementary) 순서를 가지고 있다. DNA에 손상은 이러한 구성성분 중 어떤 하나에 영향을 줄지도 모르나 유전적인 결과로 나타나는 것은 염기순서의 변화나 소실에 의한다.

이온화 방사선은 에너지를 소실하고 이온쌍(양전하가 하전된 원자 하나와 전자 하나)을 만듦으로써 느려진다. 서로 다른 이온화 밀도가 감마선, 베타입자 그리고 알파입자에서 기인한다. 이들 구조는 이온화가 낮은 방사선(low-LET)부터 이온화가 높은 방사선(high-LET)까지 넓게 되어 있다. 이온화가 낮은 방사선 궤도는 X-선 혹은 감마선에 의하며 평균크기의 핵을 돌고 있는 수개의 이온들로 구성되어 있다(예: 감마선에 의해 8 μm 직경의 핵 주위를 운동하고 있는 하나의 전자는 평균 70개의 이온을 내며 이것은 약 5 mGy의 흡수선량과 동일하다). 각각의 궤도는 에너지 부여의 통계학적인 특성(즉 μm당 이온쌍의 다양성과 핵을 통과하는 경로의 길이) 때문에 이 수치를 기준으로 다양한 범위이다. 이온화가 높은 방사선(high-LET) 알파입자는 수천의 이온들을 만들어 내며 세포에 상대적으로 많은 양을 준다. 예를 들면, 4-MeV 알파입자궤도는 평균크기의 세포핵에서 약 30,000개의 이온(3 Gy, 300 rad)을 생산한다. 그러나 핵 내에서는 낮은 방사선 감마선일지라도 운동하고 있는 낮은 에너지를 가진 전자 때문에 DNA전체를 볼 때 상대적으로 높은 방사선을 가진 미세부위를 만들어 낸다.

직접 및 간접 이온화

방사선은 유전자에 직접 에너지를 집어넣거나(직접효과) 혹은 유전자와 밀접하게 연관된 다른 분자(수소 혹은 산소)를 이온화시켜 유전자를 손상시키는 자유기(free radicals)를 생성한다(간접효과).

세포 내에서 간접효과는 2-3 나노메타 정도의 매우 짧은 거리에서 나타난다. 자유기의 확산거리는 그들이 반응성에 의해 결정된다. 비록 이온화가 낮은 방사선(low-LET)에 의해 생겨나는 유전자 손상에 대한 직접효과와 간접효과의 다양한 기여 정도를 정확하게 측정하기는 어렵지만 자유기를 제거하는 물질을 세포 내로 주입시켰을 때의 결과는 35%는 직접효과에 의해서 그리고 65%는 간접적인 성분에 의한 다는 것이 제시되었다. 직접 및 간접효과는 모두 DNA의 초기 손상에 비슷한 영향을 미친다: 이것은 DNA의 직접적인 이온화에 의해서 생성되는 이온반응기가 추가적으로 반응하여 DNA의 물-반응기 공격에 의해 생성되는 것과 비슷한 DNA 반응기를 생성하기 때문이다.

DNA 손상

이온화는 종종 세포분자 내의 화학적 반응을 파괴한다. 만약 대부분의 이온화가 하나의 독립된 사건으로 발생하면 세포 파괴는 세포내 효소에 의해서 쉽게 회복된다. 이온화가 높은 방사선의 평균 밀도는 여러 개의 이온화 입자가 DNA이중나선구조를 종단할 때 발생하는 정도이다. 그러

표 25-1 공기와 물에서 질량에너지 흡수상수

광자 에너지, MeV	AIR, $\mu_{en}/\rho(m^2kg^{-1})$	근육, 횡문(ICRU), $\mu_{en}/\rho(m^2kg^{-1})$
0.01	0.46	0.49
0.015	0.13	0.14
0.02	0.052	0.055
0.03	0.015	0.016
0.04	0.0067	0.0070
0.05	0.0040	0.0043
0.06	0.0030	0.0032
0.08	0.0024	0.0026
0.10	0.0023	0.0025
0.15	0.0025	0.0027
0.20	0.0027	0.0029
0.30	0.0029	0.0032
0.40	0.0029	0.0032
0.50	0.0030	0.0033
0.60	0.0030	0.0033
0.80	0.0029	0.0032
1.00	0.0028	0.0031
1.50	0.0025	0.0028
2.00	0.0023	0.0026
3.00	0.0021	0.0023

므로 이온화가 높은 방사선에 의한 많은 손상뿐만 아니라 이온화가 낮은 방사선에서 생기는 DNA 손상의 일부분은 DNA 구조를 심하게 파괴시킬 수 있는 국소적인 이온화집단들에 기인한다. 비록 이온화가 높은 방사선과 이온화가 낮은 방사선 단일궤도에 의해 DNA내에서 생성되는 이온화의 국소적인 집단화 정도는 서로 겹칠지라도 이온화가 높은 방사선 궤도가 더 큰 집단을 유도하여 더욱 복잡한 손상을 일으키는 데 더욱 효과적이다. 역시 이온화가 높은 방사선은 이온화가 낮은 방사선에 의해서는 나타나지 않는 매우 큰 이온화 집단을 만들어 낸다; 이렇게 생긴 손상은 회복할 수 없으며 독특한 세포반응이 나타날수 있다. 세포가 이온화가 높은 방사선에 의해 손상을 받게 되면 각각의 궤도는 수많은 이온을 만들어 내어 세포는 앞의 계산에서 나타내었듯이 상대적으로 높은 흡수선량을 받게 되며, 그리고 하나의 DNA 분자 내에서 손상가능성이 커지게 된다.

결과적으로 낮은 양의 높은 이온화 방사선을 조직이나 세포의 일부에 방사선 조사시는 모든 세포가 적은 양의 방사선을 받는 것이라기보다는 몇 개의 세포가 상대적으로 높은 양에 의해 타격을 받게 된다. 반대로 낮은 이온화 방사선은 모든 세포영역에 거쳐 고르게 분포한다. 약 1 mGy 이상의 낮은 이온화 방사선량(핵의 직경이 8 μm인 평균크기의 세포핵)에서 각각의 핵은

표 25-2 낮은 이온화 방사선 노출에 의해 포유동물 세포 내에서 DNA 손상 추정수율

손상의 형태	수율(NUMBER OF DEFECTS PER CELL Gy^{-1})
단일나선파손	1000
염기손상*	500
이중나선파손	40
유전자 단백질 결합	150

* 효소에 민감한 부위 염기제거 혹은 thymine glycol의 항체를 이용한 검출.

하나 이상의 빈약한 이온화 궤도에 의해 횡단된다. 이온화 방사선과 DNA의 상호작용은 수많은 형태의 손상을 초래한다. 표 25-2에서는 DNA에 낮은 이온화 방사선을 조사 후에 측정될 수 있는 주요 손상결과와 이를 만들어 내는 대략적인 추정치에 대해 열거하였다.

방사선궤도구조에 대한 지식과 요구되는 최소한의 에너지 부착(이온화수)에 대한 추정으로부터 다양한 세포손상형태의 출현빈도를 예측하기 위한 시도가 되어왔다. 이러한 상호작용은 그들이 단쇄 DNA변화, 이중나선파괴, 혹은 더 복잡한 DNA손상(예: 인접된 손상과 함께 발생하는 이중나선파손)을 일으키는 가능성에 따라서 상호작용을 분류할 수도 있다. 이러한 예측과 단일나선 파괴의 직접측정 사이의 양호한 일치가 얻어졌다. 비록 복잡한 형태의 DNA 손상은 현재의 실험기법으로는 정량하기가 어렵지만, 염기에 손상을 입은 DNA를 절단하는 효소를 사용함으로써 용액 속에 DNA에 방사선조사는 복잡한 손상부위를 만들어 내며 이러한 부위는 주로 서로 근접한 손상된 염기로 구성되어 있다는 것이 제시되었다; 이중나선파손은 단지 복잡한 손상부위의 20%와 관련되어 있다. LET를 증가시킴으로써 더욱 복잡한 형태의 손상이 발생하며 이러한 부류의 손상은 단순한 손상의 형태보다 회복되기가 어렵다고 예측된다. 이온화 방사선에 의해 발생하는 DNA 손상의 일부는 세포 내에서 자연적으로 발생하는 손상과 화학적으로 비슷하다. 이러한 자연적인 손상은 유전자의 온도불안전성뿐만 아니라 내인성의 산화적 손상 그리고 효소적인 과정에 의해서도 일어난다. 많은 대사경로가 산화적인 반응기를 세포 내에 만들어 내며 이러한 반응기는 DNA를 공격할 수 있어 DNA 염기의 손상과 절단을 만들어 내며 이러한 것은 대부분 독립적 사건으로 발생한다. 방사선에 의해 발생되는 더욱 복잡한 형태의 손상은 자연적으로는 나타나지 않는데 이는 내인성 반응기의 국소농도가 즉각적으로 DNA에 접근할 수 있을 것 같지 않기 때문이다.

방사선 독성에 대한 사람에서의 연구

이온화 방사선에 노출된 사람에서 나타나는 사람의 건강위해에 대한 5가지의 주요한 연구가 수행되었다. 매우 낮은 수준의 방사선에 노출된 많은 작업자들에 대한 연구와 환경 중에 존재하는 라돈(^{222}Rn)에 노출된 사람들에 대한 연구가 수행 중이나 이러한 연구결과는 이온화 방사선에 의한 위험추정치에 대한 새로운 자료를 제공하리라고 기대하기 어렵다. 작업자와 환경노출집단에 대한 연구는 방사선에 의한 위험에 있어서 높은 수준의 노출에 의한 자료를 외삽(extraploration) 시키는 것은 불일치를 만들어 낼 수 있다는 것을 확인시켜 주었다. 정량적인 위험계산의 근거가 되는 기초적인 연구에는 중간 정도의 노출, 원자폭탄 노출 생존자, 라돈에 노출된 광산작업자, 강직성 척수염(환충) 치료를 위해 엑스선 치료를 받는 환자에 대한 연구가 포함되었다. 이러한 5개의 주요한 연구에 의한 자료는 표 25-3에서 요약되었다. 이 표는 주어진 단위 gray당(알파방출의 경우는 Sievert당) 위험으로 표시되는 여생의 암발생 위험이 중요하다는 것을 보여준다. 표에 의하면 백혈병과 폐암 그리고 여성의 유방암이 가장 위험한 것이다. 골인성의 악성종양은 ^{224,226}라돈노출에서 볼 수 있다. 라돈에 대한 명확한 용량-반응(dose-response)은 없다. 이것은 명확한 역치의 존재에 기인한다. 다른 연구자들에 의한 개인장기의 암발생 위험은 일반적으로 방사선형태 혹은 체내의 전체 혹은 부분노출에 관계없이 일치한다.

환경역학

환경연구

환경 중의 라돈노출에 의한 영향을 검출하거나 밝히기 위한 적어도 24개의 연구가 발표됐다. 국내연구에서 나타나는 경향에서는 ^{222}라돈노출에 의한 폐암발생위험을 정확하게 혹은 정밀하게 결정하는 것의 어려움을 보여주고 있다.

이러한 것은 대부분의 폐암에 의한 사망이 많이 발생하는 집단은 흡연에 의해 기인되기 때문이다. 발표된 24개의 국내연구 가운데 13개는 환경요인 연구이며 11개는 증례-대조 조사이다. 환

표 25-3 5개의 주요한 역학 연구로부터 얻어진 단위 Gray당 여생의 암발생 위험(괄호, 알파방출의 경우 sivert당 위험)

연구	모든 장기	백혈병	폐	여성 유방암	뼈	갑상선	피부
원자폭탄 몸 전체, 감마	0.05	0.005	0.0085	0.002	0.0005	0.0008	0.0002
우라늄광산 기관지상피,			(0.04)				
알파			0.0020				
강직성 척수염,		0.0011	0.0008	0.0015			
척수 엑스레이			0.0028				
Tinea capitis, 두부 엑스레이						0.0010§	0.0030‡
라돈 섭취, 뼈,*					0.004		
알파(^{226}Ra)					(0.0002)		
라돈 섭취, 뼈,†					0.02		
알파(^{224}Ra)피부					(0.0010)		

* 여생의 암발생 위험은 골격근에 평균 10 Gy의 방사선 조사를 기준으로 계산되며 이것은 위험이 50년 동안 지속된다는 것을 가정한다. 위험은 비직선성이며 예를 들면 100 Gy에서 0.01 Gy^{-1}이다.

† 여생의 암발생 위험은 골격근에 평균 10 Gy의 방사선 조사를 기준으로 계산된다. 위험은 비직선성이며 골격근에 1 Gy에서 0.01 Gy^{-1}이다.

‡ 피부암에 의한 사망률은 1%의 발생으로 추정된다; 본문참조.

§ 수컷과 암컷의 갑상선에 의한 사망률. 10% 발생으로 추정.

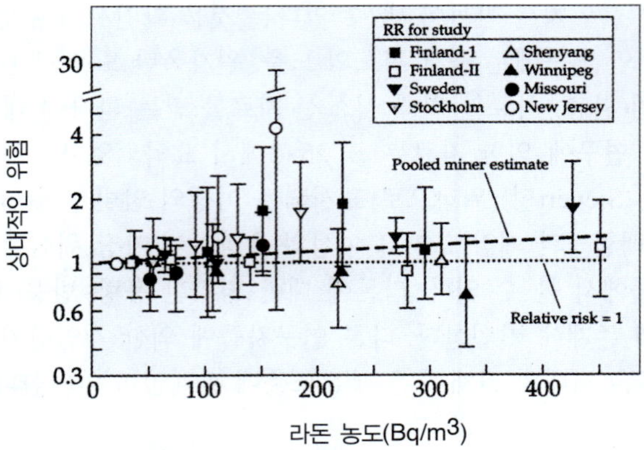

[그림 25-1] 8개의 라돈에 대한 증례-대조 연구에 대한 메타분석. 집단분포에 대한 $\sigma g = 2$.

경요인 연구는 요인이 되는 물질의 측정과 집단 속에서 질병의 발생과의 관계조사에 의존한다. 믿을 만한 관계성을 추정하기 위해서 질병에 관련된 다양한 요인들에 대한 충분한 자료가 없다. 환경요인 연구는 역학적인 외삽을 위해서는 가장 약한 형태의 연구이다. 라돈에 의한 폐암의 생물학적인 생체지표가 발견되지 않으면 환경역학은 위험평가에 있어서 효과적일 것 같지 않다. 환경 중 라돈의 효과는 흡연에서 기인하는 강력한 폐암발생율과 비교시 미약하다.

환경역학에서 메타분석

메타분석(meta-analysis)은 가장 큰 국내연구로부터 정보를 결합하여 실제적으로는 활용 가능한 원래의 자료가 없는 하나의 독립된 연구를 만들어 낸다. 그림 25-1에서 나타낸 이러한 결과는 라돈에 의해서 발생된 암으로 인한 통계적으로 의미 있는 사망이 발견된 연구가 없다는 것을 나타내준다. 그러나 저자는 상대적인 위험에 있어서 경향은 150 Bqm^{-3}($4pCil^{-1}$) 노출 시에 1.14(95% CI = 1.0~1.3)의 상대적인 위험추측치(relative risk)를 보여 지속적인 노출은 통계적으로 의미가 있다고 기술하고 있다.

가정에서 라돈 노출시 알려진 것

현재의 라돈 연구로부터 나타난 4개의 개념

1. 광산지역의 역학조사결과는 높은 수준의 라돈과 파생물질(daughter)에 짧은 기간 노출되면 폐암발생이 명확하게 증가함을 나타낸다.
2. 입자크기가 라돈에 의해 기관지에 도달되는 실제선량을 변화시킬 수 있는데 작은 입자가 단위시간 노출당 실질적으로 더 높은 선량을 주기 때문이다. 개방형 불꽃, 전자 모터 등 사용하면 내부에서는 단위시간 노출당 더 높은 선량을 생산한다.
3. 흡연자는 비흡연자들보다 단위시간 노출당 라돈에 의한 위험이 높아진다.
4. 대부분 도시지역은 일반적으로 낮은 라돈노출을 가지고 있으며 지하에 거주하는 아파트 거주자는 특이 가정에서 특히 낮은 라돈노출을 갖는다.

광산지역의 자료는 짧은 기간 동안 고농도의 라돈에 노출되면 폐암발생위험이 있다는 것을 명확하게 보여준다. 스웨덴에서 행해진 하나의 흡연자를 대상으로 한 대규모 연구를 제외하고는, 가정에서 일생 동안 노출되는 경우, 전달되는 선량에 의한 폐암발생사망률에 있어서 통계적으로 의미 있는 증가를 만들어내지 않았다. 위험은 여전히 존재할 수 있다. 그러나 다른 발암성물질에 의한 혼란스러운 효과가(예 : 흡연 및 도시화) 현존하는 이러한 연구에서 라돈에 의한 더욱 포착하기 어려운 효과를 밝혀내는 것을 불가능하게 만든다.

자연방사능과 배경 방사선

직업상, 사고에 의한 그리고 전쟁기간 노출은 모든 현재의 방사선 위험 추정에 대한 기초를 제공하여왔다. 수년 동안 내부에 축적되는 방사선은 특정한 방사선방출원에 의한 허용 가능한 최대 체내부하를 평가하기 위해 ^{226}Ra에 비교되어 왔다. 내부 및 외부 방사선에 대한 현재의 제한치는 암발생 위험과 관련될 수 있는 선량추정치에 근거한다. 하나의 표준적인 비교는 자연적인 배경 방사선에 노출되는 경우이었다.

우주방사선과 지구 지각 외부의 우라늄, 토륨 및 포타슘에서 존재하는 지역적인 방사선에 의해 매년 실질적인 선량을 받는다. 내부의 방사선 방출원은 식이성 섭취 및 호흡에 의해 체내에 존재하는 것이다. 예를 들면, 포타슘은 체내에서 필요한 요소이고 항상성조절에 의해 지배를 받는다. 방사능 ^{40}K는 모든 자연포타슘의 일정한 분획을 구성한다. 포타슘은 식이성에 의한 가장 큰 내부선량(연간 0.15 mSV)을 전달한다.

그러나 미국국민에 있어서 다른 핵종의 식이성 섭취에 대한 자료는 빈약하다. 전체의 거대한 인구집단에 걸쳐 일반적인 식이섭취에 의한 분포를 준다면 아마 ^{210}Pb가 사람에 있어서 의미 있는 선량을 전달하는 방사능 방출원일 것이다.

표 25-4 체내에 포함된 자연핵종으로부터 다양한 조직에 가해지는 등가선량 비율

핵종	등가선량 비율, mSv yr^{-1}			
	기관지 상피세포	연조직	뼈표면	골수
^{14}C	—	0.10	0.08	0.30
^{40}K	—	1.80	1.40	2.70
^{87}Rb	—	0.03	0.14	0.07
^{238}U-^{234}Th	—	0.046	0.03	0.004
^{230}Th	—	0.001	0.06	0.001
^{226}Ra	—	0.03	0.90	0.15
^{222}Rn	—	0.07	0.14	0.14
^{222}Rn daugthers	24	—	—	—
^{210}Pb-^{210}Po	—	1.40	7.00	1.40
^{232}Th	—	0.001	0.02	0.004
^{228}Ra_^{224}Ra	—	0.0015	1.20	0.22
^{220}Rn	—	0.001	—	—
Total	24	3.50	11.00	5.00

표 25-5 다양한 자연방사능원으로부터 미국과 캐나다 국민들에 노출되는 전체효율선량 비율 추정

방사능 배출원	전체효율선량 비율, $mSv\ yr^{-1}$					
	폐	상선	뼈 표면	골수	기타 장치	전체
w_t*	0.12	0.25	0.03	0.12	0.48	1.0
우주	0.03	0.07	0.008	0.03	0.13	0.27
우주기원성	0.001	0.002	—	0.004	0.003	0.01
토양	0.03	0.07	0.008	0.03	0.14	0.28
흡입	2.0	—	—	—	—	2.0
체내	0.04	0.09	0.03	0.06	0.17	0.40
전체	2.1	0.23	0.05	0.12	0.44	3.0

* 조직무게인자.

사람들이 가장 많이 받는 방사선 선량은 짧은 반감기를 갖는 라돈 파생물질의 흡수에 의한다. 이러한 파생물질은 모든 대기환경 중에 존재하는데 이는 라돈이 바위와 토양 안에 있는 ^{226}Ra에 의해 효율적으로 방출되기 때문이다. 짧은 반감기를 가진 파생물질 ^{218}Po, ^{214}Pb 및 ^{214}Bi-^{214}Po는 30분 정도의 효율적인 짧은 반감기를 가지고 있으나 원물질인 라돈은 3.8일의 반감기를 가지고 있어 대기 중에 존재하게 된다. 미국의 모든 주에 있어서 평균 외기농도가 측정되어 왔으며 15 Bq m^{-3}으로 요약되고 내부농도는 15 Bq m^{-3}이다. 집의 구조는 라돈이 대기 중으로 빠르게 분포되는 것을 막아 실제적인 수준이 내부에서 형성되도록 한다. 라돈의 원천은 지표이다; 그러므로 지표면의 수준은 지하에서 측정된 농도의 1/5~1/3 수준이다. 토양-건물 경계면을 통과하는 효율적인 장벽 역시 라돈이 건물로 들어가는 것을 방해한다. 외부로 공기를 배출하는 것도 내부의 라돈을 줄인다. 이러한 이유로 더욱 견실한 기초를 가지며 더 높은 공기 배출비율을 가지는 공장건물에서는 단독가구보다는 더 낮은 라돈의 농도를 갖게 된다. 지상의 아파트에 거주하는 사람들은 단독주택에서 거주하는 사람들에서의 라돈 농도의 50% 정도를 가진다. 실내의 평균 라돈 농도인 40 Bqm^{-3}는 기관지 상피세포에서 24 mSV/year에 해당하는 선량 혹은 한 해당 선량은 2 mSV로서 영향력 있는 선량이 된다는 것은 의미가 있다. 다른 주요한 자연내부 방사선방출원에 의한 동등선량(equivalent dose)이 표 25-4에서 나타나 있다. 개인에게 축적되는 실질적인 선량은 식습관, 위치(예: 덴버는 1.6 km 고도에 있으며 우주선노출에 있어서 2배이다) 그리고 거주지에 달려있다는 것을 인지하여야 한다. 표 25-5는 다양한 배경 방사선 배출원에서 방출되는 방사선량을 나타낸다. 그림 25-2는 미국에서 자연적인 배경방사선의 평균성분들을 보여주고 있다.

국소적 환경방출

대규모 혹은 소규모 사고는 계속해서 방사능을 환경 중으로 방출한다. 1957년도에 풍차규모의 핵전력반응기에서 발생한 사고가 영국의 지방에서 있었다. 근처의 주민들은 30년 동안 연구하였으나 유의한 건강위해가 나타나지 않았다. Three Mile 아이슬랜드에서 핵발전 사고는 광범위한 재정적인 손상을 야기하였으나 담고 있는 용기가 파괴되지 않아 실질적으로는 방사능이 유

표 25-6 방출되는 핵종 및 사람에 의해 만들어진 환경오염원에서의 누적효율선량의 추정치

	방출(PBq)						누적효율선량*, 개인당 Sv	
발생원	^{3}H	^{14}C	**불활성 가스**	^{90}SR	^{131}I	^{137}Cs	**국소 및 지역적**	**전 세계적**
대기 핵시험	240,000	220		604	650,000	910		2,230,000
국소								
Semipalatinsk							4600	
Nevada							500†	
Australia							700	
Pacific test site							160†	
Undergrand nuclear testing			50		15		200	
핵무기제조								
초기실험							8000‡	
Hanford							15,000§	
Chelyabinsk							1000	10,000
후기실험							30,000¶	
핵전력 생산								
제분 및 채광							27,000	
반응기가동	140	1.1	3,200		0.04		37,000	
원료재가공	57	0.3	1,200	6.9	0.004	40	4600	
원료사이클							300,000¶	100,000
방사선동위원소	2.6	1.0	52		6.0		2000	80,000
사용과 생산								
사고								
Three Mile Island			370		0.0006		40	
Chernobyl					630	70		600,000
Kyshtym				5.4		0.04	2500	
Windscale			1.2		0.7	0.02	2000	
Palomares							3	
Thule							0	
SNAP 9A								2100
Cosmos 954				0.003	0.2		0.003	20
Cuidad Juarez							150	
Mohammedia							80	
Goiania						0.05	60	
전체							380,000	23,100,000
전체 누적효율선량 (개인당 Sv)								23,500,000

* 10,000년에서 자름.

† 외부선량기준.

‡ ^{131}I를 대기 중에 방출하는 것으로부터 얻어짐.

§ Techa 강으로 핵종을 방출하여 나타남.

¶ 부스러기광물에서 ^{222}라돈 방출로부터 발생하는 장기간의 누적선량.

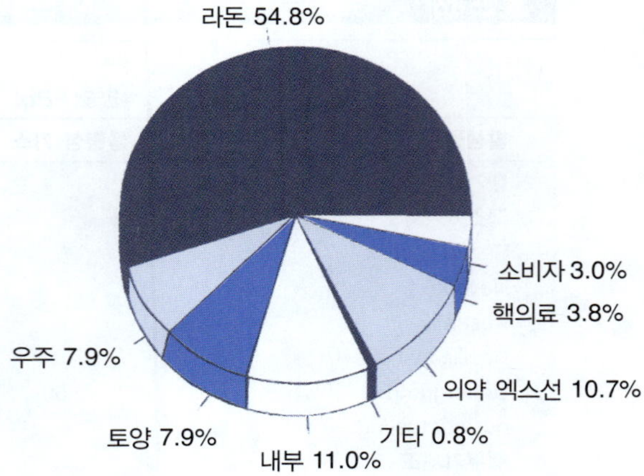

[그림 25-2] *미국 국민들에 있어서 방사선의 효율선량에 대한 자연방사선 기여도. 연간 평균 효율선량, 3.6 mSV.*

출되지 않았다. 체르노빌핵발전소 사고에서는 용기가 파괴되어 약간의 방사능물질이 전유럽에 걸쳐 널리 펴졌다. 미국의 원자방사선효과에 대한 과학위원회는 다양한 노출에 의해서 영향을 받은 국가에서 측정치로부터 얻어진 선량을 요약하였으며 표 25-6에 나타내었다. 방사능물질의 산업적 사용이 증가함에 따라 국소적 노출과 사고에서 받은 선량은 증가될 것으로 기대된다.

참고문헌

Bushong SC : *Radiologic Science for Technologist : Physics, Biology, and Protection*, 7th ed. St. Louis : Mosby, 2001.

Forshier S : *Essentials of Radiation Biology and Protection*. Albany, NY : Delmar/Thomson, 2002.

UNSCEAR : *Source and Effects of Ionizing Radiation*. Report of the United Nation Scientific Committee on the Effects of Atomic Radiation. New York : United Nations, 2002.

제26장 육생동물 독액 및 독의 독성작용

Findaly E. Russell

CHAPTER 26

요 점

- 독액을 분비하는 동물은 고도로 발달한 분비선 또는 세포군 내에 독을 생산하며 물거나 찌르는 동안에 독소를 배출할 수 있다.
- 유독동물은 그 조직의 일부 또는 전체가 유독하다. 일반적으로 중독은 섭취를 통하여 일어난다.
- 독액의 생물이용성은 그의 조성, 분자량, 구배(gradient)의 양 또는 농도, 용해도 및 이온화 정도 그리고 조직으로의 혈류의 비율 및 빨아들이는 표면 자체의 성질에 의하여 결정된다.
- 대부분의 독액 분획의 분포는 여러 인자 중에서 특히 단백질 결합, pH의 변화 및 막투과성에 의하여 영향을 받으므로 동일하지 않다.
- 독액은 몇몇 또는 여러 가지 다른 조직에서 대사된다.
- 많은 독소가 그들의 단백질 조성 때문에 항체반응을 일으키는데 이 반응이 항혈청 생산에 필수적이다.

독액을 분비하는 동물은 고도로 발달한 분비선 또는 세포군 내에 독을 생산할 수 있고 물거나 찌르는 동안에 독소를 배출할 수 있다. 유독동물은 그 조직의 일부 또는 전체가 유독하다. 이들 동물은 그들의 독을 배출하기 위한 기전이나 구조를 가지고 있지 않고 일반적으로 중독은 섭취를 통하여 일어난다.

동물 독소의 성질

독액은 단백질류, 아민류, 지질류, 스테로이드류, 배당체류, 아미노다당류, 퀴논류, 유리아미노산, 5-하이드록시트립타민(5-HT), 히스타민 및 기타 물질을 함유한다. 불행히도 독액의 화학, 약리학 및 독성학적 연구는 독액을 분해하는 것을 요구한다. 이는 두 가지 단점이 있다. 즉, 첫째는 구성성분을 이해하기 위하여 파괴과정이 이용되는 것이고, 둘째는 완전 독소를 이해하기 전에 독액의 근본적인 성질이 파괴될 수 있다는 것이다. 종종 실험기법이 너무 세부적이어서 따라 하다가 독액의 기능의 종말 관찰 요소가 소실된다.

독액의 생체이용률은 그의 조성, 분자량, 구배(gradient)의 양 또는 농도, 용해도 및 이온화 정도 그리고 조직으로의 혈류의 비율 및 빨아들이는 표면의 성질에 의하여 결정된다. 독액은 능동적 또는 수동적 수송, 촉진성 확산 또는 세포흡수에 의해서도 흡수될 수 있다. 그 후 독액은 때로는 직접 그리고 때로는 림프관을 통하여 혈관상으로 전달된다. 림프순환은 독액에 의하여 생산되는 과잉의 간질액을 운반할 뿐만 아니라 보다 분자량이 큰 성분과 기타 미립자들을 혈류로 돌려보낸다.

수용체 부위들은 매우 변하기 쉬운 민감성의 정도를 가지고 있는 것 같다. 복합 독액 혼합물의 경우에는 많은 수용체 부위들이 있을 수 있다. 또한 한 가지 독액의 다른 성분에 대한 그들 부위의 민감도에는 현저한 변화성이 있다.

대부분의 독액 분획의 분포는 여러 인자 중에서 특히 단백질 결합, pH의 변화 및 막투과성에 의하여 영향을 받으므로 동일하지 않다. 독소가 한 번 특별한 부위에 다다르면 그 부위 내로의 독소의 입장은 그 조직 내로의 혈류의 비율, 구조의 크기 및 혈류와 특정 조직 간의 독소의 분배 특성에 의존한다.

독액은 또한 몇몇 또는 많은 다른 조직 내에서 대사될 수 있다. 몇몇 독액 성분은 수용체 부위에서 멀리 떨어진 구역에서 대사될 수 있으며 결코 그 부위에 영향을 줄 수 있는 충분한 양이 처음의 수용체에 다다르지 않는다. 또한 기관을 위태롭게 하지 않고 대사될 수 있는 독소조직의 양은 변할 수 있다.

한 번 독액 성분이 대사되거나 어떤 방법으로 변화되면 그 최종산물은 주로 콩팥을 통하여 배출된다. 장관은 작은 역할을 한다. 배출은 콩팥에 대한 독액의 직접적인 작용에 의하여 복잡하게 될 수 있다.

절지동물문

백만 종 이상의 절지동물이 있으며 25 목으로 나뉜다. 그러나 의학적으로는 약 10 목이 독액을 분비하거나 유독성에서 중요하다. 이들 목은 주형동물(전갈, 거미, whipscorpions, solpugids, 진드기 및 참진드기), 다족류동물(지네 및 노래기), 곤충(water bugs, assassin bugs 및 wheel bugs), 딱정벌레(blister beetles), 나비목(나비, 나방 및 쐐기벌레) 및 벌목(개미, 벌 및 장수말벌) 등을 포함한다. 대부분의 절지동물들은 사람의 피부를 관통하기에 충분히 길거나 강한 독이나 침을 갖고 있지 않다.

절지동물의 침과 교상으로 죽은 수는 알 수 없다. 그러나 세계적으로 전갈에 의한 죽음은 일 년에 수천을 초과하는 반면 거미에 물려 죽은 수는 아마도 일 년에 200 이상이라고 생각지 않는다. 거미에 물렸다고 의심되는 것을 취급할 때 의사들이 부딪치는 일반적인 문제점은 감별진단과 관계가 있다. 오진에 가장 흔히 연루되는 절지동물은 참진드기(그들의 묻힌 입 부분 포함), 진드기, bedbugs, 이(감염된 이의 교상), 나비목 곤충, 파리, 발포하는 딱정벌레, water bugs 및 여러 가지 침으로 찌르는 벌목이다. 거미나 절지동물의 교상이나 침과 혼동되는 질병상태는 유주성만성홍반, 결절성홍반, 결절성동맥주위염, pyroderma gangrenosum, 곰팡이에 대한 독창세포조절반응, Steven-Johnson 증후군, toxic epidermal necrolysis, 단순포진 및 급분성자반병 등이다.

뱀과 같이 거미나 다른 절지동물은 물거나 찌를 수 있으며 독액을 분출하지 않는다. 결국 몇몇 절지동물 독액중독은 현존하는 미진단의 준임상적 질병의 증후와 증상을 일으킨다. 몇몇 경우에 침이나 교상이 표면에 인식되지 않는 질병을 초래하는 스트레스반응을 일으킬 수 있다.

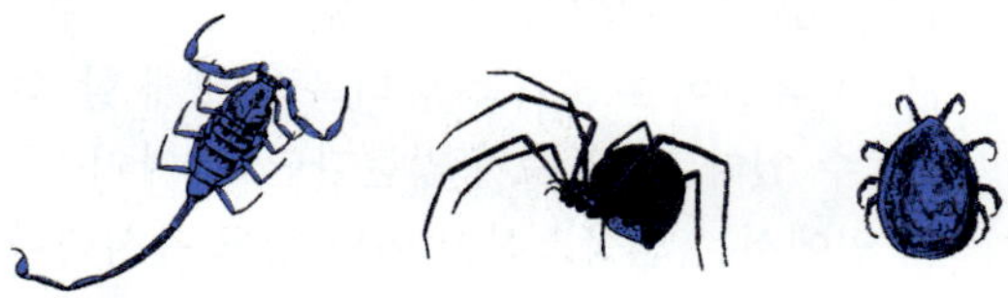

거미강

전갈류

보다 더 중요한 몇몇 전갈 종을 표 26-1에 기재해 놓았다. 푸석푸석한 나무껍질 밑이나 죽은 나무 또는 통나무 속에 숨기를 좋아하기 때문에 위험한 나무껍질 전갈이라 하는 *Centruroides exilicuda*는 종종 사람의 주거를 출입한다. 이것의 일반적인 색깔은 밀짚 색깔부터 황갈색 또는 적갈색이며 길고 가는 독침 또는 꼬리와 가는 촉수 또는 겸자양 집게발에 의해 동일한 서식범위 내에서 종종 다른 전갈과 쉽게 구분된다.

표 26-1 의학적으로 중요한 전갈류

속	분포
Androctonus 종	북아프리카, 중동, 터키
Buthus 종	프랑스와 스페인으로부터 중동 및 북아프리카까지
Buthoutus 종	아프리카, 중동, 중앙아시아
Centruroides 종	북, 중앙, 남아메리카
Heterometrus 종	북중 및 동남아시아
Leiurus 종	북아프리카, 중동, 터키
Mesobuthus 종	터키, 인디아
Parabuthus 종	남아프리카
Tityus 종	중남아메리카

많은 전갈의 독액은 특히 저분자량의 단백질, 펩티드, 아미노산, 핵산염 및 염류를 함유하고 있다. 일반적으로 신경독성 분획은 그들의 분자량에 근거하여 분류된다. 즉 단쇄 독소는 3 또는 4개의 디설피드 결합을 가진 30~40개의 아미노산 잔류물로 구성되며 칼륨 또는 염화물 통로에 영향을 나타내고, 반면에 장쇄 독소는 4개의 디설피드 결합을 가진 60~70개의 아미노산을 가지며 주로 나트륨 통로에 영향을 준다. 독소는 흥분세포의 특이 통로에 선택적으로 결합할 수 있어서 신경독성이 일어나는 신경과 근육에서 활동전위의 초기 탈분극을 손상시킨다.

전갈 독액투입(envenomation)의 증후 및 증상은 종에 따라 크게 다르다. Vejovidae 과의 것들의 침은 국소적 통증, 종창, 유연 및 가벼운 마비 등을 일으킨다. 쇠약, 발열 및 근섬유속연축 등이 보고되어 있긴 하나 전신적인 작용은 드물다. 몇몇 *Centruroides* 속의 것들에 의한 독액투입(envenomation)은 초기 통증을 일으킬 수도 있고 그렇지 않을 수도 있다. 그러나 그 부위는 만지는 것에 민감하게 되고 단지 상처부위를 가볍게 누르기만 해도 즉석의 퇴축이 일어난다. 중독된 아이는 긴장하고 불안하게 되며 비정상적이고 무작위의 머리 및 목 운동을 보인다. 어린 아이는 종종 두리번거리는 눈 운동을 한다. 일반적으로 45분 내에 빈맥이 뚜렷하며 또한 고혈압이 뚜렷하다. 호흡 및 심장 박동률이 증가하고 그 아이는 90분 내에 매우 아프게 된다. 얼굴이나 큰 근육에 근섬유속연축이 보일 수 있으며 아이는 일반화된 쇠약을 불평하고 어떤 보행이상이나 운동쇠약을 보일 수 있다. 반궁긴장이 일어날 수 있다. 호흡마비에 앞서 호흡억제가 일어날 수 있다. 과도한 유연이 호흡기능을 더욱 나쁘게 할 수 있다. 말을 더듬는 증상이 있을 수 있고 경련이 일어날 수 있다. 만약 죽지 않는다면 그 아이는 36~48시간 내에 증상이 없어지게 된다.

성인에서는 임상소견이 어느 정도 유사하나 몇 가지 다른 점이 있다. 거의 모든 성인은 연루된 *Centruroides* 종에 상관없이 침에 찔린 후에 즉석의 통증을 불평한다. 이러한 성인은 긴장하고 불안해한다. 그들은 빈맥과 고혈압을 일으키고 호흡이 증가한다. 그들은 어린 아이가 불평하는 것과 마찬가지로 초점을 맞추고 삼키는 데 어려움을 호소한다. 어떤 경우에는 다소의 전신적인 쇠약과 상처받은 손발의 운동 시에 통증이 있다. 보행이상과 근육운동실조가 일어날 수 있다. 대부분의 성인들은 12시간 내에 증상이 없어지나 24시간 이상 일반화된 쇠약을 불평한다.

거미류

30,000여 종의 거미 중에서 적어도 200종이 사람의 중요한 교상에 연루되어 왔다. 의학적으로 중요한 몇몇의 거미류를 표 26-2에 기재해 놓았다.

거미 독액은 매우 복합적이다. 신경활성의 관점으로부터 신경전달물질 방출과 통로에 영향을 주는 성질을 갖고 있는 widow 및 grass spider, 칼슘(Ca^{2+}) 통로를 차단하는 작용을 갖고 있는 jumping spider 그리고 글루타민산 및 칼슘(Ca^{2+})통로를 차단하는 작용을 갖고 있는 argiope 및 orb spider는 신경적 현상의 연구에 그리고 어쩌면 임상적 이용을 위해 많은 가망성을 보여줄 것이다.

검은독거미 종(과부거미)

이들 거미류는 일반적으로 black widow, brown widow, red-kegged, hourglass, poison lady, deadly spider, red-botton spider, T-spider, gray lady spider 및 shoebutton spider로 알려져 있다.

표 26-2 사람에서 중요한 교상이 알려진 거미류 속

속	과	일반명	분포
Aganippe species	Idiopidae	Trap-door spider	호주
Agelenopsis	Agelenidae	Grass spider	북아메리카
Aphonopelma species	Theraphosidiae	Tarantula	북아메리카
Araneus species	Araneidae	Orbweaver	세계적
Arbanitis species	Idiopidae	Trap-door spider	호주, 동인도제도
Argiope species	Araneidae	Argiope	세계적
Atrax species	Hexathelidae	Funnel-web spider	호주
Bothriocyrtum species	Ctenizidae	Trap-door spider	캘리포니아
Cheiracanthium species	Miturgidae	Running spider	유럽, 북아프리카, 동양, 북아메리카
Cupiennius species	Ctenidae	Banana spider	중앙아메리카
Drassodes species	Gnaphosidae	Running spider	세계적
Dyarcyops [5*Misgolas*]	Idiopidae	Trap-door spider	호주
Dysdera	Dysderidae	Dysderid	동반구, 아메리카
Elassoctenus [5*Diallomus*]	Zordae	Ctenid	호주
Filistata species	Filistatidae	Hackled-band spider	온대 및 열대 세계적
Harpactirella species	Theraphosidae	Trap-door spider	남아프리카
Heteropoda species	Sparassidae	Giant crab spider	동인도제도, 열대 아시아, 남부 플로리다
Isopoda species	Sparassidae	Giant crab spider	호주, 동인도제도
Ixeuticus [5*Badumna*]	Desidae	Amaurobiid	뉴질랜드, 남부 캘리포니아
Lampona species	Lamponidae	White-tailed spider	호주, 뉴질랜드
Latrodectus species	Theridiidae	Widow spider	온대 및 열대 세계적
Liocranoides species	Tengellidae	Running spider	애팔래치아
Loxosceles species	Loxoscelidae	Brown or violin spider	아메리카, 아프리카, 유럽 동아시아, 태평양제도
Lycosa species	Lycosoidae	Wolf spider	세계적
Missulena species	Actinopodidae	Trap-door spider	호주
Misumenoides species	Thomisidae	Crab spider	남북아메리카
Miturga species	Miturgidae	Running spider	호주
Mopsus species	Salticidae	Jumping spider	호주
Neoscona species	Araneidae	Orbweaver	세계적
Olios species	Sparassidae	Giant crab spider	남북아메리카
Pamphobeteus species	Theraphosidae	Tarantula	남아메리카
Peucetia species	Oxyopidae	Green lynx spider	세계적
Phidippus species	Salticidae	Jumping spider	남북아메리카
Phoneutria species	Ctenidae	Hunting spider	중남아메리카
Selenocosmia species	Theraphosidae	Tarantula	동인도제도, 인디아, 호주 열대 아프리카
Steatoda species	Theridiidae	False black widow	세계적
Tegenaria	Agelenidae	Funnel-web spider	세계적
Ummidia	Ctenizidae	Trap–door spider	남북아메리카

과부거미(widow spider)는 온대 및 열대 지역에서 거의 범세계적으로 발견된다. 암컷 및 수컷 과부거미가 모두 독액을 분비하기는 하나 암컷만이 사람의 피부를 관통하기에 충분한 크고 강한 독아를 갖고 있다. 그들의 독액은 약 1,000가지 아미노산 잔류물로 된 하나의 단백질 족인 latrotoxins을 함유한다. Alpha-latrotoxin은 $[Ca^{2+}]_i$를 증가시키고 신경말단으로부터 신경전달물질의 세포외유출(exocytosis)을 촉진시킴으로 해서 감극하는 신경세포체 내에서 척추동물의 중추신경계에 대하여 독성작용를 나타내는 시냅스전(presynaptic) 독소이다.

임상적 문제점

Black widow에 의한 교상은 예리하고 콕콕 찌르는 듯하다고 묘사된다. 뒤이어 때때로 영향을 받은 손발에서의 통증 그리고 하나 또는 몇몇의 큰 근육에서의 통증과 경련을 느끼지 못하게 되는 마비가 일어난다. 물린 후 처음 60분 동안을 제외하고 드물게 어떤 국소적 피부반응이 있다. 물린 후 30분 내에 근섬유속연축을 종종 볼 수 있다. 일반적으로 환자는 땀을 흘리며 쇠약과 국부 임프절의 통증을 호소하고 종종 림프선염이 관찰된다. 하배부, 넓적다리 또는 복부에서의 통증이 일반적인 호소증상이고 복부근육의 강직이 독액투입이 심한 대부분의 경우에 볼 수 있다. 심한 발작성 근육경련이 일어날 수 있으며 관절통이 보고되어 있다. 일반적으로 고혈압이 일어나며, 특히 중등도에서 심한 독액투입 후 노인에서 일어난다.

Loxosceles Species(Brown or Violin Spiders)

이들 거미류는 북미에서 fiddle-back spider 또는 brown recluse로서 여러 가지로 알려져 있다. 이들 거미들의 복부는 색깔이 오렌지 및 적갈색을 포함하여 회색으로부터 검은색까지 다양하며 두흉부의 바탕은 엷은 노란색으로부터 적갈색까지 명확하다. 수컷 및 암컷 모두 독액을 분비한다.

Loxosceles 독액은 phospholipase, protease, esterase, collagenase, hyaluronidase, deoxyribonuclease, ribonuclease, dipeptides, dermonecrosis factor 33, demonecrosis factor 37 및 sphingomyelinase D activity를 가진 인자들을 함유할 수 있다.

임상적 문제점

이 거미의 교상은 거의 개미의 침에 의한 정도와 같은 통증을 일으킨다. 상처 주위에 작열감이 30~60분 동안 지속된다. 어떤 교상은 국소화된 통증, 가벼운 발적 및 최소의 종창만을 일으킨다. 좀 더 심한 교상에서는 그 부위에 소양증을 일으키며 그 부위는 붉게 되며 발적된 교상부위를 둘러싸는 작은 표백된 부위를 띠게 된다. 일반적으로 피부온도는 병변부위 이상으로 상승한다. 그 후 1~8시간 동안에 발적 부위는 종대되고 자색으로 된다. 그 부위 전체에 출혈이 일어날 수 있다. 교상부위에 작은 수포나 소낭이 형성되어 크기가 증가한다. 그는 이어서 파열되고 농포를 형성한다. 붉은 출혈성 부위는 계속하여 종창되고 농포화된다. 모든 부위가 종창되고 통증이 있게 될 수 있으며 림프선종이 일반적이다. 심한 교상에서는 발열, 불쾌, 위경련, 오심, 구토, 황달, 비장종대, 용혈, 혈뇨 및 혈소판감소증 등의 전신적 작용이 있다. 드물기는 하나 치명적인 경우에는 일반적으로 맥관내 용혈, 용혈성 빈혈, 혈소판감소증, 혈색소뇨 및 신장부전 등이 앞서 일어난다.

Steatoda **Species(Cobweb Spiders)**

Steatoda 종인 Cobweb Spiders는 false black widow, combfooted 또는 찬장 거미로서 여러 가지로 알려져 있다. *S. grossa* 및 *S. fulva*에 의한 교상은 교상부위에 종종 심한 국소적 통증, 경변, 소양증 및 가끔 근육쇠약 등이 뒤따른다.

Cheiracanthium **Species(Running Spiders)**

Cheiracanthium punctorium, C. inclusum, C. mildei, C. diversum 및 *C. japonicum* 들은 일반적인 무는 거미들이다. 복부는 볼록하고 달걀 모양이고 색깔은 노란, 초록 또는 초록빛 나는 흰색으로부터 적갈색까지 다양하다. 협각은 강하고 다리는 길고 털이 있으며 섬세하다. *Cheiracanthium*은 꼭 달라붙어 있는 경향이어서 때로는 교상부위로부터 제거하여야만 한다. 독액은 매우 독성이 높은 60-kDa의 단백질로서 노르에피네프린 및 세로토닌의 농도가 높다. 교상은 예리하고 통증이 있으며 처음 30~45시간 동안 통증이 증가한다. 충혈된 변연부가 있는 발적된 구반이 생긴다. 림프선염과 림프선종이 발생한다. *C. japonicum*은 심한 국소적 통증, 오심, 구토, 심한 소양증, 두통, 흉부불쾌 및 충격 등을 포함하는 더욱 심한 작용을 일으킨다.

Phidippus **Species(Jumping Spiders)**

이 거미류는 crab spider 및 eyebrow spider로 다양하게 알려져 있고 일반적으로 길이는 20 mm 이내이며 앞쪽으로 둔한 경향이 있는 약간 장방형의 두흉부를 가지고 있다. 복부는 종종 타원형이거나 길다. 색깔은 아주 다양하다.

이 거미에 물리면 예리하게 콕콕 찌르는 통증이 발생하여 일반적으로 5~10분 지속된다. 직경 2~5 cm의 홍반성구반이 서서히 발생한다. 둔하고 때때로 좀처럼 주의를 요하지 않는 두근거리는 통증이 상처부위에 일어날 수 있다. 상처부위에 소포가 형성될 수 있다. 일반적으로 종창은 미만성일 수 있으며 종종 소양감이 수반된다. 그 작용은 보통 48시간 내에 완화된다.

진드기류

진드기에 의한 마비는 Ixodidae(참진드기 과) 및 Argasidae(물렁진드기 과) 그리고 아마도 다른 과의 적어도 60종의 진드기의 침에 의하여 일어난다. 진드기 중독증과의 대비로서 진드기 마비에 관하여는 진드기의 침에 의해 일어나는 것과 유사한 신경적 장해를 일으키는 진드기(참진드기)에 의해 전파되는 리켓치아, 스피로헤타 및 미생물들을 고려하여야만 한다. 진드기에 의해 전파되는 미생물들에 의하여 일어나는 질병중 Lyme disease, Rocky Mountain spotted fever, babesiosis, leptosiprosis, Q fever, ehrlichiosis, typhus 및 tick-borne encephalitis 등이 특히 중요하다.

진드기 교상은 종종 느낄 수가 없으며 독액투입의 처음 증거가 수일 후까지 나타나지 않을 수 있다. 환자는 종종 보행의 어려움을 불평하며 부전마비 그리고 결국에는 운동부전마비 및 마비가 뒤따른다. 말하기와 호흡에 문제점이 계속하여 일어나며 진드기를 제거하지 않으면 호흡마비가 일어난다. 진드기는 종종 털 속에 있음으로 눈에 띄지 않게 남아 있을 수 있고 그런고로 감별진단을 혼동하게 한다. 마비의 회복은 서서히 풀리지만 진드기를 제거하면 일반적으로 신속하고 완전하게 회복된다.

사람과 가축에서 마비를 일으키는 진드기류는 동일할 수 있고 목초지 진드기에의 노출 길이가 중독의 정도를 결정한다. 이 언급은 단지 진드기 독액중독에 대해서만 특유하고 진드기 교상의 알러지 반응, 질병상태의 전파 및 다른 합병증에 대해서는 그렇지 않다.

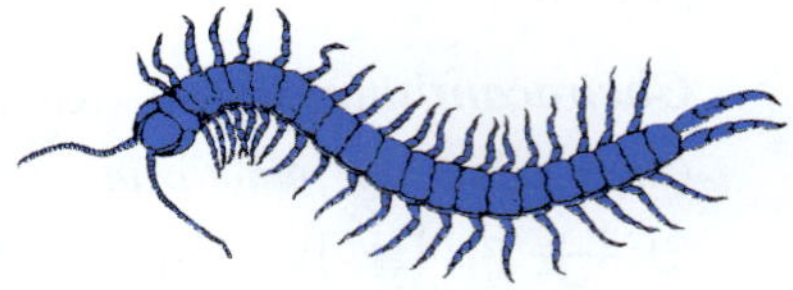

지네강(지네류)

이들 길고 많은 체절을 가진 황갈색의 절지동물류는 세계적으로 발견된다. 머리 뒤의 다리의 첫 번째 쌍은 독턱(poison jaw) 또는 악각으로 변화되어 있다. 독액은 분비세포의 세포내 과립 내에 농축되어 있으며 세포외유출(exocytosis)에 의해 선의 관강(lumen of gland)내로 이동하며 그곳으로부터 관로가 독액을 턱으로 운반한다.

Centipedes(지네류)의 독액은 proteinases, esterase, 5-hydroxytryptamine, histamine, lipids 및 polysaccharides를 함유한다. 사람에서 이 독액은 즉시성 출혈, 발적 및 종창을 일으키며 종종 24시간 동안 지속된다. 국소적인 조직변화와 괴사가 보고되어 있으며 심한 독액투입은 오심과 구토, 심박 수 변화, 어지러움 및 두통을 일으킬 수 있다. 가장 심한 경우에는 정신적 장해를 일으킬 수 있다.

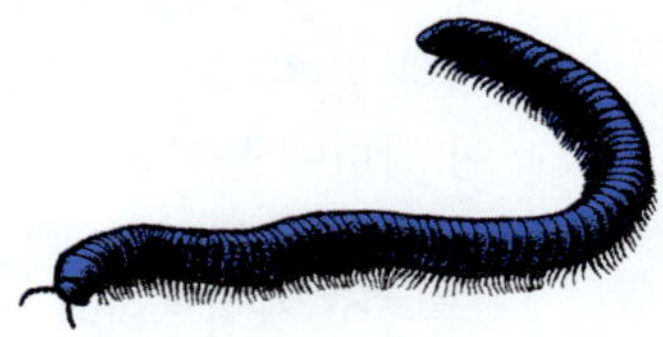

노래기강(노래기류)

이들 절지동물들은 원통모양의 나선형(wormlike) 동물로 색깔은 적갈색으로부터 암갈색 또는 흑색이며 체절당 두 쌍의 마디가 있는 다리를 가지고 길이는 20~300 mm의 범위다.

노래기류(millipedes)에 의해 발생하는 병변은 일반적으로 타는 듯하고 찌르는 듯한 감각을 가지며 황색 또는 자갈색 병변으로 발전하고 계속하여 장액혈액상 액체를 함유하는 포진을 형성하고 이는 파열될 수 있다. 눈에 접촉되면 급성 결막염, 안와주위의 부종, 각질증식 및 많은 통증을 일으킬 수 있다.

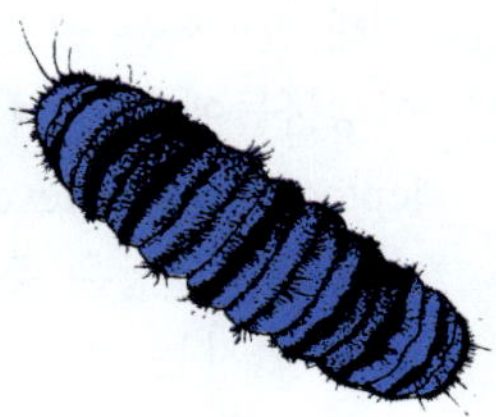

곤충강

나비목(쐐기벌레, 나방, 나비)

쐐기벌레의 담마진양 털 또는 강모는 각각의 털의 기부에 있는 단세포 독선에 부착되어 있다. 독성물질은 아리스톨로킨산(aristolochic acids), cardenolides, histamine 및 섬유소용해성 단백질(fibrinolytic protein)을 함유한다. Prothrombin 및 pratial thromboplastin time의 지연과 같은 응고부전이 인지되었으며 fibrinogen과 plasminogen의 감소가 주목되었다. 출혈증후는 전체적으로 섬유소용해성(fibrinolytic) 또는 전염성 혈관내응혈이상증과 같은 증후의 어느 하나로서 분류될 수 없다.

나비목의 *Megalopygidae, Dioptidae, Automeris* 및 *Hermileucinae* 종의 침은 때로는 심하고 때로는 치명적인 출혈성 소질을 일으킨다. 좀 더 심한 경우에는 국소적 통증과 구진(때로 출혈성) 및 혈종이 있다. 때로는 두통, 오심, 구토, 혈뇨, 림프선염 및 림프선증이 있을 수 있다.

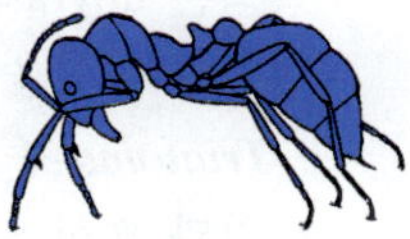

개미목(개미)

임상적으로 중요한 침을 가진 개미는 harvester ants(*Pagonomyrmex*), fire ants(*Solenopsis*) 및 little fire ants(*Ochetomyrmex*)들이다. Harvester ant는 크고 붉은색, 암갈색 또는 검은색이며 크기는 6~10 mm이며 머리 뒷부분에 긴 털의 술을 가지고 있다. 그것들은 악성의 바늘로서 그들 독액은 강한 콜린성 성질을 갖고 있다.

개미의 독액은 매우 다양하다. Ponerinae, Pseudomyrmex 및 Ecitoninae의 독액은 특성상 단백질성이다. Myrmecinae 독액은 amines, protienaceous materials, histamine, hyaluronidase 및 phospholipase A의 혼합물이다. Formicinae ant의 독액은 약 60%의 개미산을 함유한다. 불개미는 폴리펩티드와 단백질이 부족하기는 하지만 소양성 농포 형성 및 괴사를 독특하게 일으킨다. Fire ant의 침은 통증이 있는 작열감을 일으킨다. 후에 구진과 국소적 홍반이 발생하고 몇 시간 내에 선명한 소포가 된다. 12~24시간 내에 그 액은 화농성으로 되고 병변은 농포로 된다. 그 농포는 파열되거나 가피 또는 섬유소성 소절이 될 수 있다. 여러 번 침을 맞으면 오심, 구토, 어지러움, 발한 증가, 호흡곤란, 청색증, 혼수 및 심지어는 죽음이 있을 수 있다.

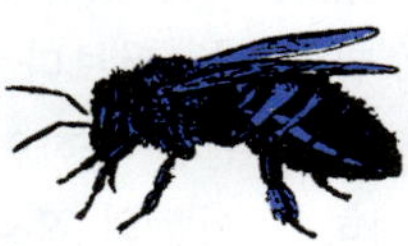

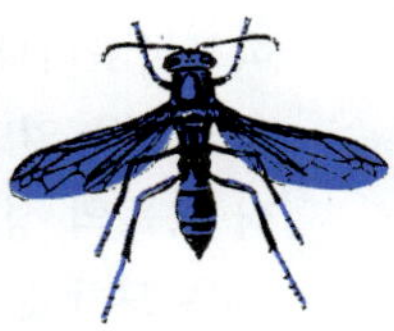

벌목(벌)

가장 일반적으로 침을 쏘는 벌은 *Apis mellifera mellifer*와 Africanized 벌인 *A. mellifor adansonii*이다. 독액은 다른 성분 중에서도 특히 phospholipase A_2, hyaluronidase, histamine, dopamine 및 mast cell-degranulating peptide에 의해 상승작용이 일어나는 apamine과 melittin을 함유한다. 50개의 침은 호흡부전, 맥관내 용혈, 고혈압, 심근손상, 간장변성, 충격 및 신장부전 등을 일으킬 수 있다고 한다. 100 또는 그 이상의 침은 죽음을 일으킬 수 있다.

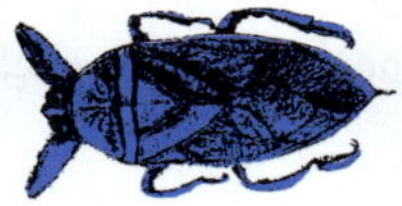

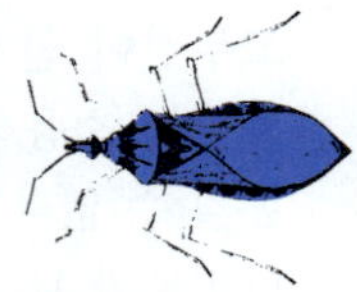

노린재아목

임상적으로 가장 중요한 true bugs는 침노린재과[Reduviidae(the reduviids)]로서 kissing bug, assassin bug, wheel bug 또는 cone-nose bug이다. 가장 일반적으로 포함되는 종은 *Triatoma protracta, T. rubida, T. magista, Redvius personatus* 및 *Arilus cristatus*인 것 같다. 이들 bugs의 독액은 apyrase activity를 가지며 단백효소의 특성이 아주 풍부하다. 독액은 collagen-induced 혈소판 응집을 억제한다.

Triatoma 종의 교상은 한정적으로 통증이 있으며 홍반, 소양증, 교상부위의 온도상승, 국소적 종창과 오심 및 구토와 같은 전신적 반응과 혈관부종 등을 일으킨다. 몇 군데의 교상으로 상처부위는 탈락하여 함몰된다.

Water bugs는 물에서 사는 적어도 Belostomatidae, Naucordiae 및 Notonectidae 등 3개 과의 rue bugs로서 사람을 물어 독액을 투입할 수 있다. Water bugs의 침은 소화효소, 신경독성 성분 및 용혈성 분획을 함유한다. Water bugs의 교상은 즉석의 통증과 어느 정도의 국소적 종창을 일으킨다.

"독액을 분비하는"의 대비로서 "유독성"인 몇몇 절지동물이 있다. 즉, 그들은 그들의 독소를 전달하기 위하여 어떠한 기전을 갖고 있지 않고 그들이 부서지거나 포식됨을 통해서 들어가야만 한다. 이들 중에는 특히 darkling beetles 또는 stink bugs(*Eleodes*)와 blister beetles(*Epicauta*)가 포함되며 cantharidin이 알려져 있다.

파충류

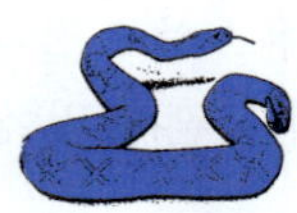

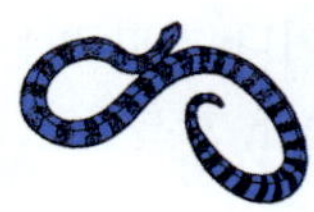

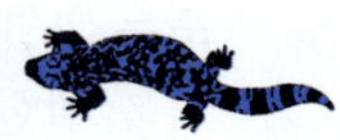

도마뱀

미국독도마뱀(Gila monster, *Heloderma suspectum*)과 멕시코독도마뱀(beaded lizard, *H. horridum*)은 일반적으로 믿어지는 것보다 훨씬 덜 위험하다. 그들의 독액은 아래턱의 독액선으로부터 그들의 성분을 배출하는 관을 통하여 아래턱의 큰 이빨의 기부 가까이로 운반된다. 그리고 독액은 모세관작용에 의하여 이빨의 홈을 따라서 끌어 올려진다. 독액은 helothermine, sertonin, amine oxidase, phospholipase A 그리고 proteolytic 및 hyaluronidase activities를 갖고 있다. 많은 양의 독도마뱀속(*Heloderma*) 독액은 순환 혈액량의 감소를 수반하는 동맥압의 저하, 빈맥 및 호흡곤란을 일으키며 치사용량에서는 심실수축성의 상실이 일어난다.

뱀

3,500종 이상의 뱀 중에서 거의 400종이 사람에게 충분히 위험스럽게 될 수 있는 독액을 분비한다. 독액을 분비하는 종은 코브라과(Elapidae), 바다뱀과(Hydrophiodae), Laticaudidae, 살모사과(Viperidae) 및 다소의 뱀과(Colubridae)를 포함하며 가장 임상적으로 중요한 종은 아프리카의

boomslang 및 bird snake와 아시아의 red-necked keelback이다. 의학적으로 중요한 몇몇 독액을 분비하는 뱀과 그들의 일반적 분포는 표 26-3에 기재해 놓았다.

표 26-3 세계에서 의학적으로 중요한 몇 가지 뱀들

학명 및 일반명	분포
Crotalids	
Agkistrodon bilineatus—cantil	멕시코 남부로부터 과테말라 및 니카라과까지
Agkistrodon contortrix—copperhead	뉴욕 남부로부터 플로리다까지, 서부로부터 네브라스카와 텍사스까지
Agkistrodon halys—mamushi	카스피해로부터 일본까지
Agkistrodon piscivorus—eastern cottonmouth	뉴욕으로부터 미주리까지
Calloselasma (*Agkistrodon*) rhodostoma—Malayan pit viper	많은 동남아시아
Bothrops asper and/or atrox—fer-de-lance —barba amarillia —terciopelo	남부 소노라로부터 페루와 북부 브라질까지
Bothrops jararaca—jararaca	브라질, 파라과이 및 아르헨티나
Bothrops jararacussu—jararacussu	브라질, 볼리비아, 파라과이 및 아르헨티나
Bothrops neuwiedi—jararaca pintada	브라질, 볼리비아, 파라과이, 북부 아르헨티나
Crotalus adamanteus—eastern diamondback rattlesnake	동남부 미국
Crotalus atrox—western diamondback rattlesnake	동남부 미국으로부터 중부 멕시코까지
Crotalus basiliscus—Mexican west-coast rattlesnake	옥사카 및 멕시코 서해안
Crotalus scutulatus—Mojave rattlesnake	중부 캘리포니아로부터 뉴멕시코까지
Crotalus viridis helleri—southern Pacific rattlesnake	서해안, 남부 캘리포니아
Trimeresurus flavoviridis—habu	아마미 및 오키나와 제도
Trimeresurus mucrosquamatus—Chinese habu	대만 및 남부 중국으로부터 베트남 및 라오스를 거쳐 서쪽으로 인디아까지
Viperids	
Bitis arietans—puff adder	많은 아프리카를 통하여 모로코와 서아라비아
Bitis caudalis—horned adder	앙골라로부터 남비아를 통하여 남쪽으로 중앙 및 남부 아프리카로
Causus sp.—night adders	사하라 남부의 대부분의 아프리카
Cerastes cerastes—horned viper	사하라, 아라비아반도로부터 레바논까지
Cerastes vipera—Sahara sand viper	중앙 사하라로부터 레바논까지
Daboi (*Vipera*) *russelli*—Russell's viper	인도아대륙, 동남부 중국으로부터 대만 및 인도네시아 일부까지
Echis carinatus—saw-scaled viper	남부 인디아로부터 북부 및 열대 아프리카까지
Echis coloratus—saw-scaled viper	동부 이집트, 서부 아라비아 반도로부터 북쪽으로 이스라엘까지
Vipera ammodytes—long-nosed viper	이탈리아로부터 동남부 유럽, 터키, 요르단을 통하여 북서부 이란까지
Vipera berus—European viper	영국제도로부터 유럽을 통하여 북아시아까지
Vipera lebetina—Levantine viper	키프로스로부터 중동을 통하여 카슈미르까지
Vipera xanthina—Near East viper	동부터키 및 소아시아

(continued)

표 26-3 세계에서 의학적으로 중요한 몇 가지 뱀들

학명 및 일반명	분포
Elapids	
Coral snakes (c.s.)	
Calliophis species—Oriental c.s.	동남아시아, 동양
Micrurus alleni—Allen's c.s.	대서양 안 니카라과로부터 파나마까지
Micrurus corallinus—c.s.	남부 브라질로부터 우루과이, 북부 아르헨티나까지
Micrurus frontalis—southern c.s.	동남부 브라질, 북부 아르헨티나,우루과이, 파라과이 및 볼리비아
Micrurus fulvius—eastern c.s.	동남부, 남부 미국 및 북중부 멕시코
Micrurus mipartitus—black-ringed c.s.	베네수엘라 및 페루로부터 나카라과
Micrurus nigrocinctus—black-banded c.s.	남부 멕시코로부터 북서부 콜롬비아
Cobras	
Hemachatus haemachatus—Ringhals cobra	동남부 및 남부 아프리카
Naja atra—Chinese cobra	타일랜드 및 남부 중국으로 부터 대만까지
Naja haje—Egyptian or brown cobra	아프리카 및 아라비아반도 일부
Naja naja—Indian cobra	인도아대륙 대부분
Naja nigricollis—spitting cobra	서부 아프리카 및 남부 이집트로 부터 희망봉 부도까지
Naja nivea—Cape or yellow cobra	남비아, 보츠와나로부터 남쪽으로 희망봉까지
Naja oxiana—Central Asian cobra	북부 파키스탄으로부터 이란, 남부 러시아까지
Naja philippinensis—Philippine cobra	필리핀
Naja sputatrix—Malayan cobra	말레이시아 반도 및 인도네시아
Ophiophagus hannah—king cobra	인도아대륙, 중국 및 필리핀
Walterinnesia aegyptia—desert blacksnake or desert cobra	이집트로부터 이란까지
Kraits and mambas	
Bungarus caeruleus—Indian or blue krait	인디아, 파키스탄, 스리랑카, 방글라데시
Bungarus candidus—Malayan krait	타일랜드, 말레이시아, 인도네시아
Bungarus multicinctus—many-banded krait	남부 중국으로부터 해남 대만까지
Dendroaspis polylepis—black mamba	에티오피아 및 소말리아로부터 앙골라, 잠비아, 남비아, 남서부 아프리카까지
Australian elapids	
Acanthophis antarcticus—common death adder	호주대부분, 몰루카스, 뉴기니아
Notechis scutatus—tiger snake	동남부 호주
Oxyuranus scutellatus—Taipan	북부해안 호주, 뉴기니아 일부
Pseudechis australis—mulga	동남부 및 남부해안을 제외한 호주 대부분, 뉴기니아
Pseudonaja nuchalis—western brown snake	동부 및 동남부해안을 제외한 호주 대부분
Pseudonaja textilis—eastern brown snake	동부 호주

주: 이 표에서의 일반명은 뱀에 대하여 문헌 확인으로써 일반적으로 사용되는 명칭이다. 그러나 이 명칭들은 뱀이 풍부한 특정 지역에서 사람들에 의해 사용되는 명칭이 아닐 수 있다.

뱀독액

뱀독액은 단백질과 peptides, sodium, calcium, potassium 및 magnesium과 같은 무기 양이온 그리고 아연, 철, 코발트, 망간 및 니켈 등 소량의 금속의 복합적 혼합물이다. 또한 어떤 종류의 뱀독액은 탄수화물(당단백), 지질 및 생체아민(biogenic amines)을 함유하는 반면 다른 뱀독액은 유리 아미노산을 함유한다.

효소

어떤 한 가지 뱀독액이 모든 효소를 함유하지는 않지만 뱀독액은 적어도 25가지 효소를 함유한다(표 26-4). 단백질 분해효소는 조직의 단백질과 펩티드의 분해를 촉매한다. 그들은 또한 peptide hydrolase, protease, endopeptidase, peptidase 및 proteinase로 알려져 있다. 한 가지 독액에는 몇 가지의 단백질 분해효소가 있을 수 있다. 금속들은 어떤 독액의 proteases 및 phospholipases 활성에 관여하게 된다. 여태까지 실험된 crotalid 독액은 단백질 분해효소가 풍부한 것 같다. 살모사 독액은 단백질 분해작용이 보다 적은 양인 반면 코브라 및 바다뱀 독액은 거의 없거나 없다. 단백질 분해효소의 활성이 풍부한 독액은 현저한 조직파괴와 관련이 있다.

Arginine ester hydrolase는 crotalid와 살모사 독액 그리고 몇몇 바다뱀 독액에서 발견되는 반면 *Ophiophagus hannah*은 예외로 할 가능성이 있으면서도 코브라 독액에는 없다. 몇몇 crotalid 독액은 적어도 크로마토그래피로 분리 가능한 3가지의 arginine ester hydrolases를 함유한다. 몇몇의 crotalid 독액의 bradykinin-releasing 및 possible bradykinin-clotting activities는 esterase activity와 관련이 있을 수 있다.

트롬빈양 효소들은 Crotalidae 및 살모사과의 독액에서 현저한 양이 발견되는 반면 코브라과 및 바다뱀과의 독액에는 적거나 없다. 뱀독의 트롬빈양 효소들에 의한 섬유소원 응고형성 기전은 fibrinopeptide A(또는 B)의 선택적 방출을 일으킨다. Thrombin은 fibrinopeptide A 및 B를 방출한다. 트롬빈과 트롬빈양 뱀독액효소의 단백질 분해작용은 표 26-5에 나타내었다. 이 표는 또한 ancrod(*Calloselasma rhodostoma*로부터), batroxobin(*Bothrops moojeni*로부터), crotalase(*Crotalus adamanteus*로부터), gabonase(*Bitis gabonica*로부터) 및 효소(*Agkistrodon contortrix*로부터)의 비교도 보여준다.

표 26-4 뱀독액의 효소들

단백질 분해효소(Proteolytic enzmes)	포스포모노에스테라제(Phosphomonoesterase)
아르기닌에스테르 가수분해효소(Arginine ester hydrolase)	포스포디에스테라제(Phosphodiesterase)
트롬빈양 효소(Thrombin-like enzyme)	아세틸콜린에스테라제(Acetylcholinesterase)
교원효소(Collagenase)	리보핵산 분해효소(RNase)
히알우론산 분해효소(Hyaluronidase)	데옥시리보핵산 분해효소(DNase)
포스폴리파제 A_2(A)(Phospholipase A_2(A))	핵산염 분해효소(5′-Nucleotidase)
포스폴리파제 B(Phospholipase B)	핵산염 분해효소(NAD-nucleotidase)
포스폴리파제 C(Phospholipase C)	아미노산 산화효소(L-Amino acid oxidase)
유산염탈수소효소(Lactate dehydrogenase)	

콜라게나제는 콜라겐을 소화하는 특이한 단백질 분해효소이다. 이 활성은 crotalid와 살모사의 수많은 종의 독액에서 증명되었다. *Crotalus atrox*의 독액은 장간막교원질섬유는 소화하나 다른 단백질은 소화하지 않는다.

Hyaluronidase는 어떤 산성 점액다당류에서 내부의 glycoside 결합의 분할을 촉매하여 결합조직의 점도를 감소시키고 독액의 다른 분획이 조직으로 침투되도록 한다.

어떤 독액은 2-acyl ester 결합의 가수분해를 촉매하여 유리지방산과 lysophospholipid를 산출하는 phospholipase A_2(PLA_2)의 풍부한 근원이다. PLA_2는 코브라, vioers, crotalids, 바다뱀, atractaspids 및 몇몇 colubrids에 널리 분포한다. 이 효소들의 서열은 상동성이고 효소의 활성부위는 동일하나 그들의 약리학적 특성은 크게 다르다.

Phosphomonoesterase(phosphatase)는 colubrids를 제외한 모든 과의 뱀의 독액에서 발견된다. 이 효소는 orthophosphoric monoester phosphohydrolase의 특성을 갖는다. 두 가지 비특이적인 phosphomonoesterase가 있으며 많은 독액이 acid 및 alkaline phosphatase 두 가지 모두를 함유하는 반면 다른 독액은 하나 또는 다른 효소를 함유한다.

Phosphodiesterase는 독액을 분비하는 모든 과의 뱀독에서 발견되며 DNA, RNA 및 arabinose의 유도체를 침습하는 orthophosphoric diester phosphohydrolase이다.

뱀독에 대한 독성학적 기여가 알려지지 않은 다른 효소들이 있다. 이들은 acetylcholinesterase, RNase, DNase, 5′-nucleotidase, L-amino acid 및 lactate dehydrogenase 등이 포함된다.

폴리펩티드

뱀독액의 폴리펩티드(polypeptides)는 저분자량의 단백질로 효소적 활성을 가지지 않는다. Erabutoxin a, erabutoxin b, alpha-cobratoxin, crotactin 및 crotamine 등이 예이다.

독성학

일반적으로 방울뱀과 다른 New World crotalids의 독액은 혈관의 저항성(및 종종 통합성)의 변화, 혈구 및 혈액응고기전의 변화, 심장 및 폐 동력의 직접 또는 간접적 변화가 일어나고, *C. durrissus terrificus* 및 *C. scutulatus*와 같은 crotalids로 심각한 신경계의 변화와 호흡의 변화가 일어난다. 사람에서 중독의 경과는 주입된 독액의 종류와 양, 침착부위, 환자의 일반적 건강상태, 크기 및 연령, 처치의 형태 그리고 이 장의 첫 머리에 언급한 약력학적 요소 등에 의해 결정된다. 임상적 경험으로 보면 사람에서의 죽음은 1시간 이내 또는 수일 후에 일어날 수 있는데 대부분의 죽음은 18 내지 32시간 사이에 일어난다.

North American crotalid 교상에서 저혈압증과 shock가 주요한 치료학적 문제점이다. 이 작용은 체액, 단백질 및 어느 정도의 적혈구 손실을 일으키는 모세혈관의 투과성 증가에 이어 일어나는 순환 혈액량의 감소에 의해 유발되는 것 같다. 저혈압증의 심한 정도는 투여량에 따르며 순환 체액량의 회복은 정맥 내 체액 주입으로 이루어질 수 있다.

뱀 교상 치료

독액을 분비하는 뱀에 의한 교상의 치료는 고도로 특수화되어 거의 모든 개체의 독액투입은 특수한 추천을 요한다. 그러나 모든 교상에 대한 3가지의 일반적 원칙을 기억하여야만 한다. 즉,

표 26-5 트롬빈과 트롬빈양 뱀독액효소의 단백질 분해작용

효소	사람 섬유소원에 대한 작용: 방출되는 섬유소 펩티드	사람 섬유소원에 대한 작용: 연쇄 감손	제13인자 활성화	프로트롬빈 단편분할	혈소판 응집 및 방출	제8인자 활성화	제5인자 활성화
트롬빈(Thrombin)	A − B	α(A)	예	예	예	예	예
트롬빈 양 효소(Thrombin -like enzymes)	A*	α(A)† or β(B)‡	아니오	예 또는 아니오§	아니오	아니오	아니오
살모사속(*Agkistrodon*) *c. contortrix* 독액(venom)	B	n.d.#	불완전	n.d.	No	n.d.	n.d.
Bitis gabonica 독액(venom)	A + B	n.d.	예	n.d.	n.d.	n.d.	n.d.

*Includes ancrod, batroxobin, crotalase, and the enzyme from *T. okinavensis*.

†Ancrod [batroxobin degrades *a*(A) chain of bovine but not human fibrinogen].

‡Crotalase.

§Fragment I released by crotalase and *Agkistrodon contortrix* venom but not by ancrod or batroxobin.

#n.d.=not determined.

1. 뱀독액 중독은 즉석의 주의와 중요한 판단의 실행을 요하는 의학적 긴급 사태이다.
2. 독액은 복합적 혼합물이며 유일한 적절한 해독제는 한 가지에 특효가 있거나 여러 가지에 특효가 있는 사독항독소이다.
3. 독액을 분비하는 뱀에 의한 모든 교상이 독액투입으로 귀착되는 것은 아니다. Crotalid 교상의 거의 1,000건 중에서 24%가 중독으로 귀착되지 않았다. 코브라와 혹시는 다른 코브라과의 교상으로 인한 사고가 아마도 더욱 더 높을 것이다.

뱀독액 중독에 연루되는 거의 400종의 뱀에 대한 특별한 치료를 열거하기는 어려울 것이다.

사독항독소

많은 독소는 그들의 단백질 조성 때문에 항체반응을 일으키는데 이 반응은 항혈청 생산에 필수적이다. 하나의 사독항독소(antivenom)는 면역혈청으로부터 독액까지 농축된 독액 특이 항혈청 또는 항체로 되어 있다. 항혈청은 한 가지 항원(monospecific) 또는 몇몇 항원(polyspecific)에 대한 중화항체를 함유한다. 독액으로 면역된 동물은 독액 내의 많은 항원에 대한 다양한 항체를 생산한다. 그 혈청을 수확하여 일부 또는 전부를 정제하고 환자에게 투여하기 전에 더욱 가공 처리한다. 항체는 독액분자와 결합하여 독액을 효력이 없게 한다. 사독항독소는 가장 의학적으로 중요한 뱀, 거미, 전갈 및 해양생물의 독소에 대하여 생산되어 왔다.

사독항독소는 완전한 IgG 항체 또는 $F(ab)_2$ 및 Fab와 같은 IgG의 분획 등 몇 가지 형태로 이용가능하다. 완전한 IgG의 분자량은 약 150,000인 반면 Fab는 약 50,000이다. IgG는 Fab보다 훨씬 적은 분포량을 가지며 신장으로 배설되기에는 너무 크다. IgG의 배출반감기는 약 50 시간이다. IgG는 아마도 망상내피계에 의해 분해된다. Fab 분획은 배출반감기가 약 17시간이며 신장으로 배출된다.

모든 사독항독소 산물은 과감작성의 가능성을 증가시키는 동물의 면역을 통하여 생산된다. 사독항독소의 투여 여부를 결정할 때는 항상 과민증의 위험을 고려하여야만 한다.

참고문헌

Bon C, Goyffon M(eds): *Envenomimgs and Their Treatments*.
Paris: Institut Pasteur, 1996.

Coombes JD(ed): *New Drugs from natral Sources*. London:
IBC Technical Service. 1997

Meier J, White J: *Handbook of Clinical Toxicology of Animal Venoms and Poisons*. Boca Raton, FL: CRC Press,1995

Menez A(ed): *Perspectives in Molecular Toxinology*. New York: Wiley,2002

Russell FE, Nagabhushanam R: *The Venomous and Poisonous Marine Invertebrates of the Indian Ocean*.Enfield,NH: Science publications, 1996.

제27장 식물의 독성작용

Stata Norton

CHAPTER 27

요 점

- 식물의 다른 부분(뿌리, 줄기, 잎, 종자)은 종종 어떤 화학물질을 다른 농도로 함유하고 있다.
- 식물의 나이는 변이성에 기여한다. 어린 식물은 성숙한 식물보다 어떤 성분을 많거나 또는 적게 함유한다.
- 기후와 토양은 어떤 화학물질의 합성에 영향을 미친다.
- 식물은 피부, 폐, 심맥관계, 간장, 신장, 방광, 혈액, 중추 및 말초 신경계, 뼈 그리고 생식기계에 대해 독성 효과를 나타낼 수 있는 화학물질을 함유한다.
- 접촉성 피부염 및 광감작성은 여러 가지 식물과의 일반적 피부반응이다.
- 위장관계 효과는 국소적 자극으로부터 구토 및/또는 설사까지의 범위에 이른다.
- 많은 식물의 잎이나 종자 내의 심장 배당체(cardiac glycosides)는 동물과 사람에서 오심, 구토 및 심장 부정맥(cardiac arrythmia)을 유발한다.

서론

독성화학물질을 함유하고 있는 식물의 많은 종 중에서 단지 몇 가지만이 여기에 기술된다. 선택은 접촉이 일어나는 빈도, 독성작용의 중요성 및 중대 그리고 과학적으로 흥미 있는 화학물질의 작용의 성질 등 3가지 고려를 기초로 하였다. 동종의 식물의 독성작용은 개개 식물에 의한 독성 화학물질의 생산에서의 차이로 인해 변할 수 있다. 독성 화학물질의 농도에서의 변화에 대한 이유는 몇 가지이다.

1. 식물의 다른 부분(뿌리, 줄기, 잎, 종자)은 종종 어떤 화학물질을 다른 농도로 함유하고 있다.
2. 식물의 나이는 변이성에 기여한다. 어린 식물은 성숙한 식물보다 어떤 성분을 많거나 또는 적게 함유한다.
3. 기후와 토양은 어떤 화학물질의 합성에 영향을 미친다.
4. 하나의 종 내에서 유전적인 차이는 개개의 식물이 화학물질을 합성하는 능력을 변화시킬 수 있다. 관계가 있는 독성 화학물질의 합성은 종종 하나의 속의 특성으로서 그리고 때로는 하나의 과의 특성으로서 분류학적으로 관련된 종에서 발견된다.

기관에 의한 독성 효과

피부

알레르기성 피부염

대부분의 사람들은 독담쟁이(poison ivy)와 같은 어떤 식물에 의해 유발되는 피부염에 친숙하다. 똑같이 친숙한 것은 "고초열"이나 여름비염(summer rhinitis)의 종류에서 많은 개체의 알레르기항원성 반응이다.

Philodendron(천남성과family Araceae, arum family)과 Rhus(옻나무과 Anacardiaceae, cashew family) 종 모두는 알레르기성 접촉성 피부염을 유발한다. *Philodendron scandens*는 일반적인 실내에 놓는 화분식물(houseplant)인 반면 *Rhus radicans*(poison ivy)는 북아메리카 토종이다. 독담쟁이에 더하여 덩굴옻나무(toxicodendron)군의 식물은 *R. diversiloba*(독참나무poison oak) 및 *R. vernix*(poison sumac)를 포함한다. *P. scandens*에서의 활성 성분은 resorcinols이다. *R. radicans*에서는 알레르기항원성 성분은 urushiol이라 불리는 catechols의 혼합물이다. 또한 접촉성 피부염은 과피가 독담쟁이의 알레르기원과 교차반응하는 oleorsins을 함유하기 때문에 망고 과일즙에 반복되는 노출로 일어난다.

화초 재배자와 나팔수선화, hyacinths 및 tulips 등의 구근(bulbs) 및 절화(cut flowers)를 취급하는 다른 개인들은 수액과의 접촉으로부터 때때로 피부염을 일으킨다. 피진은 alkaloids(masonin, lycorin 및 몇몇 관련되는 alkaloids로부터의 자극 또는 구근(bulbs) 내의 바늘 모양의 수산칼슘의 결정체 때문이다. "tulip fingers"를 일으키는 tulipalin-A는 한 가지 alkaloid로서 알레르기원성 특성을 가지고 있다.

식물의 알레르기항원은 식물기관의 외측 세포층에 위치하는 경향이 있다. Chrysanthemums (*Dendranthema* species)에 대한 알레르기성 접촉성 피부염에서 알레르기 항원은 줄기 위, 잎 뒷부분 위 그리고 꽃의 머리 내의 작은 털(trichomes) 내에 존재하는 sesquiterpene lactones 이다.

고무나무 *Hevea brasiliensis*로부터의 자연 고무유액 내의 주요한 알레르기 항원은 몇몇 식물에서 발견되는 chitin-binding polypeptide의 하나인 prohevein이다. 고무유액에 민감한 개체는 banana, kiwi, tomato 및 avocado를 포함하여 hevein-like domain을 가지는 chitinase를 함유하는 몇몇 과일에 감작될 수 있다. Asteraceae과의 몇몇 속(예를 들면 유럽에서의 mugwort, *Artemisia vulgaris* 및 북미에서의 ragweed, 돼지풀 *Ambrosia artemisiifolia*)으로부터의 화분은 summer rhinitis를 일으키는 알레르기 항원을 함유한다. 감작된 개체에 의해 생산되는 면역글로불린 항체는 mugwort 및 ragweed의 화분과 교차 반응한다. 교차 반응하는 알레르기 항원은 highly conserved 14-kDa 단백질인 profilin이다.

접촉성 피부염

어린이들은 *Diffenbachia* 식물의 잎을 씹을 수 있고 온실에서 일하는 사람들은 작업과정에서 식물을 자를 수 있다. 눈이나 혀가 즙과 접촉하면 통증과 부종 및 염증이 일어나서 회복되는 데 수일 또는 수주가 걸린다. 독성은 인자들의 결합 때문이다. 항스타민양 또는 세로토닌양 화학물질들은 즉석의 통증에 관여될 수 있다. Raphides라고 하는 티로신양 염증성 단백질로 덮인 자극성 수산칼슘 결정체의 바늘 모양의 결정은 잎 표면을 통하여 조그만 병모양의 돌출세포(ejector cells) 내에 위치한다. 이 세포 위에의 가벼운 자극은 속정(raphides)의 방출을 일으킨다.

Urtica(쐐기풀속)의 trichome 종과의 접촉은 trichome에 의한 피부의 침투로 통증과 홍반이 일어난다. 찌르는 쐐기풀 *Urtica urens*와 *U. dioica*(쐐기풀 과)에서 잎과 줄기를 덮고 있는 trichome은 끝부분에 피부 내에서 파괴되어 급성반응을 일으키는 항스타민, 아세틸콜린 및 세로토닌을 함유하고 있는 액을 방출하는 구(bulb)를 가진 미세한 관으로 되어 있다.

몇몇 미나리아재비속(미나리아재비)은 접촉성 피부염을 일으킨다. 이 식물들은 ranunculin을 함유하는데 독성 protoanemonin을 방출하며 또한 미나리아재비과의 다른 속인 바람꽃 속에도 존재한다. Protoanemonin은 쉽게 anemonin으로 전환되며 현저한 자극성을 갖고 있다. Protoanemonin을 함유하는 식물을 섭취하면 위장관에 심한 자극을 일으킬 수 있다.

광감작성

Hypericum perforatum(St. John' s wort)으로부터 가축이 중독되면 귀, 코 및 눈을 포함하여 털이 잘 덮여 있지 않는 피부에 특히 부종성 병변이 일어난다. 독성 요소인 hypericin은 광감작을 일으키고 병변은 햇빛에 노출된 후 일어난다. St. John' s wort를 섭취한 사람에서는 광감작성은 드물다.

위장관계

직접자극 효과

독성식물섭취의 가장 일반적인 결과는 점막자극으로부터의 위장관 장해(오심, 구토 및 설사)이다. 이에 대하여 많은 여러 가지 종류의 화학물질이 역할을 한다. Cascara sagrada("sacred bark")와 같은 몇 가지가 순한 사하제로서 의학적으로 사용되었다. Cascara는 *Rhamnus purshiana* (California buckthorn)로부터 얻어진다. 활성 성분은 emodin이다.

Tung nut(*Aleurites fordii*)는 세계적으로 널리 자라고 있다. 상업적으로 유용한 기름을 짜내는 종자는 가장 유독한 부분이다. 완숙한 열매를 섭취하면 복부통증, 구토 및 설사가 일어난다. 중독은 어린이에서 가장 일반적으로 일어난다.

Buffalo bean 또는 buffalo pea(*Thermopsis rhombifolia*)는 미국 서부에서 야생으로 자라는 콩과 식물이다. 가축에서 종자를 가진 성숙한 식물을 섭취하여 목숨을 잃는 것이 보고되어 있다. 어린이들은 그 콩을 섭취함으로 해서 오심, 구토, 어지러움 및 복부통증을 일으킨다. 활성 독성물질은 quinolizidine alkaloids이다.

Aesculus hippocastanum(horse chestnut) 및 *A. glabra*(Ohio buckeye)는 봄철에 매력적인 원추화(panicles of flower)를 갖는 보통의 나무이다. 두 가지 나무로부터의 열매는 esculin이라 불리는 배당체를 함유한다. 사람이 그것을 섭취하면 위장염이 주요 영향이다. Esculin은 사람의 위장관으로부터 약간 흡수된다. 소에서는 glucoside는 1위 내에서 가수분해되어 aglycone을 방출하여 다리가 뻣뻣한 자세(stiff-legged gait)와 심한 중독에서는 반궁긴장의 강직성 발작을 일으킨다.

항유사분열 효과

Podophyllum peltatum(May apple)은 특히 잎과 뿌리에 독성 사하제 podophyllotoxin을 함유한다. 낮은 용량에서는 순한 설사가 잘 일어난다. 과용량에서는 오심과 심한 역류성 구토(paradoxymal vomiting)가 일어난다. Podophyllotoxin은 미세관에 결합하여 유사분열을 억제한다.

Colchicine은 미세관의 형성을 차단하는 항유사분열 물질로서 유사분열하는 방추체의 후속적인 감퇴를 일으킨다. Colchicine은 *Colchicum autumnale*(autumn crocus, 백합과)의 구근(bulbs) 내의 주요한 alkaloid이다. 구근을 섭취하면 심한 위장염(오심, 구토, 설사 및 탈수)이 일어난다. 착란상태, 섬망, 혈뇨, 신경병, 골수형성부전 및 신장부전 등을 포함하는 전신적 효과가 일어날 수 있다. 추가적인 독성작용은 식물 내의 렉틴에 기인한다. 이러한 병변들은 단핵백혈구로부터의 gelatinase의 강력한 유발자이다. 순환성 쇼크(circulatory shock)를 가진 사람에서 gelatinase가 높은 순환 수준으로 존재함이 밝혀져 있다.

렉틴 독성

참등 *Wisteria floribunda*(Leguminosae 콩과)의 종자는 포유류 신경단위에서 N-acetylglucoseamine에 대하여 친화성을 갖고 있는 lectin을 함유하고 있다. 소량의 종자를 섭취하면 두통, 오심 및 설사를 일으킬 수 있고 뒤따라 어지러움, 착란상태 및 토혈이 일어난다.

피마자 *Ricinus communis*(castor bean, 피마자씨)는 대극과 Euphorbiaceae의 하나이다. 종자를 섭취하면 어른과 어린이는 수일 동안은 현저한 중독증상이 없다가 점차로 식용상실, 오심, 구토 및 설사가 일어난다. 그리고 위장염이 심해지며 지속적인 구토, 혈액이 섞인 설사, 탈수 그리고 치명적인 경우에는 황달이 있다. 죽음은 6~8일 내에 일어난다. 어린이에 치명적인 양은 5~6

개의 종자이며 어른에서는 약 20개의 종자이다. 독성단백질은 장에서 대부분 파괴되기 때문에 종자를 섭취한 사람에서의 치사율은 치사량을 섭취할 때 10% 이하로 낮다. 피마자씨로 인한 죽음은 단백질의 합성을 억제하는 ricin I 및 ricin II의 두 가지 렉틴에 의해 일어난다. 유사한 독성 렉틴은 *Abrus precatorius*(jequirity bean)의 종자에서 발견된다. 식물로부터의 네 가지 isoabrins의 하나인 abrina는 단백질합성에 가장 높은 억제효과를 갖고 있다.

A 및 B 사슬 모두를 가지고 있는 ricin형 렉틴은 적은 양일지라도 위장관을 통과하면 강력하고 치명적이다. A chain만을 생산하는 식물은 섭취되었을 때 훨씬 덜 위험하다. 미국자리콩(*Phytolacca americana*)의 새로 나온 가지는 때때로 봄철에 녹색 샐러드로서 사용된다. 성숙한 잎과 열매는 오심과 설사를 동반하는 위장관 자극을 일으킬 수 있다. 식물은 rRNA를 불활화시킴으로 해서 단백질합성을 억제할 수 있는 세 가지 single-chain lectins(PAP, PAPII 및 PAP-S)의 isozymes을 생산한다. 단 사슬인 리보솜 억제 단백질은 온전한 세포에는 쉽게 들어가지 않으나 세포막이 바이러스에 의해 파괴되면 세포로 들어갈 수 있다. 소장을 따라 나란히 서 있는 세포에 강력하게 결합하고 그 세포에 의해 세포내이음 되는 렉틴은 오랜 기간에 걸쳐 섭취되면 "영양적으로 독성"이 있을 수 있다. 실험적으로 사료(음식) 내에 어떤 렉틴이 많은 양이 존재하면 주요 증상으로 증체량의 감소가 있다. 공장(jejunum)의 쇄모연에 대한 결합강도와 항영양소로서의 유효성과의 상관관계가 보고되어 있다.

폐

식물 알레르기항원에 감작된 몇몇 개체에서의 알레르기성 천식에서 폐와 기도 조직의 관련이 잘 알려진 것에 더하여 또한 폐는 어떤 식물의 화학물질에 의해 직접적으로 영향을 받는다.

기침반사

고추 *Capsicum annum*(cayenne pepper)와 *C. frutescens*(chili pepper)를 다루는 작업자는 그 날 동안에 기침의 발생이 증가한다. *Capsicum* 내의 주요한 자극제는 capsaicin과 dehydrocapsaicin이다. 기도에서 capsaicin-sensitive nerves는 자극과 기침에 관여한다. C 섬유의 지각신경 말단은 기침반사 부위이며 이들 섬유에 대한 주요한 신경전달물질인 neuropeptide substance P는 capsaicin에 의해 고갈된다. Capsaicin은 기도, 척수, 후근신경절, 방광, 요도 및 결장에서 발견되는 vanilloid의 아형을 활성화한다. Capsaicin은 피부를 자극할 수 있으며 후추(pepper)를 다루는 사람들은 자극과 발포진을 경험할 수 있다.

세포사

실험실 내에서 랫드는 *Crotalaria spectabilis*(showy rattlebox, 콩과)의 종자로부터의 monocrotaline에 대하여 고도로 민감하여 폐순환승압과 유사한 상태가 일어난다. Monocrotaline은 랫드의 간장에 의해 심폐병변을 일으키는 활성형 Pyrol 대사체로 전환된다. 동맥 내피세포의 세포자멸사(apoptosis)는 폐순환승압의 발생 초기에 관여된다. 많은 다른 종에서 간염이 주요 독성이다.

심맥관계

심장작용성 배당체

심장작용성 배당체(cardioactive glycosides)를 가지는 종을 포함하는 식물은 digitalis를 함유하는 디기탈리스 *Digitalis purpurea*(디기탈리스, 현삼과), scillaren을 함유하는 *Scilla maritima*(해총 squill), 구근에 convallatoxin을 함유하는 *Convallaria majalis*(lily of the valley), 6′-O-(E-4-hydroxycinnamoyl)desglucouzarin을 함유하는 Asclepias 종, oleandrin과 nerium을 함유하는 *Nereum oleander*(bay laurel) 및 thevetin A를 함유하는 *Thevetia peruviana*(yellow oleander)를 포함한다. 잎이나 종자를 먹은 동물과 사람은 오심, 구토 및 심장성 부정맥을 나타낸다.

심장신경에 대한 작용

Veratrum viride(American hellebore, 백합과), European hellebore(*Veratrum album*) 및 *V. californicum* 은 protoveratrin, veratramine 및 jervine을 포함하는 유사한 alkaloids를 갖는다. 그 alkaloids는 섭취 후에 오심, 구토, 저혈압증, 서맥 및 때로는 근육경축을 일으킨다. 심장에 대한 veratrum alkaloids의 1차의 효과는 나트륨 전류의 연장으로부터 일어나는 한 번의 자극에 대해 반복적인 반응을 일으키는 것이다. *Z. nuttallii*(death camas)를 포함하는 *Zigadenus*의 몇몇 종은 *Veratrum*-like alkaloids를 함유한다. 그 식물은 북미 전체에 걸쳐 자라고 있으며 그 구근은 야생 양파로 오인될 수 있다. 그 식물의 모든 부분이 독성이 있다.

초오속 *Aconitum* 종은 서부 및 동부에서 수세기 동안 의약품으로 사용되어 왔다. 유럽 식물인 *Aconitum napellus*(바곳류, 미나리아재비과)는 장식용 푸른 꽃으로 정원에서 자라는 다년생 식물이다. *A. kusnezoffii*(chuanwu)와 A. *carmichaeli*(caowu)는 중국의 약물학에 실려 있다. 중독은 고의 또는 우발적 섭취로 일어날 수 있으며 aconitine, mesaconitine 및 hypoaconitine 등의 alkaloids 농도는 종, 원산지, 수확시기 및 가공과정에 따라 다르다. 그 alkaloids는 느린 극성회복을 나타내는 심장근육과 신경섬유에서 prolonged sodium current를 일으킨다. 심장성 부정맥과 저혈압증에 더하여 그 alkaloids는 위장관 전복, 구강 마비 및 사지마비 등을 일으킨다.

Grayanotoxins는 오로지 진달래과(heath 과)의 몇몇 종에 의해서만 생산된다. 그 독소들은 *Rhododendron ponticum* 및 *Kalmia angustifolia*로부터 분리된다. Grayanotoxins는 잎, 꽃, 꽃가루 및 꽃의 꿀을 포함하여 식물 전체에 존재한다. 독소는 꽃으로부터 벌에 의해 수집되는 꽃의 꿀로부터 벌꿀에 들어간다. 잎이나 오염된 벌꿀을 섭취하여 일어나는 중독은 현저한 서맥, 저혈압증, 구강지각이상, 쇠약 및 위장관 전복 등으로 이루어지는 증상을 일으킨다. 심한 중독의 경우에는 호흡저하와 의식상실이 있다. Grayanotoxin I(acetylandromedol)은 신경에서 sodium channels의 열리고 닫힘을 느리게 한다.

혈관작용성 화학물질

겨우살이는 나무에 기생하는 독성 식물이다. 미국겨우살이 *Phoradendron tomentosum*은 유럽겨우살이(겨우살이, 겨우살이 과)와 같은 과의 일원이다. Viscotoxins는 염기성 폴리펩티드로 저혈압증, 서맥, 심장근육에 대한 음의 변력성 효과(negative inotropic effects) 및 피부와 골격근의 혈관수축을 일으킨다. 그 식물로부터의 심한 중독은 드물고 위장관 고통과 저혈압증을 일으킨다.

호밀의 낟알에 기생하는 곰팡이인 *Claviceps purpurea*(맥각)의 1차적인 독성작용은 혈관수축이다. 맥각 alkaloids의 주요 독성작용은 일차적으로 사지에서의 혈관수축이며 뒤이어 괴저가 일어난다. 또한 오염된 호밀가루를 섭취한 후 임신부에서의 유산이 흔하다. Alkaloids인 ergotamine과 ergonovine이 치료에 사용되어 왔다.

Acremonium coenophialum 곰팡이는 forage grass tall fescue(*Festuca arundinacea*)에 공생하며 어떤 맥각 alkaloids와 다른 리서르그산(lysergic acid) 유도체를 생산한다. 그 곰팡이는 감염된 식물에 방목하는 소에서 "김의털중독증 fescue toxicosis"을 일으킨다. 소에서의 상태는 증체량 감소, 번식능력 감소 및 말초혈관 수축 등이 포함된다. 남서부 미국에서 *Stirpa robusta*(sleepy grass)가 또한 *Acremonium* 곰팡이에 감염된다. 감염된 다년생 목초가 자라고 있는 지역에서 방목되는 말은 아마도 곰팡이에 의해 생산되는 lysergic acid amide, ergonovine 및 관련되는 alkaloids를 섭취한 결과로서 혼몽해진다.

간장

간장세포 손상

Senecio(ragwort 또는 개쑥갓, aster과), *Crotalaria, Heliotropium* 및 *Symphytum*은 간장 정맥폐쇄성 질병에 관여하는 pyrrolizidine alkaloids를 함유하는 종들을 갖고 있다. Pyrrolizidine alkaloids에 감수성이 있는 동물 종은 랫드, 소, 말 및 닭이며 반면에 기니픽, 토끼, gerbils, 햄스터, 양 및 일본메추라기는 저항성이 있다. 간장세포에의 손상은 pyrrole 대사산물의 과립형성 때문일 것이며 대사산물에 의한 DNA strands(사상체)의 교차연쇄(cross-linking)가 수반된다. 간경변과 어떤 간종양과 유사한 임상상태는 문맥압항진증 및 소간정맥 폐색이 있는 Budd-Chiari 증후군이라고 말할 수 있다.

RNA 중합효소의 억제

많은 비가식 버섯은 위장관 통증을 일으킬 수 있으나 대부분 생명을 위협하지는 않는다. 세계적으로 버섯중독으로 인한 대부분의 죽음은 "death cap"이라고 적당히 불리는 *Amanita phalloides*를 섭취한 후 간장 손상에 기인한다. *A. ocreata*(death angel)는 똑같이 위험하다. *A. phalloides*는 phalloidin과 amatoxins 2가지 형태의 독성화학물질을 함유한다. Phalloidin은 근육세포 내에서 actin과 결합하여 근육의 기능을 방해하는 cyclic heptapeptide이며 이는 섭취 후 10~12시간에 일어나는 설사에 어느 정도 원인이 된다. 쉽게 흡수되는 amatoxins은 bicyclic peptides로 가장 독성이 강한 alpha-amanitin은 간장세포에 강한 친화성을 갖고 있으며 그곳에서 RNA polymerase II에 결합하여 단백질합성을 억제한다. 심한 임상증상은 섭취 후 약 3일에 시작한다. 심한 경우에의 치료는 간이식을 요할 수 있다. 신장근위세관 병변은 심한 amanita 중독의 경우에 발견된다.

Sphingolipid 생합성의 차단

Fumonisins는 옥수수에 자라는 주로 *F. moniliforme*와 *F. proliferatum*인 *Fusarium* 곰팡이에 의

해 생산되는 독소이다. *Fusarium* 곰팡이에 오염된 옥수수를 말이 섭취하면 “moldy corn poisoning”을 일으키거나 말 뇌연화증을 일으킨다. 감염된 말에서의 증상은 기면, 운동실조, 경련 및 죽음 등이다. Fumonisins는 구조적으로 sphingosine과 유사하고 독성은 sphingolipid 생합성의 차단과 관계된다.

Lantadene 독성

Lantana camara(마편초과 Verbenaceae)는 세계에서 가장 독성한 10가지 잡초의 하나라고 말한다. 소, 토끼 및 기니픽은 hyperbilirubinemia와 담즙분비정지를 일으킨다. 간장독성을 일으키는 하나의 triterpenoid는 lantadene A이다.

신장 및 방광

발암성 화학물질

Bracken fern(고사리 *Pteridium aquilinum*)은 세계적으로 자라고 자연상태의 급이하의 동물에서 방광의 상피 및 간질의 신생물을 유발하는 것으로 알려진 유일한 고등식물이다. 발암원성 물질인 ptaquiloside는 DNA의 adenines과 gyanines을 알킬화한다. 사람이 고사리를 섭취하면 식도 및 위암이 증가할 수 있다.

신세뇨관 변성

Xanthium(우엉, aster 과) 종은 둘 및 네 잎의 묘목이 자라고 있는 목장 내의 가축(돼지, 양, 소, 말 및 닭)에서 중독증을 일으킨다. 임상증상은 우울증과 호흡곤란이다. 병리학적 소견은 신세관 괴사와 간중심엽 괴사를 포함한다.

삼림 곰팡이 특히 북부의 침엽수림에서 발견되는 종인 *Cortinarius*로부터의 중독에서 급성신부전은 죽음을 일으킨다. 종들은 습성과 가식성에서 매우 다르다. 중독된 환자에서의 신장 생검은 염증성 간질성 섬유증을 동반하는 급성 변성 세뇨관 병변을 나타낸다.

혈액

항응고제

Sweet clover(*Melilotus alba*) 담근먹이와 건초에 곰팡이가 감염되어 소에서 심한 독성과 죽음을 일으켜 왔다. 죽음은 곰팡이 대사산물인 dicumarol에 의해 일어나는 출혈로부터 일어난다. Dicumarol은 prothrombin 결핍을 일으키는 효과적인 항응고제의 하나이다.

청산생성 화학물질

Cyanogen(시안)은 몇 가지 다른 종류의 식물의 성분이다. Amygdalin은 *Prunus amygdalus*, var. *amara*의 사과, 버찌, 복숭아 및 bitter almond의 씨에 존재한다. Amygdalin은 식용으로 사용되는 견과류인 sweet almond에는 존재하지 않는다. 위 내에서 amygdalin은 메트헤모글로빈(methemoglobin)이나 시토크롬 산화효소 내의 철 이온과 결합하는 하드로시안산(hydrocyanic acid)를 방출한다. 약간의 bitter almond 씨를 섭취하면 전형적인 청산 중독 및 질식을 일으킨다.

Cassava는 청산생성 배당체인 linamarin을 함유하는 *Manihot esculenta*(대극과)로부터의 주요한 식용 전분이다. 사람의 섭취를 위한 뿌리의 가공 중에 cyanogen(시안)은 제거된다. 그러나 국소적 가공이 적절하지 않으면 cassava 내의 linamarin의 만성적인 섭취가 급작스런 경련성 마비가 일어나는 열대성 척수병을 일으킬 수 있다. Linamarin으로부터의 황시안산염(thiocyanate)의 생산과 황시안산염에 의한 신경원내의 수용체의 자극에 의해 피질척수 운동경로의 변성이 일어날 수 있다.

중추 및 자율 신경계

신경단위의 과도한 자극은 관여하는 특이수용체에 따라 다양한 독성증상을 일으킨다. 신경계에의 영구적인 손상은 과도한 신경단위 자극의 심한 결과이다.

간질성 발작

Cicuta maculata(water hemlock)의 다육질 괴경은 강직성-간대성 경련으로 특징지워지는 치명적 중독을 일으킬 수 있다. 독성 원소인 cicutoxin은 신경단위의 potassium channels의 강력한 차단제이다.

Pennyroyal(*Hedeoma*), sage(단삼속*Salvia*) 및 hyssop(*Hyssopus*)와 같은 몇몇 박하과(꿀풀과 Laviatae) 식물은 고용량에서 강직성-간대성 경련을 일으킬 수 있는 monoterpens를 함유한다.

흥분성 아미노산

식물로부터의 흥분성 아미노산(Excitory Amino Acids, EAAs)은 한 가지 이상의 glutamate 수용체 아형에 대해 작용할 수 있다. EAAs의 섭취 결과는 신경단위의 죽음을 일으킬 수 있는 과도한 자극이다. Kainic acid는 해양 적조류인 *Digenia simplex*에 존재한다. 그 조류는 어떤 기후 조건하에서 급속히 번식하여 적조를 일으킨다. Filter-feeding mussels(섭조개)는 그 조류를 먹고 사람은 그 섭조개를 먹음으로 해서 중독될 수 있다. 녹조류인 *Chondria aranta*는 해양 규조식물인 *Nitzschia pungens*가 생산하는 것과 같이 tricarboxylic acid의 일종인 domoic acid를 생산한다. Domoic acid를 함유하는 섭조개를 섭취하면 위장관 통증, 두통, 편측마비, 착란 및 발작을 일으킨다. 지연효과는 기억결손 및 지각운동 신경병(sensorimotor neuropathy)을 포함한다.

곰팡이 *Amanita muscaria*(fly agaric)와 *A. pantherina*(panther agaric)는 EAA인 ibotenic acid와 아마도 그의 유도체인 muscimol을 함유한다. 그 효과는 중추신경계 억울, 운동실조, hysteria 및 환각 등 얼마간 변할 수 있다. 때로는 간대성근경련성 연축이 일어난다.

또한 EAAs는 개화식물에서도 발견된다. Pea 과(콩과)는 종자에 EAAs를 생산하는 몇몇 종을 포함한다. *Acacia willardiana*, *A. lemmoni*, *A. millefolia* 및 *Mimosa asperata*로부터 분리되는 willardiine은 특이한 glutamate 수용체에 길항제로서 작용한다. 다른 중요한 EAAs들은 연리초속 *Lathyrus* 종에 존재한다. *Lathyrus sylvestris*(flat pea)는 양에서 쇠약으로 시작하여 진전 및 허탈 그리고 발작으로 진행되는 급성 신경적 상황을 일으키는 2,4-diaminobutyric acid와 beta-*N*-oxalylamino-L-alanine을 함유한다. *L. sativus*(chickling pea)의 종자에 만성 중독되면 lathyrism을 일으킨다. 감염된 개체는 심한 경련성 근육쇠약과 위축이 있으나 지각적 병발증은 거의 없는 피질척수 운동신경 단위 변성이 있다.

만노스분해효소 억제제

Swainsonia canescens, *Astragalus lentiginosus*(spotted locoweed) 및 *Oxytropis sericea*(locoweed)에서 발견되는 indolizidine alkaloid의 하나인 swainsonine은 과흥분성과 운동곤란을 수반하는 이상행동을 일으킨다. Swainsonine은 간장의 lysosomal 및 cytosomal alpha-mannosidase와 Golgi mannosidase II를 억제하여 비정상적인 뇌의 glycoproteins와 mannose-rich oligosaccharides의 축적을 일으킨다.

운동신경단위 말이집 탈락

Anthracenones는 갈매나무과(털갈매나무, coyotillo 및 tullidora)의 *Karwinskia humboldtiana*의 종자에서 발견된다. 사람과 가축의 중독에서 수일간의 잠복기 후에 발현되는 임상증상은 하지의 큰 운동신경단위의 말이집 탈락으로 시작하여 치명적인 연수 마비에 이르게 되는 ascending flaccid paralysis(상행성 무기력성 마비)이다.

부교감신경 자극

Inocybe, *Clitocybe* 및 *Omphalatus* 속의 몇몇 버섯들은 상당한 양의 muscarine을 함유하고 있으며 독이 있는 종을 섭취하면 설사, 발한, 유연 및 유루 등을 일으킬 수 있으며 그들은 모두 부교감신경 수용체의 자극으로 돌릴 수 있다.

부교감신경 차단

가지과의 몇몇 속의 식물들에 존재하는 belladonna alkaloids(1-hyocyamine, atropine, *d,l*-hyocyamine 및 scopolamine)들은 muscarinic receptors의 차단에 대하여 가장 잘 알려져 있다. Anticholinergics를 함유하는 다른 식물들은 *Datura stramonium*(흰독말풀)_scopolamine, *Hyoscyamus*(사리풀)_1-hyocyamine; *Atropa belladonna*(deadly nightshade)_atropine 및 *Duboisia myoporoides*(pituri)_1-hyocyamine을 포함한다. 적당한 용량은 빈맥, 구강건조, 동공산대 및 위장관 운동성 저하 등을 수반하는 muscarinic block을 일으킨다. 많은 용량은 착란, 기묘한 행동, 환각 및 속발성 건망증 등을 수반하여 중추신경계에 영향을 미친다. 죽음은 드물고 회복은 수일 걸린다.

Solanum dulcamara(woody nightshade, bittersweet)의 밝은 황적색(brilliant orange-red) 종자는 atropine 중독에서와 같이 빈맥, 동공산대 및 건열 피부를 포함하는 급성 독성을 일으키는 glycoalkaloid의 하나인 solanine을 함유한다.

골격근육 및 신경근육 연접부

신경근육 연접부 차단

골격근육의 신경근육 연접부의 차단은 길항제에 의한 시냅스후 아세틸콜린(nicotinic) 수용체의 차단이나 수용체의 과도한 자극을 일으키고 뒤이어 지연되는 분극소실을 일으키는 길항제로 인하여 일어날 수 있다. 수용체의 이름을 딴 nicotine은 자율신경절과 아울러 신경근육 연접부를 자극한다. Nicotine의 이성체인 anabasine($C_{10}H_{14}N_2$)은 *Nicotiana glauca*(tree tobacco)에 존재하며 연접부의 지연되는 분극소실을 일으킨다. 식물의 잎을 섭취하면 굴근경축과 위장관 자극 후에 심한 전신적 근육쇠약과 호흡을 위태롭게 하여 왔다. 남미의 화살 독인 curare는 골격근육에 대한 강력한 신경근육차단제이며 호흡을 멈추게 하여 죽게 한다. 마비는 시냅스후 연접부에서 acetylcholine의 차단 때문에 일어난다. Curare는 열대의 *Strychnos* 및 *Chondrodendron* 종으로부터 얻어진다. 온난한 기후에서는 청록 조류 *Anabaena flosaquae*의 꽃은 연못물에서 신경독소 anatoxin A를 생산하며 그 독소는 nicotinic 및 muscarinic 수용체 모두를 분극소실시키고 차단하며 연못물을 마신 동물은 수분 내지 수 시간 내에 호흡정지로 인하여 죽는다. Methyllycaconitine은 *Dephinium barbeyi*(tall larkspur)와 몇몇 관련 종에 존재하는 norditerpenoid이다. 중독된 소는 근육진전, 운동실조 및 허탈을 보이며 호흡부전으로 죽는다. 그 alkaloid는 acetylcholine 수용체에 높은 친화성을 가지며 신경근육 연접부에서 acetylcholine의 작용이 차단되어 죽게 된다.

골격근육 손상

Thermopsis(콩과)의 유독한 종의 성숙한 종자는 주로 anagyrine 및 thermopsine 인 quinolizidine alkaloids를 함유한다. 종자를 섭취한 어린 아이는 복부경련, 오심, 구토 및 투통이 24시간 이상 지속된다.

뼈

연조직 칼슘침착

수용성 vitamin D-like 물질을 함유하는 *Solanum malacoxylon*(nightshade, 가지 과)을 섭취하면 전체의 맥관계 특히 심장과 대동맥의 칼슘침착이 일어난다. 관절연골, 폐 및 신장도 영향을 받을 수 있다. 양과 소 모두 식물의 섭취에 의해 영향을 받을 수 있다. *Cestrum diurnum*(day-blooming jasmine) 및 *C. laevigatum*을 섭취한 동물에서 과칼슘혈증과 연조직의 과도한 칼슘침착이 일어난다.

생식기계 및 기형발생

기형발생인자

*Veratrum calcifornicum*에 방목되는 암소와 염소에서 일어나는 분만기형은 실험적으로 닭, 토끼, 랫드, 마우스, 햄스터 및 무지개송어의 배자에서 일어날 수 있다. Alkaloids jervine, 11-deoxojervine 및 3-*O*-glycosyl-11-deoxojervine들은 기형발생에 관련된다. *Veratrum* alkaloids는 콜레스테롤 합성을 차단하여 머리와 뇌의 발생양상에 역할을 하는 유전자좌[sonic hedgehog locus(shh)]에 대한 태아표적조직의 반응을 차단한다. 또한 콜레스테롤 합성의 차단은 안면구조의 중앙선의 손실도 일으킨다. 자손에서의 기형은 단안증, 뇌노출 및 소안구증을 포함한다.

사지와 척색의 변형으로 특징지어지는 태아기형군은 민감한 임신기간 동안에 *Lupinus caudatus*와 *L. formosus*(lupines), *Nicotiana glauca*(tree tobacco) 및 *Conium maculatum*(poison hemlock)에 방목되는 소에서 발견된다. 이러한 식물들에서 확인되는 활성 alkaloids-anagyrine(*L.*

caudatus), ammondendrine(*L. formosus*), anabasine(*N. glauca*) 및 coniine(*C. maculatum*)-는 감수성 있는 임신기간 동안에 태아의 운동을 저하시키고 이러한 방법으로 기형을 유발한다.

낙태제

신경계에 대한 작용에 더하여 콩과식물 황기속 및 메자운속 내의 swainsonine은 임신가축이 locoweeds를 섭취하였을 때 유산을 일으키게 한다. 열대 콩과식물의 두 가지 속 *Leucaena* 및 *Mimosa*는 독성 아미노산인 mimosine을 함유한다. *L. leucocephala*, *L. glauca* 및 *M. pudica*의 잎과 종자 내의 많은 양의 mimosine은 대등하지 않은 걸음걸이, 갑상선종 및 불임증과 태아사망을 포함하는 생식기계 장해를 일으킨다.

Bitter melon(여주, 박과) 종자로부터의 lectin은 피임(antifertility), 낙태 및 태아독성 작용을 나타낸다. Lectin은 alpha- 및 beta-momorcharins로 single-chain glycoproteins이며 사람에서 중기유산을 일으킨다고 알려져 있다.

참고문헌

Acamovic T, Stewart CS, Pennycott T : *Poisonous Plants and Related Toxins*. Wallingford, UK p: CABI, 2003.

Garland T, Barr AC : *Toxic Plants and Other Natural Toxicants*. New York : CABI, 1998.

환경독성학

Environmental Toxicology

6 UNIT

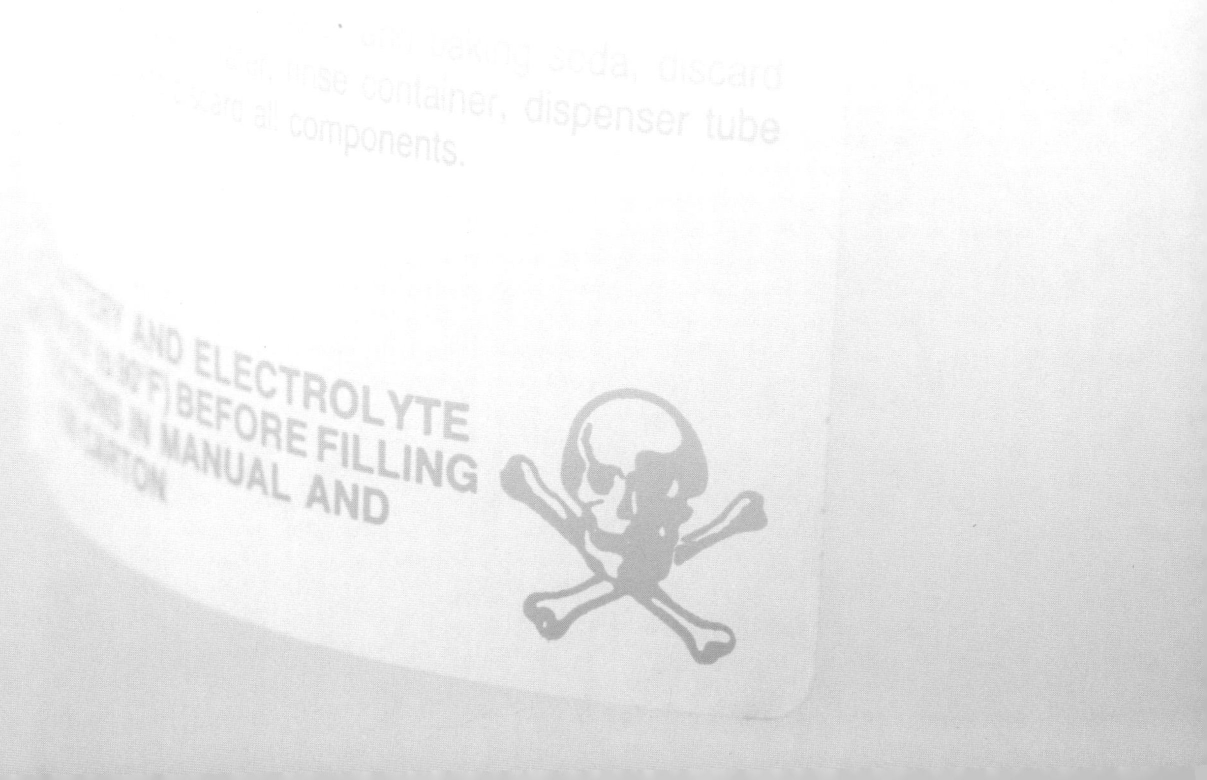

제28장 대기오염*

Daniel L. Costa

CHAPTER 28

요 점

- 이산화황과 연기로 대표되는 환원유형의 대기오염은 인류 건강에 치명적인 영향을 미칠 수 있다.
- 광화학적 공기오염은 지구표면과 가까운 대류권에서의 오존, 산화질소, 알데하이드, 질산과산화아세틸, 많은 탄화수소 래디칼 등 화학물의 복잡한 연쇄반응에 의한다.
- 내부공기는 외부공기보다 훨씬 더 복잡할 수 있으며, 외부공기는 빌딩 내의 공기교환이 적더라도 충분히 빌딩 내로 침투할 수 있다.
- 눈과 코, 기도 등을 자극하는 sick-building 증후군은 새로 지었거나, 환기가 잘 안 되는 건물, 재건축한 사무실 빌딩에서 산화물질, 휘발성 화학물질, 생물학적 구성요소, 기화물질, 여러 장비 등에서 방출되는 기체를 제거하는 과정에서 빈번히 발생한다.

대기오염에 대한 일반적 고찰

대기오염은 21세기에 들어와 생활의 일부가 되었으며, 광범위한 지역에 영향을 주고 있다. 서부지역 사람들 중 극심한 공기오염의 영향권 아래 있어본 이들의 수가 많은 것은 아니지만, 거의 대부분의 사람들은 광화학적으로 변형된 화합물에 낮은 농도이긴 하지만

* 이 논문은 국립보건환경연구소, 미국환경보호청에 의해 검토되었으며 출판 승인되었다. 본 논문의 요지는 위 협회의 관점이나 방침을 그대로 반영하는 것은 아니다.

지속적으로 노출되어 왔다. 우리는 각 오염원이 인체에 미치는 영향에 대해 알기 때문에, 이로 인해 문제가 되는 상황을 통제할 수 있다. 그러나 여러 오염원이 단기간/장기간에 걸쳐 복합적으로 작용하여 인체에 영향을 미치는 현대의 오염 형태에 대해서는 많은 연구가 이루어지지 않고 있다.

지금까지 대기오염은 특정 화학물질 구성성분의 산화환원 성질에 따라 구분하였다. 환원형의 대기는 제련관련 산업에 의해 형성되는데, 이는 석탄의 불완전 연소로부터 나온 이산화황과 연기가 차갑고 산성을 띄는 안개에 축적되는 현상과 관련이 있다. 이러한 산성 화합물은 지면, 부식된 금속, 침식된 석조물과 반응하여 환원성 화학반응의 전형을 보인다. 이와는 반대로 자동차의 배기가스에 의해 형성되는 광화학적 공기오염은 다양한 질소산화물과 오존, 알데하이드, 전자를 필요로 하는 탄화수소 래디칼과 같은 이차적인 광화학적 산화물을 생성한다. 오늘날 대부분의 대도시에서 발생하는 대기오염은 위의 환원형과 산화형 대기오염원을 동시에 가진다.

산업화된 국가의 국민들은 80%의 시간을 일터, 학교, 집, 차 안에서 보낸다. 일반적으로 성인의 경우, 외부 오염원 농도가 최고조인 낮 시간에는 실내에서 생활하는 경우가 많다. 그러나 아이들과 실외 노동자들은 높은 농도의 실외 대기오염원과 마주칠 기회가 많으므로 이들의 폐에서는 더욱 많은 양의 오염원이 검출된다.

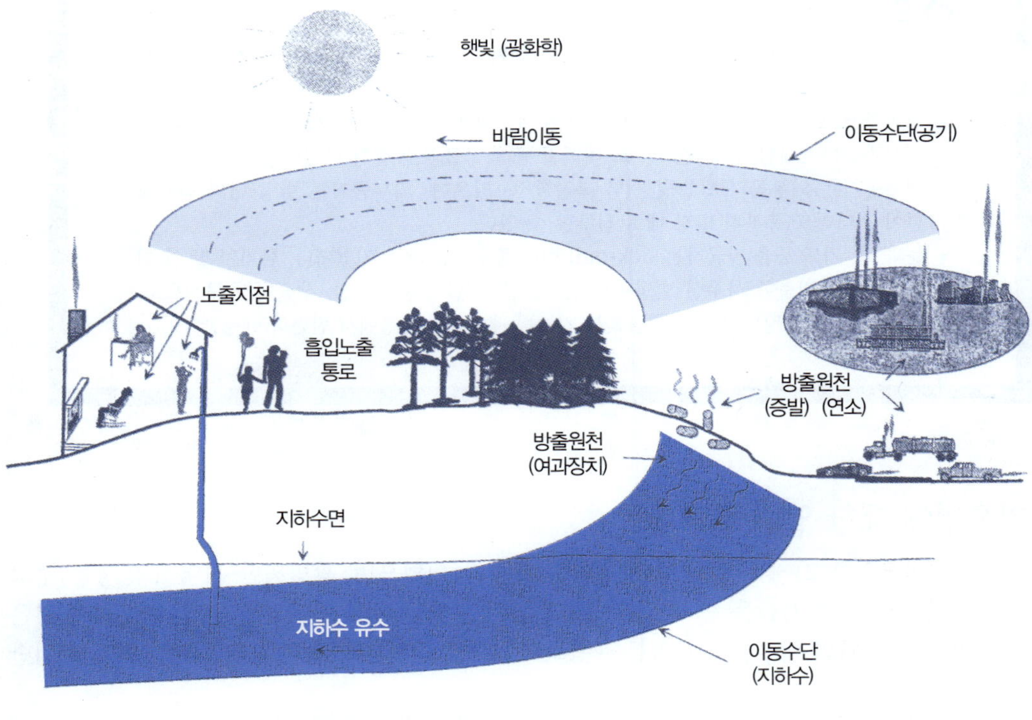

[그림 28-1] *개인이 집 안과 밖에서 노출될 수 있는 물질을 나타내는 모식도.*

실내공기는 실외공기보다 더욱 복잡하게 구성되어 있을 수 있다. 외부공기는 환기가 제대로 이루어지지 않는 빌딩이라 하더라도 그 안으로 충분히 들어갈 수 있다. 격리된 집의 경우에서 평균한 시간에 한 번 꼴로 환기가 이루어지는 것을 바탕으로 생각해 볼 때, 실내공기는 실외공기가 가진 오염원의 30~80%를 그대로 가짐을 알 수 있다. 실내 자체적으로 오염원을 가질 경우(예, 이산화질소), 외부공기에 대한 내부공기오염정도 비율은 1이 넘기도 한다. 다양한 오염원의 복잡성은 대기오염의 성질과 인간에게 미치는 잠재적 영향을 이해하는 데 핵심이 된다(그림 28-1).

대기오염의 건강유해성에 대한 역학적 증거

외부공기오염

계획연구라 불리는 오늘날의 인구조사의 방향과 형식은 인간을 대상으로 한다. 개인이 생활하는 환경과 대기오염 정도의 연관성을 찾기 위해, 인체에 해를 주지 않거나 가해지는 해를 최소화할 수 있는 임상도구(폐 · 심장 기능 측정, 증상, 혈액검사 등)를 사용하여 사람 집단(예, 요양원 거주자, 어린 학생)이 처한 환경을 대상으로 직접 조사한다. 이러한 연구는 더욱 직접적이고 독자적인 결과를 얻기 위해 다양한 집단의 사람들을 이용하여 노출에 따른 생체지표를 연관시키려는 시도를 통해 이루어진다. 새로이 시도되는 접근방법으로 인해 우리는 노출에 따른 심폐기능의 변화부터 소규모의 대기오염에 따른 변화까지를 볼 수 있게 되었다.

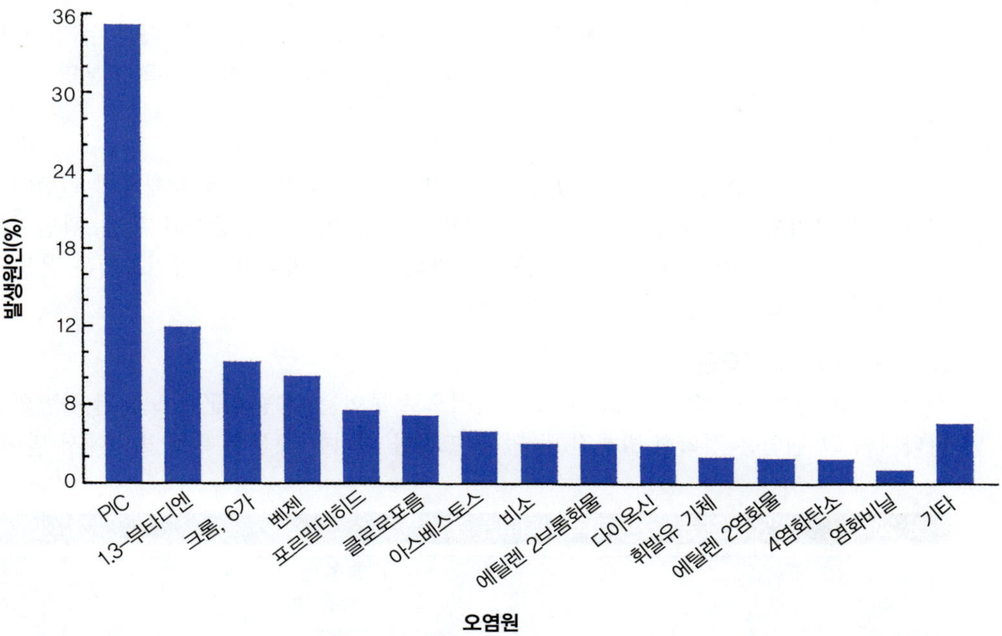

[그림 28-2] ***공기 중 폐암을 유발시키는 위험 오염원의 상대적 발생원인(흡연으로 인한 암 발생 제외).*** 담배 이외의 물질로 인해 암이 유발되는 경우는 연간 약 2000건으로 추정된다.

장기간 노출

대기오염의 만성노출에 대한 역학적 연구는 장기간 노출에 따른 결과를 보는 것이 목적이므로 관리하는 데 어려움이 따른다. 회고적, 횡단적 연구의 접근 방법은 미지의 변수와 부적합한 노출 기록으로 인해 혼란을 겪게 된다. 흡연은 혼란을 초래하는 문제의 좋은 예가 될 수 있다. 직접흡연과 간접흡연을 모두 차단하지 않으면, 흡연에 노출되어 발생하는 여러 부정확한 수치가 대기오염에 의해 발생하는 만성기관지염, 폐기종과 같은 질환을 식별할 수 없게 한다. 반면, 흡연 노출에 의한 지표를 구하기 위해 소변내 코티닌을 추적하는 등의 계획연구는 혼란을 야기하는 변수를 더욱 확실하게 통제할 수 있다는 점에서 유리하다. 그러나 이는 비용이 많이 들 뿐만 아니라 연구자와 실험대상 모두에게 상당한 시간과 노력을 요구하게 된다. 연구 규모와 방식에 따라 노출양상 및 실험대상 사망에 의한 소실이 문제될 수 있다.

거의 대부분의 호흡기계통 암은 흡연에 의하기 때문에, 인간에서 대기오염에 의해 유발되는 폐암을 연구하기란 쉬운 일이 아니다. 그러나 도시에서 발생하는 대기 오염 화합물은 잠재적으로 발암력을 지닌다. 그림 28-2는 흡연을 제외하고 외부공기에 의해 연간 2,000건 정도 발생하는 폐암에 기여하는 다양한 화학물질을 보여주고 있다. 이를 간접흡연에 의해 연간 2,000건, 직접 흡연에 의해 연간 100,000건 발생하는 수치와 비교할 수 있다. 동물 및 유전검사에 의해 이들 화학물질 대부분은 휘발성 유기화합물(VOCs)과 질소를 포함하는 할로겐유기물임을 확인한 바 있다. 이들 화합물의 대부분은 담배, 파워플랜트, 소각로 등 다양한 분야에서 비롯된 연소물질로부터 생성된다. 다른 잠재적 발암원은 불완전 연소에 의한 배기가스 및 대기 중에서의 대사산물, 우연히 방출되는 화학물질에 의한다. 이러한 현상은 담배 연기와 라돈, 다른 유기물(예, 접착제, 양탄자 중합체)에 의해 생성되는 물질로 구성된 내부공기와는 차이가 있음이 분명하다.

실내공기오염

건강에 미칠 수 있는 유해작용이 있을 수 있으므로 내부공기오염의 잠재력에 관심이 집중되고 있다. 내부공기오염에 의해 나타나는 건강상의 문제는 비특이적 증상과 함께, 광범위한 잠재적 독소와 물질로 이루어졌다고 보기 때문에 논란의 여지가 많다. 내부공기오염은 온도와 습도와 같은 환경구성요소에 의해 영향을 받기도 한다.

Sick-building 증후군

최소 2주간 지속적인 증상(표 28-1)을 복합적으로 보이는 이 증후군은 노출된 사람의 20%에서 나타나며 그 원인은 정확히 밝혀진 바 없다. 그러나 이러한 증상은 특정 빌딩에서 멀어짐으로써

표 28-1 빌딩 질환 증후군에 따라 나타나는 증상

눈, 코, 목 염증	코 충혈
두통	호흡곤란
피로	비출혈
주의 집중 범위 감소	피부건조
민감증	구역질

완화된다. 항상 성립하는 것은 아니지만 보통 이러한 증후군은 새로 지었거나, 환기가 잘 되지 않거나 최근 재건축된 사무실 빌딩에서 발생한다. 연소산물, 가정화학물질, 생물학적 구성 물질, 기화물질, 장비 방출물질 등이 그 원인으로 보인다. 눈, 코, 목의 염증이 대표적일 수 있으며 반복적으로 노출될 경우 치료가 불가능할 수 있다. 이러한 반응에 기여하는 많은 요소는 제대로 밝혀진 바 없으나 개인의 스트레스, 피로, 식사습관, 음주, 그 밖에 요인이 숙주 감수성 요소로 작용하는 것으로 추정된다. 현재 실험실에서는 지원자 및 실험동물의 눈에서 보이는 염증을 생체지표로 사용하고 있다.

빌딩 관련 질환

여기에 속한 질환은 분명한 진단방법에 의한 충분한 자료를 가지고 있으며 보통 그 원인이 밝혀져 있다. 이 질환은 전형적인 치료법에 의해 치료한다. 생물오염원관련 질환(예, 레지오넬라균병, 민감성 간질성폐렴, 가습기열) 중 몇 가지와 동물 비듬, 먼지 진드기, 바퀴벌레에 의한 알레르기 반응이 이 분야에 속하게 된다. 일산화탄소와 같은 독성흡입인자 역시 이 분야에 속한다. 일산화탄소, 이산화질소와 많은 휘발성 유기화합물 농도를 식별할 수 있거나 한정할 수 있는 상황이 아니라면, 나타나는 반응은 빌딩질환 증후군으로 오인되어 상황을 분석하는 데 혼란을 줄 수 있다. 이산화질소와 트리클로로에틸렌(염소화된 물 및 드라이클린 한 옷가지에서 실내공기 중으로 유출되는 대표적 휘발성 유기화합물)과 같은 흡입인자는 동물 독성시험에서 면역방어를 억제하여 병원균이 폐에서 쉽게 증식할 수 있게 도와주는 역할을 한다고 밝혀진 바 있다. 실내오염에 의해 면역이 억제되는가는 여전히 논란이 되고 있는데 이는 흡입인자가 모든 빌딩 관련 질환에서 잠행성을 보이기 때문이다. 더 나아가 실내 환경이 가지는 다양한 화학물질과 생물학적 물질은 예기치 못한 상호작용을 하여 내부오염을 평가하는 데 장애가 된다.

외부 순환 공기의 오염물질

대표적인 공기오염물질

이산화황과 연기를 떠올릴 수 있는 환원형 대기오염은 인간 건강에 치명적인 영향을 미칠 수 있다. 경험적으로 사람과 동물에서 행해진 실험실 연구에서는 연기와 황을 함유한 혼합물질이 동시오염원으로 작용함으로써 갖게 되는 잠재성을 완벽히 재현해 내지는 못했으나, 이산화황에 의해 염증반응이 유발됨을 강조해왔다. 그럼에도 불구하고 대기 중 S-산화물질에 의한 염증은 자세히 연구되어 왔으며, 이러한 물질이 화학적 변화 및 상호작용을 거쳐 대기 중으로 방출됨으로써 증가되는 염증 정도에 대해서 실험적/이론적 근거를 제시하고 있다.

이산화황 *일반 독성*

이산화황은 상부호흡기에서 주로 흡수되어 사람을 포함한 많은 종에서 기관지 수축 및 점액 분비를 자극하는 수용성 염증유발 기체다. 미국에서는 공기 중 이산화황 농도를 평균 0.1 ppm 이하로 규정짓고 있다. 이산화황 농도 감소에 있어서 더욱 깨끗한 화학연료, 방출통제매체, 긴 방출굴뚝을 사용하는 것이 큰 효과를 보임이 밝혀졌다. 그러나 경우에 따라 굴뚝 연기가 하향통풍

되거나 기온이 역전되는 시험에서는 개인에 해를 끼질 수 있는 낮은 수준의 이산화황이 노출될 수 있다. 운동하는 천식 환자가 2분간 0.4~1.0 ppm에 노출된다면 5~10분 내로 분명 기관지수축을 경험하게 된다. 낮은 농도로 장기간에 걸쳐 폐의 방어기전을 약하게 만드는 현상은 몇 조절물질에 영향을 준다. 이산화황 자체가 쥐에서 탐식세포 의존성 세균살해기능을 손상시킨다는 연구결과가 있다. 노출된 쥐에서 감염률과 심각성이 높게 나타났는데 이는 세균을 죽이는 데 필요한 내인성 산화물을 생성해내는 능력이 약해진 것과 관련이 있다고 보인다.

폐로 이산화황이 유입되는 것은 코보다는 입으로 호흡할 때 그 정도가 심하다. 공기흐름의 속도 증가는 더 깊은 폐로의 기체 투과를 유발한다. 결과적으로 천식을 앓고 있는 사람은 더 많은 양의 이산화황을 흡입하게 되므로, 더 많은 염증을 경험했을 것이다. 공기 통로에 한 번 축적이 되면 이산화황은 아황산염 또는 중아황산염의 형태로 표면 점액으로 녹아들어가 몸 전체로 골고루 퍼져나간다. 아황산염은 공기통로의 감각수용체와 작용하여 국소적, 중심적 기관지수축을 시작한다고 여겨진다.

폐 기능에의 영향

이산화황을 흡입하면 기본적으로 기관지수축이 일어나며, 공기 이동 통로가 좁아짐으로 인해 눈에 띄는 공기저항증가가 발생한다. 농도와 관련된 저항의 증가는 기니픽, 개, 고양이, 인간에게서 관찰되었다.

황산과 관련 황산염

환경에서 이산화황은 황산으로 전환된다. 기름이 연소되고 금속이 제련되는 동안 황산은 유효한 금속이온 및 수증기와 함께 연소 과정에서 농축되어 황산화된 서브미크론 비산회를 만든다. 낮은 대류권의 광화학적 환경은 금속 의존적/비의존적 기전을 통해 황산 생성을 촉진할 수 있지만, 연구결과에 따르면 이산화황의 산화과정은 희석된 연기의 대기권내 이동에 의해 발생한다. 여기서 생성된 황산염은 건강에 위해성을 가하며 산성비의 원인이 된다(그림 28-3).

일반 독성

황산은 수용체 리간드와 다른 생체 분자를 양자화시킴으로써 호흡기계통 조직에 염증을 일으킨다. 염증은 점막이 직접 손상당했거나 감각반사가 활성화되면 나타난다.

폐기능에의 영향

기니픽에서 황산은 기관 수축을 유발해 공기 이동의 저항을 증가시켜 폐로 들어오고 나가는 공기의 흐름을 방해한다. 이 과정은 위해한 기체를 함유하는 공기의 흡입을 제한하는 방어기전으로 여겨지기도 하며, 산성 농도 및 입자크기와 관련이 있다. 작은 입자는 폐의 깊은 부위까지 들어가 기관지수축과 점액 분비를 촉진하는 수용체에 작용한다. 코의 두꺼운 점막층은 축적되는 산으로 인한 염증을 완화(점액을 이용한 산의 희석/중성화)시켜 점액세포 기능과 비강내 공기흐름 저항에 미세한 증가만을 가져오게 한다. 이와는 반대로 수용체가 많지만 보호기전이 발달되어 있지 않은 호흡기계통 조직의 원위부는 산에 민감하여, 이 부위에 침입하는 작은 입자에 대해 높은 반응성을 보인다.

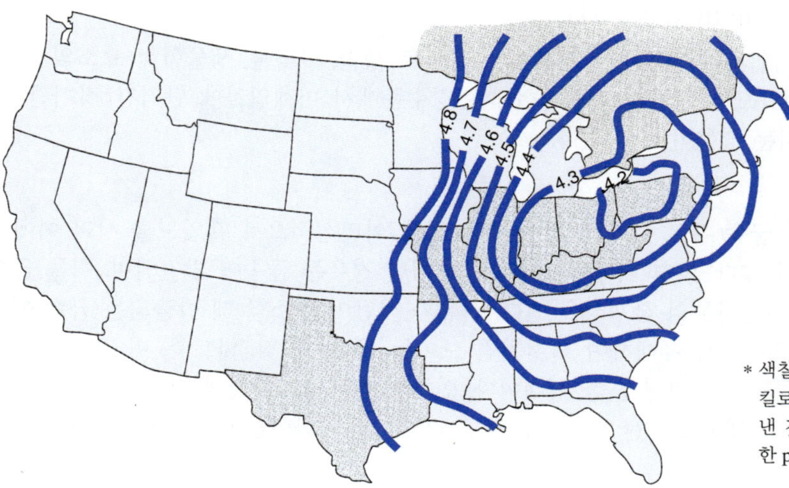

* 색칠한 지역은 이산화황이 1000 킬로톤 이상 방출되는 주를 나타낸 것이다. 등고선은 강수의 동일한 pH 지점을 이어놓은 것이다.

[그림 28-3] ***1988년도에 산성비로 인해 강수가 pH5 이하로 떨어진 동부지역.*** 동부 대기의 산성화는 중서부 산업 중심에서 비롯된 황산 미세입자에 의한것으로추정된다.

천식을 앓는 사람이 건강한 사람보다 황산에 의한 기관지수축에 더 민감하게 반응한다. 천식은 기관지의 과민성을 말하는 것이므로, 기관지는 비특이적 기관지 평활근 작용제(예, 카바콜, 히스타민, 운동)에 민감하듯 낮은 산성 농도에 노출되었을 때 수축하는 경향을 보일 것으로 예측된다. 기관지의 반응 정도와 염증의 일반적 관계는 환경적 자극에 의한 임상적증상의 위험성을 예측하고 천식의 심각성 정도의 단계를 나누는 데 중요한 자료로 사용된다.

점액섬모청소와 대식세포의 기능에 미치는 영향

황산은 폐의 입자 청소율에 변화를 가져와 주요 방어기전을 방해한다. 황산이 가장 큰 영향을미치며, 황산 암모니움이 가장 작은 영향을 미친다는 사실에서 보듯이 점액섬모청소율에 크게 작용하는 것은 산성의 정도이다. 점액의 산성화는 점액 유동학, 점성, 분비, 섬모 기능의 영향과 인간 건강과의 연관성을 측정하는 일차적 기준이 된다.

만성적 영향

기관지에 노출되는 황산의 양과 이에 따른 영향은 서로 비례관계에 있다. 미세한 에어로솔으로서 황산은 깊은 호흡기계통에 축적되며 산성에 특이적으로 반응하므로 식세포와 상피세포에 큰 영향을 미친다. 그러므로 만성적으로 산성 에어로솔을 흡입하게 되면 황산안개에 노출되어 있는 노동자(예, 배터리 제조공장원)에서 보여지듯 기관지염을 일으키게 된다.

황산은 노출 후 전형적인 호중구성 염증을 촉진하지는 않는다. 대신 에이코사노이드 항상성 유지가 불안정해져 대식세포가 제 기능을 하지 못하며 숙주 방어기전의 변화를 초래한다. 그러므로 인간이 매일 만성적으로 100 $\mu g/m^3$의 황산에 노출되면 청소가 어려워지며 만성 기관지염이 발병하게 된다. 이는 연무 수준 이하의 상황을 설명하고 있으므로 만성적 염증은 기관지염과 비슷한 질환을 나타낼 가능성이 있음을 배제할 수 없다.

미세입자(Particulate matter, PM)

대기 중의 미세입자는 위치하는 부분이 다르므로 생물, 무생물, 생물학적 요소의 혼합물이라고 볼 수 있다. 대규모의 역학자료에는 현재 환경수준에서 미세입자에 단기간/장기간 노출되었을 때 건강에 미치는 영향이 나와 있다.

금속

설치류에 특정 금속(주로 산화물, 황산염)을 급성/아만성적으로 흡입노출 시켜 이에 따른 반응을 보는 연구가 많다. 환경 미세입자에서는 어떠한 경우든 금속이 발견되며, 이들 금속 중 대부분이 독성 및 전산화물의 잠재성을 띤다. 석유와 석탄이 연소할 때 방출되는 금속(예, 전이금속, 중금속), 지구표면에서 유래하여 먼지처럼 보이는 금속(예, 철, 나트륨, 마그네슘), 엔진 소모에 의해 방출되는 금속이 가장 흔한 형태이다. 인류발생적 염소물질에 의해 발생하는 금속은 미세입자 중에서도 미세한 크기(<2.5 μm), 지구발생적 금속 화합물(Fe_2O_3, SiO_2)에 의한 것은 굵은 크기(2.5~10 μm)이다.

가용성은 흡입되는 많은 금속의 생체이용률을 증가시켜 독성정도를 조절한다는 점에서(예, 니켈에서 생성되는 니켈염화물과 니켈산화물의 비교) 불용성은, 폐에 머무는 시간을 조절한다는 점에서(예, 불용성의 카드뮴산화물과 가용성의 카드뮴염화물 비교) 중요하다. 가용성을 띠는 물질이든, 표면의 규산염 또는 생물유기화학의 물질이든 몇몇의 금속은 반응을 보이는 산화물 형성을 유도하기 위한 전자의 이동을 촉진한다. 흡입되는 미세입자관련 금속은 이와 같은, 그리고 또 다른 기전을 통해 작용하는 것으로 보인다.

기체-입자의 상호작용

대기 중에 오염원 기체와 입자가 공존한다는 것은 이들이 화학적, 생리적으로 반응하여 예기치 못한 산물을 생성할 수 있음을 시사한다. 많은 연구에서 이러한 특이적 반응은 입자 또는 기체의 독성을 변화시키는 실현가능한 기전임을 밝혔다.

금속을 제련하고 석탄을 연소하면 초미세한 금속산화물입자와 물리적으로 결합하는 황산을 배출한다. 초미세한 입자는 폐의 깊은 곳에 널리 분포하여 황산 단독으로 미치는 영향 이상으로 염증을 유발한다. 더 나아가 독성기체와 화학적으로 활성화/비활성화된 입자가 결합하면, 기체 단독으로 존재할 때보다 높은 용량분포와 독성산물생성률을 보인다.

또 다른 잠재적 상호작용은 기체 오염원으로 하여금 폐에서의 입자 청소율을, 폐에 침착된 입자의 대사 또는 세포성 작용을 변하게 한다. 기체 및 입자 오염원은 화학적/생리적 기전을 통해 복잡한 오염된 대기 중에서의 단기적/장기적 위험을 증가시킨다.

초미세 탄소 물질

미세입자의 중심부는 탄소물질로 되어있다. 반휘발성이거나 불휘발성 성질을 가진 유기물질은 미세입자의 구조에 균일하게 분산되어 층을 형성한다. 탄소가 차지하는 비율은 매우 다양하나 일반적으로 총 미세입자 무게의 30~60%라 알려져 있다.

공기오염원으로서 초미세탄소입자(0.1 μm)는 보다 큰탄소입자(2.5 μm)보다 더 강한 독성을 띤다. 디젤 미세입자는 연소되어 생성되는 다환성, 니트로방향성 화합물 소량과 금속 극소량만을 함유한다. 그러나 디젤 배기가스는 일정량의 산화질소, 일산화탄소, 산화황뿐만 아니라 염증원으로 알려진 포름알데하이드, 아크롤렌, 다른 알데하이드 화합물을 가지고 있다. 디젤 배기가스 혼합물은 기도 세포에 염증을 유발하며 세포 장애의 원인이 된다.

광화학적 대기오염

광화학적 대기오염은 지구 표면과 가까운 대류권에서 일어나는 복합적 반응에 의해 발생하며, 오존, 산화질소, 알데하이드, 질산 과산화 아세틸과 무수히 많은 탄화수소 래디칼의 혼합물이라고 볼 수 있다. 이산화황이 있으면 황산미세입자가 생성될 수 있다. 같은 원리로 복합화학에서는 유기 미세입자 및 질산 기화물질을 만들고, 이를 응축시킬 수 있다. 광화학적 대기오염을 독성학의 관점에서 보면 각 화합물은(보통 암유발과 관련된) 해로운 대기오염원에 속하지만, 기체성 탄화수소 구성요소는 더 이상 오염원의 범주에 들지 않는다. 일반적으로 대기 중의 탄화수소 전구물질 농도는 급성 독성을 유발시킬 만큼 높은 수치를 보이지 않는다. 광화학적 연쇄 반응의 중요한 역할은 산화된 스모그와 안개를 형성하는 것이다.

광화학적 반응 잔류 물질이라 불리는 독성 산화물질 중 가장 중요한 것은 오존이다. 대기 중의 오존은 절대적으로 불필요하다. 지구 표면의 10 km 위쪽에는 단파장의 자외선이 있어 O_2 분자를 $O^{\bullet}$ 원자로 쪼개고, 오존을 형성하기 위해 O_2와 결합할 수 있게 한다. 이러한 방식으로 오존은 성층권의 얇은 층에 수백 ppm으로 축적되고, 들어오는 단파장 자외선을 흡수한다. 자외선에 영구적인 장애물로 작용하기 위해 O_3는 생성, 분해, 재생성되는 과정을 반복하는데, 이 때 생기는 장애물은 O_3 분해를 촉진하는 다양한 인류발생적 방출물(염소기체와 특정 탄화플루오르)에 의해 위협받는다. 결과적으로 지구 표면으로 자외선이 과다하게 침입하여 피부암의 위험을 높이고 면역 억제를 유도하게 된다.

용도를 알 수 없는 오존이 축적되어 호흡기계에 위협을 가하는 대류권에서는 이야기가 달라진다. 지구 표면 가까이에서는 연소과정에서 발생하는 이산화질소는 장파장의 자외선을 흡수하고, 유리 O 원소로 쪼개 다음과 같은 단순화된 반응을 시작한다.

$$NO_2 + h\nu\ (UV) \rightarrow O^{\bullet} + NO^{\bullet} \quad (1)$$

$$O^{\bullet} + O_2 \rightarrow O_3 \quad (2)$$

$$O_3 + NO^{\bullet} \rightarrow NO_2 \quad (3)$$

이 과정은 $NO^{\bullet}$ 와 O_3의 반응에 의해 NO_2가 재생성되므로 순환적이다. 불포화 탄화수소가 없으면 이러한 일련의 반응은 과도하게 생성되는 O_3 없이 안정된 상태를 유지하게 될 것이다. 탄화수소(특히 올레핀과 치환된 방향족 물질)는 유리 $O^{\bullet}$ 의 공격을 받아 산화된 화합물과 NO와 반응하여 더 많은 NO_2를 생성하는 유리 래디칼을 만들어 낸다. 위의 식은 반응의 균형을 보여준다. (1)과 (3)은 O_3를 생성하는, 혼란상태로 이르게 하는 과정이다. 이 과정은 가장 해가 강렬한 대낮에, 오전 중 교통수단에서 발생한 NO_2와 반응하여 최대에 달하며, 부산물로 알데하이드를 다량 배출한다. 이 중 포름알데하이드와 아크롤렌이 50%를 차지하며, 도시 공기의 총 알데하이드양에서 보면 5%가 된다. PAN(penxyacetyl nitrate)이라 불리는 질산 과산화 아세틸(CH_3COONO_2)과 과산화아세틸 래디칼이 NO_2와 반응함으로써 생성되는 PAN 유사체도 배출된다.

만성적 스모그 노출

광화학적 대기 오염에 장기간 노출되는 현상과 재생불량성 폐질환 발생의 연관관계를 찾으려는 시도는 인간과 동물 모두를 대상으로 진행되어왔다. 단면적인 계획연구에서 오염이 심한 지역에 거주하는 사람들에게서 폐기능 장애가 많은 것으로 나타났다. 그러나 이러한 종류의 연구에는 많은 허점(기상학, 부정확한 노출 평가, 대상 차이)이 있다. 최근 들어 미국의 다른 어느 지역보다 산화물 및 미세입자수준이 높은 멕시코시티에 거주하는 아이들을 대상으로 연구가 이루어졌다. 이 연구에서는 폐조직을 대신하여 비강 상피세포를 노출 표적으로 사용하였으며, 생검과 세척법을 이용하여 손상된 정도를 평가하였다. 실험대상의 아이들에게서는 심각한 상피세포 손상, 화생 및 비강 상피세포의 영구적 변형 등 극적인 반응이 나타났다. 덜 오염된 변두리 지역에서 멕시코시티로 이주해 온 아이들에게서 더욱 심각한 손상이 관찰되었다. 관찰대상의 아이들은 중산층 가정의 자녀였기 때문에 영양부족에 의한 손상은 아니었다고 여겨진다. 비강에서 보인 이러한 극적인 결과는 산화된 대기오염원의 축적이 이루어진다고 알려진 손상받기 쉬운 깊은 폐조직에서의 영향을 예측할 수 있게 한다.

가장 최근에 들어서는 인간이 노출된 같은 정도의 오염환경에 동물을 노출시켜 결과를 보는 "파수" 연구를 행하고 있다. 대부분의 파수연구에서의 중요한 결론은 개인과 혼합된 오염원의 효과와 상호작용은 쉽게 설명될 수 없다는 점에서 "오염은 해롭다"는 것이다.

오존의 일반 독성

오존은 그 자체로 생물학적 반응성과 농도를 가지기 때문에 광화학적 스모그에서 발생하는 가장 중요한 산화물이다. 오존을 완화시키려는 현재 방식은 자동차 배기가스의 환원작용으로 인해 실패를 거듭하고 있다. 이러한 환원작용은 인구 증가와 함께 감소하는 추세다. 인구밀집지역의 기단이 교외지역으로 이동함에 따라 전 지역은 잠재적으로 노출된 상태에 있다고 여겨진다. 다시 말하면 오존 노출 1~2시간 후에 그 정도가 최고치에 달한다는 고정관념은 잘못되었다는 것이며, 6시간 이상 노출기간이 지속되거나 대기상태기준(National Ambient Air Quality Standards, NAAQS)에 달하면 이는 깨끗하다고 여겨지는 교외에서도 발생하는 정도로 취급된다.

많은 도심지역의 오존농도 수준에서는 인간과 실험동물에 형태학적, 기능적, 면역학적, 생화학적 등 다양한 측면에서 변화를 일으킨다. 오존은 물에서의 용해도가 낮기 때문에, 쥐와 사람에서 17%만이 반응성을 띄고 40%가 코인두에서 제거되기는 하지만, 흡입된 오존의 일부는 폐의 깊은 곳까지 파고든다. 종을 불문하고 가장 높은 오존 축적비율(단위면적 당용량)을 보이는 부분은 종말세기관지에서 허파꽈리관에 이르는 꽈리부분이다. 일회호흡량, 유속, 운동량의 증가는 표적부분의 용량을 증가시켜 최종적으로 오존 투과량도 증가시킨다. 그렇기 때문에 종간 차이를 비교하려한다면, 오존 및 다른 흡입원이 운동상태에서 어떠한 역할을 하는지를 염두에 두어야 한다.

오존에 대한 급성 형태학적 변화는 호흡기계통 전체에 걸친 세포손실 및 세포교체 등의 상피세포손상을 말한다. 오존에 대해 섬모세포가 가장 반응성이 높으며, 클라라세포와 점액분비성세포가 가장 반응성이 낮다고 할 수 있다.

강력한 산화물로서 오존은 다른 분자로부터 전자를 빼앗으려는 성질을 갖는다. 기도 표면의 액성 물질과 표피 아래의 세포막에는, 유리상태든 세포의 지질단백구조를 구성하는 상태든, 특정량의 고도불포화지방산(PUFAs)을 함유한다. 이 지방산이 가지는 이중결합은 불안정한 홀전자를 가지고 있어 쉽게 오존을 공격하여 오존화물을 생성하며, 오존화물은 궁극적으로 지방과산화수소, 알데하이드, 과산화수로 합성, 분해된다. 이러한 경로는 지질 래디칼의 증식과 세포막 및 거대분자 자동산화의 개시점이라 여겨지고 있다(그림 28-4).

폐 기능에의 영향

0.12~0.4 ppm의 오존에 노출된 채 운동한 사람을 노출 2~3시간 후에 측정해보면, 강제폐활량(FVC)과 강제날숨량(FEV_1)이 농도와 연관되어 비례적 감소형태를 보임을 알 수 있다. 흥미로운 사실은 오존으로 인한 인간 폐기능 장애는 미주신경에 의한 것이 아니며 통증과 염증을 완화시키는데 작용하는 진통제(예, 이부프로펜, 아편제)에 의해 치료될 수 있다. 그러므로 C-섬유 네트워크에 의한 통증 반응은 강제날숨량 감소에 있어 중요하게 작용한다고 여겨진다. 그러나 동물 연구에서는 오존의 심장 및 폐기능에의 영향은 특정 부교감 요소를 가지고 있음을 보여준다. 기도에서 나타나는 과민반응은 황산이나 에어로알레르겐과 같은 다른 오염원이 소지를 제공하였다고 생각되지만, 증거가 충분하지 않다.

공동 오염원과 오존의 상호작용

합성된 스모그의 복잡성을 단순화하려는 시도에서는 아직까지도 대기 중에서 이차 또는 삼차 혼합 오염원으로 동물과 사람에 노출되는 오염원의 상호작용을 다루고 있다. 이 연구는 많은 변형된 형태를 대상으로 하지만 오존과 이산화질소, 오존과 황산의 상호작용을 주로 다룬다. 연구 방향에 따라 폐기능 장애, 폐병리 및 다른 손상 지표를 지지, 반대하는 근거가 제시되어 왔다. 이러한 대립현상은 복합적 결정자를 요구하는 많은 요소를 고려할 필요가 있음을 강조한다.

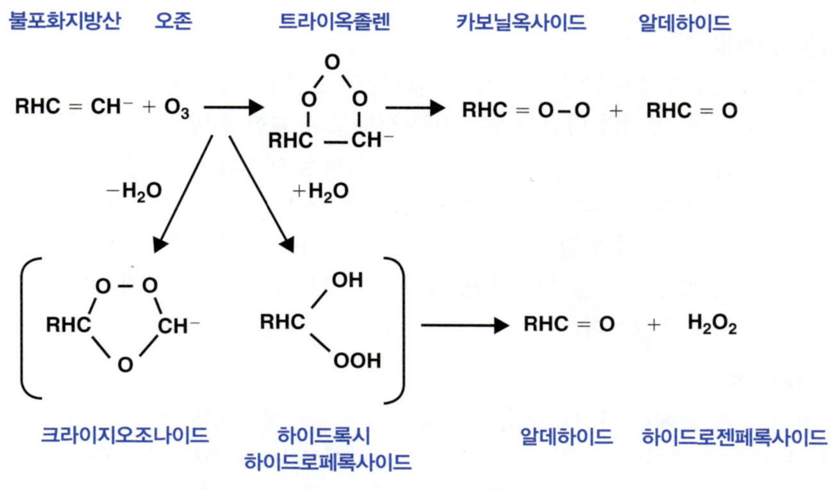

[그림 28-4] *O_3가 폐관련 분비액 및 세포막의 지방이 반응하는 대표적 경로.*

상호작용하는 물질의 개수가 증가하게 되면 이를 분석하는 데도 어려움이 따른다. 오존과 산으로 코팅된 탄소가 상대적 비율로 혼합된 복잡한 대기에 대한 연구에서는 폐기능과 대식세포 수용체의 활동성의 상호작용에 여러 변수가 작용함을 보여준다. 다양한 요소를 연구하는 데 가장 큰 어려움은 독립적인 요소와 복합적인 요소에 상호작용하는 변수와 반응을 통계학적으로 분석하는 것이다. 그러나 알고자 하는 사람들이 노출된 환경은 복잡한 혼합물이기 때문에, 이들의 혼합반응을 이해하는 창의적인 접근 방법을 제시하는 것이 우선 과제이다.

이산화질소 *일반 독성*

오존과 같이 이산화질소는 높은 농도가 흡입되었을 경우 폐부종을 유발시키는 폐 깊은 곳의 염증원이다. 신선한 목초에서 자연발생적으로 방출되는 특정량의 이산화질소는 현 농부들에게 잠재적인 생명위협요소로 작용한다. 전형적으로 75~100 ppm의 이산화질소에 노출되면 호흡이 급격히 짧아지며 실로필러병에 걸려 부종 및 폐손상의 증상을 보인다. 이산화질소는 가정의 환기가 잘 되지 않는 가스렌지나 케로젠 히터에서 많이 발생하는 중요한 실내 오염원이다. 매우 어린 아이들과 이들의 부모는 실내에서 보내는 시간이 많으므로 위험에 노출될 가능성이 크다. 간접흡연도 실내 이산화질소의 원인이 될 수 있다.

폐의 염증과 숙주 방어

오존과는 다르게 이산화질소는 인간에서 외부 환경의 노출 농도에 의해 눈에 띄는 호중구성 염증을 유발하지 않는다. 산화물을 2.0 ppm에서 4~6시간 노출시켜 실내 최고치에 이르게 했을 때 기관지 염증이 관찰되었다. 2.0~5.0 ppm에서 노출되면 바이러스에 대응하여 숙주 방어 기능을 담당하는 T림프구(특히 $CD8^+$)와 자연세포독성세포에 영향을 미친다. 여기서 나타나는 농도가 높다 하더라도, 역학조사에서 계절성 실내기의 사용에 따른 이산화질소 노출과 관련한 바이러스 감염이 다양하게 보여짐을 확인하였다. 노출지속기간보다는 노출 최고치 농도에 의해 감염의 감수성이 정해진다. 이는 탐식세포의 기능을 억제하여 폐에서 정화됨으로써 나타나는 효과이다.

다른 산화물

광화학적 스모그에서 많은 반응성의 산화물질이 검출되었지만, 이들 대부분은 호흡을 통해 체내로 유입되기 전 공기와 마찰을 일으키는 형태로 유효한 휘발성 유기화합물, 산화질소 및 다른 환원물질과 반응하여 짧은 수명을 갖게 된다. 산화성 대기 중 반응성을 보이고 염증을 유발하는 구성물질 중 PAN이 있는데, 이는 스모그에 의한 안구자통의 원인이다. 오존보다 용해도가 높고 반응성이 큰 PAN은 폐의 깊은 조직에 닿기 전 점막에서 빠르게 부식된다. 각막에는 많은 염증 수용체가 있어 빠르게 반응하는 반면, 코와 입 근위부의 두꺼운 점액층으로 흡수되는 PAN은 절대 표적기관에 닿지 않는다.

알데하이드

오염된 공기 중에는 탄화수소의 광산화반응 산물로서 생성된 다양한 알데하이드가 존재한다. 그 중 가장 크게 주목받고 있는 것은 포름알데하이드(HCHO)와 아크롤렌($H_2C=CHCHO$)이다. 이들 물질은 광화학적 스모그 특유의 향과 눈을 비롯한 감각계에 염증을 유발한다. 포름알데하이드는 오염된 공기 중의 총 알데하이드 중 50%를 차지하고 있으며, 더 큰 염증의 원인인 아크롤렌은 전체의 5%를 차지한다. 아세탈데하이드(CH_3CHO)와 더 긴 체인의 알데하이드가 그 나머지를 구성하나, 그들은 낮은 농도로 존재하며 공기통로의 점액에 잘 녹지 않기 때문에 심한 염증의 원인이 되지 못한다. 포름알데하이드와 아크롤렌은 직접/간접 흡연 모두의 경우에서 발생한다(약 90, 8 ppm, 한모금당). 포름알데하이드는 중요한 내부공기오염원이며 새로 마련한 실내 장식 및 가구가 있을 경우 외부공기보다 더 높은 농도를 유도한다.

경험적 연구에 따르면 포름알데하이드와 아크롤렌은 기도의 염증 유도 수용체의 경쟁적 작용제다. 그렇기 때문에 염증의 정도는 "총 알데하이드 양"에 의하는 것이 아니라, 아크롤렌과 포름알데하이드의 비율에 의한다. 포름알데하이드가 수용성이 높아 코인두부분에서 더 많이 흡수되는 등의 이들 두 물질의 상대적 차이는 용해도에서 보여지는데, 이러한 현상은 노출환경(예, 운동 시)에 따라 변하므로 절대적이지는 않다. 그러나 아크롤렌의 반응성은 매우 크며 많은 조직의 거대분자와 쉽게 작용할 수 있다.

포름알데하이드

포름알데하이드는 일차적 감각계 염증원이다. 물에 잘 녹기 때문에 코의 점막, 호흡기 상부, 눈에 잘 흡수된다. 포름알데하이드의 용량-반응 곡선의 기울기는 가파르다: 0.5~1 ppm에서는 특유의 향, 2~3 ppm에서는 약한 염증반응, 4~5 ppm에서는 견딜 수 없을 정도의 심한 염증반응이 나타난다. 포름알데하이드는 삼차신경을 자극하여 미주신경을 통해 기관지수축을 유도하는 감각계 신경섬유를 타고 작용한다. 전형적인 염증 반응과 빠른 회복기전은 이산화황 농도가 증가했을 때 나타나는 반응과 유사하다. 이산화황처럼 포름알데하이드는 기도삽입관을 통해 비강을 우회하여 염증을 증가시키는 방향으로 이동하며, 이를 통해 우리는 폐 깊은 곳의 염증 수용체가 활성화됨을 확인할 수 있다.

이산화황처럼 포름알데하이드도 흡입 과정에서 서브미크론 소금입자와 같이 물에 녹는 소금 및 탄소를 기본으로 갖는 입자와 반응하여 기체 단독으로 낼 수 있는 효과 이상의 염증을 유발한다.

최근 들어 포름알데하이드 독성의 두 가지 형태가 주목받고 있다. 하나는 합판 및 잘못 설치된 요소포름알데하이드 절연체와 같은 건설 부품을 통해 실내공기 중으로 방출된다는 것이다. 이러한 염증유발성 기화물질은 경험에 따른 노출 수준에서 호흡기계통에 영향을 미칠 수 있다. 포름알데하이드는 약한 알레르기원이다. 두 번째 형태는 포름알데하이드에서 발생한 기화물질에 노출된 설치류에서 비강암이 발견되었다는 것이나 최근까지의 역학조사에서도 이에 노출된 노동자에서의 비강암 발병률 증가가 증명되지 않았다.

아크롤렌

아크롤렌은 포름알데하이드보다 더욱 강한 염증을 유도하는 불포화 알데하이드다. 1 ppm 이하의 농도에서도 눈, 호흡기계통의 점막에서 염증을 유발한다. 아크롤렌이 있으면 폐기류저항이 증가하는 기전은 콜린성 반사에 의하는 것으로 보인다. 아트로핀(무스카린 차단제)과 아미노필린, 아이소프로테레놀, 에피네프린(교감성 작용제)은 변화를 부분적/전체적으로 역전시키나, 항히스타민제인 피리라민과 트리펠렌아민은 아무런 효과를 보이지 않는다.

일산화탄소(CO)

일산화탄소는 일산화탄소혈색소(COHb)를 생성하여 전신수송을 담당하는 혈액의 산소섭취를 방해하기 때문에 독성학적으로 화학질식소로 구분된다(11장 참조).

캘리포니아의 대기감시 프로그램에 따른 분석 결과, 8시간을 평균으로 잡았을 때 일산화탄소는 10~40 ppm의 범위에 있음을 보여준다. 지역 사회의 어느 부분에 위치하느냐에 따라 일산화탄소의 농도는 큰 차이를 보인다. 도심의 도로에서 차를 타고 있을 경우에는 도심보다 3배, 거주지역보다 5배 더 높은 농도에 노출된다. 차를 타고 고속도로를 달리는 경우, 도심과 도심의 도로 중간 정도의 일산화탄소 농도에 노출된다. 지하주차장, 터널, 대로변 빌딩에서 87 ppm 이상의 농도가 측정되었다.

2% 이하의 COHb는 인간 건강에 뚜렷한 영향을 미치지는 않으나, 40% 이상이 될 경우에는 질식사가 유발될 만큼 치명적인 결과를 낳을 수 있다. 일산화탄소 50 ppm의 농도에 90분간 노출되면 2.5% COHb가 되어 시간차 판별에, 5%의 COHb 수준에서는 다른 정신운동능력에 손상을 입히며, COHb 5% 이상이 되면 심맥관계에 변화가 일어난다.

건강에 미치는 유해작용

공기오염의 부작용을 최소화하여 깨끗한 공기를 유지하는 것이 공중보건의 목표다. 그러나 우리는 개인과 집단에 미치는 위험의 차이를 분명히 이해하고 있어야 한다. 개인은 용인되는 범위 내에서 위험에 노출되었다 하더라도 이로 인해 건강을 위협받을 수 있으나, 이러한 상황은 집단 전체로 보면 아무 것도 아닌 일이 되어버린다. 반대로 개인에 미치는 위험을 종합한 형태로 집단에 가해지는 위험을 보면 정상 분포도에 변화를 가져와 불특정 개인을 위험에 노출시키게 된다. 이 두 경우의 위험은 서로 분명한 연관성을 지니나, 더욱 적절하게 수량화된 집단전체에 미치는 위험도를 널리 사용한다.

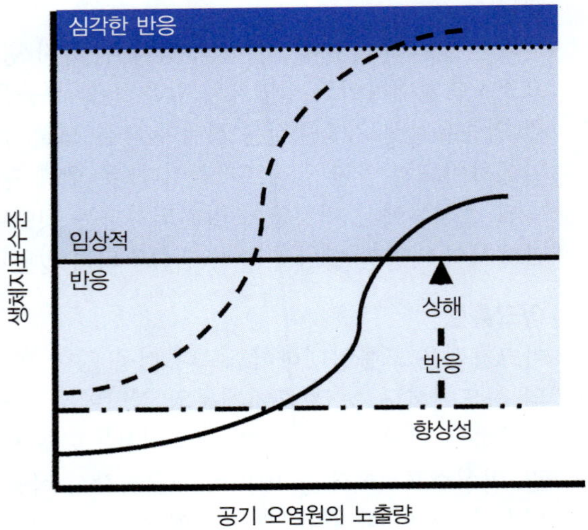

[그림 28-5] *감수성 있는 자와 건강한 자의 공기오염원 노출량에 따른 결과를 보여주는 모식도.* 감수성이 있다고 보여지는 자는 예비력과 항상성 유지기능을 상실했다. 노출량-반응 곡선에서 기울기가 왼쪽으로 이동했다는 것은 반응의 정도가 증가했음을 시사한다. 이러한 감수성 있는 자의 반응 요소는 잠재적 반응에서 심각한 반응에 이르기까지의 단계를 보이는 데 이용될 수 있다.

미국흉부학회는 대기오염 관련 부작용의 정의를 내리는 성명서를 발표했다. 이 성명서는 생체지표, 삶의 질, 생리학적 영향, 증상, 임상결과, 사망률, 집단 대 개인의 위험 등 7분야에 대해 말하고 있다. 결론에서는 영향을 평가하기 위해 새로이 개발되는 많은 생체지표(특히 세포/분자지표)에 의한 평가에 주의를 기울일 필요가 있다고 말한다. 여기 지표에서 나타나는 작은 변화가 질병 및 만성장애로 발전하는 진행단계를 보여주는 것일 수 있기 때문이다. 명백히 임상환경에서는 이들 지표 중 많은 부분이 질병 또는 부상의 두드러진 특징을 보여주지만, 생체지표상의 작은 변화가 건강상태를 나타내는지는 미지수다. 이 모든 영역을 공통적으로 꿰고 있는 것은 과반응 또는 예비력 상실의 형태를 취할 수 있는 감수성의 중대한 역할이다. 대수롭지 않게 여겨졌던 가역적 반응이 비가역적이거나 보상받을 수 없는 기능장애로 발전할 수 있다(그림 28-5). 예비력을 잃었거나 그 기능이 약한 심폐손상의 개개인이 그 예가 될 수 있다.

결론

이번 장은 설득력 있는 자료 수집부터 이를 뒷받침하는 규제활동과 의사결정까지, 환경오염에 의한 문제의 범위와 복잡성을 연관시켰다. 고전적이면서 여전히 가장 중요한 공기오염원이 환경오염 통제와 공중보건 보호에서의 쟁점 및 대책의 미묘한 차이를 이해하는데 근간을 제시한다.

참고문헌

American Thoracic Society: What constitutes an adverse health effect of air pollution? *Am J Respir Crit Care Med* 161:665-673, 2000

Hayes SM, Gobbell RV, Ganick NR(eds): *Indoor Air Quality: Solutions and Strategies*. New York: McGraw-Hill, 1995.

Holgate ST, Samet JM, Koren H, Maynard RL(eds): *Air Pollution and Health*. London: Academic Press, 1999.

Swift DL, Foster WM(eds): *Air Pollutants and the Respiratory Tract*. New York: Marcel Dekker, 1998.

제29장 생태독성

Ronald J. Kendall, Todd A. Anderson, Robert J. Baker, Catherine M. Bens, James A. Carr, Louis A. Chiodo, George P. Cobb III, Richard L. Dickerson, Kenneth T. Dixon, Lynn T. Frame, Michael J. Hooper, Clyde F. Martin, Scott T. McMurry, Reynaldo Patino, Ernest E. Smith, and Christopher W. Theodorakis

CHAPTER 29

요 점

- 생태독성은 독성물질이 소멸되는 과정과 이들이 생태계에 미치는 영향을 연구하는 학문이다.
- 화학동력학은 화학물질이 환경으로 방출, 분포, 감소, 소멸되기까지의 단계를 연구하는 데 핵심이 된다.
- 화학물질은 기화에 의해 대기권으로, 흡착에 의해 암석권으로, 용해에 의해 수권으로, 종별 차이가 있을 수 있으나 흡수, 호흡, 섭취에 의해 생물권으로 유입된다. 한 번 지구환경구성요소에 속하게 되면 독성물질 또한 이와 같은 방법으로 유입되게 된다.

- 화학물질의 *생체이용률*은 생물이 섭취하여 잠재적으로 이용할 수 있는 상태에 있는 양을 말한다.
- 오염은 개인의 항상성 유지에 영향을 미치는 것을 시작으로 개체집단, 지역사회, 생태계, 지형으로 연속적으로 퍼져나간다.
- 육생 생태독성은 지상 생태계에 있는 독성물질에의 노출과 이에 따른 영향을 연구하는 학문이다.
- 수생 생태독성은 수중 환경에 있는 생물에 인류발생에 따른 화학물질이 미치는 영향을 연구하는 학문이다.

생태독성 서론

생태독성학은 독성물질이 소멸하기까지의 과정과 이들이 생태계에 미치는 영향을 과학적 근거를 바탕으로 실질적, 실험적인 방법을 통해 연구하는 학문이다. 이를 공부하기에 앞서 어떻게 화학물질이 개인, 개체집단, 지역사회, 생태계에 영향을 미치는가를 이해하는 것이 우선이다. 생태독성학은 독성학과 독성시험의 원리를 바탕으로 형성되는 학문이기는 하나 개체집단, 지역사회, 생태계 차원이 강조된다는 점에서 차이가 있다. 감수성 있는 수용기에 특정 농도의 독소를 노출시켜 원인-결과의 관계를 알고자 했던 기존의 독성시험과 다르게 생태독성시험은 인간을 대상으로 더 높은 정도에서의 원인-결과 관계를 얻어내고자 한다.

생태독성시험에서 중요한 요소는 실험실내 연구 결과와 현지 조사 결과의 종합이다. 이 두 가지를 종합하면 어떠한 생물이 독소에 노출된 후 번식하거나 살아남기까지의 과정에서 요구되는 여러 지표를 구할 수 있다. 그러므로 적절한 현지조사 결과가 없는 실험실내 연구 자료로는 생태독성의 잠재적 영향을 평가할 수 없다. 이러한 이유로 실험결과와 현지조사결과의 종합은 특정 생태독성시험에서 얻은 결과가 적절한가를 보여준다고 여겨진다. 게다가 사회는 환경과 잠재적 환경 독성물질의 연관관계가 인류 건강에 미치는 영향에 점차 높은 관심을 보이고 있다.

화학물질의 작용, 소멸, 노출

화학물질의 작용을 특징짓기 위해서는 여러 다른 환경요소(예, 공기, 토양, 물, 생태계)에 포함되어있는 화학물질의 양을 측정하고, 이러한 요소들 내에서 일어나는 작용 및 전이과정을 이해하며, 화학물질의 대사, 감소, 저장(적은 양이라 할지라도), 축적에 관심을 가져야 한다.

화학동력학

화학물질의 이동은 환경 요 형태를 취한다. 다른 요소들로 분배되고 남은 물질은 생물상을 형성한다. 이는 효과를 유도할 수 있을 만큼의 높은 농도와 시간이 갖춰지면 생물체의 활성부위에 도달하게 된다. 화학동력학은 화학물질의 환경으로의 방출, 분포, 감소, 소멸을 연구하는데 가장 중요하다.

화학동력학으로 화학물질의 작용 또는 생물체로의 흡수를 설명할 수 있다. 지방 조직으로의 분배, 대사, 촉진된 배설 등의 해독 기전은 분명 화학물질을 소멸시키나, 경우에 따라서는 독성을 증진시킨다. 그러므로 화학동력학을 평가함으로써 요소에 포함된 화학물질의 농도를 예측할 수 있게 된다.

동일매체 내의 화학물질의 이동

화학합성물이 환경으로 유입되면 이는 온도, 바람, 수류의 방향과 속력, 태양방사, 기압, 습도, 다음 4종류의 지구환경구성요소 중 하나-대기(공기), 수권(물), 암석권(토양), 생물권(생물)-에서의 농도 등 자연적 힘에 영향을 미친다. 1기 화학물질 반응 내에서의 작용은 대량 수송, 확산, 분산을 포함한다. 오염원의 지속성은 특정 반응단계내 화학물질의 안정성과 그 안에서의 이동이다. 안정성은 특정 화학물질의 물리/화학적 특성과 반응단계 내에서의 소멸 역학의 기능이다.

공기

처음 대기로 오염원이 유입되는 데는 증발, 방출, 다른 구성요소의 통로를 통한다. 풍향은 확산보다 더 빠르게 오염원을 전파시킨다. 대기 안정성은 난류의 양과 이로 인한 대기의 연직혼합 정도에 영향을 미친다. 대류의 기세 – 따뜻한 지반에서 비롯된 열의 이동과 구름층 위에서의 복사냉각 – 가 동등할 때 대기는 안정하다.

물

오염원은 직접 살포에 의해, 눅눅하거나 건조한 침전물에 의해, 반응단계에서의 작용에 의해 수권으로 유입된다. 추가적으로 강이나 다른 수로의 바닥 쪽에 위치한 화학물질은 미끄러운 형태의 물보다 가벼운 입자로 분해되어 살포됨으로써 수권으로 들어온다. 수권에서 화학물질은 확산, 살포, 이류(移流)에 의해 이동한다.

다른 배지(예, 공기나 토양)와의 경계 지역을 제외하면 물은 난류에 의해 이동하는 경우가 많다. 정체되어 보이는 물이라 하더라도 이는 계속적으로 수직 · 수평으로 소용돌이치고 있다. 이러한 이동방식을 *소용돌이 확산*이라 한다. 또한 시냇가와 강의 오염물질은 이류에 의해 빠르게 퍼져 나가기도 한다.

토양

화학물질은 수권과 같은 원리로 암석권으로 유입된다. 토양은 성분에 차이가 있으므로 다공성을 띠지만, 모두에 기체나 액체가 차있다는 점에서 공통점을 가진다. 토양의 화학물질은 이들 액체에서의 확산 또는 토양 입자 빈자리 사이로의 물의 이동을 통해 이루어진다. 확산은 농도가 높은 곳에서 낮은 곳으로의 움직임을 말한다. 오염원은 각 구성요소 간의 이동, 부패에 의해 토양에서 사라진다. 오염원의 변환(예, 미생물에 의한 분해)은 다양한 미생물과 그 밀도에 의한 것으로, 토양에서만 특이적으로 보인다.

다른 매체 사이의 화학물질의 이동

한 번 방출되면 화학물질은 종별 차이가 있을 수 있으나 기화에 의해 대기권으로, 흡착에 의해 암석권으로, 용해에 의해 수권으로, 흡수, 호흡, 섭취에 의해 생물권으로 유입될 수 있다. 한 번 지구환경구성요소에 속하게 되면 독소 또한 이와 같은 방법으로 유입되게 된다.

화학물질의 움직임과 생체이용률

환경에서 생물체에 의해 잠재적으로 흡수되는 것은 존재하는 전체 화학물질의 극히 일부분이다. 이는 화학물질의 *생체이용률*이라는 개념으로 설명된다. 다양한 종류의 환경 요소에서의 생체이용률은 궁극적으로 독성을 보인다.

수중 오염원의 행태와 생체이용률은 이들의 물에서의 용해도와 직접적으로 관련 있다. 그러나 물의 특정 성분이 독소의 용해도에 영향을 미치는 것일 수 있다. 용해유기탄소는 수중에서의 유기 오염원의 이동과 움직임을 증가시킬 수 있으나, 동시에 생체이용률을 감소시킬 수 있다.

많은 수중 오염원이 침전물 내에 자리잡는다는 사실은 금속 및 다른 유기물의 침전물 내에서의 작용, 축적 과정에 대한 연구거리를 제공한다. 축적이란 물리 · 화학 · 생물학적 과정의 혼합으로서 궁극적으로 생체이물의 형태를 바꾸어 놓는다. 많은 금속이 침전물과 혼합됨으로써 상호 의존적/비의존적으로 감소하여 생체이용률에 변화를 가져온다. 침전물내 잔류하는 유기화학물질은 다양한 상호 의존적/비의존적 변형을 거친다.

수착은 오염원의 생체이용률 통제에 작용한다. 토양내 잔류시간이 늘어나면서 진행되는 오염원의 치밀수착 또는 분리는 "노화"로 일컬어지기도 한다. 토양에 잔류하는 오염원량은 거의 일정하게 유지되고 있지만, 시간이 지남에 따른 토양생물 대 오염원의 비율은 점차 감소한다.

생체지표

생태독성학에서의 기본적 도전과제는 환경내 존재하는 화학물질과 연관지어 잠재적 생물학적 수용체의 위험정도를 예측하는 데 있다. 수용체에서 나타나는 부작용은 오염원에 노출되는 것에서 시작, 손상의 단계를 거쳐 세포소기관, 세포, 조직의 기능 변화를 가져오는 것을 말한다. 오염된 환경성 물질과의 접촉을 통해 야생에 노출되는 것을 *외부노출량*이라 하며, 호흡 · 섭취 · 피부흡수에 의해 오염원이 내부로 유입되는 것을 *내부노출량*이라 한다. 뚜렷한 반응과 함께 건강에 영향을 주는 내부노출량을 *생물학적 유효량*이라 한다.

환경의 위험도는 환경요소의 시료에서 검출되는 화학물질 잔류량과 환경 요소와 접촉하는 종에서 관찰되는 독성을 종합, 비교하여 평가해 왔다. 생체지료에 근거한 접근방법은 특정 물질에 노출된 종에서 독성 물질의 영향을 바로 측정할 수 있게 한다. 생체지표는 크게 노출 · 효과 · 감수성으로 나눌 수 있다. 야생동물에서의 예를 인간의 환경질환에 적용시키려는 시도는 치명적이지 않으면서 동시에 인간에게 나타나는 부작용과 연관되는 생체지표를 요구하게 되었다.

독성물질을 적정량 투약하면, 노출시작부터 천천히 특정 질환이 발병하는 것을 볼 수 있게 된다. 이는 외부노출에서 시작하여, 내부선량에 이어 표적 기관에 오염원이 축적되는 일련의 반응을 보이는 것이다. 표적기관은 가역적/비가역적 변화를 보이며 인지할 수 있을 정도의 병적 상태가 진행된다. 어떠한 종에서 특정 화학물질에 따른 발병상태를 확실하게 알 수 있게 되면, 다른 종에서 적용 가능한 정확하고 실용적인 생체지표를 만들어 낼 수 있다. 그러나 독성물질에 의한 손상 기전과 병적 상태의 척도가 명확히 밝혀져 있지 않은 경우가 대부분이다.

노출의 생체지표

노출의 생체지표란 생체이물 또는 이들의 대사산물, 생체이물과 표적 분자와의 작용산물, 생물이 속한 요소 내 세포를 말한다. 일반적으로 노출의 생체지표는 개인에게 노출된 양과 연관하여 병적 상태에 이르게 되는 변화를 예측하는 데 사용된다.

효과의 생체지표

효과의 생체지표는 생물의 생화학적, 물리적, 행동학적 변화의 정도를 통해 잠재적 건강 손상과 질병을 인식할 수 있게 한다.

덜 특정한 생체지표를 사용하여 확인할 수도 있지만, 이는 더욱 광범위한 화학물질과 적용범위를 포괄한다. 이들 분석법은 원인물질의 부작용을 연관시키기 위해 추가적 생체지표 연구나 화학물질의 잔류 반응을 요구한다. 예를 들면, 생선 간의 시토크롬 P450 1A1 효소는 인류발생적 오염원에 생선이 노출되었을 때 매우 유용한 생체지표로 사용되지만, 여기서 얻어지는 결과는 화합물 특이적이 아니므로 다양한 다핵, 할로겐화 방향족 탄화수소뿐만 아니라 저산소증에 의해 생성될 수 있다.

감수성의 생체지표

감수성의 생체지표는 개인이 화학적, 물리적, 감염성 물질의 영향에 더욱 쉽게 노출될 수 있는 변경된 생리적, 생화학적 상태를 알려주는 종점이 된다. 이들 생체지표는 야생생물의 자료로부터 인간 질병 상태를 추측하는 데 유용하게 사용될 수 있다.

생체지표의 판독

생체지표 결과를 판독하고 다른 종에서의 결과를 추측할 때에는 신중해야 한다. 같은 화학물질이라고 해도 종에 따라 다른 단백질을 발현시킬 수 있고, 같은 효소라고 해도 종에 따라 다른 기질 특이성을 지닐 수 있기 때문이다. 결과를 추측하는 데 있어서는 비교생리, 생화학에 조예가 깊어야 한다.

내분비 및 성장 장애

자연발생적이든 인류발생적이든 많은 화합물은 내분비계의 변화를 초래한다. 개인과 인간에 미치는 심각한 내분비계 영향은 특정 화합물에 고농도로 노출되었을 때 나타나는 것으로 서술되어 있다. 내분비계장애화합물(EDCs)은 임신, 성분화, 발달, 남성-여성 행동양상에 상당한 영향을 미친다.

내분비계장애는 야생종에서 처음 발견되었고 민간인과 과학자 사이에서 많은 관심의 대상이 되었다. 야생의 EDCs를 연구하는 것은 환경이 제시한 위해성을 평가하는 데 중요한 수단이 된다. 표 29-1은 연구를 통해 밝혀진 다양한 종에서(밝혀진) 원인물질과 효과를 나열하고 있다.

표 29-1 대표적인 야생종의 내분비 장애

종	화합물	효과
무척추동물		
연체동물	트리뷰틸틴	이중 성(性)
곤충	DDE	대사성 수컷화
어류		
두족류 (*Carostomus commersoni*)	크라프트 제분기의 폐수	성숙 지연, 수컷에서의 비텔로제닌 도입 , 생식선 크기 감소 성호르몬 농도 이상
송어 (*Salmo gairderi*)	시내의 하수구 폐수 (알킬페놀과 복합 에스트로겐이 포함되어 있음)	수컷의 여성화, 혈장내 비텔로제닌의 도입
양서류		
아프리칸 꼬리치레 개구리 (*Xenopus laevis*)	에스트로겐	비정성적 성행동습득(100% 암컷)
파충류		
붉은귀 거북 (*Trachemys scripta*)	에스트로겐, 농약	성전환, 생식선이상, 성호르몬 농도 이상
미국산 악어 (*Alligator mississippiensis*)	에스트로겐, 농약	성전환, 생식선 및 음경 기형, 성호르몬 농도 이상
조류		
재갈매기 (*Larus argentatus*)	PCBs, 농약	남성화, 생식선 구조 변화
미국산 대머리 독수리 (*Haliaeetus leucocephalus*)	PCBs, 디옥신, 농약	난각의 약화, 뇌의 비대칭
포유류		
흰돌고래 (*Delphineptenus leucas*)	유기염소, 중금속	종양, 면역억제, 생식 이상
밍크 (*Mustela vision*)	PCBs, 디옥신	생식 이상, 유산

참고 : DDE, 1,1-dichloro-2,2-bis(p-chlorophenyl) ethylene; PCBs, polychlorinated byphenyls.

내분비독성 및 성장기별 감수성의 기전

EDCs가 여러 표적과 상호작용을 한다는 것은 명백하다. EDCs가 호르몬 합성, 분비, 수송, 작용 부위, 대사의 각 단계에서 작용한다는 증거가 있다. EDCs에 대해 알려진 몇 가지 기전은 다음과 같다.

수용기 관련 EDCs 영향

외인성 물질 화합물은 고전적 리간드-수용체 반응의 복합적 기전을 통해 수용체 단계에서 효과를 보인다. 외인성 물질은 전사와 신호전달에 영향을 미침으로써, 또는 수용체 관련, 또는 비수용체 관련 기전을 통해 내분기계에 작용할 수 있다.

호르몬 합성과 대사에서의 EDCs 영향

화합물은 결정적인 내인성 호르몬 수치를 생합성 또는 대사성 효소활동을 유도, 차단함으로써 바꿔놓을 수 있다. 식물성에스트로겐은 에스트라디올과 에스트론 수치를 조절하는 17β-탈수소효소와 반응하여 에스트로겐 수용체의 리간드로 작용함과 동시에 총 에스트로겐 수치를 조절한다.

호르몬 분비와 전달에의 영향

수년간 Cd^{2+}는 비선택적 Ca^{2+} 차단제로서 시상하부의 신경분비 신경세포와 시상하부 내분비세포의 Ca^{2+} 의존성 세포외유출을 방해한다고 보고되어 왔다.

육생 및 수생 생태독성

생태계는 물리적 환경과의 상호작용을 통해 기능하는 모든 종류의 생물체로 구성되어 있으며, 이들이 모여 지형을 형성한다. 물질의 순환과 흐름은 생태계 내에서 하나의 구성요소에 영향을 미치는 것은 다른 구성요소에도 영향을 미치는 등 다양한 수준의 연관성을 유지하게 한다. 생태계는 꾸준히 연락망을 유지하고 있기 때문에 대규모 오염이 용이하다.

생태독성학은 생물상이 오염원에 노출되었을 때 나타나는 결과를 보다 선명히 분석하기 위해 수생 및 육생 환경의 모든 요소를 대상으로 한다. 수생 및 육생 생태독성학은 여러 과학적 연구분야와 폭넓게 연관되어 있다. 오염은 개인의 항상성 유지에서 비롯하여 개체집단, 지역사회, 생태계, 지형에 영향을 미치는 일련의 반응이다. 생태계 전반에 걸친 복잡성과 잠재력은 생태독성학자들에게 흥미로운 연구환경을 제공한다.

독성시험

급성/만성 독성시험은 생존, 번식, 생리적/생화학적 반응 등 다양한 종점에 화학물질이 단기간/장기간 노출되었을 때 미치는 영향을 조사하기 위해 행해진다. 전형적으로 현지상황은 복잡한 가능성을 가지기 때문에, 급성/만성 독성시험은 현지에서의 노출과 영향을 평가하고 특정 화학물질과 이에 의한 결과를 연관 짓는 결정적인 토대를 제공한다. 급성/만성 독성시험에서 얻어지는 결과는 오염원의 영향을 병리학적 관점에서 분석하고, 현지 상태를 분석하는 데 필요한 자료를 제공하고, 현지의 잠재적 위험도를 검토하며, 노출량-반응 관계를 제공하는 데 사용된다.

준치사의 영향

사망은 생태독성학에서 관심대상의 비가역적 종점을 나타낸다. 그러나 연구 능률과 빠른 사체의 소멸에 의해 성공이 좌우된다는 점에서 멸종을 입증하는 것은 흥미로운 일이다. 또한 많은 오염원은 소량 또는 준치사량으로, 이용할 수 없는 형태로 존재하기 때문에 이로 인한 급성 사망은 거의 없다. 그렇기 때문에 수중 및 지상 환경에서 오염원 노출에 의한 준치사 영향을 이해하고 관찰하는 것은 매우 흥미로운 일이다. 생화/생리학적 종말점 측정법이 개발되어, 많은 동·식물종에서의 노출과 영향을 평가하는 데 다양하게 적용되어 왔다. 준치사 영향을 관찰하는 방법에는 면역 기능, 특정 생체지표, 유전독성, 생식독성 관찰 등이 있다. 관찰결과에서 즉사가 보이지 않는다 하더라도 이들의 생식력, 행동학적 특성(예, 포식자 기피 능력, 육아능력, 채집능력)에 영향을 미쳐 궁극적으로 이들 개체 집단의 구조와 기능 변화를 초래한다.

개체군 및 군집의 영향

생태독성학의 큰 목적 중 하나는 개체군의 구조와 기능에 오염원이 미치는 영향을 파악하고 이를 방지하는 것이다. 이는 경험적인 수치와 개체군의 모형화를 통한 결과를 종합함으로써 얻어낼 수 있다. 실험적 수치 수집과 함께, 환경오염이 자생종의 밀집 정도, 개체 수 등에 미치는 영향을 조사하기 위해서 자연적 개체집단표본이 필요하다. 오염에 반응하는 집단의 모형은 성체의 사망률, 청소년의 반응에 대한 점증, 유효 식량의 변화 등 이에 미치는 영향의 기전 정보를 제공한다.

대신, 개체군에 오염원이 미치는 영향은 수학적 모델을 이용해 예측할 수 있다. 이러한 종류의 모델은 많은 개체가 오염원에 노출되었을 때의 영향과 개체 집단 변화율을 예측하기 위해 개체 수, 연령 분포, 연령별 사망률, 생식력과 같은 실험적 수치를 이용한다.

개체군에 미치는 모든 영향은 궁극적으로 여러 개체집단으로 구성된 지역사회에 영향을 준다. 환경 오염원은 지역사회구조와 그 안의 여러 종간 관계에 영향을 미친다. 지역사회의 영양구조는 다양한 먹거리와 채집 기술을 가진 종이 상대적으로 그 수가 많다는 사실과 연관성을 갖는다. 종과 영양구조 변화는 직접적/간접적 기전을 통해 이루어진다. 직접적 영향은 오염에 따른 사망률 증가와 생산율 감소에 따른 종의 개체 수 감소와 연관이 있다. 대신, 지역사회구조는 간접적 기전을 통해 변화한다. 예를 들면, 오염으로 인해 멸종된 생물을 주식으로 하는 종은 지역사회에서 사라지게 되는 원리가 그것이다. 간접적 영향은 포식자–먹이 관계, 먹이경쟁 등 종간의 역학적 작용변화에 의해 달라질 수 있다. 이러한 종류의 지역사회구조와 역학의 혼란 상태는 궁극적으로 생태계 내의 안정성, 유지력, 생산력 저하를 초래한다.

화학물질의 상호작용 및 자연적 스트레스 인자

다양한 오염원에 노출 및 오염원과 선천적 스트레스 요인(예, 영양섭취, 질병, 포식, 기후, 물 상태)의 작용을 이해하는 데 관심이 높아지고 있다. 몇몇 화학물질은 환경의 다른 오염원과 작용하여 그 영향이 완화되거나 악화될 수 있으며, 이는 온도와 노출된 화학물질의 작용에 의해서도 변화된다. 또한 한랭스트레스는 살충제 노출 효과를 악화시킨다. 수중 오염원의 독성, 축적, 대사는 물 온도에 영향을 받게 되는데 이는 어류의 대사는 주위 환경 온도에 따르기 때문이다. 다른 환경적 요인(예, 염도, pH) 역시 수중 화학물질의 흡수와 독성에 영향을 미치며, 이와 반대로 오염원의 노출은 생물체의 자연적 환경 요인을 견디는 능력에 영향을 미친다.

오염물질의 영양수준 전이

흡입, 피부 접촉, 털을 다듬는 과정에서 섭취에 의해 오염원에 노출되기도 하지만 먹이사슬을 통한 노출도 주목할 만 하다. 오염된 배지와 직접 접촉하지 않은 종이라 하더라도 오염된 먹이를 섭취하거나, 더욱 높은 영양 수준으로 오염원이 축적되게 되면 독성물질로의 노출이 진행되었다고 볼 수 있다.

유전독성

환경유전독성학은 오염원 및 화학물질이 생물체의 유전 물질에 미치는 영향을 연구한다. 개인에 직접적으로 영향을 미치지 않고 유전 물질에 손상을 주기도 하지만, DNA의 변형을 일으켜 암과 같은 신체 변화를 초래하기도 한다. 이러한 변화가 미발달 조직에서 발생하게 되면 유전요인으로 발전할 수 있다.

진화 독성 분야에서는 DNA 분자와 오염원이 직접 작용하여 나타나는 반응과는 다른, 다세대에 걸친 반응을 다룬다. 오염원저항성 유전자형의 선택과 개체집단 규모의 축소는 영향 받은 개체의 유전적 다양성을 줄일 수 있게 한다. 돌연변이율의 증가는 개체집단의 유전자 구조를 바꿀 수 있다.

육생 생태독성

육생 생태독성은 육생 생태계에서의 독성 화합물 노출, 이에 따른 영향을 연구한다.

급성 및 만성 독성 시험

지상 생물체는 흡입, 피부 흡수를 통하기도 하지만 전형적으로 오염된 배지를 섭취함으로써 오염원에 노출된다. 그렇기 때문에 지상 생물체를 대상으로 행해지는 독성시험은 구강으로 주입되는 화학물질의 양에 따른 결과를 평가하게 된다. 이들 평가방법으로는 LD_{50}, LC_{50}, ED_{50}, EC_{50}를 비롯한 생식시험(수정률, 난자 부화율, 신생아 생존율)이 이용된다.

야외시험

야외시험은 엄격히 통제된 실험실 환경 밖에서 생물체는 어떠한 오염원에 노출되며 이로 인해 어떠한 영향을 받는가를 관찰하기 위해 행해진다. 야외시험은 실험실내 연구에서 제기되는 특정 문제점을 해결, 모형화 또는 예측된 노출량 시험, 오염원 노출 부위의 영향을 보기 위함이다.

야외시험은 자연적 스트레스 요인(예, 영양 제한, 질병, 포식)하에서 서식하는 식물 및 동물을 대상으로 복잡한 환경계에서 행해지므로 오염원에의 노출과 이에 따른 영향 측정은 혼란스러울 수 있다. 현지 조사를 계획하기 위해서는 개체군의 서식지 이용방식, 활동 범위, 채집 방식 및 여러 다른 요인을 고려해야 한다. 야외시험은 오염원이 야생생물의 규모, 생존, 급성 사망, 먹이사슬관계, 생식, 행동에 미치는 영향에 대한 정보를 제공한다.

야외시험은 오염 지역에 사는 개체군을 조사하여 오염되지 않은 지역의 개체군을 비교하도록 계획된다. 시험종, 서식방식, 연구방향 등 다른 요인보다 우선적으로 통제되어야 하는 요인은 오염지역의 상태를 기준으로 행해진다.

구역을 정해 놓으면 복잡한 야외시험의 여러 환경적 요인을 통제하는 데 큰 도움을 준다. 구내 연구는 독성시험기간 동안 시험대상생물을 외부의 노출된 시설 내에 가둬 시험적 조건 아래 통제를 받음과 동시에 자연적 현지 환경 그대로를 사용할 수 있게 한다. 이와 같은 실험방법은 실험실 연구와 실제 연구의 격차를 좁히는 역할을 한다.

수생 생태독성

생태 생태독성은 인류발생적 화학물질이 수중 환경의 생물체에 미치는 영향을 연구한다. 특정 화학물질은 대기 중으로 증발하지 않지만 수용성을 지니기도 하며(예, 금속), 이로 인해 수중 생물체는 지상에서는 불가능한 통로를 통해 화학물질에 노출될 수 있다. 또한 많은 오염원은 호기성 환경에서 쉽게 분해되는데, 수중 환경은 보통 적은 양의 산소(없는 경우도 많음)를 지니기 때문에 몇몇의 오염원은 수중 생태계에서 오랜 시간 머물게 된다.

급성 및 만성 독성 시험

오염원을 용액에 녹여 액체상태의 화학물질을 만든 후에 어류, 무척추동물, 조류를 담금으로써 수중 독성시험을 진행할 수 있다. 수중독성의 종말점은 LC_{50}(치사량)과 EC_{50}(유효용량)으로 기록된다.

독성 시험은 각각의 화학물질과 현지에서 채취한 오염된 물에서의 독성정도를 평가하는 데 사용된다. 하나의 화학물질을 시험하는 것은 화학물 등록을 위한 용도로 행해지는 반면, 오염된 물은 정해진 요구조건을 만족시키는지 여부를 확인하기 위한 환경 검사용으로 행해진다. 이 시험에서는 특정 지역의 물을 깨끗한 물로 다양한 농도로 희석시켜 생물체를 노출시키게 된다.

준치사의 영향

수중 환경에서 물 또는 침전물의 오염원 농도는 사망에 이르게 할 만큼 높지 않지만 수중 생물체의 건강에 준치사 영향을 미칠 수 있다. 이러한 종류의 손상은 종양 또는 감염, 기생충의 체내 침입을 유발할 수 있다. 암과는 달리 감염성, 기생충성 질환은 오염원 노출로 인해 직접적으로 유발되지는 않으나 이러한 종류의 감염의 발발과 심각성을 증가시킬 수 있다. 특정 수 이상의 개체가 감염되면 궁극적으로 개체군 전체에 영향을 미치게 된다.

야외시험

수중 야외시험은 조작 또는 관찰에 의한다. 조작연구에서는 노출된 적 없는 생물체를 사용하며 실험자가 오염 정도를 설정한다. 이와는 대조적으로 관찰연구에서는 생물체에 노출되는 오염 정도를 실험자가 설정할 수 없게 되어 있다.

생체감시법은 인류 발생에 따른 오염의 영향지표서 자연환경의 수중 생물체 표본 추출을 요구한다. 종말점은 감금된 생물체를 오염된 물, 침전물, 혹은 두 군데 모두에 노출시킨 후 사망과 생식 장애 정도를 기록함으로써 측정할 수 있다. 이러한 종류의 시험을 *생태독성시험*이라 한다.

고기가 죽거나 집단폐사증상을 보이지 않는 한 자생종에서 명백한 독성의 증거를 찾기란 쉬운 일이 아니다. 그렇기 때문에 사망 이외에 조직내 오염원의 농도 등 생체감시법을 통해 얻어진 종말점을 제시한 연구가 많다. 여기서 얻어진 결과는 물 또는 침전물내 화학물질이 수중 생물에 어떠한 형태로 노출되는지, 이러한 생물을 인간이 섭취했을 때 건강에 위해를 가하는지, 이러한 물질이 축적되어 더 높은 영양수준의 생물체에는 어떠한 영향을 미치는지를 모형화하는 데 도움을 준다.

생체감시법 중 가장 효과적인 방법은 다양한 수준의 생물집단의 여러 종말점을 종합하는 것이다. 예를 들면, *침전물의 3특성*을 알아내기 위해서는 침전물내 화학물질의 농도, 급성독성, 침전물 오염 정도를 평가하기 위한 무척추동물군의 구조 분석을 필요로 하는 것이다. 이 세 가지 종말점이 일치되는 지점에 수중 생태계에 해를 입히는 침전물내 오염원이 반드시 존재한다는 증거를 제시한다. 수중 환경은 하나의 종말점으로 결론짓기에는 너무나 복잡한 형태를 띠기 때문에 자연 상태에서의 환경오염을 평가하는 데는 종합적인 접근 방법을 필요로 한다.

생태독성의 모형화

생태독성학에서의 모형화는 여러 다양한 생태계 환경(숲, 초원, 호수, 습지대)의 독성 화합물의 영향을 예측할 수 있게 한다. 실제 생태계의 역학은 매우 복잡하므로 생태계를 모형화함으로써 독소가 이에 미치는 영향을 더 쉽게 이해할 수 있다.

체계가 정해지면, 외부로부터 *투입되는* 외인성 독성물질이 미치는 자극 및 장애를 확인할 수 있다. 이러한 투입요소는 체계 내부에 작용하여 산출반응을 보인다. 모형화는 다음과 같은 3단계를 거친다: (1)체계의 구성요소와 한도 확인, (2) 구성요소의 상호작용 확인, (3) 기계적 단계를 사용하여 이들 상호작용의 정량적 추상화. 모형은 복잡한 체계 내의 관심 대상의 상호작용에 대한 정량 및 정성 정보를 얻어내는데 사용될 수 있다.

생태 위해성 평가

생물체에 미치는 독성화학물질의 영향을 평가하고 정량화하는 데 있어서 생태독성학의 중요성이 강조되고 있다. 미국환경보호청은 독성 화학물의 영향뿐만 아니라 생태계의 다른 스트레스 요인을 평가할 수 있는 환경 위해성 평가 체제를 도입했다. 문제생성 단계에서는 잠재적 통로와 독성물질에 영향을 받을 듯한 종을 선정해야 하며, 개념적 모형에서는 노출 경로, 생물상, 예측되는 결과를 보여야 한다. 그 후에 야생생물과 다른 생물상에 미치는 화학물질의 실제 위해 정도를 고려한다. 위험특징화 단계에서는 분석단계에서 얻은 노출 및 결과 자료를 종합하여 위해성의 잠재성을 확인한다. 산재할 수 있는 위해성을 위해 위해성 관리를 시도할 수 있다.

화학독성 이상의 것을 고려하는 것이 생태독성에서 환경 위해성 평가를 이해하는 핵심이 된다. 노출, 준치사 효과, 생태계영향 등을 환경 위해성 평가에 포함시킬 수 있다.

생태독성과 인류건강

위해성 평가는 야생생물과 인류건강의 연관성을 전제로 한다. 인류는 야생생물과 많은 세포적, 아세포적 기전을 공유한다. 또한 이들은 비슷한 물리적 환경에서 살아가므로 많은 동일 오염물질에 노출되어 있다.

야생생물에서 얻은 수치를 인간에 적용하려는 시도가 진행 중에 있다. 야생생물에서 오염물질 특이적 변화가 관찰되는 경우, 인간에서도 동일한 부작용이 보여지는가를 감수성이 예민한 성장기간-즉, 출생 전, 신생아기, 사춘기, 수유기, 폐경기-을 중심으로 살펴본다. 환경 오염물질에 의해 다양한 암발생률이 증가하는가 역시 고려 대상이 된다. 증상이 뚜렷하게 나타나지 않는 경우 오염물질의 노출과 이에 영향을 받은 인간과의 연관성을 찾는 것은 매우 어려운 일이다. 인간에 증상이 나타날 때쯤이면 이미 원인물질은 체내에 남아 있지 않거나 검출이 불가능할 경우가 거의 대부분이기 때문이다.

몇몇은 비가역적인 것도 있을 수 있으나, 야생생물에서와 마찬가지로 인간건강에 미치는 영향은 가역적인 경우도 있다. 특히나 인간 평균수명이 연장됨으로써 인간은 독성물질에 저용량으로 지속적 노출이 되고 있으므로 노인층은 만성질환을 겪는 경우가 증가한다. 야생의 생물에 이와 같은 예가 전해지지 않는 이유는 이들 야생동물은 인간보다 수명이 짧기 때문이다.

종을 불문하고 위해성 평가는 위험성 확인, 노출량에 따른 반응, 노출 평가, 위험성 결정 등의 4단계를 거친다. 보통의 경우에서는 이를 인간에 적용시키는 데 어려움이 있으므로, 실험동물과 인간의 정성 추측과 고용량과 저용량의 정량 추측이 필요하다. 인간에 적용한 결과가 부정확하다거나 유효하지 않다면, 파수 야생생물이 인간에 미치는 위해성을 평가하는 데 그 역할을 담당하게 된다.

생태독성과 인류건강의 연관성을 간과해서는 안 된다. 인류건강에 있어서 환경오염의 간접적 영향이 결국에는 직접적 영향보다 더 중요할 수 있다. 환경은 독성물질과 질병을 완충시키는 역할을 담당한다. 그러나 완충제에도 한계가 있기 마련이다. 미래의 연구학자들은 따로 다뤄지고 있는 "환경"과 "인간"의 보이지 않는 거리를 좁히는 데 노력을 기울여야 할 것이다.

참고문헌

Crane M: *Predictive Ecotoxicology*. New York : Wiley, 2002.

Dell' Omo G : *Behavioral Ecotoxico-logy*. New York : Wiley, 2002.

Hoffman DJ : *Handbook of Ecotoxi-cology*, 2d ed. Boca Raton, FL : CRC Press, 2002.

Kendall RJ, Dickerson RL, Giesy JP, Suk WA(eds) : *Principles and Processes for Evaluation Endo- crine Disruption in Wildlife*. Pen-sacola, FL : SETAC Press, 1998.

독성학의 응용

Applications of Tocicology

7 UNIT

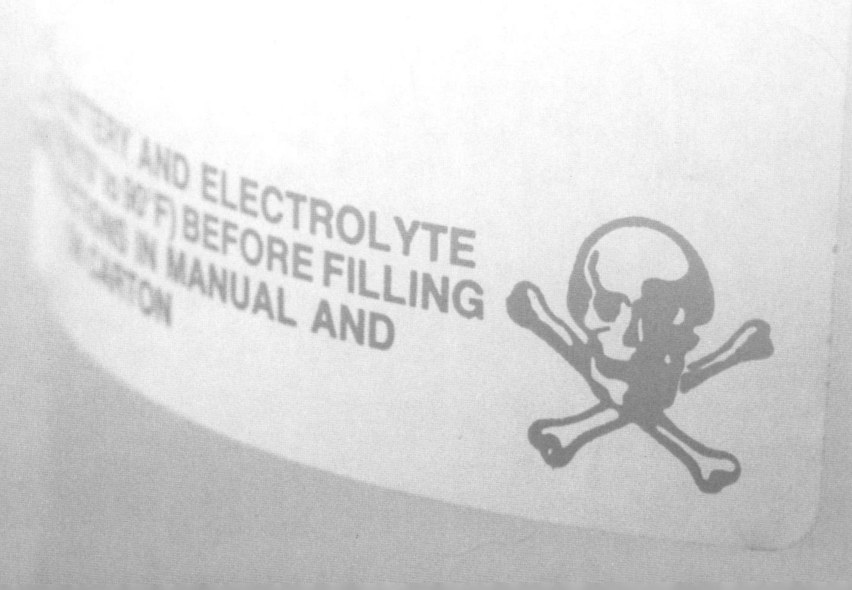

제30장 식품독성학

Frank N. Kotsonis, George A. Burdock, and W. Gary Flamm

CHAPTER 30

요 점

- 식품은 영양물질과 비영양물질(GRAS)의 매우 복잡한 혼합물이다.
- 안전하다고 구분된 물질은 과학적 또는 일반적 사례에 근거한 안전성 기준에 의한다.
- 일일 섭취량은 두 가지 근거로 예측된다 : 하루 섭취하는 식품 중에 포함된 특정 물질이 얼마만큼 소비되는가. 식품에 얼마만큼의 특정 물질이 포함되어 있는가.
- 식품에 의한 과민반응(알레르기)은 피부반응, 체내반응, 과민증 등의 면역관련반응을 의미한다.
- 선진국에서 발생하는 대부분의 식품 관련 질병은 식품의 미생물학적 오염에 의한다고 볼 수 있다.

식품독성학의 특이성

식품독성학의 특이성은 식품의 본질에 의한다. 대부분의 음식은 엄격히 통제된 시설에서 상업적으로 생산될 수 없기 때문에, 소비자가 접하는 식품은 화학물의 고유성, 순도, 위생적인 생산환경 등의 측면에서 엄격한 기준에 미치지 못한다. 식품은 예측할 수 없는 자연 상태의 흙, 바다, 내해(內海), 내륙 지역의 동물에서 생산된다는 점에서 그 위험성을 시사한다. 인류에게 노출되어 있는 물질 중에서도 식품은 가장 복잡하며 다양하다고 볼 수 있으며, 인류는 다른 어떠한 화학물질보다 식품에 더 많이 노출되어 있다.

식품의 본질 및 복잡성

식품에 포함된 비영양물질 "자연 상태(가공되지 않은 상태)"든 전자렌지에서 바로 요리해 먹을 수 있을 정도로 가공된 상태든 식품은 영양물질과 비영양물질의 매우 복잡한 혼합물이다. 비영양물질(탄수화물, 단백질, 지방, 비타민/무기질이 아닌 것)은 식품가공단계에서 첨가되는 것으로 알려져 있지만, 사실상 자연이 이들 대부분을 공급한다 해도 과언이 아니다. 예를 들어 표 30-1을 보면 "자연 상태(또는 살짝 가공된 정도)"의 식품에는 영양물질보다 비영양물질이 더 많은 것을 확인할 수 있다. 비영양물질의 대부분은 성장과 식물의 생존-호르몬과 자연 상태에서 발생되는 살충제-에 있어 중요한 역할을 한다. 또한 이들 가공단계에서 첨가되기도 하며, 대부분은 조미료에서 비롯된다.

식품, 식품첨가물 및 오염물질의 안전성 기준

식품, 약품, 화장품 법령(FD&C Act)

FD&C 법령은 전통적으로 소비되어 온 식품이 오염원으로부터 안전한가를 살핀다. 특정 식품을 섭취하면 생명을 잃거나 질병을 앓을 수 있다는 분명한 단서가 존재하면 미국 식품의약청(FDA)은 이를 금지할 수 있다. FD&C 법령은 안전하다고 평가된(GRAS-generally recognized as safe) 특정 물질을 식품에 첨가하는 것을 허가한다. 법률은 과학적인 방법이나 일반적 사례를 근거로 식품 안전의 적합성을 판정하도록 하고 있다. 위생적인 가공시설을 갖춘 곳에서 생산되는 식품에 불가피한 오염물질이 포함되는 경우, 오염원이 건강에 악영향을 미칠 수 있다고 판단되면 식품으로서 부적합 판정을 받게 된다. *불가피한* 오염원을 가진 식품이라고 해서 자동적으로 금지되는 것은 아니며 FDA는 불가피한 오염물질 허용량에 대한 비공식적인 기준(action level이라고 함)을 정하였다.

안전하다고 판정된 물질(GRAS)은 식품에 첨가될 수 있다는 사실에 덧붙여 법률에서는 식품에 첨가되는 색소는 FDA의 승인을 받아야 하며 엄격히 통제되어야 한다는 항목을 제시하고 있

표 30-1 식품에 포함된 비영양물질

식품	확인된 비영양물질의 개수
체다치즈	160
오렌지주스	250
바나나	325
토마토	350
와인	475
커피	625
(요리된)소고기	625

다. 식품에 사용될 수 있는 색소는 뚜렷이 두 가지로 구분된다: 하나는 FDA의 화학자로부터 승인된 것이며 다른 하나는 안전성 증명과정에서 제외된 것이다. 식품에 사용될 수 있는 색소에는 접두어 FD&C가 붙는다(예, FD&C Blue No.1). 이와 같은 색소는 여러 불순물이 첨가되지 않고서는 합성될 수 없는 경우가 대부분이므로 엄격히 통제되어야 하며, 식품에 첨가되기 전에 반드시 안전하다는 것이 증명되어야 한다. 식품의 색깔에 대해 안전성을 증명하는 과정에서 천연 물질에서 비롯된 것은 제외하도록 한다.

식품, 첨가물 및 오염물질의 안전성 평가 방법

직접적인 식품 및 착색제의 안전성 평가

식품에 첨가되는 물질의 안전성은 특정 식품이 어디에 사용되는가를 기준으로 정해진다.

노출: 예측되는 일일섭취량

보통 노출이라 함은 예측되는 일일섭취량(estimated daily intake, EDI)으로 볼 수 있는데, 이는 두 가지 요인에 의한다: 특정 물질이 포함된 식품의 일일섭취량(I)과 식품에 첨가된 물질의 농도(C)이다. 식품의 소비와/또는 노출을 예측하는 데 있어서는 식품 첨가물이 다른 용도로 사용되는 경우, 식품 자체에서 자연스럽게 발생되는 경우, 식품이 아닌 것(예, 약, 치약, 립스틱)에서 발생하는 경우도 고려해야 한다.

식품첨가물 승인을 위해서 통제기관은 계획된 사용 예에서 보이는 안전성과, 동물 독성시험 결과에 근거한 일일섭취허용량(ADI)보다 작은 일일섭취량을 요구한다.

관심수준과 요구되는 시험조건 설정

식품첨가물의 작용기 구조는 상대적 유해성에 따라 A, B, C로 구분된다(A가 가장 유해성이 작으며, C가 가장 유해성이 크다). 구조와 계산된 노출량에 의해 특정 첨가물의 고려수준(concern leverl, CL)이 정해진다(표 30-2). 낮은 관심수준(CLI)보다 높은 관심수준(CLIII)을 가진 식품일수록 위험도가 높다하겠다. 관심수준이 정해지면 표 30-3에서 보이는 대로 특정 시험계획에 따라 이를 검증받게 되어 있다.

표 30-2 관심수준의 설정

구분A	구분B	구분C	관심수준
식단 중<0.05 ppm (<0.0012 mg/kg/하루)	식단 중<0.025 ppm (<0.00063mg/kg/하루)	식단 중<0.0125 ppm (<0.00031 mg/kg/하루)	I
또는	또는	또는	
식단 중≥0.05 ppm (≥0.0012 mg/kg/하루)	식단 중≥0.025 ppm (≥0.00063mg/kg/하루)	식단 중≥0.0125 ppm (≥0.00031 mg/kg/하루)	II
또는	또는	또는	
식단 중≥1 ppm (≥0.025 mg/kg/하루)	식단 중≥0.5 ppm (≥0.0125 mg/kg/하루)	식단 중≥0.25 ppm (≥0.0063 mg/kg/하루)	III

표 30-3 각관심수준에서 요구되는 시험

관심수준	요구되는 시험
I	단기간 사료급여(최소 28일 지속) 단기간 발암가능성 시험(일생에 걸친 발암성 전도의 우선권을 결정, 정량에 의해 유발되는 결과 평가)
II	설치류에 대해 반만성적 사료급여(최소 90일) 비설치류에 대해 반만성적 사료급여(최소 90일) 설치류에 대해 여러 대(최소 2세대)에 걸친 생식독성시험 단기간 발암가능성 시험
III	두 가지 설치류에 대해 발암성 시험 설치류에 대해 장기간-최소 1년 사료급여 (발암성시험과 동반하여 진행할 수 있음) 비설치류에 대해 최소 1년간 사료급여 설치류에 대해 여러 대(최소 2세대)에 걸친 생식독성시험 단기간 발암가능성 시험

간접적인 식품 첨가물의 안전성 평가

간접적인 식품 첨가물은 식품에 바로 첨가되지는 않으나 식품의 표면 접촉에 의해 식품으로 옮겨지는 물질을 말한다. 여기에는 포장용기(캔, 종이, 플라스틱)를 비롯한, 식품을 가공하고 담아두고 운송하는 과정에서 접촉하게 되는 여러 물질이 포함된다. 이러한 물질의 전반적인 소비는 FDA가 정해놓은 '특정 물질은 특정 방식에 따라 가공되어야 한다' 는 규제를 따르게 되어 있다.

GRAS 물질의 안전성 기준

야채스프에 넣는 완두콩처럼 다른 식품에 첨가될 수 있는 식품을 FD&C 법령은 GRAS로 구분한다. GRAS로 구분된 물질의 예를 표 30-4에 나타내었다. GRAS 물질은 식품 첨가물처럼 *사용되기*는 하나 분명 식품 첨가물이 *아님*을 재차 강조할 필요가 있다; 이로써 GRAS 물질은 식품 첨가물이 시장에 출하되기 직전에 거치는 엄격한 제한을 통과할 수 있다.

표 30-4 GRAS 물질의 예와 기능

CFR 번호	물질	기능
	안전하다고 평가되는 물질 21 CFR 182	
182.2122	알루미늄 칼슘 규산염	항응고 물질1
82.5065	리놀산	식이요법 보조제
	안전하다고 평가되는 직접적 첨가물 21 CFR 184	
184.1005	아세트산	여러가공 보조물
184.1355	헬륨	
	안전하다고 평가되는 간접적 첨가물 21 CFR 186	
186.1025	카프릴산	항균제
186.1374	철산화물	종이 및 판지의 성분

유전자변형식물(인공개량 품종) 관련 정책

FDA는 유전공학기술을 이용하여 생산된 식물이 가진 새로운 단백질이 독성을 띠는지, 알레르기 반응을 보이는지 여부를 확인할 것을 요구한다.

식이 보조제

식이 보조제는 특별한 법과 규제를 따른다; 보조제는 식품 또는 식품형 물질로 구분되지만 식품 첨가물이나 약품은 아니다. 식품 첨가물은 *안전성을 검증*받아야 하나, 보조제는 *안전하지 않다는 기록만 없으면 되므로* 더 쉽게 안전성 기준에 부합한다. 식이요법 보조제에서는 검증되지 않은 건강에 대한 이의제기가 있을 수 없으며, 있을 경우 이는 약물로 구분되어 안전성과 효력을 검증받는 엄격한 단계를 거쳐야 한다.

특수한 문제로서 발암성

FD&C 법령의 델라니 조항은 "인간이나 동물이 섭취했을 경우 암을 발생시키는" 식품 첨가제 사용을 엄격히 규제한다. 델라니 금지령은 식품 첨가물, 색소, 동물 약품의 승인에만 적용될 뿐, 피할 수 없는 오염원이나 GRAS 물질에는 적용되지 않는다는 것을 알아둘 필요가 있다. 딜라니 조항에 따른 발암원이 되기 위해서는 식품첨가물이나 색소가 인간이나 동물이 섭취했을 때 바로 암을 유발시켜야 한다.

식품의 안전성

식품 및 첨가물의 유해작용

식품에 대한 과민반응(알레르기)은 면역관련 반응을 의미한다. 표 30-5에 나열된 증상 중 하나 이상을 보이는 경우 알레르기라 할 수 있다. 식품에 대한 알레르기는 보통 피부나 과민증을 통해 나타난다. 식품에 들어 있는 단백질은 알레르기원으로 작용할 수 있다; 일반적인 식품에 의한 알레르기 원인물질은 표 30-6에 나와 있다. 식품특이체질의 경우 과민반응을 보일 수 있으나, 이는 면역체계를 통하지 않는다. 이와 같은 반응과 이와 관련된 식품은 표 30-7에 언급하였다.

유사아나플라시스반응은 히스타민이 직접 작용하여 발생하는 과민증(및 다른 알레르기 반응)과 흡사한 것이라 여겨져 왔다. 히스타민을 생성하는 특정 미생물을 많이 가진 생선을 섭취할 경우 유사아나플라시스반응을 보일 수 있다. 아황산염에 의한 기관지연축(후에 천식으로 이어지는 경우가 많음)은 음식점의 샐러드와 와인에 사용된 메타비설파이트에 민감하게 반응한 것으로 알려졌다.

표 30-5 IgE – 관련 식품 알레르기 증상

피부	두드러기, 습진, 피부염, 가려움증, 뾰루지
소화계	구역질, 구토, 설사, 복통
호흡계	천식, 천명, 비염, 기관지 연축
그 외	아나필락시성 마비, 저혈압, 구개 가려움증, 혀와 후두의 부종, 메트헤모글로빈증*

* 두유 및 우유 단백질 불관용증을 가진 어린아이에게서 나타나는 이례적인 알레르기 반응.

또한 "잘못된 식품 알레르기"로 불리는 약리적 식품 반응은 식품에 첨가된 약리적 물질의 과장된 반응인 것이다(표 30-8).

대사성 식품 반응은 특정 물질을 과다하게 섭취했거나, 제대로 요리되지 않은 음식을 섭취했을 경우에만 나타난다는 점에서 다른 식품에 의해 나타나는 부작용과 차이를 보인다(표 30-9).

식품 첨가물의 허용량

농약 잔류물

농약은 FD&C Act에 의해 승인 받은 후에 식품으로 이용될 작물에 사용해야 한다. 어린 아이들이 섭취하는 식품은 출산 전/후 독성에 있어 10배에 해당하는 안전성 기준이 적용되어야 한다.

표 30-6 알려진 알레르기성 식품 단백질

식품	알레르기를 유발하는 단백질
우유	카세인
	β-락토글로불린
	α-락탈부민
계란의 흰자위	Ovomucoid
	Ovalbumin
계란의 노른자위	리베틴
땅콩	Ara h II
	땅콩 I
콩	β-콘글리시닌(7S fraction)
	글리시닌(11S fraction)
	글리신 mIA
	글리신 mIB
	쿠니쯔 트립신 억제제
대구	Gad c I
새우	항원 II
완두콩	알부민 fraction
쌀	글루틴 fraction
	글로불린 fraction
목화씨	당단백질 fraction
복숭아, 구아바, 바나나, 귤, 딸기	30-kDa 단백질
토마토	몇몇의 당단백질
밀	글루텐
	글리아딘
	글로불린
	알부민
오크라	Fraction I

산업동물에 사용되는 약물

동물 약품이 인간 건강에 미치는 위해성을 평가하는 데 있어서는 동물과 인간의 약동학적, 생체 내 변화를 관심해야 한다. 안전성 평가는 일차적으로 동물의 생산물(우유, 치즈 등)과 식용의 조직(근육, 간 등)에 얼마만큼이 잔류하는가를 기준으로 이루어진다.

표 30-7 식품의 특이 반응

식품	반응	기전
잠두	용혈, 황달과 혈뇨를 동반하여 나타나기도 함; 또한, 창백, 피곤함, 구역질, 호흡곤란, 발열, 오한, 복통	잠두의 피라미덴 아글루콘은 NADPH의 공급을 차단함으로써 G-6-PD 결핍 적혈구의 비가역적 산화를 유발하여 적혈구의 산화적 스트레스로 인한 용혈을 발생시킴
초콜릿	편두통	페닐에틸아민 관련(?)
사탕무	비타닌뇨증,: 붉은 소변 (혈뇨로 착각할 수 있음)	사탕무 섭취 후 소변으로 비타닌 배출
아스파라거스	불쾌한 향, 황 냄새의 소변	아스파라거스의 메탄티올 대사를 억제시켜 소변의 메탄티올 통로를 방해
붉은 와인	재채기, 홍조, 두통, 설사, 피부 가려움, 호흡 곤란	히스타민 분해의 저하: 디아민 산화효소의 부족(?) 와인에 함유되어 있는 히스타민
콜린, 카르니틴을 함유한 식품	물고기향증후군: 체액 분비물의 부패취	콜린과 카르니틴이 장에서 박테리아에 의해 트리메틸아민으로 대사되고 소화되지만, 냄새 없는 트리메틸아민 *l*-산화물로 대사되지는 않음
락토스불내증	복통, 고창증, 설사	유당분해효소 부족
과당 함유 식품	복통, 구토, 설사, 저혈당증	과당-1-인산염에 대해 간알돌라제B 활성 감소

표 30-8 식품의 약리적 반응

식품	반응	기전
치즈, 붉은 와인	심한 두통, 고혈압	내부의/섭취된 티로신에서 타이라민 생성
육두구	환각증상	myristicin
커피, 차	두통, 고혈압	메틸잔신(카페인)이 노르아드레날린성 자극제로써 역할
초콜릿	두통, 고혈압	메틸잔신(테로필린)이 노르아드레날린성 자극제로써 역할

불가피한 오염물질

몇몇의 물질은 산업적으로 널리 사용되기 때문에, 또 지구 표면에 널리 퍼져 존재하는 물질임과 동시에 환경 오염물이기 때문에 식품에 불가피하게 포함된다. 신경증상에서 암에 이르기까지 다양한 증상을 보이는 중금속, 암을 유발하며 질산염으로 훈제된 고기와 몇몇의 음료의 원료가 되는 *N*-nitroso 물질, 발암성/간독성 아플라톡신과 에스트로겐 과다분비성 진균독소 zeralenone 등이 그 예가 될 수 있다(표 30-10참조).

내성 기준을 정할 수 없는 물질

여기서는 (1) *피할 수 있거*나, 위험수위를 결정지을 수 없어 FDA가 금지하고 있는 물질 또는 (2) FDA가 통제하고 있어 규제에 포함되지 않는 물질(예를 들면, 집에서 만든 물질)에 대해 이야기해 보고자 한다.

어패류 및 거북이의 독소

보통 FDA 법률에 따른 해산물의 독성은 규제할 방법이 없다. 갑각류에서 발견되는 삭시톡신(saxitoxin)은 이온채널을 방해함으로써 신경근육이음부의 신경전달을 차단하여 감각이상과 저

표 30-9 대사성 식품 반응

식품	반응	기전
아욱콩, 카사바 뿌리, 잡곡(수수류)싹, 씁쓸한 아몬드, 살구 및 복숭아씨	청색증	위산과 섞이게 되면 시안생성 글리코시드가 시안화수소를 분비
양배추류, 순무, 콩, 무, 평지씨, 겨자	갑상선종 (갑상선 비대증)	이소티오시안산염,고이트린, *S*-*5*-비닐티오옥사콜리돈의 요오드 이용 방해
캐리비안과 나이지리아의 열대나무 *Blighia sapida*의 덜 익은 과일	구토, 혼수상태, 급성 저혈당증 (경우에 따라, 영양결핍의 경우 사망에 이름)	과일로부터 분리된 하이포글리신A가 지방산의 산화를 방해하여 탄수화물이 고갈되고 저장된 글라이코겐이 에너지를 내기 위해 대사되면 저혈당증 유발
콩류, 십자화과 식물	갯완두중독성 증상: 쇠약, 사지마비, 사망을 동반한 신경증상	요소싸이클의 오르니틴 transcarbamylase L-2-4-다이아미노뷰티르산을 차단하여 암모니아 독성 유발
감초	고혈압, 심장비대, 나트륨잔류	감초산의 광물부신겉질호르몬 역할
북극곰과 닭의 간	과민증, 구토, 두개내압증가, 사망	비타민A 독성
소철류 (소철류의 곡분)	(인간) 근육위축가쪽경화증, (쥐, 영장류) 간암	Cycasin(methylazoymethanol); methylation으로 인해 효소체계들의 불활성화로 세포막 파괴의 효과가 광범위하게 일어난다.

혈압을 동반하지 않은 근육약화를 유발한다. Domoic acid 역시 갑각류에서 발견되는데 이는 신경전달물질인 글루타민의 유사체로서 해마를 비롯한 다른 뇌 영역에 손상을 가져와 여러 신경증상을 보이게끔 한다. Dinoflagellate에 의해 생성되는 cigua- tera는 먹이사슬을 타고 내려와 어류에 의해 활동성을 띠게 되며 인간에 의해 소비가 되면 소화기계통의 질환, 신경증상, 심지어는 죽음까지도 유발할 수 있다. 또 한 가지 신경독성물질인 테트로도톡신(tetrodotoxin)은 제대로 손질되지 않은 복어를 먹었을 때 인간에게 전달될 수 있다. 이는 모든 일가양이온의 움직임을 차단하여 근육마비, 호흡기질환, 심지어 죽음에 이르기까지 중추신경계와 말초신경의 마비를 유도한다. 바다거북에서 발견되는 첼로니톡신(chelonitoxin)도 심근의 괴사와 폐부종을 유발할 수 있다.

표 30-10 다양한 곰팡이에 의해 생성되는 진균독소

진균의 독성	원인	영향	1차 오염 산물
아플라톡신 B_1, B_2, G_1, G_2	*Aspergillus flavus, parasiticus*	급성 아플라톡신증, 발암	옥수수, 땅콩 외
아플라톡신 M_1	AFB_1의 대사산물	간독성	우유
휴모니진 B_1, B_2, B_3, B_4, A_1, A_2	*Fusarium moniliforme*	발암	옥수수
Trichothecenes	*Fusarium, Myrothecium*	조혈 독성, 뇌수막 출혈, "신경성" 장애, 피부의 괴사, 위와 장의 점액상피 출혈	곡류, 옥수수
T-2 독소	*Trichoderma*		옥수수, 보리, 수수류
Trichodermin	*Cephalosporium*		
Zearakenones	*Furasium*	발정	옥수수, 곡류
Cyclopiazonic acid	*Aspergillus, Penicillium*	근육, 간, 비장 독성	치즈, 곡류, 땅콩
Kojic acid	*Aspergillus*	간독성?	곡류, 동물성 식품
3-Nitropropionic acid	*Arthrinium, sacchari, saccharicola, phaeospermum*	중추신경계 손상	사탕수수
Citreoviridin	*Penicillium, citreoviride, toxicarium*	심장, 각기병	쌀
Cytochalasins E, B, F, H	*Aspergillus and Penicillium*	세포독성	옥수수, 곡류
Sterigmatocystin	*Aspergillus, versiolar*	발암	옥수수
페니실린산	*Penicillium, cyclopium*	신장독성, 유산	옥수수, 마른 콩류, 곡류
루브라톡신 A, B	*Penicillium, rubrum*	간독성, 생식독성	옥수수
파툴린	*Penicillium, Patulatum*	발암, 간 손상	사과, 사과 산물
오카라톡신	*A. ochraceusm, P. viridicatum*	발칸 신장병증, 발암	곡류, 땅콩, 녹색 커피콩
맥각류 알칼로이드제	*Cladosporium purpurea*	맥각 중독	곡류

미생물적 요인

미국이 세계에서 가장 안전하고 깨끗한 식품공급을 하는 나라라고 할지라도, 식품 관련 질병은 미생물 오염원에 의해 나타난다.

보툴리누스 중독증은 잘못 가공된 캔식품의 *Clostridium botulinum*과 *C. butyricum*에 의해 생성되는 보툴리누스 독소에 의한다. 독소는 말초신경 말단의 아세틸콜린과 충돌하여 호흡기 장애 및 호흡기계통의 마비를 가져온다. *C. perfringens*에 의한 식품 독성은 도살장에서 장의 내용물이 오염된 고기를 구워 제대로 보관하지 않을 경우 *C. perfringens*가 자라게 되어 나타난다. 독소는 장세포를 죽이고 설사로 인한 수분손실을 가져온다. *Bacillus cereus*는 두 가지 독소를 생성한다; 하나는 제대로 요리되지 않은 쌀에 의해 구토 증상을 보이게 되는 것이고, 다른 하나는 여러 식품에 존재하면서 구토 증상을 보이는 경우이다. *Staphylococcus aureus*는 여러 종류의 독소를 생성하고, 인간 피부에서 정상균으로서 무리를 이룬다. 음식은 보통 사람이 요리를 하는 도중에, 실온에 서너 시간 방치해 두었을 때 오염이 된다. 소는 *대장균*의 자연적 보유숙주다. *대장균*의 발발은 제대로 요리되지 않은 소고기, 저온 살균되지 않은 우유, 비료로 발효된 채소를 섭취했을 때 일어난다. 광우병은 프리온이라 불리는 감염성 단백질에 의해 전파된다. 이는 병에 걸린 암소가 보유하며 부적절하게 취급된 고기를 사람이 섭취했을 때 문제가 된다. 광우병은 임상적으로 신경악화를 가져와 죽음에 이르게 한다.

결론

식품에는 생활하는 데 필요한 대량, 미량 영양소를 포함한 수백 가지의 화학물질이 포함되어 있다. 미국의 식품 안전성을 규정짓는 연방 법률(FD&C Act)은 식품, 첨가물, 오염물질에 대한 안전성 기준 제정의 실행 가능안을 제공한다. 선진국에서 발생하는 식품 관련 질병은 식품의 미생물학적 오염원에 의한다는 것에 주목할 필요가 있다. 따라서 미국은 식품 안전성 관리에 있어서 식품을 미생물학적으로 완전하게 유지하는 방법에 지대한 관심을 가진다.

참고문헌

Veliz HD, Grosch W: *Food Chemis- try*. Berlin: Springer Verlag, 1999.

Eisenbrand G(ed): *Food Allergies and Intolerances*. New York: VCH Publisherrs, 1996.

Kotsonis F, Machey M(eds): *Nutri-tional Toxicology*. New York: Taylor & Francis, 2001.

Lund BM, Baird-Parker TC, Gould GW(eds): *The Microbiological Safety and Quality of Food*. Gaithersburg, MD: Aspen Publi- shers, 2000.

Metcalf DD Sampson HA, Simon RA: *Food Allergy: Adverse Reactions to Food and Food Additives*. Oxford: Blackwell Science, 2002.

Omaye ST: *Food and Nutritional Toxicology*. Boca Raton, FL: CRC Press, 2002.

Shils ME(ed): *Modern Nutrition in Health and Disease*. Baltimore: Williams & Wilkins, 1999.

제31장 분석/법의학적 독성학

Alphonse Poklis

CHAPTER 31

요 점

- 분석독성학은 생체에 유해 작용을 유발할 수 있는 화학물질의 정성 및 정량 검사에 분석 화학적 방법을 응용하는 분야이다.
- 법의학적 독성학은 법적 용도를 위해 독성학을 이용한다. 가장 일반적인 경우는 사람이 다치거나 죽었을 때 관련 원인물질로서의 화학물질을 규명하는 것이다.
- 중독사의 독성학적 조사는 (1) 가능한 자세한 사건 병력과 적합한 가검물의 수집 (2) 가검물에 대한 적합한 독성학적 분석의 수행 (3) 분석연구 결과에 대한 해석 등을 포함한다.
- 전문가적 증인으로서 독성학자는 객관적인 증거와 의견을 제공한다.
  객관적인 증거는 일반적으로 분석 방법과 연구결과의 기술을 포함한다.
  독성학자가 분석결과의 해석에 대해 증언할 때 독성학자는 "의견"을 제시하는 것이다.

분석독성학

분석독성학은 생체에 유해 작용을 유발할 수 있는 화학물질의 정성 및 정량 검사에 분석 화학적 방법을 응용하는 분야이다. 법의학적 독성학(forensic toxicology)은 법적 용도를 위해 독성학을 이용한다. 가장 일반적인 경우는 인간에게 죽음 또는 상해를 초래하거나 재산적 피해를 일으키는 원인물질로서의 화학물질을 규명하는 것이다.

독성물질의 위험성(harzard)을 더욱 완벽히 이해하기 위하여는 오랜 세월에 걸친 법의학적 독성학자들의 실제 경험과 체계적인 연구 방법 그리고 정밀한 분석화학적 방법 등이 함께 고려되어야 한다.

1873년 Chapuis는 자신의 논저 *Elements de toxicologie*에서 독성물질을 몇 종류; 즉 기체, 휘발성 물질, 부식성 물질, 금속, 음이온과 비금속, 비휘발성 유기물질 및 기타 물질 등으로 분류하는 방법을 기술하였다. 이런 기술적 분류법은 독성물질이 포함되어 있는 물질에서 독성물질을 분리해내는 방법과 밀접하게 연관되어 있다. 관심대상의 독성물질이 단순히 용액 내에 존재하거나, 또는 단백질이나 다른 세포구성물에 결합되어 있다면, 분석을 하기 전에 반드시 먼저 독성물질을 분리하여야만 한다. 물질의 종류에 따라 서로 다른 분석방법에 의하여 독성물질을 분리할 수 있다.

법의학적 독성학에서 분석의 역할

사후조사(postmortem investigation)에서 법의 독성학자는 부검시 수집된 생체 시료에서 약물 및 독성물질의 정성 및 정량분석과 생리 및 행동학적 효과의 관점에서 사망시 시신에서 검출된 화학물질의 분석결과의 해석에 대한 의무를 가진다.

일반적으로 사망원인은 법의관(medical examiner), 검시관(coroner) 또는 병리학자에 의하여 확증되나 성공적으로 정확한 결론을 도출하기 위하여는 병리학자와 독성학자의 공동노력에 많이 의존하게 된다. 중독에 의한 사망 원인은 시신의 조직과 체액에서 독성물질의 존재를 규명할 수 있는 독성학적 분석 없이는 증명될 수 없을 것이다. 또한 독성학자는 사망 주변 정황에 대한 귀중한 증거를 제공해 줄 수도 있다. 예를 들면, 자동차사고 또는 산업재해 희생자의 경우 중독 농도의 알코올이 존재하는지, 또는 화재에 의한 사망인지 아니면 화재 이전에 사망한 것인지를 결정하기 위하여 화재시 희생자에서 중독 농도의 일산화탄소가 존재하는지를 증명하는 경우를 들 수 있다.

중독사의 독성학적 조사

중독사의 독성학적 조사는 세 단계로 분류될 수 있다. 즉; (1) 가능한 자세하게 사건 병력을 얻는 것과 적합한 시료를 모으는 것, (2) 이용 가능한 시료에 준한 적절한 독성학적 분석의 수행 (3) 분석 결과의 해석 등이다.

투여 경로, 투여 용량 그리고 존재하는 독성물질의 농도가 사망을 일으키거나 또는 사망을 일으킬 수 있을 정도로 충분히 행동변화를 유발할 수 있는지 등과 같은 특정 의문에 대한 답이 주어져야 한다.

범죄성 중독

지난 수십 년에 걸쳐 법의 독성학자들은 범죄성 중독의 생존 피해자들로부터 얻어진 시료의 분석에 대해서 더욱 많이 관련되고 있다. 일반적으로 검사수가 증가되는 것은 주로 두 가지 경우에 기인한다. (1) 유괴, 강도 또는 성폭행시 희생자들을 무기력화시키기 위한 약물의 투여와 (2) 어린이 약물 남용 형태로서의 중독 등이다.

성폭행의 경우 비록 아직까지 종종 알코올이 주된 요인으로 알려져 있지만, 다른 일반 남용약물과 향정신성 약물들이 종종 연관되곤 한다(표 31-1). 특히 전신마취 전에 의학적으로 사용되

표 31-1 성폭행 578건의 요 검사에서 조사된 남용약물의 분포

순위	약/약물	경우	백분율*
1.	발견된 약물이 없다	167	29
2.	에탄올(Ethanol)	148	26
3.	벤조다이아제핀(Benzodiazepine)	70	12
4.	마리화나(Marijuna)	67	12
5.	암페타민류(Amphetamines)	41	7
6.	Gamma-hydroxybutyrate	24	4
7.	Opiate(morphine/codeine)	20	4
8.	기타 약물	13	3

* 반올림 때문에 합이 100%가 아님

SOURCE: Data from ElSohly MA et al: Analysis of flunitrazepam metabolites and other substances in alleged cases of sexual assault. Presentation at the 50th Anniversary Meeting of the American Academy of Forensic Sciences; San Francisco, CA, Februrary 13, 1997.

는 많은 종류의 마취 유도제들이 특별한 관심의 대상이 되고 있다. 이런 약물 중 대다수는 벤조다이아제핀류(Benzodiazepine)나 페노다이아진류(phenothiazine) 등과 같이 불법공급원을 통하거나 외국에서 합법적으로 구매되어 사용될 수 있다. 이런 약물들이 피해자 몰래 투여되면 진정작용과 무기력증을 일으키며, 또한 피해자가 약물에 취한 상태에서 중추신경계의 심한 억제는 일으키지는 않으나 발생된 사건을 기억하지 못하는 건망증을 유발한다. 이런 경우에 있어서, 시간경과에 따른 약물의 체외배설과 피해자들의 추정된 진술로 인하여 독성학자들은 약물분석에 있어 종종 어려움을 겪게 된다.

남용형태의 어린이 약물중독은 어린이에게 독성이 있거나 해로운 물질을 고의적으로 투여하는 경우를 포함한다. 고의적으로 사용되어 어린이를 중독 시키는 일반적인 물질로는 토근시럽, 식용소금, 설사약, 이뇨약, 항우울약, 진정-최면약, 그리고 마취약 등이 있다. 이런 종류의 독성물질들은 유아의 울음을 멈추기 위하여 사용되거나 또는 더 큰 어린이의 경우 학대나 처별의 유형으로 강제적으로 투여된다. 이들 물질의 검출을 위하여 GC/MS 등의 검사법이 요구된다.

법의학적 소변 약물 검사

개인적 또는 사회적으로 남용되는 남용약물의 잠재적 유해성에 대한 관심의 증가와 함께 규제대상 및 불법약물의 검출을 위한 소변분석이 광범위하게 사용되고 있다. 다른 법의학적 독성학과의 차이점은 법의학적 소변의 약물검사(FUDT : forensic urine drug testing)는 분석대상 시료가 소변으로 제한되며, 한정된 약물 검사만 이루어진다는 것이다. 1차 검사로 초고속, 대량 분석법(large-throughput)에 기초한 면역검사를 실시한다. 이 후 FUDT가 공인한 실험실에서 확증시험이 이루어진다.

규정된 소변 검사를 받아야 하는 많은 사람들은 약물사용을 은폐하기 위하여 이뇨제를 먹는 것과 같은 생리적인 방법을 사용하거나 또는 직접 소변에 표백제, 초산, 기타 면역검사에 장애가 되는 물질 등을 혼합하는 방법 등을 고안해내고 있다. 그러므로 소변의 pH, 크레아티닌, 비중 등과 비정상적인 냄새 및 색의 존재를 검사하여 불순물 혼합여부를 일반적으로 확인한다. 최근에는 소규모 산업체에서 초기검사 또는 확증 약물 검사를 방해하는 소위 "fool drug tester"라고 선전되는 다양한 상품들을 개발 판매하고 있다. 그러므로 현재 소변약물검사 실험실에서는 남용약물뿐 아니라 다양한 종류의 화학적 불순물혼합에 대한 검사를 일상적으로 수행한다. 대부분의 경우, 불순물혼합에 대한 양성결과는 약물 검사시 양성판정과 같은 심각한 영향력을 가진다.

인체 수행능력 검사

법의학적 독성학에는 혈액과 호기 또는 이외의 시료 내에 에탄올, 약물 및 기타 화학물질의 존재를 결정하고, 이들에 의한 인체 수행능력(human performance) 및 행동변화에 미치는 영향도 포함된다. 인체 수행능력 검사의 가장 일반적인 적용은 취중운전(driving under the influence of ethanol: DUI) 또는 약물사용운전(driving under the influence of drugs : DUID)의 결정이다. 대부분 사람들에 있어서 운전능력 저하를 유발하는 혈중 알코올 농도의 역치(threshold blood alcohol concentration : BAC)는 0.04 g/dL 정도로 낮은 농도인데, 이는 1시간 이내에 두 병의 맥주를 마신 것에 해당한다. 미국에서 취중운전의 법률적 정의는 주에 따라 혈중 알코올 농도로 0.08 또는 0.10 g/dL 이다. 이런 농도는 대부분의 사람들에 있어서 운전능력 저하와 일치한다.

지난 십 년간 에탄올 이외의 다른 약물에 의한 운전능력 저하에 관심이 높아지고 있다. 가장 높은 약물사용 사고 비율은 불법적 약물 사용 또는 코카인(cocaine), 벤조다이아제핀(benzodiazepine), 마리화나(marijuna), 펜시클리딘(phencyclidine)과 같은 규제 약물의 사용과 연관되어 있다. 운전 사고에 있어 약물사용이 중요한 요인으로 작용했다는 증거를 밝혀내는 것은 어려운 문제이며, 약물 농도와 운전능력 손상에 관한 법률적 및 과학적 문제를 해결하여야 한다. 약물사용 운전을 결정하기 위하여 법률적 견지에서 일반적으로 규정된 실험 프로토콜은 없다.

법정 증언

법의 독성학자는 종종 법적 절차상 증언을 위하여 소환된다. 독성학자들은 "전문가적 증인(expert witness)"으로 간주된다. 전문가적 증인은 2가지 형태의 증언 즉, 객관적인 증거(objective testimony)와 "의견(opinion)"을 제공한다. 독성학자에 의한 객관적인 증거는 일반적으로 자신이 수행한 분석 방법 및 결과에 대한 기술을 포함한다. 독성학자가 자신 또는 다른 사람의 분석 결과에 대한 해석을 증언한다면 이는 독성학자가 의견을 제시하는 것이다. 전문가적 증인은 배심원에게 정보에 근거한 도움을 제공하기 위하여 소환된다. 피고인의 유죄 여부를 결정하는 것은 전문가적 증인이 아니라 배심원이다.

임상독성학에서 분석의 역할

임상 병원에서 분석독성학의 역할은 법의학적 독성학의 역할과 매우 유사하다. 중독사고에서 흡수된 독성물질의 특성을 규명하고, 흡수량을 측정하는 것은 치료방법이 유효한가 감시하는데 도움이 될 뿐만 아니라 중독진단 및 치료에 많은 도움이 된다. 종종, 이러한 정보로부터 환자의 임

표 31-2 응급 독성학에서 가장 일반적으로 접하게 되는 약물과 분석 방법

등급	약물/약물군	시료	분석 방법
1	남용약물 (amphetamines, cocaine, opiates, phencyclidine)	소변	면역분석법
2.	Ethanol	혈청	GC
3.	Benzodiazepines	소변/혈청	면역분석법/GC/MS
4.	Acetaminophen, salicylates	혈청	면역분석법 또는 HPLC
5.	삼환계 항우울제 (Tricyclic antidepressants)	혈청	면역분석법 또는 HPLC
6.	Ibuprofen	소변/혈청	TLC/HPLC
7.	Dextropropoxyphene	소변	면역분석법
8.	Fluoxetine	소변/혈청	TLC/HPLC
9.	Barbiturates(50% phenobarbital)	소변/혈청	면역분석법/GC
10.	Diphenhydramine	소변	TLC

KEY: GC, gas chromatography; GC/MS, gas chromatography/mass spectrometry; HPLC, high-pressure liquid chromatography; TLC, thin-layer chromatography.

상상태를 바탕으로 임상의는 임상징후를 관련 독성물질의 예상된 효과로서 관찰되는 증후군과 연관시킬 수 있다. 중독치료의 기본 원칙은 아직 흡수되지 않은 물질을 제거하는 것, 더 이상의 부가적인 독성물질의 흡수를 막아주는 것, 그리고 독성물질을 신속하게 배설시키는 것이다. 임상 독성학 실험실은 이런 치료 단계에서 부가적으로 혈중에 남아 있는 독성물질의 양 또는 배설량을 모니터링하게 된다. 응급 독성학에서 가장 흔하게 접하게 되는 독성물질과 혈액 및 소변 시료에서 그들의 존재를 검출하는 신속한 방법들에 관하여 표 31-2에 정리하였다.

응급 독성학에서 아세타미노펜(acetaminophen), 살리실레이트(salicylate), 알코올(alcohol) 및 글리콜(glycol)의 신속한 혈청 중의 정량검사가 주로 유용하게 사용된다. 에탄올은 응급 독성학에서 가장 흔히 접하게 되는 물질이다. 비록 에탄올로 인한 중독사는 거의 보이지 않지만 혈청 농도는 행동이나 신경기능을 평가하는 데 중요한 자료가 된다. 종종 응급실에서는 와셔액 또는 페인트 희석제의 메탄올, 소독용 알코올에 들어 있는 이소프로파놀, 부동액의 에틸렌클리콜 등과 같은 알코올 또는 글리콜을 사고로 또는 고의적으로 섭취한 환자를 접하게 된다.

임상 독성학 실험실의 분석 능력은 최근 몇 년에 걸쳐 크게 발전하였다. 전형적으로 실험실은 약 또는 독성물질이 진단에 있어서 고려대상이 되는 한, 응급실뿐만 아니라 다른 여러 분야의 의학과를 위한 검사를 수행한다.

치료 모니터링에서 분석의 역할

역사적으로 장기간 치료를 위한 약물의 투여는 주로 경험에 기초하였다. 만약 어떤 약물이 효과가 없어 보이면 용량을 증가시켰고, 반면 독성이 나타나면 용량을 줄이거나 투여횟수를 바꾸었다. 약물 치료반응에 있어서 개인차를 나타나게 하는 요인들로는 약물의 흡수, 분포 속도와 정도, 조직 및 체액에서의 결합 그리고 대사와 배설 속도, 병적 상태, 다른 약물과의 상호작용 등이 있다. 일정 시간간격으로 혈장 혹은 혈청 농도를 모니터해보면 평균 혈청 농도로부터 벗어난 것을 발견할 수 있으며 따라서 이런 변수를 확인하여 교정하여야 한다는 것을 알 수 있다.

환자에서 여러 가지 요인들이 일정하다고 가정하면, 어떤 약물 동일 용량을 일정 시간간격으로 투여하면, 최종적으로 항정상태(steady state)에 도달하게 된다(그림 31-1). 항정상태에서 약물 농도의 모니터링은 유효농도가 존재한다는 것을 확실하게 해준다. 치료약물 모니터링의 적절한 적용 상황들을 표 31-3에 기술하였다.

약의 성질은 매우 다양하므로 분석을 위하여 많은 방법들이 사용된다. 실제로 분석학의 모든 방법들이 분석독성학 응용분야에 모두 적용될 수 있다. 일반적으로 치료 중 모니터링 되는 약물들과 그들의 유효 치료 혈청 농도, "경고치(panic value: 심각한 독성과 연관된 혈청 농도)", 전형적인 혈청 약물분석법 등을 표 31-4에 정리하였다.

생물학적 모니터링에서 분석의 역할

근로자를 직접 모니터링하는 것은 흡수되는 것이 무엇인지 정확히 알 수 있기 때문에 단순히 환경을 모니터링하는 것보다 더 좋은 노출의 지표가 된다. 이를 생물학적 모니터링이라고 한다. 종종 환경노출은 화합물 또는 생리적으로 중요한 대사산물로 변환되는 화합물에 대한 노출이다. 그러므로 분석방법은 화학물질과 그들의 주요 대사산물을 분리할 수 있어야 한다(그림 31-2). 또한 분석방법은 복잡한 생체에서 미량의 화학물질도 측정할 수 있을 정도로 특이성과 민감성이 있어야 한다.

근로자의 체액, 체모, 또는 호기에서 화학물질 또는 그 대사산물을 측정하는 방법 이외에도 또 다른 간접적인 방법도 사용된다. 거대분자와 상호반응하는 물질은 생체 내에서 오래 지속되는

표 31-3 치료 모니터링의 적절한 사용

사용	예
독성 최소화 및 효능 최대화	
임상효과를 보이는 최적 혈청약물농도(SDC)	
일상적, 예방적 혈청 농도	Aminoglycosides
환자의 반응 미약	항부정맥약, 항우울약
의심되는 독성	
해결하여야 할 복합 요인	
환자의 특성	나이, 흡연, 불복종
질병	신부전, 간장애
약물 상호작용	약물대사 유도 또는 억제
갑작스런 생리상태의 변화	lidocaine 요법에 의한 심장기능 항진과 청소율 증가
용량 결정 디자인	
개개인에서 용량 적정화(single SDC)	
약동학적 파라미터(multiple SDC)	aminoglycosides의 이상적인 용량
혈청약물농도 추적	개인에서 항정상태의 lidocaine
치료 검증	법의학적 lithium

* SDC, serum drug concentration(혈청약물농도).

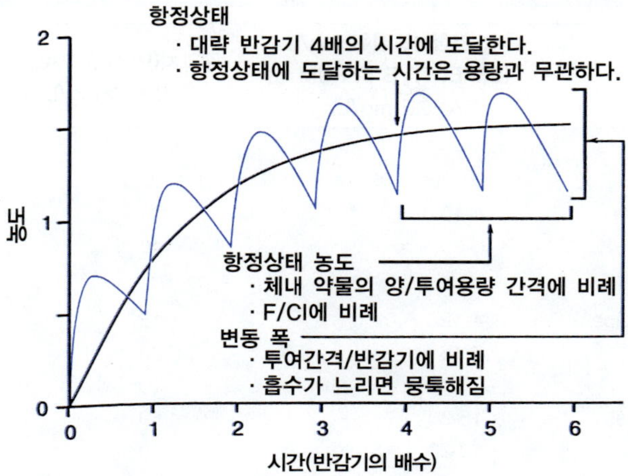

[그림 31-1] ***반복적인 약물 투여와 기초 약동태학적 파라미터의 관계.*** 청색 선은 약물의 흡수가 그 배설보다 10배 빠르게 이루어질 때, 배설반감기와 같은 시간간격을 두고 약물을 반복투여시 얻어지는 혈장농도를 나타낸다. 흡수속도가 상대적으로 증가함에 따라 항정상태에서 최고농도는 2에, 최저농도는 1에 접근하게 된다. 검은색 곡선은 같은 용량을 정주시 얻어지는 혈장농도를 나타낸다. 각 곡선은 1-구획모델에 기초하였다. 간헐적 약물투여시 항정상태에서의 평균농도(Css)는 Css = *F* × dose/Cl × *T* 이다. 여기서 *F*는 생체이용률 *T*는 투약 간격(시간)이다. *F*×dose/*T* 대신 주입 속도로 치환하면 이 식에 의하여 정맥연속주사시(continuous intravenous infusion) 항정상태에서 유지되는 농도를 구할 수 있다.

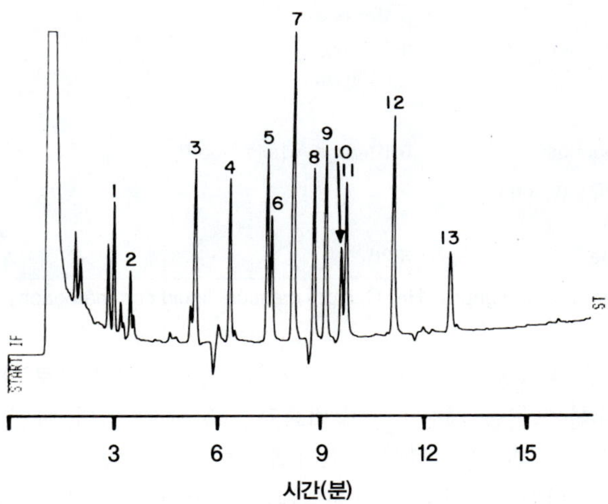

[그림 31-2] ***사람 혈청에 첨가된 유기염소계 살충제(1-4 ng/mL)의 모세관 가스크로마토그래프에 의한 분리.*** 피크 1, a-lindane; 2, c-lindane; 3, heptachlor; 4, internal standard (내부표준물질); 5, hepatachlor epoxide; 6, oxychlordane; 7, c-chlordane; 8, a-chlordane; 9, trans-nonachlor; 10, dieldrin; 11, p,p9-DDE; 12, p.p.-DDD; 13, p.p.9-DDT.(Separation on the basis on the method of Saady JJ, Poklis A: Determination of chlorinated hydrocarbon pesticides by solid phase extraction and capillary GC with electron capture detection. J Anal toxicol 14:301-304, 1990.)

표 31-4 일반적으로 치료 모니터링이 지시되는 약물

치료용도 약물	유효 혈청농도범위 mg/L (EFFECTIVE SERUM RANGE mg/L)	경고치(PANIC VALUE) 또는 >mg/L	분석 방법
항부정맥약			
Digoxin	0.0005-0.002	0.0024	면역검사법
Procainamide	4-10	12	면역검사법
NAPA	5-30	40	면역검사법
항경련제			
Carbamazepine	4-12	15	면역검사법
Gabapentin	2-15	20	GC
Lamotrigine	0.5-8	10	HPLC
Phenobarbital	15-30	50	면역검사법
Phenytoin	10-20	40	면역검사법
Tropiramate	2-10	Undetermined	GC
Valproic acid	50-100	200	GC
항우울제			
Amitriptyline	0.08-0.250	0.5	HPLC
Desipramine	0.125-0.30	0.4	HPLC
Nortriptyline	0.08-0.250	0.5	HPLC
항균제			
Tobramycin	0.5-1.5(trough)	2	면역검사법
	5-10(peak)	12	
Vancomycin	5-10(trough)		면역검사법
	30-40(peak)	90	
면역억제제			
Cyclosporine	0.1(trough, whole blood)		HPLC
신생아무호흡(Neonatal apnea)			
Caffeine	8-20	50	HPLC

KEY: GC, gas chromatogaphy; HPLC, high-pressure liguid chromatogaphy.

부가생성물을 형성할 수 있다. 그들 부가생성물을 정기적으로 채취할 수 있으며, 오랜 기간 어떤 화합물에 대한 노출을 계산하는 방법으로 사용될 수 있다. 예를 들어 ethylene oxide와 DNA 혹은 헤모글로빈의 부가생성물이 근로자에서 연구되어 왔다.

생물학적 모니터링에서 유용한 또 다른 접근방법은 외인성 물질에 의해 유도된 정상 대사산물의 변화를 측정하는 것이다. 비록 이런 대사산물의 요 배설 변화가 특정 물질에 대한 노출을 의미하는 것은 아니지만 잠재적으로 유해한 노출을 나타내는 방법으로 일반적으로 사용될 수 있다. 독성학적 문제점을 초기에 인지한다면 회복 불가능한 손상을 입기 이전에 근로자를 보호할 수 있을 것이다.

요약

법의학적 독성학자들에 의해 시작된 분석 기술은 점점 복잡해지고 신뢰성이 향상되고 있다. 법의 독성학자는 어떤 의미에서 법적인 도전에 대항할 수 있는 결과를 얻을 수 있도록 독성물질의 명확한 규명에 대한 지속적인 관심을 기울이고 있다. 남용 물질과 디자이너 약물(designer drug) 문제, 치료제의 효력 증가, 환경오염과 근로자의 안전 및 보건에 관한 전반적인 관심 증가는 분석자의 기술에 대한 새로운 도전 기회가 되고 있다. 이러한 여러 문제점에 봉착했을 때 분석독성학자들은 독성학의 분야를 확장하는 데 있어서 지속적으로 중요한 역할을 하게 된다.

참고문헌

Brandenberger H, Maes RAA: *Analytical Toxicology for Clinical, Forensic, and Pharmaceutical Chemists*. New York: De Gruyter, 1997.

Flanagan RJ: *Basic Analytical Toxicology*. Geneva: World Health Organization, 1995.

LeBeau M, Andollo W, Hearn WL, et al: Recommendations for toxicological investigation of drug-facilitated sexual assaults. *J Forensic Sci* 44:227–230, 1999.

Shaw LM: *The Clinical Toxicology Laboratory: Contemporary Practice of Poisoning Evaluation. Washington*, DC: AACC Press, 2001

제32장 임상독성학

Louis R. Cantilena, Jr.

CHAPTER 32

요 점

- 임상독성학은 의학 독성학, 응용 독성학 및 임상학적 독물정보에 대한 모든 전문지식을 총망라한 분야이다.
- 중독환자에 대한 초기 임상적 처치에는 환자의 안정화, 임상적 판단(병력, 신체검사, 검사실검사, 방사선 검사 등), 더 이상의 독물 흡수 방지, 독물의 체외 배설 촉진, 해독제의 투여 및 임상적 추적검사와 지지요법 등이 있다.

중독환자 치료를 위한 임상전략

중독환자에 대한 초기처치로 중요한 일반적 조치는 다음과 같다:

1. 환자의 안정화
2. 임상적 판단(병력, 신체검사, 검사실검사, 방사선 검사 등)
3. 지속적인 독물 흡수의 방지
4. 독물의 체외 배설 촉진
5. 해독제의 투여
6. 지지요법(supportive care)과 임상적 추적검사

임상 안정화

중독환자 치료에 있어서 가장 우선시 되는 것은 환자를 안정화시키는 것이다. 활력징후(vital sign) 및 호흡과 순환에 대한 평가가 초기 대응에 중요하다. 몇몇 독물 및 의약품은 초기중독 과정에서 발작을 유발할 수 있다. 매우 심각하게 중독된 환자의 안정화를 위한 조치와 임상 방법에는, 신속한 판단과 호흡 및 순환유지, 산소공급 등 여러 가지가 있다.

중독환자의 임상병력

중독환자에 대한 의학적 병력 수집의 주된 목적은, 가능하다면 독물에 노출된 정도와 시간뿐만 아니라 노출된 물질 혹은 섭취한 물질을 확인하기 위함이다. 의도적으로 자가 중독된 경우에는 환자로부터 병력을 수집할 수 없을 뿐 아니라, 잘못된 정보를 얻게 되어 오히려 더 환자에 위험한 경우가 발생할 수 있다. 일반적으로 가족, 독성 응급 상황 현장에 있던 응급의료기사, 때로는 최근에 조제한 처방목록을 제공해 줄 수 있는 약사, 작업환경에서 입수 가능한 화학물질을 알려줄 수 있는 고용주들로부터 정보를 얻게 된다.

독물 노출수준을 판단할 때는, 환자가 노출될 수 있는 용량을 최대한으로 적용하여 판단하여야 한다. 즉 처방약병의 경우 내용물 전부를, 용매의 경우는 한 병 전부를 먹었다고 가정하고, 흡입에 의한 중독 시에는 공기 중에 가장 높은 농도로 오염물질이 존재했다고 가정하여야 한다.

독성학자는 노출 용량의 판단뿐만 아니라 노출에 의하여 나타나리라 예기되는 임상증상의 정도를 판단하기 위하여 여러 종류의 정보를 참조하여야 한다. 예측되는 독성의 평가는 중독환자의 분류에 크게 도움이 된다. 중독환자의 치료법을 강구함에 있어 독물 노출 시간에 대한 판단은 임상 병력 수집의 측면에서 가장 어려운 일인 경우가 빈번하다.

중독환자의 정확한 병력을 수집하는 것은 매우 어려울 수 있다. 직접적으로 또는 외부의 정보로부터 힘을 들여 환자의 임상 병력을 얻었다 하더라도, 임상독성학자들은 종종 노출 내력을 명확히 하지 않고 남겨 놓는다. 즉, 독성학적 진단을 내리지 않는다. 이런 경우에 치료는 "미지물질 섭취"에 의한 중독에 대한 경험적 치료를 바탕으로 이루어진다. 이런 유형의 치료법에 대하여는 이 단원의 후반부에서 다루고 있다.

신체검사

철저한 신체검사를 통하여, 환자의 상태를 판단하고, 환자의 정신 상태를 분류한다. 만약 정신상태의 이상이 보이면, 가능성이 있는 기타 원인 즉, 두부외상이나 신경계 감염 등을 확인한다. 가능한 경우라면 언제나, 임상독성학자는 환자의 신체검사에서 나타나는 파라미터들을 *독성증후군(toxic syndrome)*에 따라 크게 분류한다. 독성증후군이란 특정부류의 독성물질에 노출되었을 때 관련되어 나타날 수 있는 임상증상군을 일컫는다.

표 32-1 독성증후군의 임상증상

	혈압	맥박	체온	동공	폐	복부	신경학
교감신경 작용	증가	증가	약간 증가	산동	무변화	무변화	경계과민 (hyperalert), 반사 증가
항콜린성	약간 증가	증가	증가	산동	무변화	장음(bowel sound) 감소	정신상태
콜린성	약간 감소 또는 무변화	감소	무변화	축동	기관지음 증가	장음 증가	정신상태 변화
아편계 (opioid)	감소	감소	감소	축동	무변화 또는 수포음 (후기)	장음 감소	의식수준 감소

비록 정확한 독소의 특성을 모르는 경우에도, 환자의 증상이 어떤 독성증후군에 속하는지 확인되면, 가장 유사한 독소부류에 대한 합리적 치료를 수행할수 있다. 표 32-1에 몇 가지 중요한 독성증후군의 임상적 특징을 열거하였다.

검사실검사

표 32-2에는 병원 검사실에서 즉각적으로 측정 가능한 약물과 특수 검사항목, 그리고 기타 화학물질들을 열거하였다. 환자를 중독시킬 수 있는 독물의 수에 비하면, 빠른 검사실 검사가 가능한 약물은 극히 적은 수에 국한된다. 이런 사실로부터 중독의 임상 증후군 인식의 중요성과 미지의 물질에 의한 중독환자에 대하여 일반처치와 보조요법을 수행할 수 있는 임상독성학자의 역할이 강조된다. 응급실 시설에서 빨리 검사할 수 있는 물질은, 정량검사를 하여 예후 및 치료 지침에 많은 도움을 줄 수 있다.

살리실산(salicylate), 아세트아미노펜(acetaminophen), 리튬(lithium), digoxin, 철(iron), phenobarbital, theophylline 등의 몇 가지 약물에 대하여는 약물의 혈중농도와 임상 결과 간의 관계 또는 치료중재에 요구되는 제시농도가 알려져 있다. 많은 연구자들에 의하여 여러 종류의 약물과 화학물질의 "작용수준"(action level) 또는 독성역치값(toxic threshold value) 등의 혈장농도가 제시되었다. 일반적으로 이런 수치는, 과거와 대조하여 보았을 때 유의한 유해효과를 일으키는 것으로 알려진 각각의 물질의 평균농도를 의미한다.

독성학적 진단에 있어서 검사실검사는 화학적으로 많은 제한이 따르므로 독성학자들은 상용적으로 얻어지는 임상검사 성적 특히 음이온 간격(anion gap)과 몰랄삼투압 간격(osmol gap)을 이용하여 어떤 독물을 섭취하였는지 결정한다. 비정상적인 음이온 간격과 몰랄삼투압 간격은 심한 노출에 대한 감별진단을 도와준다. 음이온 간격과 몰랄삼투압 간격의 계산은 임상 병력이 중독을 의미하고, 환자의 상태가 이런 파라미터의 증가(대사성 산증, 정신상태의 변화 등)를 야기하는 것으로 알려진 물질에 노출된 것과 일치하는 경우 진단도구(diagnostic tool)로 사용된다.

음이온 간격은 혈청의 Na^+ 농도에서 Cl^- 및 HCO_3^- 농도 합을 빼서 그 차이로 나타낸다. 정상 음이온 간격은 12 미만이다. 대사성산증에 대한 검사실증거가 있는 경우 음이온 간격의 증가는 표 32-3에 있는 것과 같은 상대적으로 제한된 수의 독물에 의한 전신성 중독증을 의미한다.

표 32-2 병원에서 일반적으로 시행하는 독성검사 및 특수검사 항목

Acetaminophen	Methemoglobin
Acetone	Osmolality
Carbamazepine	Phenobarbital
Carboxyhemoglobin	Phenytoin
Digoxin	Procainamide
Ethanol	Quinidine
Ethyl alcohol	Salicylates
Gentamicin	Theophylline
Iron	Tobramycin
Lithium	Valproic acid

표 32-3 음이온 간격 증가와 대사성 산증의 감별진단 : "AT MUD PILES"

A	Alcohol(ethanol ketoacidosis)	P	Paraldehyde
T	Toluene	I	Iron, isoniazid
M	Methanol	L	Lactic acid
U	Uremia	E	Ethylene glycol
D	Diabetic ketoacidosis	S	Salicylate

임상 화학치로부터 계산되는 다른 파라미터는 몰랄삼투압 간격이다. 몰랄삼투압 간격은 측정된 혈청 몰랄삼투압 농도와 혈청내 Na^+, 포도당, BUN 농도로부터 계산된 혈청 몰랄삼투압의 차이로 계산된다. 정상적인 몰랄삼투압 간격은 10 mOsm 이하이다. 중독환자에서 몰랄삼투압 간격이 증가되었다면, 혈장 내에 Na, 포도당, BUN 농도로 설명되지 않는 삼투압에 영향을 미치는 물질이 존재한다는 것을 의미한다. 표 32-4에는 섭취하였을 때 사람에서 몰랄삼투압 간격의 증가와 관련된 물질을 나타내었다.

방사선 검사

약물 과용이나 독물 섭취를 가시화하기 위한 임상 방사선 검사는 상대적으로 제한된다. 일반적으로 철이나 potassium을 함유한 정제를 섭취한 경우에는 단순촬영으로 확인할 수 있다. 또한 일부 장용코팅(enteric coating)의 약물이나 서방형(sustained-release) 제제 등도 방사선 비투과성이다.

과용이나 중독시 가장 유용한 방사선 검사는 흉부 및 복부 방사선 검사와 두부에 대한 전산화단층촬영(computed tomography; CT)이 있다. 복부촬영은 납 페인트, 사염화탄소와 클로로포름 등의 할로겐화 탄화수소류의 섭취 등을 검출하는 데 사용될 수 있으며, 이들 물질들은 장관 내에서 불투명한 액체상으로 보인다. 복부단순촬영은 코카인과 같은 마약을 콘돔과 같은 라텍스에 담아 몸 안에 넣어 밀반입하는 이른바 "보디 패커(body packer)"의 경우에서와 같이 위장관내에 있는 외인성 이물질을 검출하는 데 도움이 된다. 운반용 장치가 파손되면 약물이 위장관으로 유리되어 때로는 생명에 위험을 주는 심각한 상태가 발생하기도 한다.

임상독성학에서 단순 방사선 촬영 및 기타 영상진단기술은 독물에 의한 병리 진단에 매우 중요하게 사용된다. 예로서 살리실산(salicylate), 아편종류 등의 약물에 의한 심한 중독과 연관된 비심장성(noncardiac) 폐부종의 검출에 유용하게 사용된다. 임상독성학에서 방사선영상의 유용한 예로서 두부에 대한 CT를 들 수 있다. 일산화탄소에 심하게 노출되면 CT 소견상 대뇌의 백질과 기저핵에서 저밀도의 부위가 관찰된다.

지속적인 독물 흡수의 방지

경구 또는 경피에 의한 중독시, 초기에 독물이 더 이상 전신순환계로 흡수되지 않도록 조치하는 것이 중독의 치료 및 중재에 있어서 매우 중요하다. 만약 흡입에 의한 중독이라면, 환자를 독물에 노출된 장소로부터 다른 곳으로 운반하여, 원활한 호흡 및 산소공급이 이루어지도록 하는 것

표 32-4 몰랄삼투압 간격 증가의 감별진단

Ethanol	Isopropanol
Ethylene glycol	Methanol

이 더 이상의 독물 흡수를 방지하는 주된 중재방법이다. 국소적인 피부 노출의 경우, 독물에 오염된 의복을 제거하고, 물과 순한 세제로 피부를 세척하여야 한다. 경구 중독의 경우 계속적인 흡수를 방지하는 3가지 주된 방법으로, ipecac 시럽을 사용한 구토유도, 위세척(gastric lavage), 활성탄(activated charcoal)의 경구투여 등이 있다.

현재는 ipecac 시럽이 잠재적 독성물질 섭취에 대한 치료에 있어서 구토유발에 사용되는 유일한 약물이다. 가정에서 중독 정보 센터(poison information center)의 도움을 받아 ipecac 시럽을 사용하는 것이 가장 많이 사용되는 중독 치료 중재 방법으로 남아 있다. 독물 섭취 후 가능한 빠른 시간 내에 ipecac 시럽을 투여하는 것이 위에 남아 있는 독물을 제거하는 데 효과적이다.

위세척은 경구위도관(orogastric tube)을 위 내에 위치시킨 후, 내용물을 빨아내고, 회수액이 깨끗해질 때까지 세척액의 주입과 배출을 반복한다. 불행하게도 위세척은 세척과정 중 기도폐쇄의 위험성과 당초 기대했던 것만큼 큰 효과가 없다는 증거가 점점 많아져 그 사용이 제한되고 있다.

여러 해 동안 경구적으로 투여되는 활성탄이 경구경로로 중독된 환자의 초기 치료에 통상적으로 사용되어 왔다. 활성(*activated*)이란 용어는 숯 또는 목탄(charcoal)이 더 효과적으로 독물을 흡착할 수 있게 특수 처리되었음을 의미한다.

독물 제거의 촉진

전신순환계로 흡수된 특정 독물과 약물의 제거를 촉진시키는 몇 가지 유용한 방법이 있다. 오늘날 사용되는 가장 주된 방법으로 소변의 알칼리화, 혈액투석(hemodialysis), 혈액관류(hemoperfusion), 혈액여과(hemofiltration), 혈장교환(plasma exchange) 또는 치환수혈(exchange transfusion)과 활성탄의 반복경구투여(serial oral administration) 등이 있다.

소변의 알칼리화는 약산의 신장청소율(renal clearance)을 증가시켜 준다. 기본 원리는 염기성 용액을 혈액 내로 주입하여 소변의 pH를 약산이 이온화될 수 있도록 충분히 높여 줌으로써 신세뇨관에서의 재흡수를 방지하는 것이다. 소변을 산성화하여 약염기의 청소율을 증진시킬 수도 있지만 이런 방법은 산성화에 따른 급성신부전과 산-염기 및 전해질장애 때문에 사용되지 않는다.

복막투석(peritoneal dialysis) 또는 혈액투석 등의 투석법에서는 독성물질이 반투막을 통과하는 데 따라 계속적으로 제거되게 된다. 혈액투석에서는 혈액펌프를 사용하여 투석막을 통과시킨다. 투석막을 통과할 수 있는 물질은 투석막을 통과하여 평형상태에 이르게 된다. 혈장단백질과 결합하는 약물은 투석막을 통과할 수 없다. 이외의 약물은 주로 조직으로 분포되어 혈액 내에 농축되지 않는다. 혈액투석이 중독 치료에 임상적으로 유용하게 사용되는 약물과 독성물질을 표 32-5에 나타내었다.

혈액관류법은 투석막이나 투석액이 없는 것만 제외하면 혈액투석과 유사하다. 환자의 혈액을 관류 카트리지를 통하여 주입하고, 관류 카트리지 안에서 혈액은 흡착물질(주로 활성탄 또는 Amberlite resin)과 직접 접촉하게 된다. 단백질결합은 혈액관류에 의한 독물 제거에 크게 방해되지 않는다.

혈액여과는 비교적 새로운 임상독성학적 응용법이다. 혈액투석의 경우에서와 같이 환자의 혈액은 가는 섬유관을 통하여 운반되고, 혈장 초여과물은 정수압에 의하여 투석막의 혈액측으로부

표 32-5 중독 치료방법으로 혈액투석이 효과적인 물질

Amphetamines	Isoniazid	Calcium	Potassium
Antibiotics	Meprobamate	Chloral hydrate	Salicylates
Boric acid	Paraldehyde	Fluorides	Strychnine
Bromide	Phenobarbital	Iodides	Thiocyanates

터 제거된다. 관류압은 환자의 혈압(동맥-정맥 혈액여과 시)이나 또는 혈액펌프(정맥-정맥 혈액여과 시)로부터 만들어진다. 초여과물로 제거되어 부족하게 된 용액과 전해질은 멸균 용액과 함께 정맥으로 보충하여 준다.

혈장교환 또는 치환수혈의 사용은 제한된 경우에 한해서 임상독성학에서 사용되어 왔다. 이런 방법들은 고분자물질이나 단백질이 결합된 독물을 제거할 수 있는 장점이 있지만 중독 치료에 있어서 임상적용은 제한된다. 혈장교환 또는 pheresis 시에는 혈장을 제거하고 기증자의 동결혈장, 알부민 및 정맥용 수액으로 대체를 하게 된다. 치환수혈은 환자의 혈액을 기증자의 혈액으로 대체한다. 중독치료에 있어서 이런 방법들의 사용은 주로 신생아나 조산아에 있어서 부주의하게 약물이 과잉투여된 경우에 제한적으로 사용된다.

활성탄의 반복경구투여 또는 다회투여(multiple-dose of activated charcoal; MDAC)는 여러 종류 약물의 전신청소율(systemic clearance)을 증가시켜 준다. 이런 활성탄 반복경구투여에 의한 비신장성(non-renal) 청소율의 증가는 활성탄이 위장관을 지나갈 때 혈액의 독물이 활성탄이 있는 장관내강으로 배출되기 때문인 것으로 생각된다. 장관 내에 있는 활성탄은 독물의 "흡착제"로 작용한다. 농도경사가 유지된다면 독물은 계속 장관으로 이동하여 활성탄에 흡착된다. 부가적으로 MDAC는 약물의 장장(enteroenteric) 순환 또는 장간(enterohepatic) 순환을 방해하여 유익한 효과를 보일 것으로 생각된다. 2~4시간 간격의 초기 투여 이상의 계속적인 활성탄 경구투여가 필요하다. 다른 방법으로는 경구위 도관(orogastric tube) 또는 경비위 도관(nasogastric tube)을 통하여 부하용량(loading dose)을 투여한 후 계속하여 위 내로 활성탄을 주입하는 것이다. 표 32-6에는 MDAC에 의해서 전신청소율의 효과적인 증가가 일어나는 독성물질의 예를 나타내었다.

중독시 해독제(antidote)의 사용

중독 치료에 임상적으로 사용되는 특이적 해독제의 수는 많지 않다. 미국 식의약청(FDA)은 희귀의약품에 대한 법률(Orphan Drug Act)을 통하여 희귀질병이나 건강상태에 대한 의약품 개발을 지원하고 있다.

여러 종류의 해독제의 작용기전은 서로 매우 다르다. 예를 들면, digoxin에 특이적인 chelating agent와 Fab fragment는 물리적으로 결합하여 독물이 생체 내에서 해로운 효과를 나타내지 못

표 32-6 중독 치료방법으로 활성탄 다회투여(MDAC)가 효과적인 물질

Carbamazepine	Quinine
Dapsone	Theophylline
Phenobarbital	

하게 하고, 어떤 경우에는 독물의 제거를 촉진시켜준다. 독물의 작용을 약리학적으로 길항하여 주는 경우도 있다. 항무스카린(antimuscarinic) 약물인 아트로핀은 콜린성 무스카린 효과를 나타내는 유기인 살충제(organophosphate insecticide)의 치사성 효과를 수용체 수준에서 약리학적으로 길항하는 데 사용된다. 어떤 종류의 해독제는 생체와 화학적으로 반응하여 환자의 해독능력을 증가시켜준다. 예로, 청산 중독환자에 sodium nitrite를 투여하면 methemoglobin이 생성되고, methemoglobin은 청산이온과 결합하게 되므로 청산의 독성이 약화된다.

중독환자에 대한 지지 보호(supportive care)

중독 치료에 있어서 지지 보호단계는 매우 중요하다. 독물에 의한 중독은 지연독성(delayed toxicity)을 나타내는 경우뿐만 아니라, 다단계의 독성발현을 나타내는 경우가 있다. 면밀한 임상관찰을 하여야만 후기 합병증을 찾을 수 있고, 적절한 임상중재를 할 수 있다.

이런 중독치료 단계의 또 다른 중요한 요소로는 정신의학 평가(psychiatric assessment)가 있다. 의도적인 자가중독(self-poisoning) 환자의 경우에는 퇴원 전에 반드시 정식 정신의학 평가가 이루어져야 한다. 많은 경우에 있어서, 치료나 평가 초기에는 정신과 면담이 수행되기 곤란하다. 일단 환자가 안정되어 의사소통이 가능해진 후에야 정신 평가가 이루어진다.

결론

임상독성학은 의학독성학, 응용독성학 및 임상학적 독물정보에 대한 모든 전문지식을 총망라한 분야이다. 임상과학은 과거 50여 년 이상의 세월을 통하여 현재의 분야로 많은 발전을 이루어왔다. 증거중심(evidence-based)과 임상결과에 따른 임상추천(practice recommendation)은 중독치료의 방식 및 방법을 개선시켜왔다. 중요한 임상 병력을 얻을 수 없거나 믿기 어려울 경우에는 중독환자에 대한 주의 깊은 진단적 접근이 필수적이다. 능란한 해독제의 사용은 의학 독성학 진료에서 중요한 요소이다. 더 효과적인 중독의 치료방법과 임상진료를 개선하기 위하여 지속적인 연구가 수행되어야 할 것이다.

참고문헌

Ellenhorn MJ(ed) : *Ellenhorn's Medical Toxicology, Diagnosis and Treatment of Poisoning*, 2d ed. Philadelphia : Williams & Wilkins, 1997.

Goldfrank NR, Flomenbaum NE, Lewin NA, et al (eds) : *Goldfrank's Toxicologic Emergencies*, 6th ed. Stamford, CT : Appleton & Lange, 1998.

Tintinalli JE, Kellen GD, Stapczynski JS(eds) : *Emergency Medicine : A Comprehensive Study Guide*, 5th ed. New York: McGraw-Hill, 2000.

제33장 직업독성학

Peter S. Thorne

CHAPTER 33

요 점

- 직업독성학(occupational toxicology)은 독성학의 원리와 방법론을 직장에서 접하게 되는 화학물질과 생물학적 위험성에 응용하는 분야이다.
- 직장환경에서는 노출(exposure)이 종종 용량(dose) 대신 사용된다.
- 직업 노출기준(exposure limit)은 근로자가 유해요인에 노출되는 경우 노출기준 이하 수준에서는 노출된 근로자의 건강손상이 확률적으로 허용될 수 있는, 즉 건강상 나쁜 영향을 나타내지 아니하는 기준을 의미한다.
- 직장환경에서 발생하는 질병은 주로 흡입, 섭취 또는 피부를 통한 흡수과정과 연관이 있다.

서론

직업독성학은 독성학 원리와 방법론을 직장에서 접하게 되는 화학물질과 생물학적 위험성에 응용하는 분야이다. 직업독성학자의 목적은 작업환경으로부터 발생하는 건강장해를 예방하는 것이다. 환경으로부터의 노출은 복잡한 혼합물로 이루어질 수도 있으므로, 직업독성학자는 특히 유해한 경우의 혼합노출에 대해서도 인식해야만 한다.

근로자의 질환과 직업과의 인과관계를 규명하는 것은 쉽지 않은 일이다. 첫째, 직업으로 인한 질병의 임상증상은 직업 이외의 원인으로 인한 질병의 경우와 구분하기 힘들며,

둘째, 노출과 질병발생 사이에는 긴 잠복 기간이 있을 수 있고, 셋째, 직업병에 관련된 요인이 개인차 또는 환경 등 매우 다양하기 때문이다.

작업장, 노출과 기준

용량의 결정인자

용량(dose)은 제한 시간 내에 표적 조직에 도달한 독성물질의 양을 의미한다. 직장환경에서는 노출(exposure)이 용량 대신 사용된다. 독성물질에 대한 반응은 개체 요인과 용량에 의존적으로 나타난다. 그림 33-1에는 노출로부터 준임상(subclinical) 질병 또는 유해효과에 이르는 경로를 도시하였으며, 동시적 노출, 유전적 민감성, 연령, 성별, 영양상태와 행동요인 등 중요한 조절인자(modifying factor)들이 있음을 보여주고 있다. 근로자가 건강한 상태로 있을지, 또는 회복 가능한 준임상 질환으로 진행될 것인지 아니면 질병으로 진행될 것인지에 대해서는 조절인자의 영향을 받게 된다. 그림 33-1에서와 같이 용량은 노출농도, 노출기간과 노출빈도와 함수관계에 있다. 개인 및 환경 특성 역시 유해용량에 영향을 준다. 표 33-1에 흡입과 피부를 통한 노출의 용량결정인자(determinants of dose)를 표시하였다.

직업 노출기준

화학적, 생물학적 및 물리적 유해인자로부터 근로자의 건강과 안전성을 증진하기 위하여 작업장에서의 노출기준을 설정한다. 화학물질과 생물학적 제제에 대한 노출기준은 공기 중 허용농도

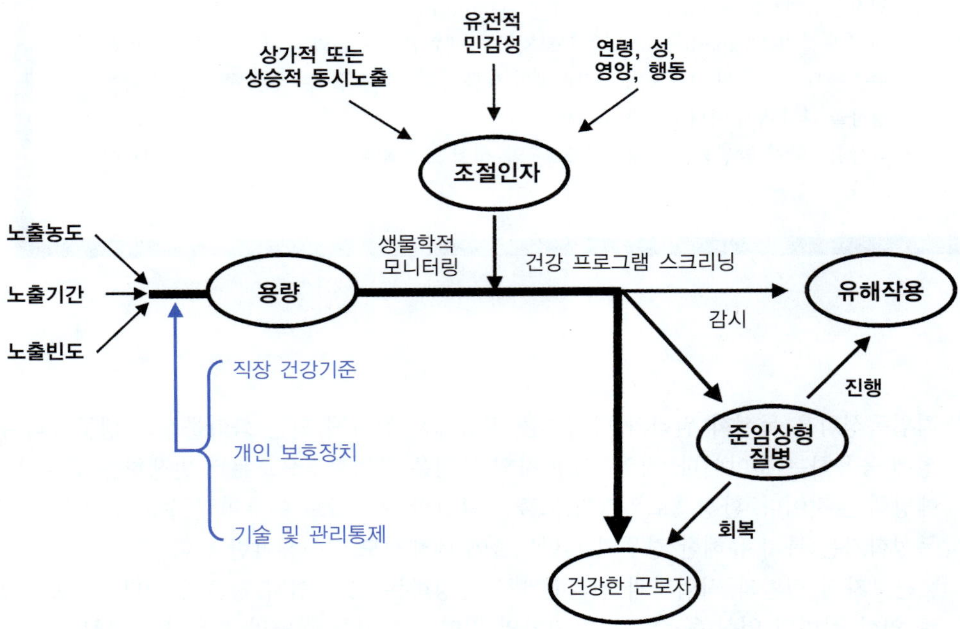

[그림 33-1] *조절인자와 조정의 기회를 보여주고 있는 노출에서 질병까지의 경로.*

표 33-1 독성용량의 결정인자

흡입노출	피부노출
공기 중 농도	공기, 물방울, 용액내 농도
미립자 크기의 분포	수분 함유량과 지속기간
호흡률	피부 상태
일회호흡량(tidal volume)	경피 흡수속도
기타 개인 요인	노출 체표면적
노출기간	피부질환의 존재 유무
유해화학물질의 화학적, 물질적, 생물학적 특성	작업장의 온도
개인 보호 장비의 유효성	독성물질의 부형제(vehicle)
	피부에 다른 화학물질의 존재유무

수준(직업 노출기준) 또는 독성물질과 그 대사산물의 농도, 또는 독성효과에 대한 특이적 표지의 농도(생물학적 노출지수; biological exposure index)로 표시된다.

직업 노출기준은 규제기관의 기준(standards)이나 연구진과 교역단체의 가이드라인으로써 설정된다. 미국 노동부(Department of Labor) 산하 산업안전 보건청(Occupational Safety and Health Administration)은 법적 강제성을 지니는 기준 즉, 노출허용기준(permissible exposure limit)을 공표한다. 질병 제어 및 예방센터(Center for Disease Control and Prevention) 산하 산업안전 보건부(National Institute for Occupational Safety and Health)는 직업 노출기준보다 더 엄격한 권고노출기준(recommended exposure limit)을 정하고 매번 새롭게 경신 발표한다.

미국 정부 산업위생전문가협의회(ACGIH; American Conference of Govermental Industrial Hygienists)와 같은 교역 단체(trade organization)에서는 화학적, 물리적 유해인자에 대한 직업 노출기준을 매년 발표한다. 이런 기준들은 허용한계치(TLV; Threshold Limit Value)와 생물학적 노출지수(BEIs; biological exposure indexes) 등으로 표시된다. 이런 지수 등은 가이드라인으로 제시되며 강제성은 가지지 않는다.

직업 노출기준(exposure limit)은 건강에 유해성이 전혀 없는 노출 조건에 해당하는 것이 아니라, 근로자가 유해요인에 노출되는 경우 노출기준 이하수준에서는 노출된 근로자의 건강손상이 확률적으로 허용될 수 있는, 즉 건강상 나쁜 영향을 나타내지 않는 기준을 의미한다. 직업적 위험성(hazard)에 기인한 위해성(risk)이 허용가능한가를 결정하기 위하여 잠재적 질병 또는 유해결과의 위험성과 특성을 규명하고, 노출 강도 또는 용량과 유해건강효과의 상호관계를 확립하여야만 한다.

직업성 질환

노출 경로

직장환경에서 발생하는 질병은 주로 흡입, 섭취 및 피부를 통한 흡수가 주 노출 경로가 된다. 직업성 감염증에 이르게 되는 노출 경로에는 호흡 및 섭취를 통한 미생물 노출, 의무종사자의 경우에는 주사기에 찔리는 경우, 외부환경에서 일하는 경우에는 곤충에 쏘이는 경우 등이 있다. 또한 독성식물과 동물의 독에 의한 중독은 피부를 통하여 발생할 수 있다(예; 동물원 관리자, 원예가, 상업적 스킨다이버). 표 33-2에는 몇 가지 중요한 직업병과 그 원인물질을 예시하였다.

직업성 호흡기 질환

직업성 폐질환[광산노동자의 진폐증(pneumoconiosis), 석면증(asbestosis), 직업성 천식 등]은 직업 규제 틀을 확립하는데 크게 작용하였다. 표 33-3은 미국의 직업성 폐질환에 의한 사망률과 사망자목록이다. 사망률이 상당히 낮음에도 불구하고 석면, 실리카, 석탄분진과 기타 진폐증을 유발할 수 있는 분진에 의하여 연간 3600명이, 과민성폐렴에 의하여 343명이 사망하였음을 보여준다. 그러나 치사율은 빙산의 일각에 지나지 않는다. 과민성폐렴은 치사율은 매우 낮으나, 사람을 허약하게 한다. 더욱이 연간 11,000명은 석면증과 관련하여, 13,500명은 광산노동자관련 진폐증으로 병원진료를 받는 것으로 알려져 있다.

독성가스에 의한 손상은 혈관조직의 체액과 삼투압유지 관련 단백질이 간질 또는 호흡기도로 방출되는 것이 특징적이다. 무수 암모니아(anhydrous ammonia)의 증기가 안구 조직, 공동(sinus), 상부기도의 수분과 결합하게 되면 수산화 암모늄(ammonium hydroxide)을 형성하여, 급속히 액화괴사(liquefaction necrosis)를 일으키게 된다. 이산화질소(nitrogen dioxide)와 같이 용해도가 낮은 화학물질들은 더욱 하부의 기도와 폐포에 작용하며, 조직손상을 유발하기까지 더 오랜 시간이 걸린다.

직업성 천식은 직장환경에 존재하는 자극물(stimulus)에 반응하여 기도가 수축할 때 나타난다. 자극물로는 플라스틱, 고무 중합체, 반응성 염료(reactive dye), 무수산(acid anhydride), 살생물제(biocide)와 살균제, 금속, 라텍스와 일부 효소 종류가 포함된다. 식물, 동물 및 곰팡이에 노출되는 것에 의하여도 천식이 유발될 수 있다.

기타 직업성 질환

직업성 독성물질은 폐나 피부로부터 먼 여러 부위에 질병을 유발할 수 있다. 이런 질병으로는 다양한 화학물질에 의한 암을 들 수 있다. 중추신경계 또는 말초신경계 혹은 양측 신경계 모두가 손상을 입을 수 있다. 신경계 손상은 유기인제 중독 경우처럼 급성적으로 나타나거나, 유기수은제 중독 및 아크릴아마이드에 의한 신경병변처럼 만성적으로 진행될 수 있다. 면역계의 손상은 면역 억제성 화학물질에 의하여 유발되거나 또는 호흡기계의 과민반응, 피부알레르기, 전신적 과민반응에 의하여 나타날 수 있다. 자가면역 증후군(autoimmune syndrome)은 결정성 실리카 또는 염화비닐의 직업성 노출과 관련된 것으로 알려져 있다.

심맥관계 관련 직업성 질환에는 동맥경화증, 여러 종류의 부정맥, 관상혈관의 혈액 공급문제, 전신성 저혈압, 폐성 고혈압에 의한 우심실 비대 등이 있다. 간질환에는 사염화탄소에 의한 지방간 등이 있다. 생식기계의 직업성 질환은 성이나 장기에 특이적인 경우와 양측 성 모두에 영향을 미치는 경우가 있다. 전염성 유해인자에 대한 노출은 수의사, 보건관리자, 의약학 연구자, 농부 등 다양한 직업종사자의 경우에 이루어질 수 있다.

산업 또는 비산업적 실내 환경 모두 화학적, 생물학적 유해인자의 존재의 결과로서 직업성 위험을 유발할 수 있다. 환기 문제 및 합성 건축자재의 사용 등은 건물내 거주자의 건강문제를 유

표 33-2 직업병과 유발 독성물질의 예

장기와 질병 군	질병	원인물질
폐와 기도	급성 폐부종, 폐색성 섬유성 세기관지염	nitrogen oxides, phosgen
	알레르기성 비염	화분, 곰팡이 포자
	질식	일산화탄소, 청산, 불활성 기체희석
	천식	toluene diisocyanate, α-amylase, 동물 요다백
	천식양 증후군	돈사환경, 솜먼지, 생물 에어로졸
	기관지염, 폐렴	비소, 염소
	만성 기관지염	솜먼지, 곡물먼지, 용접연기
	폐기종	탄먼지, 담배연기
	섬유성 폐질환	실리카, 석면
	과민성 폐렴	열친화성 세균, 조류단백, 제충국, *Penicillium, Aspergillus*
	금속 증기 열(metal fume fever)	아연, 구리, 마그네슘
	점막 자극	염소, 돈사환경
	유기 분진 독성 증후군 (organic dust toxic syndrome)	"곰팡난" 사일리지, 내독소
	상기도부 염증	내독소 (endotoxin),peptidoglycan, glucans, 바이러스
암	급성 골수성 백혈병 (myelogenous leukemia)	벤젠, ethylene oxide
	방광암	benzidine, 2-naphthylamine, 4-biphenylamine
	위장관암	석면
	간 혈관육종	염화비닐
	간세포 암	아플라톡신, B형 간염 바이러스
	중피종(mesothelioma), 폐암	석면, 비소, 라돈, bis-chloromethyl ether
	피부암	다환방향족탄화수소(PAH), 자외선자극
피부	알레르기성 접촉성 피부염	천연고무라텍스, isothiazolins, 담쟁이덩굴(poison ivy), 니켈
	화학적 화상	sodium hydroxide, hydrogen fluoride
	염소여드름(chloracne)	TCDD*, PCB(polychlorinate biphenyls)
	자극성 피부염	SDS(sodium dodecyl sulfate)
신경계	콜린에스테라제(ChE) 억제	유기인계 살충제
	신경병변	methyl mercury
	파킨슨병	일산화탄소, 이황화탄소
	말초신경병변	*N*-헥산, trichloroethylene, acrylamide
면역계	자가 면역 질환	염화비닐, 실리카
	과민증	과민증알레르기성 비염, 천식, 폐렴, 알레르기성 접촉성 피부염 항목참조
	면역억제	TCDD*, 납, 수은, 농약 (pesticide)

(continued)

표 33-2 직업병과 유발 독성물질의 예

장기와 질병 군	질병	원인물질
신장질환	간접적 신부전증	비소, phosphine, trinitrophenol
	신장병변	paraquat, 1,4-dichlorobenzene, mercuric chloride
심맥관계 질환	부정맥	아세톤, 톨루엔, methylene chloride, trichloroethylene
	동맥경화증	dinitrotoluene, 일산화탄소
	관상동맥질환	이황화탄소
	폐성심(cor pulmonale)	beryllium
	전신성 저혈압	nitroglycerine, ethylene glycol dinitrate
간질환	지방간(지방증)	사염화탄소, 톨루엔
	경화증	비소, trichloroethylene
	간세포사	dimethyl formamide, TCDD*
생식기계	남성	chlordecone(Kepone), dibromochloro propane, 헥산
	여성	아닐린, styrene
	양성 모두	이황화탄소, 납, 염화비닐
전염병	아르보바이러스 뇌염	alphavirus, Bunyavirus, Flavirus
	aspergillosis	*Aspergillus niger, A. fumigatus, A. flavus*
	크립토스포리디아증	*Cryptosporidium parvum*
	B형 간염	B형 간염 바이러스
	histoplasmosis	*Histoplasma capsulatum*
	리지오네로시스(Legionellosis)	*Legionella pneumophilia*
	라임병(Lyme disease)	*Borrelia burgdorferi*
	앵무병(Psittacosis)	*Chlamydia psittaci*
	결핵	*Mycobacterium tuberculosis hominis*

* TCDD, 2,3,7,8-tetrachlorodibenzo-p-dioxin.

표 33-3 1996년 미국의 직업성 폐질환에 의한 사망률(1987–1996)과 사망자 수

질병	인구100만 명당 사망률	1996년 사망자 수	노출허용한계를 초과한 검사 샘플
석면증	4.83	1176	3.9%
광산노동자의 진폐증	9.16	1417	7.4%
규폐증(silicosis)	1.40	212	13.6%
면섬유 흡입성 폐렴 (byssinosis)	0.07	9	24.9%
기타 진폐증*	1.60	316	
흉막의 종양	2.62	510	
과민성 폐렴	0.17	343	

* 알루미늄증(aluminosis), 베릴륨증(berylliosis), 주석증(stannosis)과 보크사이트, 흑연섬유, 규회석, 카드뮴, 포틀랜드 시멘트, 금강사(emery), 고령토, 안티몬, 운모 등에 의한 섬유증 (fibrosis)을 포함

노출 허용한계(PEL, permissible exposure limit)

미국 노동 통계국자료

발한다. 제조공정자재, 건축자재, 바닥 재료, 가구, 세탁 산물, 살생물제와 미생물 등으로부터 휘발성 내지 준휘발성 화학물질이 유리된다. 일반적으로 건물내 거주공간은 청결건조하나, 축축한 벽장과 바닥 아래부위 등은 곰팡이의 증식장소가 될 수 있다. 공기매개성 바이러스와 세균 및 곰팡이는 다양한 종류의 건물관련성 질병(building-related disease)의 원인이 된다.

직업성 유해물질의 독성평가

직업 위해성의 평가

산업용 화학물질의 노출허용기준을 제시하기 위해서는 가장 민감한 집단을 대상으로 노출 독성효과와 연관된 위해성을 정의하여야만 한다. 이후 제시된 노출허용기준에서 집단의 몇 %가 유해효과로 진행되는지 결정하여야 한다.

인과관계의 규명

복잡한 직장 환경에서 독성물질과 질병 간의 인과관계를 규명하는 것은 어려운 과제일 것이다. 독성물질과 직업성 질환의 인과관계 증거의 가중치 평가를 위한 행렬표가 개발되었다(그림 33-2). 행렬 표에 의하여, 적절히 수행된 in vitro 연구, 동물시험, 인체 적용시험(인체에 대한 의도적 임상노출), 케이스 보고, 역학적 연구 등으로부터 얻은 증거들이 평가된다. 이런 증거들은 7개 기준 항목(파란 글씨)에 준하여 평가된다. 어떤 화학물질에 대하여 철저한 동물 및 인체 시험과 in vitro 시험이 적절한 실험모델과 통제된 조건하에서 수행되어 명확하고 신뢰할 만한 노출-반응 관계의 증거가 얻어졌다면, 화학물질과 그 질병 간의 인과관계에 대한 강력한 증거가 될 것이다.

노출허용기준 결정을 위한 동물독성시험법

건강손상의 위해성이 허용될 수 있는 노출기준을 추정함에 있어, 동물시험으로부터 중요한 데이터를 얻을 수 있다. 직업성 노출에 있어서 허용 수준을 확립하는 데 필요한 시험 기간은 의심된 독성작용의 유형에 따라 달라진다. 일반적으로 전신적으로 작용하는 화학물질의 경우 아급성이나 단기독성 시험만으로는 직업성 노출기준을 제시하기에 불충분하다고 인식되고 있다. 아급성과 단기독성 시험은 어떤 물질이 면역독성을 갖는지 또는 축적성이 있는지 알고자 할 때 주로 사용되며 장기노출(long-term exposure) 시험의 용량결정에 도움을 준다. 생식기계 독성이나 기형유발에 대한 연구도 반드시 고려하여야 한다.

근로자가 노출되는 경로와 유사한 노출 경로로부터 얻어진 정보가 가장 적합하다. 어떤 투여경로로 어떤 시험을 수행할 것인가에 대한 결정은 독성물질 각각에 대하여 과학적으로 평가되어야 할 것이다. 독성물질의 표적부위, 작용기전, 대사, 유해효과의 특성, 근로자가 독성물질에 노출되는 방법 등이 중요한 고려 사항에 해당된다.

근로자의 보건 감독

직업독성학의 주목적은 직업성 질환의 진행을 예방하는 것이다. 작업장의 독성물질 노출을 모니터함으로써 심각한 생물학적 및 보건상 유해한 효과가 발생하기 이전에 과도한 노출을 검출할

	특정 유해 물질에 대한 노출평가	혼동요인에 대한 제어 및 고려	용량-반응 관계에 대한 증거	다른 연구에서 일관 된 결과	객관적 임상 데이터	인체병리와 관련된 endpoint	적절한 대상과 모델
in vitro 연구							
동물시험							
인체적용 (challenge) 시험							
케이스 연구							
역학적 연구							

첫 번째 컬럼에 표시된 각 유형의 연구는 컬럼 위에 있는 기준에 근거하여 다음과 같이 현존하는 연구의 데이터의 질에 가중치를 더한다:

0 어떤 증거나 조건도 충족되지 않음
1 애매한 증거 또는 조건이 일부 충족됨
2 몇 가지 증거 또는 조건이 대부분 충족됨
3 명확한 증거 또는 조건이 완전히 충족됨

[그림 33-2] *독성물질과 직업병 간의 관련성의 크기 평가표*

수 있다. 새로운 화학물질이 많은 양으로 사용되는 경우에는 주의 깊은 임상 감독과 작업장 모니터링이 이루어져야 한다. 작업장 감독을 통하여, 동물시험으로부터 제안된 직업 노출기준을 평가하는 것이 주된 목적이다.

노출-반응 관계를 평가하기 위한 역학연구는 노출과 건강의 변화를 평가하는 다양한 변수를 이용하여 수행될 수 있다. 대상 용량과 주요 생물학적 변화가 모니터된 노출-반응연구로부터 얻어진 자료를 바탕으로, 노출에 기인한 건강 위해성을 평가하는 것이 더 유효하다는 것은 자명한 사실이다. 물론, 이런 측정항목을 사용하려면, 화학물질의 생체내 동태 및 작용기전에 대한 지식이 요구된다.

화학물질의 유해효과에 대하여 초기 생체지표(biomarker)는 포착하기 힘들고, 개인적인 차이도 존재하기 때문에 관심대상의 유해인자에 대하여 노출된 근로자 군과 노출되지 않은 근로자 군을 통계적으로 비교하는 것이 일반적이다. 노출이 유해 효과를 일으킬 수 있을 정도로 충분한 경우, 이런 연구를 통하여 총 노출(농도 × 시간)과 이상발현의 빈도 간의 상관관계와 결과적으로 직업 노출기준의 재설정기준을 확립할 수 있으리라 기대된다.

새로운 화학물질이 도입되기 전에 감시 프로그램이 시행되지 않은 경우에는 노출기준의 확립이 더욱 어려워진다. 이런 상황에서의 평가는 이미 지속적으로 노출되는 근로자를 대상으로 한 후향적(retrospective) 코호트 조사(cohort study), 환자-대조군 조사(case-control study) 또는 횡단 조사(cross-control study)에 의존한다.

봉쇄장치의 파괴, 화학물질의 유출, 용기나 파이프의 파손 등 특수 사고에 의한 과도 노출 시의 케이스보고는 유용한 정보를 제공하여 준다. 이런 상황에서 관찰된 사람의 임상증상이 동물에서 관찰된 것과 유사한지 알 수 있으며, 이들 정보로부터 노출 근로자를 일상적으로 모니터링할 수 있는 기능적 또는 생물학적 방법을 고안할 수 있다.

동물실험연구와 역학조사 연구의 연결

어떤 다른 독성학 분야보다도 직업독성학 분야에서, 동물시험과 인체(근로자) 대상 연구 간의 밀접한 협력이 화학물질과 기타 독성물질의 과도 노출과 연관된 위해성을 조사하는 데 필수적이다.

몇몇 종류의 직업성 발암물질은 역학조사연구와 실험적 연구에 의하여 명확하게 확인되었다. 일례로 염화비닐의 발암성은 흰쥐에서 처음으로 입증되었으며, 몇 년 후 역학적 조사를 통하여 인체에서 같은 발암 위해성이 있다는 것이 확인되었다. 이런 발견은 동물체내에서의 대사, in vitro에서 변이원성 유발 등 여러 종류의 연구를 촉진하여, 염화비닐의 발암 기전을 이해하는 데 도움이 되었다.

동물에서 직업성 독성물질의 대사에 대한 연구는 반응성 중간 대사산물의 특성을 입증하고 확실한 위해성과 새로운 생물학적 모니터링 방법을 제시하는 데 도움이 된다. 역으로, 근로자에 대한 임상 관찰은 동물에서의 독성물질의 대사 및 작용기전, 생물학적 손상이 가지는 보건상의 중요성을 규명하는 데 큰 도움이 된다.

비소는 동물시험에서 얻은 데이터를 인체에 적용하는 데 많은 제한이 따르는 극히 드문 경우의 물질이다. 무기비소는 인체에서 많은 장기에 암을 유발하는 것으로 확증되었으나, 동물에서는 암을 유발하지 않는다. 비소의 예와 같이, 직업독성학자는 동물시험이나 또는 역학 조사 등 한 가지 시험 연구법에만 의존해서는 안 된다. 따라서 위해성의 정체, 규명 및 우선순위의 결정과, 근로자 보건감시를 위한 중재 및 기술을 개발하기 위하여 복합적인 시험방법이 필수적으로 검토되어야만 한다.

노출 모니터링

직업독성학 연구조사에서는 환경 모니터링과 생물학적 모니터링 등의 두 가지 주된 응용분야가 있다.

노출평가를 위한 환경 모니터링

직업 노출기준의 평가에 있어서 가장 중요한 요소는 정확하면서도 일관된 노출평가방법이다. 연구 중인 유해인자에 대하여는 그 물질이 존재하는 환경과 특히 노출평가에 대한 시험방법이 첨부되어야 한다. 공기매개성 노출을 평가하려면 일반적으로 호흡하는 장소에서 샘플을 채취한다. 편견이 없는 노출평가 시험을 위하여 반복적인 무작위 샘플채취가 가장 좋은 방법이 된다.

비록 노출 모니터링을 통하여 직접적으로 용량을 평가할 수는 없지만, 경로 특이적인 노출 데이터를 얻을 수 없는 생물학적 모니터링보다는 분명히 좋은 장점이 있다. 일반적으로 환경 모니터링 기술은 혈액과 오줌 등의 생물학적 샘플을 수집, 분석하는 생물학적 모니터링에 비하여 경제적이며, 비침습적인 방법이다. 공기 모니터링에 의하여 공간적, 시간적, 그리고 업무수행 전반을 확립할 수 있고, 더욱 좋은 방제법과 공학적 통제법을 제시할 수 있다.

노출평가를 위한 생물학적 모니터링

노출평가에서 생물학적 모니터링은 체내의 용량 또는 체내의 일정 구획 및 전신에 저장되어 있는 양을 측정함으로써 건강 위해성을 평가한다. 생물학적 측정의 가장 큰 장점은 노출에 대한 생물학적 파라미터들이 환경측정의 경우보다 더 직접적으로 유해 작용과 연관성이 있다는 것이다. 그러므로 생물학적 모니터링이 환경 모니터링보다 위해성 평가에 더 좋은 자료를 제공한다. 생물학적 모니터링에 의하여 모든 노출 경로에 의한 흡수에 대하여 평가할 수 있다.

여러 가지 요인들이 흡수에 영향을 미칠 수 있다. 개인적 위생 습관은 사람마다 다르며, 화학물질이 폐, 피부 또는 소화기계를 통하여 흡수될 때에도 개인차가 있다. 투여경로에 관계없이 전체적인 노출을 포함하여 평가할 수 있기 때문에, 생물학적 모니터링은 방독면, 보호장갑 및 차단크림 등의 개인 보호장구의 전체적인 효능을 평가하는 데 사용될 수 있다. 생물학적 모니터링의 다른 고려사항으로, 비직업성 노출(취미, 거주자 노출, 식이습관, 흡연, 부업 등)도 생물학적으로 나타난다는 것이다.

대기모니터링과 생물학적 모니터링의 상호관계는 생체 내에서 직업성 독성물질의 동태에 영향을 미치는 요인들에 의하여 수정될 수 있다. 근로자가 동일한 경로에 의하여 대사되는 화학물질에 동시에 노출되는 경우 또는 대사 관련 효소의 활성을 변화시키는 독성물질에 노출되는 경우에는, 다른 독성물질의 체내 동태에 영향을 주는 등 대사 상호작용이 일어난다. 더욱이 직업성 독성물질은 알코올, 담배, 식품 첨가물, 처방된 의약품, 천연물의약품, 또는 건강보조식품 등과 대사 간섭현상을 일으킬 수 있다.

이상을 요약하면, 산업 위생 및 안전성 프로그램에서 환경 모니터링과 생물학적 모니터링은 상대적인 것이라기보다는 상호보완적인 요소이다.

결론

작업환경에는 근로자가 독성물질에 과도하게 노출될 수 있는 위해성이 항상 존재한다. 이런 위해성의 인지는 역학조사에 의하여 위험수준이 결정할 때까지 지연되어서는 안 된다. 실험적, 임상적, 역학적 접근법 등의 통합연구는 잠재적 위해성을 평가하는 가장 효과적인 방법이다. 그 다음, 과학적 근거에 따라 건강기준을 정하여, 작업장 규제 및 근로자 보건 감시프로그램에 적용할 수 있다.

참고문헌

ACGIH : *2000 TLVs and BEIs: Threshold Limit Values for Chemical Substances and Physical Agents and Biological Exposure Indices.* Cincinnati, OH: American Conference of Govermental Industrial Hygienists, 2000.

DiNardi SR(ed) : *The Occupational Environment-Its Evaluation and Control*. Fairfax, VA : American Industrial Hygiene Association, 1997.

Greenberg MI, Hamilton RJ(eds) : *Occupational, Industrial and Environmental Toxicology.* St. Louis: Mosby, 1997.

Salthammer T(ed) : *Organic Indoor Air Pollutants-Occurrence, Measurement, Evaluation.* Weinheim, Germany : Wiley/VCH, 1999.

Stacey NH: Occupational Toxicology. London: Taylor & Francis, 2002.

제34장 규제독성학

Richard A. Merrill

CHAPTER 34

요 점

- 정부가 특정 물질에 대한 규제를 정당화하려면, 그 물질에 노출되었을 경우 유해한 영향이 유발되며, 그리고 다양한 환경매체와 경로를 통하여 유해성이 확인된 유해물질에 노출될 수 있음을 입증하여야 한다.
- 규제에는 일관성이 유지되어야 한다. 그리고 규제는 가이드라인보다 더 쉽게 시행될 수 있으나, 정부기관을 제한하고 또한 채택 절차가 까다롭기 때문에 가이드라인보다 더욱 엄밀하다.

독성학 분야와 규제기관과의 관계

규제와 독성학이 매우 연관성이 크다는 것은 공중건강 보호업무의 규제관리자가 어떤 판단이 어려운 문제해결에서 독성학적 원칙과 실험 데이터에 의존하여 평가를 한다는 점이다. 우선순위의 결정, 새로운 물질의 승인 여부, 또는 오래된 물질의 사용제한 등의 판단에 있어 독성자료는 매우 유용하며 때로는 결정적이기도 하다.

규제 관리자는 단지 실험결과만 이용하는 것이 아니라 기대치 않은 여러 측면에 있어서 독성학의 형태를 만드는 역할을 한다. 규제의 필요성은 독성학적 연구방법의 진보를 위한 주된 자극이 되어 왔고, 또한 독성연구에 대한 필요성을 부각시켜 왔다. 신약 또는 농약으로 새로운 물질을 허가받거나 등록하기 위한 FDA 또는 EPA 각각의 프로그램에서 독성연구가 필수적으로 요구된다. 이런 연구들은 각 분야 연구과제의 대부분을 차지한다. 그러므로 정부 관리와 실험실 과학자 간의 상호 정보교환이 이루어져야 한다. 정부의 시험기준은 독성학자 사이의 우세한 의견에 의하여 가장 큰 영향을 받게 되며, 실제 독성학자 중 많은 사람이 규제기관에 근무한다.

독성학에 의존하는 규제 프로그램

독성 화학물질 규제 접근법에 대한 개요

독성 화학물질의 인체 노출 통제 정부 프로그램은 "입증의 책임(burden of proof)" 즉, 어떤 물질이 안전한지 또는 해로운지를 판단하는 책임에 관계된다. 식품첨가물 개정법(Food Additive Amendment)에서 신규물질의 사용자는 그 물질이 인체에 노출되기 *전에는* 유해성이 *없음을* 증명하도록 요구되는 반면, 산업안전보건법(Occupational Safety Health Act, 1970)에서는 노출을 제한하기 *이전에* 규제 관리자가 그 물질의 유해성을 입증할 것을 요구하는 것 같이 규제 접근법의 범주를 비교 확인할 수 있다. 의회에서 채택된 규제 접근법은 물질에 대한 포괄적인 독성학적 연구를 요구하는 기관의 자격에 크게 영향을 주며, 궁극적으로 결정에 사용되는 자료의 질에 영향을 미친다.

규제 접근법의 유형

정부가 특정 물질에 대한 규제를 정당화하려면, 그 물질에 노출되었을 경우 유해한 영향이 유발되며, 그리고 다양한 환경매체와 경로를 통하여 유해성이 확인된 유해물질에 노출될 수 있음을 입증하여야 한다. 화학물질을 규제하는 대부분의 법률들은 물질의 유해성 *정도*와 그 물질을 규제할 때의 *파급효과 및 규제 비용* 등과 같은 기타 요인에 대한 배려를 허용하고 있다.

관련 기관

미국의 경우 주로 4개 부처의 정부기관이 인체에 대한 화학물질 노출규제를 담당하고 있다. 즉 식품의약품 안전청(U.S. Food and Drug Administration, FDA), 환경보호청(U.S. Environmental Protection Agency, EPA), 산업안전보건청(Occupational Safety and Health Administration, OSHA), 소비자 제품 안전위원회(Consumer Product Safety Commission, CPSC) 등 이다.

최근 규제독성 접근법의 요약

비발암성 화학물질에 대해서는 대개의 규제에서 일반적으로 *1일 섭취허용량*(acceptable daily intake, ADI) 개념에 기초한 표준 안전성 평가를 채택하고 있다. 화학물질에 대한 ADI는 동물시험에서 밝혀진 가장 낮은 "무독성량(no observed effect level, NOEL)"에 사람에 대한 안전계수(safety factor)를 적용하여 설정한다(일반적으로 100으로 나눔). 인체노출이 ADI보다 낮은 수준으로 평가되면, 그 물질 또는 노출을 일으키는 물질의 양은 "안전"하다고 판정한다.

그러나 이런 일반적인 독성물질에 대한 전통적인 접근법은 발암물질에 대하여는 적절하지 않다고 생각되고 있다. 많은 나라의 규제 기관에서는 발암물질들은 "안전"한 용량 또는 역치 용량을 가지는 화학물질 군으로 분류될 수 없으며, 동물시험에서 암을 일으키는 것으로 확인된 물질은 사람에 있어서도 발암물질이라고 간주해야 한다는 전제하에 규제를 수행하고 있다. 그러나 화학물질에 의한 암 유발에 있어서 서로 다른 작용기전이 연구되면서, 규제기관들은 어떤 특정 발암물질에 대하여는 "안전한" 역치를 확립할 수 있다는 가능성을 조심스럽게 받아들이고 있다.

무위해성

전통적인 접근법은 식품첨가물 수정안의 일부인 델라니 조항(Delaney clause)에 의하여 요약된다. 이 수정안은 FDA에서 그 사용이 허용되기 전에 어떤 식품첨가물이라도 "안전"하다는 것이 밝혀져야 할 것을 규정하고 있다. 델라니 조항은 식품첨가물이 사람이나 실험동물에서 암을 유발할 수 있다면 "안전"하다고 간주되지 않는다고 명시하고 있다.

무시할 수 있는 위해성

발암물질의 경우에도 위해성은 그 강도뿐만 아니라 용량에 의하여 달라질 수 있으므로, 어떤 관련 위해성도 무시할 수 있는 낮은 수준으로 인체노출을 낮추는 것이 가능하다. 1996년도 미 의회는 식품의 잔류농약에 적용되는 식품, 의약품 및 화장품법(FD&C Act)의 조항을 개정하여, 발암 위해도가 1,000,000분의 1 정도로 극히 작다면, 발암성 농약의 잔류 허용량(tolerance)을 인정할 수 있는 기준을 채택하였다.

화학물질의 유해성 규제 프로그램

식품의약품 안전청

가장 오래된 주된 건강 규제법은 1938년 제정된 식품, 의약품 및 화장품 법(FD&C Act)으로 식품, 인체용 및 수의용 약품, 의료용 기기와 화장품을 규제한다.

식품

식품 및 의약품 법(Food and Drug Act)은 "*건강에 해로울 수 있는 유독하거나 유해한 물질을 첨가한(added) 식품과 첨가하지 않은(nonadded) 독성물질(천연 독성물질 등)*"을 함유하여 건강에 유해할 수 있는 식품의 판매를 금지하고 있다. 환경오염물질 또한 규제의 대상이다. FDA는 우수제조기준(good manufacturing practice, GMP)을 통해서도 피할 수 없는 "첨가된 유독 또는 유해물질"에 대한 허용량의 설정을 인정한다. 이런 허용량 설정에서 FDA는 세 가지 요소를 중시한다. (1) 대개 동물 시험자료에 의하여 평가되는 오염물질의 건강에 대한 영향, (2) 오염물질 측정능력, (3) 여러 허용량 수준이 식품의 가격과 이용성에 미치는 영향 등이다.

의약품

동물을 대상으로 한 전임상(preclinical) 시험은 FDA의 인체용 의약품 평가에서 중요한 역할을 한다. 현행 법률에 의하면 모든 신약은 시판 전에 안전성과 효능을 승인받아야 한다. 사람에 대한 치료제 연구는 오래전부터 허용되어 왔다. 이에 따라 치료제의 효능과 안전성의 주요 근거는 실험실 연구에서보다 오히려 임상시험으로부터 얻어진다. 그러나 인체시험이 이루어지기 이전까지는 동물시험 자료를 통해서만 어떤 물질의 생물학적 효과에 대한 정보를 얻을 수 있다. 그리고 동물시험 자료는 그 물질의 인체 적용여부와 임상시험 프로토콜을 디자인하는데 영향을 미치게 된다.

의료기기

의료용 기기에 대한 규제체계는 세 단계(tier)로 이루어지는데, 그중 가장 엄격한 것은 신약에서와 같이 시판 전 승인(premarketing approval, PMA)을 얻는 것이다. 소위 class Ⅲ device의 경우 FDA의 승인을 얻기 위하여 반드시 안전성과 효능을 입증하여야 한다. 이런 신청을 위한 방대한 자료는 임상연구와 환자에 흡수될 수 있는 모든 성분에 대한 독성시험 연구로부터 얻어진다.

화장품

화장품에 대한 안전성 기준은 식품 성분에 대한 것과 유사하다. "유독하거나 유해한 물질"을 함유하여 건강에 유해할 수 있는 화장품은 판매가 금지된다. 판례에 의하면 이 문구에 의하여 의도적으로 사용되었을 때 일시적인 유해성보다 더 심각한 위해성을 가지는 제품의 경우 판매대리(distribution)도 금지된다. 그러나 이에 대한 위반을 입증하는 의무는 FDA에 있다.

환경보호청

독성학적인 증거는 EPA의 기능 즉, 농약, 공업용 화학물질 및 음용수 공급의 규제, 유해 폐기물 관리, 대기 및 수질 중의 독성 오염물질 규제에 있어서 중요한 자료가 된다.

농약

미국에서 농약이 판매되기 위해서는 반드시 EPA에 등록되어야 한다. 연방 살충제, 살균제 및 살서제법(Federal Insecticide, Fungicide and Rodenticide Act, FIFRA)은 농약이 의도한 효과가 있으며, 적절한 라벨과 "적절히 사용되었을 때에는 일반적으로 환경에 불합리한 유해효과를 초래하지 않는다." 라는 것이 보장되면 등록될 수 있다고 명시하고 있다. 만약 EPA에서 어떤 농약이 실험용 포유동물이나 인체에서 암을 유발한다고 결론지으면, 해당농약을 더욱 엄밀히 검사하게 된다. 비록 농약이 발암물질이라고 설득력 있게 제시되더라도 EPA가 그 농약으로 인한 경제적 유익성이 위해성보다 더 크다고 결정하면 FIFRA법은 이 농약의 등록을 허용한다.

공업용 화학물질

독성물질 규제법(Toxic Substances Control Act, TSCA)은 이미 다른 법에 의하여 규제되는 물질을 제외하고는 미국 내에서 제조 또는 가공되는 모든 화학물질(수입물질 포함)을 규제한다. TSCA에 의하여 EPA는 어떤 화학물질이 "보건상 또는 환경에 불합리한 위해성(unreasonable risk)"을 초래할 수 있다는 타당한 근거가 있다면, 그 물질의 제조, 가공, 배포, 사용 및 처리를 제한하거나 금지할 수 있다. 만약 EPA가 어떤 화학물질의 불합리한 위해성을 의심하지만 규제를 하기에는 자료가 불충분한 경우, TSCA에 의하여 EPA는 필요한 자료를 밝힐 수 있는 시험을 요구할 수 있는 권한을 갖는다. TSCA는 신규 화학물질 제조자가 생산 및 배포 90일 전에 EPA에 신고할 것을 요구한다. 이 신고서에는 반드시 알려진 건강 위해성 자료가 포함되어야 한다. 그러나 EPA는 위해성 평가를 위하여 제조자로 하여금 새로운 모든 화학물질에 대하여 일상적으로 시험을 실시하게 할 권한은 없다.

유해성 폐기물

EPA가 관장하는 여러 법률은 유해 폐기물(가연성, 부식성, 반응성 또는 독성 물질)의 육상 처리를 규제한다. 1976년, 자원보존 및 회수법(Resource Conservation and Recovery Act, RCRA)은 유해 폐기물(hazardous wastes) 규제에 관한 포괄적인 정부계획을 규정하였다. RCRA에 의하여, EPA는 "사람과 환경을 보호하기 위하여", 유해 폐기물의 생산, 수송 및 취급, 저장, 처리 등을 규제하고 있다.

독성 수질오염 물질

1972년, 연방 수질오염 관리법(Federal Water Pollution Control Act, FWPCA)은 EPA에 독성 오염물질과 그들의 배출기준(effluent standards, 배수기준 허용치; discharge limits) 목록을 발표할 것을 규정하고 있다. 목록에 기재된 오염물질의 기준 확립에 있어 EPA는 실제로는 대부분의 독성 오염물질에서는 적용되기 어려운 기준인 *"상당한 정도의 안전(ample margin of safety)"*을 제공하여야 한다. 이 법은 수정되어 EPA는 독성물질의 허용기준을 설정할 때 경제적 비용과 기술적 가능성을 고려할 수 있게 되었다.

음용수

1974년, "미국 국민 건강 보호를 위하여 최소 국가기준에 부합되는" 공중 음용수 공급 체계를 보증하기 위하여 안전 음용수법(Safe Drinking Water Act, SDWA)이 법제화되었다. 이 법에 따라 EPA는 "인체 건강에 유해할 수 있는" 오염물질을 규제하여야 한다. 각 관심대상의 오염물질에 대하여 EPA는 최대 오염 허용 농도(maximal contaminant level)와 오염물질 방지를 위한 처리기술(treatment technique)을 규정하여야 한다.

독성 대기오염 물질

대기청정법(Clean Air Act, CAA)의 112항에는 EPA에 의하여 첨가 또는 삭제 등에 의하여 수정되는 189개의 유해 대기오염 물질 목록이 있다. EPA는 목록에 있는 오염물질의 배출원에 대한 국가 차원의 배출기준을 확립해야만 한다. EPA는 발암물질에 대하여 달성 가능한 목표를 고려하여 "상당한 정도의 안전성"을 요구한다.

산업안전보건청

1970년에 제정된 산업안전보건법(Occupational Safety and Health Act, OSHA)은 고용주가 고용인에게 안전한 근무조건을 제공하도록 하고, OSHA가 산업안전 보건기준을 규정할 수 있는 권한을 준다. 식품 첨가물, 의약품 및 농약 제조자들은 반드시 시판 전에 그들 제품의 안전성을 입증하여야 하지만, 재료나 공정에 대한 사전 승인이나 또는 작업과정이 작업자의 건강을 위태롭게 하지 않는다는 것을 확인하기 위한 시험을 수행할 필요는 없다. OSHA는 노출을 규제하기 이전에 먼저 이미 사용 중인 재료가 작업자의 건강을 위협하는지 확인하여야 한다. 독성 화학물질에 대한 기준은 전형적으로 고용인의 노출에 대한 최대 허용기준을 정하며, 이 수준을 충족시키기 위하여 고용주의 공정과 장비의 변경을 요구한다.

소비자 제품 안전위원회(Consumer Product Safety Commission, CPSC)

1972년 소비자제품보호법(Consumer Product Safety Act, CPSA)에 의해 설립된 소비자 제품 안전위원회(Consumer Product Safety Commission, CPSC)는 소비자에게 상해나 질병을 유발할 수 있는 불합리한 위해성을 가진 제품을 규제하거나 금지시키는 권한을 가진다. 또한 CPSC는 연방 유해물질 규제법(Federal Hazardous Substances Act, FHSA)을 관장하며, 이 법의 규정에 따라 주로 지정된 경고 라벨을 통하여 유독성, 부식성, 연소성 또는 방사성 제품과 압력 발생 제품에 대해 규제를 한다.

독성학적 측면의 규제관리

현대 독성학은 동 시대의 규제정보의 필요성에 따라 많은 발전이 이루어지고 있다. 규제기관은 종종 규제적 요구를 충족시키기 위해 특정 목적과 연구 설계를 지정한다. 연구에 사용되는 동물을 보호하자는 압력으로 인하여 부가적인 법과 규제가 만들어졌다. 시판 전 신규물질의 안전성을 확인하여야만 되는 FDA나 EPA와 같은 기관은 제조자가 승인을 받기 위하여 수행하여야 하는 시험의 종류를 지정할 수 있다. 반면, 시판 전 승인 기능이 없는 기관은 권한이 적기 마련이다. 제품의 안전성이 의심될 때 승인을 보류할 수 있는 기관은 과학적 평가에 필요한 시험을 요구할 수 있는 실질적인 권한을 가진다.

규제에는 일관성이 유지되어야 한다. 그리고 규제는 가이드라인보다 더 쉽게 시행될 수 있으나, 정부기관을 제한하고 또한 채택 절차가 까다롭기 때문에 가이드라인보다 더욱 엄밀하다.

FDA와 EPA의 시험기준

이 부분에서는 FDA와 EPA를 중심으로 주요 독성 시험기준에 관한 정부 프로그램을 소개한다.

FDA

FDA는 신규 의약품과 직접적 식품첨가물 등 여러 종류의 화합물에 대한 시판 전 승인 권한을 가지고 있다.

의약품에 대한 독성시험기준

1962년, 미 의회는 특별히 FDA에 연구용 약물(investigational drugs)의 경우 시판 전 승인기준을 면제할 수 있는 권한을 주어, 약효와 인체에 대한 안전성이 판단되는 조건하에서 인체 임상시험을 위한 운반 및 취급을 가능하게 하였다. FDA가 설정한 규정에 의하면 연구용 약물은 반드시 비임상시험(preclinical study)을 통하여 평가되어야 한다. 대부분의 약물스폰서는 요구되는 독성시험의 종류에 대한 정확한 이해를 위하여 기관의 담당자와 상담을 할 것이다.

식품첨가물에 대한 시험기준

미국의 식품첨가물 개정법(the Food Additives Amendment)과 착색료 개정법(the Color Additive Amendments)은 새로운 식품첨가물에 대해 시판 전 승인을 요구하고 있다. 두 법 모두에서 안전성을 평가하는 데 동물에 대한 실험실 연구가 중요한 자료를 제공한다고 가정하고 있다. 1982년, FDA는 여러 식품첨가물에 대한 시험법을 *"Toxicological Principles for the Safety Assessment of Direct Food Additives and Color Aditives Used in Food"*(일명 후에 "Red Book" 이라고 함)에 성문화하였다. "Red Book"은 FDA가 첨가물의 안전성을 평가하는데 필요하다고 믿는 시험의 종류에 대하여 기술하고 있다. FDA의 시험기준은 규제보다는 가이드라인의 형태이며, 첨가물의 사용목적과 예상되는 인체노출량 그리고 후속연구에 의하여 조정된다.

EPA

EPA는 농약에 대한 시판 전 승인 권한을 가지고 FDA와 같이 연구의 디자인과 내용을 지정할 수 있다.

농약에 대한 독성시험기준

FIFRA에는 EPA의 농약 평가를 위하여 다른 유형의 연구결과뿐만 아니라 독성자료를 동시에 제출할 것을 명시하고 있다. 또한 이 법은 EPA로 하여금 "농약 등록에 필요한 정보를 규정한 가이드라인을 발행할 것"을 요구한다.

공업용 화학물질에 대한 시험

EPA는 TSCA 조문에 의하여 신규 또는 기존의 공업용 화학물질의 인체 영향 시험을 명령할 수 있다. 어떤 화학물질의 불합리한 위해성을 평가하기 위한 자료나 경험이 불충분하다면 관리자는 이 법에 의하여 건강과 환경위해성에 관한 자료를 얻기 위하여 시험을 요구할 수 있다. 법에 의하여 EPA, OSHA, 환경문제이사회(Council for Environmental Quality, CEQ), 국립직업안전보건연구소(National Institute for Occupational Safety and Health, NIOSH), 국립보건환경과학연구소(National Institute for Environmental Health Science, NIEHS), 국립암연구소(National Cancer Institute, NCI), 국립과학재단 (National Science Foundation, NSF) 그리고 상무성(Department of Commerce) 등을 구성원으로 부처 간 시험위원회(Interagency Testing Committee, ITC)가 구성되어, 시험이 요구되는 화학물질목록을 추천하도록 하였으며, 이에 따라 EPA는 시험을 실시하든지 또는 그렇게 하지 않는 이유를 발표하여야 한다.

부처 간 시험기준 및 프로그램

백악관 과학기술 정책국(the White House Office of Science and Technology Policy)과 더불어 FDA, EPA는 시험기준의 내부적 일관성을 확립시키기 위해 지속적인 연구를 수행하고 있다. 시험방법의 향상과 진행 중인 독성시험의 조정을 위한 정부의 노력을 조절하기 위해 미 정부의 산하기관으로 1978년 미국 독성 프로그램(National Toxicology Program, NTP)이 설립되었다. 모든 4개 규제기관의 대표자를 포함하는 NTP 위원회는 공적 비용으로 시험이 되어야 할 화학물질을 선발하는 책임이 주어진다. 건강 위해성 평가 연구방법의 향상에 계속적인 관심이 집중될 것이다.

동물의 복지기준

정부기관 연구비지원 과제를 수행하는 연구자는 반드시 동물복지법(Animal Welfare Act, AWA)을 준수하여야 하며, 또한 어떤 경우에는 공중 보건원(Public Health Service, PHS)에 의한 규제를 따라야 한다. AWA는 미국 농무부 산하 동식물 검역소(Animal and Plant Inspection Service, APHIS)가 관장한다. AWA는 지붕이 있는 모든 연구시설은 APHIS에 등록해야 하며, 적용되는 AWA 기준을 준수할 것을 요구하고 있다. 각 동물 연구기관은 다음의 사항을 포함한 연차보고서를 정리보관 하여야 한다.

1. 수행될 연구의 계획에 있어서 고통을 수반하는 실험법에 대해서는 대체방법을 고려했는지에 대한 보증
2. 기관의 실험동물관리 및 사용위원회(Institutional Animal Care and Use Committee, IACUC)에서 승인한 기준과 규정에 어긋난 모든 예외사항에 대한 요약과 간단한 설명
3. 다음 세 연구 분야에 사용되는 동물의 일반명과 수량
   (a) 통증과 고통이 없거나 또는 통증을 경감시키는 약물사용이 수반된 연구
   (b) 통증과 고통이 있으나 통증을 경감시키는 약물사용이 수반된 연구
   (c) 통증과 고통이 있으나, 실험절차, 결과 및 해석상 영향을 미치므로 통증 경감 약물을 사용하지 않는 실험
4. 아직 사용되고 있지 않지만 연구목적으로 번식, 순화, 유지되고 있는 동물의 이름과 수량

AWA에 따라 APHIS는 개와 고양이, 기니픽과 햄스터, 토끼, 인간 이외의 영장류, 해양 포유류 및 기타 온혈동물의 취급, 관리, 취급, 운송에 관한 기준을 설정하였다.

AWA는 동물실험을 실시하는 각각의 기관에, 수의사 1인, 기관과 무관한 단체의 대표자 1인을 반드시 포함한, 세 명 또는 그 이상의 위원으로 구성된 IACUC를 설치할 것을 요구한다. IACUC 위원 중 적어도 한 명은 반드시 신청된 모든 연구 활동에 있어서 동물의 관리와 사용을 면밀히 검토하고 승인하여야 한다. 승인의 전제조건으로 동물시험에 있어서 불안, 고통과 통증을 피하거나 최소화 하여야 하며, 또는 적합하다면 통증 경감 약물을 사용하는 것을 고려하여야 하며, 통증을 피할 수 있는 대체방법을 고려하여야 하며, 동물이 치유될 수 없는 심한 또는 만성적인 통증을 보이는 경우 안락사를 시켜야 하는 것을 요구하고 있다. 또한 IACUC는 6개월마다 자체기관 설비와 실험동물 관리 및 사용에 대한 프로그램을 검사하여야 하는 책임이 있다.

연구비를 수혜한 기관의 실험동물 관리와 사용에 대한 공중보건원(Public Health Service, PHS)의 정책은 모든 척추동물을 이용하는 연구에 적용되며, 각 기관이 연차 보고서를 제출할 것을 요구한다. 소위 "보증(assurance)"이라고 지칭되는 연차 보고서는 NIH의 연구위해 보호사무국(Office for Protection from Research Risks, OPPR)에 의하여 평가되며 동물관리가 충분한지 결정하는 데 사용된다.

PHS 정책은 연구자에게 두 가지 중요한 의무를 부여한다. 각 기관은 반드시 동물 관리 및 사용 프로그램을 채택하여야 하며, IACUC를 설치하여야 한다. IACUC는 수의사, 동물연구 경험이 있는 과학자, 과학자가 아닌 사람, 그리고 기관과 무관한 사람을 포함한 최소 5인 이상으로

구성되어야 한다. IACUC는 모든 연구비 신청서를 검토하고, 또한 기관 프로그램이 NIH 기준을 준수하는지 면밀히 검토하여야 한다.

그 연구가 FDA나 EPA에 제출되어질 것으로 예측되나, 정부 연구비지원을 받지 않은 과학자들은 AWA와 PHS의 정책을 따르지 않아도 되나 그 기관의 규제에 따른 동물 보호 규정은 반드시 준수하여야 한다.

참고문헌

Gad SC (ed): *Regulatory Toxicology*. London: Taylor & Francis, 2001.

Holcomb ML (ed): *International Toxicology: Worldwide Regulatory Toxicology* Support. Eugene, OR: International Toxicology, 1995.

자기평가 문제 및 정답

Self-Assessment Questions and Answers

[문 제]

각 문제당 4개의 답이 제시된다. **가장 올바른** 답을 선택하여라.

1. 피부를 통한 흡수는:

a. 몸의 모든 부분에서 피부 흡수는 똑같이 잘 일어난다.

b. 능동수송에 의해 현저하게 표피각질층을 통과한다.

c. 수동확산에 의해 표피각질층의 건조하고, 케라틴으로 채워진 세포를 통과한다.

d. 수동확산에 의해 현저하게 모낭, 한선, 피지선을 통과한다.

2. 외인성 물질은 일반적으로 다음의 기전을 통해 독성을 나타내는데 예외는:

a. 세포의 에너지 대사를 방해한다.

b. 세포내 칼슘 농도의 항상성을 방해한다.

c. 정상적인 수용체-독성물질 상호작용을 방해한다.

d. 신장에서의 배출을 방해한다.

3. 독성물질의 세포막 이동은 다음의 기전에 의해 일어나는데 예외는:

a. 수동확산 과정

b. 능동수송 과정

c. 생체내 변환 과정

d. 여과 과정

4. 적절하게 수행된 위해성 평가(risk assessment)에는 다음의 고려사항이 있다. 해당사항이 아닌 것은:

a. 인체 노출로부터 얻은 데이터의 평가

b. 실험동물 연구로부터 얻은 데이터의 평가

c. 위해성과 유익성의 공공 인식의 평가

d. 화학물질 생산에 관한 자료 평가

5. 상승효과(synergism)를 잘 표현한 문장을 고르시오:

a. 상승효과는 비슷한 작용을 하는 두 화합물이 함께 주어졌을 때, 각각 따로 주어졌을 때 효과를 합한 것보다 더 큰 효과를 나타내는 것이다.

b. 상승효과는 그 자신만의 효과가 없는 독성물질이 활성을 지니는 다른 독성물질의 효과를 증가시키는 것이다.

c. 상승효과는 같은 효과를 가진 두 화합물이 함께 주어졌을 때, 각각 따로 주어졌을 때 효과를 합한 것과 같은 효과를 나타내는 것이다.

d. 상승효과는 같은 효과를 나타내는 두 약물이 함께 주어졌을 때, 각각 주어진 약물 하나의 효과와 같은 정도의 효과를 나타내는 것이다.

6. 흡입 가스의 흡수는 주로:

a. 독성물질의 혈액 중 용해도와는 무관하다.

b. 이온화 정도와 관련 있다.

c. 혈류와는 무관하다.

d. 혈액-가스 분배율과 관련 있다.

7. 독성물질은 다음의 기전을 통해 생체막을 통과하는데 예외는:

a. 수용성 확산

b. 수용성 가수분해

c. 지질 확산

d. 특정 운반체를 통한 수송

8. 독성학은 다음을 연구하는 학문이다:
a. 생물학적 전쟁무기의 분해
b. 독성 검사 비용
c. 생체에 대한 화학물질의 부작용
d. 가정의 화학물질 규제

9. 제2상 생체내변화에 속하지 않는 반응:
a. 글루쿠로산포합(glucuronidation)
b. 아세틸화(acetylation)
c. 황산포합(sulfation)
d. 에폭시드수화(epoxide hydration)

10. 치료지수(TI)를 나타내는 문장이 아닌 것:
a. TI는 안정역(MOS)보다 유용하지 않다.
b. 높은 TI는 물질이 사용하기에 일반적으로 안전함을 의미한다.
c. 낮은 TI는 물질이 사용하기에 위험함을 의미한다.
d. 높은 TI는 ED50이 LD50보다 훨씬 크다는 것을 의미한다.

11. 능동 수송과정을 표현하는 적절한 문장은?
a. 화학물질은 높은 농도의 구역에서 낮은 농도의 구역으로 이동한다.
b. 화학물질은 운반체 매개 과정을 통해 전기화학적 경사에 따라 이동한다.
c. 화학물질은 에너지를 소비하는 과정을 통해 생체막을 통과한다.
d. 에너지 생산을 막는 대사 억제제의 투여는 능동운반을 촉진시킨다.

12. 특이체질(idiosyncratic)과 알레르기 반응을 비교했을 때, 독성물질의 노출에 의해 나타나는 알레르기 반응의 특성은:
a. 한번 노출된 적이 있는 독성물질로 인한 면역학적인 효과이다.
b. 일반 사람들에게 자주 일어난다.
c. 치사에 이르는 위험은 좀처럼 나타나지 않는다.
d. 용량-반응 관계가 명확하게 나타난다.

13. 용량-반응 데이터에서, 효능(efficacy)은 다음을 의미한다:
a. 최대 반응을 나타내는 데 필요한 화학물질의 농도
b. 화학물질에 대한 실무형 반응
c. 화학물질에 의해 나타나는 최대 효과
d. 용량-반응 곡선의 기울기

14. 생체내변화는 일반적으로 다음의 생성물을 생성한다:
a. 세포 내로 분포하기 쉬운
b. 원치않는 효과를 나타내기 쉬운
c. 본래의 물질보다 지용성이 낮은
d. 본래의 물질보다 지용성이 높은

15. 직경이 약 1 μm인 입자는 일반적으로 다음의 장소에 축적된다:
a. 폐포
b. 기관지
c. 기관
d. 비인두 부위

16. 동물 독성시험을 잘못 표현한 것은:
a. 랫드 또는 마우스에서의 독성이 없다면 그 화학물질이 사람을 포함한 다른 동물에 대하여도 안전하다는 것을 의미한다.
b. 높은 용량의 화학물질 노출은 인체에서 가능한 위험성을 발견하는 데 필요하고 유용한 방법이다.
c. 화학물질이 유발하는 독성효과에 대한 기술은 인체 위해성을 평가하는 데 중요하다.
d. 화학물질에 의하여 실험동물에서 유발되는 독성효과는 적절하게 판단된다면 사람에 적용시킬 수 있다.

17. 독성물질의 노출에 의한 외인성 물질의 대사 유도(induction)는:
a. 효소 활성의 비가역적 변화를 일으킬 것이다.
b. 세포질그물계의 효소 양을 증가시킬 것이다.

c. 핵내의 효소 양을 감소시킬 것이다.
d. 완성까지 3~4개월이 걸린다.

18. 잠재적인 새로운 절연 물질에 대한 독성 검사는:
a. 분명하게 화학적으로 유도되는 알레르기 타입의 반응을 예측한다.
b. 적어도 두 종의 영장류를 사용해야 한다.
c. 생산물 생산에 많은 추가비용이 필요하지 않는다.
d. 계획한 사용목적에 따라서 실험기간이 달라진다.

19. Cytochrome P450 monooxygenase **에 의하여 촉매 되지 않는 반응:**
a. 황산포합(sulfation)
b. 수산화반응(hydroxylation)
c. *O*-탈알킬반응(*O*-dealkylation)
d. 에폭시드형성(epoxidation)

20. 장간 순환(enterohepatic circulation)**을 겪는 외인성 물질은:**
a. 지방 조직으로 흡수, 간조직으로 흡수, 담즙으로 분비된다.
b. 장세포로 흡수, 장배출되어 대변으로 배설된다.
c. 장상피세포로 흡수, 혈액으로 분비, 간세포에서 흡수, 담즙으로 분비된다.
d. 장상피세포로 흡수, 간세포로 흡수, 혈액으로 분비, 담즙으로 분비된다.

21. 다음 중 옳지 않은 것은?
a. Glucuronide 포합체는 신장에 의해 빠르게 배설된다.
b. 지용성 외인성 물질의 대사산물은 지방 조직에 축적된다.
c. 오줌의 산성화는 산성 약물의 요 중 정체를 도와준다.
d. 약 산성인 약물($pK_a=3$)은 용매의 pH가 3일 때 평형상태에서 이온화형에 대한 비이온화형의 비율은 1이다.

22. 다음 정의 중 올바르지 않은 것은?
a. 기형발생(teratogenesis)은 화학물질에 의한 세포 성장과 세포 증식의 이상에 대한 연구 분야이다.
b. 생리학적 독성동태모델(Physiologically based toxicokinetic model)은 질량수지(mass-balance)식을 이용하여 모든 조직에 대한 영향을 평가하며, 독성물질의 분포를 정확히 예측할 수 있는 장점이 있다.
c. 변이원성(mutagenesis)은 화학물질에 의한 유전물질의 손상에 대하여 연구한다.
d. 생식독성(reproductive toxicity)은 수정률, 수태율, 배(embryo) 및 태아(fetus)에 대한 독성물질의 영향에 대하여 연구한다.

23. 간의 미세소체(microsome) cytochrome P450 monooxygenase **시스템에 대한 설명으로 잘못된 것은?**
a. Cytochrome P450 monooxygenase system은 NADPH와 산소분자를 필요로 한다.
b. Cytochrome P450 monooxygenase system은 오직 외인성 물질에만 작용한다.
c. Cytochrome P450 monooxygenase system은 *N*-과 *O*-dealkylation에 관여한다.
d. Cytochrome P450 monooxygenase system은 지방족(aliphatic) 화합물과 방향성(aro-matic) 화합물의 수산화(hydroxylation)를 촉진한다.

24. 다음의 정의 중 올바르지 않은 것은?
a. 분포용적은 체내의 화학물질의 총량에 대한 혈장 농도의 비로 표시된다.
b. 제거율은 단위시간당 화학물질을 제거시키는 특정 액체의 용적, 즉 혈액량이다.
c. 농도가 50%로 감소되는 데 필요한 시간을 제거 반감기(elimination half-life)라고 한다.
d. glucuronidation은 화학물질과 glutathione의 포합을 말한다.

25. 특정조직으로의 독성물질의 분포에 대한 설

명으로 잘못된 것은?
a. 혈류량과 기관의 크기에 의존한다.
b. 그 조직에서 화학물질의 용해도에 의존한다.
c. 혈액과 조직 간의 농도경사에 의존한다.
d. 혈장단백과 결합한 외인성물질의 분포는 증가한다.

26. 생체이물의 세포막 이동에 관한 서술 중 옳은 것은?
a. 일반적으로 이온화된 화학물질은 매우 적은 양만이 세포 내로 수동확산된다.
b. 식작용(phagocytosis)은 고체 화학물질을 세포 내로 운반한다.
c. 흡수 표면적의 크기는 단순 확산에 영향을 준다.
d. 능동적이고 에너지를 필요로 하며 담체(carrier)에 의한 운반은 포화될 수 있다.

27. 외인성 물질의 생체내변화는 생물체의 중요한 방어 기전이다. 그 이유는?
a. 항상 모체(parent) 외인성 물질의 수용성을 증가시킨다.
b. 항상 독성물질의 활성을 제거한다.
c. 항상 모든 독성물질이 제거되는 방향으로 진행된다.
d. 대부분의 체내 조직에서 발견되는 효소에 의해 수행된다.

28. 포합(conjugation) 반응은:
a. 항상 불활성 대사산물을 만든다.
b. 많은 독성물질의 분자량을 감소시키는 경향이 있다.
c. 더욱 수용성인 물질을 만드는 경향이 있다.
d. Hydroxylation과 glucuronidation 등이 포함된다.

29. 다음 정의 중 틀린 것은?
a. 치료지수는 LD_{50} 또는 TD_{50}을 ED_{50}으로 나눈 것과 같다.
b. 약물의 효능(efficacy)은 그 약물의 효력(potency)과 비슷하다.
c. 작용제(agonist)는 수용체와 결합하여 반응을 일으킨다.
d. 길항제(antagonist)는 수용체와 결합하나 반응을 일으키지 않는다.

30. 생체내변화 반응에 대한 설명 중 옳은 것은?
a. Esterases는 모체 화학물질에 물을 가하여 산과 알코올을 형성한다.
b. Epoxide hydrolase는 epoxide를 비롯한 화학물질로부터 물을 제거한다.
c. Glucuronidation은 glucuronic acid와의 결합을 수반한다.
d. Ethanol은 일반적으로 alcohol dehydrogenase 에 의해 acetaldehyde로 산화된다.

31. Phase II 반응에 관련된 고 에너지 보조인자(high-energy cofactor)가 아닌 것은?
a. UDP-glucuronic acid
b. S-adenosylmethionine
c. Phosphoadenosine phosphosulfate
d. Taurine과 glycine 등의 아미노산

32. 독성시험에서 일반적으로 적용되는 가정으로 잘못된 것은?
a. 실험동물에서 화학물질에 의한 효과는 적절히 조절된다면, 인간에 적용할 수 있다.
b. 랫드나 마우스에 독성이 없다면 사람을 포함한 다른 종에서도 안전하다는 것을 의미한다.
c. 화학물질의 고농도에 대한 노출은 인간에게 가능한 위험성을 발견하는 필수적이고 유용한 방법이다.
d. 화학물질에 의한 독성의 기술(description)은 사람에서의 위해성을 측정하는 데 매우 중요하다.

33. 난자형성(oogenesis)에 포함되는 것은?
a. 정조세포(spermatogonia)에서 정자세포(spermatid)로 변환
b. 난조세포(oogonium)에서 4개의 난자(ova)

로 변환

c. 정자세포에서 정자(spermatozoa) 로 변환

d. 난조세포에서 한 개의 난자와 3개의 극체(polar body)로 변환

34. 다음 정의 중 옳은 것은?

a. 유사분열은 적당한 세포 분열을 위해 비분리 현상(nondisjunction)을 필요로 한다.

b. 번역은 단백질 합성의 시기 동안 RNA codon에서 아미노산으로 변환을 필요로 한다.

c. 전사는 새로운 DNA의 합성을 수반하는 RNA 가닥의 분리를 필요로 한다.

d. 복제는 새로운 RNA의 합성을 수반하는 DNA가닥의 분리를 필요로 한다.

35. 기형발생(teratogenesis)의 과정은?

a. 지금까지 검사된 모든 화학물질에 의해서 유발된다.

b. 오직 태아생성기(embrogenic period) 동안만 유발된다.

c. 기형 장기의 유발과 연관된다.

d. 발생 중인 장기에서 종양의 유발과 연관된다.

36. 발암(carcinogenesis)의 순서는?

a. 생체내 활성화(bioactivation), 진전(progression), 촉진(promotion), 개시(initiation)

b. 개시, 생체내 활성화, 진전, 촉진

c. 개시, 촉진, 진전, 생체내활성화

d. 생체내 활성화, 개시, 촉진, 진전

37. 변이유발(mutagenesis) 효과에 대한 용어가 아닌 것은?

a. 염색분체 결손(chromatid deletion)

b. 유사분열(mitosis)

c. 배수성(polyploid)

d. 비분리현상(nondisjunction)

38. 화학물질이 발암 과정을 강화시키는 기전이 아닌 것은?

a. 거대 분자와의 공유 결합을 방해한다.

b. DNA 수복과정을 방해한다.

c. DNA 손상을 가진 세포의 증식을 자극한다.

d. 발암물질의 흡수를 자극한다.

39. 발암성 테스트는:

a. 발암촉진제(promoter)에 대한 평가에 제한된다.

b. 단지 in vitro에서 발암성을 평가한다.

c. 모든 가능한 발암성 검사평가를 요구한다.

d. 발암성에 대하여 많은 종류의 체계적이고 순차적인 검사 평가를 한다.

40. 기형발생 동안 +2 염기쌍증감(frame shift)은?

a. DNA로부터 2개의 염기쌍의 결손

b. DNA로부터 2개의 ribose units의 결손

c. DNA로 2개의 ribose units가 삽입

d. DNA로 2개의 염기쌍의 삽입

41. 조직발생(Histogenesis)은:

a. 미분화 세포들로부터 조직의 형성을 의미한다.

b. 세포, 세포그룹 및 조직이 기관으로 분리(segregation)되는 것이 관련된다.

c. 장기의 모든 조직에서 동시에 발생한다.

d. 발암물질의 작용에 거의 감수성이 없다.

42. 다음 중 틀린 것은?

a. 발암전구물질(procarcinogen)은 유전독성을 보이려면 우선 대사활성화되어야 한다.

b. 일반적으로 발암촉진물질(promotor)은 직접적인 유전독성을 나타내지 않는다.

c. 공동발암원(cocarcinogen)은 완전히 활성화된 유전독성 물질이다.

d. 직접적으로 작용하는 유전독성 화학물질은 DNA와 상호작용하는 친전자성 유기화합물인 경향이 있다.

43. 최기형성 유발 기전에 대한 설명이 아닌 것은?

a. 전리방사선에 의하여 DNA의 변화가 일어난다.

b. 모체의 연령이 증가할수록 염색체 이상이

발생한다.
c. 전리방사선에 의하여 RNA의 변화가 일어난다.
d. 영양 결핍

44. DNA 염기의 메틸화는:
a. 점 돌연변이(point mutation)를 유발하는 염기인지오류를 유발한다.
b. DNA polymerase를 더 빨리 작동시킨다.
c. DNA ligase를 유도한다.
d. mRNA의 교차결합을 유도한다.

45. 다음 중 올바르지 않은 것은?
a. 일반적으로 수정에서 착상 기간 동안 최기형물질(teratogen)에 노출되면 출생 전 사망이 된다.
b. 기관형성(organogenesis) 기간에 최기형물질에 노출되면 전형적으로 기형이 유발한다.
c. 태아기(fetal period)에 최기형물질에 노출되면 생명을 위협하는 형태학적인 비정상을 유발한다.
d. 태아기 동안 최기형물질에 대한 노출은 생리적 결손을 유발한다.

46. 수컷에서 혈액-정소관문(blood testes barriers)은:
a. 성인에서 독성 화학물질에 대해 취약한 해부학적인 장벽이다.
b. 모든 동물 종에서 혈액-뇌관문(blood brain barrier)보다 더 효과적인 장벽이다.
c. 오직 실험쥐에서만 관찰된다.
d. 출생시 자궁 내에서 덜 분화된 상태이다.

47. 발암과정에서 개시(initiation)는:
a. 새로운 단백질의 형성
b. 설치류에서 명백한 종양의 존재
c. 정상 세포가 종양세포로 변환되는 과정
d. DNA polymerase에 의해 촉매되는 과정

48. 화학물질에 대한 생식독성 평가의 어려움에 대한 서술 중 틀린 것은:
a. in vitro 시험에 의하여 인체에 대한 독성을 아주 잘 예측할 수 있다.
b. 사람에 대한 데이터가 부족하다.
c. 내분비계에 대한 독성효과에 기인하여 합병증이 유발된다.
d. 생식계는 복잡하다.

49. 에어로졸(aerosol)에 포함되지 않는 것은?
a. 안개(mists)
b. 연기(smoke)
c. 먼지(dusts)
d. 증기(vapor)

50. 흡입 독성학에서 강제호기용적(forced expiratory)의 정의는?
a. 최대흡기와 호기
b. 단위시간 동안 호기한 공기용적
c. 안정상태에서 호흡시 교환된 공기용적
d. 잔기용적(residual volume)+폐활량(vital capacity)

51. 다음 중 독성물질의 유해효과에 해당되지 않는 것은?
a. 강제호기용적의 증가
b. 기관지 수축에 의한 호흡곤란과 천식
c. 기관지와 기도의 분비물 증가
d. 폐기종

52. 변이원성 검사에 대한 다음의 설명 중 틀린 것은?
a. 양성 대조군(Positive control)은 항상 포함되어야 한다.
b. 대부분의 검사는 표현형 변화를 평가하며, 실질적인 유전자 손상에 대한 결론을 내려고 한다.
c. 완전한 chromosome set에서 증감을 포함하는 이수성(aneuploidy)에 대한 평가이다.
d. chromosome 손상과 관련된 chromosome의 구조나 수의 변화로 판정

53. DNA 복구에서 제거(excision) 수복기전은:
a. 포화성이며, 오류가 없다.

b. 비포화성이며, 오류가 없다.
c. 포화성이며, 오류가 일어날 수 있다.
d. 비포화성이며, 오류가 일어날 수 있다.

54. 다음 설명 중 틀린 것은?
a. 만성기관지염은 과도한 점액 생성 및 반복성 기침을 수반한다.
b. 천식은 개방된 기도와 용이한 가스교환이 특징이다.
c. 섬유소화는 폐포 대식세포와 섬유아세포의 증식, 과도한 콜라겐합성과 관련되어 있다.
d. 폐기종(emphysema)은 폐포벽의 파괴로 인한 폐포강 확장이 특징이다.

55. 녹내장(glaucoma)의 특징으로 맞는 것은?
a. 안내압(intraocular pressure)의 감소
b. 안내압의 증가
c. 초자체액(vitreous humor)의 감소
d. 초자체액의 증가

56. 신경독성 작용에 해당하지 않는 것은?
a. 근육기능
b. 반사
c. 행동
d. 피부전기도(electrodermatogram)

57. 눈의 독성 검사시 사용되는 test가 아닌 것은?
a. Draize test
b. 각막 세포 배양
c. 근위 세뇨관 세포 배양
d. 안내압

58. 광 알레르기(Photoallergy) 테스트:
a. 처음에 화학물질을 처리하고 UV에 노출시킨 후, challenge dose의 화학물질과 UV를 노출시킨다.
b. 화학물질과 UV light에 노출이 요구되며, 이어 화학물질의 challenge dose는 따르지 않는다.
c. 일반적으로 흰 토끼가 사용된다.
d. 일반적으로 체모가 없는 마우스가 사용된다.

59. 다음 어떤 요인에 의하여 화학물질에 의한 간독성이 유발될 수 있는가?
a. 담즙 분비 증가
b. 생체내변화(biotransformation) 증가
c. 담즙 생산 증가
d. 간혈류량 증가

60. 다음 중 심장 독성 유발 기전이 아닌 것은?
a. 심장세포 내외의 정상적인 이온 이동의 장애
b. 전기적 신호전달의 교란
c. sinosoidal 막 기능 자극
d. 에너지 생산 장애

61. 다음 중 심장 독성효과가 아닌 것은?
a. 양성 변력성(positive inotropic response) 효과
b. 부정맥
c. 심근 억압(depression)
d. 혈관수축

62. 백내장(cataract) 의 원인은?
a. 망막에 화학물질 침착
b. 홍채에 화학물질의 침착
c. 수정체에 화학물질의 침착
d. 안방수에 화학물질의 침착

63. 신장 청소율(clearance)의 설명으로 맞는 것은?
a. 간을 통과하면서 화학물질이 완전히 제거되는 혈장의 부피.
b. 신장을 통과하면서 화학물질이 완전히 제거되는 혈장의 부피.
c. 폐장을 통과하면서 화학물질이 완전히 제거되는 혈장의 부피.
d. 신장을 통과하면서 여과되는 동안 완전히 제거되는 화학물질의 농도.

64. 1차 자극성 시험(irritation test)에 대한 설명으로 맞는 것은?
a. 실험동물에게는 항상 진통제를 투여한다.
b. 시험물질은 정상피부와 찰과상을 입힌 부

위에 patch 아래 24시간 동안 붙여둔다.
c. 실험동물은 주로 랫드이다.
d. 피부는 한 번만 평가한다.

65. 산성비(acid rain)**는?**
a. 감각신경 말단을 자극하여 눈물분비를 촉진할 수 있다.
b. 감각신경 말단을 자극하여 요 분비를 촉진할 수 있다.
c. 감각신경 말단을 자극하여 수초(myeline) 병변을 유발할 수 있다.
d. 감각신경 말단을 자극하여 백내장을 일으킬 수 있다.

66. 피부는?
a. 환경독성물질을 적절히 투과한다.
b. UV에 반응하지 않는다.
c. 각질층 세포가 전형적으로 한 달마다 교체되는 것처럼 일정한 상태의 변화를 유지한다.
d. 각질층이 정기적인 교체가 없는 것처럼 매우 정적인 상태이다.

67. 뇌파 또는 뇌전도(electroencephalpgram)**는?**
a. 사람이나 동물이 노출된 화학물질을 가리킨다.
b. 뇌 손상부위를 예측할 때 항상 유용하다.
c. 뇌의 전기적 활성도를 기록한다.
d. 빛에 대한 자극이 있은 후의 눈의 움직임을 기록.

68. 눈에서는?
a. 망막은 rod cell과 cone cell에 혈액을 공급하는 층이다.
b. 수정체는 동공의 직경을 조절하는 층이다.
c. 홍채는 눈을 둘러싸는 하얀 층이다.
d. 모양체(ciliary body)는 안방수의 생산에 관여한다.

69. 급성 피부자극성(dermal irritation)**은?**
a. 피부가 화학물질에 노출된 후에 바로 나타나는 팽진(wheal)과 예민반응(flair)
b. 화학물질에 의한 가역적인 피지선 분비물의 변화
c. 독성물질에 피부가 일 회 노출된 후 금새 발생하는 정상 피부의 국소적이며 가역적인 염증
d. DNA의 손상에 의한 독성반응

70. 뇌-혈관 장벽(Blood Brain Barrier):
a. 40 kD 이상의 큰 분자들을 배제하는 반투과성 막이다.
b. 뇌와 척수의 모든 부분에서 볼 수 있다.
c. 뉴런을 둘러싸는 각질세포(keratinocyte)로 형성되어 있다.
d. 효과적인 방어막이 아니다.

71. 축삭(axons):
a. 다른 신경세포로부터 정보를 받는다.
b. 뉴런의 세포체가 약간 확장된 부분이다.
c. 화학물질의 독성에 대해 완전한 내성을 갖는다.
d. 신경전달물질의 합성과 분해에 관련된다.

72. 다음 중 자율신경계의 정상적인 기능이 아닌 것은?
a. 심장 박동 조절
b. 호흡 자극
c. 골격근의 수축 자극
d. 동공의 크기 조절

73. 화학물질의 안구 자극성시험은?
a. 모든 화장품의 안전성의 확인에 필요하다.
b. 통상적 실험 프로토콜로 Draize Test를 요구한다.
c. 두 종의 동물과 세 가지 농도에 대한 동시 검사가 요구된다.
d. 실험동물에 대하여 인도적인 시험법이다.

74. 다음 중 신경손상에 대한 형태학적 기술로 적절한 것은?
a. 유수신경의 둘레의 백색층의 결손은 수초

병변(myelinopathy)을 가리킨다.
b. 니슬소체(Nissl substance)는 신경 병변(neuronopathy)시 증가된다.
c. 세포체의 손상은 축삭 병변(axonopathy)이라 한다.
d. 유수신경의 둘레의 백색층의 결손은 신경전달 손상을 가리킨다.

75. 독성물질은 중추신경계에 손상을 일으킬 수도 있다. 다음 중 그 기전이 아닌 것은?
a. 신경전달물질의 기능의 변성
b. 수초를 만드는 세포의 손상
c. 뉴런 재생의 자극
d. 축삭 손상의 조장

76. 체액성 면역의 주된 반응은?
a. T세포에 항원이 결합하여 항체의 형성을 유도하는 것이다.
b. B세포에 항원이 결합하여 항체의 형성을 유도하는 것이다.
c. 인터루킨이 항원에 결합하여 대식세포를 자극하는 것이다.
d. 대식세포가 항원에 의해 자극받아 항체의 형성을 유도하는 것이다.

77. 다음 중 일반적인 환경오염 물질이 아닌 것은?
a. 금속
b. 농약
c. 용제
d. 물

78. 다음 설명 중 옳은 것은?
a. 식품 첨가제는 정상적으로 식품으로 소비되는 물질이다.
b. 사람이 여러 곳에서 용제를 사용하기 때문에 피부노출이 종종 나타난다.
c. 제초제는 농업에서 곤충을 통제하는 데에 널리 사용된다.
d. 수컷의 생식기관인 정소는 수은 함유 화합물의 주된 독성유발 기관이다.

79. 다음 중 면역계에 속하지 않는 것은?
a. 혈청 알부민
b. 인터루킨
c. T 림프구
d. B 림프구

80. 다음 중 알레르기(allergy)를 정의한 것은?
a. 독성물질에 대한 2차 노출시 감소된 반응상태
b. 이전에 노출된 독성물질에 의하여 얻어진 감소된 반응상태
c. 이전에 노출된 독성물질에 의하여 얻어진 증가된 반응상태
d. 독성물질에 대한 2차 노출시 증가된 반응상태

81. 다음 중 옳지 않은 것은?
a. 금속은 일반적으로 자궁 내에서의 태아 성장기 즉, 임신기간에 독성을 나타낸다.
b. 대부분의 용제는 면역계에서 높은 독성을 나타낸다.
c. 영양 식품 첨가물(nutritional food additives)에는 비타민, 무기물, 아미노산 등이 포함된다.
d. 살균제(fungicides)는 곰팡이의 성장을 막고, 죽일 수 있는 물질이다.

82. 농약(pesticides)에 대한 정의로 올바르지 않은 것은?
a. 살충제(insecticides)는 곤충을 죽이는 화학물질이다.
b. 훈증제(fumigants)은 곰팡이를 죽이는 화학물질이다.
c. 제초제(herbicides)는 식물을 죽이는 화학물질이다.
d. 비료(fertilizer)는 식물을 죽이는 화학물질이다.

83. 다음 중 금속과 표적 효소계가 올바르게 연결된 것은?
a. 철 - 신장의 재흡수 운반체

b. 비소-phase II 대사 효소
c. 납-헤모글로빈 합성 효소
d. 수은-난원 세포 성숙

84. 다음 화합물 중 농약(pesticides)이 아닌 것은?
a. ethylene glycol
b. dithiocarbamate
c. ethylene dibromide
d. diazinon

85. 다음 중 신장독성을 유발하는 물질은?
a. parathion
b. n-hexane
c. arsenic trioxide
d. mercuric chloride

86. 충분한 영양 공급을 지속적으로 하는 데에 필요한 식품첨가물이 아닌 것은?
a. 성장 촉진 호르몬(growth-promoting hormone)
b. 미용제품(appearance-enhancing agents)
c. 방부제(preservatives)
d. 프로세스 조제(processing aids)

87. 농약(pestcides) 사용목적에 해당되지 않는 것은?
a. 설치류를 죽일 때
b. 들판의 잡초성장을 막을 때
c. 수확한 과일과 채소에서 곰팡이성장을 지연시킬 때
d. 요구된 검사로부터 독성 검사를 제거할 때

88. 유기염소계 살충제(organochlorine insecticides)에 대해 틀린 것은?
a. 환경에 매우 오래 존속된다.
b. 먹이사슬에서 생물학적 축적(bioaccumulation)이 잘 일어나지 않는다.
c. 인체 발암물질인 것으로 추측된다.
d. DDT, lindane과 kepone 등이 포함된다.

89. 농약(pesticides)에 대한 올바른 설명은?
a. 농약은 비교적 현대에 와서 사용되었다.
b. 농약은 사람에게만 유용한 물질이다.
c. 농약 사용경비는 사람에게 주는 이익에 비하여 매우 적은 편이다.
d. 농약은 몇 종류의 생명체에 대한 고유의 독성을 가지고 있다.

90. 다음 중 금속의 독성효과가 아닌 것은?
a. 발암성
b. 신경독성
c. 위장관의 손상
d. 당뇨병

91. 철(iron)은:
a. 헤모글로빈의 합성을 억제한다.
b. 급성노출시 신장증(nephrosis)를 유발한다.
c. 미토콘드리아에 축적되어 세포의 괴사를 일으킨다.
d. 위장관에는 영향을 주지 않는다.

92. 미 정부 산업위생 전문가 협의회(American Conference of Government Industrial Hygienists)의 업무는?
a. TLV의 확립
b. ADI의 확립
c. RDA의 확립
d. GRAS list의 확립

93. 유기인제(organophosphates)는:
a. 제초제(herbicides)
b. 용제(solvents)
c. 살충제(insecticides)
d. 훈증제(fumigant)

94. 용제(solvent)의 흡입독성은:
a. 증기압력에 의해 결정된다.
b. 폐에서의 농도에 의해 결정된다.
c. 용제의 수용성에 의해 결정된다.
d. 유출된 용제의 양에 의해 결정된다.

95. 2800개 이상의 공인된 식품첨가제:
a. 대부분이 라벨에 표시되지 않을 정도의 소량으로 사용된다.

b. 설탕과 소금은 거의 사용되지 않는다.
c. 착색제(coloring agents)가 가장 많이 사용되는 물질이다.
d. 모두가 안전하다고 인정되지는 않는다.

96. 돌연변이 유발원(mutagen) 검사에 대한 설명으로 잘못된 것은?
a. 염색체 손상 평가는 염색체 구조 및 수의 변화 측정을 포함한다.
b. 대부분의 검사는 표현형 변화를 평가하며, 실질적인 유전자 손상에 대한 결론을 내려고 한다.
c. 양성 대조군(Positive control)은 항상 포함되어야 한다.
d. 이수성(aneuploidy)에 대한 평가는 완전한 염색체 세트의 증감을 조사하는 것을 포함한다.

97. 혈관-뇌 장벽을 통한 물질이동에 영향을 주지 않는 화학물질의 특성은 무엇인가?
a. 혈액-가스 분배계수
b. 분자량
c. 물-지방 분배계수
d. 이온화 정도

98. 용제(solvent)에 의한 독성에 대한 설명으로 잘못된 것은?
a. 가용화제(solubilizer), 이산제(dispersants), 희석액(diluents) 등으로 매년 수십억 파운드가 사용된다.
b. 직장과 집/여가활동시 자주 노출된다.
c. 사용자는 종종 부주의하기 쉽다.
d. 이런 화학물질들은 항상 맹독성이다.

99. 용제와 특징적인 독성이 잘 짝지어진 것은?
a. hexane-신경독성
b. methanol-신장독성
c. benzene-혈액 질환(dyscrasias)
d. ethylene glycol-생식독성

100. 폐에 영향을 주는 독성 물질은:
a. mercury
b. ethacrynic acid
c. paraquat
d. cadmium

101. 폐독성물질에 만성적 노출시 나타나는 전형적 결과가 아닌 것은?
a. 악성종양(carcinoma)
b. 섬유화(fibrosis)
c. 폐기종(emphysema)
d. 기관지수축(bronchoconstriction)

102. "실질적으로 안전한 용량(virtually safe dose)"의는 의미는?
a. 1/100,000 의 발암성 위험 확률의 용량
b. 매일 노출되어도 통계적으로 암이 발생하지 않는 용량
c. 근로자에 유해성을 일으키지 않는 노출수준을 제공하는 유용한 자료의 외삽
d. 독성작용이 관찰되지 않는 용량

103. 농약(pesticides)에 대한 설명으로 잘못된 것은?
a. 농약은 식용 작물을 심기 전에 그리고 재배, 수확, 출하 및 저장 시에 사용된다.
b. 농약은 최대 잔류 허용한계(maximum residue limit tolerance) 이상의 농도로 식품에 존재하면 안 된다.
c. 최근의 FDA 조사에 의하면 식품 중 농약은 일일 섭취 허용량(ADI) 이하이다.
d. 농약은 정상적 사용 조건하에서는 결코 안전하게 사용될 수 없다.

104. 자가면역(autoimmunity)은:
a. 이전의 항원 노출에 의하여 획득된 반응의 증가상태
b. T 림프구가 연관된 특수한 획득 면역
c. 자기 자신의 구성성분에 대한 특수한 체액성 또는 세포성 면역반응
d. 인터루킨이 외인성 물질을 파괴하는 과정을 조절하는 특수한 획득면역

105. 다음 중 잘못된 설명은?
a. 독성학은 생체에 대한 화학물질의 유해효과를 연구하는 학문이다.
b. 환경 독성학은 생체에 대한 독성효과뿐만 아니라 생태계에서의 독성물질의 이동에 대하여도 연구한다.
c. 최기형성은 독성물질에 의한 기형과 태아 결손의 과정이다.
d. 변이원성은 비정상 세포의 성장 및 분열의 과정이다.

106. 다음 중 신장의 기능이 아닌 것은?
a. 담즙을 통한 노폐물의 배설
b. 산-염 평형의 조절
c. 전해질 평형의 조절
d. 특정 내분비호르몬의 생성

107. 다음 중 혈관에 대한 독성효과가 아닌 것은?
a. 납과 수은에 의한 모세혈관 투과성 증가
b. 혈관 수축
c. 부정맥
d. 동맥경화증과 같은 퇴행성 변성

108. 심근억압(myocardial depression)이란:
a. 독성물질에 의하여 유발된 심장의 펌프 기능과 수축의 감소 등과 같은 심장 능력의 감소
b. 독성물질에 의한 혈관의 손상
c. 독성물질에 의하여 유발되는 우울증을 수반하는 중추신경계의 흥분
d. 독성물질에 의한 혈압의 상승

109. 제거수복(Excision repair mechanisms) 기전은:
a. 포화성이며, 오류가 일어나기 쉽다.
b. 비포화성이며, 오류가 일어나기 쉽다.
c. 포화성이며, 오류 가능성이 매우 낮다.
d. 비포화성이며, 오류 가능성이 매우 낮다.

110. 치료지수(TI)는:
a. 특정한 반응을 유발하는 화학물질의 효력(potency)을 말한다.
b. 다른 화학물질의 특정한 반응을 막아주는 능력을 말한다.
c. 한 화학물질의 독성반응과 치료효과의 비율을 설명한다.
d. 용량 증가에 따른 화학물질에 대한 반응의 변화를 설명한다.

111. 기형유발 기전이 아닌 것은?
a. 전리방사선에 의한 RNA 변형
b. 모체 연령 증가에 의한 염색체의 비정상화
c. 항생제에 의한 RNA 기능 방해
d. 영양결핍

112. 생리학적 독성동태모델은:
a. 체내의 몇몇 조직은 효과적으로 무시한다.
b. 동물 전체 또는 특정부위에서의 독성물질의 분포를 수학적으로 나타낸다.
c. 질병상태와 종간 차이의 영향을 정확히 예측할 수 있다.
d. 조직으로의 독성물질 분포가 혈류량 제한적(perfusion-limited)인지 여부에 대한 지식은 요구되지 않는다.

113. 생물학적 활성화(bioactivation):
a. 체외로 더욱 용이하게 배설되는 물질을 생성하는 과정이다.
b. DNA와 반응할 수 있는 더 독성이 강한 독성물질을 생성하는 과정이다.
c. 대사효소에 의해 더 반응성이 좋은 물질을 생성하는 과정이다.
d. 화학물질이 새로운 단백질의 합성을 촉진하는 과정이다.

114. DNA가 손상된 상태에서 세포가 복제된다면 영구적인 변화가 일어날 수 있다. 그 이유로 적합한 것은?
a. pyrimidine이 purine으로 전환되어 유전자 재배열이 일어난다.
b. deoxyribose group의 mispair에 의해 점돌연변이(point mutation)가 일어난다.
c. 복제 시의 오류에 의해 염기쌍 증가(positive frameshift mutation)가 일어난다.

d. 번역 시의 오류에 의해 염기쌍 감소(negative frameshift mutation)가 일어난다.

115. 독성물질에 의해 가장 적게 영향을 받는 신장 부위는?

a. 사구체(glomerulus)
b. 곡세뇨관(convoluted tubule)
c. 헨레고리(loop of Henle)
d. 요관(ureter)

116. 협동작용(potentiation)의 특징을 가장 잘 설명한 문장은?

a. 협동작용은 그 자신의 효과는 없지만 다른 독성물질의 활성을 증가시키는 것을 말한다.
b. 협동작용은 같은 효과를 가진 두 가지 화학물질이 동시에 주어졌을 때, 각각의 단독효과의 합과 같은 정도의 효과를 나타내는 것을 말한다.
c. 협동작용은 같은 효과를 가진 두 가지 화학물질이 같이 주어졌을 때, 각각의 단독효과의 합보다 더 큰 효과를 나타내는 것을 말한다.
d. 협동작용은 같은 효과를 가진 두 약물이 같이 주어졌을 때, 한 약물의 효과와 같은 정도의 효과를 나타내는 것을 말한다.

117. 생체막을 통한 수동확산에 영향을 미치는 가장 중요한 독성물질의 물리화학적 특성은?

a. 분자량
b. 수용성
c. 물리적인 상태(예를 들면, 고체, 액체, 기체)
d. 가격

118. 다음 생체내 변환에서 반응을 촉매하는 효소가 잘못 짝지어진 것은?

a. glucuronidation : UDP-glucuronosyltransferase.
b. sulfoxidation: cytochrome P450 monooxygenase.
c. deamination : epoxide hydrolase
d. hydroxylation : cytochrome P450-dependent hydroxylase

119. 간 손상에 관련된 기전이 아닌 것은?

a. 지질 과산화(lipid peroxidation)
b. 간염(hepatitis)
c. 신장 배설(renal excretion)
d. 생물학적 활성화(bioactivation)

120. 다음 중 잘못된 설명은?

a. 각막(cornea)은 눈을 덮고 있는 투명한 부위이다.
b. 수정체(lens)는 빛에 반응하여 동공의 직경을 조절하는 역할을 한다.
c. 백내장(cataract) 발생은 수정체의 불투명을 일으킨다.
d. 녹내장(glaucoma)은 안내압의 증가를 말한다.

121. 다음 중 공기 중의 미립자(particulates)를 설명하는 데 사용하지 않는 용어는?

a. 침강(sedimentation)
b. 동종의(homogeneous)
c. 이종의(heterogeneous)
d. 단일 분산입자의(monodispersed)

122. 면역계의 구성요소가 아닌 것은?

a. 인터루킨(interleukins)
b. 림프구(lymphocytes)
c. 대식세포(macropahges)
d. 장세포(enterocytes)

123. 다음 중 신경전달물질로 불리는 화학물질의 범주에 속하지 않는 것은?

a. 화학물질은 신경자극에 의한 반응과 같은 반응을 일으켜야만 한다.
b. 화학물질의 합성은 반드시 신경 내에서 일어나야 한다.
c. 화학물질은 모든 신경에 존재하여야 한다.
d. 신경은 반드시 화학물질의 반응을 종결시

킬 수 있는 능력을 소유한다.

124. 기형유발 기전으로 옳지 않은 것은?
a. 체세포분열의 방해
b. RNA의 기능 방해
c. DNA의 기능 방해
d. 번식 행동(reproductive behavior) 방해

125 생체내 변환 반응에 거의 영향을 미치지 않는 요소는?
a. 대사효소의 기능을 유도하거나 억제할 수 있는 다른 화학물질에 노출되었을 때
b. 동물 종 및 품종에 따른 효소의 발현 차이
c. 실험동물의 성과 연령
d. 간혈류와 흡수 과정

126. 후천적(epigenetic) 발암물질:
a. 반응을 나타내기 위하여 직접 DNA와 반응하지 않는 화학물질인 경우가 흔하다.
b. 궁극적인 발암원이 되려면 생물학적 활성화가 요구된다.
c. DNA에 직접적으로 작용하여 종양을 유발한다.
d. 유전적(genotoxic) 발암물질과 프로모터(promotors)를 포함한다.

127. 다음 중 사람의 발생독성의 원인이 아닌 것은?
a. 항응고제와 유기 수은과 같은 환경 화학물질
b. 교실의 형광등에서 나오는 것과 같은 복사선(radiation)
c. 매독과 루벨라(rubella) 등의 바이러스 감염
d. 원인불명의 염색체이상

128. 독성물질에 대한 노출 평가는:
a. 용량-반응 관계는 무시
b. 부작용의 위험성 특성화
c. 취급 조건의 개발
d. 위험한 상태의 집단(population at risk)과 노출 수준의 결정

129. 다음 중 산화제 형의 공기오염 화학물질은?
a. 오존
b. 중금속
c. 산화 황(sulfur oxides)
d. 헥산

130. 무기 수은에 급성 노출시 유발되는 것은?
a. 헤모글로빈 합성의 억제
b. 마늘 냄새, 피부염, 치매
c. 위장관 자극과 신장기능의 손실
d. 위의 부식성 손상과 간괴사

131. 다음 농약 중 그 주된 사용목적이 잘못 짝지어진 것은?
a. 유기인제-제초제
b. 유기염소제-살충제
c. 와파린(warfarine)-살서제
d. dithiocarbamate-제초제

132. 다음 중 전체 식품첨가제 사용의 93%를 차지하는 것은?
a. butylated hydroxytoluene(BHT)과 butylated hydroxyanisole(BHA)
b. 비타민
c. 효모와 발효제
d. 식염, 설탕, 포도당, 옥수수시럽(corn syrup)

133. 정상적 생식과정 중 난자 형성은:
a. 성성숙기에 시작되어 일생을 통해 계속된다.
b. 모체가 유아를 돌보는 시기이다.
c. 수정 가능한 난자의 생산을 포함하는 복합적인 과정이다.
d. 번식기간 동안 매일 일어난다.

134. 다음 중 신경계 독성은?
a. 신장병변(nephropathy)
b. 심근병변(cardiomyopathy)
c. 망막병변(retinopathy)
d. 축색병변(axonopathy)

135. 안독성(ocular toxicity)을 결정하기 위한 Draize test:
a. 각막의 불투명도, 수정체 불투명도, 그리고

망막의 불투명도

b. 각막의 불투명도, 결막의 발적과 결막부종(chemosis)
c. 동공 반사, 각막 비후, fluorescein 염색
d. 동공 반사, 색소 침착, 안방수내 세포 존재

136. 다음 효소 중 제II상(phase II) 대사를 촉매하지 않는 것은?
a. epoxide hydrolase
b. glucuronosyltransferase
c. sulfotransferase
d. *N*-acetyltransferase

137. 다음 중 위장관에서 화학물질의 흡수에 영향을 주지 않는 것은?
a. 개체의 식이 경향
b. 약물의 혈장내 반감기
c. 위의 pH
d. 스트레스

138. 체외로의 독성물질 배설에 있어서 양적으로 그 중요성이 적은 것은?
a. 담즙
b. 눈물
c. 장(intestine)
d. 호기(exhalation)

139. 간손상 발생에 관련된 기전이 아닌 것은?
a. 반응성이 매우 큰 대사물로의 생물학적 활성화
b. 간혈류의 교란
c. 다른 화학물의 존재에 의한 화학물질의 활성 상승
d. 경화(cirrhosis)

140. 혈액으로의 독성물질 흡수의 주요 경로가 아닌 것은?
a. 피부
b. 입
c. 신장
d. 눈

141. 약어가 바르게 풀이된 것은?
a. GRAS : generally reacts as acid in solution
b. NOEL : National Oil and Energy League
c. TSCA : Toxic Substances Control Act
d. FDCA : Federal Drug and Cosmetic Act

142. 뇌-고환(blood-testis) 장벽은:
a. 신생 동물에서 아주 효과적이다
b. 성숙 동물에서 화학물질에 대한 불충분한 해부학적 장벽이다.
c. 뇌-혈관 장벽보다 효과적이다
d. Sertoli, Leydig, seminiferous tubular cells을 보호한다.

143. 정량적 위해성 평가(quantitative risk assessment)는?
a. 정치 및 경제적 고려에 의하여 항상 영향을 받는다.
b. 유용한 실험 데이터의 질을 확인한다.
c. 사람의 실험데이터가 부족할 때는 동물 데이터는 그 중요성이 작아진다.
d. 자료수집에 있어서 결점이 있는 데이터는 모두 무시한다.

144. 번역(translation)은:
a. DNA에서 RNA로의 변환
b. RNA에서 단백질로의 변환
c. 단백질에서 RNA로의 변환
d. DNA에서 새로운 DNA로의 변환

145. 세포가 다음 무엇을 함유할 때 배수체(polyploid)가 발생하는가?
a. 특정 RNA에 대한 multiple copies
b. 특정 DNA에 대한 multiple copies
c. 세포 핵에 대한 multiple copies
d. 모든 염색체에 대한 multiple copies

146. 잠재적 발암성에 대한 검사법이 아닌 것은?
a. 제한적 생물학적 검정(limited bioassay)
b. 만성 생물학적 검정(chronic bioassay)
c. 단기 in vitro 검사
d. 보고자(reporter)를 위한 in vitro 및 in vivo

검사

147. 다음 중 배발생(embrogenesis)에서 중요한 시기가 아닌 것은?

a. 증식(proliferation)

b. 분화(differentiation)

c. 기관 형성(organogenesis)

d. 기형 발생(teratogenesis)

148. 일차 자극(irritation) 시험은:

a. 신장 기능에 대한 독성물질의 효과를 검정한다.

b. 폐기능에 대한 독성물질의 효과를 검정한다.

c. 정상피부와 벗겨진(abrade) 피부에서 독성물질의 효과를 검정한다.

d. 심장에 대한 독성물질의 효과를 검정한다.

149. 다음 중 화학물질이 독성을 유발하는 일반적인 기전이 아닌 것은?

a. 세포내 에너지 생산 방해

b. 체내 분포의 방해

c. 세포막 기능의 방해

d. 정상적 수용체 - 리간드 상호작용 방해

150. 작용제(agonist)는 어떤 화학물질인가?

a. 세포막 수용체에 결합하여 반응을 막는다.

b. 세포막 수용체에 결합하여 반응을 개시한다.

c. 항상 수용체에 조금 결합한다.

d. 신체 내의 모든 조직에서 반응을 일으킨다.

151. 다음 중 경피(percutaneous) 독성 기전에 응용되지 않는 것은?

a. 독성물질의 담즙 배설

b. 독성물질에 대한 피부의 상태

c. 독성물질의 물리화학적 특성

d. 독성물질을 녹이는 데 사용된 부형제(vehicle)

152. 신경계에 대한 독성효과에 해당되지 않는 것은?

a. 신경 전달의 변화

b. 신증(nephropathy)

c. 축색병변(axonopathy)

d. 탈수초(demyelination)

153. 여러분은 모든 화학물질은 독성을 가진다고 알고 있다. 다음 추론설명 중 잘못된 것은?

a. 독과 약을 결정하는 것은 용량이다.

b. 노출한계(exposure limit)는 모든 화학물질에 대하여 정해져 우리가 화학물질로부터 안전하다는 확신을 갖게 한다.

c. 우리는 화학물질에 노출되지 않고 생활할 수 없다.

d. 생명은 완벽한 화학으로 시작된다.

154. 외인성물질의 조직분포에 대한 설명으로 잘못된 것은?

a. 분포는 기관의 혈류와 크기에 의존한다.

b. 분포는 조직에서 화학물질의 용해도에 의존한다.

c. 분포는 조직과 혈액 사이의 농도 경사에 의존한다.

d. 혈장 단백질과 결합하면 외인성물질의 조직분포는 증가한다.

155. 다음 설명 중 정확하지 않은 것은?

a. 식품 첨가물은 정상적으로 식품 그 자체로 간주되지 않는다.

b. 피부노출은 사람이 여러 군데서 사용하는 용제로부터 기인한다.

c. 금속은 광택, 열과 전기에 대한 전도성, 그리고 용액 내에서 양성으로 이온화 된다.

d. 살서제는 농업에서 곤충 집단을 방제하기 위하여 광범위하게 사용된다.

[해 답]

1. c.
2. d.
3. c.
4. d.
5. a.
6. d.
7. b.
8. c.
9. d.
10. d.
11. c.
12. a.
13. c.
14. c.
15. a.
16. a.
17. b.
18. d.
19. a.
20. c.
21. c.
22. a.
23. b.
24. d.
25. d.
26. b.
27. d.
28. c.
29. b.
30. c.
31. d.
32. b.
33. d.
34. b.
35. c.
36. d.
37. b.
38. a.
39. d.
40. d.
41. a.
42. c.
43. c.
44. a.
45. c.
46. d.
47. c.
48. a.
49. d.
50. b.
51. a.
52. c.
53. c.
54. b.
55. b.
56. d.
57. c.
58. a.
59. b.
60. c.
61. d.
62. c.
63. b.
64. b.
65. a.
66. c.
67. c.
68. d.
69. c.
70. a.
71. d.
72. c.
73. b.
74. a.
75. c.
76. b.
77. d.
78. b.
79. a.
80. c.
81. b.
82. d.
83. c.
84. a.
85. d.
86. b.
87. d.
88. b.
89. d.
90. d.
91. c.
92. a.
93. c.
94. b.
95. a.
96. d.
97. a.
98. d.
99. a.
100. c.
101. d.
102. a.
103. d.
104. c.
105. d.
106. a.
107. c.
108. a.
109. a.
110. c.
111. a.
112. b.
113. c.
114. c.
115. d.
116. a.
117. a.
118. c.
119. c.
120. b.
121. a.
122. d.
123. c.
124. d.
125. d.
126. a.
127. b.
128. d.
129. a.
130. c.
131. a.
132. d.
133. c.
134. d.
135. b.
136. a.
137. b.
138. b.
139. d.
140. c.
141. c.
142. d.
143. b.
144. b.
145. d.
146. d.
147. d.
148. c.
149. b.
150. b.
151. a.
152. b.
153. b.
154. d.
155. d.

찾아보기

국문 찾아보기

ㄱ

ㄹ

ㅁ

ㅂ

ㅅ

ㅇ

ㅈ

ㅊ

ㅋ

ㅌ

ㅍ

ㅎ

기타

영문찾아보기

A

D

E

F

G

H

Q

R

S

T

U

V

W

X

Z

기타